国家卫生和计划生育委员会"十二五"规划教材
全国高等医药教材建设研究会"十二五"规划教材
科研人员核心能力提升导引丛书
供研究生及科研人员用

医学细胞生物学

Medical Cell Biology

第 **3** 版

主　审　钟正明

主　编　杨　恬

副主编　易　静　　陈誉华　　何通川

编　者（以姓氏笔画为序）

王亚平（重庆医科大学）　　　　　　陈誉华（中国医科大学）

刘　畅（南京师范大学生命科学院）　易　静（上海交通大学医学院）

刘　佳（大连医科大学）　　　　　　钟正明（美国南加州大学医学院）

刘艳荣（北京大学医学部）　　　　　姜宗来（上海交通大学生命科学技术学院）

刘睿智（吉林大学白求恩医学部）　　徐　晋（哈尔滨医科大学）

安　威（首都医科大学）　　　　　　高　扬（北京协和医学院）

李　丰（中国医科大学）　　　　　　郭景春（复旦大学上海医学院）

李朝军（南京大学医学院）　　　　　唐　霓（重庆医科大学）

杨　洁（天津医科大学）　　　　　　黄东阳（汕头大学医学院）

杨　恬（第三军医大学）　　　　　　章静波（北京协和医学院）

连小华（第三军医大学）　　　　　　程金科（上海交通大学医学院）

何通川（美国芝加哥大学医学中心）　焦海燕（宁夏医科大学）

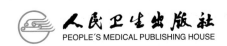

人民卫生出版社
PEOPLE'S MEDICAL PUBLISHING HOUSE

图书在版编目（CIP）数据

医学细胞生物学 / 杨恬主编. —3 版. —北京：人民卫生出版社，2014

ISBN 978-7-117-18761-9

Ⅰ. ①医… Ⅱ. ①杨… Ⅲ. ①医学－细胞生物学－医学院校－教材 Ⅳ. ①R329.2

中国版本图书馆 CIP 数据核字（2014）第 051099 号

| 人卫社官网 www.pmph.com | 出版物查询，在线购书 |
| 人卫医学网 www.ipmph.com | 医学考试辅导，医学数据库服务，医学教育资源，大众健康资讯 |

医学细胞生物学

第 3 版

主　　编：杨　恬

出版发行：人民卫生出版社（中继线 010-59780011）

地　　址：北京市朝阳区潘家园南里 19 号

邮　　编：100021

E - mail：pmph @ pmph.com

购书热线：010-59787592　010-59787584　010-65264830

印　　刷：北京铭成印刷有限公司

经　　销：新华书店

开　　本：850×1168　1/16　印张：32

字　　数：968 千字

版　　次：2011 年 7 月第 1 版　2014 年 5 月第 3 版

　　　　　2019 年 11 月第 3 版第 3 次印刷

标准书号：ISBN 978-7-117-18761-9/R · 18762

定　　价：116.00 元

打击盗版举报电话：010-59787491　E-mail：WQ @ pmph.com

（凡属印装质量问题请与本社市场营销中心联系退换）

主 编 简 介

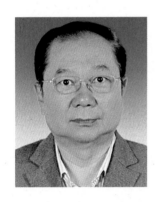

　　杨恬，男，生于 1947 年 9 月，重庆市巴南区人，现任中国人民解放军第三军医大学专家组成员、细胞分化与细胞工程重点实验室主任、细胞生物学教研室教授、博士生导师；中华医学会医学细胞生物学分会常务委员、前任主委、中国细胞生物学会常务理事等；从事教学医疗及研究工作 44 年。获得国家及省部级以上基金课题 20 项，发表科研论文 170 篇，其中 SCI 论文 50 篇；发表教学论文 39 篇，主编、副主编及参编国家教材 22 部；第一完成人获得军队科技进步二等奖 2 项及重庆直辖市教学一等奖 1 项；荣立三等功 2 次，为全军"院校育才金奖"获得者。

全国高等学校医学研究生规划教材
第二轮修订说明

为了推动医学研究生教育的改革与发展,加强创新人材培养,自2001年8月全国高等医药教材建设研究会和原卫生部教材办公室启动医学研究生教材的组织编写工作开始,在多次大规模的调研、论证的前提下,人民卫生出版社先后于2002年和2008年分两批完成了第一轮五十余种医学研究生规划教材的编写与出版工作。

为了进一步贯彻落实第二次全国高等医学教育改革工作会议精神,推动"5+3"为主体的临床医学教育综合改革,培养研究型、创新性、高素质的卓越医学人才,全国高等医药教材建设研究会、人民卫生出版社在全面调研、系统分析第一轮研究生教材的基础上,再次对这套教材进行了系统的规划,进一步确立了以"解决研究生科研和临床中实际遇到的问题"为立足点,以"回顾、现状、展望"为线索,以"培养和启发研究生创新思维"为中心的教材创新修订原则。

修订后的第二轮教材共包括5个系列:①科研公共学科系列:主要围绕研究生科研中所需要的基本理论知识,以及从最初的科研设计到最终的论文发表的各个环节可能遇到的问题展开;②常用统计软件与技术介绍了SAS统计软件、SPSS统计软件、分子生物学实验技术、免疫学实验技术等常用的统计软件以及实验技术;③基础前沿与进展:主要包括了基础学科中进展相对活跃的学科;④临床基础与辅助学科:包括了临床型研究生所需要进一步加强的相关学科内容;⑤临床专业学科:通过对疾病诊疗历史变迁的点评、当前诊疗中困惑、局限与不足的剖析,以及研究热点与发展趋势探讨,启发和培养临床诊疗中的创新。从而构建了适应新时期研究型、创新性、高素质、卓越医学人才培养的教材体系。

该套教材中的科研公共学科、常用统计软件与技术学科适用于医学院校各专业的研究生及相应的科研工作者,基础前沿与进展主要适用于基础医学和临床医学的研究生及相应的科研工作者;临床基础与辅助学科和临床专业学科主要适用于临床型研究生及相应学科的专科医师。

全国高等学校第二轮医学研究生规划教材目录

13	医学分子生物学实验技术（第3版）	主　编　药立波
		副主编　韩　骅　焦炳华　常智杰
14	医学免疫学实验技术（第2版）	主　编　柳忠辉　吴雄文
		副主编　王全兴　吴玉章　储以微
15	组织病理技术（第2版）	主　编　李甘地
16	组织和细胞培养技术（第3版）	主　审　宋今丹
		主　编　章静波
		副主编　张世馥　连小华
17	组织化学与细胞化学技术（第2版）	主　编　李　和　周　莉
		副主编　周德山　周国民　肖　岚
18	人类疾病动物模型（第2版）	主　审　施新猷
		主　编　刘恩岐
		副主编　李亮平　师长宏
19	医学分子生物学（第2版）	主　审　刘德培
		主　编　周春燕　冯作化
		副主编　药立波　何凤田
20	医学免疫学	主　编　曹雪涛
		副主编　于益芝　熊思东
21	基础与临床药理学（第2版）	主　编　杨宝峰
		副主编　李学军　李　俊　董　志
22	医学微生物学	主　编　徐志凯　郭晓奎
		副主编　江丽芳　龙北国
23	病理学	主　编　来茂德
		副主编　李一雷
24	医学细胞生物学（第3版）	主　审　钟正明
		主　编　杨　恬
		副主编　易　静　陈誉华　何通川
25	分子病毒学（第3版）	主　编　黄文林
		副主编　徐志凯　董小平　张　辉
26	医学微生态学	主　编　李兰娟
27	临床流行病学（第4版）	主　审　李立明
		主　编　黄悦勤
28	循证医学	主　编　李幼平
		副主编　杨克虎

29	断层影像解剖学	主　编	刘树伟		
		副主编	张绍祥	赵　斌	
30	临床应用解剖学	主　编	王海杰		
		副主编	陈　尧	杨桂姣	
31	临床信息管理	主　编	崔　雷		
		副主编	曹高芳	张　晓	郑西川
32	临床心理学	主　审	张亚林		
		主　编	李占江		
		副主编	王建平	赵旭东	张海音
33	医患沟通	主　编	周　晋		
		副主编	尹　梅		
34	实验诊断学	主　编	王兰兰	尚　红	
		副主编	尹一兵	樊绮诗	
35	核医学（第2版）	主　编	张永学		
		副主编	李亚明	王　铁	
36	放射诊断学	主　编	郭启勇		
		副主编	王晓明	刘士远	
37	超声影像学	主　审	张　运	王新房	
		主　编	谢明星	唐　杰	
		副主编	何怡华	田家玮	周晓东
38	呼吸病学（第2版）	主　审	钟南山		
		主　编	王　辰	陈荣昌	
		副主编	代华平	陈宝元	
39	消化内科学（第2版）	主　审	樊代明	刘新光	
		主　编	钱家鸣		
		副主编	厉有名	林菊生	
40	心血管内科学（第2版）	主　编	胡大一	马长生	
		副主编	雷　寒	韩雅玲	黄　峻
41	血液内科学（第2版）	主　编	黄晓军	黄　河	
		副主编	邵宗鸿	胡　豫	
42	肾内科学（第2版）	主　编	谌贻璞		
		副主编	余学清		
43	内分泌内科学（第2版）	主　编	宁　光	周智广	
		副主编	王卫庆	邢小平	

44	风湿内科学(第2版)	主 编	陈顺乐 邹和健
45	急诊医学(第2版)	主 编	黄子通 于学忠
		副主编	吕传柱 陈玉国 刘 志
46	神经内科学(第2版)	主 编	刘 鸣 谢 鹏
		副主编	崔丽英 陈生弟 张黎明
47	精神病学(第2版)	主 审	江开达
		主 编	马 辛
		副主编	施慎逊 许 毅
48	感染病学(第2版)	主 编	李兰娟 李 刚
		副主编	王宇明 陈士俊
49	肿瘤学(第4版)	主 编	曾益新
		副主编	吕有勇 朱明华 陈国强 龚建平
50	老年医学(第2版)	主 编	张 建 范 利
		副主编	华 琦 李为民 杨云梅
51	临床变态反应学	主 审	叶世泰
		主 编	尹 佳
		副主编	洪建国 何韶衡 李 楠
52	危重症医学	主 编	王 辰 席修明
		副主编	杜 斌 于凯江 詹庆元 许 媛
53	普通外科学(第2版)	主 编	赵玉沛 姜洪池
		副主编	杨连粤 任国胜 陈规划
54	骨科学(第2版)	主 编	陈安民 田 伟
		副主编	张英泽 郭 卫 高忠礼 贺西京
55	泌尿外科学(第2版)	主 审	郭应禄
		主 编	杨 勇 李 虹
		副主编	金 杰 叶章群
56	胸心外科学	主 编	胡盛寿
		副主编	孙立忠 王 俊 庄 建
57	神经外科学(第2版)	主 审	周良辅
		主 编	赵继宗 周定标
		副主编	王 硕 毛 颖 张建宁 王任直

58	血管淋巴管外科学(第2版)	主　编	汪忠镐		
		副主编	王深明	俞恒锡	
59	小儿外科学(第2版)	主　审	王果		
		主　编	冯杰雄	郑珊	
		副主编	孙宁	王维林	夏慧敏
60	器官移植学	主　审	陈实		
		主　编	刘永锋	郑树森	
		副主编	陈忠华	朱继业	陈江华
61	临床肿瘤学	主　编	赫捷		
		副主编	毛友生	沈铿	马骏
62	麻醉学	主　编	刘进		
		副主编	熊利泽	黄宇光	
63	妇产科学(第2版)	主　编	曹泽毅	乔杰	
		副主编	陈春玲	段涛	沈铿
			王建六	杨慧霞	
64	儿科学	主　编	桂永浩	申昆玲	
		副主编	毛萌	杜立中	
65	耳鼻咽喉头颈外科学(第2版)	主　编	孔维佳	韩德民	
		副主编	周梁	许庚	韩东一
66	眼科学(第2版)	主　编	崔浩	王宁利	
		副主编	杨培增	何守志	黎晓新
67	灾难医学	主　审	王一镗		
		主　编	刘中民		
		副主编	田军章	周荣斌	王立祥
68	康复医学	主　编	励建安		
		副主编	毕胜		
69	皮肤性病学	主　编	王宝玺		
		副主编	顾恒	晋红中	李岷
70	创伤、烧伤与再生医学	主　审	王正国	盛志勇	
		主　编	付小兵		
		副主编	黄跃生	蒋建新	

全国高等学校第二轮医学研究生规划教材
评审委员会名单

前　言

　　进入 21 世纪以来，我国研究生教育进入了高速发展的时期，培养规模持续扩大，教学水平不断提高，教学热情空前高涨，教学方式呈现多元，教学硬件和软件系统的平台建设也获得了高度的重视。人民卫生出版社一直积极致力于医学研究生教材探索，率先出版了全国高等学校医学研究生的规划教材，其中，我们主持编写的《医学细胞生物学》（第 2 版）也获得了热烈反响，不仅进入若干高等学校医学研究生必修课程教学，而且也成为许多博士研究生、青年教师和青年医师手边重要的科研参考书籍。第 2 版教材获得欢迎和褒奖的原因可能有二：一是编者全部来自国内外著名高等医学院校的教学一线，他们不仅从事面对面的研究生课堂教学，而且直接在实验台边指导研究生开展科学研究工作，因此对研究生教育有切身的体会并积累了丰富的经验；二是作为研究生规划教材，编者们在开始编写前达成了明确的共识：避免与本科知识的无意义重复，聚焦于学科各领域的研究前沿，采用独特的编写思路和安排模式，在思维启迪和思想引导上深入耕耘，即适当地联系基础知识，重点在对本领域新进展的介绍和发展趋势的评述。从现在的实践结果看，该教材初步达到了我们提出的"从一个全新的、整体的和宏观的角度对医学细胞生物学进行介绍和评述"的目标。

　　2013 年 3 月，人民卫生出版社开始组织编写第二轮医学研究生规划教材，《医学细胞生物学》（第 3 版）也列为其中。此次编写获得上一届全体编者的鼎力支持，他们来自国内外的 18 所高等医学院校，其中美国南加州大学 Keck 医学院钟正明院士和芝加哥大学医学中心何通川教授的贡献甚多。

　　在上版的基础上，编者们对第 3 版教材的目标定位、编写理念、结构设计有了更深刻的认识：首先，不仅着眼于知识传授，更希望帮助研究生们开阔视野、启迪思维、提高他们探索未知生命现象的兴趣和能力。因此，本教材介绍学科整体面貌，阐明各领域知识的基本构筑，更要重点说明最新研究进展、应用现状和迫切需要解决的问题，并分析及评估各研究发展的方向和趋势。其次，更突出知识内容的更新，更强调知识架构的调整，更注意与相关课程的集群关系，更能够引导思维的创新；围绕培养具有发展潜力的高素质研究生的标准，确定本教材内容的深度与广度；同时，兼顾教材的区域适用性和教学可塑性。

　　因此，在《医学细胞生物学》（第 3 版）的编写中，我们致力于：希望从一个全新的角度对医学细胞生物学的理论进行介绍，并非在本科教材内容基础上添加细节；希望能够动态反映本学科最新进展，引导研究生的关注和争议，并评述发展趋势；提供并试图解答医学研究生关切的细胞生物学热点及难点问题；同时，教材并非研究综述大集成，因此在筛选最新研究资料时充分考虑到编写内容的相对成熟性和相对稳定性。

本教材《医学细胞生物学》(第 3 版)的读者为医药卫生各专业的硕士生和博士生,也可以作为本科后教育和职业医师培训的参考书。本教材共 4 篇 23 章,约 96 万字,插图 269 幅,除照片外主要使用自行编绘的彩色插图。在编写过程中,第三军医大学李玉红博士、台湾大学叶肇元博士和美国南加州大学 RB Widelitz 博士等做了许多辅助工作,插图由重庆大学叶吉星博士等协助绘制,在此一并致以深切的谢意。

《医学细胞生物学》(第 3 版)编写工作是在人民卫生出版社和全国高等医药教材建设研究会的直接指导下完成的,并得到主编所在院校——第三军医大学的全力支持。研究生规划教材是研究生教育和教学的一个重要的探索领域,我们热切期望获得国内外同行和莘莘学子的反馈意见,以使我们能在更高的水平上总结经验,更好地推进研究生教材建设。

杨 恬

2013 年 10 月于重庆

目　录

第一篇　细胞生物学概论

第二篇　细胞的基本功能及其与医学的关系

第三篇　细胞行为的动力学特征及其研究动态

第四篇　特殊类型细胞及再生医学基础

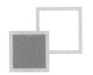

第一篇

细胞生物学概论

第一章　细胞生物学的回顾、现状与展望

　　细胞是生物体结构和功能的基本单位。细胞生物学以完整细胞的生命活动为着眼点，从分子、亚细胞、细胞和细胞社会的不同水平来阐述生命的这一基本单位的特性。细胞生物学迄今已有300多年的发展历史，经历了细胞发现、细胞学创立、细胞生物学形成和分子细胞生物学兴起等阶段。生命科学相关学科的新理论、新概念和新技术的引入极大地促进了细胞生物学的发展。细胞生物学是基础医学和临床医学教育的重要基础课程。医学中的许多疾病现象与细胞生物学密切相关。细胞生物学与医学各领域的实践活动紧密地结合，注意研究疾病的发生、发展规律，为疾病的诊断治疗提供新的理论、思路和方案。

第一节　细胞生物学的基本概念

　　如果从太空中鸟瞰地球，可以看见一个缓缓转动的、美丽的蓝色星体；如果就近观察人类居住的地球，可以发现这是一个绚丽多彩的世界，万千生命在这里孕育繁衍，竞争共栖，生生不息，从肉眼看不见的各种微生物到体形巨大的植物和动物，数以百万计的物种构成了地球上稳定的生命系统。但是，在地球形成后的若干亿年内，这个星球上并没有任何生命的征象，除了地壳变动、火山爆发、雨声涛声和天空掠过的雷电以外，整个地球一片荒凉沉寂。大约35亿年前，细胞（cell）出现，这是地球上生命发展史上一个开天辟地的变化，自此，细胞成为地球上生命的主体。到目前为止，地球上绝大多数生命体，从单细胞生物的细菌到多细胞的动物、植物和人类，都是由细胞组成的，细胞构成了地球生物多样性（biodiversity）的基础。只有类病毒（viroid）和病毒（virus）属于非细胞的生命体，它们依循另一方式进化发展，但其代谢和繁衍具有非自主特性，并不能独立于细胞组成的宿主之外。因此，从进化角度看，细胞是从分子到人类的整个进程中最重要的状态。

一、细胞具有共同起源和若干共性

　　细胞分为原核细胞（prokaryotic cell）和真核细胞（eukaryotic cell）两大类。原核细胞出现较早，由质膜包围，含有裸露的DNA但没有形成核膜，其蛋白质合成是转录与翻译同时进行，胞质中也没有细胞器等结构，常见原核细胞有细菌（bacteria）、蓝藻（cyanobacteria）和支原体（mycoplasma）。真核细胞是原核细胞经过十多亿年进化的产物，具有核膜包被的核，以及丰富的、功能特化的内膜系统，胞质中含有多种细胞器和细胞骨架，真核细胞蛋白质合成的特点是转录与翻译的进程在时间和空间上被分隔。真核细胞构成的真核生物包括真菌、植物、动物以及人类。

　　基于物种全长的DNA序列分析的基因组的比较研究更新了人们关于原核细胞和真核细胞分类归属的知识。在新绘制的生命树中，有三个主要的分支，它们代表了地球上的所有细胞系统的生物，其中原核生物在真核生物出现以前就已经分化形成了两类不同的群体：细菌（eubacteria）和古细菌（archaea）。第三类是真核生物（eukaryote）。从分子水平的遗传信息处理机制看，古细菌和真核生物比较接近，而从代谢和能量转换特点看，古细菌与细菌比较接近。生命树的分类方式比依据外在表型或代谢特性的传统分类方法更好地确定了进化中真核生物的位置和亲属关系（图1-1）。

　　地球上物种统一性（unity）的基础来自于细胞。所有的细胞都具有共同的进化起源前体——原始细胞（primordial cell），并表现出许多共同的特性，

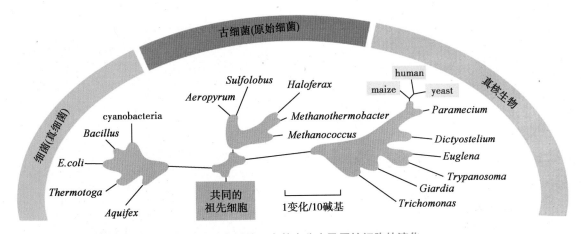

图 1-1　生命树的三个基本分支及原始细胞的演化

图示生命树的三个主要分支。此图基于不同物种的核糖体 RNA 亚基的核酸序列的比较而绘制，显示所有细胞都来自于共同的祖先细胞，而传统意义的细菌被特指真细菌（引自：Alberts，2008）

包括：均以相同的线性化学密码形式（DNA）存储遗传信息；都通过模板聚合方式复制遗传信息；选择性地将遗传信息转录为共同的中间体（RNA）；都含有同样的核糖体，并以相同的方式在核糖体上将 RNA 翻译为蛋白质；都使用蛋白质作催化剂促成机体的各种化学反应；都从环境中获得自由能并主要以 ATP 作为能量流通形式；均利用含有泵、载运系统和通道的质膜分隔胞质和胞外环境；都有自我增殖能力并具有运动特性等。细胞的这些性质形成于长期的物种生存演化的自然选择过程。

实际上，无论细胞的形态与功能如何，其核心活动就是遗传信息的保存、流动和显示：遗传信息主要存储处所是细胞核；信息存储形式是有序配置的核酸；遗传信息在细胞繁衍周期中进行复制；信息也能被提取（转录）并指导生成（翻译）蛋白质；蛋白质是直接执行细胞各类活动的生物大分子，是细胞功能的展现形式，它们来自于细胞核中整套遗传信息的选择性表达。

可以从信息的压缩、存储和读取原则等方面将细胞核与电脑磁盘的工作方式进行简单比较：信息的存储介质（磁盘的磁粒子 VS 细胞核的核苷酸）；信息的存储格式（磁极性变化 VS 细胞核 DNA 碱基序列）；信息的空间改变（磁盘容量扩大如磁盘阵列或信息记录简化 VS 细胞核的染色质的多级缠绕折叠）；信息读取/展示方式（磁头的垂直径向高速搜寻及写/读 VS 细胞核 DNA 的解码及复制/转录）。在此，CPU 运算支持下的磁盘显示出的优点为：存储介质的永不停息的革新；巨型的磁盘阵列即几乎无限的外延能力；基于磁头转速的高记录密度和硬软件引导的新的信息压缩技术等。但磁盘自身的问题也非常突出，如高容量带来的寻轨（seeking）时间过长、机械易损性、摩擦问题和发热问题等。细胞核的优点表现在：高兼容性（亿万年前的信息照样读取）；高稳定性（外力碰撞下也较少损伤，是真正的"软体"存储器）；高通用性（任何生物细胞的密码通用）；高速多位点读取（DNA 的多位点同时转录，而硬盘磁头组的磁头数目有限）；高拷贝存储（巨大数量的 10^{13} 体细胞/个体）；高保真性（DNA 复制的准确性和可修复性）、高效率空间利用（细胞核直径仅约 2μm）等。显然，经历了亿万年进化的细胞与现代高新科技产物电脑的对比 PK 结果，显示出细胞核信息处理具有稳定、精确、高效和易修复的特点（图 1-2）。

二、细胞结构的组装和去组装呈现动态平衡

所有的细胞都由水、盐、生物分子（蛋白质、糖类、核酸和脂类）和多种微量有机化合物组成，但这些化学物质并不是随机地或无序地堆砌，而是按照一定规律，分层次地组装成细胞内结构、细胞器和单个细胞。在高等生物，再由细胞构成组织、器官和系统，以执行机体的各种复杂的功能活动。细胞结构的组装（assembly）是细胞功能的重要基础。组装形成的特定复合物，可以是细胞的结构基础和功能单位，但也有许多并不是固定结构，而只是在细胞特定功能活动中临时性组装产物，例如 DNA 转录起始复合物、RNA 加工时形成的剪接体（spliceosome）、着丝粒和动粒等。有人将细胞组装分为 5 级：第一级是细胞的小分子有机物形成，如

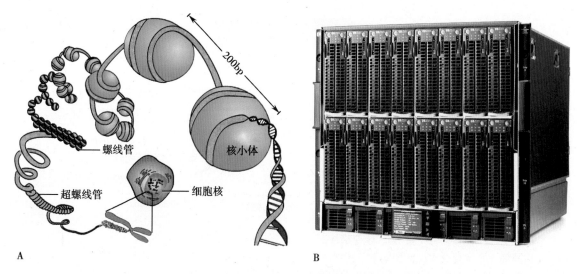

图 1-2　两种信息存储及占用空间的方式

A. 细胞核内信息的存储方式及信息占用空间在染色体的多级螺旋化中高度压缩；B. 一个由许多磁盘组成的磁盘阵列柜，磁盘的信息存储空间向外扩展

碱基、氨基酸、葡萄糖等，它们是细胞的构件；第二级是小分子组成生物大分子，如 DNA、RNA、蛋白质和多糖；第三级是生物大分子组装成细胞的高级结构，例如细胞膜、核糖体、染色体和微管微丝等；第四级是生物大分子组装成复杂的细胞器和胞内结构，例如细胞核、线粒体、内质网和高尔基体等；第五级由细胞器和细胞内其他结构组装成完整的细胞。目前关注较多的是生物大分子组装（macromolecular assembly）的机制。

这里需要指出的是：第一，细胞结构的组装常常是自行发生的，称为自组装（self-assembly），这是生物学的一个中心原则。某些胞内结构组装的指导信息存储在亚基中，因为其纯化的亚基可以在合适的体内或体外条件下自发组装成最终的结构。例如，细菌核糖体包括 55 种不同的蛋白质分子和 3 种不同的 rRNA，在试管中的合适条件下，它们可以自发形成具有合成蛋白质功能的核糖体。但是，某些复杂的结构如线粒体、纤毛和肌原纤维等不能发生自发组装，它们的部分装配信息来自特定的酶和蛋白质，这些因子行使模板功能并引导结构组装，但并不出现在最终的结构中。

第二，细胞结构的组装和去组装（assembly and disassembly）常常同时发生，有时呈现动态平衡，以此维持和更新细胞的结构体系。因为参与组装的亚基之间通过能量较低的键连接，因此，亚基的装配和解聚是一个可逆的过程，易于调控，也有利于避免结构形成过程中的错误。但并非所有生物大分子的组装都是可逆的，某些细胞结构在解聚成

相应组分后不能自发组装。

人们对细胞质膜的组装进行了一些研究。各种细胞膜的化学成分基本相同，主要由脂类、蛋白质和糖类组成，其中脂类排列成双分子层，构成膜的结构骨架。膜磷脂分子为两亲性（amphipathicity），头部（磷酸基团）亲水，有极性，尾部（碳氢化合物）疏水，无极性。将这种脂质分子置于水中，它们会发生自发性地聚集，使疏水尾部包埋在内，亲水头部暴露在外，与水接触，形成球状的分子团（micelle）或双分子层（bilayer）。脂双层是连续的，具有自行融合形成封闭性腔室的倾向，形成充满液体的小泡。而且，当脂双层受损伤时通过磷脂分子的重新排布可以自动再封闭（图 1-3）。可以看出，细胞合成的某些生物大分子本身的化学特性是促使它们自组装成细胞结构的动因。

另一个组装研究模型是微管。细胞内单管微管大多呈网状或束状分布，不稳定，处于动态的组装与去组装的过程中；二联微管和三联微管则与其他蛋白质组装成相对稳定的细胞内"永久性"结构，如中心体、基体、鞭毛、纤毛等。所有微管主要由两种微管蛋白（α-tubulin 和 β-tubulin）组装而成，它们在细胞内常以异二聚体（heterodimers）形式存在，是微管组装的基本单位。

在不同的细胞功能状态下，微管蛋白聚合或解聚，引起微管的组装或去组装，从而改变微管的形态和分布，影响细胞的形态改变、迁移运动和有丝分裂。微管组装的成核期，胞内高浓度的游离微管蛋白聚合速度大于解聚速度，新的异二聚体不断添

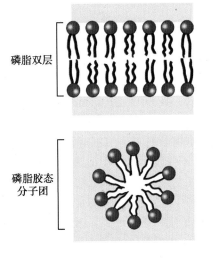
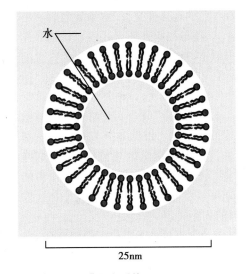

图 1-3 两亲性磷脂分子组装成磷脂双层膜和脂质体

加到微管正端,使微管延长。接下来的平衡期内,随着胞质中的游离微管蛋白浓度下降,达到临界浓度,微管的组装与去组装速度相等,微管长度呈现相对恒定。1972 年 R Weisenberg 首次分离出微管蛋白,并在体外组装微管成功,随后的实验研究发现,在适当的条件下,微管能实现自我组装。胞质微管呈高度不稳定状态(instability),快速的组装与去组装同时存在,微管的组分处于不断的变化之中。

目前人们对生物大分子组装成高度有序的细胞结构的原理和机制了解尚少,有关的组装假说主要包括:模板组装(template assembly),指有模板指导,在酶催化下,合成与模板完全相同的新的分子。这是细胞内一种极其重要的组装方式,其代表是 DNA 和 RNA 的组装。自组装(self-assembly),是指生物大分子不需要模板和酶催化,在分子伴侣的介导下,借助本身的力量自行组装成最终的细胞结构,例如细胞膜和纺锤体的组装。酶效应组装(enzymatic assembly)指相同的单体分子可在不同酶系的作用下,生成不同的产物,代表是葡萄糖组装成纤维素或淀粉。

研究表明,组装的调控主要有以下方式:①通过组装亚基的合成和降解进行调控,例如微管和红细胞膜的组装;②通过限制成核现象进行调控,例如微管和纺锤体组装;③通过改变环境状态进行调控,例如改变病毒组装中 pH 和离子浓度;④通过亚基共价修饰进行调控,例如特异性丝氨酸、苏氨酸残基的磷酸化调节蛋白亚基之间的作用,改变组装进程;⑤通过附属蛋白的途径进行调控,例如改

变促进蛋白折叠和组装反应的分子伴侣或支架蛋白数量等。

近年来,美国宾夕法尼亚大学 V Percec 和他的同事开发出了一种模拟细胞中发生的自组装过程的模型,这是首次用大尺度的超分子结构将其自身组装为细胞的巨大而复杂的结构。他们设计的模块可能成为设计分子电子学或光子学材料的纳米结构的前导,该模块控制光的方式与计算机芯片控制电子的方式相同。国内研究者 ZH Zai 采用非洲爪蟾卵提取物非细胞体系,以外源 Lambda DNA 诱导细胞核的体外组装,结果发现,核纤层蛋白(lamin)参与细胞核的体外组装过程,核内骨架的组装与核纤层的组装在时间上是有序的,核内骨架的组装可能为核纤层的装配提供了先决条件。

在细胞的生命活动中,细胞结构体系的组装是不断发生的、涉及广泛的,是细胞生命活动的最重要的基础之一。显然,细胞结构体系的组装是细胞生物学研究的一个重要的和独特的领域,因为这种细胞内事件不能单独从分子水平上进行诠释,细胞生物学研究的重点是提供组装的动力学理论和实验性结构装配/拆卸的技术平台。

需要指出的是,在细胞组装的基础上,组织、器官和系统水平的装配,也是细胞生物学研究非常重要的领域,但在此方面的研究较少。

三、细胞是一个开放体系

细胞的边界是细胞膜,这种蛋白质和脂类镶嵌组成的质膜包裹着细胞并使胞质尤其是遗传物质与胞外环境隔离开来。细胞膜的另一个功能是

胞内外物质和信息的选择性交流，它承担着物质出入、信息交换，以及与细胞外环境联络和识别等作用。在一些书籍中，细胞常常被简化图示为内含的双层同心圆，这确实有利于初学者理解和记忆，但从现代细胞生物学的角度看，这种图示可能过度暗示了细胞被包被的"屏障"概念而忽略了细胞与胞外世界广泛通联的事实。细胞与外界每时每刻都发生着大量和广泛的物质交流与信息交流，这些交流不仅维持了细胞本身的生命活动，更使得细胞与细胞外环境以及其他细胞之间形成了相互作用、相互协调的依存关系，这就是细胞社会性（cell sociality）。细胞社会不只是细胞的简单集合体，它强调的是生物体内细胞之间建立了联络和连接的关系，使不同细胞能够发生协调性活动，最终构成一个统一的多细胞生物体。单细胞生物体的功能有限，随着进化，多细胞生物出现，突破了单细胞活动的既有方式，细胞的功能大幅度地扩展，细胞之间的协调和整合更加完善，细胞分化导致生物体内细胞分工更加明确，功能更加专一，出现了器官和系统，这样使机体能够更好地适应复杂的或变化的外部环境。

因此，从系统论的角度看，细胞的独特属性值得特别注意：一方面它是由界膜包围的，相对封闭的功能单位，能够自我调节和独立生存；另一方面它又是不断与外界进行物质、能量和信息交换的开放体系（open system）。一切生命现象，诸如生长、发育、增殖、分化、遗传、代谢、应激、运动、衰老和死亡等都在细胞的基本属性中得到体现。生命是生命系统整体的属性，生命常显示为高度分工的和功能整合的细胞社会，生命活动是通过系统内的子系统之间的通信和相互作用来实现的，各子系统的活动固然有其相对独立性，但在相当程度上受到整体的调控，而整体的特性远大于部分之和。迄今为止，人们对细胞社会性的知识仍然非常有限，细胞社会学（cell sociology）是研究细胞社会性的科学，是细胞生物学发展中一个极其重要的领域，它是从系统论的观点出发，研究细胞和细胞群体中细胞间的社会行为，例如细胞间识别、通信、集合和相互作用等，以及整体和细胞群体对细胞的生长、分化和死亡等活动的调节控制。

因此，现代的细胞生物学（cell biology）和以往的细胞学（cytology）不同，是一门研究细胞及其生物学特性的科学，它不只局限于所谓"细胞自身"的功能，而以"完整细胞的生命活动"为着眼点，从分子、亚细胞、细胞和细胞社会的不同水平，用动态的和系统的观点来探索和阐述生命的这一基本单位的特性。

自然科学中多学科的相互渗透促进了细胞生物学的快速发展，在生命科学领域内的相关学科群中，细胞生物学与发育生物学（developmental biology）及分子生物学（molecular biology）的结构关系较近，内在联系密切，相互衔接和渗透最多。发育生物学着重研究细胞特化过程中的性质的改变，分子生物学聚焦于从细胞组分纯化的大分子的结构和功能，它们分别从自己特有的研究路径对细胞进行研究，从不同的角度探索细胞的奥秘。其中，分子生物学的进步对细胞生物学的发展有重大的影响，最近50多年来，分子领域研究中发生的所有重大事件，例如 DNA 双螺旋模型的提出，基因序列分析的开展，DNA 重组技术和酶分子活性定位的建立等都推动了细胞生物学向更深层次迅速地发展。

但是，并非所有的生命现象都可以从分子水平给以科学的解释，生物分子，包括重要的生物大分子的属性只有置于细胞体系中才能得到证实并表现出生命意义。分子和细胞的关系是从属关系，分子必须被有序地构建及装配为细胞内组分并进入细胞内一定的功能体系中才能表现出生命现象，脱离了细胞这一生命的微环境，许多重要的大分子的性质就可能发生变化。与分子生物学专注于基因和重要生物分子（尤其是核酸和蛋白质）的结构与功能不同，细胞生物学的研究集中在基因表达后生物大分子的修饰、改造、细胞成分的组装和细胞内外信息的整合、分析和传递等领域。

近30年来对生命活动的研究已经取得了令人瞩目的、飞速的进展，但仍然不能圆满地解释生命现象的许多细节，而且，希望应用现有知识推进生命过程的体外重现工作也遇到了相当的阻力，因此，从细胞生物学的"完整细胞的生命活动"的角度进行更深层次研究的需求非常突出。在后基因组时代，大量繁复和艰难的基因功能分析、调控机制等研究也将在细胞水平上展开。

细胞生物学是生命科学的重要支柱和核心学科之一。21世纪的细胞生物学是生命科学前沿的一个非常活跃的、具有良好发展前景和辐射影响的学科。细胞生物学在分子和整体之间、在形态和功能之间架起了桥梁，而且强力地渗透入其他生命学科并促进这些学科的发展，细胞生物学将在后基因组时代的生命科学中取得更大的发展空间并占有其他学科不可替代的极其重要的地位。

第二节 细胞生物学的历史、现状与展望

一、细胞生物学的建立始于细胞的发现

细胞生物学的建立始于细胞的发现。1604年，世界上第一台显微镜诞生，1665年，英国科学家 Robert Hooke 使用自制的显微镜第一次观察到了植物细胞壁的结构，并提出了"细胞（cell）"这一术语。1677年荷兰科学家 Avon Leeuwenhoek 观察到了人和哺乳动物的精子、细菌以及纤毛虫。19世纪中叶，在前人和自己研究工作的基础上，德国科学家 MJ Schleiden、T Schwann 和 R Virchow 总结并提出了著名的"细胞学说（cell theory）"。完整的细胞学说包括三个要点：所有生物都是由细胞构成的；所有的生活细胞的结构都是类似的；所有的细胞都是来源于已有的细胞的分裂。

接下来的百余年中，由于技术手段的限制，研究者对细胞的研究主要局限在细胞和部分细胞器的形态结构观察和细胞化学成分分析方面，被称为"细胞学（cytology）"阶段。在这一时期中，人们利用实验细胞学技术获得了一些有意义的成果，例如研究了细胞受精和分裂，发现了中心体、高尔基体和线粒体等细胞器，并提出了原生质理论（protoplasm theory）。

20世纪30年代，以电子显微镜的发明和细胞的超微结构（ultrastructure）观察为契机，大量现代物理学和化学的新技术应用于细胞的结构功能探索中，使研究从单纯形态的细胞学时期发展到细胞生物学阶段，研究者使用高分辨率电镜先后观察了多种细胞及其亚细胞成分，收集了细胞微细结构许多新的资料，发现了细胞质中的重要的细胞骨架（cytoskeleton）网络，同时，人们通过超离心和 X 衍射等新方法分离出亚细胞组分和生物大分子进行分析，这样，细胞的结构形态和相应功能被更紧密地联系起来，研究也逐渐进入了更微观的水平。

20世纪50年代英国科学家 JD Watson 和 F Crick 提出的 DNA 双螺旋结构模型和遗传信息传递的"中心法则（central dogma）"是细胞生物学向分子水平发展的一个标志。研究者发现，通过对生物大分子的系列研究，能够更深入地诠释细胞及生命活动的本质，人们逐渐认识到，细胞的各种生命活动与细胞内的大分子的结构以及大分子之间的相互作用的关系非常密切，对细胞的研究必然要从细胞微细结构观察逐渐深入到生物大分子的结构功能探索的水平，必须要从细胞、亚细胞、分子等多个层次来研究细胞的结构与功能，研究细胞中各种重要的生命现象。

二、细胞生物学研究近年来取得了飞速的进步

自20世纪60年代以来，细胞生物学研究取得了令人瞩目的进步，例如，对膜系统（质膜、线粒体膜）、核糖体、细胞骨架和染色体的微细结构和功能的探索都取得了突出的成就，在基因组结构和基因表达与蛋白质合成方面也获得了重大的进展。继1960年 F Jacob 和 J Monod 提出蛋白质合成的操纵子（operon theory）学说后，1961年，P Mitchell 建立了线粒体氧化磷酸化偶联机制的化学渗透学说，1968年 M Nierenberg 阐明了遗传密码在蛋白质合成中的作用，这两项工作分别获得1978年和1968年诺贝尔奖。1969年 R Huebner 和 G Todaro 创立了癌基因学说，1970年 D Baltimore 发现反转录酶，1972年 SJ Singer 和 G Nicolson 提出生物膜的液态镶嵌模型。1976年 E Neher 和 B Sakman 发现了细胞质膜上的离子通道，获1991年诺贝尔奖，1977年 K Itakuru 首次将高等动物的生长激素释放抑制素（SRIF）基因引入大肠杆菌中表达，稍后，C Nüsslein-Volhard 等阐明了同源异型基因在控制生物个体发育中的作用，并在1996年获诺贝尔奖。进入20世纪90年代以后，细胞生物学研究获得了更多的出色的成果，1997年 Ian Wilmut 等用乳腺细胞同去除染色质的卵细胞融合，成功制成克隆羊，同年 K Luger 等用高分辨率 X 射线显示了染色质和核小体核心组蛋白8聚体的原子水平的结构，1998年 J Thomson 和 J Gearhart 获得了具有无限增殖和多分化潜能的人类胚胎干细胞（human embryonic stem cell, hESC），翌年，G Blobel 因创立细胞内蛋白质运输信号学说，阐明内质网蛋白质合成机制，获该年度诺贝尔奖。随后，H Robert Horvitz、S Brenner 和 JE Sulston 发现并描述了在器官发育和细胞凋亡过程中的关键基因和调节规律，共同获得2002年诺贝尔生理学或医学奖，P Agre 和 R MacKinnon 发现了细胞膜水通道并在离子通道结构和机制的研究中做出了卓越的贡献，A Ciechanover、A Hershko 和 I Rose 因对细胞内泛素调节的蛋白质降解机制的研究获得2004年诺贝尔奖。R Kornberg 因揭示真核细胞转录的分子机制获得2006年诺贝尔化学奖，AZ Fire 和 CC Mello 因发现 RNA 干扰机制

获得同年诺贝尔生理学或医学奖。2007 年度诺贝尔生理学或医学奖被授予 MR Capecchi、MJ Evans 和 O Smithies，以表彰他们对胚胎干细胞和哺乳动物 DNA 重组的一系列突破性研究所作的贡献。2008 年 O Shimomura、M Chalfie 和 RY Tsien（钱永健）因发现和研究绿色荧光蛋白（GFP）而分享该年的诺贝尔化学奖。2009 年，V Ramakrishnan、T Steitz 和 A Yonath 因在原子水平对核糖体的结构及功能的研究获得诺贝尔化学奖，EH Blackburn、CW Greide 和 JW Szostak 因发现细胞端粒和端粒酶保护染色体的机制而分享诺贝尔生理学或医学奖。2010 年，Robert G. Edwards 因其在体外受精技术研究领域中的卓越贡献而获得诺贝尔生理学或医学奖。2012 年诺贝尔生理学或医学奖被授予了 J Gurdon 与山中伸弥，表彰他们对细胞核重编程以及诱导多能干细胞研究的杰出贡献。此外，人类基因组计划（human genome project, HGP）2003 年完成，这是各国科学家通力合作的辉煌的研究成果，是人类自然科学史上一个划时代的伟大的成就。

目前细胞生物学的主要研究领域包括：细胞周期调控、细胞增殖与细胞分化的规律、染色体的结构和功能、细胞骨架和核基质对核酸代谢的调控、胞内蛋白质的分选和运输、细胞因子和细胞功能的关系、细胞外基质和细胞间信号联系、细胞结构体系的组装与去组装、细胞信号转导、细胞迁移、干细胞特性、细胞社会学、细胞与组织工程、细胞的衰老和死亡、受精与生殖研究等。

三、理论提升和技术进步是推动细胞生物学发展的动力

新理论的不断提出、完善和确立对细胞生物学学科的进步起到了巨大的推动作用。很多理论最初来自研究实践中的一些发现，这些发现逐渐累积并聚焦，经过演绎、归纳、推理，开始导出一些假说，有些假说在进一步的研究中被否定，但另外一些假说获得了更多、更直接的新实验结果的支持，并经历了质疑、反对和辩驳的重重考验，最终获得承认并上升为理论。新理论比前有同类命题增加了突破性的内容，显示了突出的创新价值，可能对该理论体系的发展具有重要贡献，或对此后的研究具有巨大的启发性意义。和其他生命科学一样，在细胞生物学理论发展的过程中，来自实践（实验）中的结果是理论的基础，概括和推论是理论的手段，明晰的概念是构造理论系统的主要素材。

回顾细胞生物学的发展历史，19 世纪中叶提出的"细胞学说"极大地推进了人类对生命的认识，有力地证实了生物界的统一性和生命的共同起源原则，奠定了现代生物学发展的重要基石。20 世纪 50 年代建立的 DNA 双螺旋结构模型和遗传信息传递的"中心法则"是细胞生物学向分子水平研究发展的一个标志。分子水平的细胞生物学研究（可称为分子细胞生物学或细胞分子生物学）集中于细胞的生命活动与亚细胞成分的生物分子变化的关系，形成了当代细胞生物学的一个新的方向和发展重点，将细胞生物学的研究引向一个更高的阶段。此外，操纵子学说、线粒体氧化磷酸化偶联机制的化学渗透学说、癌基因学说和生物膜的液态镶嵌模型等理论对当代细胞生物学的建立和发展均起到了巨大的推动性的作用。

细胞生物学是一门重要的生命科学学科，生命科学的理论建立在严密的科学实验的基础上，因此，细胞生物学研究的技术和方法的进步以及实验工具的革新，尤其是具有突破意义的新技术新方法的建立，必然对学科的发展起到巨大的推动作用。例如，经典细胞学期间，欧洲染料工业的发展带动了细胞染色技术的进步，切片技术和显微镜技术也得到迅速的改革，这些帮助研究者获得了大量的新的研究结果，最终完善了细胞学说。实验细胞学时期，出现了显示 DNA 的特殊染色方法——Feulgen 反应，开创了 DNA 的定性和定量分析研究。活体动物内分子的动态观察是细胞生物学研究中的一个难题，近年绿色荧光蛋白（green fluorescent protein, GFP）示踪胞内的特定蛋白质技术取得了巨大的进步。GFP 基因易于导入到不同种类的细胞中并正常表达，产生的 GFP 对细胞的光毒性很弱，也不影响其他蛋白的空间构象和功能，因此，构建 GFP 基因与多种靶蛋白基因的融合基因表达载体，转染不同细胞，即可研究靶蛋白在活细胞内的位置及动态变化，也可以进行定量测定与分析。目前，GFP 作为一个重要的报告分子，在细胞生物学研究中得到广泛的应用。近来，GFP 家族作为细胞内标签快速地融入现代电脑成像技术和数据分析技术，研究者正借助 GFP 类蛋白发出的荧光信号来监测细胞内发生的各种事件，在 GFP 基础上建立的新方法系列能够从根本上改变生命科学的所有分支学科的实验研究潜能。目前，GFP 被誉为"照亮细胞"的荧光蛋白，成为当代细胞生物学和生命科学研究中具有突破意义的新工具（图 1-4）。

细胞生物学的研究技术可以被划分为不同的类别，其中，显微成像新技术使人类对生命的直观

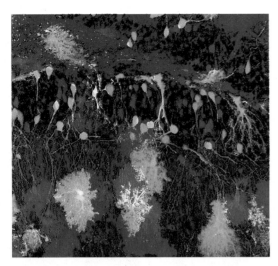

图 1-4　GFP 家族显示大脑神经网络
使用不同颜色的 GFP 标记的不同神经元，显示出大脑内复杂的神经网络

认识进入到超微结构和分子水平；分子示踪和组织化学技术能够对细胞组分进行详细的定性、定量和动态定位的研究；体外培养技术使细胞和器官在模拟体内环境的实验状况下生长，有利于探索生命的基本活动规律并获得大量的特定的细胞；细胞功能基因组学技术使研究者能在分子层面进行操作、观察和研究。

在细胞生物学的科学研究中，技术和方法的使用是跨越学科界限的，研究生可以根据研究的具体目标和所处的研究条件来思考研究策略，选择模式生物，设计科学实验，选择最合适的方法组合和最佳的技术途径去达到研究的目的。实践证明，昂贵的设备或者复杂的技术方法在研究中并不一定是最可靠的和绝对必要的，而设计巧妙的、简明的技术路线同样可以阐明重大的科学命题。在科学实验的实践过程中，研究生要注意不断地改进和革新所用的工具、方法和技术，使其更加实用和完善，要善于从其他学科领域引入并建立新的技术方法和技术途径，更要努力提出和创立新的技术思路或设想，以对科学的进步做出更多的贡献。

目前，细胞生物学主要从两个不同的方向对目标展开研究：一个是聚焦目标细胞的表型特征及其在特殊情况下的改变，探索隐藏其后的分子机制；另一个是分析细胞内关键基因和蛋白质大分子，阐明其对完整细胞功能的作用及其地位。

细胞生物学能够活跃于当代生命科学的学科之林并得到蓬勃的、飞速的发展，表明它拥有明显的学科优势和学科特色；但是，细胞生物学也同其他学科一样，具有自身的弱势和局限性。目前看来，细胞生物学需要在以下层面取得更快及更显著的进步，例如：突破理论和技术的桎梏，摆脱过多专注于"单个细胞"的研究传统，将更多的目光投射到细胞之间的相互作用和相互关系，关注细胞的功能协同问题，更快地向细胞社会研究领域深入；不局限于定性描述的研究结果，更多地开展定量测定、定量评估等量化研究，向数学生物学的更理性的目标靠拢。

细胞的确是生命系统的一个特殊的、独立的基础单位，表现出强大的和复杂的自组织能力。虽然经历了长达 300 余年的研究，但人类对细胞尚缺乏深刻的科学认识。细胞是如何思考的？这应该是细胞生物学家研究的终极目标。

第三节　细胞生物学与医学科学

医学科学是以人体为研究对象，探索人类疾病的发生、发展的机制，并对疾病进行诊断、治疗和预防的一门综合学科。但是，在现代科学尤其是生命科学出现以前，医学主要是一门经验科学，其发展依赖于个人摸索和经验的代代相传，进步缓慢。细胞的发现奠定了细胞生物学以及现代生命科学的基础，这些学科的飞速进步和巨大成果极大地推动了医学的发展，人们对人体结构和功能的认识逐步深化细化，对许多疾病的发病机制和病理改变进程也有了全新的诠释，特别是 20 世纪初以来细胞生物学研究成果进一步拓展了医学科学的视野，对许多疾病的发病机制、诊断技术、治疗方案和转归预后等提供了全新的思路。医学科学不断地吸收和运用生命科学学科包括细胞生物学的新知识和新技术，以提高本学科的整体水平，并推动医学科学研究向前发展。医学院校开设的细胞生物学课程和开展的细胞生物学科学研究构成了基础医学和临床医学重要的基础。细胞生物学与医学实践紧密地结合，不断地开辟新的研究领域，提出新的研究课题，努力地探索人类生老病死的机制，研究疾病的发生、发展和转归的规律，力图为疾病的预防、诊断、治疗提供新的理论、思路和方案，为最终战胜疾病、保障人类健康做出贡献。

细胞生物学是基础医学的一门重要的课程，它和基础医学的其他学科，尤其是医学分子生物学、发育生物学、遗传学、生理学等学科的关系非常密切。对医学研究生来说，掌握细胞生物学的基本理论、基础知识和技能，了解细胞生物学的研究的新进展、新成果，不仅能为学好其他医学课程建立扎实的知识平台，而且能够拓展视野，为日后的科学研究奠定良好的基础。

细胞生物学也是临床医学的基础学科。因为细胞生物学是研究细胞的生命活动规律的学科，细胞是人体结构和功能的基本单位，因此，医学的许多重要的病理现象都与细胞生物学密切相关，临床医学中使用了许多细胞病理学知识和技术对疾病进行诊断、判断转归和预后，其中细胞病理学诊断、超微病理、免疫细胞化学、原位杂交、核型分析和免疫细胞功能检测等使用非常广泛。此外，细胞生物学技术和方法越来越多地应用在临床治疗工作中，例如干细胞移植、组织工程、肿瘤生物治疗等发展很快，细胞生物学理论的研究进展给许多疾病的治疗提供了新的思路。

除了与疾病有关的临床医学问题以外，医学细胞生物学的研究热点还延伸到老年医学、运动医学、法医学、再生医学和转化医学等更广泛的医学领域，例如，某些老年疾患伴随线粒体的氧化磷酸化能力下降；膝关节运动损伤的交叉韧带修复不全与细胞外基质中的基质金属蛋白酶（MMPs）关系密切；人类 DNA 的多态性研究在法医鉴定中具有重要的地位等。新近得到快速发展的细胞重编程和 iPS（induced pluripotent stem cell）研究，使得人体干细胞研究进入了一个全新的时期，这不仅在细胞治疗方面展示了良好的潜在应用前景，而且给再生医学带来了巨大的推动力（图 1-5）。但干细胞要真正进入临床还有赖于细胞生物学理论和技术的进步，包括对干细胞增殖动力学（非对称分裂与对称分裂）的研究，对干细胞分化和去分化机制的详细阐释，以及干细胞体外培养体系的建立与优化等。

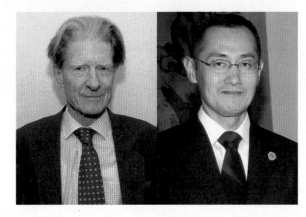

图 1-5　2012 年诺贝尔奖获得者 J Gurdon 与山中伸弥

（杨　恬）

参 考 文 献

1. Lodish H，Berk A，Kaiser C，et al. Molecular Cell Biology. 7th ed. New York：WH Freeman and Company，2013

2. Alberts Bruce，Johnson Alexander，Lewis Julian，et al. Molecular biology of the cell. 5th ed. New York：Garland Science，2008

3. Robert Lanza，John Gearhart，Brigid Hogan，et al. Essentials of stem cell biology. Amsterdam：Elsevier Academic Press，2006

4. Steven R Goodman. Medical cell biology. 3rd ed. Amsterdam：Elsevier Academic Press，2008

5. Karp G. Cell and Molecular Biology. 6th ed. New York：John Wiley and Sons Inc，2011

第二章 细胞的起源和进化

提　要

一般认为,构成生命体的所有细胞都来自同一个祖先细胞。细胞起源的第一步是无机物小分子合成有机物小分子,其中矿物质发挥了重大的作用。随后小分子聚合产生了 RNA,而 RNA 则具有自我复制和催化生化反应的功能,特别是催化氨基酸聚合生成多肽。关于细胞的起源有团聚体、微球体、火山学说等多种假说。近年来,人们开始从基因组的角度研究细胞的起源和进化。真核细胞是由原核细胞进化而来的,其过程有"内共生"和"进化论"两种假说。与原核细胞相比,真核细胞具有独立的细胞核、特化的细胞器、精细的骨架系统和复杂的遗传信息等特点。

第一节　细胞的起源

目前认为,构成生物体的所有细胞都是从一个共同的祖先细胞进化而来,在经历了漫长的过程后,最初的原核细胞逐渐进化为真核细胞及多细胞生物。细胞起源的过程实际上就是原始生命发生的过程,而这个过程复杂又难以研究,因为没有办法回到几十亿年前去逐一验证在此过程中关键的分子事件,但大自然同时也留下了众多的可供探究的线索。目前的观点认为,生命进化是通过化学进化而实现的,在生命出现以前的远古时代,经历了元素形成(C、H、O、N、P、S、卤素和金属)及简单化合物(CH_4、CO_2、H_2O、H_2S、H_3PO_4 和 NH_3 等)两个阶段,然后形成了四大类有机物,即氨基酸、核苷酸、糖类及脂肪酸。地球上的原始细胞是由这些有机分子自发的聚集起来而形成的,主要包括三个过程:首先产生了能自我复制的 RNA 多聚体,然后在 RNA 指导下合成了蛋白质,最后出现了将 RNA 和蛋白质包围起来的膜,并逐渐演变为原始细胞。

一、细胞起源始于无机物质

(一)细胞起源的第一步是由无机小分子合成有机小分子

在 20 世纪 20 年代,AI Oparin 和 JBS Haldane 相继提出了生命起源的化学进化观点,认为早期的

地球经过若干亿年的演变,原始大气中主要含有二氧化碳、氮气、氢气及少量的甲烷、氨等,但几乎没有氧气,大气层呈还原状态。这些物质在雷电、紫外线和火山爆发等外界因素作用下,可以形成简单的有机小分子,如氨基酸、核苷酸、糖和脂肪酸。但这一理论直到 1953 年才在实验室中首次被验证。SL Miller(米勒)在其导师 HC Urey 的指导下,在实验室内模拟原始时代的地球大气成分及电闪雷鸣的气候环境,以使 NH_3、CH_4、H_2 和 H_2O 混合物循环到一个放电装置(图 2-1)。经过一周以后,分析发现反应装置中的气相部分含有 CO、CO_2,而液相部分含有甘氨酸、丙氨酸。尽管 Miller 实验无法精确复制出几十亿年前地球的大气条件,但其实验结果清晰地显示出了有机小分子在合适的条件下可以自发合成,这是生命起源研究的一次重大突破。无机小分子可以自发合成有机小分子的特点在以后更精确的实验中得到证实,只要起始物质中含有碳、氢、氧和氮等原子,就会在产物中形成蛋白质中常见的氨基酸。1959 年,W Groth 和 H Weyssenhoff 采用紫外线作为能源也得到了氨基酸。而 20 世纪 60 年代末,随着人们在外太空的气体云层中发现了越来越多的复杂分子。可以推测,地球大气层形成的同时,实际上也为有机物的合成提供了良好契机。在随后的多年间,利用类似 Miller 的实验条件,科学家们合成出了几乎全部与生命起源有关的生物小分子。1961 年,美国生物化学家 Juan Oro 将氰化氢直接加入到起始物质中,得到了几个氨基酸和寡肽的混合

物；这期间，他还获得了构成核酸的重要组分：腺嘌呤、核糖和脱氧核糖。1963年，C Ponnamperuma及其同事将腺嘌呤加入到核糖溶液中，在紫外线的作用下获得了腺苷以及三磷酸腺苷（ATP）。1965年，他们还获得了二核苷酸[如腺苷二磷酸（ADP）]。后来证明，如果将在原始大气中氰腈和乙烷加入到起始物质中，还可能得到更复杂的产物。可以设想，在一个无生命、甚至是无氧的环境中，这些生物大分子很难大量蓄积。某些物理因素诸如紫外线和地壳放射线可加速这些大分子的分解，但由于有了海洋的保护，使这些分子可以免于破坏，不被分解。因此人们推断：正是原始地球大气中还原状态为生命起源提供了必要的环境基础。在原始地球上，简单的有机小分子与地壳表面的水发生相互作用，形成含有机化合物的水溶液，特别是在火山活动区域这些含有机物溶液的浓度常常较高。但

无论这些物质含量高低与否，最后都将会汇集到江湖河流而归乡大海。而目前的主流理论认为：地球上的生命就起源于这份含有生物大分子的"汤料"之中。

（二）矿物质在生命起源中具有重要作用

矿物质除了可以作为追踪生命起源的线索外，在生命起源的过程中也起着重要的作用。首先，矿物质可以催化核苷酸分子聚合；其次，矿物质硼砂可以稳定核糖；矿物质还可以辅助脂肪酸形成囊泡，并在囊泡中发挥催化作用。

矿物质在生命起源的另一个学说中同样具有重要的作用。有学者认为，生命开始于海底。在高温高压的条件下，一些海底火山气体如 CO_2、CO、H_2S 等在岩浆矿物质的作用下会发生反应，生成一些简单有机分子（如氨基酸）。除此以外，在高温高压的熔岩中矿物质可增强有机小分子之间的反应；阻止这些分子降解；参与长链脂肪酸的合成，为原始细胞膜的形成提供物质基础。

二、核酸、蛋白质等生物大分子是细胞形成的基础

一般认为，在原始地球上形成的有机小分子经过长期的进化和选择，逐渐聚合成生物大分子。核苷酸与核苷酸之间通过磷酸二酯键相连接，并逐步形成线性多核苷酸；氨基酸与氨基酸之间能够通过肽键相连接，形成多肽。美国科学家 F Fox 等曾进行合成生命大分子的模拟实验，他们发现，将各种氨基酸混合，置于 130～180℃下加热 1 小时，或加入多磷酸后 60℃温育较长时间后，能产生具有肽键结构的类蛋白物质。同时还证明，多核苷酸也能按照这种方式生成。以上实验说明了有机化合物和生命大分子可以通过化学方法合成。生物大分子本身并不能独立表现生命现象，只有当它们形成多分子体系时，才有可能演化成为原始生命。在早期地球的原始海洋中，由有机小分子聚合而来的生物大分子进一步形成漂浮在原始海洋中，构成独立的多分子体系。多分子体系表面可能具有催化功能，能够促进各类单体的聚合、产生更高级的原始蛋白和核酸。经过长期的进化过程，核酸 - 蛋白质微滴能够从无生命的海洋中摄取化学分子和能量，体积逐渐增大到足以分裂出与"亲代"微滴相似的"子代"微滴，后者经过有机的性状组合，继续增长和分裂。而当具有新陈代谢和遗传特征（自复制）出现时，就标志着原始生命的产生。

在这个过程中，生物大分子的形成是原始细

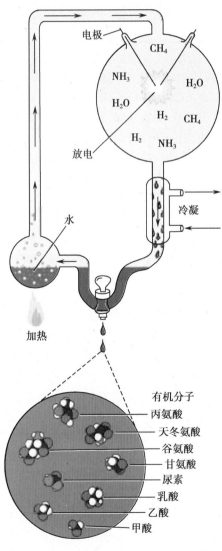

图 2-1 SL Miller实验示意图

胞形成的关键步骤。核酸和蛋白质无疑是最重要的两类生物大分子，尽管存在不同的观点，但由于核酸既是遗传信息的载体进行自我复制，又具有催化特性，因此可能更早于蛋白质之前出现于原始地球。目前普遍认为，核酸中的 RNA 应该比 DNA 出现更早，是最古老的生物大分子。其原因在于：首先，只有 RNA 才能作为联系 DNA 和蛋白质之间的桥梁，而 DNA 和蛋白质之间并不存在直接的联系；其次，核糖体是由 rRNA 及多种蛋白质构成的，功能是将 RNA 翻译成蛋白质。核糖体的蛋白质只是起骨架及支撑作用，而核糖体中的 RNA 催化了酰胺键形成，构成了核糖体的催化中心。因此，每一个细胞的核糖体都携带着来自原始 RNA 世界的"化石"般证据——核酶（ribozyme）。再次，RNA 功能的多样性远远超过 DNA，例如，RNA 可以参与外显子的剪接；通过多种形式直接参与蛋白质的翻译；还可以通过 microRNA 等小分子形式调控基因的表达等。同时，DNA 的复制依赖于 RNA。由于 DNA 聚合酶没有合成 DNA 的起始功能，DNA 链的合成需要 RNA 引物提供可延长的 3'-OH 末端。而作为 DNA 合成原料的脱氧三磷酸核苷（dNTP），经过还原酶催化，经脱氧二磷酸核苷（dNDP）转化而来。这与原始地球上化合物都以氧化态形式存在的事实相吻合，先存在核糖，后出现脱氧核糖。因此，生命起源于 RNA 世界是目前被普遍接受的一个观点，即在生命起源的早期阶段存在一个完全由 RNA 组成的分子系统。在这一体系中，信息不仅由 RNA 来储存，同时它还具有催化功能，即 RNA 催生信息在 RNA 分子间进行传递以及 RNA 分子的自我复制。由于信息得到有效储存并及时复制，所以这一系统才得以生存下来并参与进化；最终，信息的储存由结构更加稳定的 DNA 分子代替，而催化功能由催化能力更强的蛋白质取代，从而形成了现代意义上的生命体系。

（一）简单小分子形成多核苷酸 RNA 的可能过程

围绕生命起源，一个最困难也最有趣的谜团就是，存在于早期地球上的这些简单的小分子是如何形成遗传物质的，换言之，RNA 是如何产生的？RNA 的基本组成单位是核苷酸，而核苷酸是由戊糖、磷酸和碱基（含氮有机碱）三部分组成。碱基共有 4 种，它们就是核酸用于编码遗传信息的"字母"。碱基可以由存在于地球早期的原始物质中的氰化物、乙炔和水经过一系列反应自我组装而成。糖也可以容易地由简单的起始物质聚集而成，例

如，将含有甲醛的碱性溶液进行加热就可以得到多种类型糖分子的混合物，而甲醛是存在于原始地球上的。有了糖并不代表核苷酸就能自动合成，那么核苷酸是如何合成呢？虽然核糖可以由两个己糖（二碳糖）和丙糖（三碳糖）反应产生，但所形成的核糖产率相当低，不足以诠释广泛存在于原始地球上的核糖。再有，核糖很不稳定，即使在弱碱溶液中也会快速降解。过去，核糖的不稳定性甚至让很多研究者悲观地认为，第一个遗传分子不可能包含核糖。但是随着研究的进展，目前认为，核糖实际上非常稳定，倘若它能与其他分子结合，例如核糖与磷酸结合成核苷酸，但核苷酸中磷酸根从何而来则成了另一个谜团。磷酸基团中的主要成分磷原子虽然遍布于地壳中，但大部分存在于不易溶于水的矿物质中，而生命起源又离不开水分子。那么，磷是在生命起源中扮演何种角色，或者干脆说它是如何"混入"生命之源的那份"汤料"之中？人们在火山口处发现，高温可以将含磷酸盐的矿物转变成可溶性磷酸盐，但在对现代火山的研究中发现，通过这种方式释放出的磷数量很少。磷化合物的另一个潜在来源是磷铁镍陨石（schreibersite），其在水中受到腐蚀后会释放出磷。这种途径看起来更具有吸引力，因为释放出来的磷比磷酸盐更易溶于水，也更易与有机化合物发生反应。

如果简单地将碱基、核糖以及磷酸这三种成分混合于水中，它们并不会自发形成核苷酸，主要是因为每个连接反应都会涉及水分子的释放，而这种反应在水溶液中很难自发进行。要形成所需的化学键，还要能量，例如在反应体系中加入在早期地球中可能存在的富含能量的化合物。然而在实验室中，单靠这些分子所启动化学反应效率甚低，在大多数情况下甚至反应无法启动。2009 年，J Sutherland 课题组的成果令人欣喜，他们找到了一个似乎更可信的核苷酸形成途径，同时还解决了核糖不稳定的问题。他们放弃了传统做法，即直接将碱基、糖和磷酸盐混合来制造核苷酸，取而代之的是更多地依赖于前面提到过的简单起始物质，例如氰化物、乙炔和甲醛的衍生物。实验中，将这些起始物质直接与磷酸盐混合，进行反应。在这一复杂的反应中，产生了一种很稳定但极易挥发的小分子，名为 2-氨基噁唑（2-aminooxazole）。在原始地球上，少量的 2-氨基噁唑可能与其他化学物质一起出现在一个水池里，一旦水蒸发，2-氨基噁唑也随之挥发，之后在别处凝结为更纯净的 2-氨基噁唑，成为一个原料库，为以后的化学反应做好准

备，即形成一体化的碱基-糖-磷酸盐复合物——核苷酸。这种方法的另一个好处就是，前期反应的一些产物有利于后期转化的进行。不过，这种方法除了产生"正确"的核苷酸外，还会生成一些空间结构"不正确"的核苷酸，即糖与碱基错误地折叠成一体。而令人惊讶的是，紫外线照射会破坏那些"错误折叠"的核苷酸，留下"正确的"核苷酸。在原始地球上，强烈的太阳紫外光或许能穿透浅层地表水。这个实验的最终结果是提供了一条异常清晰的胞嘧啶（C）和尿嘧啶（U）的组装路线图（图 2-2），为解释 RNA 如何出现在早期地球的问题上提供了重要参考数据。

单核苷酸形成后如何通过磷酸二酯键连接在一起形成多聚核苷酸呢？同样，磷酸二酯键不会在水中自发形成，需要额外的能量。通过在反应体系中加入不同的化合物，科学家们获得了 2～40 个核苷酸的短链 RNA。20 世纪 90 年代末期，J Ferris 和同事发现黏土中的矿物质可以增强此反应，所生成的 RNA 链含有 50 个核苷酸。其原因可能为矿物质具有结合核苷酸的能力使反应分子之间距离变近，进而使反应更容易进行。

（二）RNA 具有自我复制的能力

生命进化的关键是遗传信息能正确无误地传递下去，在此过程中碱基的互补配对原则起着决定性的作用。根据碱基互补配对原则，腺嘌呤（A）与尿嘧啶（U）、胞嘧啶（C）与鸟嘌呤（G）可以专一特异地互补配对。因此，一旦多核苷酸 RNA 形成，在适当的条件下就能够合成与原来 RNA 链互补的新的 RNA 分子，而该 RNA 分子又可以作为原始模板合成与它互补的 RNA 链，后者与最初的 RNA 分子具有完全相同的碱基序列。如此，RNA 便达到了自我复制，同时，多核苷酸 RNA 所携带的信息也因碱基互补配对从一代传到了另一代。这种复制过程通常需要特异性的催化剂来介导，如果没有催化剂的作用，复制会变得缓慢而无效，甚至会在竞争性反应的干扰下难以出现正确的复制子。在现代细胞中，复制过程中起催化作用的是一些特异性酶类，而这些酶在上述的所谓生命之源的那份"汤料"中并不存在。在原始地球上，金属离子和矿物质如黏土可能在此过程中起了催化作用。更重要的是，现在的研究表明，RNA 本身就可以作为催化剂，催化 RNA 的复制反应，而当 RNA 开始催化核苷酸合成新的 RNA 时，进化的第一步便启动了。

在复制的过程中会不可避免地出现错误，而这种错误通过复制又会保留下来。错误复制产生的 RNA 由于其核苷酸顺序不同，分子内的碱基互补所生成的立体结构也不相同。而 RNA 分子的空间结构不仅影响分子内的稳定性，还影响分子间的稳定性，同时还决定了其复制的难易程度。实验发现，复制体系中的 RNA 分子经历自然选择，那些易于复制而且稳定的 RNA 得以保留，并成为优势的种类。因此，在 RNA 复制的过程中，会产生各种各样的拷贝，通过选择过程只有那些能精确复制而稳定的 RNA 分子才能保存下来并最终占据优势。

（三）RNA 分子可以催化生化反应

RNA 能折叠成各种复杂的形状并催化多种生物化学反应，而这种催化功能过去一直认为只是被称为酶的蛋白质才具有，现已知，RNA 也具有这

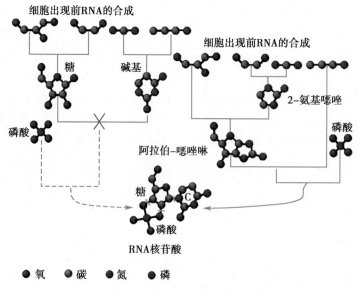

图 2-2　RNA 合成示意图

一功能，这类具有催化功能的 RNA 被命名为核酶。由此看来，RNA 并不仅仅是一个被动的信使，同时还是生命化学活动中的一个积极参与者。核酶不仅能催化核酸的剪接，而且能催化氨基酸间的肽键形成，以及 tRNA 与氨基酸之间氨酰 -tRNA 键形成，总之，核酶能催化 RNA 自身合成和复制这一发现，为生命起源于"RNA 世界"的观点提供了强有力的证据。麻省理工学院的 D Bartel 课题组采用"试管内进化"的方法发现了一种核酶，它能催化合成 RNA 单体——嘧啶核苷酸，进一步研究还发现了另一种核酶，它能够基于 1 条 RNA 模板合成第三条 RNA，这提示，RNA 能够自我复制使遗传信息得到传递。RNA 的核酶之源以及催化理论对生命之源的"汤料"学说起着重要支撑作用，例如，某个 RNA 分子能够以任一 RNA 为模板，在多核苷酸的复制过程中起催化作用，不仅核酸自身能快速复制，也可以帮助其他 RNA 分子进行有效复制。其结果是，种类不同、功能各异的 RNA 分子构成了丰富多彩而又有效的"RNA 世界"。

（四）多肽合成过程包括 RNA 翻译和氨基酸聚合

如上所述，RNA 具有储存遗传信息和自我复制能力，随着这一原始分子的出现，标志着生物进化的开始。但 RNA 自身具有不稳定性，由于 2- 羟基的存在，在该反应体系加入任何二价金属离子都会使 RNA 自身分解。与现代生命体系中的蛋白质酶比较，RNA 核酶的主要缺陷就是催化效率低，一般来说，核酶的催化效率与蛋白质酶相比，低得不是几倍或几十倍，而是一个数量级的差别，即千倍。RNA 分子的不稳定性及作为核酶催化的低效性，使其 RNA 单独作为生命体系组成成分之可能性大大降低，退一步讲，即使这一体系存在，其组成的生物体的进化程度也会大打折扣。相反，由氨基酸 - 多肽组成的生物体具有多样性，而且多肽具备空间与表位结构的超级复杂性，这使得它们在构成细胞结构和行使细胞功能方面远优于 RNA 分子。随着进化的深入，随机产生的某些氨基酸多聚体可能具备了某些酶的特性，它们可以作为催化剂催化 RNA 分子的复制，而 RNA 多聚体则可通过其自身核苷酸排列顺序来指导原始蛋白的合成。因此，在生命进化的过程中，原始的多聚核酸和氨基酸肽链是相互依存、相互作用的。

（五）膜的出现是原始细胞形成的标志

生命进化受自然界选择的影响，为了保持 RNA 的自我复制，以及避免 RNA 指导合成中重要蛋白质的丢失，需要一个膜将它们包围起来。如是，膜的概念开始出现。人们推断在生命出现前的原始液体表面，磷脂分子能自发装配成一种膜结构，用于围裹 RNA 和蛋白质。这种初级的膜形态而后被证明是原始细胞长期进化而选择的必然结果。因此可以说，膜的形成是原始细胞形成的重要标志，此时 RNA 的复制及 RNA 指导的蛋白质合成在一个由膜包绕的相对稳定的环境中进行。原始细胞分裂很慢，遗传信息量也不多，同时细胞内的蛋白质无论种类和数量都极其有限。

应该指出的是，尽管上述推测的原始细胞和现存的支原体很相似，但两者间还是有着本质的区别，前者的遗传信息储存于 DNA 之内，而不是 RNA 内。DNA 不同于 RNA，它们由互补的两条多核苷酸链组成，以这种方式储存的遗传信息更加稳定，而且双链形式还可以提供修复的机会。因此原始细胞形成以后，在后续的原始细胞的不断进化过程中，在蛋白质的帮助下，由 RNA 指导形成双螺旋 DNA，完成了原始细胞进化的里程碑事件。这样一来，DNA 取代 RNA 成为遗传信息的储存库，而 RNA 成为 DNA 与蛋白质之间的联系纽带。

三、从进化角度看细胞的起源

（一）Oparin 提出团聚体假说解释细胞起源

早期生物大分子的形成给细胞的起源奠定了初步的物质基础，然而这些大分子必须有序地组合包装才能形成原始细胞，而这一包装过程无疑比生物大分子自身形成过程要复杂得多。目前仍没有充分的实验依据来证实这一过程的细节问题。关于生命和细胞的起源，历史上存在着不同的观点。俄国生物学家 AI Oparin 在他的《生命起源》一书中把生命起源的历史分为三个阶段：即有机物产生阶段，有机物聚合阶段以及具有新陈代谢功能的蛋白质合成阶段。Oparin 认为，第三个阶段，即生命出现阶段的程序可能是：蛋白质分子形成称为团聚体（coacervate）的分子团；团聚体内部结构的逐渐完善；最终产生结构、功能复杂的生命单体。为证明团聚体模型，Oparin 将白明胶水溶液和阿拉伯胶水溶液混在一起，在显微镜下看到了无数的小滴，即团聚体。后来发现，将蛋白质与糖类、蛋白质与蛋白质、蛋白质与核酸混合，均可能形成团聚体。Oparin 的生命起源假说拥有很大一批追随者，其中不乏闻名于世的"践行者"。20 世纪 50 年代，SL Miller 等人所进行一系列有关生命起源模拟实验，同样证实了 Oparin 假说中关于有机物产生在生命起源中的作用。当然，也不乏有一批反对者质疑这一假设，其分歧就在于有关在蛋白质与生命物质产生阶段。在 Oparin 看来，对于生命的起源来说，海水是不可或缺的，可以被认为是生命的摇篮。Oparin 派坚持认为，如果没有原始海洋，有机物质难以储存聚集，最终形成有自我复制功能的生命单体，故 Oparin 等可谓生命起源的"海洋派学说"的奠基人。

（二）Fox 提出微球体假说解释细胞起源

但是，美国生物化学家 F Fox 却不这样认为。1960 年，他提出了另一种生命起源的假说，类蛋白微球体假说。Fox 认为，早期的地球温度很高，依靠热能就足以使简单的化合物形成复杂的化合物。为证明自己的假说，在 1955 年，Fox 把多种氨基酸混合物加热到200℃，3 小时后，形成了形似蛋白质的分子链，被称为类蛋白。1960 年，Fox 又把酸性蛋白质放入稀酸中加热溶解，冷却后缩结成团，形成微球体。在光学显微镜下，Fox 发现这种微球体很像细菌，并且在特定处理后还能出芽，芽长大后能脱落下来；小球还能分裂或彼此连成长串。Fox 的类蛋白微球体假说否定了 Oparin 为首的有关生命起源依赖于海洋的学说，因而被称为"陆相起源派"。

无论是团聚体还是微球体模型，目前学者普遍认为，在原始生命到原始细胞的过渡过程中，原始生命体都应具有原始的界膜，把海水中的一些有机物包括进去，并自成体系存在于海水中。由于这层界膜仅由排列有序的水分子和其他简单无机分子构成，因此还谈不上选择性和稳定性。尔后，原始细胞膜的形成标志着原始细胞的诞生。可以设想，生物大分子的多分子体系，在不断进化中，逐渐满足以下三方面条件：①内部具有一定的物化结构，一定的组织；②蛋白质 - 核酸成分形成了转录翻译体系；③由脂类分子形成原始膜，物质进出有了选择性的。至此，原始细胞便宣告诞生。

（三）细胞起源的解释众说纷纭

近年来，关于地球生命起源的假说纷起林立，比较著名的还有"火山学派"、"外来生命学派"等。Fox 的"类蛋白微球体"迄今在自然界尚未被发现，而有生命的类病毒却可以在自然界发现。类病毒的前导物质为单质磷酸，科学家在研究火山气体时发现其中含有大分子磷酸复合物。据此，"火山学派"认为，由于火山爆发生成了大量大分子磷酸化合物，这种物质溶入海水，成为地球生命之源。有一件事可以佐证"火山学派"的结论。1977 年，海

洋学专家 J Corliss 在太平洋底考察海底火山时无意中发现，在沸腾的火山岩浆喷口周围活跃着形形色色的生命形态。这时，一个奇思妙想在他的脑海中产生：地球上的生命很可能就是在这样的条件下催生的，因为在地球形成生命的初期，地球的环境也是相当恶劣的，许多地方都类似于海底火山四周的环境。Corliss 的发现及假设并未引起学界的足够重视，也从未有过科学家真正去认真地加以验证。绝大多数探索生命起源的人都不会相信，生命是在滚烫而又有毒的岩浆中诞生的。直到最近几年，才有一些科学家开始验证熔岩出口是否有发生生化反应的可能性。实验结果表明，那些炙热的、甚至含有大量有毒物质的熔岩喷口处果真存在着早期生命产生所必需的化学变化。1996 年 8 月，美国基因组研究所的科学家宣称，他们解开了当初由 Corliss 提出的作为生命第三分支（另两种为细菌与真核细胞）而存在的一种原始生物——杨氏产甲烷球菌的 1700 个基因密码。杨氏产甲烷球菌生活在太平洋洋底 2623 米水深的一座火山口的边沿上，以火山口排放的二氧化碳、氮和氢为生，可释放甲烷。研究人员从这种微生物中抽取了生命体中最重要的生命物质 DNA。研究者认为，这种微生物可能是原始生命最早的形式，也可以说是外星上最有可能存在的生命形式。之所以推测类似于超嗜热的古生菌可能是地球早期的生命形式，是因为它们具有嗜热、厌氧、能摄取有机或无机物作为营养来源等特点，这些特点与人类推测的早期地球地质条件下所长生原始生物的表型特征（嗜热、厌氧、嗜酸、氧化、还原硫及硫酸盐、产甲烷等）完全符合。与"火山学派"不同，"外来生命学派"认为生命来自地球外的宇宙。他们提供的证据包括，从外太空坠落到地球上的陨石中含有构成地球生命所需的全部基本元素；宇宙中存在着有机分子云；地球上发生流感的周期与某些行星的运行轨道接近地球的周期几乎一致等。诚然，外来生命学派坚持的地球生命来自宇宙尚需更多更翔实的实验证据。

（四）氧气在细胞进化中发挥着重要作用

早期地球生物进化中，不产氧型的光合细菌起源很早，这些原始生命大概都是厌氧型；产氧型光合细菌——蓝细菌发现于约 35 亿年前的地质年代中，蓝细菌的出现给地球带来了氧气。根据伯杰氏细菌系统（Bergey's manual of systematic bacteriology）发育资料推测，早期生物进化的顺序是：异养厌氧细菌；不产氧型光合细菌；产氧型光合细菌；好氧型化能自养细菌。最早形成的原始细胞，可以直

接从外界环境得到 ATP，使用存储于 ATP 分子中的化学能来维持自己的生命活动。业已证明，ATP 属于在原始海洋中有可能形成的有机小分子之列。当外界环境中的 ATP 被逐渐增多的原始细胞消耗殆尽时，那些能够分解摄入其他有机分子，从中获取能量进而推动 ATP 合成的原始细胞（即自身能合成 ATP 的原始细胞）显然具有发展壮大的优势，这就是原始的异养式的营养方式。再进一步，有些原始细胞中有铁卟啉类分子，能有效地进行光合作用，能够利用太阳光能来固定 CO_2、葡萄糖等营养物分子，于是出现了自养式的营养方式。光合作用的出现，使原始细胞从异养跨入自养，完成营养方式上的一次跃迁。显然，仍有一大部分原始细胞仍停留为异养方式上，沿着异养的轨道进化，正是因为有了自养生物的存在与发展，这部分异养生物的进化才有可能持续下去。光合作用带来的另一个极其伟大的进步，就是生物体可以将氧气释放到周围环境中去。在这之前，地球上大气环境的状态是还原性的，随着具有光合作用的生物体出现，大气中氧的含量逐渐增加。而大气中氧的增加，又极大地推动了生物进化过程，产生两个里程碑事件：①生物体开始利用氧气进行有氧代谢，由此所得的能量比以往无氧条件下所得的能量多几十倍，这就是有氧呼吸的出现。生命过程中大量获得能量，显然极大地提高了生命活动效率，推动了生命进化进程。②光合作用产生的大气臭氧层，可以把来自太阳辐射中的 90% 以上紫外线吸收掉。由于紫外线对生物大分子，尤其是核酸大分子有很大破坏力，减少紫外线辐射，可极大地保护生命体遗传物质免遭破坏，从而导致突变和死亡。由此，生物细胞有了更长的寿命和更强的稳定性。

长期以来，人们一直持有一种单支进化的观念，即最原始的细胞一定要在十分温和、优越的环境中才能出现，细胞的诞生被设定为如下的程序，即原核化能异养细胞首先出现，再通过细胞能量利用方式的进步和细胞间的融合组建（共生）出现了自养生物和真核细胞。近年来随着研究的深入，现在看来对这样的观点应该提出修正。

1. 对细胞诞生环境的新认识 近年对地球早期生命的探索结果大大地超出了人们的意料。自澳大利亚和南非的化石中发现，至少在 35 亿年前细胞就已经出现。那么，细胞的生命发生和演进只能推到更早，几乎同步于地壳形成的历史年代（38 亿～40 亿年以前）。这表明地球上生命的诞生条件绝不会像是 Oparin 想象的那样温和，不会是"温水

池"样的环境。而近年对地球极端环境生命的研究结果也同样大大出乎人们的意料。一些极端环境下生物存在的事实有力地证明，早期细胞的确诞生于极其恶劣的环境中。如果从化石年代和对当时的地质条件分析来看，那种认定早期细胞就是诞生于"温水池"般环境的设想，显然是不切实际的。

2. 早期细胞多态发生的可能性 近年的研究不仅突破了传统的对细胞诞生条件的认识，也出乎了许多生物学家的预料。科学家们发现光合作用与光合自养生物的地质记录（叠层石的存在和对碳放射性核素、硫放射性核素的分析），使细胞的起源可以追溯到 35 亿年前，甚至更早。地质学、古生物学、分子生物学的多方面证据表明，光合自养的、化能自养的和异养的生物差不多同时起源于太古宙早期。如是，将从根本上修正那些仅仅依赖于多重比较而推导出模式思维，即光合自养生物的诞生应该比化能自养和异养生物晚得多，同时也向生物单支等级进化这一传统观念提出真正的挑战。

（五）从系统论角度看细胞的起源

除了从生物学和生物化学的角度研究生命起源之外，20 世纪 40 年代，奥地利生物学家 LV Beretalanffy 提出了一个概念，认为生命是具有整体性、动态性和开放性的有序系统，从而开启了系统论的新纪元。几十年来，系统论迅速发展，主要成果包括：比利时物理学家 I Prigogine 对耗散系统的有序自组织现象的发现；法国数学家 R Thom 从突变理论出发对生命形态发生动力学分析的发表；德国学者 H Haken 的协同理论的提出；德国物理化学家 M Eigen 超循环理论的建立；美国气象学家 E Lorenz 对混沌中秩序性的发现。在系统论思想的指导下，1984 年，奥地利学者 P Schuster 发现硅酸岩介导 DNA 合成现象，就此提出了一个从化学进化到生物进化的阶梯式的过渡模式，试图把从生物小分子合成到最终细胞出现分解成六个序列跃迁的动力学过程。

目前生物系统的研究通常是从遗传信息载体——多聚核苷酸开始的。嘌呤和嘧啶之间的互补是建立在静电吸引基础上的，而双螺旋的化学构象使得碱基间互补配对的专一性更强。因此，科学家们开始从基因和基因组的角度审视细胞起源的问题。

四、从基因组学角度看细胞的起源

（一）早期基因组是由 RNA 进化而来的

如果只把早期 RNA 称为"基因组（genome）"显然有些名不符实，但使用原基因组（protogene）

这个词则无可厚非。原基因组描述了一类能够自我复制而并指导简单的生化反应的分子。这些反应可能包括基于水解核苷酸（如 ATP 和 GTP）中磷酸 - 磷酸键而释放自由能的能量代谢；基于质膜区域双层磷脂合成，形成最初的类细胞样结构。一旦脂质分子达到足够的数量，它们就会自发地组装成膜，并可能将一个或多个原基因组包裹成囊，为 RNA 提供一个封闭的环境，使生化反应更受控制地进行（图 2-3）。虽然古老的化石记录很难做出明确的解释，但还是有令人信服的证据表明，35 亿年前生化系统已经有可能进化成为细胞，只不过那时细胞的外形与今天的细菌十分貌似。

可以设想，最初的 DNA 基因组应有许多分散的分子组成，每一个 DNA 分子编码单个蛋白质，相当于一个基因。这些基因再彼此连接成染色体。由于染色体是由众多基因组合而成，在细胞分裂过程中，伴随染色体分离的基因再分配显然要比各自独立分配的效率更高，但错误率却更低，如是，这种生物体在竞争中必将更占优势。随着早期基因组的多次进化，彼此连接的基因所具有的不同功能也随之发展与演变。

（二）分子进化学是分子生物学与进化生物学的有机结合

20 世纪后期，分子生物学的快速发展极大地改变了进化生物学的格局。在达尔文进化论诞生 100 周年之际，木村资生（Motoo Kimura）等提出了分子进化（molecular evolution）学说。该学说认为分子（基因）的进化过程与达尔文所描述的宏观进化过程不同，中性的遗传漂变可能比自然选择发挥更大的作用。随后，人们相继建立了基于群体遗传学的 DNA 与蛋白质序列进化模型及分析方法，既可以定量描述和预测不同分子随时间变异的模式，也可以区分遗传和环境因素对基因水平变异的影响。更为重要的是，由于所有生命的蓝图都是用 DNA（某些病毒中则用 RNA）来书写的，因而人们可以通过比较 DNA 序列来研究它们的进化关系。这一学科领域被称为分子系统学（molecular systematics），它为解决系统与进化生物学中的疑难问题提供了新的方法论工具，对生物分类学的发展也产生了至关重要的影响。最近 50 年来，进化生物学家不断地将新概念和新技术应用于发展进化研究。同样，分子生物学家也开始从进化的途径来深入理解分子生物学以及发育生物学和免疫学等生命科学前沿领域。例如，分子生物学家现在常常构建进化树（evolutionary tree）以寻找不同生物的种间（直系）同源基因和种内（并系）同源基因，从而进一步探索细胞的最初起源。总的来说，分子生物学与进化生物学的有机结合具有下述优点：

1. 所有生物的 DNA 均由 4 种碱基组成，因而可以通过分子序列分析来阐明大尺度、跨门类的生物进化关系。目前，分子进化分析已采用核糖体 RNA 序列构建的分子进化树显示各种生物之间的关系，真细菌位于基部位置。已有证据表明，地球上所有的生命体来自大约 40 亿年前的一个共同祖

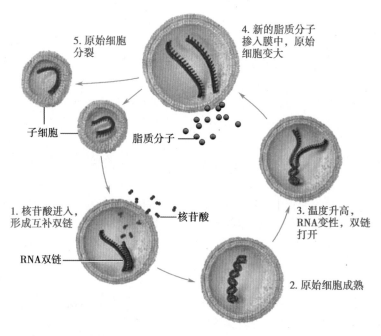

图 2-3 原始细胞的分裂

先。换言之，如同达尔文进化论所推测的，所有有机体在进化历史上都是相互关联的。

2. DNA 的进化演变或多或少是有规律的。人们已经建立与发展了许多描述分子序列间 DNA 或氨基酸置换的数学模型。相比之下，形态性状的进化就要复杂得多了，难以精确描述。

3. 一个基因组是一种生物所有基因编码序列及非编码序列的总和。对分子系统学研究而言，基因组所包含的有用信息比形态性状要多得多，这将有助于提高进化统计推断的精确性。

4. 在生物进化时间估计和速率比较方面，分子数据具有其他性状不可比拟的优势。目前，采用分子序列分析方法可以推测生物类群（物种）间的分歧（起源）时间并检测不同谱系间的进化速率是否存在显著差异。

（三）21 世纪进化生物学研究已深入到基因组水平

基因组作为遗传信息的基本载体，记录了物种进化的足迹和基因变异的过程。随着 21 世纪的到来，人和一些模式生物的基因组全序列相继被测定。人们积累了海量基因组学数据，进化生物学的研究也逐渐深入到基因组水平。于是就诞生了一门崭新的学科——进化基因组学（evolutional genomics）。进化基因组学的研究内容主要集中在两个方面：一方面，是在比较不同生物的基因组数据的基础上，从基因组的水平理解和诠释生物进化；另一方面，是通过对年轻基因的分析和研究，探索基因组本身进化的过程和规律。

1. 通过比较基因组学的方法研究生物进化。比较基因组学是通过对系统发育中代表性物种之间全方位基因和基因家族的比较分析，构建系统发育的遗传图谱，揭示基因、基因家族的起源和进化过程中复杂化和多样化的机制的一门学科。通过比较基因组学的研究能够从微观水平上对宏观上已取得很大进展的非线性演化生物学进行验证。美国微生物学家 C Woese 通过对不同生物基因组数据的比较，提出了不同于达尔文进化论共同起源学说的平行进化学说。他认为生命并非来自同一个祖先，而是由 3 个祖先平行进化而来，它们分别是古细菌、真细菌和真核细胞。

2. 利用年轻基因研究新基因的产生和演化。1993 年，人类认识了世界上第 1 个年轻基因——精卫基因（jingwei），开创了用实证方法研究基因进化的新时代。精卫基因是由乙醇脱氢酶（ADH）基因转录形成的成熟 mRNA 反转录形成 cDNA，插入炎帝基因的第 3 个内含子，从而"捕获"炎帝的调控系统及其翻译系统的起始密码从而形成的新基因。2002 年龙漫远等人又在果蝇中发现了另外一个年轻基因——斯芬克司基因（Sphinx），它产生的机制与精卫基因类似，但它不是具有编码功能的基因序列，而是一个 RNA 基因。这对于探索生命起源早期 RNA 基因的起源具有重大的意义。

为了了解基因组的复杂程度，应该对足以建立一个细胞所需的最少遗传元件做出估计。换句话说，应该建立一套最小的维持有机体生存所必需的蛋白质库，以及与之相关的一套基本的编码基因库，这就是最小基因组的概念。美国 Stowers 研究所 AR Mushegian 博士通过比较流感嗜血菌（*H. Influenzae*）和生殖道支原体（*M. Genitalium*）两个基因组的全套蛋白质，找到了其中所有同源蛋白质。1999 年，他领导的课题组首次勾勒出一套由 300 个基因组成的最小基因组。此前（1996 年），他们还声称，发现了能维持细胞生存的最少基因为 256 个。至于最小基因组是如何在原始细胞中逐步进化而来的，这一问题仍有待于进一步研究探索。

第二节 细胞的进化

一、细胞的进化是从原核细胞到真核细胞

现代科学认为，生命是物质的运动形态，细胞是生命的基本单位，它是由蛋白质、核酸、脂类等生物大分子组成的有机体。生命现象就是这一系统中物质、能量与信息三个矢量动态的表现，生命活动的各种特征基本上反映了这种复杂系统的效应和属性。地球上存在的生物从其微观结构上来讲，包括前细胞结构、原核细胞和真核细胞。

（一）关于前细胞结构——病毒的起源存在多种假说

前细胞结构的生物是指具有生命特征的非细胞结构的有机体，它们没有生物膜及细胞器。现今地球上的属于前细胞结构的生物体无疑是病毒，它们是核酸包以蛋白质外壳而构成的非细胞形态的靠寄生生活的生物体，种类繁多，如有些病毒以 RNA 为基因组，而另一些则以 DNA 为基因组。病毒分布极为广泛，几乎所有的动物、植物和微生物群都携带有病毒或其部分基因组。病毒作为独特的生命存在形式，具有共有的特性：其一，寄生式，即病毒只有在宿主细胞内才可以繁殖；其二，病毒

不含有核糖体，也就是说不具有将 mRNA 翻译成蛋白质的能力。病毒在细胞外不能进行新陈代谢，也不能产生 ATP，甚至还可以像无机物质一样结晶。由此可见病毒具有比所有细胞更为简单的结构，但又严格依赖于细胞而实现功能。既然两者关系如此紧密，那究竟是先有病毒还是先有细胞呢？这一直是科学界关注的重大问题，由于没有病毒化石，很多观点无法考证，因此存在大量的争论。目前主要存在以下三种假说：

1. 病毒起源假说　该假说认为，病毒可能是地球上出现最早的具有复制能力的实体。在细胞出现以前，病毒在自我复制的过程中进化，变得愈加复杂和精细，并产生能合成细胞膜和细胞壁的酶，最终形成原始细胞。病毒寄生于细胞后，部分功能开始丢失，并逐渐适应细胞内的寄生方式，随细胞进化而进化（图 2-4）。寄生于细菌等微生物的病毒，称为细菌病毒，即噬菌体；寄生于植物者，称为植物病毒；而寄生于动物者，称为动物病毒。某些动物病毒与植物病毒在结构组成上具有同源性，说明它们之间在起源上的联系，似乎有利于这一假说。除此以外，支持此假说的依据为病毒具有类似生物大分子可以结晶的特点，这是许多非生命物质所具有的特性；同时又具有生命体能自我复制的部分特征，而生命体与非生命体最根本的区别就在于能否繁殖。因此，在从非生命体到生命出现这一漫长的转变过程中，病毒刚好填补了从化学大分子到原始细胞之间的空白。这个学说主要是依据生命起源学说和分子进化理论所提出的一种假设，进化上的证据不足。

2. 退行性起源假说　众多学者认为病毒作为细胞的寄生者，理论上不应早于宿主的出现，只有细胞出现之后，其自身发生某些进化事件才能容许其他生物体寄生，产生寄生性的生命形态，如病毒。退行性起源假说（regressive theory）又称为逆向假说属于这种观点，其认为病毒是某些高级微生物的退行性的生命物质，这些微生物在浸染宿主细胞的进化历程中逐步丢失部分基因，使其丧失独立的自我复制能力，并精简基因组，最终退化为病毒。今天的多数病毒的基因容量普遍较小，而这些基因虽少，但足以满足病毒生存之需。提出这种假说的依据是在细胞内环境中寄生的细菌与病毒之间存在着中间形式，即立克次氏体和衣原体。这两类非独立生活的生物体比细菌更原始，而且只能在细胞内寄生，据此推测，寄生性的低级细菌，退化至这些中间过渡态的寄生生命后进一步"精简"，到完全丢失核糖体，这样完全依赖宿主的生命形态——病毒就诞生了。但是目前仍未在立克次体和衣原体中发现病毒，因此，该假说成立的证据不足。

3. 内源性起源假说　该假说又称为漂荡假说（escape hypothesis），是目前较为流行的关于病毒起源的学说。其同样认为细胞的出现早于病毒，但病毒并非来自于退化的微生物，而是来源于正常细胞核酸片段的"逃逸（escape）"。这些从基因组逃离的核酸片段因偶然的机遇脱离细胞，并获得了进入另一个细胞的能力，最终进化成病毒。反转录病毒的复制为理解这种核酸片段的转位提供了很好的模型。反转录病毒的基因组形式为单链 RNA。当病毒通过一定方式（比如受体介导的内吞作用）

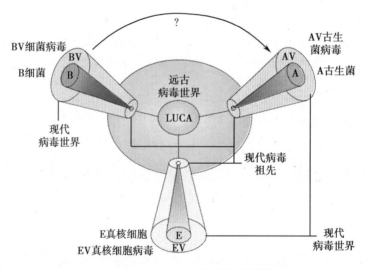

LUCA：Last Universal Common Ancestor，最后的共同祖先

图 2-4　病毒起源示意图

进入细胞后，反转录酶将单链 RNA 反转录成双链 DNA 后，病毒 DNA 迁移至细胞核内，整合酶会将 DNA 插入至宿主基因组中，DNA 转录成新的病毒基因组，被新翻译的病毒蛋白捕获后包装成新的病毒颗粒，离开细胞后按照同样的方式感染新的细胞，这个过程可以看做是细胞核酸外逸的过程。支持这种假说的证据包括：病毒与质粒具有相似的生物学属性，即细胞内寄生、水平传播和垂直遗传等。例如，有一种 P1 的大肠杆菌病毒，它感染入细菌细胞可产生两种后果，繁殖后代，此时认为其为病毒，反之不繁殖后代，可认为是质粒。大量真核细胞中存在重要的可移动的遗传元件——反转录转座子（retrotransposon），这种遗传元件构成了大约 42% 的人类基因组，可以通过 RNA 的中介在基因组中移动。与反转录病毒类似，某种类型的反转录转座子如病毒样反转录转座子能编码反转录酶和整合酶，在这些酶的作用下，这些元件可以转录成 RNA，再反转录形成 DNA 并整合入基因组的新位置。我们可以假设，如果一些具有离开细胞并进入新细胞功能的结构蛋白质偶然捕获了这些遗传元件，就可以形成具有感染性的类似于病毒的结构。事实上，反转录病毒的遗传结构与病毒样反转录转座子具有很高的相似性。近年发现，某些病毒中存在癌基因，而且在正常细胞中存在与之高度同源的原癌基因。这些发现似乎有利于内源性学说的成立，因为病毒的癌基因可能就是某些逃逸的细胞核酸片段的一部分。但是还有一些病毒内的癌基因并没有在细胞内找到相应的原癌基因，这将是有待于进一步探索和说明的问题。

多种假说的存在说明了病毒起源的复杂和多元化，不同种类的病毒可能具有不同的起源，还有待于更多研究资料的积累及多学科的综合方能解决这个重大的科学问题。

（二）支原体是最原始的细胞

现在已有大量的分子生物学和古微生物学方面的事实表明，原核细胞和真核细胞有共同的起源，即有共同的祖先。而且，原核细胞比真核细胞在生物进化史上更早出现（图 2-5）。因此，真核细胞是源于远古的原核细胞，因而可以把原核细胞看做是一类比较原始的细胞，但原核细胞毕竟已经是一类结构相当精密的细胞，没人相信在生命起源过程中它们形成是一蹴而就或一下子从非细胞的生命形式演化而成。那么比原核细胞更为古老的生物体是什么？换言之有没有比原核细胞（如细菌）更原始、更简单的细胞呢？

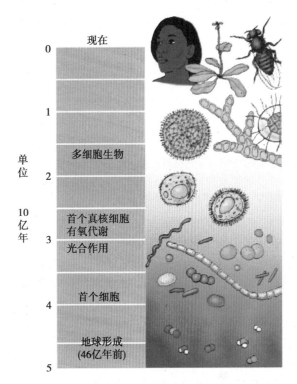

图 2-5　生物进化时间图

有一类称为支原体的微生物，它们可以说是现代最小最简单的细胞。支原体能独立生存，除了可以在细胞中寄生繁殖，还可以在无细胞的培养基中生长繁殖。它们多为球形，比细菌小得多，直径只有 0.1～0.3μm，从体积上来说是一般细菌的 1/1000，只相当于一些病毒的大小。支原体是引发多种人类和动物疾病的元凶，最早被发现的支原体是引起牛胸膜炎的病原体，因此又曾把支原体称为类胸膜炎微生物。在植物中也发现有寄生的支原体存在。支原体细胞的结构极为简单，只具有作为细胞所必需的结构。支原体的外围是细胞膜，其内的细胞质中只有核糖体等亚细胞结构，数目可多达千个。至于支原体的基因组，则为双链 DNA，散布于整个细胞内，没有形成核区或拟核。在这种细胞内，含有 DNA、RNA 和多种蛋白质，包括上百种酶类。可见尽管支原体很小，但在结构和功能上与其他较为复杂的原核细胞相比不相上下。因此，它们是一类完整的生物体。

根据有关研究，一个现有的细胞要进行独立的生长和繁殖，至少需要 100 种酶。这些生物大分子进行生命活动需要拥有一个直径为 0.05μm 的空间，再加上编码这些蛋白质的基因组，合成蛋白质的核糖体以及包围在外面的细胞膜。因此一个完整细胞的最小直径，在理论上推测应该在 0.1μm 左右。最小的支原体的直径刚好是 0.1μm。因此，可以把其作为原始细胞的一种模型。不过，作为最原始的细胞，支原体还是太复杂了。那么，最原始的细胞有可能是怎样的呢？根据对现代细胞结构的研究以及对"RNA 世界"基因和基因组起源的认识，可以作一些合理的推测。

设想"RNA 世界"中产生了能自我复制的生物大分子，开始时这种大分子很可能是裸露的，即原始的生命还处于非细胞时期。此后，这些生物大分子被脂类膜所包围，成为一种拟膜（membrane-like）系统。初期的膜和拟膜系统都是不稳固的，容易破裂，也容易与其他拟膜发生融合。这种不稳定性使得膜内的生物大分子可以继续利用环境中的小分子元件进行自我复制，从而产生更多的类似的拟膜系统。膜的存在能为最原始的"基因"或"基因组"等生物大分子提供一定的保护，但同时又不会把它们与外界完全隔离起来。这种由脂膜及其包裹的可自我复制的生物大分子组成的膜体系就是最原始细胞的雏形。起初，这种最原始细胞的膜体系中没有蛋白质，因为蛋白质的自发形成比较困难，另外原始生物中 RNA 身兼遗传信息贮存、自我复制以及一定的催化功能为一体，使得蛋白质生命的早期蛋白质往往"派不上用场"。这样，只要有原始的膜系统加上"基因"或"基因组"，就足以形成最原始的细胞。

最原始的细胞的进化首先是其内的"基因组"向复杂化和多功能化的发展，所以导致蛋白质生物合成的出现，进一步通过自组建立起比较完善的膜系统和合成蛋白质的"机器"——核糖体，继而现代细胞系统的雏形方可显露。这种细胞可能类似现代的支原体。再发展下去，通过建立比较完善的能量代谢系统，而且基因组相对集中，形成拟核，就进化为原始的细菌类；如果此时还建立光合作用系统，就进化为原始的光合细菌，即现代蓝藻的祖先。这些原始的原核细胞已有可能留下它们的形态或活动痕迹的地质记录。

（三）真核细胞的进化主要有两种假说

真核细胞的起源与进化是生物学的重大课题之一，至今仍取得一致的观点，概括起来有"共生论"和"进化论"两种说法。其争论的焦点是关于线粒体、质体、核膜、鞭毛等细胞器的起源问题。早在 1905 年，C Mereschkowsky 就提出了"共生"学说，随后其他学者，对"共生"学说做了进一步研究和阐述。他们认为，线粒体和胞质体分别是细菌样和蓝藻样的原核细胞在真核细胞的远祖细胞内共生形成的。中心粒和其他"9+2"式结构则来自

螺旋菌样的内共生体细胞的吞噬和胞饮作用，对真核细胞的产生起着关键的作用。被吞噬进来的原核细胞未被消灭，继续执行它们的功能，并对宿主细胞提供营养物质，相互利用，长时间地彼此依赖，终于变成了不能互相分离的强制性"共生"关系，被吞噬的原核细胞变成了保持其特有的色素和光合作用的质体，而宿主细胞终于失去了异养的营养方式，依靠质体发展成自养类型的生物细胞具有需氧呼吸功能的原核细胞细菌样，以同样机制与宿主细胞长期共生，形成了线粒体。这样被吞噬进来的原核细胞本身的细胞膜，成了线粒体的内膜；而宿主细胞在吞噬过程中将原核细胞包围，宿主细胞的细胞膜成了线粒体的外膜。但也有人认为，细胞器的外膜是由其他膜相结构包围形成的，由于长期互相依赖的共生关系，使这些细胞器失去了某些代谢功能，而保留了有利的代谢环节如线粒体及质体的许多蛋白质是由细胞核的 DNA 编码合成的，而线粒体的少数多肽，如不溶性呼吸链及 ATP 酶的成分是在其内核糖体合成的。

"共生说"的根据是：①由于共生体来源于自由生活的原核细胞，现存真核细胞的线粒体、质体仍有其独自的遗传物质 DNA、RNA 及蛋白质合成体系——核糖体、ATP、核苷酸等，这些都是自由生活细胞的遗迹。②细胞以有丝分裂进行繁殖时，线粒体、质体等也相应的分裂增殖。这些由于共生起源的细胞器至今仍保留其一定的独立性和连续性。③共生起源的细胞器如果在细胞中丧失，在适当条件下可以由细胞核的基因作用下产生。④现存的有机体中仍能找到细胞器共生起源的自然存在的对应物，如绿草履虫、金藻类、绿水螅等。不少低等生物的细胞中都证明有绿藻、蓝藻和隐藻的共生体。关于线粒体等膜性细胞器起源的另一派观点是"进化说"。1970 年，R Stanier 等提出，细胞膜内陷是原核细胞分化为真核细胞的基本步骤；1972 年，有学者提出，具有双层核膜的细胞核在形成真核细胞的过程中来源于共同祖先——某些原核细胞；后者的遗传物质（如 DNA）紧贴细胞膜，在 DNA 紧贴的地方细胞膜内陷，形成若干双层膜的结构，它们各包裹着一套 DNA 物质，分别是细胞核、线粒体及体质的雏形。最初它们的结构可能是相似的，都包含着完整的基因组；都可能具备与膜结合点的呼吸和光合作用功能。但在其后的发展中这些结构与功能逐渐分化，核膜失去了光合作用和呼吸作用，而这种活动分别在线粒体和质体中发展起来。

进化说的证据是：①现存嗜氧原核细胞常有类似于线粒体的结构，它是由质膜内陷并迁迁折叠的内膜系统，有呼吸功能的细菌细胞质被认为是与线粒体同源的蓝藻类（如满江红、鱼腥藻）及光合细菌的原核细胞内有重叠的片层状囊泡，其上面的光合结构，也是质膜内陷形成的。原核细胞内的呼吸和光合功能的膜相结构均可看做是线粒体和质体的雏形。这些细胞器是在原核细胞内渐渐进化来的，而不是共生的。②真核细胞的分裂间期染色体（DNA）是附着在核膜内侧的，这是被保留下来的原始特征。这一事实充分证明上述模型中，假设遗传物质紧贴细胞膜是毋庸置疑的。③将真核细胞进行连续切片，发现核膜与内质网及质膜是连续结构，说明核膜与质膜的渊源关系。④有人认为，双层膜细胞器的内膜来自内陷的细胞膜：外膜与内膜具有近似性，如核膜外膜与内质网都有核糖体，外膜与内膜均略薄。从眼虫藻植物中可以观察到，内质网可以裹上叶绿体，显示了内质网有包裹其他细胞器的能力。

既然细胞是生命有机体结构和功能的基本单位，在细胞水平上研究生命有机体的进化规律具有十分重要的意义。细胞的出现使生命有机体有了独立的特性和稳定性，从而加快了生物的进化进程。细胞的不断完善、进化，必将使生命向更高层次发展。

二、原核细胞进化成为真核细胞具有重要的意义

在生物进化的前期，细胞进化经历了一系列的重大事件，从细胞的起源、原核细胞形成真核细胞、再到真核细胞的特性化。这一时期，细胞的结构模式发生了重大的演变。此后，除了细胞结构产生了某些特性化改变以外，细胞进化主要产生不同形态的细胞，而细胞本身的结构特点是基本上没有变化的，即原核细胞始终保持原核细胞的特点，真核细胞始终保持真核细胞的特点。

在我们这个多彩的世界中，存在丰富而多样的物种，原核生物如大部分的菌类和藻类都是些简单的单胞生物，而真核细胞则能构成更加高级复杂得多细胞生物，如各类高等动、植物。真核细胞和原核细胞最基本的差别在于是否存在真正的细胞核，但两者所组成的物种差别巨大，那么真核细胞的出现究竟对进化具有什么意义呢？

（一）具备了有性生殖的基础

真核细胞内的核膜将遗传物质和细胞质分离，使遗传信息的转录与翻译分别在细胞核和细胞质中进行，因此为基因组提供了向更加复杂化和多功能化发展的环境。并且，贮存于真核细胞核内的基因组 DNA 并非裸露存在，而是与蛋白质结合形成染色体，这带来了细胞分裂方式的变革——有丝分裂的出现，而作为有性生殖重要特征的减数分裂本质上属于有丝分裂，因此真核细胞的出现奠定了有性生殖的基础。减数分裂所带来的遗传信息的自由组合使后代变得多样化，从而提高了生物物种变异的可能性，并快速地推进了进化的速度。现今地球上 200 多万种生物中，有性生殖占绝对多数，而原始的无性生物仅占到 1%～2%。这个事实，有力地说明了真核细胞特别是有性生殖推动了生物的进化。

（二）促进生物的分化

与结构简单的单细胞原核生物相比，多细胞生物中的真核细胞具有更复杂的结构以及更精细的分工，并具有更复杂的功能。复杂化带来的结果是增加了生物变异的机会，导致了真核细胞种类的分化，如动物和植物的分化（即生产者和消费者的分化）是真核细胞分化中最有影响的事件。同样，此类分化也使得生物的进化朝着"适者生存"的方向进行，比如仙人掌为了减少水分蒸发而塑造出刺状的叶子。由此可见，真核细胞的出现带来了真核生物分化的同时，又促进了生物的进化。

（三）促进生物进化的多样性

在原核细胞时代，地球上只有以异养系的各类细菌和自养系的藻类如蓝藻所组成的二级生态系统。这种生态系统没有遗传信息的重组，缺少淘汰竞争的环境，适应性进化的发生只能依靠基因突变和环境剧烈变化带来的基因强制性选择，使其动力不足，结果是进化速度缓慢或停滞。而真核细胞的出现带动了动物和植物的分化，它们和菌类一起组成了高级的三级生态系统。更多级的生态系统有利于遗传信息的多样化，为遗传信息的重组或变异创造更有利的条件。充分竞争的环境中，"优胜劣汰，适者生存"极大地加速了物种进化的速度，同时也为人类高等生物的出现创造了必要的条件。因此，真核细胞的出现对整个生物圈中的生物进化以及我们现在所认知的生物结构起了决定性的作用，而且仍然在推动着生物进行相应的进化。

三、原核细胞具有最基本的细胞结构与功能

在种类繁多的细胞世界中，根据其进化地位、

结构的复杂程度、遗传装置的类型与生命活动的方式,可以分为原核细胞(procaryotic cell)与真核细胞(eucaryotic cell)两大类。

原核细胞(prokaryotic cell)一词来自希腊文,*pro* 表示在什么之前,*karyon* 表示核(nucleus)。原核细胞是指一类无明显细胞核结构的单细胞生物,例如细菌(bacteria)和蓝藻(cyanobacteria)。它们的遗传物质集中存在于细胞的一个或几个区域中,而另一类原核生物支原体(mycoplasma)的遗传物质均匀分布于整个细胞中,因此原核细胞主要包括细菌、蓝绿藻类和支原体。在地球上,原核细胞已生存约 35 亿年,比真核细胞生物早约 20 亿年。原核细胞的三个最基本特点是:①细胞内没有细胞核及核膜;②细胞内没有特定分化的复杂结构以及内膜系统;③遗传信息量相对较小,信息承载的染色质仅为简单的环状 DNA 分子。原核细胞的体积一般很小,直径由 0.5~5.0μm。由原核细胞构成的生物体称为原核生物,而几乎所有的原核生物都是由单个原核细胞构成。原核生物现在地球上的分布广度与对生态环境的适应性远比真核生物大得多。细菌作为原核细胞的典型代表之一,不仅为微生物学界,也为医学界所关注。

细菌均没有典型的细胞核,取而代之的是类似核的区域,称为拟核或类核(nucleoid),为环状 DNA 分子的聚集地。核区四周是较浓密的胞质。除了核糖体外,没有类似真核细胞的细胞器。细菌细胞膜是典型的生物膜结构,但它具有多功能性(图 2-6)。细菌的增殖以二分裂方式(binary fission)进行,即一个细菌细胞壁横向分裂,形成两个子代细胞。

(一)细菌的表面结构

1. 细胞膜 细菌细胞膜(plasma membrane)是由磷脂双分子层与镶嵌蛋白质构成的富有弹性的半透性膜。膜厚约 8~10nm,外侧紧贴细胞壁。细菌细胞膜含有丰富的酶,执行许多重要的代谢功能。细菌细胞膜的多功能性是区别于其他细胞膜的一个十分显著的特点,如细胞膜内侧含有电子传递与氧化磷酸化的酶系,具有执行真核细胞线粒体的部分功能。细胞膜内侧含有一些酶与核糖体共同执行合成向外分泌蛋白质的功能。

2. 细胞壁 细菌膜外的一层较厚、较坚韧并略具弹性的结构,称为细胞壁(cell wall)。所有细菌的细菌壁成分都是肽聚糖(peptidoglycan),肽聚糖是由乙酰氨基葡萄糖、乙酰胞壁酸与 4~5 个氨基酸短肽聚合而成的多层网状大分子结构。革兰阳性菌与阴性菌的细胞壁成分与结构差异很明显。革兰阳性菌细胞壁厚约 20~80nm,含有多层肽聚糖以及丰富的壁酸(teichoic acids);相反,革兰阴性菌细胞壁厚约 10nm,肽聚糖和壁酸均较少,但其他成分却比阳性菌复杂。

3. 荚膜 荚膜(capsule)是某些细菌表面的特殊结构,是位于细胞壁表面的一层松散的黏液物质,荚膜的成分因不同菌种而异,主要是由葡萄糖与葡萄糖醛酸组成的聚合物,也有含多肽与脂质的。荚膜对维持细胞的主要生命活动似无直接作用,但具有一定程度的保护作用,还可作为细胞的营养物质,在营养缺乏时能被细菌所利用。

4. 鞭毛和菌毛 鞭毛(flagella)是某些细菌的运动器官。细菌的鞭毛结构十分简单,是以鞭毛蛋白(flagellin)为主的韧性蛋白质结构,直径约为 20nm,长度可达 20μm。鞭毛运动所需能量由跨膜形成的离子电化学势能(electrochemical gradient)而提供。菌毛(pili)为细菌表面的附件,细菌间的遗传信息传递就是靠菌毛来实现的。

(二)细菌的内部结构

细菌没有细胞核,也没有核膜。环状 DNA 分子反复折叠缠绕而形成一个棒状、球状或是哑铃状的区域,称为拟核。DNA 主要盘绕该区域内,极少与组蛋白结合,因此 DNA 常常为裸露。正常情况下,一个细菌内只有一个核区。当细菌处在生长增殖状态时,由于 DNA 的复制次数与细菌分裂次数并不同步,故一个细菌内可见几套 DNA 分子同

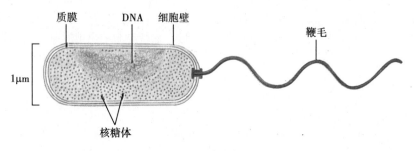

图 2-6 细菌模式图

时存在，仿佛几个核区。在细菌细胞内除了上述的核区 DNA 外，还存在可进行自主复制的遗传因子，称为质粒（plasmid）。质粒是裸露的环状 DNA 分子，可携带 2～200 个基因。因此，质粒 DNA 在遗传工程研究中很重要，常用作基因工程中的载体。每个细菌细胞约含 5000～50 000 个核糖体，大部分游离于细胞质中，仅有少部分附着在细胞膜内侧。核糖体与 mRNA 形成多聚核糖体。细菌核糖体的沉降系数为 70S，由 50S 大亚基和 30S 小亚基组成。大亚基含有 23S rRNA、5S rRNA 和 30 多种蛋白质；小亚基含有 16S rRNA 与 20 多种蛋白质。研究发现，30S 的小亚基对四环素和链霉素很敏感，50S 大亚基对红霉素和氯霉素很敏感。这一特性正是抗生素干扰多肽链翻译而达到抑菌作用的关键所在。有关细菌的结构与功能在微生物学、细菌学等学科专业书籍将有更详细的描述。

四、真核细胞拥有细胞核、细胞器和骨架系统

真核细胞（eukaryotic cell）的词义来自希腊语，*eu* 表示真正的，*karyon* 表示核，可以看出拥有细胞核是真核细胞有别于原核细胞的最明显区别。此外，真核细胞拥有分化良好的细胞器和内膜系统，特异蛋白组装的细胞骨架系统，以及线粒体为代表的有氧代谢体系，这些都是真核细胞的特点。真核细胞比原核细胞进化程度高，目前认为它是由原核细胞进化而来，原始真核细胞大约在 12 亿～16 亿年前在地球上出现。细胞核的出现是细胞进化历程中的一个巨大飞跃。真核细胞与原核细胞的最大区别在于前者拥有了核膜，从而把胞质与核质分开，使真核细胞几乎所有的 DNA 都被整装在核内（图 2-7）。

真核细胞是以生物膜的进一步分化为基础，使细胞内部构建成许多更为精细的具有专门功能的结构单位。真核细胞虽然结构复杂，但是根据各种结构的化学组成可以划分为三大基本结构体系，也是区别原核细胞三个特点：①以脂质和蛋白质成分为基础的生物膜系统；②以核酸（DNA 或 RNA）和蛋白质为主要成分的遗传信息表达系统；③由特异蛋白质分子构成的细胞骨架系统。

（一）生物膜系统

真核细胞内部存在由膜围绕的各种细胞器，细胞质内的膜系统与细胞质膜统称为生物膜（biomembrane）。生物膜具有共同的结构特征，具有各自高度专一的功能，以保证细胞生命活动的高度有序化和高度自控性。细胞质膜（plasma membrane）也称细胞膜（cell membrane），构成细胞边界，使细胞具有一个相对稳定的内环境。细胞膜的主要功能是进行选择性的物质交换，并有能量转换、分子识别、黏附运动以及信号转导等作用。

真核细胞的特点之一是胞质中含有大量单层生物膜围绕的细胞器（organelle），将这些生物膜统称细胞内膜系统（endomembrane system），主要包括内质网、高尔基体、溶酶体等。

（二）遗传信息表达系统

染色质（chromatin）由 DNA 和蛋白质（主要是组蛋白与少量酸性蛋白质）构成，DNA 复制与 RNA 转录都是在染色质上进行。核小体是染色质和染色体的基本结构单位，在细胞分裂阶段染色质进一步折叠包装而形成染色体（chromosome）。真核细胞

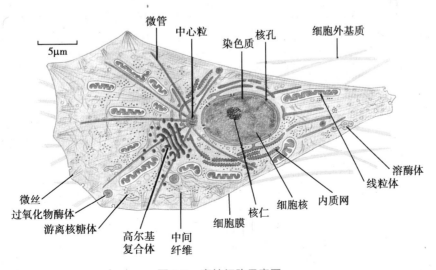

图 2-7 真核细胞示意图

的核糖体是由 rRNA 与数十种蛋白质构成的颗粒结构，其沉降分数为 80S，由 60S 大亚基和 40S 小亚基组成。大亚基含有 28S rRNA、5.8S rRNA、5S rRNA 和 40 多种蛋白质组成，小亚基含有 18S rRNA 和 30 多种蛋白质，是合成蛋白质的细胞器。

（三）细胞骨架系统

细胞骨架（cytoskeleton）系统是由一系列特异的结构蛋白质构成的网架系统，细胞骨架可分为细胞质骨架与核骨架，实际上它们又是互相联系的。胞质骨架主要由微丝（microfilaments）、微管（microtubules）与中等纤维（intermediate filaments）等构成的网络体系。

五、原核细胞和真核细胞之间存在着诸多不同

在分别介绍了原核细胞和真核细胞的结构基础之上，现将两者最根本区别概括为以下几点：

（一）真核细胞具有核与核膜

核膜把细胞质与核质分开，使遗传物质及其复制与转录过程局限在一个独立区域与微环境中，即遗传信息的储存与发布；而信息的执行，如蛋白质合成、能量代谢与物质转运等代谢过程均在细胞质内进行。相反，原核细胞的 DNA 分子主要盘绕在核区或均匀分布在细胞质中，没有核膜包围，其信息发布（如 RNA 转录）和信息的执行（如蛋白质合成）都是在同一个区室（compartment）内完成的。

（二）真核细胞存在着特性化的细胞器

真核细胞中有多种形态和功能迥异的细胞器，这些细胞器也称内膜系统，因为它们都为双层质膜所包绕。细胞内部结构与功能的分化（工）是细胞进化过程中的一次重大飞跃。相反，原核细胞的细胞膜没有丰富的内膜系统，细胞膜只是通过内陷折叠，与各种酶或色素结合，以完成多种功能。

（三）真核细胞具有排布精细的网络状骨架系统

骨架系统包括微管、微丝和中等纤维。这一骨架系统与维持细胞的形态结构、参与多种细胞运动、平衡细胞内外物质运输、调节细胞分裂多种生命活动密切相关。细胞核内存在的核骨架对遗传基因的表达与调控也至关重要。

（四）真核细胞的遗传信息丰富而复杂

真核细胞基因表达严格划分为细胞核内转录与细胞质翻译两个过程，而且基因表达的调节更具复杂性和多层次性。真核细胞分裂过程，因染色体出现纺锤丝而称为有丝分裂（mitosis）或间接分裂。相反，原核细胞的转录与翻译可以同时进行，原核细胞的二分裂方式称为无丝分裂（amitosis）或直接分裂。

（安 威）

参 考 文 献

1. 贾弘禔. 生物化学. 北京：人民卫生出版社，2005
2. 陈誉华. 医学细胞生物学. 北京：人民卫生出版社，2008
3. Hanczyc MM, Mansy SS, Szostak JW. Mineral surface directed membrane assembly. Orig Life Evol Biosph, 2007, 37: 67-82
4. Huang W, Ferris JP. One-step, regioselective synthesis of up to 50-mers of RNA oligomers by montmorillonite catalysis. J Am Chem Soc, 2006, 128: 8914-8919
5. Ricardo A, Szostak JW. Origin of life on earth. Sci Am, 2009, 301: 54-61
6. Saccone C, Pesole G. Handbook of comparative genomics: principles and methodology. Hoboken: Wiley, 2003
7. David Deamer. First life: discovering the connections between stars, cells, and how life began. University of California Press, 2011
8. Horst Rauchfuss. Chemical evolution and the origin of life. Berlin: Heidelberg: Springer-Verlag, 2008

第三章　医学细胞生物学研究的基本策略与应用

　　细胞生物学理论体系的形成是基于对细胞形态、组成与功能等方面实验观察的结果。而这些实验观察方法的拓展,特别是与分子生物学的研究技术方法融合所形成的细胞生物学的研究策略与方法,为细胞生物学的进一步发展起到了重要的作用。作为细胞生物学重要组成部分的医学细胞生物学,由于针对的主要是与医学相关的细胞生物学问题,应用于生命医学的研究策略与手段也自然地融入到细胞生物学的研究过程中。概括地讲,医学细胞生物学研究的基本策略包括了以形态学观察为主导,结合各种分子示踪技术的研究策略;以生物大分子分析为主导,结合各种分子生物学技术的研究策略;以及以功能分析为主导,结合各种细胞特征分析技术的研究策略。随着现代生命科学技术与方法的发展,一些全面的系统性的研究策略如基因组学、蛋白质组学、转录组学等应用于细胞生物学的研究,使对细胞的生物学过程的认识由过去的简单线性发展到了现在复杂的调控网络,这样能从细胞层面全面地理解生物学过程和生命现象。从生命医学角度来讲,这些认识成为了疾病发生发展的分子细胞基础,并能为疾病的诊断与治疗等临床应用提供指导。

第一节　细胞生物学研究的基本策略

　　由于细胞生物学是阐明细胞基本生命活动的规律,用显微镜对细胞形态的观察是最早应用于细胞生物学研究的手段。至今,以形态学为基础的研究方法依然是细胞生物学特别是医学细胞生物学研究的重要手段。现在开展的形态学观察与早期的单纯的显微镜观察不同,它通过结合许多现代物理、化学以及生命科学的研究方法,使形态学观察能深入到分子水平,并能对分子与细胞进行活体地和动态地观察。不仅如此,由于分子生物学的迅速发展,从分子水平来认识细胞以及细胞的一些生物学过程成为了细胞生物学研究的一个重要组成部分。一些分子生物学的研究方法与策略应用于细胞生物学的研究,增加了研究者对细胞生物学过程的分子基础的理解。此外,细胞分选技术的发展,促进了对各种细胞的特征与功能的认识,对研究细胞的动态变化过程提供了帮助。本节将从研究工具与策略的角度,以新近的若干优秀研究为例,分析和介绍细胞生物学研究的基本策略。

一、基于分子示踪技术的研究策略

　　医学细胞生物学研究的一个重要方面是揭示人体各种细胞在生理和病理过程中的生命活动规律,因此对不同的生理与病理状况下的细胞进行形态学的观察,一直是医学细胞生物学研究的一个重要方面。从了解一般的形态学特点,到通过各种分子示踪技术显示细胞各种分子的时空分布等特征;研究策略由单纯形态学观察向形态学与分子影像学结合过渡,使得形态学的观察视野逐渐深入到分子层面,了解研究者感兴趣的分子在组织或细胞中的位置。这种分子在细胞与组织水平的位置信息,为理解该分子的生物学功能以及所参与的生物学过程提供重要帮助。

　　1. 原位杂交　原位杂交(in situ hybridization)是指将特定标记的已知序列核酸为探针与细胞或组织切片中核酸进行杂交,从而对特定核酸序列进行精确定位和定量的过程。原位杂交可以在细胞标本或组织标本上进行,以检测表达的基因在组织器官中的时空分布(spatial and temporal distribution)。这种基因时空分布的信息能为基因的生物学功能研究提供很重要的线索。例如,美国 Baylor 医学院 Sophia Tsai 实验室（1999）为研究 orphan nuclear receptor COUP-TFII 的生物学功能，他们首先应用原位杂交方法检测了 COUP-TFII 在小鼠胚胎发育过程中的表达分布，发现 COUP-TFII 主要表达在不同发育阶段的器官间充质（mesenchyme）而不是上皮细胞中。基于这种分布特点，他们推测 COUP-TFII 可能参与了间充质与上皮细胞间的相互作用，继而调控器官的发育过程。于是，他们通过建立 COUP-TFII 的基因敲除小鼠模型，观察到了 COUP-TFII 在器官发育中的这种作用。这种基因在组织中分布的信息，往往成为基因功能研究的一个切入点，因此，当研究一个基因的功能时，需要首先通过原位杂交来观察确定该基因在组织中的分布情况，然后依据这些信息进一步推测该基因可能的功能，再利用各种不同的研究方法来证实这些假设的功能。原位杂交也常应用于对病理标本中一些疾病相关基因表达的分析，特别是用于分析某些还缺乏免疫组织化学方法检测其蛋白质表达的基因在疾病中的作用。通过与正常组织进行比较，可以发现其表达的异常，这种异常可能用于发病机制的分析。

在原位杂交技术基础上，以荧光标记取代核素标记，并进一步发展成了荧光原位杂交（fluorescence in situ hybridization，FISH）技术。FISH 是将 DNA（或 RNA）探针用特殊的核苷酸分子标记，然后将探针直接杂交到染色体或 DNA 纤维切片上，再用与荧光素分子偶联的单克隆抗体与探针分子特异性结合来检测 DNA 序列在染色体或 DNA 纤维切片上的定性、定位和相对的定量分析。FISH 技术主要用于已知基因或序列在染色体中的定位，也可用于未克隆基因或遗传标记及染色体畸变的研究。目前，FISH 技术已进一步发展到了多色 FISH 多基因位点同时检测。从基因检测发展到基因组、染色体、活细胞中转录产物 mRNAs 原位检测以及组织水平的核酸检测，并且在今后的研究中还有可能应用到整个生物体的检测，另外，可通过比较基因组杂交（comparative genomic hybridization，CGH）检测染色体区域的缺失和重复。

2. 免疫组织化学 免疫组织化学（immunohistochemistry）是应用免疫学基本原理——抗原抗体反应，即抗原与抗体特异性结合的原理，通过化学反应使标记抗体的显色剂（荧光素、酶、金属离子、放射性核素）显色来进行组织细胞内的多肽和蛋白质定位及定量的研究方法。免疫组织化学技术按照标志物的种类可分为免疫荧光法、免疫酶法、免

疫铁蛋白法、免疫金法及放射免疫自显影法等。分析样本可以是石蜡切片（病理切片和组织芯片）、冰冻切片、组织印片、细胞爬片和细胞涂片等。免疫组织化学是一种十分常用的分子示踪技术与形态学观察相结合的分析手段，主要用于分析蛋白质或多肽在组织或细胞中的分布。蛋白质在组织与细胞中的分布特征常常是了解这种蛋白质功能的一个重要线索。例如，Mostoslavsky R（2006）等在研究 SirT6 的功能时，先用免疫组织化学分析了 SirT6 在细胞内的定位，发现其绝大多数位于细胞核内，并进一步证明 SirT6 与染色质结合在一起。根据这种定位的信息，他们推测 SirT6 可能与染色质的结构或功能有关，进一步的研究发现了 SirT6 具有保持染色质稳定的功能，如果突变，将导致基因组不稳定以及衰老。

免疫组织化学技术也可以通过测量阳性细胞的染色强弱或阳性细胞所占的百分数来进行半定量分析。这种半定量分析手段常应用于对疾病过程中若干因子的相关性分析。例如，Kang X（2010）等在研究缺氧导致低氧诱导因子 -1（HIF1）α 发生 SUMO 修饰时，鉴定了一个在缺氧条件下特异性地促进 HIF1α 发生 SUMO 修饰的过程（SUMOylation）的 E3 连接酶 PIASy。PIASy 通过促进 HIF1α SUMOylation，从而使 HIF1α 蛋白不稳定和活性抑制，导致血管内皮生长因子（VEGF）产生减少和血管内皮的成血管能力下降。为验证这种调控机制在肿瘤发生过程中的意义，他们用免疫组织化学技术分析了结肠癌组织标本中 PIASy 表达与血管密度的相关性，由于 PIASy 主要表达在结肠癌组织的间充质中，因此他们将间充质中 PIASy 阳性细胞的密度作为 PIASy 表达数量的指标，用血管内皮细胞标志物抗 CD31 抗体阳性代表血管的密度。经过这种半定量的统计分析，发现 PIASy 的表达与肿瘤血管的密度呈显著的负相关（图 3-1），并由此确定了 PIASy 是肿瘤血管形成的一个负调控因子。

原位杂交检测的是 RNA 或 DNA，而免疫组织化学技术检测的靶分子是蛋白质。从使用角度来讲，免疫组织化学较原位杂交技术相对容易操作。在早期，因为一些针对基因表达的产物蛋白质没有抗体供使用，因此，检测基因表达往往只能使用原位杂交技术，但随着针对各种蛋白质，包括针对翻译后修饰的蛋白质抗体生产的发展，免疫组织化学应用越来越广泛。尽管如此，在一些情况下，原位杂交技术的使用依然有它的优势。例如，检测 miRNA 的表

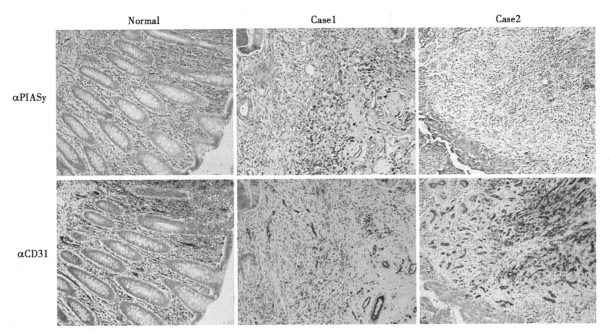

图 3-1　结肠癌中 PIASy（PIASy）表达与血管（CD31）的密度的相关性

（引自：Kang X, et al. 2010）

达，针对早期胚胎基因表达的整体（whole mount）分析时，原位杂交技术还是首选方法。

3. 分子影像学　分子影像学（molecular imaging）是指在活体状态下通过影像手段对特定分子在组织、细胞和亚细胞水平的变化及其生物学行为进行定性和定量观察的学科。分子影像学应用高特异性的分子探针标记所研究的靶标，通过分子影像技术，把靶标放大，并由高灵敏度和高分辨率图像的探测系统来检测，再通过一系列的图像后处理技术，显示出活体组织中的分子和细胞水平上的生物学过程。与上述原位杂交与免疫组织化学技术最大区别在于：分子影像学技术针对活体检测，并且可以动态监测检测对象的变化。例如，Kang JS（2008）等探讨 SNPH 对神经元轴突中线粒体运动的调控作用时，他们用培养的海马神经元，共转染 DsRed-mito 和 GFP-SNPH。DsRed-mito 将线粒体标记成红色，GFP-SNPH 也表达在线粒体中，将线粒体标记成绿色，随后用带有活细胞定时成像（live cell time-lapse imaging）功能的激光共聚焦显微镜记录培养皿中的海马神经元轴突中线粒体的运动（图 3-2）。他们发现只被 DsRed-mito 标记的线粒体在轴突中作双向移动，而标记有 GFP-SNPH 的线粒体则保持不动，这表明 SNPH 能抑制线粒体在轴突中的运动。通过这种分子标记与影像技术的结合，能直观地观察到分子的作用与细胞的若干生物学过程。

分子影像学技术在肿瘤实验研究特别是小鼠的肿瘤移植瘤模型（tumor xenograft model）中应用十分广泛。它通过用 GFP 或荧光素酶（luciferase）来标记肿瘤细胞，将标记好的肿瘤细胞接种到小鼠体内，然后定期地使用小鼠活体成像系统来观察这些肿瘤细胞在体内的生长、入侵和转移等过程。例如，Chou J 等（2013）研究 GATA3 与乳腺癌转移的关系时，发现 GATA3 作为一个特异地决定乳腺管状上皮细胞命运的调控因子，在乳腺癌细胞中表达

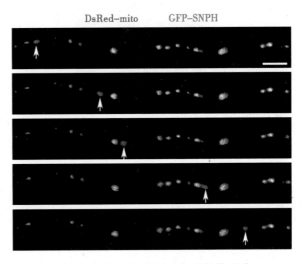

图 3-2　GFP-SNPH 负调控线粒体移动

GFP-SNPH（黄色）负调控线粒体（红色，箭头所指）沿神经轴突移动

（引自：Kang JS, et al. 2008）

缺失，并且与乳腺癌患者预后差相关，因此，他们推测，GATA3 是一个肿瘤转移抑制因子。为证明 GATA3 抑制肿瘤转移的作用，他们把 GATA3 高表达在内源性 GATA3 低表达并且具有高转移特性的乳腺癌细胞系 4T1 和 MDA-MB-231 细胞中，通过建立肿瘤转移模型来观察 GATA3 对肿瘤细胞转移的作用。为方便在活体中观察，这些细胞系稳定表达了 luciferase 报告基因，使用定量的生物发光成像技术（quantitative bioluminescence imaging）来监测肿瘤生长与转移的动态过程。通过这种成像技术，研究者清楚地记录了高表达 GATA3 后可以降低乳腺癌细胞的转移能力（图 3-3）。这种生物发光成像技术特别适用于对体内（不是皮下）肿瘤模型的观察、肿瘤的转移研究，以及对肿瘤形成的早期观察等。

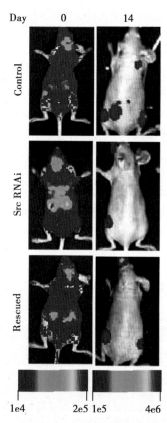

图 3-3　生物发光成像技术监测肿瘤细胞在体内的分布
（引自：Chou J, et al, 2013）

与医学临床诊断中所应用的影像诊断（X 线、CT、MR、超声波等）主要显示疾病过程中解剖学结构的改变相比，分子影像学探查的是疾病过程中细胞和分子水平的异常，因此，能在尚无解剖改变的疾病前期检出异常。分子影像技术作为一种活体探测方法，其优势在于可以连续、快速、远距离、无损伤地获得分子细胞的三维图像，可以揭示病变的早期生物学特征。这种用于临床诊断的方法同样可以应用到实验研究中。例如，Ceccarini G（2009）等为研究瘦素（leptin）在体内的分布，将 leptin 标记上 ^{18}F-FBA 或 ^{68}Ga-DOTA 作为正电子放射（positron-emitting）示踪物，然后将其注射到小鼠或大鼠体内，然后用 PET 进行全身扫描。经图像分析，他们发现 leptin 主要被肾小管上皮细胞的 megalin（gp330/LRP2）受体所摄取。除此以外，还有 15% 标记的 leptin 分布在红骨髓中，并进一步证实了这部分 leptin 具有调控免疫的功能。

很显然，分子影像学的发展是生物学和影像学技术结合的结果。生物学和影像学理论与技术的发展为建立新的分子影像学技术提供了可能，并且为观察一些分子在生物学过程中的活性变化提供了帮助。例如，Macurek L（2008）等研究 PLK1 的激酶（kinase）活性对细胞分裂的重要作用时，采用了一种荧光共振能量转移（fluorescence resonance energy transfer，FRET）的新分子影像学技术，以观察 PLK1 激酶活性在细胞周期中被激活的准确时相。FRET 是指两个荧光发色基团在足够靠近时，当供体分子吸收一定频率的光子后被激发到更高的电子能态，在该电子回到基态前，通过偶极子相互作用，实现了能量向邻近的受体分子转移（即发生能量共振转移）。由于这是一种非辐射能量跃迁，是通过分子间的电偶极相互作用，将供体激发态能量转移到受体激发态的过程，使供体荧光强度降低，而受体可以发射更强于本身的特征荧光（敏化荧光），也可以不发荧光（荧光淬灭），同时也伴随着荧光寿命的相应缩短或延长，因此，可以利用这一原理来研究蛋白质与蛋白质的相互作用。Macurek L 等在这项研究中，将 PLK1 激酶磷酸化底物的结构域插入一种基于 FRET 的生物传感器（FRET-based biosensor）的 linker 中。这一 linker 区域包含一个对 PLK1 特异性的底物结构域，还有一个磷酸化识别的结构域，在这一 linker 的两端是 GFP 的衍生物 CFP 与 YFP。因此，当 PLK1 被激活时，底物结构域被磷酸化，基于 FRET 的生物传感器中磷酸化识别结构域与磷酸化底物结构域结合而引起内部折叠，从而导致两个荧光蛋白相互靠近发生能量迁移，用荧光显微镜可实时记录其这一荧光变化的过程。他们利用这一技术，观察到了在细胞进入分裂前 PLK1 被激活，并证实这种激活对细胞周期发生是必需的（图 3-4）。

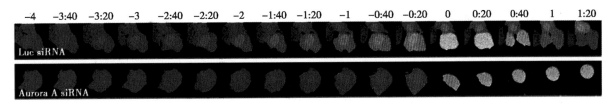

图 3-4　FRET 技术检测细胞内蛋白质的活化状态

用微速摄影（time-lapse）和伪彩色（false-coloured）实时记录 luciferase RNAi（上）和 Aurora A RNAi（下）转染的细胞进入分裂时的 CFP/YFP 发射比例（CFP/YFP emission ratio），以显示 PLK1 激活的状况（引自：Macurek L，et al，2008）

二、基于分子生物学技术的研究策略

生物大分子主要包括 DNA、RNA 和蛋白质，它们在细胞生命活动过程中发生各种形式的变化，构成了细胞生命活动的分子基础。因此，分析生物大分子的变化对理解细胞的生命活动有重要意义。随着分子生物学的发展，已形成了一整套分析生物大分子的原理与方法，并正逐渐应用到细胞生物学研究中来。

1. 对蛋白质参与细胞信号通路研究的基本策略　细胞信号转导是细胞各种生命活动的重要分子基础。当细胞面对细胞内外各种因子的刺激时，这种刺激信号将通过一定的细胞信号途径转递，诱导细胞发生应答。在疾病过程中，某些信号途径会发生改变，从而构成疾病发生的分子基础。细胞信号转递主要是通过构成信号途径的蛋白质间的相互作用实现的，而蛋白质与蛋白质间相互作用的分子基础则是基于各种蛋白质的翻译后修饰。蛋白质修饰的可逆性使得蛋白质与蛋白质间的相互作用具有一过性特点，而蛋白质修饰与去修饰过程都是由特定的酶来介导的。因此，要研究细胞信号通路往往会涉及各种蛋白质修饰的酶类，这些酶介导的特定蛋白质的修饰反应和引发的效应，以及针对这些修饰酶活性的调控机制等方面。

一般来讲，如果需要进行细胞信号转导通路调控的研究，首先要设定一个检测方法来监测细胞信号通路的反应，通常该检测方法会依据此通路所调控的基因的表达来设计。检测基因表达可以应用报告基因系统，例如，研究 TNFα 对 NF-κB 信号通路的调控，可以应用 NF-κB-luciferase 的报告基因系统来监测 NF-κB 信号通路的活性状况。如果 TNFα 激活 NF-κB，则 luciferase 报告基因的活性会增加。如果要研究某一个因子是否对 TNFα-NF-κB 信号通路有调控作用，可通过 NF-κB-luciferase 报告基因的活性来反映这一因子处理对 TNFα-NF-κB

信号通路可能的调控作用。检测某一信号通路调控的基因的表达，也可以直接用 real time PCR 来检测这些基因的 mRNA 水平，或用 western blot 检测其基因的蛋白质水平。例如，研究 IFN 在巨噬细胞中作用的通路时，便可以设计 IFN 调控的靶基因的引物来进行 real time PCR 分析，也可以用 western 方法来检测其靶基因表达的蛋白质的水平。由于 IFN 的靶基因有一些是细胞因子，因此，还可以用 ELISA 方法检测巨噬细胞分泌的这些细胞因子的数量。

信号通路的调控还可以通过检测信号通路中的某一个蛋白质分子的变化来反映，这些变化包括它的修饰状况、与上游下游蛋白质的相互作用以及它的活性。例如，在信号转导过程中常见蛋白质修饰的形式是蛋白质磷酸化。很多磷酸激酶都参与了信号转导通路，特别是细胞在应激反应时，MAPK 磷酸激酶家族成员会发生磷酸化修饰。这种磷酸化修饰是 MAPK 激酶级联式反应的一种基本形式，即来自上游的激酶使其磷酸化后，它自身被激活，然后使其下游蛋白质磷酸化，这样完成信号的转递。磷酸化的检测可以用体外激酶分析（In vitro kinase assay）方法；如果有特异性抗特定位点磷酸化的抗体，可以用 western blot 方法来检测其蛋白质是否被磷酸化。许多信号通路蛋白质的磷酸化都有相应位点的特异性的抗体，使用这些抗体可以很方便地检测这些蛋白质的活性。例如 IFN 处理巨噬细胞时，细胞中的 Stat1 蛋白质被迅速激活。这种激活表现在 Stat1 的 S727 位点发生磷酸化修饰，因此，抗 Stat1 S727 位点磷酸化的抗体可以用来检测 Stat1 的激活状态。

当信号通过信号通路转导时，上下游蛋白质往往会发生一过性的相互结合，因此，也可以利用这一特点来检查信号转导通路的反应。蛋白质的相互作用通常采用免疫沉淀方法（immunoprecipitation）来分析，即使用针对某一蛋白质的抗体进行免疫沉淀，来分离其与之结合的蛋白质复合体，然后再用 western blot 检测沉淀下来的复合体中是否包括有与它可能结合的蛋白质。例如，Stimann M（2009）等研究 DNA 损伤如何激活 IKKγ 时，发现 PARP-1 对这个过程是需要的。PARP-1 是 DNA 损伤的感受器，在 IR 处理细胞后 10～30 分钟内与 IKKγ 结合。同时，这种结合又促进 IKKγ 与 PIASy 的相互作用和招募 ATM 到这一复合体中。确定在 IR 处理情况下这些蛋白质间瞬时的相互作用都是通过免疫沉淀与 western blot 方法来确定的。

另外，由于很多参与信号转导的蛋白质都具有酶的活性，因此，也可以通过检查该酶的活性变化来反映其参与的信号通路是否激活。这种酶活性的分析通常是用它的底物作为其催化活性的指示剂。多数情况下使用底物的重组蛋白质（recombinant），用 in vitro 体系来进行催化反应。例如，Cheng J（2000）等在研究一个 MAPK kinase 蛋白 MEKK2 参与激活的信号通路时，选择了它下游的 JNK1 蛋白的活性作为它激活信号通路的读出器（readout）。由于 JNK1 是一个磷酸激酶，它能催化 c-Jun 的磷酸化，因此，他们使用了重组蛋白 GST-c-Jun 作为检测 JNK1 酶活性的底物。从 MEKK2 和 JNK1 共转染的细胞中分离 JNK1 蛋白，然后加入 GST-c-Jun 和 p32 标记的 ATP 进行体外激酶反应。如果 JNK1 被激活，它就能够催化 c-Jun 磷酸化。用这种方法，他们证实了 MEKK2 能够激活 JNK1。

随着系统生物学与高通量研究方法的发展，对于一些信号通路中未知的调控因子，我们可以采用高通量筛选的策略进行筛选。在细胞水平进行的筛选，我们常常可以选择病毒载体携带的 cDNA 表达文库或 shRNA 文库。用 cDNA 表达文库的原理是通过高表达基因来筛查影响某一特定的信号通路活性的因子，而 shRNA 文库则是通过沉默基因表达来筛查信号通路中的调控因子。对于这种高通量的筛选策略，建立一个合适的检测方法是成功的关键。这种检测方法往往是选择信号通路中某一环节的分子的活性状况或与此信号通路相关的特异性细胞表型来设定，特别是建立基于某一分子活性改变或表型的 imaging 检测方法对于高通量筛选十分重要。例如，Schmitz MHA（2010）等筛选作用于细胞 mitotic exit 的磷酸酶时，建立了稳定表达 H2B-mCherry（红色荧光蛋白 mCherry 融合的 H2B）和 IBB-eGFP（importin-β-binding domain 融合单体增强的 GFP 的 HeLa 细胞系）。H2B-mCherry 作为染色质的标志，可用于观察 metaphase-anaphase 过

度过程。IBB-eGFP 在细胞分裂时位于细胞质中，但在重新组装核膜时共定位于染色质区域，因此可以作为分裂后重组装的细胞核的标志。用这种细胞转染全基因组中 225 种磷酸酶的 siRNA 亚文库，通过用 time-lapse 显微镜记录细胞 mitotic exit 的时间，发现了 PP2A-B55a 是调控细胞 mitochic exit 的关键磷酸酶。

除了上述信号转导的调控问题外，在细胞信号转导的研究中，还经常会遇到要研究信号通路的生物学功能的问题。开展此类问题研究的一般策略是采用激活或抑制细胞中该信号通路，来观察该细胞的生命活动的可能改变；或者通过检测该通路一些代表性的所调控的下游基因的表达，来推测可能的生物学功能。例如，Xu Y（2009）等发现缺氧通过 HIF1α 诱导去 SUMO 化修饰蛋白酶 SENP1 的表达。由于 SENP1 能够增强 HIF1α 的活性，这样 SENP1 通过一个正反馈环调控 HIF1α 的活性。作者想进一步知道这种调控方式对缺氧-HIF1α 信号通路有什么样的生物学功能，于是他们采用 siRNA 策略沉默血管内皮细胞中 SENP1 的表达，发现血管内皮细胞的成血管能力大大下降，同时，HIF1α 的靶基因 VEGF 的表达也下调。在抑制信号通路时，可选择该通路的特异性抑制剂或某成员的显性阴性形式（dominant negative form）来实现。例如，MAPK 信号通路中 JNK、p38 和 ERK 都有特异的抑制剂。如果想探讨在某一生物学过程中是否有 JNK、p38 或 ERK 通路参与，使用这些抑制剂处理细胞，然后检测该生物学过程是否改变，如果改变了，说明该通路参与了对此生物学过程的调控。如果这种细胞或分子的改变与某种疾病相关的话，可以进一步用一些疾病的标本来验证这种相关性。例如，Kang XL（2010）等发现 PIASy 促进 HIF1αSUMO 修饰，并抑制 VEGF 表达和血管内皮细胞的成血管活性，他们进一步用结肠癌标本分析了这种 PIASy 的表达与肿瘤血管形成的相关性。通过对 32 例结肠癌标本的 PIASy 的表达与血管的密度进行分析，发现 PIASy 的表达与肿瘤血管的密度负相关，从而确定了 PIASy 是 HIF1α 信号通路的一个负调控因子。需要指出的是，对细胞生物学的功能研究而言，使用合适的细胞系是十分重要的。这是因为不同的细胞中的分子组成（content）是不同的，会表现出对信号通路的反应的敏感性差异，因此，如果没有使用合适的细胞系，可能会观察不到该信号通路改变的结果。例如，缺氧可诱导 HIF1α 信号通路活化和 HIF1α 靶基因表达，但在

RCC4 和 786-O 两种肾癌细胞系中看不到这种反应，其原因是这两种细胞系中 VHL 基因发生了突变。如果用 VHL 转染这两种细胞系，这两种细胞中 HIF1α 的信号通路则可恢复对缺氧的反应。

2. **基于基因操作的研究策略**　要探讨某一生物学过程的分子机制或研究某一分子的生物学活性，基因操作是常采用的方法之一。这种方法主要是通过改变基因的结构或基因的表达，来观察细胞或机体的形态结构或功能的改变。

常用的细胞水平的基因操作方法是改变基因在细胞中的表达水平。通过细胞转染某一基因 cDNA 表达质粒可以增加这一基因的表达，或通过转染针对某一基因的干扰 RNA 来沉默内源性基因的表达，然后检测这一基因表达改变对细胞或分子活性的相应的影响。需要指出的，如果观察目标主要是分子的改变，采用瞬时表达方法就可以了。例如，当分析蛋白质与蛋白质是否有相互作用时，常常采用瞬时共转染这两个蛋白质的 cDNA 到细胞中，然后用免疫共沉淀方法检测表达的两个蛋白质是否有相互作用。如果要观察的是一些生物学功能指标，或需要作较长时间的观察时，则往往通过建立稳定转换的细胞系来进行实验研究。例如，研究某一基因是否具有致癌作用，常常通过检测它对细胞在软琼脂中的克隆形成能力和在裸鼠中的成瘤能力的影响，如果采用瞬时转染方式的话，转染的 cDNA 会随着细胞的扩增而稀释，大大降低了该基因的作用。因此，常常通过建立一个稳定转换的细胞系来进行此类研究。

采用干扰 RNA 策略时还有一个值得重视的问题是要防止脱靶效应（off-target effect）。因此，往往针对一个靶基因使用两个以上的 siRNA 来进行观察。另外还需要构建一个对 siRNA 有抵抗效应的突变靶基因质粒，通过突变靶基因上 siRNA 结合的 cDNA 序列产生对 siRNA 的抵抗，但该质粒将依然保持其编码的蛋白质序列不变。使用这样一个突变的靶基因质粒进行拯救（rescue）实验，可以排除脱靶效应。

除了细胞水平的基因操作外，在模式动物上进行基因操作亦是一种常用的研究策略。在动物整体水平进行的观察更能全面地和完整地了解这个基因的生物学功能。最常见的进行基因操作的模式动物是基因工程小鼠，分为基因敲除和转基因小鼠两类。基因敲除小鼠是用基因工程技术将小鼠的某个目的基因进行突变，从而导致出现与目的基因功能相关的表型。通过对其表型进行分析，就能了解该基因的一些生物学功能，以此表型为线索，还能进一步探讨该基因作用的分子机制。例如，Cheng J（2007）等建立去 SUMO 修饰的蛋白酶 1（SENP1）基因敲除小鼠。他们发现 SENP1 基因敲除是一个胚胎致死性基因突变，进一步通过 time-mating 确定了 SENP1 突变胚胎致死的胚龄为 13.5～15.5 天。经剖检发现 SENP1 基因敲除小鼠胚胎的造血器官胚肝很小，血管系统中血液量亦显著减少，因此，确定 SENP1 基因敲除小鼠发生了胚胎性贫血，他们随后进一步用 FACS 分析了从造血干细胞到红细胞的发育过程，发现红细胞的发育从 CFU-e 开始便出现大量凋亡，使红细胞生成减少而导致贫血发生（图 3-5）。由于从 CFU-e 开始发育的成红细胞需要 Epo 才能保持成活，SENP1 基因敲除小鼠的这些表型使研究者推测 SENP1 可能是通过调控 Epo 的表达，而保持红细胞的正常发育。于是他们检测了小鼠胚胎中 Epo 的表达，证实了 SENP1 突变小鼠胚胎的 Epo 表达减少。通过体外培养体系中 Epo 的拯救实验，进一步确认在 SENP1 突变小鼠胚胎中 Epo 表达减少导致了成红细胞发生凋亡。由于 Epo 的表达主要受 HIF1α 调控，经进一步研究，他们发现了 SENP1 是通过去 HIF1αSUMO 化修饰来调控 HIF1α 对 Epo 基因转录的，从而通过建立 SENP1 基因敲除小鼠，确定了 SENP1 在细胞缺氧反应中的作用与机制。

转基因小鼠是通过高表达目的基因来研究该基因在机体中可能的作用，特别适合一些致病基因的研究。例如，发现某一基因在某一肿瘤标本中高表达，如果想进一步探讨该基因的高表达是否可以导致肿瘤形成，便可以通过建立该基因的转基因小鼠来回答这一问题。但对这类转基因小鼠的分析需要持较谨慎的态度，原因之一是由于目的基因的插入是随机的，因此较容易产生脱靶效应。一般情况下需要对来自两个系（line）转基因小鼠的表型进行分析，如果两个系的转基因小鼠出现一些较一致的表型，一般认为是转基因高表达的结果。另外，由于肿瘤发生的多因素和多步骤特点，通过单一转基因小鼠来研究基因在肿瘤发生中的作用，其成功率往往会较低。因此，通过与其他的肿瘤发生相关的基因工程小鼠杂交来观察两个因素的相互作用在肿瘤发生中的作用将更有实际意义。例如，Chen Z（2005）等用基因工程小鼠模型研究前列腺癌发生，发现前列腺条件性 p53 基因敲除不能导致小鼠前列腺形成肿瘤，而 Pten 基因敲除小鼠前列腺需要较长时间才形成非致死性的浸润性肿瘤。然而，将

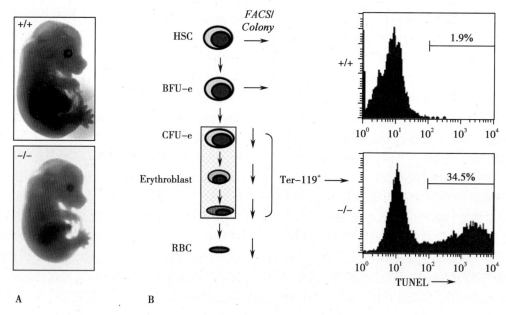

图 3-5　SENP1 基因敲除小鼠表型分析

A. 示 *SENP1*^{-/-} 的胚肝小于 *SENP1*^{+/+}；B. 用流式细胞仪或克隆形成实验分析 *SENP1*^{-/-} 胚肝中从造血干细胞到成熟红细胞不同发育阶段中细胞数量的变化，以及成红细胞（Ter-119⁺）凋亡分析（TUNEL）

p53 与 *Pten* 两基因敲除小鼠杂交后，发现双基因敲除小鼠的前列腺只有 2 周左右就能形成浸润性肿瘤，到 7 个月时便出现致死性前列腺癌，这说明 *p53* 突变可以显著促进 *pten* 突变所引起的前列腺癌的发生。

对基因工程小鼠除了小鼠整体的分析外，也常常通过分离胚胎成纤维细胞（MEF）来进行细胞水平的研究，这对研究一些细胞信号转导通路特别有帮助。例如，Jacinto E（2006）等发现蛋白质 Sin1 与 TORC2 形成复合体，但不知道 Sin1 对 TORC2 有什么作用，于是，他们使用不同的处理作用于 *Sin1* 基因敲除的 MEF 细胞和野生型 MEF 细胞，然后分析细胞中 AKT S473 的磷酸化情况。结果发现 *Sin1*^{-/-} MEF 细胞中 AKTS473 在血清或胰岛素处理后不能像野生型细胞一样发生磷酸化，并且影响到 ricktor-mTOR 的相互作用。他们进一步利用 MEF 细胞发现了 AKTS473 磷酸化的缺失只影响到一部分 AKT 靶分子，包括 FoxO1/3a 的磷酸化等，从而证实了 Sin1-TORC2 复合体通过 AKT S473 的磷酸化调控 TORC2 在细胞成活中的作用。

3. 蛋白质生化技术在细胞生物学研究中的应用　在细胞生物学研究中，除了分子生物学技术外，传统的生化技术亦大有用武之地，特别是一些蛋白质分离技术在用于分离参与信号转导或某些生物学过程中的蛋白质时十分有用。常使用的蛋白质分离方法包括层析法和分子筛。层析法是利用混合物中各组分理化性质的差异，在相互接触的两相（固定相与流动相）之间的分布不同而进行分离。主要有离子交换层析、凝胶层析、吸附层析及亲和层析等，其中凝胶层析可用于测定蛋白质的分子量。分子筛又称凝胶过滤法，是将蛋白质溶液加于柱之顶部，使其向下滤过，小分子蛋白质进入孔内，因而在柱中滞留时间较长，大分子蛋白质不能进入孔内而径直流出，因此不同大小的蛋白质得以分离。

要分离参与某一信号通路或生物学过程的蛋白质，建立一个在分离各组分中监测该蛋白质活性是否存在的方法是非常关键的。例如，王晓东（1996）的实验室在分离参与细胞凋亡调控的蛋白质因子时，用细胞凋亡途径中的一些已知蛋白质的某些特征性变化作为读出器来监测蛋白质的分离过程。他们使用此策略分离到了多个参与细胞凋亡调控的蛋白质，例如，他们在研究细胞色素 C（cytochrome C）时，就选择了胱天蛋白酶 3（Caspase 3）激活作为监测分离过程中各组分中是否存在凋亡调控因子的方法。他们从 20L 的 HeLa 细胞中，分离出了具有激活 Caspase 3 的 S-100 细胞裂解组分，然后再经过不同的层析分离方法进行分离纯化，在此过程中，对每一个收集的组分均用 Caspase 3 来监测，收集能激活 Caspase 3 的组分进行下一轮层析的分离，直到收集能激活 Caspase 3 的组分中只有一个蛋白质为止。通过多达 6 轮的层析分离，最后他们发现了 cytochrome C 能激活 Caspase 3。王晓东实验室使用类似的策略，相继分离出来参与细胞凋亡调控过程的蛋白质 Apaf-1、Smac、Bid 等。另一成功的例子是 Zhang Yi（2002）实验室在分离组蛋白 3 的甲基化修饰酶时，也应用了类似的策略。他们在前期研究中，发现有一个细胞裂解的组分具有催化组蛋白 3 甲基化的活性，因此，他们采用了系列层析的分离策略，同样对每一组分用组蛋白 3 甲基化来监测，收集具有使组蛋白 3 甲基化的组分进行下一轮分离，直到分离到了一个具有催化组蛋白 3 甲基化的 500kDa 的蛋白质复合体为止。通过 Mass 鉴定这个复合体是 PcG，并进一步发现了 PcG 催化组蛋白 3 甲基化的位点是 K27（图 3-6）。

三、基于细胞特征分析技术的研究策略

机体中存在着各种类型的细胞，它们有序地组成各种组织与器官，分别担负不同的功能。虽然不同类型的细胞形态功能差异甚大，但都来自同一个受精卵，经分化而形成。研究某种细胞的生理功能或病理情况下的变化，以及细胞分化过程和调控机制是细胞生物学的重要研究领域。在这些研究中，常常会遇到如何识别与鉴定不同分化阶段和不同分化细胞谱系（cell lineage）细胞的问题，而基于各种细胞特征的分析技术与手段则为鉴定不同的细胞提供了基础。本节将主要以干细胞为例，讨论如何运用这些技术与手段来进行细胞功能的分析。

1. 针对干细胞分化的研究策略 在开展干细胞分化研究时，常常需要对具有某种分化特征的细胞进行鉴定或分选。细胞的鉴定或分选一般采用两种方法：第一种是利用该细胞的分子标志进行免疫荧光染色，并采用流式细胞仪进行分析。例如，Kozar K（2004）等对 Cyclin D1$^{-/-}$D2$^{-/-}$D3$^{-/-}$ 小鼠进行分析时，发现这种 D 型 Cyclin 的缺失导致小鼠胚胎致死，其中胚胎表现有明显贫血。除红细胞系细胞少外，对胚肝中其他血细胞系的前体细胞（progenitor）的克隆数分析表明 D 型 Cyclin 的缺失亦导致了其他血细胞系的细胞显著减少，由此推测 D 型 Cyclin 的缺失可能导致了造血干细胞功能的缺失。为确定造血干细胞的功能是否确有缺失，他们进行了胚肝造血细胞的移植实验，即将胚肝细胞移植到致死性剂量骨髓辐射处理过的受体小鼠中，然后用各种血细胞特征性的分子标志物和捐献者（donor）与接收者（recipient）的不同遗传背景标志

物进行流式细胞分析，证实了这些来自捐献者的多种血细胞系细胞的生成缺失。在此基础上，他们进一步推测 D 型 Cyclin 缺失的造血干细胞可能因为数量少或者不能扩增与分化而导致了所有的血细胞系生成的缺失。为证实这种推测，他们根据造血干细胞和各种血细胞系前体细胞的细胞膜上标志物，用流式细胞仪对孕中期 14.5 天（E14.5）胚胎肝脏中造血干细胞和各种血细胞系前体细胞进行了分析。结果发现，D 型 Cyclin 缺失的胚胎肝脏中有造血干细胞存在，但数量比野生型胚胎肝少 5.7 倍；而各种血细胞系的前体细胞的数量减少更显著，达到 12～46 倍。不仅造血干细胞的数量减少，D 型 Cyclin 缺失的造血干细胞和前体细胞的扩增能力亦显著下降，其主要原因是 D 型 Cyclin 的缺失导致了这些细胞的 S 与 G_2/M 期细胞显著减少。这种利用细胞的标志物通过流式细胞仪进行干细胞分化分析的策略主要适用于一些对其分化过程有较好了解的干细胞或前体细胞，例如造血干细胞和免疫细胞。但随着发育生物学的发展，越来越多的各种组织器官的前体细胞，特别是一些肿瘤的前体细胞被鉴定，其分子表面的标志物被发现并作为细胞特征的认定，这已在肿瘤生物学研究中被广泛应用。

第二种策略是根据细胞分化过程中程序化基因表达的特征，选择只在某一分化阶段或某一种分化的细胞中表达的基因，构建一个由其启动子来驱动的 GFP 或其他报告基因表达的系统，利用该系统来反映细胞的分化阶段或分化的谱系。这种策略在某些细胞的定向分化研究中被广泛应用。例如，Christoforou N（2008）等为研究心血管前体细胞（cardiovascular progenitor）的分化，选择 Nkx2-5 作为这种细胞的分子标志。他们构建了一个表达有 Nkx2-5 增强子驱动的 GFP 的 ES 细胞系，让此 ES 细胞在体外分化成类胚体（embryoid body，EB）。由于 Nkx2-5 在心脏发育的最早期开始表达，因此在 ES 细胞开始分化培养后的第 6 天，通过分选 GFP 阳性细胞便可得到心血管前体细胞。在显微镜下，这种阳性细胞表现出自发的收缩功能。不仅如此，通过进一步分化，这种细胞可变成成熟的心肌细胞，并且在改变培养条件后，还可分化成内皮细胞、血管平滑肌细胞。对于这些细胞的鉴定，都是选择它们所特有的标志物进行免疫组织化学来识别的。

2. 肿瘤干细胞研究的常用策略 肿瘤干细胞是肿瘤中一群具有自我更新能力并能产生异质性肿瘤细胞的细胞。这群细胞虽然数目少，但在肿瘤

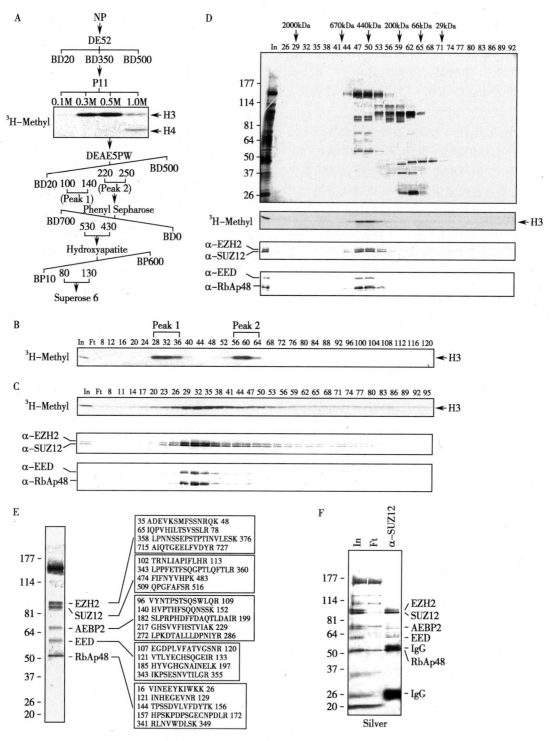

图 3-6 采用蛋白质纯化策略鉴定组蛋白 3 特异性甲基化酶复合体

A. 纯化 H3 特异的甲基化酶复合体的步骤;B. 从 DEAE5PW 层析柱分离的组分进行 H3 甲基化酶活性分析的结果;C. 从 Hydroxyapatite 柱分离的组分进行 H3 甲基化酶活性分析和 western blot 分析的结果;D. 从 gel-filtration Superose 6 柱分离的组分进行 polyacrylamide-SDS gel 银染、H3 甲基化酶活性和 western blot 分析的结果;E. 纯化的 H3 甲基化酶复合体多肽的鉴定;F. 用银染方法示免疫共沉淀的 5 个成分(引自:Cao R, et al, 2002)

的发生、发展、复发和转移中起着重要作用,因此,肿瘤干细胞是肿瘤细胞生物学研究的一个热点。对于肿瘤干细胞的研究,主要有两方面:一是确定肿瘤干细胞的标志物,即通过对某群肿瘤细胞进行功能性分析确定为肿瘤干细胞后,再确定其分子标志;二是研究肿瘤干细胞的生物学特征和致病特征,常用方法包括使用流式细胞仪进行肿瘤细胞分选,并对分选出的肿瘤细胞进行肿瘤干细胞的某些特性分析,包括球囊培养实验和致瘤实验等。

这里以乳腺癌肿瘤干细胞的研究为例,对肿瘤干细胞的基本研究策略作一简介。Al-Hajj M(2003)等将乳腺癌患者标本中的肿瘤细胞用各种细胞膜标志分子包括 CD44、CD24 和 B38.1 等进行分选后接种到 NOD/SCID 小鼠中进行成瘤能力检测,结果发现 CD44$^+$CD24$^{-/low}$ 为标志的乳腺癌细胞成瘤能力极强,只要接种 200 个细胞就可以在小鼠中形成肿瘤,因此将 CD44$^+$CD24$^{-/low}$ 定为乳腺癌干细胞的标志物。Dario Ponti 等进一步对 CD44$^+$CD24$^{-/low}$ 肿瘤细胞的干细胞特性进行了分析,证实这种细胞在体外培养时能形成球囊,具有自我更新(self-renewing)等干细胞或前体细胞等活性;同时亦具有很强的成瘤能力。Ginestier C 等人研究发现 ALDH1 可以作为正常乳腺干细胞和乳腺肿瘤干细胞的标志物。ALDH1 是细胞中一个具有催化作用的酶,利用 ALDH1 的催化作用开发出了相应的用于乳腺肿瘤干细胞筛选的试剂盒 ALDEFLUOR® Kit,目前常用于乳腺癌干细胞筛选。ALDH1 作为乳腺肿瘤干细胞的标志物,为在乳腺肿瘤病理组织原位鉴定乳腺肿瘤干细胞提供了方便。此外,和正常的干细胞一样,乳腺肿瘤干细胞能够将特定的细胞染料(如 hochest)泵出细胞外,因此在流式细胞分选时出现一群染色阴性的细胞(side-population cell,SP 细胞)。side-population 实验可作为乳腺肿瘤干细胞筛选的手段。

干细胞最本质的特性就是具有自我更新和不对称分裂的能力。球囊形成实验(sphere formation assay)是目前检测分选出的细胞是否具有干细胞特性的一个重要实验。将分选出来的细胞进行体外球囊培养,单个的细胞能够形成一群具有不同分化特性的细胞(球囊),以此说明分选出来的细胞具有不对称分化的能力。将球囊收集后消化成单个的细胞后再进行球囊培养,如果仍然能形成球囊,说明原代分选出来的细胞具有自我更新的能力。肿瘤干细胞功能上最直接的证据就是生成肿瘤的能力,将分选出来的少量的细胞和未分选的乳腺肿瘤细胞注射入免疫缺陷小鼠的乳腺脂肪垫,来观察肿瘤形成能力,比较两者在小鼠乳腺中肿瘤生成的能力是目前证明乳腺肿瘤干细胞特性的最有说服力的实验。

第二节 各种组学研究策略在细胞生物学研究中的应用

现代生命科学特别是分子生物学技术和理论的快速发展,大大提升了细胞生物学研究的深度,使得对细胞的某些生物学过程可以从分子水平上去认识与理解。不仅如此,由于各种系统性的研究策略如基因组学、蛋白质组学、转录组学等的发展,使人们对细胞的生物学过程的认识由过去的简单线性思维发展到了现在的复杂的调控网络,从全局上较系统地理解细胞生物学过程特别是调控过程。

一、基因组学与转录组学在细胞生物学研究中的应用

人类基因组计划(human genome project,HGP)是由美国科学家于 1985 年率先提出,于 1990 年正式启动并于 2001 年完成的一项大型国际合作研究计划,其主要任务是将人体 23 对染色体全部 DNA 的碱基对(3×10^9)序列进行排序,对大约 25 000 基因进行染色体定位,构建人类基因组遗传图谱和物理图谱。

转录组即一个活细胞所能转录出的所有 mRNA 的总和,包括能翻译成蛋白质的 mRNA、microRNA 和其他 non-code RNA。研究细胞中转录组的发生和变化规律的科学就称为转录组学(transcriptomics)。与基因组不同的是,转录组的定义中包含了时间和空间的限定,即认为同一细胞在不同的生长时期以及不同的生理病理情况下,其基因表达情况是不完全相同的。同一种组织或细胞表达几乎相同的一套特征性基因以区别于其他组织或细胞,但在生理和病理情况下,细胞与组织的基因表达谱将表现出变化,这些变化既可作为线索,从中去探究生理和病理发生的分子机制,也可作为生物标志物(biomarker),去识别不同的生理或病理的状况。

转录组谱可以提供一定条件下某特定的基因在某一种细胞或组织中表达的信息。这种基因表达的时空信息,可作为线索帮助研究者探讨该基因的功能。例如,Santa FD(2007)等研究了巨噬细胞

在炎症过程中激活的调控机制。巨噬细胞从血液的单核细胞移行到炎症局部，激活变成巨噬细胞的过程实际上也是一个细胞的分化过程，Santa FD 等希望研究这一过程中表观遗传学机制对巨噬细胞激活调控的可能性。在前期工作的基础上，他们集中于一类有 Jmjc 结构域的蛋白质，这类蛋白质具有位点特异性的去组蛋白甲基化酶活性。他们首先对用 LPS 处理的 Raw264.7 的 30 个 Jmjc 蛋白的基因表达进行了实时定量 PCR 分析，得到了这类基因在 LPS 激活的巨噬细胞中的表达谱，发现 Jmjd3 的表达有非常特异性的显著增加。正是从这一特定的表达谱出发，他们进一步分析发现 Jmjd3 是组蛋白 3K27 位点三甲基化的特异性去甲基化酶，它结合到 PcG 的靶基因上，调控其区域组蛋白 3K27 的甲基化水平和基因的表达，而这一过程正是 LPS 等炎症刺激因素所诱导的结果。他们的这一研究结果揭示了通过表观遗传学调控炎症反应的一种新的机制，并且为理解慢性炎症过程中巨噬细胞分化异常提供了新的分子基础。

MicroRNA（miRNA）作为一种新的基因表达调控机制，已成为生命科学与医学研究的一个热点。miRNA 通过调控一些基因的表达，参与到了几乎所有的生理和病理过程。在这个过程中，miRNA 其自身的表达和生成过程亦受到精确的调控，因此，分析在特定的生理与病理条件下 miRNA 的表达谱，将提供非常重要的线索，去寻找参与这些生理或病理过程中的 miRNA，并可进一步分析这些 miRNA 的作用和分子机制。miRNA 表达谱的分析普遍的方法包括寡核苷酸微阵列和 MPEA（microfluidic primer extension assay）方法。随着测序技术的发展，对于 miRNA 表达谱的研究还可以采用 deep sequencing 技术，对表达的 miRNA 进行定量测序分析。通过上述方法得到 miRNA 表达谱后，可以对一些变化显著的 miRNA 进一步进行分析，从而明确在特定的生理或病理过程中，miRNA 调控的作用与分子机制。例如，Joan Massague 实验室（2008）想寻找参与乳腺癌转移调控的 miRNA。他们建立了从 MDA-MB-231 乳腺癌细胞系衍变成的具有向骨或肺高转移能力的细胞株，通过分析这些细胞株与父本细胞的 miRNA 表达谱的差异，他们发现了 miR-126 参与肿瘤的生长与增殖，而 miR-335 抑制转移肿瘤细胞的侵袭。进一步分析发现 miR-335 调控转录因子 SOX4 和细胞外基质成分 tenascin C 的表达，从而影响到一系列与肿瘤转移相关的基因的表达。分析乳腺癌肿瘤患者标本发现这两种 miRNA 在复发时表达下降，并且与肿瘤转移相关。因此通过这些分析，明确了这两种 miRNA 是乳腺癌的肿瘤转移抑制 miRNA。

由于每种细胞与组织均有其特征性的基因表达谱，并且在不同的生理和病理条件下会表现出某些规律及特征性变化，因此通过这种基因表达谱的分子标签，可以辨别细胞的表型归属，也可以用于疾病的诊断。例如，在阿尔茨海默病（Alzheimer's disease，AD）中，出现神经原纤维缠结的大脑神经元基因表达谱就有别于正常神经元，当病理形态学上尚未出现纤维缠结时，这种表达谱的差异即可以作为分子标志直接对该病进行诊断。转录组的研究应用于临床的另一个例子是可以将表面上看似相同的病症分为多个亚型，尤其是对原发性恶性肿瘤，通过转录组差异表达谱的建立，可以详细描绘出患者的生存期以及对药物的反应等。

目前用于转录组数据获得和分析的方法主要有基于杂交技术的芯片技术包括 cDNA 芯片和寡聚核苷酸芯片，基于序列分析的基因表达系列分析 SAGE（serial analysis of gene expression，SAGE）和大规模平行信号测序系统 MPSS（massively parallel signature sequencing）。现在也有一些用于特定的生物学过程和特定基因家族的芯片，这样可以较为准确和针对性的获得某一组基因的表达谱。由于检测的基因数量大大减少，因此亦可以用实时 PCR 等方法获得这些特定基因的表达谱。

二、蛋白质组学在细胞生物学研究中的应用

蛋白质组学（proteomics）指一种细胞乃至一种生物所表达的全部蛋白质，是大规模地研究蛋白质的特征，包括蛋白质的表达水平、翻译后的修饰、蛋白与蛋白相互作用等，由此获得蛋白质水平上的关于疾病发生、细胞代谢等过程的整体而全面的认识。蛋白质组与基因组的最大差别是，它随着组织不同，甚至环境状态的不同而改变。在转录时，一个基因可以有多种 mRNA 的剪接体，并且，同一蛋白还通过修饰可以形成多种形式，因此，一个蛋白质组并非一个基因组的直接产物，蛋白质组中蛋白质的数目有时可以超过基因组的数目。蛋白质组研究延伸了蛋白质（多肽）谱和基因产物图谱技术，将这些基因产物图谱进一步通过图像分析、质谱技术、氨基酸组分分析，测定其蛋白质种类及表达水平。

蛋白质是细胞生命活动的执行者。在生理或

病理条件下，蛋白质本身的存在形式和活动规律将发生变化，如翻译后修饰、蛋白质间相互作用以及蛋白质构象等问题。蛋白质的可变性和多样性导致了蛋白质研究技术远远比核酸技术要复杂和困难得多。由于生命现象的发生常涉及到多个蛋白质，这些蛋白质的参与往往交织成网络，也可平行发生，或呈级联因果，并且在执行生理功能时蛋白质的表现是多样的、动态的，并不像基因组那样基本固定不变，因此要对生命的复杂活动有全面和深入的认识，必然要在整体、动态、网络的水平上对蛋白质进行研究。正是由于这些特点，在某一特定细胞的生物学过程中，如果能比较全面的分析此过程中相关蛋白质的作用与变化规律，对正确地理解这一过程具有很大的帮助。例如，转录共抑制因子 CtBP 能被转录因子招募到 DNA，但并不了解它如何抑制基因表达及其他功能。Shi Y（2003）等为理解这一过程，采用了分离纯化 CtBP 复合体的策略。他们先建立了 Flag 和 HA 双标签的 CtBP 稳定转染的 HeLa 细胞，将核提取物经过抗 Flag 和抗 HA 两个层析柱分离纯化，共得到了 20 多个多肽。质谱鉴定表明，这 20 多个多肽主要包括了 4 大类蛋白质：DNA 结合蛋白、组蛋白修饰蛋白、含染色域（chromodomain）的蛋白质和 CoREST 共抑制因子等。研究者进一步用甘油梯度沉淀（glycerol-gradient sedimentation）方法证实上述大多数多肽都与 CtBP1 在同一个组分中。经凝胶过滤（gel-filtration）进一步证实 CtBP1 形成了一个 $1.3 \times 10^6 \sim 1.5 \times 10^6$ 大小的复合体，该复合体中包含了能结合到靶基因启动子上的因子和能进行染色质改造的因子。通过对这些复合体的功能与活性分析，Shi Y 等提出了 CtBP 复合体的作用模型，即先由 DNA 结合的抑制因子锚定 CtBP 复合体到靶基因的启动子上。然后，复合体中的 HDAC 去组蛋白乙酰化，并且组蛋白甲基化酶进一步使组蛋白 3K9 甲基化，随后，HPC2 和 CDYL 结合的 K9 甲基化位点，形成局部抑制性染色体结构，这样使得一个激活的染色质区域改变为抑制性，以此抑制基因的表达。

第三节　医学细胞生物学研究的特点

医学细胞生物学作为细胞生物学的一个重要分支，所要探讨的主要是与医学相关的细胞生物学问题，这些问题往往是疾病发生发展的基础，对这些问题的了解有可能为疾病的诊断与治疗提供基础和思路。在进行医学细胞生物学研究时，从问题的提出到研究的最后转归，主要围绕着疾病来进行。一些临床诊断和分析的技术也常常被应用于细胞生物学的研究中。

以疾病为导向，所强调的是作为医学细胞生物学研究的问题要与疾病有关。在医学实践过程中，许多问题都成为细胞生物学的研究课题，特别是对疾病的病理标本进行观察，可以发现很多细胞基本生命活动改变的现象，例如细胞的增殖、凋亡、移行与侵入的变化，如果结合免疫组织化学染色，还可以发现细胞分化和分子表达谱等方面的异常。探寻这些变化的原因，阐明这些变化对疾病发生发展的意义等问题，正是医学细胞生物学工作者的责任。

以所观察到的疾病过程中变化为切入点，建立细胞或动物模型为基础的研究系统，探讨这些变化之下所包含问题的分子基础，最后回到疾病预防和治疗实践中，验证发现的分子机制是否符合疾病的发生与发展过程。这样的研究策略，是研究疾病过程中的分子机制的常见模式。例如，DeNardo DG（2009）等在研究乳腺癌时，通过对人乳腺癌标本的观察，发现在肿瘤组织中均有巨噬细胞、T 和 B 淋巴细胞浸润，并且与乳腺癌的发展呈正相关。他们在 PyMT 乳腺癌小鼠模型中亦观察到了类似的现象。由于获得性免疫对天然免疫有关键性的调控作用，因此，该研究组推测 T 或 B 细胞能调控巨噬细胞在肿瘤发展中的作用。为证实这一推测，他们用 PyMT 小鼠与 $RAG1^{-/-}$（T 和 B 细胞缺失）或选择性缺失 T 或 B 细胞的小鼠杂交，然后再比较观察肿瘤在这些小鼠中的形成情况，发现 CD4$^+$ T 淋巴细胞对于肿瘤的转移是必需的。同时，他们还发现 CD4$^+$ T 淋巴细胞并不调控巨噬细胞等细胞在肿瘤中的浸润，但调控巨噬细胞在肿瘤中的生物学功能。分离这种 CD4$^+$ T 细胞并分析其分子标志，他们发现这种 T 细胞主要是 Th2 细胞。这种 T 细胞通过分泌某些细胞因子来调控肿瘤巨噬细胞的功能，继而影响到肿瘤细胞的转移。

还有另一种类型的研究策略，即通过细胞或分子水平的研究，发现了某种细胞的生物学过程可能与疾病有关，因此需要用疾病标本或动物的疾病模型来进行进一步验证。例如，Bartkova J（2006）等在研究癌基因诱导的细胞衰老机制时，发现 DNA 复制与 DNA 双链断裂检查点（DNA DSB checkpoint）机制均参与了癌基因诱导的细胞衰老过程。他们首先对不同的癌基因诱导的细胞衰老模型进行了分析，用 mos 等癌基因转染 MRC5 成纤维细胞，由于 *mos* 癌基因能诱导 *p16* 和 DNA DSB 检测点反应，因此细胞表现出显著的衰老现象。当沉默 ATM 时，则 *mos* 诱导的细胞衰老消失，由此证明 *mos* 诱导的细胞衰老有 DNA DSB 检测点机制参与，而不需要 *p16* 参与。同时，他们还在这一系统中，发现了 RPA（replication protein A）灶（foci），表明有复制的单链 DNA 存在。同时，这种 foci 是和 DNA 损伤的标志分子 H2AX 磷酸化位点是重叠的。研究者还进一步用 DNA 梳（combing）技术证实了当终止正在进行的 DNA 复制时能导致 DNA DSB 发生，从而确立了 DNA 复制在癌基因诱导的细胞衰老过程中的作用。这些发现自然导致该研究组进一步探讨与肿瘤发生的相关性，并选择了几种肿瘤来进行分析。例如他们分析结肠腺瘤与腺癌标本中 HP1（代表细胞衰老标志）、-H2AX（代表 DNA DSB）和 p16 染色，发现 HP1 与 -H2AX 显著相关，但与 p16 不显著，说明在肿瘤发生过程中，细胞衰老的发生与 DNA DSB 有关。研究者再进一步用肿瘤细胞小鼠移植瘤模型来观察，采用干扰 siRNA 的策略，发现用 ATM 沉默的肿瘤细胞 PDVC57 建立的移植瘤中细胞衰老的数量显著减少，所形成的肿瘤生长显著增加，从而证实在癌基因诱导的肿瘤细胞衰老过程中 DNA DSB 机制具有关键的作用。

生命科学包括细胞生物学研究的趋势是围绕一个问题运用多个领域的理论和技术来进行研究。这种整合性研究策略在医学细胞生物学研究中尤为突出，因为要解决医学相关问题，必须从分子、细胞、动物模型等多层面和多角度去认识和理解，也需要应用多种手段来开展研究。例如，在肿瘤晚期，多达 80% 的患者会出现恶病质（cachexia），表现为肌肉进行性萎缩和机体脂肪丧失，30% 的肿瘤患者死亡被认为与恶病质有关，但缺乏实验证据。如果真是这样的话，逆转恶病质将是肿瘤患者治疗的一个目标。Zhou X（2010）等对此问题展开了研究。他们首先建立了一个肿瘤移植瘤小鼠模型，荷瘤小鼠表现有体重下降和死亡等恶病质症状。然后他们应用了一种 Activin 2 型受体（ActRIIB）的拮抗剂 sActRIIB 给小鼠注射。ActRⅡB 介导了 TGF 家族成员如 myostatin 和 activin（激活素）等信号途径，是一个重要的肌肉生长的负调控信号通路。sActRIIB 注射后能显著地逆转荷瘤小鼠的体重下降，并明显延长存活时间。他们进一步分析荷瘤小鼠的一些其他指标，发现 sActRIIB 能显著地逆转肌肉和心脏萎缩，但不影响肿瘤的生长。进一步的分子水平研究发现，sActRIIB 能够降低荷瘤小鼠肌肉中参与蛋白质降解的相关蛋白的表达，并增加卫星细胞（satellite cell）的生长和肌纤维的大小。此研究结果解释了 sActRIIB 对恶病质的治疗作用。以上整个课题来自于临床观察，通过对小鼠模型进行的一系列分析，证明了 ActRIIB 受体介导的信号通路在恶病质的发生发展过程中有十分重要的作用。

（程金科）

参 考 文 献

1. Ceccarini G, Flavell RR, Butelman ER, et al. PET imaging of leptin biodistribution and metabolism in rodents and primates. Cell Metabolism, 2009, 10: 148-159

2. Cheng J, Kang X, Zhang S, et al. SUMO-specific protease 1 is essential for stabilization of HIF1 during hypoxia. Cell, 2007, 131: 584-595

3. Pereira FA, Qiu Y, Zhou G, et al. The orphan nuclear receptor COUP-TFII is required for angiogenesis and heart development. Genes Development, 1999, 13: 1037-1049

4. Liu X, Kim CN, Yang J, et al. Induction of apoptotic program in cell-free extracts: requirement for dATP and cytochrome c. Cell, 1996, 86: 147-157

5. Cao R, Wang L, Wang H, et al. Role of histone H3 lysine 27 methylation in polycomb-group silencing. Science, 2002, 298: 1039-1043

6. Kang JS, Tian JH, Pan PY, et al. Docking of axonal mitochondria by syntaphilin controls their mobility and affects short-term facilitation. Cell, 2008, 132: 137-148

7. Macurek L, Lindqvist A, Lim A, et al. Polo-like kinase-1 is activated by aurora A to promote checkpoint recovery. Nature, 2008, 455: 119-123

8. Shi Y, Sawada JI, Sui G, et al. Coordinated histone modifications mediated by a CtBP co-repressor complex. Nature, 2003, 422: 735-738

9. Chou J, Lin JH, Brenot A, et al. GATA3 suppresses metastasis and modulates the tumour microenvironment by regulating *microRNA-29b* expression. Nature Cell Biology, 2013, 15: 201-213

10. Schmitz MH，Held M，Janssens V，et al. Live-cell imaging RNAi screen identifies PP2A-B55 and importin-1 as key mitotic exit regulators in human cells. Nature Cell Biology，2010，12：886-893

第二篇

细胞的基本功能及其与医学的关系

第四章　小分子物质穿膜运输的机制

提　要

细胞质膜和各种内膜的脂双层因其内部的疏水性质而不允许大多数极性和水溶性分子透过，只有极少数脂溶性、非极性或不带电的小分子可以经膜自由扩散。细胞必须依赖膜运输蛋白把水溶性的、带电的营养物或代谢产物小分子和离子运送进出细胞或细胞器。按照运输方式、与所运物质的关系的特点，膜运输蛋白被分成两类：转运体和通道。转运体介导的既有被动运输（也叫易化扩散），又有主动运输；主动运输的能量既可以是 ATP 泵，又可以是离子梯度驱动力；运输对象是葡萄糖、其他单糖、氨基酸、无机离子等。通道介导的都是被动运输，运输速度比转运体快得多，运输对象仅限于各种无机离子和水。离子通道大多是电压或神经递质门控的。机体对往往通过激素调控这些转运体和通道蛋白在膜上的数目，也通过影响它们的翻译后修饰调控它们的运输活性。转运体和通道运输活性的变化由蛋白构象变化介导。转运体和通道蛋白介导的小分子穿膜运输保障了所有细胞自身的营养物摄取、代谢物转移以及容积、渗透压和酸碱度的稳定，也保障了细胞的电性质和电活动（如静息膜电位和动作电位）。同时，小分子的穿膜运输在各种特殊细胞构成了人体重要生理功能的基础，如：小肠的营养物吸收、胃的泌酸、肾脏的尿液浓缩、神经冲动的传导和肌肉的收缩等。因此，膜运输蛋白的基因变异与许多人类疾病有关，其中与单糖、氨基酸和水吸收相关的多表现为代谢异常，而与离子运输相关的则主要表现为神经、骨骼肌和心脏病变，因而离子通道是神经、精神、肌肉药物作用的靶点。

细胞质膜和各种内膜的脂双层因其内部的疏水性而对大多数极性和水溶性分子基本上不通透。质膜的这一特性有重要的功能意义，正因为这种屏障作用，细胞内外以及细胞器内外的物质浓度差异才得以维持。但是，细胞需要摄取营养物质，运输代谢中间产物，排泄代谢废物，也要调节细胞内外离子浓度，或造成某些物质在细胞器内外的浓度差异，因此必须有特殊的机制把水溶性的、带电的小分子和离子运送进出细胞或细胞器。膜对无机离子和小分子有机物质的运输是靠特化的穿膜蛋白即膜运输蛋白来完成的。膜运输蛋白的分子数可占所有膜蛋白的 15%～30%，有些特化的哺乳动物细胞甚至将全部代谢能量付诸膜运输活动，可见小分子穿膜运输对生物体的重要性。本节将介绍小分子穿膜运输的一般形式，然后介绍两大类运输蛋白——转运体和通道以及它们中的主要代表介导运输的特点、分子机制、生理功能和调控。

第一节　小分子物质穿膜运输的一般原理

一、膜和小分子物质的性质决定穿膜运输的形式

质膜和细胞器膜具有相似的结构和对小分子的运输功能，因此下文所指的"膜"泛指这两类膜。物质从膜的一侧向另一侧的运输叫作"穿膜运输"（transmembrane transport）。膜的基本骨架是脂双层，其固有的疏水性质对于大多数极性和水溶性分子的透过构成了一道屏障，因此，可以经膜自由扩散的只有极少数脂溶性、非极性或不带电的小分子。运用实验手段在分隔两个水槽的平板的小孔上造成一个脂质双层，然后检测该脂质双层两侧液体中某溶质的含量，可以测定这个模拟脂双层的通透性。实验结果表明，如果不考虑扩散时间的长短，

可以说任何不带电小分子都能顺其浓度梯度而扩散通过脂双层。但它们的扩散速率有极大差异，实际上可以自由通过的物质有两类：①疏水的（脂溶性的）小分子，如氧、氮、苯等，其中脂溶性愈弱的分子扩散愈慢；②分子量较低的不带电的极性小分子如水（分子量为18）、乙醇（分子量为46）等，其中分子量愈大的扩散就愈慢。所以，像葡萄糖（分子量为180）这类较大的不带电的极性分子因分子量太大，不能有效地扩散过膜；各种离子则完全不能扩散过膜。即使是分子量不大的水分子，因为扩散速度太慢，真正大量的穿膜运输也不是通过单纯扩散的形式实现的（图4-1）。

二、绝大多数小分子物质的穿膜运输由膜运输蛋白介导

人体从食物中吸收水、电解质和营养物质的过程包含各种小分子物质跨越小肠上皮细胞的顶部和底侧部质膜从而跨越整个上皮层、然后进入血管等多个步骤；全身其他各种细胞从血液中摄取营养物质并在细胞内代谢，完成生物能量的合成，这些过程也包含各种小分子物质跨越质膜和内膜的多个步骤，其间发生着一系列的极性、带电分子如无机离子、单糖、氨基酸、核苷酸、水等的穿膜运输。生物膜与人工合成的脂双层的重要不同是：生物膜对各种极性、带电分子均允许通过。这些物质的运输由膜蛋白介导，这些介导了物质穿膜运输的膜蛋白被称为膜运输蛋白（membrane transport protein）。每种运输蛋白只运送某一特定类别的分子如离子、糖或氨基酸，并且常常只针对该类别中某一种分子如钠离子或钙离子；葡萄糖或半乳糖。

所有结构已知的膜运输蛋白都是多次穿膜的蛋白质，其肽链多次折叠，在脂双层内形成一个穿越膜的蛋白孔道。根据膜运输蛋白介导运输的形

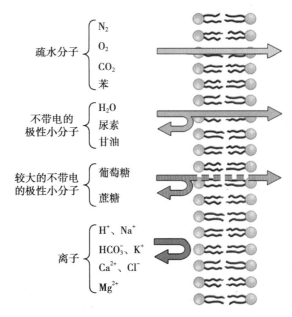

图4-1　人工脂双层对小分子的通透性

疏水的（脂溶性的）小分子，如氧、氮、苯等可以自由通过脂双层；小的不带电的极性分子也可以通过脂双层，如水（分子量为18）、二氧化碳（分子量为44）、乙醇（分子量为46）、尿素（分子量为60）、甘油（分子量为92）等；较大的不带电的极性分子不能有效地扩散通过脂双层，如葡萄糖（分子量为180）。各种离子则因它们的带电及水合性，虽然分子量很小也完全不能扩散通过脂双层

式不同，将它们分为两类：转运体（transporter）和通道（channel）。转运体也曾叫作载体（carrier）或通透酶（permease），能与所运输的物质专一结合，经本身构象改变而传送该物质过膜。通道则形成贯穿脂双层的充水孔道，受控打开时能让特异性物质经过（图4-2）。就运输蛋白与所运分子的关系而言，转运体必须与所运物质结合，有较强的互相作用，而通道与所运分子作用较弱。就运输速度而言，通道介导的运输要比转运体介导的快得多。

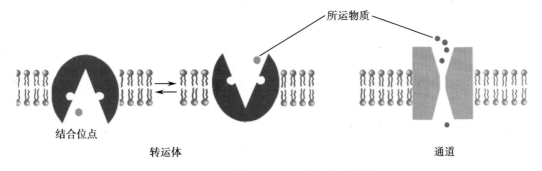

结合位点

转运体　　　　　　　　所运物质　　　　　　　　通道

图4-2　两类膜运输蛋白：转运体和通道

转运体能与所运输的物质专一结合，经本身构象改变而运送该物质过膜。通道形成贯穿脂双层的充水孔道，当这些孔道在特异信号控制下打开时，能让特异性物质（一般是无机离子或水分子）经过而穿越膜

膜蛋白介导的穿膜运输因有无能量偶联而存在两种不同形式：①被动运输，又称易化扩散（facilitated diffusion，意即"运输蛋白使扩散变得容易"）或协助扩散。采用这一形式的是所有通道和一部分转运体，这时，膜运输蛋白"帮助"所要运送的物质顺着其电化学梯度跨越过膜（"下坡"），因此不需要能量供应。如果所运的分子不带电，其运输方向由其在膜两侧的浓度差决定；如果所运分子带电，运输方向就由膜两侧浓度差和电位差一起决定，浓度差和电位差构成了所谓的电化学梯度。几乎所有质膜都存在电位差，又称电压梯度，通常膜内比膜外更负，所以膜电位差通常有利于带正电离子进入而不利于带负电离子进入。②主动运输。采用这一形式的全部是转运体，它们对抗所运送物质的电化学梯度，"逆势"地把物质泵运过膜（"上坡"）。转运体的主动运输需要偶联于一个能源，能源既可以由 ATP 水解提供，也可以由离子的跨膜电化学梯度提供。直接利用 ATP 供能的转运体，特别是运输离子的转运体，常被称为"泵"。

由此可见，转运体介导的运输有些是主动的，有些是被动的，而通道介导的运输都是被动的。

三、膜运输蛋白的活性和数目受到调控

膜运输蛋白活性指膜运输蛋白的构象是否有利于运输。转运体的构象改变影响它们与所运物质的结合；通道的构象改变则决定它们的开放和关闭。因此，对转运体和通道的活性调控本质上是对蛋白质构象的调控。在此过程中往往发生运输蛋白的翻译后化学修饰，如磷酸化、乙酰化、甲基化、泛素化、类泛素化或称 SUMO（small ubiquitin-like modifiers）化、硝基化、氧化等，也伴随其他蛋白质与膜运输蛋白相互作用的改变。例如，最早了解的依赖水解 ATP 进行主动运输的转运体即 Na^+-K^+ 泵就是在磷酸化修饰后改变构象完成运输的。膜运输蛋白的活性受到许多细胞内外因素的调控。细胞外的调控因素包括激素、神经递质、被运物质的电化学梯度等；细胞内的调控因素包括酶、G 蛋白、cAMP 或 cGMP 等第二信使、信号蛋白等。对一些离子通道而言，膜两侧电位差的改变是最重要的调控因素。一些天然和人工的小分子化合物可以激活或拮抗膜运输蛋白的活性。

膜运输蛋白的数目显然能影响运输速率。质膜上转运体和通道蛋白的数目主要是通过运载着这些膜蛋白的膜泡在细胞内和质膜之间的穿梭运输而受到调控的。不管是转运体蛋白还是通道蛋白，膜运输蛋白都是整合于高尔基体成熟面的膜泡的膜上、然后被运输到质膜的。所以，膜运输蛋白可以停留在细胞内的膜泡上，在受到某种信号调控时被送到质膜表面，这是一个"上膜（trafficking to the membrane）"或"入膜（inserting into the membrane）"的过程。相反，位于质膜的运输蛋白也可以通过胞吞被收回（retrieved）入细胞，随即被送到内体——溶酶体途径实施降解，这种"下膜"或"内化（internalization）"的机制被细胞用来负性调控质膜上运输蛋白的数目。许多细胞内外的因素通过改变这两条途径的平衡实现对质膜上运输蛋白数目的调控。例如，血管加压素与肾脏集合管的主细胞质膜上的受体结合后可增加水通道蛋白的表达和上膜，阻断血管加压素与其受体结合可增加水通道的内吞。血管加压素就这样通过改变膜上水通道的数量实现对原尿中水分重吸收的调控。

当然，机体或细胞也可以改变膜运输蛋白的基因表达水平来调控膜上转运体和通道蛋白的数量，这显然是一种慢速和相对迟缓的调控手段，常在一些长期存在的生理或病理条件下发生。

第二节 膜运输蛋白的研究手段、进展和展望

一、膜运输蛋白的研究采用多种技术

1. 去垢剂对膜蛋白的提取 要溶解穿膜蛋白或紧密结合于膜上的蛋白，一般必须使用能打破疏水键并破坏脂双层的试剂，其中最常用的就是极性去垢剂，有离子型（如 SDS）和非离子型（triton）两种。去垢剂是小的亲水脂分子，它们与膜蛋白作用时形成溶于水的去垢剂——膜蛋白复合物，从而可使膜蛋白在水中溶解、变性、沉淀。当去除去垢剂并加入磷脂后，可使膜蛋白复性并重建功能。

2. 红细胞的应用 膜蛋白研究的最主要材料来源是动物的红细胞。其原因是：红细胞膜易于大量而纯净地获得，因为无核、无细胞器，置于低渗溶液中可得到血影细胞，去除了膜以外蛋白成分；另外，血影细胞可以处理成破漏的、重新封闭的不同状态，也可制成内面在外的小泡来研究。运输水的膜蛋白——水孔蛋白就是首先在红细胞上被发现的。

3. 冷冻蚀刻技术对膜蛋白在两个半层分布的研究 冷冻蚀刻技术（freeze-etching technique）又称冷冻断裂蚀刻技术，该技术将细胞膜冷冻、断裂

和蚀刻后制成复型膜在透射电镜下观察，提供在一定膜区域内膜蛋白数目、大小的信息，特别重要的是提供膜蛋白在膜脂双层的两个半层（胞质半层和非胞质半层）分布位置的信息。

4. 光漂白后荧光素复原和光漂白中荧光素丢失 光漂白后荧光素复原（fluorescence recovery after photo-bleaching，FRAP）技术可以用来测量膜蛋白侧向扩散速率。可以把荧光素经特异性抗体连接到该膜蛋白分子上，也可以用重组 DNA 技术使膜蛋白与绿色荧光蛋白（GFP）融合后表达。小块区域内膜蛋白上的荧光物质被激光束照射后漂白，邻近区域未漂白的膜蛋白就扩散进入漂白区域，荧光复原所花的时间就用这种技术得到测量。与此互补的一种技术叫作光漂白中荧光素丢失（fluorescence loss in photo-bleaching，FLIP），即荧光持续照射一小块膜区域，使不断扩散进入的所有荧光素漂白，从而渐渐耗尽周围膜上所有的荧光素标记分子。在此过程中对照射区邻近的非照射区进行荧光强度的测量，即可获得膜蛋白分子的扩散系数。

5. 重组 DNA 技术对膜蛋白结构与功能关系的提示 编码运输蛋白的 DNA 一旦被克隆和测序，人们就能分析出其肽链的氨基酸序列。在编码特异片段肽链的 DNA 序列上制造突变，再把相应的突变 mRNA 注射进培养的哺乳动物细胞或爪蟾卵母细胞，这些细胞合成的突变蛋白可用来研究膜蛋白功能和结构改变的关系，特异氨基酸序列和肽链片段的重要性就得到了解。一旦编码一个膜蛋白的 DNA 得到克隆，就能很方便地以它为探针分离得到编码同源蛋白的相关 DNA，从而在膜运输蛋白的研究中获得有关该蛋白家族和异构体（isoforms）的信息。

6. 亲水图谱对穿膜区段的预测 根据一个蛋白质的肽链序列，使用亲水图谱（hydropathy plot）可以预测形成穿膜 α 螺旋的区段。以某个已知的标准物为参照，根据肽链上各段的氨基酸成分测算得到将该肽链各段从非极性溶剂转移至水所需要的自由能，从而提示 10~20 个氨基酸的片段的疏水性和在脂双层环境中存在的可能性。

7. 晶体结构对膜运输蛋白原子排布的解析 晶体结构是指物质在冷冻结晶状态下原子或分子的特定排列，显示在三维尺度下的晶格阵列。许多蛋白质都可以形成晶体，因此可以用 X 线晶体图谱（X-ray crystallography）研究，方法是用一束 X 线照射晶体，根据产生衍射的花样反映的晶体内部电子密度提示其原子和化学键的位置，分析蛋白质的构象。膜运输蛋白都是整合膜蛋白，不易与脂双层分离，因此，纯化和结晶都较困难，这也是用 X 线晶体图谱解析离子通道和通透酶的工作被视为膜运输蛋白研究的重大突破并获得诺贝尔奖的原因。

8. 膜运输蛋白在脂质体和细胞膜上的重建 将纯化的膜运输蛋白插入脂质体，再检测膜两侧的小分子组成，可以分析该膜蛋白运输小分子的种类和速率。类似地，将表达膜运输蛋白的重组 DNA 质粒转染哺乳动物细胞，也可以达到相同的目的。不过在后一种系统中，要考虑到细胞膜上已有的膜运输蛋白对强制转染的特定运输蛋白功能的影响。

9. 膜片钳技术与离子通道研究 膜片钳记录法（patch-clamp recording）在离子通道研究中引起了革命性变化。这种技术用一尖端光滑、充有电极内液的玻璃微吸管吸住一小片膜，使管口边缘与膜紧密封接，流经覆于吸管口这一小片膜上的通道（可能只有单个离子通道）的微弱电流被引导到放大器。用这一技术可以测量单个通道的离子运输情况。

10. 免疫荧光和流式细胞术对细胞和组织膜蛋白的定位/定量 在培养细胞上，可以通过重组 DNA 技术将标签肽与膜蛋白序列融合后强制表达，再采用免疫荧光技术，获得膜蛋白在质膜或内膜上的定位和定量信息。当需要对该蛋白的信息在人体或动物组织水平进行确认时，就必须在组织切片或超薄切片上进行光镜或电镜的免疫细胞化学。如果需要膜蛋白在特殊细胞群的表达水平改变的精确定量信息时，或分别检测膜蛋白的胞外或胞内结构域时，可以进行免疫荧光染色后的流式细胞术分析。

二、研究重点和突破主要在于膜运输蛋白构象、组分和调控

膜运输蛋白领域里近年的突破是能够在原子水平观察离子通道的结构。X 线晶体结构为理解一些通道蛋白对所运输物质的高度选择性的原理提供了依据。但是，迄今 X 线晶体结构只揭示了为数不多的离子通道的运输原理，而且大多来源于细菌，因为细菌样品可以大量制备获得膜蛋白。更多真核细胞的运输蛋白的 X 线晶体结构的解析，无疑将有助于认识像神经调控心脏以及神经环路调控这样复杂的生物学过程。用磁共振（NMR）技术获得运输蛋白实时图像可以显示蛋白质从一种构象变换为另一种构象的动态过程，还能显示通道蛋白从关到开的构象以及转运体蛋白结合或释放

所运分子的构象，对 X 线晶体结构是很好的补充，是目前强大的并很有前景的研究手段。作为长期目标，人们希望能观察到膜运输蛋白在生理性的膜脂和细胞的环境里的结构，从而进一步地认识它们在器官和机体水平的功能。最近，曾因解析细菌钾离子通道蛋白结构获 2003 年诺贝尔化学奖的 Mackinnon 报告了他们发现的哺乳动物细胞 G 蛋白门控的内向整流钾通道的晶体结构。这一 3.5Å 分辨率的原子水平结构说明了钾通道与 G 蛋白偶联受体和膜脂以及细胞内钠离子之间的关联，对解释乙酰胆碱降低心率这样的常见生理现象提供了通道构象的信息，所以被评论为"期待已久"的突破。

通过基因组学和蛋白组学手段可以发现更多的膜运输蛋白，并了解其中形成孔道的亚基之外的调节亚基。同时，了解某种特定的膜运输蛋白在何时、何种组织有特定表达以及如何受调控地表达，也是未来的一个主要挑战。

已知的膜运输蛋白在细胞内如何通过改变蛋白质翻译后修饰如磷酸化、泛素化或有限水解等实现对于活性的快速调控；有哪些常见的修饰类型；膜运输蛋白如何应答细胞内外信号特别是激素而快速地从细胞内膜泡转运到细胞表面执行功能（"上膜"），并在"不再需要"或"过多"的情况下被内吞和降解（"下膜"）；在此过程中哪些介导膜泡 - 质膜的专一识别、停靠和融合的蛋白质的作用机制等，都是本领域目前和未来主要的研究重点。

最后，由于膜运输蛋白对细胞和机体生理功能的重要性，针对它们的激活和抑制的化合物已成为一个药物大类，例如钙通道抑制剂用于治疗高血压；胰岛 β 细胞钾通道的抑制剂用于治疗 Ⅱ 型糖尿病等。开发更多、更特异地作用于某种组织的转运体和通道的化合物，将有利于提高药物疗效和降低毒副作用，其基础是对各种转运体和通道的分布、序列、构象、调控的更深入理解。

第三节 转运体介导的运输及其调控

转运体（transporters）指的是作为膜运输蛋白的一类穿膜蛋白，通过易化扩散或主动运输将物质（主要是小分子）运输过生物膜。从氨基酸序列比较来看，介导主动运输和被动运输的转运体蛋白在分子构造上存在极大的相同性。

转运体介导的小分子穿膜运输是上皮细胞为机体吸收营养、分泌小分子的功能基础，也是各种细胞摄取营养物质和排出小分子代谢物的方式，因此是细胞重要的生理活动。

一、转运体介导运输的特点是与所运物质结合并可进行偶联运输

转运体运送一个特异小分子的过程，与酶 - 底物反应有许多类似之处。首先，每种转运体对其所运分子有一个或多个特异性结合位点，某种转运体饱和时，意味着所有结合位点被占满，此时运输速率为最大，被叫作 V_{max}，该速率对某种转运体是具特征性的，并反映转运体蛋白在两种构象之间变换的速率。其次，每种转运体对其所运物质有一特征性的结合常数，即运输速率为其最大值一半时所运物质的浓度 K_m。显然，K_m 愈小，该转运体对所运物质的亲和力愈高。第三，像酶反应一样，所运物质与转运体的结合可被竞争性抑制物特异性地阻断（竞争同一位点并且被或不被转运体运输），也可被非竞争性抑制物阻断（在转运体的别处结合并特异性地改变转运体的构象）。转运体蛋白介导运输与酶反应的不同之处在于，转运体蛋白并不对所运分子作共价修饰，也就是说物质不受改变地从膜的一侧被送到另一侧。

有些转运体只运送一种物质，这叫单一运输（uniport），另一些转运体则进行偶联运输（coupled transport 或 cotransport），即一种物质的运输依赖第二种物质同时或后继的运输，这两种物质的运输可以方向相同称为同向运输（symport），也可以方向相反称为反向运输（antiport）。进行偶联运输的转运体蛋白又叫偶联转运体或共转运体（cotransporter），它们对一种物质进行主动运输时，依赖另一种物质的电化学梯度所贮存的能量。这方面最重要和典型的例子就是，肠道和肾脏的上皮细胞从肠腔和肾小管管腔中摄取葡萄糖需要偶联转运体来完成：肠腔和肾小管腔中葡萄糖浓度是低的，存在于这些细胞顶部质膜上的"同向运输"转运体系统在把管腔液中的钠离子顺电化学梯度运入细胞的同时把葡萄糖主动运入细胞。偶联转运体介导带电离子的运输时，往往一种转运体专一运输一对阳离子，另一种转运体专一运输一对阴离子，当然也有部分偶联转运体运输的一对离子中既有阳离子也有阴离子。

二、转运体介导运输的原理是构象变化导致与所运物质结合力和暴露方向的变化

转运体介导运输的原理是，转运体蛋白经历了

一个构象变化，先后交替地把所运物质结合的位点暴露于膜的两侧，从而完成运输。在转运体蛋白处于 A 状态时，结合位点暴露于膜外侧，X 物质结合上去，当构象转变为 B 状态时，结合位点暴露于膜内侧，X 物质被释放下来，这样 X 物质就从膜外到了膜内。由于转运体构象变化是随机的、可逆的，当 X 物质的电化学梯度是膜外高膜内低时，结合至 A 状态转运体的 X 分子必然多于结合至 B 状态的，从而 X 物质得以顺其梯度从膜外进入膜内。这就是转运体进行被动运输的原理。当转运体介导主动运输的时候，转运体蛋白与一种能源相连接，从而能够将物质逆其浓度梯度传送过膜。在动物细胞中，转运体主动运输所需要的能源主要是 ATP 水解供能和离子电化学梯度驱动力。

本节先介绍单一转运体，即进行被动运输的转运体；再介绍偶联转运体，即利用离子电化学梯度驱动主动运输的转运体；然后讨论 ATP 驱动泵，即利用 ATP 水解驱动主动运输的转运体。

三、单一转运体介导大多数细胞对葡萄糖、氨基酸和其他亲水小分子的被动运输

（一）单一转运体介导运输具有某些特性

单一转运体的运输对象是葡萄糖、其他单糖、氨基酸和其他亲水小分子，每种转运体蛋白特异地运输一种分子或一类密切关联的分子；属于被动运输，但是其速率大大高于被动扩散，所以又叫易化扩散；转运体蛋白仅在膜局部分布，而并非在全膜均匀分布；运输速率受到所运物质（也可被叫作"底物"）浓度的影响，在一定范围内，所运物质浓度愈高，运输速率也愈高，但当所运分子数量太大，转运体运输会达到最大速率而饱和。转运体与底物的亲和力 K_m 和最大运输速率 V_{max} 等参数反映运输的动力学，对每种转运体是特征性的。

（二）Glut 家族作为最典型和重要的单一转运体介导全身细胞对血液中葡萄糖的摄取

葡萄糖是真核细胞最基本和最持续的能量来源。了解最多的单一转运体就是葡萄糖转运体家族（glucose transporters，GLUTs），其成员介导的细胞对葡萄糖摄入是一种被动运输，或称易化扩散。GLUT1 作为其第一位被发现的成员，首先被发现分布于红细胞质膜上，后来被证明普遍存在于哺乳动物绝大多数细胞，因为细胞都需要通过它从血液或细胞外液摄取葡萄糖作为基本能量来源。血糖和细胞外液糖浓度一般高于细胞内部，因此 GLUT1 通常造成葡萄糖从细胞外向细胞内的净

流入，当然在葡萄糖浓度差相反的情况下 GLUT1 或其他 GLUT 也可以操作从内向外的运输，例如，在进食后小肠上皮细胞底侧部质膜上 GLUT2 转运体将细胞内葡萄糖运出到肠壁组织间液。将葡萄糖从血管运入全身组织依赖小血管的内皮细胞膜上大量存在的 GLUT1。像所有转运体一样，蛋白构象变化是运输的基础：糖结合位点在 A 状态向细胞外开放，而在 B 状态则向细胞质开放。除葡萄糖外，结构相似的异构体甘露糖和半乳糖也可被 GLUT1 运输，但是它们对 GLUT1 的亲和力要低得多，运输速率也就低得多。

人类基因组编码的葡萄糖单一转运体蛋白有一个家族，成员有 14 个，即 14 种异构体，名为 GLUT1～GLUT14，序号代表的是分子被克隆的先后。每个分子的氨基酸序列有很大的同源性，在结构上都同样形成 12 个穿膜 α 螺旋，这说明它们在进化上起源于一个运输蛋白。GLUTs 蛋白的三维结构尚未得到解析，但是从生化证据获知，穿膜 α 螺旋主要由疏水氨基酸组成，却在一些部位含有亲水氨基酸如丝氨酸、苏氨酸、天冬氨酸、谷氨酰胺，其侧链可以与葡萄糖的羟基形成氢键。各种异构体与葡萄糖的亲和力和运输容量有很大不同。根据分子序列和结构来看，GLUT 的 N- 糖基化修饰是保持与葡萄糖的高亲和力所必需的，并且，分子中某个胞外袢环结构的长度可能与反映亲和力的常数 K_m 呈负相关性，而某个胞内袢环结构的氨基酸序列可能影响不同异构体的运输动力学。

GLUTs 家族成员的差别主要在于组织分布的特异性、糖种类的特异性、运输的动力学特性以及调控。正是这种差异，既保障了不同的体细胞独立调控葡萄糖运输，又维持了同一时刻血糖浓度的稳定。家族的第一类异构体 GLUT1～4 均为专一运输葡萄糖的转运体。GLUT3 分布于脑内神经元细胞，在轴突和树突膜上特别丰富，因而得名"神经元葡萄糖转运体"。该转运体与葡萄糖的有特别高的亲和力（低 K_m）和运输容量，其亲和力高于 GLUT1、GLUT2 和 GLUT4，其运输容量可高出 GLUT1 和 GLUT4 至少 5 倍。考虑到脑脊液中的糖浓度（1～2mmol/L）要比血糖（5～6mmol/L）低很多，并且脑内的神经胶质细胞和内皮细胞所含的 GLUT 为 GLUT1，数目与神经元的 GLUT3 相当，GLUT3 特有的高亲和力和高运输容量保障神经元即使在血糖水平略低时也能以较高速率从细胞外液摄入葡萄糖，从而确保神经元的能量供应和大脑功能。GLUT2 主要分布于肝脏和胰岛 β 细胞，与

葡萄糖的亲和力低于 GLUT1，即 GLUT2 在较高血糖浓度时运输速率增加，而 GLUT1 则在较低血糖浓度时运输速率就增加，却在较高血糖浓度时会因转运体结合位点趋于饱和，表现为摄入速度增加不多。结果，当进食之后血糖从基础水平升至餐后水平时，肝脏和胰岛 β 细胞运入葡萄糖的速率翻了一倍，而红细胞和表达 GLUT1 的普通细胞的葡萄糖摄入速率只略微增加（图 4-3）。肝脏摄入的糖作为糖原储存起来以备饥饿时分解使用，而胰岛 β 细胞因糖浓度的升高触发了胰岛素的分泌，胰岛素调控肌肉和脂肪细胞增加糖摄取和代谢，同时抑制肝脏的糖生成，从而降低了血糖。位于小肠上皮细胞底部和侧部质膜上的葡萄糖转运体也是 GLUT2，因其对葡萄糖亲和力较低，只在进食后葡萄糖被大量摄入细胞时开始运作，将葡萄糖顺其浓度梯度运出细胞进入肠壁的组织间液。GLUT4 主要在肌肉和脂肪细胞表达，属于"胰岛素敏感的葡萄糖转运体"，它们应答胰岛素的调控而增加葡萄糖摄入，降低血糖。胰岛素对这些细胞的调控表现在胰岛素促进 GLUT4 膜蛋白以膜泡运输的途径从细胞质移到质膜上，从而使膜上有更多的 GLUT4，加速葡萄糖摄取。假如没有胰岛素，GLUT4 只出现在细胞质里而不出现在质膜表面。因此，这一调控是胰岛

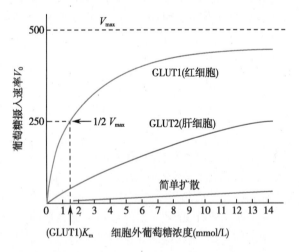

图 4-3 GLUT1 和 GLUT2 的运输速率与血糖浓度的关系
GLUT2 主要分布于肝脏和胰岛 β 细胞，与葡萄糖的亲和力低于 GLUT1，其 K_m 为 20mmol/L，而 GLUT1 的 K_m 约为 1.5mmol/L；即 GLUT2 在较高血糖浓度时运输速率增加，而 GLUT1 则在较低血糖浓度时运输速率就增加，却在较高血糖浓度时会因转运体结合位点趋于饱和而接近 V_{max}，表现为摄入速度增加不多。结果，当进食之后血糖从基础水平 5mmol/L 升至餐后水平 10mmol/L 时，肝脏和胰岛 β 细胞运入葡萄糖的速率翻了一倍，而红细胞和表达 GLUT1 的普通细胞只略微增加葡萄糖摄入速率

素降低血糖的主要机制，其缺陷或异常是成人糖尿病亦即 II 型糖尿病的病因之一，临床表现为持续的高血糖。

在儿童中，大脑对葡萄糖的需求高出成人 4～5 倍，并且占全身利用率的 80%。GLUT1 基因突变在儿童造成一种少见的 GLUT1 综合征，表现为癫痫发作和发育迟缓。

GLUTs 在临床和医学研究中受到很多关注的另一个原因是，这一家族的成员也是肿瘤细胞摄取葡萄糖的重要转运体，在肿瘤细胞高表达，并与增殖加快和恶性表型相关，甚至被看做预后指标。肿瘤细胞代谢率高、生长快，以糖酵解方式代谢葡萄糖，这些都使它们摄取葡萄糖增加，需要相应地增加 GLUT 的表达。GLUT1 和 GLUT3 受到肿瘤常见微环境因素缺氧的诱导表达，因为 GLUT1 和 GLUT3 是低氧激活的转录因子 HIF-1 的靶基因。据报道 GLUT1 在大多数肿瘤细胞和组织都高表达，与乳腺癌、头颈部肿瘤、肺癌等治疗后预后相关；GLUT3 在肾脏、结肠、胎盘来源的肿瘤细胞系有表达。

四、偶联转运体通过同时运输一对物质实现主动运输

在偶联运输中，转运体利用一种物质（典型的是无机离子）的电化学梯度中贮存的能量来主动运输另一种物质（典型的是单糖和氨基酸）。在动物细胞质膜上，钠离子（Na^+）往往是被偶联送入细胞的离子，它外高内低的跨膜电化学梯度为第二种物质的主动运输提供大量能量。

（一）钠-葡萄糖和钠-氨基酸同向转运体介导小肠上皮细胞对营养物质的吸收

在肠和肾小管上皮细胞质膜上存在多种利用 Na^+ 梯度的同向运输系统，各自负责运送一组特异糖类或氨基酸进入细胞。在运输过程中，所运物质和 Na^+ 结合于转运体蛋白的不同位点上，Na^+ 顺其电化学梯度欲进入细胞，而糖或氨基酸在某种意义上可以说被一起"拽"了进来。Na^+ 的电化学梯度愈大，所运物质进入的速率也就愈大，结果，如果管腔液中 Na^+ 的浓度降低，糖或氨基酸的进入就会减少。以 Na^+ 梯度驱动的葡萄糖转运体的工作原理为例，转运体在 A 和 B 两种构象状态间变换：蛋白结构在 A 状态向细胞外开放，而在 B 状态则向细胞质开放。Na^+ 和葡萄糖在转运体上的结合是协同的，即其中一个的结合诱发转运体构象改变，大大增加对另一个的亲和力。因为 Na^+ 的细胞外

液浓度很高，葡萄糖也就很容易在 A 状态结合于转运体，这样，Na^+ 和葡萄糖两者经转运体状态的 A→B 变换进入细胞，比经 B→A 变换离开细胞要容易发生，所以总的结果是 Na^+ 和葡萄糖的净入。值得注意的是，由于两者结合有协同作用，缺一种则另一种无法结合上转运体，因而只有在两者俱备的情形下，转运体才会发生两种构象之间的变换。据计算，当有 2 个 Na^+ 流入对应于 1 个葡萄糖流入时，造成的胞内葡萄糖浓度可以高出胞外 3 万倍。这提示，即使肠和肾小管管腔内只有极低浓度的葡萄糖，上皮细胞也能通过该偶联转运体将其运入细胞而不致被丢弃。

这种 2 个 Na^+-1 个葡萄糖的偶联转运体含有 14 个穿膜 α 螺旋。当用分子生物学手段截短肽链使其仅含 C 端 5 个穿膜 α 螺旋时，该转运体可以不依赖 Na^+ 而完成葡萄糖的被动运输，说明这部分的功能相当于单一转运体，而 N 端部分（包括穿膜 α 螺旋的 1～9 个）是 Na^+ 偶联运输葡萄糖所必需的。由于哺乳动物细胞上这种 2 个 Na^+-1 个葡萄糖的偶联转运体的三维结构尚未获得，人们从细菌的 2 个 Na^+-1 个亮氨酸偶联转运体的结构中得到一些线索，发现两者的偶联运输发生在钠离子直接结合到亮氨酸的羧基上之后；两者的结合位点位于转运体的穿膜片段中间，并且在运输过程中两者都被"关"在转运体蛋白中不能自由分离，这说明偶联运输可能依赖两种物质的直接相互作用。这些研究证据为解释钠 - 葡萄糖和钠 - 氨基酸同向偶联转运体的工作原理提供了分子机制。

（二）转运体不对称分布是上皮细胞吸收功能的基础

肠和肾小管上皮细胞都是具有吸收功能的上皮细胞，也是所谓有极性的细胞，即细胞被其侧面的紧密连接装置分为与面向管腔的顶部（apical portion）以及与底部基膜和相邻细胞接触的底部和侧部（称为底侧部，basolateral portion）。质膜也因此被分为顶部质膜和底侧部质膜两个区域。上皮细胞通过在顶部质膜形成大量如指状突起的微绒毛而大大增加质膜面积，增加运输容量，如小肠和肾小管的刷状缘。同向运输的钠 - 糖转运体和钠 - 氨基酸转运体分布于肠和肾小管上皮细胞的顶部质膜区域，是肠上皮吸收营养物质和肾小管重吸收原尿中小分子物质的第一步，即小分子物质从管腔进入细胞。这些上皮细胞内的单糖和氨基酸浓度一般高于管腔，所以只有介导主动运输的同向偶联转运体才能逆着化学梯度实现这个步骤。而

肠上皮的吸收和肾小管的重吸收意味着小分子物质进入上皮细胞后还要被运出细胞，再进入管壁的组织间液进而入血液。这一步骤是由位于上皮细胞底侧部质膜上的单一转运体通过被动运输实现的，因为上皮细胞内部的单糖和氨基酸浓度高于组织间液，底侧质膜的单一转运体帮助这些物质顺其浓度差被动地离开细胞。肠腔内食物中的营养物质或者肾小管原尿中需要重吸收的物质，主要是单糖、氨基酸、核苷酸和其他小分子，经由这两个步骤从管腔进入了管壁组织，随后再进入血液，这个过程被冠以一个专门的名词，叫作"跨上皮运输"（transepithelial transport）。需要指出的是，依赖钠离子的同向偶联转运体在运输葡萄糖或氨基酸的过程中改变了外高内低的 Na^+ 梯度，而维持膜两侧正常 Na^+ 梯度的要依靠位于底侧部质膜上的 Na^+-K^+ 泵，该泵将进入细胞的 Na^+ 再泵出去。由此可见，细胞运输小分子的功能常常需要多种转运体蛋白协同工作，并且各种转运体在质膜上必须被限制于特定的位置。有极性的细胞上这种"转运体不对称分布"的特性是上皮细胞吸收功能的基础（图 4-4）。

（三）H^+ 梯度驱动的同向转运体介导细菌的乳糖摄入

在细菌、酵母以及动物细胞一些膜包围的细胞器，许多由离子梯度驱动的膜上主动运输是依赖 H^+ 而非 Na^+ 的。这反映出这类膜上 H^+ 泵（也叫质子泵，proton pump）占优势，造成细胞外高内低的 H^+ 跨膜梯度，而 Na^+ 泵几乎缺如。细菌细胞主要靠这种转运体完成糖和氨基酸的主动运输，其中研究较多的一个 H^+ 驱动同向运输的例子就是将乳糖运入大肠埃希菌的乳糖通透酶（lactose permease）。该酶由 12 个穿膜 α 螺旋松弛折叠而成，在运输过程中，一些螺旋发生滑动，导致倾斜。这一动作使螺旋之间的一个裂隙打开又关闭，先是向膜的一侧、然后再向另一侧暴露了乳糖和 H^+ 的结合位点。

（四）Na^+ 梯度驱动的反向转运体降低心肌细胞内 Ca^{2+} 浓度

心肌细胞膜上的反向运输转运体 Na^+-Ca^{2+} 交换蛋白扮演了维持细胞内低钙的主要角色。该转运体每运入 3 个 Na^+，逆着 Ca^{2+} 的电化学梯度运出 1 个 Ca^{2+}，造成心肌细胞内的低钙浓度。细胞质基质游离 Ca^{2+} 浓度的升高会引发心肌收缩，所以该反向转运体的运作将减弱心肌收缩强度。值得指出的是，该转运体的运作依赖心肌细胞外的高 Na^+ 浓度，而 Na^+ 梯度的维持依赖膜上另一转运体

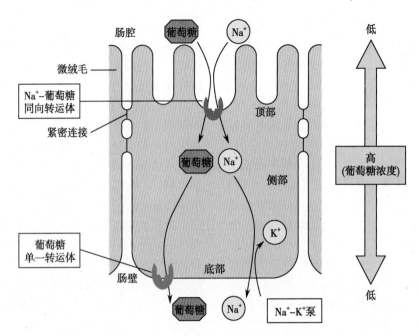

图 4-4　小肠上皮细胞质膜上的多种转运体

同向运输的钠 - 葡萄糖转运体分布于肠上皮细胞的顶部质膜区域。这些上皮细胞内的单糖和氨基酸浓度一般高于管腔，所以只有介导主动运输的同向偶联转运体才能逆着化学梯度实现这个步骤。葡萄糖单一转运体位于上皮细胞底侧部质膜上，通过被动运输将进入上皮细胞的葡萄糖运出细胞。因为上皮细胞内部的单糖浓度高于组织间液，底侧膜的单一转运体帮助这些物质顺其浓度差被动地离开细胞。依赖钠离子的同向偶联转运体在运输葡萄糖的过程中改变了外高内低的 Na^+ 梯度，而维持膜两侧正常 Na^+ 梯度的要依靠位于底侧部质膜上的 Na^+-K^+ 泵，该泵将进入细胞的 Na^+ 再泵出去。细胞侧面的紧密连接不单限制了各种运输蛋白的分布，也阻止了运出上皮层进入组织的营养物质回流到管腔

蛋白，即 ATP 驱动的 Na^+-K^+ 泵，因此当使用抑制 Na^+-K^+ 泵的药物如乌本苷（ouabain）和地高辛时，这一 Na^+-Ca^{2+} 交换蛋白的活动也间接受到影响，细胞内 Ca^{2+} 浓度升高，由此这些药物可用于治疗充血性心力衰竭，增强心肌收缩。

（五）Na^+ 梯度驱动的反向转运体参与维持细胞质酸碱度的稳定

蛋白质需要最适 pH 来实行其功能，不同的细胞器需要特定的 pH 环境，如溶酶体酶必须在溶酶体的低 pH（≈5.0）环境下工作，而胞质的酶则要求近中性的 pH（≈7.2）。因此，控制胞质和细胞器特有的酸碱度对细胞是至关重要的。H^+ 可以自细胞外漏入，也可以从细胞内的成酸反应生成。细胞内过多 H^+ 主要来源于有氧代谢产生的 CO_2、与水生成的碳酸（H_2CO_3）和葡萄糖无氧代谢产生的乳酸。处理过多 H^+ 的机制有两种，一是将 H^+ 直接运出去，二是带入 HCO_3^- 中和 H^+。对于大多数细胞的胞质 pH 维持来说，质膜上有一种或多种反向运输转运体蛋白，保证了胞质 pH 维持在 7.2 左右。有些反向运输转运体蛋白使用第一种机制，利用 Na^+ 梯度贮存的能量将胞质中过多的 H^+ 运出胞外。例

如 Na^+-H^+ 交换蛋白，它将 Na^+ 内流与 H^+ 外流相偶联。另一些反向运输蛋白则将两种机制结合起来，如 Na^+ 驱动的 Cl^--HCO_3^- 交换蛋白，它将 Na^+ 和 HCO_3^- 的内流与 Cl^- 和 H^+ 的外流相偶联，也就是造成 $NaHCO_3$ 进来和 HCl 出去。Na^+ 驱动的 Cl^--HCO_3^- 交换蛋白比 Na^+-H^+ 交换蛋白更为高效，因为每有一个 Na^+ 进入，就有一个 H^+ 被运出，同时另有一个 H^+ 被中和。在有 $NaHCO_3$ 来源的情况下，Na^+ 驱动的 Cl^--HCO_3^- 交换蛋白是调节胞质 pH 的最重要的反向运输转运体蛋白。这两种转运体都受细胞质 pH 的调节，在 pH 下降时活性增高。

（六）Cl^--HCO_3^- 反向转运体维持某些细胞内外特殊的酸碱度和离子浓度差

一种不依赖 Na^+ 的 Cl^--HCO_3^- 转运体，在细胞内碳酸根离子（HCO_3^-）升高的情况下，将 HCO_3^- 运出细胞，同时将细胞外的氯离子（Cl^-）运入，从而介导一些细胞输出 HCO_3^- 和二氧化碳，或配合一些细胞外酸化的活动。由于这种转运体将两种阴离子反向转运，也被称为阴离子交换蛋白（anion exchanger）。

胃腔含有 0.1mol/L 盐酸，对饮食中的细菌起

到杀菌作用，对蛋白质起到变性作用，并为需要酸性 pH 的胃蛋白酶提供合适环境。盐酸（HCl）是由胃上皮层的壁细胞（parietal cells）分泌到胃腔的，这些细胞因此又叫作泌酸细胞，它们邻近胃腔的顶部质膜含有 H^+-K^+ 泵，把 H^+ 运出细胞，即泌入胃腔。但是，由于细胞内 $[H^+] \times [HO^-]$ 为常数，如果壁细胞单纯运出 H^+，细胞内的 HO^- 浓度就会上升，细胞质变得过于碱性。为此壁细胞的底侧部质膜上的 Cl^--HCO_3^- 反向偶联转运体，在胞质 pH 升高时被激活，但与前述依赖 Na^+ 的 Cl^--HCO_3^- 转运体运输方向相反：此时"多余的" HO^- 与从血液中扩散进入的 CO_2 结合成为 HCO_3^-，HCO_3^- 将顺其梯度离开细胞，同时 Cl^- 被运入。壁细胞底侧部质膜上的 Cl^--HCO_3^- 反向偶联转运体就这样配合了 H^+-K^+ 泵运出 H^+ 的活动。

在红细胞膜上含量特别丰富的 Band3 蛋白，就是这种不依赖 Na^+ 的 Cl^--HCO_3^- 转运体，它将红细胞中携带的 CO_2 以 HCO_3^- 形式从胞质迅速排除至血液，实现了血液通过肺毛细血管时的气体交换。

近年发现，这种 Cl^--HCO_3^- 转运体在破骨细胞向细胞外分泌质子以酸化与骨质交界处的基质也起到重要作用。破骨细胞泌酸即向细胞外运输 H^+ 是骨吸收和骨重建的必要条件。破骨细胞在泌酸的过程还必须保持自身细胞内 pH 值的稳定。在此过程中，膜上多种运输蛋白包括 H^+ 泵、Cl^--HCO_3^- 反向偶联转运体、Na^+-H^+ 反向偶联转运体共同协调，从而完成两方面的任务。

五、ATP 驱动的离子泵通过不同方式保障了大多数离子的跨膜浓度差

从上述偶联转运体的工作原理可见，离子梯度在驱动细胞的许多基本运输活动中起到了关键作用，而建立和维持这些离子梯度则有赖于利用 ATP 水解供能的各种离子泵。在这个意义上可以说，ATP 驱动的离子泵介导了原发的主动运输，而偶联转运体则介导了继发的主动运输。

最早发现的这类离子泵是对 Na^+ 进行主动运输的转运体。因为它逆着极高的电化学梯度将 Na^+ 运出细胞，而将 K^+ 运入细胞，所以称之为 Na^+-K^+ 泵。又因为它的能量来源是自身进行 ATP 水解获得的，又把它叫做 Na^+-K^+-ATP 酶。后来又发现了位于大多数细胞质膜上的 Ca^{2+} 泵、位于某种胃上皮细胞质膜的 H^+ 泵等。这类转运体分子能发生可逆地磷酸化和去磷酸化，运输过程依赖的正是这种自动的磷酸化，即去磷酸化循环，就是所运

物质与转运体的结合引发转运体蛋白的磷酸化，并引起构象变化，导致所运物质在膜的另一侧被释放，随即引发转运体蛋白的去磷酸化，并引起另一种构象变化。泵的两种状态分别以磷酸基团的存在与缺如为标志，这样一类离子泵被统称为"P 型运输 ATP 酶"（P 指 phosphorylation，即磷酸化），由结构和功能相关的蛋白家族组成，一般都是含两个催化亚基和两个调控亚基的四聚体，主要泵运离子，所以又叫作"P 型离子泵"。所有 P 型离子泵都有保守的天冬氨酸残基作为磷酸化的位点，催化亚基有相同的分子量和结构。这些提示，运输不同离子的家族成员在进化上起源于同一分子。

ATP 驱动的离子泵的另一个特点是，受到所运物质的电化学梯度以及 ATP/ADP 比率的调控，离子泵可以被反向驱动，这种情况下就有 ATP 生成。就 Na^+-K^+ 泵而言，在实验条件下如果将 Na^+ 和 K^+ 梯度扩大到这样一个程度，即贮存于离子电化学梯度中的能量大于 ATP 水解的化学能，那么这些离子就会顺着它们的电化学梯度移动，Na^+-K^+ 泵就驱动了从 ADP 和磷酸合成 ATP 的过程。究竟 Na^+-K^+ 泵的工作是用于生成 ATP 还是将 Na^+ 泵出细胞，取决于 ATP、ADP 和磷酸的浓度以及 Na^+ 和 K^+ 的电化学梯度。

另外有一种运输 ATP 酶，位于多种细胞器的膜上，叫作"V 型运输 ATP 酶"或简称"V 型 ATP 酶"，V 指的是膜泡（vacuole 或 vesicle）。这种运输蛋白在结构上完全不同于 P 型运输 ATP 酶。它们是一种涡轮状的结构，由很多个复杂的蛋白亚基构成。它们在正常情况下是逆向工作的，即不是 ATP 水解泵运离子 -H^+，而是 H^+ 的跨膜梯度驱动从 ADP 和磷酸合成 ATP，因此名为"ATP 合成酶"。这种通过 H^+ 的运输合成 ATP 的酶分布于线粒体内膜、细菌质膜和叶绿体类囊体的膜上。众所周知，线粒体内膜的 ATP 合成酶是哺乳动物细胞能量的制造者，在此可见，其实它的一个亚基是一个顺着 H^+ 的跨膜梯度运输 H^+ 的转运体蛋白，H^+ 梯度蕴含的能量驱动了另一个亚基合成 ATP。H^+ 跨膜梯度的形成则源于线粒体内膜的电子传递过程。

尽管正常情况下 V 型运输 ATP 酶合成 ATP，被看作 ATP 合成酶，但它们也可以反向工作，即像 P 型运输 ATP 酶在正常情况下一样，水解 ATP，泵运 H^+。这种反向工作的 V 型运输 ATP 酶位于溶酶体、内体、突触小泡和植物细胞液泡的膜上，所泵运的离子全部是氢离子或称质子，因此被叫作"V 型质子泵"，作用是使这些细胞器内部酸化。

同样泵运 H^+，V 型与 P 型质子泵的不同在于，V 型质子泵在运输过程中不发生磷酸化 - 去磷酸化改变。另一个不同当然是分布的位置，典型的 V 型质子泵主要位于溶酶体等内部酸化的膜泡，而 P 型质子泵位于某些细胞的质膜上。第三个不同在于，V 型质子泵运作时是所谓"产电的"（electrogenic），即发生膜两侧电荷的净移动，因为在质子被泵至细胞器腔内时，产生了腔内正、细胞质基质负的电位趋势。这种电位差的增大将阻止更多质子的运入，所以，V 型质子泵要达到细胞器内部酸化效果，细胞器必须伴随发生等量的阴离子（如 Cl^-）运入。而 P 型质子泵往往向相反方向泵运电荷相等的一对阳离子，它们因而不是"产电的"。

那些顺着 H^+ 的跨膜梯度运输 H^+ 同时合成 ATP 的转运体蛋白也叫作"F 型质子泵"，在哺乳动物细胞最主要和著名的这种转运体蛋白就是线粒体内膜的 ATP 合成酶（F_0F_1 复合体），尽管正常情况下它并不泵运质子。

（一）普遍存在的 Na^+-K^+ 泵造成细胞外高钠、细胞内高钾的特殊离子梯度

大多数细胞的细胞内 Na^+ 浓度低于细胞外 10～20 倍，K^+ 浓度则是细胞内高于细胞外 20～30 倍，这样一种特定的离子梯度对于细胞的许多活动至关重要，其维持正是依靠 Na^+-K^+ 泵（sodium-potassium pump）的作用。一般动物细胞能量需要的 1/3 耗费于该泵，在神经元中，这种消耗可达 2/3，可见该蛋白对细胞生存的重要性。

JC Skou 等人揭示了 Na^+-K^+-ATP 酶这一运输离子的酶的组分和工作原理，因而获得 1997 年的诺贝尔化学奖。Na^+-K^+-ATP 酶是由两个大的多次穿膜的催化亚基（约 1000 个氨基酸残基）和两个小的糖蛋白相联组成的。糖蛋白的作用可能是帮助催化亚基合成时正确折叠，但不参与运输离子的过程。在催化亚基的胞质面有 Na^+ 和 ATP 的结合位点，其外表面有 K^+ 的结合位点，整个分子能可逆地磷酸化和去磷酸化，运输过程依赖的正是这种自动的磷酸化 - 去磷酸化循环。催化亚基磷酸化是由于在胞质面 ATP 水解成 ADP，其末端磷酸基团在 Na^+ 存在时就转移至催化亚基的一个精氨酸残基上。这种依赖 Na^+ 的磷酸化引发了构象变化，导致 Na^+ 被运送出细胞，随即又发生了依赖 K^+ 的去磷酸化，即在细胞外表面有 K^+ 存在时，亚基上的磷酸基水解脱落，结果 K^+ 被运送入细胞，这时亚基又恢复原来的构象。由此可以解释为什么 Na^+、K^+ 运输与 ATP 水解紧密偶联，并且这种运输和水

解的条件是 Na^+ 和 ATP 存在于细胞内、K^+ 存在于细胞外。一些药物如乌本苷（一种箭毒苷）和地高辛在 Na^+-K^+-ATP 的胞外结构域有结合位点，它们能对 ATP 酶发生特异性的抑制。

Na^+-K^+-ATP 酶每水解 1 分子 ATP，同时泵出 3 个 Na^+，泵入 2 个 K^+。产生的直接效应是细胞外高钠、细胞内高钾的特殊离子梯度。其间接效应有：

1. 调节细胞容积　细胞质膜上存在水孔蛋白，是易化水的穿膜运输的通道蛋白，经此水通道，水可以顺着自己的梯度进出细胞，这一过程就叫做"渗透"。因细胞内有固有阴离子，又为平衡固有阴离子而伴随存在的许多阳离子，它们共同形成一个要把水"拉"进来的渗透压；与之对抗的是细胞外渗透压，这主要由 Na^+、Cl^- 等无机离子造成。但细胞外高钠使 Na^+ 有顺其梯度流入细胞的倾向。唯有 Na^+-K^+-ATP 酶把流入的 Na^+ 不断泵出，才维持了膜内外渗透压的平衡。红细胞膜富含水通道，对水快速通透，会很快在低渗溶液中胀破或在高渗溶液中皱缩。因此，红细胞容积的维持高度依赖 Na^+-K^+ 泵。用乌本苷处理细胞，造成 Na^+ 流入，水跟随流入，红细胞将很快肿胀破裂。不过大多数其他细胞的容积保持不像红细胞那样对渗透压敏感和对 Na^+-K^+ 泵依赖，这可能因为大多数细胞的胞质是凝胶状的，对渗透压变化造成的容积变化有一定的缓冲作用。

2. 保证偶联转运体的主动运输　Na^+ 梯度中储存的能量使某些转运体蛋白可以同向运输或反向运输的形式，主动把氨基酸和葡萄糖运入细胞，把 Ca^{2+}、H^+、Cl^- 等离子运出细胞。

3. 参与形成膜电位　膜电位是指膜两侧由于正离子和负离子数目不对等导致的电压差。正常动物细胞都存在膜内相对膜外 $-60mV$ 的电位差，其形成有多种因素。由于 Na^+-K^+ 泵的一个催化亚基每泵出 3 个 Na^+ 只泵入 2 个 K^+，这一离子泵也是"产电的"，结果造成膜内相对负于膜外的电位差，这一效应对静息膜电位的形成有 10% 的作用（静息膜电位形成的主要因素是 K^+ 通道）。

（二）质膜和肌质网膜的 Ca^{2+} 泵维持细胞质基质的低钙水平，保障钙离子作为信号分子的性质，并介导肌肉舒张等生理活动

钙离子是细胞信号转导途径中的第二信使。钙离子介导的信号事件调控多种细胞活动，包括神经末梢释放递质小泡、心肌和骨骼肌收缩、视网膜上视觉信号加工、淋巴细胞免疫应答、胰岛素释放、细胞凋亡等。钙离子之所以具备这种细胞内信

使的特征，前提就是细胞质基质（cytosol）中游离 Ca^{2+} 浓度维持在很低水平，当某些细胞外信号作用于细胞时，骤然升高的游离 Ca^{2+} 浓度可以成为细胞对信号应答和传导的一种方式，然后 Ca^{2+} 浓度又迅速被降低，上述细胞活动结束。

真核细胞质基质中游离 Ca^{2+} 浓度很低（静息细胞为 $\approx 10^{-7} mol/L$，收缩细胞为 $\approx 10^{-6} mol/L$），细胞外 Ca^{2+} 浓度则很高（$\approx 10^{-3} mol/L$），两者相差约 1000 倍。肌肉细胞的肌质网是一种特化的内质网，是 Ca^{2+} 的储存池，其腔内 Ca^{2+} 浓度也大大高于胞质（$\approx 10^{-2} mol/L$）。质膜或肌质网膜两侧的这种钙梯度有十分重要的意义，因为只有细胞质基质维持很低的游离 Ca^{2+} 浓度，当细胞外信号作用时，钙离子顺其浓度梯度的快速穿膜流动，骤然升高的游离 Ca^{2+} 浓度才能介导信号的转导。例如神经末梢的去极化（意为改变原来内负外正的电位差即极化状态）可引发 Ca^{2+} 内流，导致末梢释放乙酰胆碱；肌细胞的去极化可引起肌质网中 Ca^{2+} 释放至胞质，导致肌丝收缩。Ca^{2+} 梯度的维持相当程度上依赖膜上的 Ca^{2+} 泵（calcium pump），这些 Ca^{2+} 泵有一种是 P 型运输 ATP 酶，另一种实际上是被 Na^+ 电化学梯度驱动的反向运输蛋白，叫作 Na^+-Ca^{2+} 交换蛋白。在细胞受外界信号刺激而升高胞质基质 Ca^{2+} 浓度后，肌质网膜上的大量 Ca^{2+} 泵负责将胞质中的 Ca^{2+} 泵回肌质网，导致肌舒张。非肌细胞的内质网膜上也存在类似的 Ca^{2+} 泵，但数量较少。

肌质网膜上的 Ca^{2+} 泵或称 Ca^{2+}-ATP 酶，常被叫做肌钙泵（muscle calcium pump），是了解得最清楚的 P 型离子泵。这个 Ca^{2+}-ATP 酶占肌质网膜蛋白质总量的 90%，因此易于提纯，也由此可见钙泵对肌肉功能的重要。像所有 P 型运输 ATP 酶一样，这个蛋白在泵运 Ca^{2+} 过程中经历了磷酸化和去磷酸化的变化，每水解 1 分子 ATP 把 2 个 Ca^{2+} 从细胞质中泵入肌质网腔。对 Ca^{2+}-ATP 酶以及另一个与之相关的真菌 H^+ 泵的 X 线晶体图谱研究第一次提供了共有相似结构的 P 型运输 ATP 酶家族的资料（图 4-5）。

Ca^{2+}-ATP 酶的活性受到钙调蛋白（calmodulin, CaM）的调控。钙调蛋白位于细胞质基质、质膜和内质网膜（肌质网膜），是一种能与钙离子结合的小分子蛋白质。当细胞内 Ca^{2+} 浓度升高时，钙调蛋白与钙离子结合，然后与 Ca^{2+}-ATP 酶结合，触发酶的别构性激活，结果是钙离子被泵到质膜外或肌质网腔内增多，细胞质基质内 Ca^{2+} 浓度很快回落至

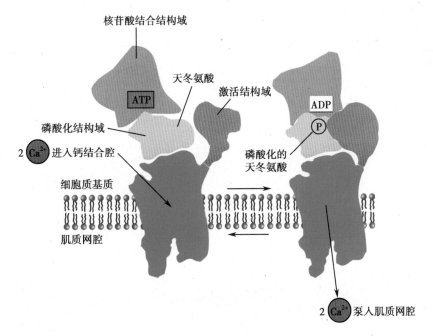

图 4-5 Ca^{2+} 泵的结构和工作原理

位于肌质网膜的 Ca^{2+}-ATP 酶含 10 个穿膜 α 螺旋，其中 3 个排成穿越脂双层的中央通道。在非磷酸化状态，蛋白分子的 2 个螺旋裂开，形成一个面向胞质的腔隙，让 2 个 Ca^{2+} 结合。ATP 在同一面结合至其位点，并将其末端磷酸基团转移至相邻结构域的天冬氨酸上使之发生磷酸化，导致整个穿膜 α 螺旋的剧烈构象变化，结果 Ca^{2+} 结合位点打破，Ca^{2+} 在膜的另一侧被释放，即被送入肌质网腔

静息状态的低水平。钙调蛋白的活性也可受自身磷酸化、乙酰化、甲基化等多种翻译后修饰调控，由此，细胞内外各种信号途径可以通过调控钙调蛋白的化学修饰而影响 Ca^{2+}-ATP 酶的活性。

（三）H^+-K^+ 泵介导胃上皮泌酸

盐酸是由胃上皮的壁细胞分泌到胃腔的，这些细胞邻近胃腔的顶部质膜含有 H^+-K^+ 泵，进行 H^+-K^+ 交换，把 H^+ 运出细胞即泌入胃腔，造成百万倍的跨膜 H^+ 梯度，即胃腔内 $pH \approx 1$，而细胞内 $pH \approx 7$。这个 H^+-K^+ 泵常被简称为质子泵，它也是 H^+-K^+-ATP 酶，与上述 Na^+-K^+-ATP 酶一样属于 P 型运输 ATP 酶，依赖 ATP 作为能源进行离子泵运，所以也叫 P 型质子泵。该转运体有两个含 10 个穿膜片段的 α 催化亚基和两个糖蛋白 β 亚基。在壁细胞受刺激分泌胃酸时，该转运体大量出现于细胞顶部微绒毛部位的质膜内陷形成的分枝状的分泌小管，其催化亚基先是结合 H^+ 并磷酸化，然后是 H^+ 被运送到细胞外（胃腔），再发生与胃腔液中 K^+ 的结合并去磷酸化。

为了避免壁细胞运出 H^+ 造成的细胞内酸碱平衡紊乱，壁细胞底侧部质膜上的 Cl^--HCO_3^- 反向偶联转运体把 HCO_3^- 从胞质运入血液，配合 H^+-K^+ 泵运出 H^+ 的活动。此处可见，细胞运输小分子的功能常常需要分布于质膜特定位置的多种转运体协同工作。这种转运体不对称分布的特性不但是上皮细胞吸收小分子功能的基础，如前述小肠上皮细胞的葡萄糖吸收，也是上皮细胞分泌小分子功能的基础，如胃的壁细胞泌酸。重要的是，上述两个转运体还需要壁细胞质膜上特殊的 K^+ 通道和 Cl^- 通道配合才能正常工作，其 K^+ 通道的特殊性在于它不是受电压调控，而是对 pH 敏感。可见细胞对小分子的运输还常常需要转运体和通道两种运输蛋白协同工作（图 4-6）。

壁细胞泌酸过度与人类常见疾病消化性溃疡和胃 - 食管反流综合征有关。在发现幽门螺杆菌是消化性溃疡的致病原因之一之前，抑制胃酸分泌是唯一的治疗手段，现在制酸剂与抗生素共同作为常规的治疗药物。而胃 - 食管反流综合征的治疗主要依赖对胃酸分泌的抑制。1975 年替莫拉唑（timoprazole）作为首个质子泵抑制剂用于消化性溃疡治疗，其靶点就是 H^+-K^+-ATP 酶。后来又有一系列衍生物问世，并且仍有许多此类化合物处于开发阶段。与早先的制酸剂组胺抑制剂相比，质子泵抑制剂的特点也是优点，是直接结合在酶上，因此无论诱发胃酸过度分泌的原因是否与组胺有关都有效。认识到 H^+-K^+-ATP 酶泌酸依赖对钾离子的

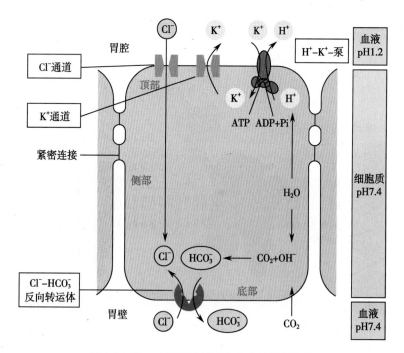

图 4-6 胃上皮壁细胞质膜上的多种运输蛋白

壁细胞顶部质膜含有 H^+-K^+ 泵，进行 H^+-K^+ 交换，把 H^+ 运出细胞即泌入胃腔。壁细胞底侧部质膜上的 Cl^--HCO_3^- 反向偶联转运体把 HCO_3^- 从胞质运入血液，配合 H^+-K^+ 泵出 H^+ 的活动，避免壁细胞运出 H^+ 造成的细胞内酸碱平衡紊乱。壁细胞顶部质膜上同时存在特殊的 K^+ 通道和 Cl^- 通道配合 H^+-K^+ 泵和 Cl^--HCO_3^- 反向偶联转运体工作

运输以后，并且针对质子泵抑制剂的某些缺陷，人们在 20 世纪 80 年代又开发出通过竞争性抑制钾离子通道来抑制 H^+-K^+-ATP 酶的药物，这类化合物被称为"钾离子竞争性的酸泵拮抗剂"。

（四）溶酶体和内体膜上的 V 型质子泵也是 ATP 酶

溶酶体、内体、突触小泡、分泌颗粒、植物液泡之类细胞器内部的 pH 值较低，就是因为在这些细胞器的膜上存在着质子泵，它们是反向工作的 V 型运输 ATP 合成酶，水解 ATP 获得能量，将细胞质基质中的 H^+ 泵入，被称为 V 型质子泵，又常被称为 V 型 ATP 酶，功能是保障特殊细胞器内部的酸性环境和细胞器功能。后来发现这种 V 型（膜泡型）质子泵也可分布在一些细胞的质膜上，如肾小管上皮细胞、破骨细胞、巨噬细胞和中性粒细胞等，分别与肾小管中尿液的酸化、骨基质的酸化和吸收、吞噬细胞内部 pH 的稳定有关。以溶酶体膜上的质子泵为例，它造成溶酶体腔内与细胞质基质之间高达 100 倍的质子梯度，溶酶体内 $pH \approx 4.5 \sim 5$，细胞质基质 $pH \approx 7.4$。酸性 pH 环境为溶酶体内各种蛋白酶、核酸酶和其他酸性水解酶提供了最适 pH。如果溶酶体破裂，将细胞质基质的 pH 改变为 5 的话，所有在中性 pH 值才有功能的蛋白质都会被破坏，细胞会死亡。在内体 - 溶酶体途径上，这些细胞器进行性的酸化是胞吞途径所必需的；而在从高尔基体到分泌颗粒途径上，细胞器的酸化也是受调分泌途径中激素在分泌颗粒内的加工所必需的。因此，用 V 型质子泵的特异性抑制剂处理依赖这些途径的细胞，会造成细胞功能障碍甚至死亡。

人们将溶酶体质子泵蛋白分离、纯化并整合到脂质体进行研究，证明其含有一个亲水的细胞质组分（V_1）和一个穿膜组分（V_0），V_1 由 8 个亚基组成，V_0 则由多个脂蛋白亚基组成。发现当 ATP 结合到 V_1 的 b 亚基并发生水解时，产生的能量就将质子经过 V_1 的 c 亚基和 V_0 的某个亚基形成的孔道泵入溶酶体腔。与 P 型质子泵不同，V 型质子泵在运输过程中不发生磷酸化 - 去磷酸化改变。另一个不同在于，V 型质子泵运作时是"产电的"。质子被泵入后，溶酶体腔内正电荷的增加将不利于更多质子进入，所以，要达到溶酶体内部酸化的低 pH 值，溶酶体膜上必须伴随发生等量的阴离子（如 Cl^-）运入，溶酶体膜上的氯通道就是配合质子泵工作的。而 P 型质子泵则不是"产电的"，比如上述位于壁细胞膜上的 H^+-K^+ 泵，在泵出 H^+ 的同时泵入了 K^+。

近年研究发现在一些细胞上，如破骨细胞、分泌细胞和神经元，V 型质子泵蛋白的某些亚基可能参与介导了与酸化无关的膜融合事件，如破骨细胞互相融合形成成熟的巨大破骨细胞、分泌小泡和突触小泡与质膜的融合，因而影响到机体的骨量平衡和神经、内分泌活动。其原理尚不清楚。

近年研究还显示，实体肿瘤组织因缺氧可导致局部微环境 pH 的下降，肿瘤细胞为了适应局部酸碱平衡紊乱而更多地泌酸，质膜可以高表达 V 型质子泵蛋白多种亚基的变异体，造成细胞外微环境的进一步酸化。酸化与增殖、浸润、耐药等多种恶性表型相关。V 型质子泵蛋白也可能在酸化之外对肿瘤细胞特有的信号转导通路如 Wnt 调控有影响。因此人们正探索抑制 V 型质子泵蛋白的策略用于肿瘤治疗的可能性，并提供了一些证据显示这些抑制剂可以诱导细胞凋亡或增进肿瘤细胞对化疗药物的敏感性。

V 型质子泵的活动可以受到多种调控，其中之一是某些信号可调控该蛋白从细胞内小泡定位到质膜（"上膜"）；另外，该蛋白的催化亚基上保守的半胱氨酸被氧化修饰形成二硫键，对其活性有可逆的抑制作用。

提取自链球菌的抗生素巴佛洛霉素 A1（bafilomycin A1）及其结构类似物 concanamycin A 是 V 型质子泵抑制剂，可专一结合到 V_0 的某些亚基，已经被大量用于研究。其他一些新抗生素或化合物也在开发的过程中。人们期望这类药物可能用于治疗骨质疏松、神经退行性病变、肿瘤等疾病。

六、ABC 蛋白家族具有共同的特征和多样的功能

运输 ATP 酶属于一个运输蛋白超家族，名为 ABC 运输蛋白超家族。如此命名是因为每一成员都含两个高度保守的 ATP 结合匣（ATP binding cassette, ABC），即 ATP 结合结构域。典型的 ABC 运输蛋白由 4 个结构域组成：两个是高度疏水结构域，其中各自含 6 个穿膜片段，形成运输通道；另两个是 ATP 结合催化结构域，或称结合匣，位于膜的胞质面。ATP 结合引发两个 ATP 结合结构域发生二聚体化，而 ATP 水解造成它们解聚。在膜的胞质面发生的这种结构变化传递至穿膜片段，驱动了构象变换循环，使底物结合位点相继暴露于膜的两侧。就这样，ABC 运输蛋白利用了 ATP 的结合和水解，最终将分子运输过膜。

ABC 运输蛋白先是被发现大量存在于细菌质膜上，如大肠埃希菌基因组有 5% 的基因即 78 个

基因编码 ABC 运输蛋白。随后在真核细胞发现了第一个 ABC 运输蛋白，即著名的多药耐药蛋白（multidrug resistance protein，MDR），该蛋白在各种肿瘤细胞上的过度表达，泵出多种透过质膜进入细胞的脂溶性药物，使细胞对肿瘤化疗中常用的、化学上无关联的多种细胞毒药物同时发生抵抗，减轻了药物毒性作用，并造成耐药。研究表明有多达 40% 的人类癌症可以发生固有的或获得性的多药耐药，这成为抗癌治疗的一大障碍。目前已有超过 50 个哺乳动物 ABC 运输蛋白被鉴定出来，它们存在于各种细胞，专一运输一种或一类底物。整个超家族所运输物质的种类是极其巨大的，可包含氨基酸、糖、胆固醇、无机离子、胆汁酸、磷脂和外源的毒素和药物，甚至一些肽类和蛋白质，在临床上的重要意义十分令人瞩目。

肝、肾和肠是机体清除代谢废物和进入体内的天然毒素的脏器，其上皮细胞常常高表达各种 ABC 运输蛋白，以将外源的和代谢过程中产生的毒素排入胆汁、肠液和尿液。

ABC 运输蛋白在质膜对脂质的运输中也非常重要。肝细胞邻近胆管一面的质膜上存在一种 ABC 运输蛋白成员 ABCB4，它能将质膜胞质半层的磷脂酰胆碱"翻转"（flip）运输至细胞外半层，为磷脂酰胆碱随后与胆固醇和胆汁酸结合在一起进入胆汁作了准备。ABCB4 具备的这种翻转酶（flippase）功能是因其基因敲除小鼠出现磷脂酰胆碱泌入胆汁缺陷而被发现的。

胚胎和成体干细胞的一个特征是质膜上高表达多种 ABC 运输蛋白，主要包括 ABCA2、ABCA3、ABCB1、ABCG2 等，可能用于自我保护性地排出内外源毒素和药物。ABCG2 属于 ABCG（ATP-binding cassette subfamily G）家族成员，首先是被发现在乳腺癌细胞株 MCF-7/AdrVp 上高表达，介导对 mitoxantrone 等多种药物的抵抗，所以又名 BCRP（breast cancer related protein）、MXR（mitoxantrone resistant protein）等，在低氧条件下表达上调，现在在肿瘤研究中常将其作为肿瘤干细胞或侧群（side population）细胞特性的标记之一。

大多数脊椎动物细胞的内质网膜上，ABC 运输蛋白将蛋白质降解产生的各种肽不停地从胞质输入至内质网腔。这是机体免疫系统对细胞进行监控的一种重要机制的第一步。进入内质网的蛋白片段最终将被递呈（present）在细胞质膜表面，如果这些片段来源于病毒或其他有害微生物，这一递呈抗原将被细胞毒性 T 淋巴细胞识别。

七、四种类型的 ATP 驱动泵在结构、运输原理和对象上具有不同的特征

ATP 驱动的运输蛋白常被称为 ATP 驱动泵（ATP-powered pump），又被称为运输 ATP 酶（transport ATPase），因为它们将 ATP 水解成 ADP 和磷酸，同时将末端高能磷酸键释放的能量用于小分子的穿膜主动运输。对所有 ATP 驱动泵作一小结，可将其分成 4 大类，即 P 型离子泵、V 型质子泵、F 型质子泵和 ABC 超家族（图 4-7）。它们之间除了结构和运输原理的不同，在组织分布和所运物质的性质上也有明显的特征。

四种类型的 ATP 驱动泵在结构、分布、运输原理和对象上具有不同的特征（表 4-1）。

八、转运体蛋白遗传缺陷、表达和调控异常与人类疾病相关

如上所述，转运体蛋白介导了各种对细胞存活和功能至关重要的运输活动，其结构和功能的异常

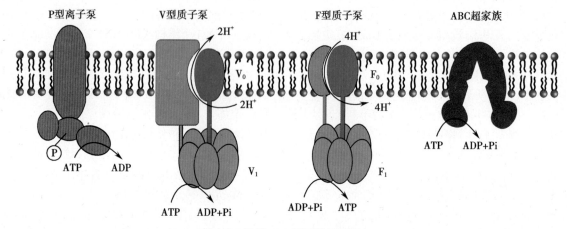

图 4-7　四类 ATP 驱动的运输蛋白

表 4-1 四种类型的 ATP 驱动泵的特征

	P 型离子泵	V 型质子泵	F 型质子泵	ABC 超家族
结构特点	蛋白复合物，有两个催化亚基 α，其胞质侧结构域在运输过程中发生磷酸化（"P"字的由来）；可以有两个调节亚基 β。（图 4-6 中仅显示其中 1 个催化亚基 α）	复杂的蛋白复合物，有多个不同的穿膜亚基和基质亚基。V_0 组分埋于脂双层中，含 1 个 a 亚基、1 个 b 亚基和 6 个 c 亚基；V_1 组分位于溶酶体或内体腔中，含亚基 A 和 B 各 3 个；还有若干其他亚基。运输过程中不发生磷酸化	复杂的蛋白复合物，与 V 型质子泵一样，有多个不同的穿膜亚基和基质亚基。F_0 组分埋于脂双层中，含 1 个亚基 a、2 个亚基 b 和 10 个亚基 c；F_1 组分位于线粒体基质腔中，含亚基 α 和 β 各 3 个；还有若干其他亚基	单个蛋白质，含两个穿膜结构域（各由 6 个穿膜片段组成）和两个细胞质基质侧 ATP 结合结构域（ABC）。运输过程中不发生磷酸化
运输原理	水解 ATP 而主动运输离子。ATP 和离子同时结合到催化亚基胞质侧，ATP 被水解，泵被磷酸化；磷酸化启动构象改变，离子在非胞质侧被释放，并可能在该侧结合另一种离子，泵恢复去磷酸化状态	水解 ATP 而主动运输质子。V_1 组分结合 ATP 并将其水解，同时将质子经其穿膜螺旋运输到 F_0 组分的半通道；质子的影响改变了 F_0 组分的构象，使得质子被单一方向地运到膜泡的腔内	与 V 型质子泵相反，一般并不用于主动运输质子，而是利用质子梯度的能量来合成 ATP。所以主要被叫做"ATP 合成酶"。质子从 F_0 组分的半通道流入基质腔时，F_1 组分 β 亚基发生构象变化，催化从 ADP 和 Pi 合成 ATP	ATP 结合到 ABC，触发穿膜结构域构象变化，所运分子在膜的一侧结合、又在另一侧解离
分布	各种细胞质膜或肌质网膜；植物、细菌、真菌质膜	溶酶体、内体、分泌小泡等细胞器膜；破骨细胞和一些肾小管上皮细胞的质膜；植物、酵母、一些真菌的液泡膜	线粒体内膜、细菌质膜	各种细胞质膜或细胞器膜
运输对象	各种离子（Na^+、K^+、Ca^{2+}、H^+）	质子（H^+）	质子（H^+）	各种小分子（单糖、氨基酸、脂肪酸、磷脂、胆固醇、胆汁酸、脂溶性药物等）；部分多肽甚至蛋白质
功能	建立和维持各种离子特殊的跨膜梯度	在动物细胞，维持溶酶体和其他酸性囊泡内部的低 pH 值	实现氧化 - 磷酸化偶联，为细胞提供化学能源	运输特殊物质，分泌、防护

必然导致疾病。这些异常有些是遗传性的单个基因突变，这些基因可以是运输蛋白本身，也可以是它们的调控者，因此相关疾病表现出典型的遗传性疾病特点；还有的异常是基因表达水平和活性的异常，可以与基因的多态性有关，更多的往往与调控改变有关，这些异常没有典型的遗传性疾病表现。在研究中，特定转运体蛋白在细胞和机体中的功能常常用基因沉默细胞和基因敲除小鼠来验证，需注意小心分析这种条件下细胞和小鼠显示的表型与真正的人类疾病之间有怎样的关联。

人群中可发生常染色体显性、隐性遗传的或散发的 GLUT1 突变，造成不同程度的 GLUT1 表达不足，主要表现为智力障碍、癫痫发作和发育迟缓等，称为 GLUT1 缺乏综合征或 GLUT1 综合征。不同位点的突变对 GLUT1 不足的程度有不同影响，有些突变携带者没有症状。

囊性纤维化（cystic fibrosis，CF）是白种人高发的致命性先天性疾病，病理特点是覆盖于呼吸道、消化道、消化腺管道和汗腺表面的上皮层分泌异常黏稠的黏液，导致各种脏器功能异常和衰竭，如黏液栓造成肺气道阻塞和继发反复细菌感染。1989 年从患者组织克隆了相关基因，编码的蛋白叫做"囊性纤维化穿膜调控蛋白（cystic fibrosis transmembrane regulator，CFTR）"。从核苷酸序列来看可知这个基因编码一个 ABC 运输蛋白，但从命名来看可知，当时研究者对它的确切功能并不清楚，直至将其重构在脂质体后才认识到它编码的是一个 Cl⁻ 转运体。CFTR 蛋白位于上皮细胞顶部质膜,当时所知其功能是运入 Cl⁻。CF 患者细胞不能从各种管腔液重吸收 Cl⁻,症状之一是汗液中盐分增高,病孩出汗为"咸汗",成为 CF 诊断依据。后继研究显示 CFTR 功能十分复杂,除了运输 Cl⁻,还能运输 HCO_3^-、抑制 Na^+ 通道和激活 Cl^--HCO^- 交换。CF 患者的这些离子运输缺陷,使得伴随渗透压改变水的流动也发生异常,导致上皮表面黏液中液体减少和黏稠度增高。绝大多数 CFTR 基因突变形式是缺失 3 个碱基,造成一个胞内结构域 F508 位点苯丙氨酸缺失。患者的 CFTR 失去对调控信号的反应性,纯合子的 CFTR 蛋白甚至不能被定向运输到质膜,造成功能障碍或缺失。

CF 是最典型和研究得最好的 ABC 运输蛋白基因异常导致遗传性疾病的例子。其他例子还包括以下几种。位于全身细胞膜的 ABCA1 异常,影响胆固醇和磷脂运出细胞和相关的高密度脂蛋白摄入,造成的遗传性疾病名为 Tangiers 病,表现为血液胆固醇水平升高;位于各种细胞的过氧化物酶体膜上的 ABCD1 异常,影响该运输蛋白参与"极长链脂肪酸(very long chain fatty acid, VLCFA)"的运入和氧化,相关疾病叫做肾上腺脑白质发育不良症(adrenoleukodystrophy, ADL),X 性染色体遗传,患者血液中 VLCFA 浓度升高,醛固酮水平低下,神经元变性和脱髓鞘;位于肝和肠上皮细胞的 ABCD5/8 异常,影响肠道上皮细胞将食物中的植物性固醇泵出到肠腔,进而影响肝脏胆固醇代谢,相关疾病叫做食物类固醇血症(β-sitosterolemia),表现为高胆固醇血症,为常染色体隐性遗传,十分罕见。

与多药耐药相关的 ABC 运输蛋白 MDR1 和 ABCG2 在多种肿瘤细胞膜上出现表达水平的上调;多种肿瘤细胞出现 V 型质子泵表达位置的改变即表达于质膜表面,它们的活动都与肿瘤恶性行为相关,是治疗的靶点。

第四节 通道介导的运输及其调控

作为一种膜运输蛋白,通道(channels)是指一类形成孔道的穿膜蛋白,在各种因素作用下开放,允许所运物质顺着自身电化学梯度快速跨越生物膜。通道运输的对象是离子(主要是 Na^+、K^+、Ca^{2+}、Cl^- 等)和水,所以这些运输蛋白又叫离子通道或水通道。离子通道介导各种离子的运输,是造成膜两侧一定的电位差、从而赋予细胞电性质的物质基础。人类细胞离子通道蛋白家族成员有 400 多个,目前已知的各种离子通道约有 400 种。离子通道在神经元、肌细胞、内分泌细胞和卵细胞等所谓电兴奋细胞有特别重要的意义,它们应答并介导了各种电信号,是神经冲动传导、肌肉收缩、蛋白质分泌的物质基础。一个神经元可以有多种离子通道,分布于胞体、轴突、树突、突触等不同部位的膜上,细胞利用不同的离子通道实现对信号的接收、转导和传递。但是离子通道的作用不仅限于电兴奋细胞,它们也存在于所有动物细胞膜上,并且在植物和微生物上也有作用。近年才发现的水通道其实是人们所熟知的红细胞在高渗溶液中皱缩、低渗溶液中涨破的基础,也是肾脏小管上皮细胞重吸收水的基础,现在被证明普遍存在于大多数细胞。

一、通道介导运输的特点是快速的、被动的、选择性的和门控的

通道是通过形成贯穿膜层的孔道来完成运输的,但通道不是简单的充水孔道,对离子通道而言两者主要的区别在于两点,一是离子通道对离子的大小、带电性具有选择性。通道孔径必须足够狭小,同时,通过的离子大小和带电状况必须相合适,而且要把所带的水分子"丢弃",才能与孔道的壁密切接触而通过通道的最狭窄处;该狭窄处因而叫做选择性滤器(selective filter),可限制离子通过速率。二是离子通道并非持续开放,而是"门控的(gated)"。通道在外界刺激(通常是电的或化学的刺激)下短暂开放,然后关闭。每一种离子通道受控的刺激或信号类型可以是不同的,最常见的门控信号是电压,即膜两侧电位差的改变;或机械牵张力;或配体结合。与通道结合的配体可以是细胞外的,常见的是神经递质,也可以是细胞内的,比如离子本身或 GTP 结合蛋白(简称 G 蛋白)。

以机械牵张力作为门控信号的离子通道是近年研究日益增多的一个新领域。已知动物的五种感觉中嗅觉、视觉和味觉都是由 G 蛋白偶联受体介导的,而对听觉和触觉感知的分子基础不甚清楚。近年发现了一类机械力敏感的离子通道(the mechanosensitive ion channels)简称 MS 通道。从细菌纯化这种通道蛋白再重构的实验显示,它们在膜上没有其他蛋白的情况下能够感知脂双层形状改变传递的力,提示膜脂直接参与了 MS 通道的开闭调控。这类 MS 通道介导细菌、昆虫和植物的触觉,也是人类听觉细胞神经传导的分子基础。

本节主要介绍两类最普遍的、了解相对清楚的离子通道：电压门控通道（voltage-gated channel）以及配体门控通道（ligand-gated channel）中的递质门控通道（transmitter-gated channel）（图4-8）。需要说明的是，与递质门控通道放在一起介绍的G蛋白门控通道是一类特殊的配体门控通道，其直接的门控配体是细胞内的G蛋白，不过，G蛋白与通道蛋白结合是被G蛋白偶联受体（GPCR）活化所触发的，而GPCR活化又主要是被神经递质结合引起的。

水通道也同样具有选择性，即让水分子而不让离子通过。不过，尚不清楚它是否也有门控性。对水通道的调控了解较清楚的机制主要是：激素通过影响位于细胞内的水通道蛋白移向质膜从而调控细胞表面水通道数目。

通道介导的运输有一些不同于转运体的性质。通道运输的速率很高，平均高出转运体运输速率的100倍以上，每秒可有百万个离子或千百万个水分子通过一个通道；运输速率能受到控制，即当所运物质浓度增高时，通过速率先是成比例地增多，但随后就饱和于某一最大速率；所有通道运输都是被动运输，不直接消耗能量。

二、通道介导运输的原理是构象变化导致孔道的开放、失活或关闭

通道运输是受到调控的，"门控"实际上是通道蛋白被调控后构象变化形成不同的开放状态。在膜上特异性刺激控制下，闸门短暂地开放，随即很快关闭（图4-8）。随着刺激时间延长，大多数开放的通道会进入"失敏"或"失活"状态，不再开放，直至刺激停止。这些特异性刺激有多种多样，最主要的是跨膜电压变化、机械刺激、信号分子结合等。信号分子可以是细胞外物质如神经递质，也可以是细胞内物质如离子、核苷酸、G蛋白等。许多通道可以被磷酸化/去磷酸化和其他多种翻译后化学修饰调控。

考虑到通道的门控性质和被动运输特点，必须认识到，当各种细胞内外信号使得通道打开时，离子或水的流向和流速取决于它们自己当时的跨膜电化学梯度，通道运输的生物学效应也是与此密切关联的。例如，当神经冲动传到其轴突末端，突触前膜上电压门控的Ca^{2+}通道会发生应答而开放，细胞外钙离子的浓度（1～2mmol/L）高出细胞内（10^{-4}mmol/L）千万倍，就会经此Ca^{2+}通道流入；骤然升高的细胞内Ca^{2+}浓度成为一个信

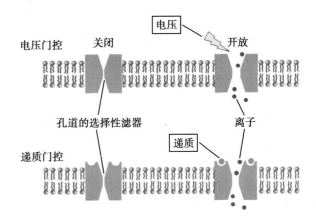

图4-8　离子通道的门控性和选择性

离子通道运输是受到门控信号调控的。最常见的门控信号是电压，即膜两侧电位差的改变；或配体，即细胞内外的特殊分子与通道结合。"门控"实际上是通道蛋白被调控后构象变化形成不同的开放状态。通道开放后允许通过的离子必须大小和带电状况合适，而且要把所带的水分子"丢弃"，才能与孔道的壁密切接触而通过选择性滤器部位

号，触发突触小泡与突触前膜的融合和其中所含神经递质如乙酰胆碱的释放，由此实现了电信号-化学信号的转化。突触后膜上的乙酰胆碱受体是递质门控的阳离子通道，当它因递质结合而开放时，理论上对阳离子Na^+、K^+或Ca^{2+}都允许通过，但是细胞外Na^+浓度（145mM）不但大大高于细胞内（5～15mmol/L），更是远高于细胞外Ca^{2+}浓度，而K^+则是细胞外浓度（5mmol/L）大大低于细胞内（140mmol/L），结果该通道主要造成的是Na^+流入，并进而激活电压门控的Na^+通道，改变了原有膜电位，由此实现了化学信号-电信号的转化。

三、电压门控的K^+和Na^+通道是膜静息电位和动作电位形成的基础

（一）K^+逸漏通道是细胞膜静息电位的决定因素

膜电位是由膜两侧的电荷差异形成的，这种差异可以由泵主动运输造成，也可以由离子的被动扩散造成。例如线粒体的膜电位是由于线粒体内膜上H^+泵作用，植物和真菌质膜的电位也是由产电泵生成的。但是，对于典型的动物细胞质膜，被动的离子移动是生成膜电位的主要力量，其中，K^+的电化学梯度是决定膜电位形成的关键因素。由于Na^+泵作用，细胞内Na^+是低浓度的，为平衡细胞内固有阴离子所需要的阳离子就只能是K^+。K^+的浓度梯度驱使其逸出，但固有阴离子造

成的电梯度又吸引其留在细胞内,当这两种力量平衡时,K⁺停止流动,这时的膜电位就等于静息膜电位(约 −70~60mV),因为此时没有膜内外离子的净流动。这种膜内为负电位的状态叫做"极化"(polarization)。膜上的一种K⁺通道为K⁺自由穿越质膜提供了途径,使它们能被固有阴离子吸引入细胞,然后在 Na⁺-K⁺ 泵的作用下维持在细胞内的高浓度。这一对K⁺通透的通道存在于所有动物细胞质膜上,而且可能不需要特异刺激即可打开,即几乎没有"门控",因而也被叫做K⁺逸漏通道(K⁺ leak channels)。这一特点可以说明为什么质膜对K⁺的通透性要比对其他离子大得多,也能说明为什么K⁺的浓度对静息膜电位起关键作用。

(二)细菌 K⁺ 通道的晶体结构研究揭示通道选择性

细菌的 K⁺ 通道蛋白是第一个通过冷冻结晶和X线衍射得到研究的通道蛋白,由此得到的资料极大地增进了对离子通道特别是 K⁺ 通道工作原理的认识。

长期以来人们对离子通道为什么具有离子选择性迷惑不解。例如,K⁺ 和 Na⁺ 两种离子都呈球状,大小几乎没有差别(分别为 0.133nm 和 0.095nm),而 K⁺ 通道对 K⁺ 的通透量是对 Na⁺ 通透量的 10 000 倍。这个问题在 R MacKinnon 等人的工作揭示了细菌 K⁺ 通道蛋白的 X线晶体图像后得到了解答。K⁺ 通道由 4 条相同的穿膜亚基形成(图 4-9),图中仅显示其中 2 个亚基。带负电的氨基酸集中于通道的胞质面入口处,排斥阴离子,赋予通道对阳离子的选择性。通道在脂双层内部膨起形成一个前庭,有利于 K⁺ 进入。将两个穿膜螺旋相联结的那段肽链形成一个短的 α 螺旋(孔道螺旋)和一个向通道较宽部位的突起(选择环),这些环构成一个选择性滤器。肽链骨架上的羧基氧原子排布于其表面,成为滤器的内壁,并作为 K⁺ 的一过性结合位点。通过滤器的 K⁺ 必须丢弃它所结合的所有水分子,并与排布于滤器表面的羧基氧发生作用。K⁺ 的脱水需耗费能量,羧基氧可以作为水分子的替身与其结合,从而补充能耗。与此相反,一个 Na⁺ 就不能进入这个滤器,因为它分子较小,羧基氧的位置距其太远,不能提供能耗平衡。这样,易于通过 K⁺ 通道的就主要是 K⁺ 而非 Na⁺。

细菌 K⁺ 通道蛋白的结构研究还显示了这些通道是如何开放和关闭的。形成选择性滤器的环位置较为固定,在通道启闭时不发生构象变化。但构成通道其余部分的穿膜螺旋能发生位置重排,造成

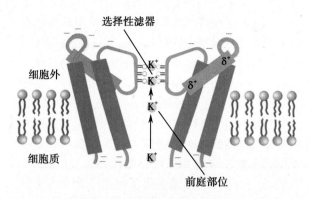

图 4-9 K⁺ 通道的结构和功能

K⁺ 通道由 4 条相同的穿膜亚基形成(图中仅显示其中 2 个亚基)。带负电的氨基酸集中于通道的胞质面入口处,吸引阳离子,排斥阴离子,从而赋予通道对阳离子的选择性。通道在脂双层内部膨起形成一个前庭,有利于 K⁺ 进入。每条亚基含 2 个穿膜螺旋,它们有所倾斜,使得通道向膜的胞外一侧略呈开口,造成该部位成为通道的较宽一端。将两个穿膜螺旋相联结的那段肽链形成一个短的 α 螺旋(孔道螺旋)和一个向通道较宽部位的突起(选择环),这些环构成一个选择性滤器,位于前庭与细胞外区之间。肽链骨架上的羧基氧原子排布于其表面,成为滤器的内壁,并作为 K⁺ 的一过性结合位点。通过滤器的两个 K⁺ 排成单行,分隔约 0.8nm,它们之间的斥力可能有助于它们向细胞外液移动。K⁺ 在通过前庭时仍是含水的,但当它要进入这个滤器时,必须丢弃它所结合的所有水分子,并与排布于滤器表面的羧基氧发生作用(这些羧基氧的排布形式极其精确,刚好接纳一个无水钾离子)

通道关闭时其在胞质面的开口变小。入口变小加上排布于表面的疏水氨基酸,阻断了离子的进入,造成通道关闭的效果。

(三)电压门控 Na⁺ 通道介导动作电位中的去极化

存在于神经肌肉细胞即电兴奋性细胞质膜上的 Na⁺ 通道(sodium channel)是一种电压门控通道,它们在动作电位的形成过程中起决定性作用。动作电位是由膜部分去极化(depolarization)即膜内电位负值减小启动的。起初,引起部分去极化的刺激使静息状态的膜上电场发生轻微改变,电压门控的 Na⁺ 通道对电场变化高度敏感,随即发生构象变化,从稳定的关闭状态变成开放状态,使小量 Na⁺ 进入细胞。正电荷的流入造成进一步去极化,直至 −70mV 的静息膜电位转变成 +50mV 的 Na⁺ 平衡电位。在此大约 1 毫秒的去极化过程中,每个 Na⁺ 通道开放后就有同样强大的传送能力,每秒钟可让 8000 个 Na⁺ 通过,随后很快自动转变为失活状态。这时因下述 K⁺ 通道开放介导的 K⁺ 外流,膜

开始回复到原有负值电位。这种自动失活机制使 Na^+ 通道开放后很快不再开放，也就是说，从电压刺激到膜电位回复，每一个 Na^+ 通道经历开放—失活—关闭三种构象变化的循环。

（四）电压门控 K^+ 通道介导动作电位的复极化

动作电位发生后膜恢复其静息电位的过程叫做复极化（repolarization）。神经元膜上存在电压门控的 K^+ 通道，它的开放对动作电位复极化有重要作用。这些通道的开放造成 K^+ 外流，很快压倒了 Na^+ 一过性内流带来的电位变化，将膜电位带回到 K^+ 平衡电位。这一 K^+ 通道的开放发生在 Na^+ 通道失活完成之前，它像 Na^+ 通道一样能感受电压的变化，但其动力学较为慢速，因此有时被称为"延迟 K^+ 通道"。

K^+ 通道也像 Na^+ 通道一样会发生失活。该通道蛋白的突变研究显示，分子 N 端的 20 个氨基酸是发生快速失活所必需的，此区域的改变导致失活动力学的改变，此区域如果完全被去除，失活就不能发生。但是将这种去除 N 端的分子的胞质面暴露于一个小的合成多肽，失活的功能就能重建。这一发现提示，K^+ 通道蛋白分子亚基的 N 端就像一个绳球，在通道打开过后能堵塞胞质面的开口，从而使通道失活。Na^+ 通道失活的机制也与此相似，只不过所涉及的分子片段有所不同。

与此不同，有些心肌和神经细胞上分布着一种特殊的 K^+ 通道，与静息电位的超极化（hyperpolarization）即膜内更负电位有关，是受到位于附近的活化的 G 蛋白控制而打开的，名为 G 蛋白门控的内向整流 K^+ 通道，在心肌和神经活动调控中有重要作用。

动作电位是神经冲动和肌肉收缩的基础，其异常包括过强、过弱、过频、过缓均与各种感觉和运动活动异常有关，如癫痫、疼痛、心律不齐、心肌和骨骼肌收缩不力或强直等，甚至于引起猝死。大量针对这些疾病或异常的药物，包括许多麻醉药、止痛药、抗心律失常和心绞痛药、抗癫痫药等，是作用于 Na^+ 通道或 K^+ 通道的，被称为"通道阻滞剂"。遗传了编码 Na^+、K^+ 通道蛋白的基因突变的患者可以根据基因表达部位的不同表现出神经、肌肉、脑或心脏疾病。例如肌强直症，肌肉在主动收缩后的松弛发生障碍，造成疼痛性肌肉痉挛。有时候这是因为突变的通道不能正常失活，以致于在动作电位结束后仍有 Na^+ 持续内流，不断激发膜的去极化和肌肉收缩。如果突变发生在脑内的 Na^+、K^+ 通道，大量神经元可能过度同步兴奋，就引起癫痫。

四、Ca^{2+} 通道对神经冲动传导和肌肉收缩至关重要，并在各种细胞保障钙离子作为信号分子调控细胞活动

除了上述 Na^+、K^+ 通道，能产生动作电位的、电压门控的阳离子通道还包括 Ca^{2+} 通道。在一些肌细胞、卵母细胞和内分泌细胞上，动作电位的产生依赖 Ca^{2+} 通道而非 Na^+ 通道。

（一）Ca^{2+} 通道开放造成钙流引发各种细胞效应

在肌细胞，如前述及，质膜或肌质网膜上存在的 Ca^{2+} 泵将细胞质基质的 Ca^{2+} 维持在很低的水平，与细胞外和肌质网腔内的高浓度 Ca^{2+} 形成巨大的电化学梯度。质膜或肌质网膜上也同时存在着电压门控的 Ca^{2+} 通道，它们开放时，细胞外和肌质网腔内的钙离子会顺着电化学梯度快速流入细胞质基质。显然，游离 Ca^{2+} 的水平骤然升高是依赖 Ca^{2+} 通道的，而其快速降低是依赖 Ca^{2+} 泵的。因此，Ca^{2+} 通道和 Ca^{2+} 泵两种运输蛋白协同，保障了 Ca^{2+} 作为信号分子的特征。当然，细胞质内蛋白质与游离 Ca^{2+} 的结合也参与了 Ca^{2+} 浓度的控制。

Ca^{2+} 通道开放造成的钙流引发肌肉收缩。当肌细胞质膜的动作电位引起质膜的特殊部位 T 管上电压门控的 Ca^{2+} 通道活化，相邻于 T 管的肌质网膜上的 Ca^{2+} 释放通道也被开放，肌浆网内贮存的 Ca^{2+} 大量进入细胞质基质，引发了肌纤维的收缩（肌细胞质膜去极化也可能激活肌醇磷脂信号通路引发 Ca^{2+} 从肌质网中释出）。为什么 T 管膜上电压门控的 Ca^{2+} 通道活化能打开肌质网膜上的 Ca^+ 释放通道仍不清楚。但是这两处膜紧密相靠，两种通道通过一种特殊结构连接在一起，因此，电压引发的质膜上 Ca^{2+} 通道的构象变化完全可能通过机械性偶联直接打开肌质网膜上的 Ca^{2+} 通道。

在神经元轴突末梢，电压门控 Ca^{2+} 通道开放造成的钙流引发神经递质小泡与突触前膜的融合，导致神经递质的释放，是突触传导的前提。在内分泌细胞，贮存激素的小泡也在 Ca^{2+} 通道开放造成的钙流作用下与质膜融合，将激素释放到细胞外，这造成了蛋白质分泌中的所谓"受调分泌"（regulated secretion）。

不只在电兴奋性细胞，Ca^{2+} 在各种细胞中都扮演了信号分子的角色，而这一角色所需要的浓度快速升高和降低的特征，正是依赖质膜 Ca^{2+} 通道和内质网膜 Ca^{2+} 泵两种运输蛋白协同而保障的。

（二）Ca^{2+} 通道受到多种调控，是心血管药物的常见靶点

根据电压门控的 Ca^{2+} 通道的电化学和药理学

特性，可将它们分为多种类型。首先被克隆和研究最多的是位于心肌、骨骼肌、平滑肌、神经、视网膜和内分泌细胞的 L 型 Ca^{2+} 通道。这种 Ca^{2+} 通道被称作"L"是因为它的"long lasting opening"即长久开放。它由 5 个亚基组成。分析其 $\alpha 1$ 亚基可见这个亚基含有 4 个重复结构域，每个结构域又含有 6 个穿膜螺旋片段，其中片段 5 和片段 6 加上连接两者的一个袢构成通道壁和对离子的选择性滤器，而其中的片段 1～4 负责感受电压变化。这种结构与电压门控的 Na^+ 通道和 K^+ 通道十分相似。β 片段则负责通道的失活和关闭。Na^+ 是细胞外含量最高的离子，细胞外 Na^+ 浓度比 Ca^{2+} 浓度高出 100 倍，因此，Ca^{2+} 通道为什么能选择性地运输钙离子而非钠离子也是令人不解的。根据 L 型 Ca^{2+} 通道冷冻电镜图像分析的三维结构，该通道的选择性机制与前述 K^+ 通道类似，即 4 个袢上的谷氨酸残基上排布着羰基氧，接纳 Ca^{2+}。这种 4 个谷氨酸残基形成的结构保守地存在于各种 Ca^{2+} 通道，谷氨酸残基被其他氨基酸取代就会造成对 Ca^{2+} 选择性的丧失。

Ca^{2+} 通道除了受电压门控，也可以受细胞内外各种信号分子调控，而细胞内的 Ca^{2+} 浓度自身也可调控 Ca^{2+} 通道。Ca^{2+} 通道最重要的细胞内调控者是钙调蛋白（CaM）。Ca^{2+} 内流可激活位于质膜上的钙调蛋白，活化的钙调蛋白与 Ca^{2+} 通道的胞内结构域结合，可关闭 Ca^{2+} 通道，从而形成一个负反馈。位于内质网和肌质网膜上的钙调蛋白也有同样的作用，因此，钙调蛋白可以使内质网和肌质网释放钙减少，贮存钙增加，起到稳定细胞钙库的效果，同时钙调蛋白对 Ca^{2+} 泵发生激活作用，两者一起使 Ca^{2+} 浓度回落。钙调蛋白的活性可受自身多种翻译后修饰调控，由此，细胞内外各种信号途径也可以通过调控钙调蛋白的化学修饰而影响 Ca^{2+} 通道的开放和关闭。

Ca^{2+} 通道自身的化学修饰例如磷酸化、氧化、硝基化等也是调控通道开关的常见因素。细胞内的蛋白激酶 PKA 和 PKC 都可磷酸化 Ca^{2+} 通道蛋白而使它激活。

质膜上位于 Ca^{2+} 通道附近的 G 蛋白偶联受体可以调控 Ca^{2+} 通道在膜上的密度。这些 G 蛋白偶联受体如 β- 肾上腺素受体、多巴胺受体可能与神经和肌细胞 Ca^{2+} 通道存在直接的相互作用，调控 Ca^{2+} 通道的"上膜"或内吞。这也是神经递质间接调控 Ca^{2+} 通道的一种手段。

神经元的 Ca^{2+} 通道有特定的亚细胞分布，N

和 P/Q 型 Ca^{2+} 通道定位于突触前膜，L 型 Ca^{2+} 通道定位于胞体和树突。Ca^{2+} 通道在质膜上的准确定位是一种膜蛋白的定向运输，依赖特定的相关蛋白。例如 N 和 P/Q 型 Ca^{2+} 通道定位于突触前膜是依赖其分子中有一个叫做"synprint site"的位点，"synprint"是指突触蛋白相互作用（synaptic protein interaction），该位点与突触前膜特有的多种蛋白质如 syntaxin、SNAP-25、synaptotagmin 等结合，保证 Ca^{2+} 通道定位于突触前膜。

电压门控的 Ca^{2+} 通道是多种药物的作用靶点，其常用抑制剂在临床用于治疗高血压和其他疾病，这类药物统称为钙拮抗剂，包括苯烷胺类、苄噻嗪类和双氢吡啶类等，作用是抑制血管平滑肌细胞的钙内流，抑制血管平滑肌收缩，造成血管舒张和血压下降。药物分子可从细胞外进入通道，药物的作用位点是选择性滤器的细胞质一侧。但是近年研究发现，血管平滑肌细胞在高血压条件下长期兴奋、去极化，可能造成 Ca^{2+} 通道蛋白表达上调（图 4-10），这可能解释了单纯抑制 Ca^{2+} 通道的活性而不减少其数量不足以控制高血压的原因之一。

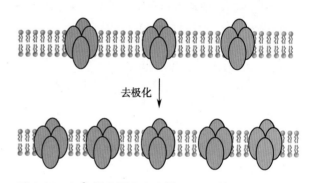

图 4-10　Ca^{2+} 通道蛋白在血管平滑肌去极化状态下的表达上调

将 SD 大鼠分离的肾动脉分别放在对照和去极化培养液中 48 小时，检测 Ca^{2+} 通道蛋白 α_{1C} 亚基的蛋白水平和全细胞钙电流，结果显示去极化的血管平滑肌细胞上 α_{1C} 亚基的蛋白水平明显升高。用卡通图示意去极化可致 Ca^{2+} 通道蛋白上调（引自：Sonkusare S, 2006）

五、乙酰胆碱受体作为递质门控的阳离子通道介导了神经对肌肉的支配

乙酰胆碱受体（acetylcholine receptor）是一种递质门控的阳离子通道，大量分布于骨骼肌细胞神经肌接头处。神经肌接头是运动神经元和骨骼肌之间的一种特化的化学突触，即突触前为神经元，突触后为肌细胞。乙酰胆碱受体在此处神经末梢释放的神经递质乙酰胆碱作用下一过性地开放，将

细胞外的化学信号快速转化为电信号，实现了神经对肌肉的支配，即神经兴奋触发肌肉收缩，因此，这一称为兴奋 - 收缩偶联的过程是由乙酰胆碱受体介导的。

乙酰胆碱受体在离子通道研究中有着特殊地位。在已知的离子通道蛋白中，它第一个被提纯，第一个被鉴定出氨基酸序列，第一个在人工合成脂双层上得到重建，它单向开放的电信号也是第一个得到记录的，它的基因又是第一个被分离、克隆并鉴定出序列的，它的三维分子结构也已清楚。对这一通道蛋白研究较为透彻主要由于几个原因：首先是来源丰富，电鱼和鳐的电器官即特化肌肉富含该蛋白；另外，某些毒蛇产生的神经毒素能够以高亲和力与该蛋白结合，使研究者得以用亲和层析的方法将其纯化。

该通道蛋白是一个由 5 条肽链组成的糖蛋白五聚体，肽链中 2 条属一种，3 条属另三种，分别由 4 个基因编码。4 个基因高度同源，提示它们源于同一祖先。每条肽链折叠成 4 个 α 螺旋穿越膜层。五聚体中两条相同肽链各有一个乙酰胆碱结合位点，当两个乙酰胆碱分子结合上五聚体时，就引发了其构象变化，通道打开，直至神经肌接头处的乙酰胆碱酯酶将乙酰胆碱水解，乙酰胆碱浓度下降。一旦乙酰胆碱与其受体（五聚体）解离，受体构象恢复至原来状态，通道关闭。如果神经兴奋过度，乙酰胆碱作用持续，受体将发生失活。

乙酰胆碱受体 5 个亚基排成环状，形成穿越脂双层的含水通道，其两端略膨出成前庭。肽链中含大量极性氨基酸的那段 α 螺旋参与构成了含水孔道的内壁，通道两端开口处成簇的负电性氨基酸使阴离子受到排斥，而阳离子只要直径小于 0.65nm 就可通过。一般可通过的阳离子是 Na^+、K^+ 和 Ca^{2+}，对这三种离子的选择主要取决于这些离子各自的电化学梯度。当膜处于静息电位时，K^+ 的流入细胞的驱动力近乎为 0，相反，Na^+ 很高的电化学梯度都作用于同一方向驱动离子进入细胞；虽然 Ca^{2+} 的电化学梯度也如 Na^+ 的一样，但它在神经肌接头处的细胞外浓度与 Na^+ 相比无足轻重，所以，乙酰胆碱受体通道开放导致一次 Na^+ 的大量内流，最高速率约每个通道每毫秒 30 000 个离子。这一 Na^+ 内流引起肌细胞膜的去极化，引发后续多种离子通道依次激活开放，最终造成肌肉收缩。

在这个神经冲动刺激肌肉收缩的过程中，从起初神经元内的 Ca^{2+} 浓度突然升高，到最后因肌细胞质基质内 Ca^{2+} 浓度的突然升高引发肌丝的收缩，其间至少有 5 组门控的离子通道在短短数个毫秒的时间内依次激活，从而实现了兴奋 - 收缩偶联（图 4-11），从中可见门控离子通道对电兴奋细胞的重要性。

乙酰胆碱受体是重要的药物靶点。一种原为

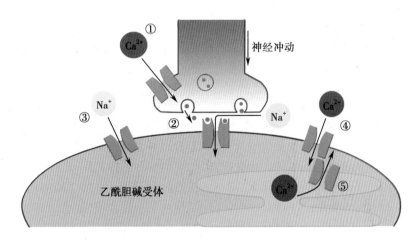

图 4-11 神经肌接头的乙酰胆碱受体及其相关离子通道的激活
先是神经冲动到达末梢，其质膜去极化，使其上的电压门控的 Ca^{2+} 通道一过性打开，Ca^{2+} 从细胞外大量流入神经末梢细胞质内，启动了末梢释放乙酰胆碱；释放的乙酰胆碱与肌细胞质膜上乙酰胆碱受体结合，一过性地打开了受体的阳离子通道，所造成的 Na^+ 内流引起局部膜去极化；肌细胞质膜去极化打开了该膜上的电压门控的 Na^+ 通道，使更多的 Na^+ 进入，质膜进一步去极化，这又促使更多的电压门控的 Na^+ 通道开放，导致一次波及整个质膜的、自我扩大的去极化——动作电位；肌细胞质膜的动作电位引起质膜的特殊部位 T 管上电压门控的 Ca^{2+} 通道活化；相邻于 T 管的肌质网膜上的 Ca^{2+} 释放通道被开放，肌质网内贮存的 Ca^{2+} 大量进入细胞质基质。最后（图未显示），Ca^{2+} 浓度的突然升高可引发肌纤维的收缩

箭毒的植物成分马钱子（curare）能抑制骨骼肌乙酰胆碱受体，可作为肌肉松弛剂用于外科手术。源于细菌的肉毒杆菌毒素（botulinum toxin）简称肉毒素，使人中毒的原因在于造成肌肉瘫痪，但又可用于美容除皱和治疗肌肉痉挛、惊厥和多汗症，原理是抑制乙酰胆碱释放，阻断神经肌接头传导。

六、G 蛋白门控的内向整流钾离子通道介导了机体对心率和神经环路兴奋性的调控

当膜电位负于某种 K⁺ 通道的静息电位时，K⁺ 通道介导 K⁺ 内流；而当膜电位比该 K⁺ 通道的静息电位还要正（即去极化）时，该 K⁺ 通道本应介导 K⁺ 外流，而实际上 K⁺ 外流的流量却远比预期的小，导致钾电流仍以内向为主。这种 K⁺ 通道就是内向整流 K⁺ 通道（inward rectifier potassium channels），简称 Kir，有多种亚型，分布在心肌细胞、神经细胞、肾小管上皮细胞、内皮细胞和分泌细胞等。通道的内向整流性质是由于在特定电压下 K⁺ 通道口被精胺和 Mg^{2+} 堵塞造成的。相比之下，前述的 K⁺ 逸漏通道不需要门控而允许 K⁺ 双向流动，那个复极化时开放的 K⁺ 通道则需要电压门控，介导的是 K⁺ 外流，而 Kir 介导了 K⁺ 的内向整流，虽然其开放依赖电压，实际上缺乏感应电压的内在区段，是受多种因子门控的。

早在 20 世纪 20 年代人们就发现迷走神经通过释放乙酰胆碱作用于心肌细胞表面的 M2 毒蕈碱受体可以降低心率。M2 受体是一种 G 蛋白偶联受体（G protein coupled receptor，GPCR）。后来的研究说明，GPCR 一旦被乙酰胆碱结合，受体胞内一侧的 G 蛋白异三聚体解离，Gα 激活变为 GTP-Gα，Gβγ 就转而激活内向整流 K⁺ 通道，造成其开放，引起 K⁺ 外流。这使得膜静息电位负值增大，即处于超极化状态，导致去极化速率减慢。因此，这一 K⁺ 通道被叫做"G 蛋白门控的内向整流 K⁺ 通道"（G-protein-gated inward rectifier K1 channels），简称 GIRK。这一过程发生在心房起搏细胞就导致起搏频率减慢，是迷走神经降低心率的本质。GIRK 也表达在中枢神经系统的神经元膜上，其活化造成膜静息电位超极化，介导突触后的慢速抑制性电流，使乙酰胆碱、多巴胺、5-羟色胺和 γ-氨基丁酸即 GABA 等多种神经递质可以通过 GPCR 调控神经的电兴奋性。

GIRK 又叫 Kir3，哺乳动物细胞有 4 种：GIRK1~4，也叫 Kir3.1~3.4。GIRK1 主要在肾、

心、脑表达，GIRK2 和 GIRK3 主要在脑内，GIRK4 主要在胰腺、其次在心、胎盘、肺表达。GIRK 的同源或异源四聚体构成通道，每个亚基有两个穿膜 α 螺旋构成穿膜结构域，长达 2/3 的序列位于亲水的、伸向细胞内的 N 端和 C 端的胞内结构域。免疫共沉淀和突变实验显示，每个亚基的胞内结构域有 2~3 个分散的区段可与 Gβγ 相互作用，但是，在 G 蛋白调控通道开放时，通道的这么多位点如何接纳 Gβγ 却一直不清楚。GIRK 的开放也受到膜上的磷脂酰肌醇 4,5 二磷酸（phosphatidylinositol 4, 5 bisphosphate，PIP₂）水平的调控，在 PIP₂ 存在时 GIRK 通过的电流增大，GIRK 亚基的 N 端和 C 端也被发现有 PIP₂ 结合位点，而且，通道与 PIP₂ 结合又被 Na⁺、胞内 pH、花生四烯酸和 G 蛋白调控。通道上这些与细胞内调控分子的作用位点，对内向整流的电压依赖也是必需的。

几十年来人们大量采用电生理和多种生化及分子细胞生物学技术探究 G 蛋白亚基 Gβγ 与 GIRK 四聚体的直接相互作用是如何活化 GIRK 的，以及膜上 PIP₂ 和细胞内的 Na⁺ 究竟在其中扮演什么角色。最近，一项针对小鼠 GIRK 通道的结构生物学研究在原子水平证明了 GIRK 通道被 Gβγ 亚基和其他分子共同调控的机制。将纯化蛋白重构于脂质小泡上考察其通道行为发现，Gβγ 亚基、膜脂 PIP₂ 和细胞内的 Na⁺ 都能部分活化 GIRK2，但是三者同时存在则活化程度最大。共结晶的结构显示，通道四聚体的每个亚基都与 Gβ 和 Gγ 亚基结合，也各自与 PIP₂ 和 Na⁺ 结合。GIRK2 单体分别与 Gβ 和 Gγ 有结合面，非常小，仅为 700Å²，并有一定重叠，使 Gβγ 无法同时与多个作用面结合，由此保证信号事件的单一性。该研究比较了三种结合 PIP₂ 的 GIRK2 的晶体结构构象，一种是正常 GIRK2，一种是与 Gβγ 形成复合物的 GIRK2，第三种是持续活化的突变体 GIRK2。比较前两种的构象可发现，在 Gβγ 结合时，GIRK2 的胞内结构域相对于穿膜结构域有一个 4° 的旋转，胞质面的内螺旋门开口变宽，就像相机镜头孔径打开一样。然而这一孔径还是太小，不足以让一个水化的 K⁺ 通过。Gβγ 究竟如何对通道实施门控，在比较了第三种始终开放的突变体之后获得了答案：胞内结构域相对于穿膜结构域的旋转更加剧烈，内螺旋门开口进一步变宽，允许水化的 K⁺ 通过。根据这些观察，研究者提出了 Gβγ 门控 GIRK2 的模型：GPCR 被配体激活后，G 蛋白异三聚体解离，Gβγ 移到 GIRK2 的胞内结构域处与之结合，诱导一种"预开放"状态，GIRK2 胞内

结构域发生相对于穿膜结构域的旋转，造成内螺旋门开放，虽然尚不能通透 K⁺；"预开放"状态使通道蛋白进入高能状态，蛋白频繁改变构象直至成为开放状态，导致钾电流产生（图4-12）。GIRK1 的行为基本上与此相同，因此就解释了在脑内和心脏分别占优势的 GIRK1/GIRK2 和 GIRK1/GIRK4 与 Gβγ 形成的复合体的工作机制。这一晶体结构研究说明 GIRK 通道受到多配体的门控，其中 Gβγ 结合于穿膜结构域诱导通道的预开放构象；PIP₂ 也结合于穿膜结构域，可能通过促进穿膜结构域与胞内结构域相互作用而易化通道开放；钠离子则结合于胞内结构域在通道开放时经历构象变化的位置，因而其结合应在热动力学上与通道开放相偶联，从而成为通道的调控者。

七、多种递质门控的离子通道参与突触传递并且是各种药物作用的靶点

对于分布于神经突触的递质门控的离子通道而言，各种通道蛋白不同之处在于两点。第一，作为受体，它们对各自的配体，即从突触前膜释放的递质，有特异的结合位点；第二，作为通道，它们对允许通过的离子种类有选择性。这两点就决定了突触后膜的反应性质。兴奋性神经递质打开阳离子通道，引起 Na⁺ 内流，造成突触后膜去极化，并且达到一定的阈值引发动作电位。相反，抑制性神经递质打开 Cl⁻ 通道（Cl⁻ 内流）或 K⁺ 通道（K⁺ 外流），造成突触后膜超极化，从而抑制了突触后细胞的兴奋性。有意思的是，许多递质既可以是兴奋性的，又可以是抑制性的，取决于它们释放的部位、

所结合的受体、所处的离子环境。例如，乙酰胆碱就可以根据其受体种类的不同既是兴奋性的又是抑制性的。但是，通常情况下，乙酰胆碱、谷氨酸和 5- 羟色胺都作为兴奋性递质，GABA 和甘氨酸则作为抑制性递质。

对多种编码递质门控的离子通道亚基的 DNA 序列检测表明，应答乙酰胆碱、5- 羟色胺、GABA 和甘氨酸的递质门控离子通道的蛋白亚基氨基酸序列彼此有很高的同源性，说明这些递质门控的离子通道在进化上有密切关系。并且它们形成通道的方式也很接近，分子都为五聚体，只是它们的递质结合位点和离子选择性有异。但是，谷氨酸门控的离子通道似乎源于另一家族，它的分子是一个四聚体，有点类似于 K⁺ 通道。

每一种递质门控的离子通道都有多种亚型，它们可以由不同的基因编码，也可以由同一基因产物的不同 RNA 拼接产生。各个变种的不同组合就产生了极其多样的亚型，其配体不同，通道导电性不同，开闭速率不同，对药物和毒素的敏感性不同。例如，脊椎动物神经元的乙酰胆碱门控离子通道与肌细胞的就有不同。又如，脑内乙酰胆碱受体的不同亚型具有不同的功能。这些，使人们可以针对较小范围的神经元或突触种类来设计药物，对脑功能发生特异性的影响。治疗失眠、焦虑、抑郁和精神分裂症的大多数药物都作用于突触，其中许多都与递质门控的离子通道结合。例如巴比妥类药和镇静药结合于 GABA 门控的离子通道，导致低浓度的 GABA 就能打开 Cl⁻ 通道，从而增强 GABA 的抑制性作用。

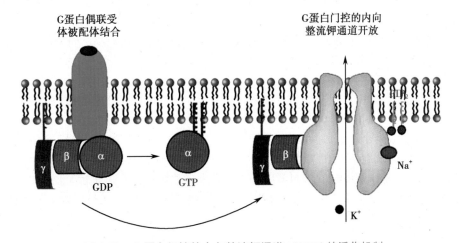

图 4-12 G 蛋白门控的内向整流钾通道（GIRK）的活化机制

配体结合到 G 蛋白偶联受体促使 G 蛋白上的 GDP 转化为 GTP；G 蛋白异三聚体脱离受体，异三聚体中的 Gα 与 Gβγ 解离，Gβγ 与 GIRK 胞内结构域结合，在膜脂 PIP₂ 存在和细胞内 Na⁺ 水平升高的情况下诱导通道开放；GIRK 通道开放造成 K⁺ 外流，引起质膜超极化

大脑的海马区是负责学习和短时记忆的关键部位。当海马神经元在短时间内受到快速反复刺激，它与周围神经元的突触联系会得到加强，表现为此处的突触后神经元产生更强的兴奋性动作电位，持续时间可长达数天。这一过程被称为"长时程增强（long-term potentiation，LTP）"，被认为是学习和记忆形成的一种机制。位于海马突触后神经元的 NMDA（N-methyl，D-aspartate）受体是一种递质和电压双门控的阳离子通道，兴奋性递质谷氨酸与之结合后打开该通道，造成突触后细胞的 Ca^{2+} 内流，引发动作电位和其他事件。经历 LTP 的突触后神经元对微小的突触前刺激更敏感，引发的突触后反应更强烈，因此对学习新信息和短时记忆发挥重要作用。NMDA 是该受体的激动剂，也能激活该通道。相反，对实验动物海马使用该受体的抑制剂，能降低动物的学习记忆能力。阿尔茨海默病的主要病理损害造成海马神经元突触传递障碍和神经元退行性变化甚至凋亡。干预 NMDA 受体或谷氨酸递质通路是否可以成为治疗阿尔茨海默病的有效策略，学界对此尚无明确结论。

八、Cl⁻ 通道具有多种类型和功能

上述多种通道和转运体在运输过程中都涉及 Cl⁻ 的偶联或 Cl⁻ 通道的配合。Cl⁻ 通道是膜上阴离子通道家族的一个成员，分布在质膜和细胞器膜上，主要功能是调控细胞体积、离子稳态和离子的穿上皮运输。在肌细胞和神经元，质膜上的 Cl⁻ 通道还有一个重要功能就是调控膜的电兴奋性。细胞器膜上的 Cl⁻ 通道在其他运输蛋白介导的内部酸化过程中承担了将氯离子运入细胞器的任务，用以中和质子泵运入的 H^+。Cl⁻ 通道的门控信号也多种多样，可以是递质，如抑制性神经递质 GABA 打开 Cl⁻ 通道；也可以是电压/细胞内 Ca^{2+} 浓度的变化或 Cl⁻ 自身梯度。

Cl⁻ 通道的编码基因 CLC 基因家族是从细菌到人类高度保守的，蛋白质由两个亚基形成同源二聚体，每个亚基各自形成一个通道。人 CLC 分子尚无晶体结构的解析，但从细菌 CLC 晶体结构可以提示这种通道选择性的分子机制。蛋白质中心部位孔道的最狭窄处构成对阴离子接纳、阳离子排斥的选择性滤器，其中 4 个 α 螺旋片段将它们部分带正电荷的氨基端指向蛋白质的中心部位；排布在孔道表面的特殊氨基酸与 Cl⁻ 形成氢键；选择性滤器部位的一个保守的谷氨酸的侧链可能扮演"门"的角色，在通道关闭的构象中该侧链占据了

原先 Cl⁻ 的位置。正在通过孔道的 Cl⁻ 和谷氨酸侧链上带负电的羟基可以发生静电互斥并竞争性地与 α 螺旋氨基端上带正电荷的氨基酸形成离子键，这样，正在通过的 Cl⁻ 就打开了谷氨酸侧链构成的"门"。这就解释了 Cl⁻ 的自身梯度可以是 Cl⁻ 通道的门控信号。膜的电压变化可以加剧 Cl⁻ 跨膜电化学梯度（膜内电位去极化有利于 Cl⁻ 内流），这种结构模型也解释了电压也是 Cl⁻ 通道的门控信号。Cl⁻ 通道并不像前述 Na^+ 通道或 Ca^{2+} 通道等电压门控的阳离子那样存在一个带电荷的穿膜结构域作为电压感受器。

Cl⁻ 通道介导的跨上皮运输对肾小管从原尿中重吸收离子有重要作用。肾小球滤过血液时将各种离子与废物一起排入原尿中，这些离子必须在肾小管被大量重吸收以维持血浆的离子浓度。肾小管的远直小管段（也称髓袢升支粗段）负责 25% 的离子重吸收，主要是 NaCl 和 K^+。细胞顶部质膜的 Na^+-K^+-Cl⁻ 偶联转运体将三种离子运入肾小管上皮细胞，细胞内升高的 Cl⁻ 浓度使得 Cl⁻ 顺着电化学梯度从分布于底侧部质膜的 Cl⁻ 通道异构体 ClC-K 通道流出细胞、进入血液，而 K^+ 从 K^+ 通道流出细胞、进入血液。ClC-K 基因突变导致 Bartter 综合征，患者原尿重吸收不足，导致血钾降低、代谢性碱中毒、代偿性高醛固酮血症（抗衡低血浆容量和低血压）以及感觉神经性耳聋。

Cl⁻ 通道也对形成和维持骨骼肌细胞的静息膜电位有重要作用。前已述及大多数细胞的静息膜电位是由 K^+ 逸漏通道主导的，但在骨骼肌细胞，Cl⁻ 通道的一个异构体 ClC-1 对静息膜电位的形成和维持有主导性影响。ClC-1 基因的突变会造成肌强直症，表现为骨骼肌收缩延长、强直、舒张障碍。

九、水通道蛋白介导水的穿膜和跨上皮运输

如果用半透膜分隔溶液，水倾向于从溶质浓度低的地方流向浓度高的地方，这叫作"渗透"；这其实相当于水的"扩散"，从自己浓度高的地方流向浓度低的地方。纯粹的脂双层对水通透性较低，但是大多数细胞因为质膜上有水通道（water channel）而能够让水快速渗透、进出细胞。每秒钟有千百万个水分子通过水通道。水所跨越的"膜"既可以是质膜，也可以是整个上皮细胞层。例如，红细胞放在高渗溶液中会因为水迅速流出而皱缩，放在低渗溶液中则会因为水迅速流入而涨破。肾小管的集合管上皮层对水的快速通透造成原尿的水分大量

地从管腔被重吸收至组织间液。如果没有这种重吸收，尿液无法浓缩，一个人每天排尿可多达数升。

　　水在跨越红细胞膜流动和在肾集合管被上皮层的主细胞（principle cells）重吸收时是非常快速的，不可能单凭简单扩散实现。膜上运输水的通道蛋白叫作水孔蛋白（aquaporin, AQP）。1990 年，第一个水孔蛋白被 P Agre 发现。后来发现，像运输葡萄糖的转运体蛋白 GLUTs 家族一样，哺乳动物细胞的水孔蛋白也有一个家族，其中 AQP1 在红细胞有丰富的表达，AQP2 分布在肾集合管上皮主细胞，AQP0 分布于眼晶体，AQP4 分布于脑内胶质细胞和脑室管膜细胞，AQP54 分于于腺体、肺和眼角膜。蛙卵母细胞和卵的膜上因为没有水孔蛋白而对水不通透，因而可以被置于低渗的池塘水中不会破裂。这个现象是导致 Agre 等研究者发现水孔蛋白的线索之一。

　　与离子通道相反，水通道面临的问题是如何只让水分子快速通过而不让各种离子和质子通过。水孔蛋白的晶体结构揭示了它的运输原理和对水分子的选择性。水孔蛋白是由 4 个相同亚基构成的，每个亚基的肽链含 3 对 α 螺旋，围成一个让水分子通过的通道。把 3 对 α 螺旋依次连接的亲水环向通道中央弯曲，形成对水的选择性滤器，其上天冬氨酸残基的侧链与所运的水分子形成氢键，加上 0.28nm 的狭小孔径只比水分子尺度略大，造成对水分子通透而对离子和质子不通透。

　　抗利尿激素（antidiuretic hormone）也称血管加压素（arginine vasopressin），简称 AVP，是肾集合管上皮主细胞对水重吸收的主要调控分子。主细胞底侧部质膜存在着 AVP 的受体 V2，是一种 G 蛋白偶联受体。当 AVP 与受体 V2 结合时，受体的胞内结构域触发一系列级联反应，包括 G 蛋白活化、其亚基 Gα 活化腺苷酸环化酶（AC）、AC 催化第二信使 cAMP 大量产生。cAMP 引起短期和长期两方面的效应：一方面 cAMP 激活胞质中的 PKA，PKA 对位于细胞内小泡膜上 AQP2 进行磷酸化修饰，从而促进 AQP2 插入顶部质膜（上膜），很快增加了顶部质膜上水通道的数量；而抑制 AVP 可以导致顶部质膜 AQP2 被内吞进入胞质的溶酶体降解途径（下膜）（图 4-13）；另一方面，cAMP 引起细胞核内 AQP2 基因上 cAMP 反应元件 CRE 的应答，导致 AQP2 基因表达的长期上调，更多的 AQP2 被合成出来（图中未显示）。AVP 就是通过两方面作用，实现了对肾脏重吸收水的调控。进入细胞的水随后再被位于底侧部质膜的 AQP3 和 AQP4 运入

组织间液继而进入毛细血管（图 4-13）。在人干渴或脱水时，机体大量分泌 AVP 促进肾脏对水的重吸收，尿液浓缩，尿量减少；畅饮啤酒后频频排尿是因为酒精可暂时抑制 AVP 的分泌，造成肾脏对水重吸收减少，尿液稀释，尿量增加。

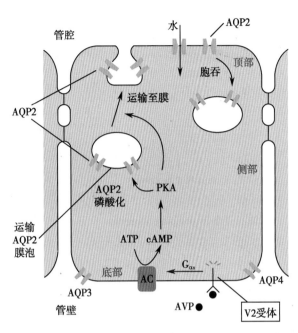

图 4-13　肾集合管主细胞质膜上的水通道及其调控
主细胞底侧部质膜上存在着抗利尿激素／血管加压素（AVP）的受体 V2，是一种 G 蛋白偶联受体。当 AVP 与受体 V2 结合时，受体的胞内结构域触发一系列级联反应，包括 G 蛋白活化、其亚基 Gα 活化腺苷酸环化酶（AC）、AC 催化第二信使 cAMP 大量产生。cAMP 激活胞质中的 PKA，PKA 对位于细胞内小泡膜上 AQP2 进行磷酸化修饰，从而促进 AQP2 插入顶部质膜（"上膜"），很快增加了顶部质膜上 AQP2 的数量，增加水的运入；进入细胞的水随后再被位于底侧部质膜的 AQP3 和 AQP4 运入肾组织。抑制 AVP 可以导致顶部质膜 AQP2 被内吞进入胞质的溶酶体降解途径（"下膜"），从而减少顶部质膜上 AQP2 的数量，阻止水的运入

　　水孔蛋白异常与多种人类疾病有关。AQP2 基因突变造成蛋白失活，患者发生多尿症，特点是排出大量稀释的尿液。AQP0 基因突变可能与遗传性白内障相关。AQP4 分布于邻近脑室的室管膜细胞和邻近蛛网膜下腔和毛细血管的星形胶质细胞，这些位置是脑组织和脑脊液的接触面，因此水孔蛋白对于脑组织非常重要。AQP4 还分布于脑内渗透压感受区——视上核，位于分泌血管加压素的神经元外周的胶质细胞，可能与调控水代谢有关。AQP54 基因突变与哮喘有关，也与眼角膜的水化和损伤修复异常有关。

表4-2 各种通道的基因异常及其相关疾病

遗传性疾病或异常	通道	基因	临床表现
家族性偏瘫性偏头痛（familial hemiplegic migraine）	钙	CACNL1A4	偏头痛
2型发作性共济失调（episodic ataxia type-2）	钙	CACNL1A4	共济失调（动作平衡和协调障碍）
低血钾性周期性瘫痪（hypoke-lemic periodic paralysis）	钙	CACNL1A3	周期性肌强直和瘫痪
1型发作性共济失调（episodic ataxia type-1）	钾	KCNA1	共济失调
良性家族性新生儿惊厥（benign familial neonatal convulsion）	钾	KCNQ2	癫痫性惊厥
非综合征型显性耳聋	钾	KCNQ4	耳聋
长QT综合征	钾	HERG, KCNQ1	眩晕；猝死
	钠	SCN5A	
低血钾性周期性瘫痪	钠	SCN4A	周期性肌强直和瘫痪
Liddle综合征	钠	B-ENaC	高血压
重症肌无力（myasthenia gravis）	钠	nAChR	肌力减弱
Dent's病	氯	CLNCN5	肾结石
先天性肌强直（myotonia congenita）	氯	CLC-1	周期性肌强直
4型Batter's综合征	氯	CLC-Kb	肾功能障碍、耳聋
心律不齐	钠	多种不同基因	心跳不规则或加快
	钾		
	钙		
遗传性肾性糖尿病	水	AQP2	多尿、尿渗透压降低
先天性进行性肾盂积水	水		肾盂积水
家族性白内障	水	AQP0（MIP）	眼白内障

用血管加压素受体V2的拮抗剂干预血管加压素对AQP2的调控，可治疗机体的水潴留和低钠血症。这类水电解质紊乱常见于心力衰竭、肝硬化、怀孕、甲状腺功能不足、皮质激素副作用等临床条件下。

十、通道蛋白遗传缺陷、表达和调控异常与人类疾病相关

如上所述，通道由多种亚基组成，编码这些蛋白质的基因可存在突变，导致一系列遗传性疾病（表4-2）。

除了通道蛋白本身的异常，其调控者的先天性或后天性异常也可以引起疾病。例如，先天性尿崩症可以由AQP2基因的多种突变造成，也可以由AVP基因的多种突变或下丘脑-垂体外伤因而释放AVP减少无法调控AQP2在肾小管细胞质膜上出现所造成。此外，在长期的病理条件下通道蛋白表达水平的改变也可造成通道在膜上数量的后天性异常，例如前述血管平滑肌细胞在高血压条件下长期兴奋可能造成Ca^{2+}通道蛋白表达上调，与高血压进展过程中的恶性正反馈有关。

（易 静）

参 考 文 献

1. Alberts B, Johonson A, Lewis J, et al. Molecular biology of the cell. 5th ed. New York: Garland Science, 2008

2. Lodish H, Berk A, Kaiser CA, et al. Molecular cell biology. 6th ed. New York: WH Freeman, 2008

3. 翟中和，王喜忠，丁明孝. 细胞生物学. 北京：高等教育出版社，2007

4. 易静，汤雪明. 医学细胞生物学. 上海：上海科学技术出版社，2009

5. Sachs G, Shin JM, Vagin O, et al. The gastric H, K ATPase as a drug target: past, present, and future. J Clin

Gastroenterol, 2007, 41Suppl 2: S226-242

6. Dolphin AC. Calcium channel diversity: multiple roles of calcium channel subunits. Curr Opin Neurobiol, 2009, 19: 237-244.

7. Simpson IA, Dwyer D, Malide D, et al. The facilitative glucose transporter GLUT3: 20 years of distinction. Am J Physiol Endocrinol Metab, 2008, 295: E242-253

8. Airley RE, Mobasheri A. Hypoxic regulation of glucose transport, anaerobic metabolism and angiogenesis in cancer: novel pathways and targets for anticancer therapeutics. Chemotherapy, 2007, 53: 233-256

9. Cruciat CM, Ohkawara B, Acebron SP, et al. Requirement of prorenin receptor and vacuolar H+-ATPase-mediated acidification for Wnt signaling. Science, 2010, 327: 459-463

10. Hiesinger PR, Fayyazuddin A, Mehta SQ, et al. The v-ATPase V0 subunit a1 is required for a late step in synaptic vesicle exocytosis in Drosophila. Cell, 2005, 121: 607-620

11. Lee SH, Rho J, Jeong D, et al. v-ATPase V0 subunit d2-deficient mice exhibit impaired osteoclast fusion and increased bone formation. Nat Med, 2006, 12: 1403-1409

12. Jarvis SE, Zamponi GW. Trafficking and regulation of neuronal voltage-gated calcium channels. Curr Opin Cell Biol, 2007, 19: 474-482

13. Sonkusare S, Palade PT, Marsh JD, et al. Vascular calcium channels and high blood pressure: pathophysiology and therapeutic implications. Vascul Pharmacol, 2006, 44: 131-142

14. Moeller HB, Praetorius J, Rützler MR, et al. Phosphorylation of aquaporin-2 regulates its endocytosis and protein-protein interactions. Proc Natl Acad Sci U S A, 2010, 107: 424-429

15. McDill BW, Li SZ, Kovach PA, et al. Congenital progressive hydronephrosis (cph) is caused by an S256L mutation in aquaporin-2 that affects its phosphorylation and apical membrane accumulation. PNAS USA, 2006, 103: 6952-6957

16. Lüscher C, Slesinger PA. Emerging roles for G protein-gated inwardly rectifying potassium (GIRK) channels in health and disease. Nat Rev Neurosci, 2010, 11: 301-315.

17. Whorton MR, MacKinnon R. Crystal structure of the mammalian GIRK2 K+ channel and gating regulation by G proteins, PIP2, and sodium. Cell, 2011, 147: 199-208

18. Whorton MR, MacKinnon R. X-ray structure of the mammalian GIRK2-βγ G-protein complex. Nature, 2013, 498: 190-197

19. Zylbergold P, Ramakrishnan N, Hébert TE. The role of G proteins in assembly and function of Kir3 inwardly rectifying potassium channels. Channels, 2010, 4: 411-421

20. Kung C. A possible unifying principle for mechanosensation. Nature, 2005, 436: 647-654

第五章　细胞内蛋白质分选与转运

提　要

真核细胞内许多膜性构造将细胞分隔成了不同的功能区室。蛋白质赋予了每个区室的构造特点和功能属性。一个典型的动物细胞包含 1 万～2 万种，总数约为 10^{10} 蛋白质分子，其中 1/2～2/3 位于胞质内。除线粒体合成极少量的自用蛋白质外，几乎所有蛋白质都在胞质中合成。新合成的蛋白质分子再被以其特有的方式输送到目的区室，使得每个区室都包含自己特有的一组蛋白系统和一些其他分子。

第一节　蛋白质分选与转运的基本途径

细胞质中新合成的蛋白质的未来走向取决于它们自身的氨基酸序列，这些序列中包含有特殊的信号序列（signal sequence），也称为信号肽（signal peptide）。信号肽作为分选信号可以引导蛋白向目标区室运动。大部分蛋白的分选信号是一段由 15～60 个氨基酸构成的短肽序列，常常位于蛋白质的 N 端。一旦完成分选运送过程后，特异的信号肽酶（signal peptidase）会将信号肽切除。信号肽也可以是一段内部的氨基酸序列，保留作为蛋白质的一部分。有些信号肽是由多个内部氨基酸序列形成的蛋白质表面原子的特殊三维重排，被称作信号斑（signal patch）。

细胞中大部分蛋白质没有信号肽，合成后就定居在细胞质中，而很多其他的蛋白质则有各自特殊的信号肽引导它们向细胞核、ER、线粒体、过氧化物酶体运输，信号肽序列也可以指引蛋白从 ER 进一步向细胞内的其他细胞器或最终向细胞外运送。

为理解蛋白质合成后分选与转运作用的一般原理，有必要区别三种根本不同的蛋白运送途径：

1. 蛋白质的穿膜转运　穿膜转运（transmembrane transport）是指膜蛋白上的转位分子直接运送胞质中合成的特定蛋白穿过质膜进入到细胞器的过程。这种穿膜转运的蛋白通常以非折叠形式蛇形通过转位分子，例如由胞质向线粒体和 ER 的

转运就是以这种方式。穿膜转运又可分为翻译共转位（cotranslational translocation）和翻译后转位（post-translational translocation），前者是指在 ER 上的核糖体在翻译蛋白的同时，露出的 N 端已经开始转运，后者是指蛋白质完全翻译完成后再向目的细胞器运送。向线粒体和过氧化物酶体的转运都是翻译后转位，只是向过氧化物酶体转运的特殊性在于被转运的蛋白质是以折叠的形式进行的。

2. 选择性的门控转运　门控转运（gated transport）是指蛋白质通过核孔复合体在胞质和胞核之间移动。核孔复合体作为选择性闸门主动运送大分子和大分子复合体，尽管这些闸门也允许小一些的分子自由扩散。详细内容可参见第八章"细胞核"。

3. 小泡运输　小泡运输（vesicular transport）是指一类膜包绕的运输过程，小圆形运输泡或大的非规则形状的细胞器断片，将蛋白质从一个区室向另一个区室摆渡。一个区室腔的货物分子以出芽和夹断的方式离开，形成转运小泡，再与另一个区室的膜相融合后将货物卸载。来自 ER 的可溶性蛋白向高尔基体的运送就是以这种方式进行（图 5-1）。

蛋白质选择何种转运模式通常是由自身所带有的分选信号决定。每个分选信号都由相对应的分选受体来识别。如果一个大的蛋白质被输入到细胞核，它必需有供受体蛋白识别的分选信号来引导其通过核孔复合体。如果一个蛋白质直接穿膜转运，它必须有膜转位分子识别的分选信号。同样，如果一个蛋白被装载到某种小泡或保留在某些

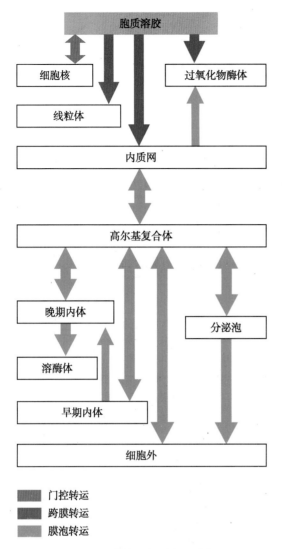

图 5-1　细胞内蛋白质交通路线图

蛋白质根据自身的分选信号，以三种不同的转运方式从一个区室移向另一个区室。蛋白质的移动始于细胞质的核糖体，终止于目的细胞器

门控转运

跨膜转运

膜泡转运

细胞器中，相应膜上的对应受体一定要识别它的分选信号。

第二节　蛋白质进入线粒体和过氧化物酶体的转运

线粒体的主要功能之一是利用氧化磷酸化和电子传递所获得的能量合成 ATP，是细胞的能量制造工厂。线粒体也与很多其他代谢功能相关，包括血红素、铁/硫簇合物和类固醇的合成、脂肪酸代谢、细胞氧化还原状态的调解、钙平衡的维持等。此外，线粒体还在调控细胞凋亡过程中起关键作用。这样一个代谢功能复杂、活跃的细胞器，决定

了其内部结构的特殊性和蛋白质种类及数量的多样性。

过氧化物酶体的结构相对简单，但内部也有 40 种以上的酶蛋白在发挥各种生物学作用。尽管都是在胞质的游离核糖体合成，进入线粒体的蛋白和进入过氧化物酶体的蛋白的转运方式却有很大的不同。

一、蛋白质分别进入线粒体的不同区室

线粒体是由双层单位膜构成的封闭性细胞器，内膜和外膜构成了两个空间：一个是内外膜之间的膜间腔（intermembrane space）；另一个是内部空间，被称为基质腔（matrix space）。内外膜和不同的空间具有不同的功能和蛋白质组成。内膜形成广泛的内陷，成为线粒体嵴（cristae）；外膜平滑，面向胞质。尽管线粒体有自己的基因组，但仅编码 13 种蛋白质，其大部分结构和生命活动所需蛋白，包括它的核糖体蛋白和它合成蛋白质所需要的酶类都是由核编码，在胞质合成后输入线粒体的。

在不同的信号肽的引导下，有约 1500 种蛋白质通过内外膜特殊转位装置，选择性地进入线粒体的不同亚区室。

（一）线粒体内外膜上具有复杂的转位蛋白复合体

在胞质合成的蛋白质进入线粒体是穿膜转运，蛋白质移动穿过膜的过程通常被称为蛋白质转位（protein translocation）。线粒体膜上行使转位蛋白功能的多亚基蛋白复合体介导胞质合成的线粒体定位蛋白转位穿过线粒体膜。研究者利用真菌进行的遗传学和生物化学实验确定了蛋白质进入线粒体的转位蛋白的分子装置，包括外膜上的 TOM 复合体（translocase of the outer mitochondrial membrane，TOM complex）和 SAM 复合体（sorting and assembly machinery of the outer membrane，SAM complex），内膜上两个 TIM 复合体（translocase of the inner mitochondrial membrane，TIM complex）和一个 OXA 复合体。TIM23 复合体是用于转送蛋白进入基质，而 TIM22 复合体是特化为用于蛋白质插入线粒体内膜的，尽管这种区别不是绝对的（图 5-2）。蛋白质转位需要线粒体内外能量和分子伴侣的帮助。

（二）引导前体蛋白进入线粒体基质的信号肽通常被切除

蛋白向线粒体的输入通常在离开胞质的游离核糖体后数秒或数分钟内发生。因此，与后述的向

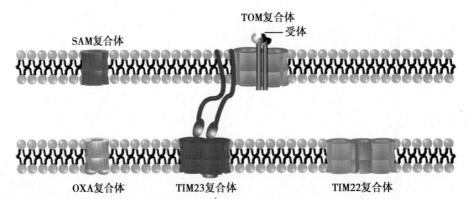

图 5-2 真菌线粒体内外膜上不同的转位蛋白复合体

线粒体内外膜上已知有 5 种多亚基转位蛋白复合体。外膜上的 TOM 复合体是由受体、通道蛋白等多种蛋白亚基构成；内膜上的 TIM 复合体的核心成分之一带有一个疏水 α 螺旋结构向外延伸，通过膜间腔插入外膜。转位蛋白复合体可由 1～3 个通道构成

ER 输入相比，线粒体输入蛋白首先在胞质被合成为线粒体前体蛋白（precursor protein），然后依赖一种翻译后机制转位到线粒体。一个或多个信号肽指引所有前体蛋白进入各自合适的线粒体亚区室。

进入线粒体基质的前体蛋白信号肽通常位于多肽链 N 端，为 10～70 个氨基酸的序列。这些靶向结构域（motif）被称为前序列（presequence），因为它们通常在线粒体基质中被蛋白酶切除。这些前序列多为碱性、羟基化以及疏水性氨基酸，但缺少共同序列。进入内外膜和膜间腔的蛋白质的内部信号肽则不被切除，这些信号肽既是运输信号也是正确的定位信号。同样，当用 DNA 重组技术将这些信号连接到胞质定位蛋白时，重组的蛋白会在线粒体中找到自己的位置。

引导前体蛋白进入线粒体基质的信号肽被广泛研究。它们都形成亲水和疏水双亲和性 α 螺旋结构。带有正电荷的残基簇位于螺旋的一侧，而不带电荷的疏水性氨基酸在另一侧。启动蛋白转位的特殊受体蛋白主要识别这种构型，而不是信号肽中精确的氨基酸序列。线粒体前体蛋白合成后不是折叠成其自然结构，而是通过与细胞质中其他蛋白相互作用维持其非折叠构造。这些相互作用蛋白可以是热休克蛋白 70（Hsp70）家族的伴侣蛋白，具有通用性，而其他则是线粒体前体蛋白专用，直接结合信号肽。这些作用蛋白有助于防止前体蛋白在与线粒体外膜的 TOM 复合体结合前自发聚集或折叠。输入过程的第一步是 TOM 复合体的输入受体与线粒体前体蛋白的信号肽结合。之后相互作用蛋白脱落，非折叠多肽链以信号肽为先导，进入转位通道。

原则上，一个蛋白能够一次性穿过两层膜或分两次穿过内外膜而到达线粒体基质。实验证明输入线粒体的某些蛋白可以一次性地进入到基质中去。将无细胞系线粒体输入系统进行冷却能够阻滞蛋白停留在转位过程的中间步骤。结果是被阻滞的蛋白不再含有它们的 N 端信号肽，提示 N 端一定在线粒体基质内，因为只有这里才含有信号肽酶。而大量被切去信号肽的蛋白能够被外加的蛋白水解酶水解，提示它们仍位于线粒体外（若进入到膜间腔或基质内则不会被水解）。很明显，这些前体蛋白能够一次性穿过线粒体的两层膜而进入到基质中（图 5-3）。一次性穿越两层膜的原理被认为是 TOM 复合体首先运送信号肽穿过外膜进入膜间腔，在那里信号肽又与 TIM 复合体结合，打开了复合体的通道。然后多肽链进入基质或插入内膜（图 5-4A）。尽管 TOM 和 TIM 复合体通常相互协调，一次性运送前体蛋白穿越两层膜，它们也能够单独运作。例如，用分离的单纯外膜，可以证明 TOM 复合体能够转送前体蛋白的信号肽穿过。同样，将分离的线粒体的外膜破坏，暴露出的内膜复合体（TIM23）能够有效地输送前体蛋白进入基质腔。

（三）ATP 水解和膜电位驱动蛋白向基质腔的转运

方向性转运需要能量，大部分生物系统的这些能量都是由 ATP 水解所提供。ATP 水解给线粒体蛋白的输入提供燃料发生在两个分离的位点，一个在线粒体外，一个在基质腔。此外，蛋白输入需要另外一个能量资源，即线粒体内膜的穿膜电位。

最初能量需要发生在转位过程的起始阶段，就

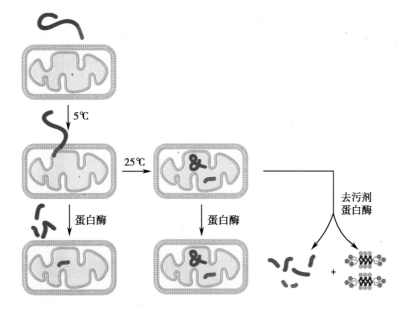

图 5-3　体外实验验证线粒体前体蛋白输入线粒体过程

含有信号肽的线粒体前体蛋白与线粒体低温 5℃ 孵育，前体蛋白仅部分转位穿过双层线粒体膜。这时若加入蛋白酶，没进入线粒体的蛋白会被降解，信号肽则留到了线粒体内。若将低温反应体系再 25℃ 孵育，则整个蛋白转位过程完成，前体蛋白进入线粒体并被内部的信号肽酶切断。这时在反应体系中加入蛋白酶不会对线粒体内的蛋白产生作用，如果用去污剂（detergent）和蛋白酶同时作用，则线粒体被破坏，内部的蛋白被降解

是当结合有伴侣分子的非折叠的前体蛋白与 TOM 复合体的输入受体相互作用时，新合成的多肽链与 Hsp70 家族的伴侣蛋白结合和释放需要 ATP 水解。体外实验证明，如果前体蛋白在被加入到纯化的线粒体前人为地去折叠，这一发生在细胞质基质中的对 Hsp70 和 ATP 的需要可以被绕过。

一旦信号肽已经通过 TOM 复合体并结合到一个 TIM 复合体，通过 TIM 复合体转位通道的进一步转位需要膜电位，即穿越内膜的电化学 H^+ 梯度。H^+ 从基质腔泵入膜间腔由内膜上的电子传递过程驱动，维持着电化学梯度。穿越内膜的电化学 H^+ 梯度的能量不仅有助于驱动大部分细胞 ATP 合成，也驱使带有正电荷的信号肽依赖电场泳动穿越 TIM 复合体。

线粒体中存在的 Hsp70 也在输入过程中发挥关键作用。Hsp70 变异的线粒体无法转运线粒体前体蛋白，Hsp70 是结合 TIM23 复合体基质侧的多亚基蛋白成分的一部分，起到牵引前体蛋白进入基质的马达作用。和它胞质中的亲属一样，线粒体 Hsp70 对非折叠多肽链有高亲和性，以致当输入蛋白从基质侧 TIM23 转位分子一露头，就紧紧地与其结合，然后，再以 ATP 依赖方式释放蛋白。这一能量驱动的结合 - 释放循环被认为是完成蛋白输入过程的最后驱动力量。

在与线粒体 Hsp70 最初相互作用后，很多输入的基质蛋白被传递给另一个伴侣蛋白——线粒体 Hsp60。Hsp60 也通过与其结合 - 释放这一需要 ATP 的循环步骤，帮助这些没有折叠的多肽链完成折叠。

（四）向线粒体内外膜和膜间腔的转运有多种机制

线粒体外膜含有丰富的孔蛋白（porin）。这些孔蛋白形成的通道能使无机离子和非蛋白性代谢产物等分子量 < 5kDa 的物质得以自由渗透。孔蛋白是 β- 桶状蛋白（β-barrel proteins），首先通过 TOM 复合体被输入。与其他通过 α- 螺旋区域锚定在膜内的外膜蛋白相比，TOM 复合体不能将孔蛋白整合进入脂质双层。替代的方式是，孔蛋白先被送入膜间腔，在那里与特化的"tiny Tim"家族的分子伴侣蛋白短暂结合以防凝聚，然后再与外膜的 SAM 复合体结合，在其帮助下插入外膜并正确折叠（图 5-4B）。

定位在线粒体内膜或膜间腔的蛋白的最初转位过程也利用 TOM 和 TIM23。在诸多共同转位途径中，只有被输送蛋白的 N 端信号肽序列真正进入基质腔。位于 N 端信号肽之后的一段疏水氨基

酸,作为停止转移序列,防止穿越内膜的进一步转位。TOM 复合体牵引着蛋白的剩余部分通过外膜进入膜间腔;信号肽在基质腔被切除;从 TIM23 释放的疏水序列仍镶嵌锚定在内膜(图 5-4C)。

在另一个向内膜或膜间腔转运的途径中,TIM23 复合体最初将完整蛋白转位至基质腔。一个基质信号肽酶切除 N 端信号肽,暴露出新 N 端的一段

疏水序列。这段序列将蛋白导向另一个内膜转位蛋白复合体 OXA1,再插入到内膜上。OXA1 主要是用于将线粒体内部编码、翻译的蛋白插入到内膜上,只有少量的输入蛋白利用这一途径(图 5-4D)。

很多利用这些途径进入内膜的蛋白通过它们的疏水信号肽维持锚定状态。然而其他则被蛋白酶切除锚定用信号肽而释放到膜间腔中(图 5-4E)。

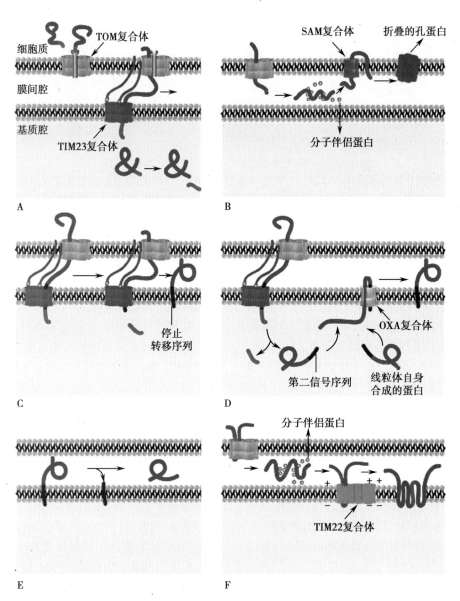

图 5-4 蛋白输入线粒体各区室的过程

A. TOM 复合体的受体识别前体蛋白的信号肽,前体蛋白转位穿过外膜再经 TIM23 复合体进入基质腔,信号肽被切除;B. 孔蛋白先经 TOM 复合体被送入膜间腔,与分子伴侣蛋白结合维持非折叠状态,再经 Sam 复合体插入外膜后完全折叠;C. 前体蛋白 N 端信号肽经 TOM 复合体和 TIM23 复合体进入基质腔,信号肽被切除,其后的一段疏水氨基酸作为停止转移序列,镶嵌在内膜上;D. 前体蛋白先进入基质腔,信号肽被切除后,相邻的疏水 N 端信号序列才暴露,引导蛋白经 OXA 复合体插入内膜,线粒体自身合成的内膜蛋白也同样经 OXA 复合体进入内膜;E. 一些膜间腔的可溶性蛋白也先经 C 或 D 途径插入内膜,再由膜间腔内的信号肽酶切断疏水信号序列后进入膜间腔;F. 一些内膜多次穿膜蛋白含有内部信号肽,它们以环袢形式穿过外膜的 TOM 复合体,膜间腔的分子伴侣蛋白引导它们到 TIM22 复合体,在膜电位驱动下插入内膜

内膜不存在孔蛋白，由一组特异性运输蛋白大家族来担当大量小分子跨内膜运输的任务，包括ATP、ADP和磷酸盐的运输。这些多次穿膜蛋白N端不含可被切除的信号肽，但含有内部信号肽。它们穿过外膜的TOM复合体后，膜间腔的分子伴侣蛋白引导它们到TIM22复合体，通过一个需要膜电位而非线粒体Hsp70或ATP的过程，插入到内膜（图5-4F）。TIM22复合体已经特化为内膜多次穿膜蛋白插入专用的复合体。

二、胞质合成的蛋白质以折叠形式穿膜进入过氧化物酶体

过氧化物酶体普遍存在于真核细胞，直径在0.1~1.0μm，是呈球形或椭圆形单层膜性细胞器，在哺乳动物中以肝细胞和肾细胞中所含数量为多。迄今为止，已鉴定的过氧化物酶体的酶类有40多种，以内含黄素（flavin）的氧化酶为主，包括尿酸氧化酶（urate oxidase）、L-氨基酸氧化酶、D-氨基酸氧化酶等，在有些细胞中尿酸氧化酶含量极高，以至于形成晶体状核心。不同的氧化酶作用于不用的底物，但都在氧化底物的同时，将氧还原成过氧化氢。过氧化氢酶则是过氧化物酶体的标志酶，既可以利用过氧化氢将一些底物（如醛、醇、酚）氧化，也可以在细胞内H_2O_2过剩时，将H_2O_2水解。

过氧化物酶体的酶的特性决定了其诸多的生物学功能，包括：对细胞内氧浓度的调节，使毒物失活，极长链脂肪酸和少部分长链脂肪酸的β氧化，胆固醇和胆汁酸类的氧化，以及含氮物质的代谢等。

所有过氧化物酶体的蛋白质都是由核基因编码，在胞质的游离核糖体合成并完成折叠，然后在信号肽的引导下输送到过氧化物酶体。

（一）过氧化物酶体基质蛋白的主要靶信号PTS1是C端的三肽序列SKL

进入过氧化物酶体基质的蛋白有两种特殊的靶信号（peroxisomal targeting signal，PTS）。一种是C端的三肽序列SKL（-Ser-Lys-Leu-），被称为PTS1，是过氧化物酶体基质蛋白的主要定位信号；另一种是较为少见的PTS2，为靠近N端的9个氨基酸序列，基本构造为RLxxxxx(H/Q)L（x为任意氨基酸）。这一9肽序列进化上较为保守，为哺乳动物、酵母和植物所共有，其前后两个氨基酸是关键，特别是第一个碱性氨基酸R。

需要强调的是，进入过氧化物酶体的蛋白，即便是多亚基，都是以折叠的方式被输入的，与线粒

体的输入机制明显不同。

至少有23种被称为Peroxin（Pex）的蛋白，参与了过氧化物酶体膜的发生以及膜蛋白和基质蛋白的转运。胞质内可溶性受体蛋白Pex5p能够特异识别PTS1，携带这些过氧化物酶体基质蛋白与过氧化物酶体膜表面特异的船坞蛋白Pex14相互作用，伴随所载蛋白进入过氧化物酶体，卸载后单独返回胞质基质（图5-5）。识别PTS2的受体蛋白Pex7p似乎以同样的方式发挥作用。对于过氧化物酶体膜蛋白及其输入有关的受体目前了解得不多。

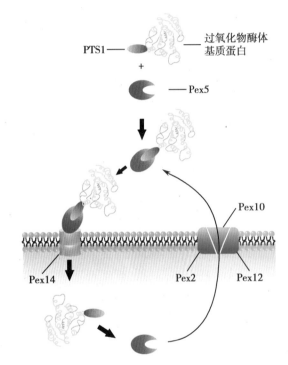

图5-5　PTS1引导过氧化物酶体基质蛋白的输入过程
大部分过氧化物酶体基质蛋白的C-末端含有PTS1序列，它可以与细胞质中可溶性蛋白Pex5特异结合。携带基质蛋白的Pex5再与过氧化物酶体膜上的Pex14结合后，被输送进入过氧化物酶体基质。然后Pex5与基质蛋白分离，通过由Pex10、Pex2和Pex12构成的膜蛋白复合体再返回到细胞质中循环发挥作用

（二）过氧化物酶体也是由内质网出芽而来

过氧化物酶体的来源说法一直有争论。以前普遍认为，与溶酶体不同，过氧化物酶体是靠自身分裂来增殖的，不是来自内质网和高尔基体，因此它是不属于内膜交通系统的膜性细胞器。但近年来通过追踪一些过氧化物酶体膜蛋白的研究结果，似乎正在颠覆这一传统的说法。过氧化物酶体的产生可能有两种途径：一是生长和分裂模式，即由胞质基质合成的一组过氧化物酶体膜蛋白Pex3和

Pex16 等嵌入内质网的特定区域，这一区域经出芽作用形成前过氧化物酶体，与已存在的过氧化物酶体融合导致膜膨胀，经过输入过氧化物酶体膜蛋白和基质蛋白等生长过程后，分裂增殖；二是成熟模式，经内质网出芽作用形成的前过氧化物酶体相互融合，再经过输入过氧化物酶体膜蛋白和基质蛋白等过程成为成熟的过氧化物酶体（图 5-6）。

不论哪种产生方式都需要经过从内质网出芽这一过程。这说明过氧化物酶体实际上构成了一个来自内质网的动态内膜系统。过氧化物酶体像其他膜泡流动系统中的运输小泡一样，构成了一个多区室的内膜系统，不同的区室逐步按着时间向着成熟、具有代谢活性的过氧化物酶体转变。

近年来，在对细胞器结构及其相互作用关系的理解方面的一个明显进展，是对过氧化物酶体的再认识。传统教科书对过氧化物酶体的解释是：半自主性、静态、均一性细胞器，其组装发生在小泡运输之外。目前的这些发现向传统教科书的观念提出了重大的挑战。

（三）过氧化物酶体转运异常与疾病相关

目前发现一些遗传性过氧化物酶体功能异常导致的疾病，大致分为两类。第一类是由于过氧化物酶体中单一酶的异常，如新生儿 X- 染色体连锁型肾上腺脑白质营养不良（X-linked adrenoleukody-strophies）。这些患儿由于过氧化物酶体膜上缺乏转运极长脂肪酸链的特定蛋白而导致极长脂肪酸链在肾上腺皮质和脑白质细胞内的堆积，使脑神经元髓鞘受到破坏。第二类是过氧化物酶体生物发生缺陷导致的一组蛋白的异常，影响过氧化物酶体的整体代谢途径，被称为过氧化物酶体生物发生异常（peroxisomal biogenesis disorders）。Zellweger syndrome 是一种致命的遗传异常疾病，被称为 Zellweger 脑 - 肝 - 肾综合征，主要原因是与过氧化物酶体基质蛋白输入有关的蛋白质 peroxins 发生突变造成的。

第三节 新生肽链向内质网腔的转运、折叠及加工

真核细胞的内质网（endoplastic reticulum，ER）是广泛分布在细胞质中的分支管状和扁平囊状的膜性网络结构，其成分占整个细胞膜性构造的一半以上，管和囊相互连接，膜与胞核外膜相连。因此，ER 膜与核膜形成一个连续片层封闭而成的单一内部空间，被称为 ER 腔，内质网腔常可以占到细胞总容积的 10% 以上。

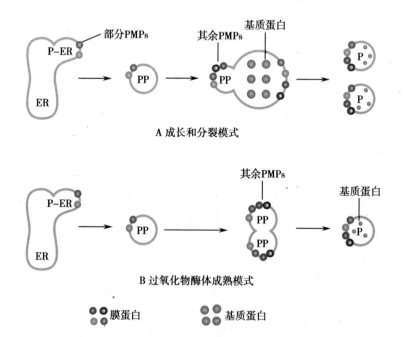

A 成长和分裂模式

B 过氧化物酶体成熟模式

图 5-6 过氧化物酶体来源的两种模式

A. 增殖和分裂模式：部分过氧化物酶体膜蛋白（PMP）集中于 ER 的特定区域（P-ER），出芽形成前过氧化物酶体（PP），与既有过氧化物酶体融合并不断输入其余 PMP 和基质蛋白，最后分裂为二；B. 成熟模式：P-ER 出芽形成 PP，PP 相互融合并不断输入其余 PMP 产生大的未成熟过氧化物酶体，再进一步输入基质蛋白而成熟

ER 根据表面核糖体附着的有无分为粗面内质网（rough ER，rER）和滑面内质网（smooth ER，sER），二者之间内腔相连。大部分细胞的 ER 常常是部分滑面和部分粗面，而滑面区域较少。

rER 膜是大部分细胞器穿膜蛋白和脂质的产地，包括 ER 自身、高尔基体、溶酶体、内体、分泌泡和细胞膜。重要的是，几乎所有分泌到细胞表面和定位在 ER 腔、高尔基体或溶酶体的蛋白最初都进入到 ER 腔。

sER 的功能是来自糖原的葡萄糖代谢、钙离子（Ca^{2+}）的储藏、药物代谢与解毒，以及脂质合成。

为研究 ER 的功能和生物化学，有必要分离 ER，但由于其与细胞内其他成分的复杂交错，实施起来困难很大。幸运的是，当组织或细胞经匀浆破坏后，ER 破裂成片段，形成许多直径大约在 100～200nm 的封闭小泡，被称为微粒体（microsomes）。微粒体可以通过蔗糖密度梯度离心等方式纯化。这些小微粒体可以看做是 ER 的代表，仍然能够进行蛋白质转位，蛋白质糖基化，Ca^{2+} 的摄取和释放，以及脂质合成。由粗面 ER 得到的微粒体被称为粗面微粒体（rough microsomes）。核糖体总是位于外表面，所以微粒体的内面相当于 ER 腔。

一、在粗面内质网合成的蛋白质多是以共转运的方式进入内质网

哺乳类细胞的 rER 合成的蛋白质，往往在整个多肽链合成完成之前，或者说是刚刚开始合成，就开始向 ER 运送，也就是所谓的翻译共转运过程（co-translational process）。向 ER 运送的蛋白分为两类：一类是穿膜蛋白，仅部分转位穿过并埋入 ER 膜；另一类是水溶性蛋白，完全穿过 ER 膜，释放到 ER 腔当中。一些穿膜蛋白质在 ER 发挥作用，而其他更多的是去细胞膜或其他细胞器膜。ER 腔的水溶性蛋白也有自用、到其他细胞器和分泌三种命运。所有这些蛋白质，不管它们最终命运如何，都由一个 ER 信号肽，通过一个共同的转运机制，引导向 ER 膜。

蛋白质分选的信号肽是 20 世纪 70 年代早期在信号学说的基础上通过实验确认的。该实验利用无细胞体外合成系统（包含核糖体、能量分子、tRNA、氨基酸等所有合成蛋白质所需的成分）将一编码分泌蛋白的 mRNA 在体外翻译成蛋白质。当微粒体缺失时，所合成的蛋白质比正常分泌的蛋白质要大一些，这多余的长度就是 N 端的前导肽。但是当来源于 rER 的微粒体存在时，一个正常大小

的蛋白就产生了（图 5-7）。根据信号学说，这段前导肽就是信号肽，引导分泌蛋白进入 ER 后，就由信号肽酶将其切除。而这时整个多肽链还没有完全合成。这证明蛋白质输入微粒体的无细胞系对鉴定、纯化以及研究 ER 输入过程中各种相关成分提供了有力的工具。

由 rER 合成的分泌蛋白，首先在 N 端翻译它的信号肽段。典型的信号肽包含 3 个功能区域：N 端长度不固定，一般由 6～10 个氨基酸残基组成，在其 C 端含有一个或多个正电荷氨基酸；信号肽的中间疏水区域由 6～15 个疏水或中性氨基酸残基组成；信号肽的羧基端含有 5～7 个氨基酸残基，其中的 −1 和 −3 位氨基酸（成熟蛋白的第 1 位氨基酸残基是 +1）是小的不带电荷氨基酸，它们对信号肽酶特异性切除信号肽尤其重要（图 5-8）。

这一信号肽段在至少两种成分的参与下引导向 ER 膜：一个是信号识别颗粒（signal-recognition particle，SRP），可以在胞质和 ER 膜间循环并与信号肽结合；另一个是 ER 膜上的识别颗粒受体（SRP receptor）。所有细胞都含有 SRP 及其受体，显示这个蛋白质靶向机制发生在进化的早期并保留至今。

哺乳类动物 SRP 是一个复杂的棒状分子颗粒，由 6 个不同的多肽链（P1、P14、P19、P54、P68 和 P72）和一个 300 核苷酸长的小 RNA 分子组成。RNA 分子作为骨架连接 SRP 不同的亚基。6 个多肽中只有 P54 不直接与 RNA 结合。SRP 包含三个主要区域：信号肽结合区（P54）、核糖体结合区（P9/P14）、蛋白转位区（P68/P72）（图 5-9A）。

主要由 P54 构成的信号肽结合区（P54）是一个疏水性深沟，内衬多个蛋氨酸。蛋氨酸侧链不分支，柔韧性好，可以容纳不同信号肽氨基酸残基的不同形态的疏水侧链。在 SRP 另一端的核糖体结合区（P9/P14）与核糖体大小亚基交界处相结合，阻断延长因子（eEF2）与核糖体的结合，使蛋白质合成暂时停止。短暂的停止得以使核糖体有足够时间在整个多肽链合成完成之前与 ER 膜结合启动共转运过程，确保蛋白不被释放到胞质中。这一安全装置可能对于分泌性水解酶和溶酶体水解酶尤为重要，因为它们能够在细胞中造成损害。然而，分泌大量水解酶的细胞也格外小心，在胞质中储备了高浓度的水解酶抑制剂以备不时之需。这一暂停也确保一个能折叠成紧密结构的蛋白质的大部分在到达 ER 膜上的转位子之前不被制造出来。因此，不需像翻译后运输的线粒体蛋白那样，依赖伴侣蛋白帮助维持蛋白质的非折叠状态。

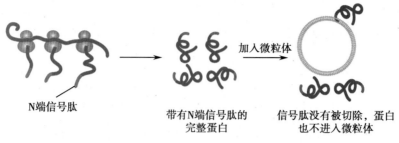

N端信号肽

带有N端信号肽的
完整蛋白

加入微粒体

信号肽没有被切除，蛋白
也不进入微粒体

A 无细胞蛋白合成系统，没有微粒体

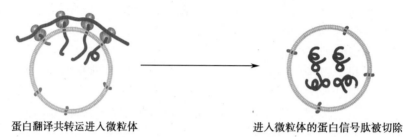

蛋白翻译共转运进入微粒体

进入微粒体的蛋白信号肽被切除

B 无细胞蛋白合成系统，有微粒体

图 5-7 无细胞体外合成系统证明 ER 蛋白翻译共转位过程

A. 在没有微粒体存在的情况下，核糖体合成的蛋白能检测到 N 端信号肽。即便后加入微粒体，信号肽仍存在；B. 在微粒体存在的情况下，核糖体合成的蛋白以翻译共转运的方式进入微粒体后，蛋白信号肽被切除

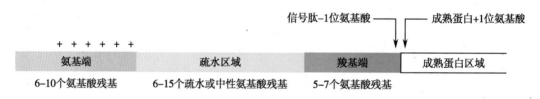

信号肽-1位氨基酸 ——— 成熟蛋白+1位氨基酸

+ + + + + +			
氨基端	疏水区域	羧基端	成熟蛋白区域
6~10个氨基酸残基	6~15个疏水或中性氨基酸残基	5~7个氨基酸残基	

图 5-8 典型 ER 信号肽的氨基酸组成

SRP 识别并结合刚刚合成的信号肽（或穿膜信号片段）段的疏水区域并与核糖体形成复合体，暂时停止了多肽链的合成后，随即与埋在 ER 膜上的一种整合异二聚体膜蛋白（α 亚基为膜外周蛋白由 640 个氨基酸组成；β 亚基是穿膜蛋白由 300 个氨基酸组成），SRP 受体结合。这一结合反应引导 SRP- 核糖体复合体与 ER 膜上的转位子结合，P68/P72 协助信号肽进入 ER 膜上的转运通道。SRP 亚基之一（P54）和 SRP 受体都有 GTP 酶结构域，显示 GTP 酶活性。一旦 SRP- 核糖体复合体与转位子正确结合，SRP 和 SRP 受体的空间构象发生变化，各自所结合的 GTP 水解，SRP 释放进入胞质而 SRP 受体在膜中扩散离开，二者都再循环利用。与此同时，核糖体开始继续合成多肽，信号肽段以末端反折的环袢形式与转位子通道内的特殊位置结合，使转位子的通道打开，新合成的多肽链不断经转位子的通道跨越胞膜的脂质双层进入 ER 腔。信号肽疏水区与转位子通道内衬的疏水侧链往往结合牢固，信号肽自身被固定在膜上，而后续合成的多肽部分则被强行推挤进入 ER 腔。ER 膜上与转位子紧密相连的信号肽酶将信号肽切断，多肽链释放进入 ER 腔（图 5-9B）。因此，可以说一个 ER 信号肽序列可以被识别两次，先是被 SRP，后又被转位子通道上的结合位点识别。而在后者识别的位置，信号肽则作为打开通道的开始转移信号（start-transfer signal）。

转位子的通道在侧面有个缝隙，这个缝隙可开可闭，使得转位的信号肽疏水区侧向进出转位子通道。这一过程对于切断的信号肽释放进入膜（后很快被水解）和膜蛋白整合入脂质双层都十分重要。

也有一些输入 ER 的蛋白，不是以翻译共转运的方式而是以翻译后转运的方式进行，特别是在酵母 ER 较为常见，这个过程需要转位子辅助蛋白和一些其他蛋白的参加并消耗 ATP。

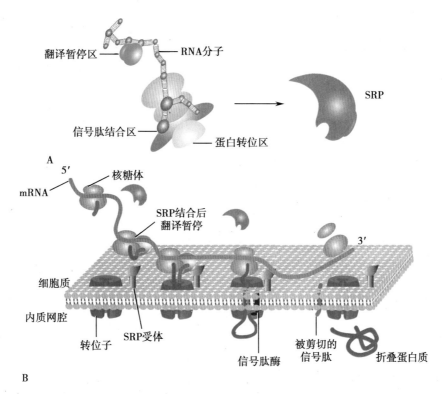

图 5-9　SRP 结构及其作用过程

A. SRP 是由 6 个不同多肽和 1 个 RNA 分子构成的棒状核酸 - 蛋白质复合体, RNA 分子作为骨架连接两端的信号肽结合区和翻译暂停区。B. SRP 同时结合信号肽和核糖体能暂时停止翻译过程。当 ER 膜上的 SRP 受体识别 SRP 并引导多肽与转位子结合后, 翻译再开, 蛋白向 ER 腔的转位开始, SRP 与 SRP 受体分离再循环利用。信号肽酶将信号肽切断, 蛋白进入 ER 完成折叠, 信号肽留在膜内

二、一次性穿膜蛋白将内部 ER 信号肽作为穿膜 α 螺旋结构留在脂质双层中

膜蛋白需要多肽链的某些部分转位穿过脂质双层, 而其他部分不需要。尽管这额外增加了复杂性, 所有膜蛋白的插入模式不过是前述转运可溶性蛋白进入 ER 腔事件的顺序变化而已。这里介绍一次性穿膜蛋白插入 ER 膜的三种方式。

最简单的方式是像可溶性蛋白那样, 一个 N 端信号肽启动转位, 在全部多肽链完成转位之前, 多肽链中另外一段疏水片段停止了转位过程。在 N 端信号肽从转位子上被释放并被切除后, 这个停止转移信号 (stop-transfer signal) 将蛋白镶嵌在膜上 (图 5-10A)。转位子的侧向缝隙将停止转移信号肽转送到脂质双层, 作为单一穿膜 α 螺旋片段留在膜上, 蛋白质的 N 端在 ER 腔而 C 端朝向胞质侧。

另外两种方式是, 信号肽是在蛋白质的内部而非 N 端。SRP 也像识别 N 端 ER 信号肽一样, 识别并结合一个内部信号肽。SRP 携带制造蛋白的核糖体到 ER 膜上, 所结合的内部序列就作为一个开始转移信号启动蛋白质转位。从转位子释放出来后, 开始转移信号作为单一穿膜 α 螺旋保留在脂质双层膜中。内部开始转移信号的疏水序列两端的荷电氨基酸特征决定了其与转位装置的结合可以有两个不同的方向, 这又决定了是开始转移信号前还是后部分的蛋白质片段进入到 ER 腔当中去。如果在疏水序列的 C 端比 N 端有更多带正电荷的氨基酸, 则膜蛋白是以 C 端在胞质, N 端在 ER 腔的方向插入 (图 5-10B); 如果在疏水序列的 N 端比 C 端有更多的带正电荷的氨基酸, 则膜蛋白是以 C 端在 ER 腔, N 端在胞质的方向插入 (图 5-10C)。

三、开始转移信号和停止转移信号的组合决定多次穿膜蛋白的方式

在多次穿膜蛋白分子中, 多肽链前后往返多次穿过脂质双层, 其成因被认为是这些蛋白质分子的一个内部信号肽作为一个开始转移信号启动转位, 持续到转位子遇到一个停止转移信号肽。例如二次穿膜蛋白这时就可以释放到脂质双层当中

（图 5-10D）。在更复杂的多次穿膜蛋白中，第二个开始转移序列再启动后续多肽链的转位，直到下一个停止转移序列引起多肽的释放。以此类推，再有后面的开始转移序列和停止转移序列都以同样的方式进行。

一个特定的疏水信号肽是作为开始转移序列还是停止转移序列取决于它在一个多肽链内的位置，因为它们这两个角色可以通过 DNA 重组技术改变在蛋白质内的位置而加以转换。因此，开始转移和停止转移序列之间的区别更多地依赖于它们在延伸中的多肽链的相对顺序。可能是 SRP 从蛋白质合成方向，N 端向 C 端开始寻找多肽链的疏水节段（片段）。识别并引导第一个疏水信号片段与 ER 膜结合作为开始转移信号启动转位，转位子依照转移方向识别下一个合适的疏水片段作为一个停止转移序列，使得两个疏水片段之间的多肽区域穿过 ER 膜。随后，两个信号肽从转位子通道侧面离开转位子，后续的开始转移和停止转移序列再以同样的方式重复直至全部信号肽插入脂质双层（图 5-10E）。因为膜蛋白总是以程序化的方式从 ER 的胞质一侧插入，所有相同的多肽链在脂质双层中的方向也相同，这就产生了 ER 膜蛋白的不对称，暴露在膜两侧的蛋白质结构域不同。在其后的 ER 出芽、融合等向其他细胞器或细胞膜的运输过程中也一直保持这种不对称。因此，一个新合成的蛋白质插入 ER 膜的方式也决定了这种蛋白在其他膜中的方向。

当通过实验将蛋白从一个膜上分离并重新整合进入到人工脂质膜泡中，通常产生内外两个方向的随机分布。因此，细胞膜中观察到的蛋白质不对称似乎不是蛋白质的一个遗传性质，而只是蛋白质从胞质插入 ER 膜的过程所致。

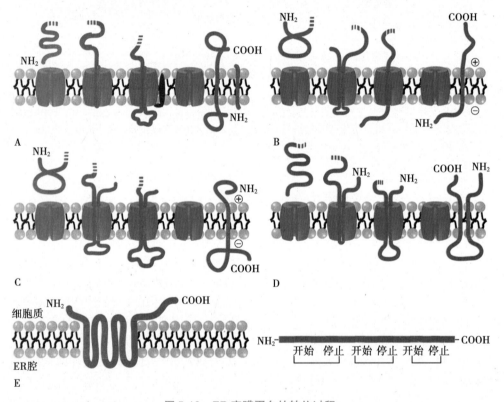

图 5-10 ER 穿膜蛋白的转位过程

A. 有 N 端信号肽的单次穿膜蛋白。N 端信号肽作为开始转移序列启动翻译共转位，当蛋白质的停止转移序列也进入转位子，信号肽酶将信号肽切断，转位子构象发生变化，将停止转移信号肽转送到脂质双层。镶嵌在膜上的蛋白 N 端位于 ER 基质腔，C 端位于胞质侧。B 与 C. 含有内部信号肽的单次穿膜蛋白的两种穿膜形式。内部信号肽两端氨基酸序列的电荷状态决定了插入方向。如果信号肽 C 端比 N 端带有更多的正电荷，则穿膜蛋白的 N 端位于 ER 腔侧（B）。如果信号肽 N 端比 C 端带有更多的正电荷，则 N 端位于细胞质侧（C）。D. 带有内部信号肽的二次穿膜蛋白插入 ER 膜的过程。一个内部信号肽（红色）作为开始转移信号启动转位，停止转移信号（紫色）进入转位子后蛋白转位停止，转位子从侧面将蛋白释放到膜中。E. 多次穿膜蛋白插入 ER 膜。N 端最近的疏水序列作为开始转移信号，下一疏水序列成为停止转移信号，两个信号肽从转位子通道离开转位子，后续的开始转移和停止转移序列再以同样的方式重复，直至全部信号肽插入脂质双层

四、内质网腔中存在折叠、加工和质量监控系统

ER 腔中的很多蛋白要转往他处，其余则以高浓度驻留在 ER 腔。这些 ER 驻留蛋白（ER resident protein）在 C 端都含有 4 个氨基酸残基（Lys-Asp-Glu-Leu，KDEL）的 ER 驻留信号。如果将 KDEL 序列去除，则变异蛋白被运送至高尔基体并最终被从细胞分泌。如果将一个正常分泌的蛋白连接 KDEL 则导致其在 ER 的驻留。

一些 ER 驻留蛋白作为触酶帮助很多转位进入 ER 的蛋白质正确折叠和组装，其中一个重要代表是二硫化异构酶（protein disulfide isomerase，PDI），它催化半胱氨酸上的游离巯基（SH）形成二硫键（S-S）。在分泌和内吞途径中，几乎所有暴露于细胞外空间或细胞器内腔蛋白的半胱氨酸都被二硫化。相比之下，朝向胞质的蛋白结构域的二硫键很少，因为这里是一个还原环境。

另一个 ER 驻留蛋白是 BiP（immunoglobulin heavy chain-binding protein），属于热休克蛋白 Hsp70 家族成员，是一种构成性表达的分子伴侣（chaperone）。在翻译后蛋白通过转位子进入 ER 膜的过程中，BiP 能够结合刚刚由转位子进入 ER 的多肽链，像一个分子棘轮（molecular ratchet），在 ATP 水解的催化下，重复结合 - 释放这一过程，牵引多肽链进入 ER 腔。

BiP 还识别没有正确折叠的蛋白以及没有完成最后寡聚体组装的蛋白质亚基，依靠与这些多肽链暴露出的氨基酸序列的反应（正常情况下应不外露），防止这些蛋白质凝聚，并帮助它们正确折叠或组装。分子伴侣具有热休克蛋白的特性，在各种应激状态下可明显升高。

糖类向蛋白质的共价连接也是 ER 主要生物合成功能之一。大约有一半的真核细胞蛋白糖基化，而 ER 上合成的可溶性和膜结合蛋白，包括那些运往高尔基体、溶酶体、细胞膜或细胞外的蛋白，大都是糖蛋白。相比之下，胞质中的蛋白质很少糖基化，并且是很简单的糖修饰，如一个单一 N- 乙酰葡萄糖胺基连接到蛋白质的一个丝氨酸或苏氨酸残基上。

在理解糖基化过程方面一个重要的进展是发现了一个预先合成好的寡聚糖前体（由 N- 乙酰葡萄糖胺、甘露糖和葡萄糖，三种 14 个糖分子构成）整体被转移到 ER 的蛋白上。因为这些寡聚糖是连接在蛋白的一个天冬酰胺侧链的 NH2 上，故被称为 N 连接，或天冬酰胺连接。寡聚糖前体向蛋白的转移是依靠一个膜性酶蛋白复合体，寡聚糖蛋白转移酶来完成的。它的活性位点在 ER 腔的一侧，这也是胞质蛋白不以这种方式糖基化的原因。ER 膜上一种被称为多萜醇的特殊脂质分子与寡聚糖前体结合。在蛋白质转位过程中，多肽链中含有天冬酰胺的目标序列（Asn-X-Ser/Thr，X 是除脯氨酸的任何一种氨基酸）一进入 ER 腔，多萜醇就通过一步酶反应将寡聚糖前体转移到它的侧链 NH2 上。每个蛋白转位子都连接有一个寡聚糖转移酶，使得它能有效地扫描并糖基化进入的多肽链。多萜醇脂质分子上的寡聚糖前体的 14 个糖分子则是在 ER 膜上通过 14 步耗能活化反应，逐个连接到多萜醇分子上的。

这些 N- 连接寡聚糖形成柔软的水性分支，从蛋白多肽向外伸出 3nm 甚至更长。它们常可以构成一个糖蛋白质量的相当部分（一个糖蛋白可以有许多的 N- 连接寡聚糖）从而覆盖大部分蛋白表面。这些极性寡聚糖链使蛋白质更加亲水而不易发生非可逆性凝聚，更易进行正确折叠。因此，蛋白质上的寡聚糖链在使新合成的蛋白进行正确折叠方面也扮演关键角色。一旦正确折叠，蛋白质便能离开 ER，通过分泌途径迁移并进一步进行糖基修饰。分泌蛋白所显示的寡聚糖的极大多样性对它们在细胞外的功能也是至关重要的。

N- 连接寡聚糖是最普通的寡聚糖，占糖蛋白的 90%。较少的寡聚糖被连接到丝氨酸、苏氨酸或羟赖氨酸的羟基，这些 O- 连接寡聚糖在高尔基体形成。

钙连蛋白（calnexin）和钙网蛋白（calreticulin）是另一类分子伴侣，因它们的活性需要 Ca^{2+} 而得名。它们通过与蛋白的 N- 连接寡聚糖结合促进折叠。当蛋白质从转位子一露头，BiP 就与之结合帮助进入，同时也发生糖基化。当合成完成时，蛋白质被释放。这时，由钙连蛋白和钙网蛋白参与的质量控制过程开始。钙连蛋白是一个单次穿膜蛋白；钙网蛋白是一个水溶性蛋白，二者都是糖结合蛋白，属凝集素类（lectins），作用机制相同，都能与糖蛋白的 N- 连接寡聚糖结合。这里仅介绍钙连蛋白。N- 连接寡聚糖的最末端的两个葡萄糖残基被葡萄糖苷酶 I 和 II 切除。钙连蛋白和剩下的一个葡萄糖结合形成复合体，与另一个二硫键异构酶 ERp97 协作，帮助蛋白折叠。当钙连蛋白和 ERp97 作用结束，最后一个葡萄糖残基被葡萄糖苷酶 II 切除，蛋白质被释放出来。如果蛋白仍然没有正确折

叠,它将成为葡萄糖基转移酶的底物,被重新加上一个葡萄糖残基,启动另一回合的钙连蛋白结合与辅助折叠过程。当蛋白质正确折叠时,葡萄糖不再被附加,通过质量监控标准检验的蛋白质,以小泡运输的形式离开 ER 向高尔基体运送。这一折叠循环说明 N- 连接葡萄糖基化的一个功能是参加分子伴侣蛋白的作用。

当分子伴侣竭尽努力而蛋白质仍无法正确折叠时,另两个途径也参与作用。一个途径是 ER 相关的降解(ER-associated degradation,ERAD)。这一系统依次以 4 步完成:鉴定没有正确折叠的蛋白质,将它们逆转位穿过 ER 输送到细胞质,泛素化和蛋白酶体降解。非折叠蛋白的逆转位机制目前还不清楚,可能类似于其他翻译后转位模式,需要分子伴侣维持非折叠状态以及需要能量等。

如果非折叠蛋白在 rER 腔中积累过多,则会启动第二条途径,非折叠蛋白应答(unfolded protein response,UPR),即诱导更多的分子伴侣的合成和 ERAD 途径相关蛋白量的增加以除去多余的非折叠蛋白。

为什么细胞耗费那么多资源用于 ER 的质量监控?这是因为非折叠蛋白的危害极大。没有正确折叠蛋白质会将疏水氨基酸序列暴露给水,引发非折叠蛋白凝集以屏蔽疏水表面。这些凝集体可以很大,并能够通过诱导折叠蛋白向非折叠蛋白的转变来进一步充实自己。因此,非折叠蛋白可以是已折叠蛋白向非折叠蛋白转变的催化剂。如果这些凝集体离开 ER,它们能迅速扰乱细胞其他部位既存蛋白的正常作用。此外,如果这些非折叠蛋白暴露在细胞外,则给免疫系统提供了新抗原位点,从而引发不必要的自身免疫反应。

五、转运与折叠异常引发各种的疾病

rER 质量监控体系对细胞维持正常生命活动具有重要意义。诸多蛋白因发生变异而无法通过 ER 的质量监控,这将导致疾病的发生。现在已知有超过 35 种疾病是直接或间接与 ER 内的蛋白非正常折叠有关。其中,最常见的囊性纤维化(cystic fibrosis)是由于 ER 无法输出一个囊性纤维化穿膜蛋白传导调解因子(cystic fibrosis transmembrane conductance regulator,CFTR)的突变型到细胞表面。在呼吸系统和胰腺,正常 CFTR 行使氯化物通道的功能。CFTR 是 12 次穿膜的通道蛋白,编码基因位于 7 号染色体长臂。2/3 以上的囊性纤维化患者是由于 CFTR 基因第 508 个苯丙氨酸残基缺

失突变引起。CFTR 的点突变导致其失去稳定,折叠放慢而积累在 rER,引发 ERAD 途径降解。降低体外表达突变蛋白细胞的温度或外加某些化学分子伴侣的实验证明,如果设法使这个含有点突变的蛋白正确折叠,它就可以行使其正常功能。这一发现使得人们开始倾力开发帮助 CFTR 折叠的药物。

很多代谢性异常,包括后述的一些溶酶体贮积症,也都是一些关键酶没能够从 ER 输出的结果。同样,肝脏无法分泌 α1- 抗胰蛋白酶的突变型则易致肺气肿:正常情况下,α1- 抗胰蛋白酶抑制由中性粒细胞产生的弹性蛋白酶一类的细胞外蛋白酶,保护组织免遭伤害。突变妨碍了 α1- 抗胰蛋白酶的折叠,导致其降解。血液循环中抗胰蛋白酶的缺乏使得弹性蛋白酶破坏肺组织而致肺气肿。还有严重的案例,蛋白质的突变型不仅无法从 ER 输出,而且还逃避蛋白降解途径,作为非可溶性蛋白凝集而诱发应激反应乃至肝衰竭。

在一些情况下,ER 利用非折叠蛋白的应答来部分补偿蛋白突变造成的结果。先天性甲状腺功能减退(hypothyroidism)的患者,突变的甲状腺球蛋白(甲状腺激素的前体)无法有效地从 ER 输出,多余蛋白积累形成凝集体。反馈机制启动 ER 大量增殖以图产生正常水平的循环激素。同样,在温和型成骨不全(osteogenesis imperfecta)患者,成骨细胞组装并分泌缺陷前胶原蛋白链用于骨合成,尽管较弱,还是形成了骨组织。而另一种由于突变的前胶原蛋白在 ER 的滞留和降解而导致的完全缺失则是致命的。错误的 ER 质量监控系统也可能是一些中枢和周围神经系统疾病的原因,例如阿尔茨海默病(Alzheimer's disease)。

第四节 从内质网向高尔基体的小泡运输

每一个细胞都必须与周围环境沟通,摄取营养并对环境变化迅速做出反应。为完成这些任务,细胞不断地调解它们的膜组成以及时应对需要:利用一套精细的内膜系统去增减埋在膜上的蛋白,如受体、离子通道和运输载体等;通过胞吐作用(exocytosis)、生物合成 - 分泌途径向细胞膜或细胞外空间递送新合成的蛋白质、糖和脂质;利用胞吞作用(endocytosis)移走膜成分并将它们递送给被称为内体(endosomes)的细胞内区室,再从那里再循环给细胞膜同样或不同的区域,或者送到溶酶体去降解。细胞也依靠胞吞作用摄取重要的营养成

分，如维生素、脂质、胆固醇、离子以及与它们结合的大分子。然后这些营养成分在内体或溶酶体被释放，运送到细胞质被用于各种生物合成过程。

在拓扑学上，沿着生物合成 - 分泌途径的每个膜性区室的内部空间都等同于大部分其他膜性区室的腔和细胞外部。蛋白质可以在这样的空间穿梭而不必穿膜，从一个区室到另一个区室的传递靠大量膜包绕的运输容器来完成，其中一些容器是小圆形小泡，而其他则是更大一些的不规则小泡或来自供体区室的小管。这里用运输小泡（transport vesicle）来代表所有这些容器。

在真核细胞内部，运输小泡携带着被称为货物的膜成分和内部可溶性分子，不断地从一个膜出芽离开，与另一个膜融合。这种膜性交通沿着高度组织化、方向性的途径流动，使得细胞得以分泌，摄取营养，重塑它的细胞膜。ER、高尔基体、溶酶体、细胞膜以及各种细胞内体都由这种小泡交通途径有机地连接起来，膜从一个细胞器转送到另一个细胞器。一个小泡由起源细胞器的膜形成后，移动并与接受方的膜融合从而转运经过选择的脂质、蛋白质和小泡腔的内容物到目的细胞器。

生物合成 - 分泌途径外向运行，从 ER 到高尔基体，再到细胞表面，中途有个旁路通向溶酶体。而入胞途径从细胞膜内向运行。在每种情况下，两个区室之间膜的流动都维持着平衡，以相反方向流动的回收途径携带着膜和选取的蛋白回到原来的区室。

为行使功能，从一个区室出芽的每个运输小泡一定要有选择性。即必须仅摄入某些特定的分子并与特定的靶膜融合。例如，一个带有货物从高尔基体向细胞膜运送的小泡必须排除应当留在高尔基体的蛋白，也必须只与细胞膜而不与其他任何细胞器融合。

一、小泡运输多样性决定了分子机制的复杂性

小泡运输在 10 个以上不同的膜性区室之间进行。这些区室整体构成了生物合成——分泌和胞吞途径。每一个区室既然存在这样大量的交换，它如何维持自身的特征呢？为回答这个问题，必须首先考虑依据什么来解释一个区室的特征。最重要的是封闭的膜成分：膜的胞质表面显露出的分子标志物作为后来交通的导航信号，以确保运输小泡只会与正确的区室融合。然而，很多这类膜标志物被发现不只存在于一个区室，是标志物分子的特殊组合赋予了每个区室独特的分子地址。

这些膜标志物是怎样在一个区室保持高浓度而在另一区室保持低浓度？为回答这个问题，需要考虑富集或耗尽特定成分的膜斑片是怎样从一个区室出芽离开转运到另一个区室的。

（一）细胞内存在各种不同的有被小泡

所有与小泡交通相关的膜必需精确选择货物装入小泡，出芽，靶向，使小泡与正确的膜融合，最终再返回到当初将成分贡献给小泡形成时的起源膜，融合后被下一循环的小泡交通再利用。不同膜的小泡交通的分子机制细节不同，但类似处已被阐明。

运输小泡由细胞膜和内膜系统部分细胞器膜的特定区域外凸或内陷形成。小泡从胞膜或内膜生成的过程叫做出芽（budding）。出芽的小泡在胞质面覆盖以不同蛋白构成的笼，被称为有被小泡（coated vesicles）。在与靶膜接触之前，这些小泡要脱去外被，才能与没有外被的靶膜直接相互作用并融合。外被行使两个主要功能：其一，它浓缩特定膜蛋白到一特殊化斑片用以产生小泡膜，并通过这种方式选择适当分子转运；其二，为正在形成的小泡塑形。外被蛋白组装成一个弯曲的笼状晶格支架，使膜斑片变形进而定型小泡。这可以解释为什么有同样外被的小泡通常具有相对均一的大小和形状。

小泡将要出芽处胞质侧的蛋白质支架形成是货物选择的开始。电镜下支架是膜外被构造的一部分，不同的细胞器存在不同的外被蛋白。

目前对三种有被小泡的研究比较深入，它们的包被蛋白分别是：网格蛋白（clathrin），衣被蛋白Ⅰ（coatomer-protein subunit Ⅰ，COPⅠ）和衣被蛋白Ⅱ（coatomer-protein subunit Ⅱ，COPⅡ）。每种有被小泡用于不同的转运阶段。例如，网格蛋白小泡介导从细胞膜以及高尔基体和内体之间的运输；而COPⅠ小泡和COPⅡ小泡在分泌途径的早期进行物质运输。COPⅡ小泡主要从 ER 向外分选和运送货物蛋白，而 COPⅠ小泡则主要见于小泡管簇（后述）和高尔基体各个亚区室，分选并逆向运输蛋白回到 ER。

网格蛋白小泡的主要蛋白成分是网格蛋白自身。每个网格蛋白亚基由三大、三小多肽链共同构成一个三脚结构，称作三脚蛋白复合体（triskelion）。网格蛋白三脚蛋白复合体组装成一个由六边形和五边形组合而成的笼式凸形框架，在膜的胞质面形成有网格蛋白外被的小窝（clathrin-coated pit）。此外，网格蛋白小泡的另一个主要外被成分是衔接体

蛋白（adaptor protein）。衔接体蛋白在网格蛋白和膜之间形成一个不连续的第二层外被。它们一端与网格蛋白结合使其固定于膜上，另一端连接各种穿膜蛋白，这些特定穿膜蛋白可能是货物自身，运送到其他膜上去行使功能，也可能是穿膜受体蛋白，在膜的内腔面含有与可溶性蛋白结合的位点，因而将可溶性蛋白浓缩在小泡形成处的膜内腔侧。货物膜蛋白有结构特征供外被的衔接体蛋白的结合位点识别。这些结构特征被称为分选信号，可以是对多种货物共同的一段伸展的氨基酸，也可是依赖于蛋白质四级结构的更为精确的构造。一侧在胞质结合衔接体蛋白，另一侧在内腔结合可溶性蛋白的穿膜蛋白需要一个与可溶性蛋白分选信号结合的另外位点。这些分选信号中，有些已经被鉴定。以这种方式，一组经过选择的穿膜蛋白以及与它们相互作用的可溶性货物蛋白分子一同被包装进入了一个新形成的网格蛋白小泡（图 5-11）。

目前了解最清楚的衔接体蛋白由 4 个不同的亚基构成，其他都是单链蛋白。每种衔接体蛋白特异衔接一组不同的货物受体，并导致不同的网格蛋白小泡的形成。由不同膜出芽的网格蛋白小泡使用不同的衔接体蛋白，也因此包装不同的受体和货物分子。

并非所有外被都是笼状结构，有一种在内体组装，形成向高尔基体遣返酸性水解酶受体小泡的外被蛋白，被称为逆向衣被（retromer），就是一个不规则的多蛋白复合体。

细胞质中有些蛋白能够调控有被小泡夹断和脱外被过程。随着网格蛋白外被出芽进程，一些可溶性蛋白质，包括发动蛋白（dynamin，也称缢断蛋白）在每个芽泡的颈部周围组装成一个环。发动蛋白含有与膜成分中磷酸肌醇（phosphoinositides，PIPs）结合的结构域，可以将自身连接到膜上；另外还有一个 GTP 酶（GTPase）结构域，借此来调控小泡从膜上被夹断的速度。夹断的过程是使两个非胞质面膜片靠近并融合，封闭最后形成小泡的过程。发动蛋白也需要招募其他蛋白到正在出芽小泡的颈部来协助完成夹断任务（图 5-11）。

一旦从膜上脱离，小泡迅速失去它的网格蛋白外被。被包裹进入网格蛋白小泡中的磷酸肌醇磷酸酶消耗膜的磷酸肌醇，弱化衔接蛋白的结合。另外，一个热休克蛋白 Hsp70 分子伴侣作为一个脱外被 ATPase，用 ATP 水解所释放的能量剥去网格蛋白外被。

（二）单体 GTP 酶控制外被组装

为了平衡一个区室的小泡的往返，外被蛋白必须在必要的时刻和必要的地点组装。尽管 PIPs 在调节细胞膜和高尔基体的网格蛋白的组装中扮演主要角色，细胞还有另外途径调控外被形成。例如，外被募集 GTPases（coat-recruitment GTPases）控制内体网格蛋白外被以及高尔基体和 ER 膜 COPⅠ和 COPⅡ外被的组装。

小泡运输的很多步骤依赖于大量 GTP- 结合蛋白控制膜交换的时间和空间。GTP- 结合蛋白是一个分子开关，在 GTP 结合的活性状态和 GDP 结合的非活性状态之间变换。两类蛋白调控这种变

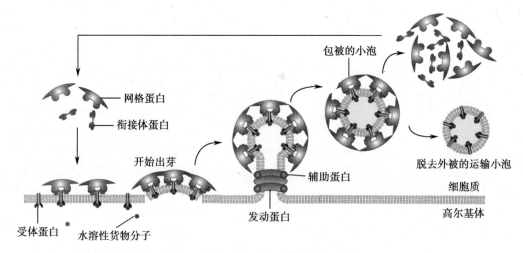

图 5-11 网格蛋白外被的组装和分解过程

外被组装的开始使膜以一定的曲率外凸，迅速形成一个靠颈部与 TGN 膜相连的有被小泡。发动蛋白在芽泡的颈部围装成一个环，在辅助蛋白的帮助下完成最后的夹断任务。大小均匀一致的有被小泡一离开 TGN，就开始去外被，成为裸露的运输小泡。而网格蛋白和衔接体蛋白被循环再利用

换：鸟苷酸交换因子（guanine nucleotide exchange factors，GEFs）催化由 GTP 替代 GDP 而活化 GTP-结合蛋白，GTPase 活化蛋白（GTPase-activating proteins，GAPs）引发结合的 GTP 水解成 GDP 而非活化 GTP-结合蛋白。尽管单体 GTP-结合蛋白（monomeric GTP-binding proteins，即 monomeric GTPases）和三聚体 GTP-结合蛋白（trimeric GTP-binding proteins，G proteins）在小泡运输中都有重要作用，目前对前者的了解较多。

外被怎样被募集到一个细胞器的胞质侧？一个通常的过程是首先募集一个单体 GTP-结合蛋白到膜的胞质侧。不同的膜利用不同的 GTP-结合蛋白，但募集的启动始于 GTP 对 GDP 的交换，由已经结合在膜上的一个鸟苷酸交换因子（GEF）催化，并引发 GTP-结合蛋白与膜的结合。GTP-结合蛋白含有一个疏水螺旋，当处于胞质内的可溶状态时（GDP 结合时），包埋在蛋白内部，但 GTP 结合后，疏水螺旋暴露并插入膜中，将 GTP-结合蛋白嵌在膜上。这个嵌入 GTP-结合蛋白再与外被成分作用开始外被过程。

并非所有运输小泡都是球形。如来自高尔基体的运输小泡可以有不同的大小和形状，包括小管状小泡。

为形成一个小泡，起源部位的膜必须以一个高曲率半径变形。一般来说，外被的蛋白成分或其他与外被结合的蛋白，与膜相连共同协作完成小泡的定形。

一旦小泡离开膜，外被蛋白复合体必须解离，使具有靶向和融合作用的小泡胞质侧蛋白外露以行使功能。在目前最清晰的模式中，最先募集外被的 GTP-结合蛋白水解 GTP 是外被解离的信号。外被成分和 GTP-结合蛋白（在 GDP 结合状态下）被释放到胞质，为另一轮的小泡形成所利用。

（三）Rab 蛋白引导小泡的靶向

小泡一旦形成，就移向目的膜并与之融合，小泡膜和靶膜合并，小泡的可溶性蛋白和目的细胞器的内腔成分混合。小泡靶向和融合必须高度精确，因为脂质和蛋白发送到错误的膜可能是致命的。靶向和融合一般有三个步骤：小泡移动、小泡拴系和小泡融合。在酵母这类小细胞中，小泡主要靠扩散移动。然而在哺乳类大细胞中，小泡常常沿着细胞骨架，如微管移动。

为确保小泡交通的有序运行，运输小泡必须高度选择性地识别与之融合的靶膜。鉴于细胞内膜系统的多样性及拥挤状况，一个小泡在发现正确的

目标之前，可能遭遇很多可能的靶膜。能够确保与目的靶膜融合是由于所有运输小泡根据它们的起源地和货物的种类显示出足以鉴定它们的表面标志物，以及靶膜所具有的识别这些标志物的互补受体。这一关键过程依赖两种蛋白质：Rab 蛋白质指引小泡到正确靶膜的特殊位点，然后可溶性 N-乙基马来酰亚胺敏感因子结合蛋白受体（SNARE）介导脂质双层的融合。

Rab 蛋白属单体 GTPase，已知的家族成员约有 70 个，在小泡运输的特异性方面起中心作用。每个 Rab 蛋白与一个或一个以上的生物合成-分泌或内吞途径的膜性细胞器相关，每个细胞器在其胞质面至少有一个 Rab 蛋白。在这些膜上的高度选择性分布使得 Rab 蛋白成为理想的标志物用以鉴定每个膜的种类并引导不同膜之间的小泡交通。Rab 蛋白可以作用在运输小泡上，也可以作用在靶膜，或两者皆可。

Rab 蛋白在膜和胞质之间循环，并调控膜上蛋白复合体的可逆性组装。在与 GDP-结合状态下，Rab 蛋白无活性并结合另一蛋白，Rab-GDP 解离抑制子（Rab-GDP dissociation inhibitor，GDI），以确保 Rab 蛋白在胞质中的可溶性。在与 GTP 结合状态下，Rab 蛋白活化并与细胞器或运输小泡的膜紧密结合。膜结合 Rab-鸟苷酸-核苷酸-交换因子（Rab-guanine-nucleotide-exchange factors，Rab-GEFs）同时活化存在于运输小泡和靶膜上的 Rab 蛋白，因为活化的 Rab 蛋白通常对两者都是必需的。一旦处于 GTP 结合状态并通过疏水脂质锚定在膜上，Rab 蛋白与被称为效应子（Rab effectors）的蛋白结合，帮助小泡运输、膜拴系和融合（图 5-12）。

与高度保守的 Rab 蛋白结构相比，Rab 效应子的结构变异很大。例如，一些 Rab 效应子是马达蛋白，沿肌动蛋白丝或微管将小泡推向靶膜。其他是拴系蛋白（tethering protein），其中一些有长丝状结构域，像"钓鱼线"一样外伸，连接远隔 200nm 的两个膜；其他拴系蛋白是大的蛋白复合体，连接两个靠得更近的膜。Rab 效应子也与 SNAREs 相互作用，联结膜拴系至融合过程。

同一 Rab 蛋白能与多个效应子结合。一个膜上 Rab 蛋白和它们效应子的组装是协同进行的，结果形成大的、特殊化的膜斑片。例如，Rab5 蛋白在内体膜组装，介导捕捉来自胞膜的网格蛋白小泡。内体膜上的特异 Rab5-GEF 先募集 Rab5 蛋白，诱导其将 GDP 交换成 GTP 而变构活化，露出亲水螺旋与膜脂质共价结合而锚定在膜上。活性 Rab5 募

集更多 Rab5-GEF 至内体，从而刺激更多 Rab5 集中于同一部位。此外，活性 Rab5 还活化一个磷酸肌醇 3 激酶（PI3-kinase），局部转化 PI 变成 PI（3）P，后者又结合一些 Rab 效应子。这种形式的正反馈极大地促进了组装过程并有助于在一个连续的膜内建立功能不同的膜结构域。

内体膜提供了一个范例，那就是不同的 Rab 蛋白和它们的效应子如何帮助创建多种特殊化膜结构域，每个结构域履行一组特殊功能。因此，尽管 Rab5 结构域接受来自细胞膜的小泡，同一膜上不同的 Rab11 和 Rab4 结构域被认为识别再循环小泡的出芽过程，从内体向细胞膜送返蛋白。

（四）SNAREs 介导膜融合

装载转运物质的小泡到达目的地后，必须接受检查才能被"允许卸载货物"，这一过程称为小泡的停靠（docking）。只有通过停靠程序，小泡才能与靶膜结合，卸载转运分子。小泡包被蛋白及转运货物不同，其表面标记也不同，这些标志物在到达靶细胞器膜（包括脂膜）上时，能被相应的互补性受体特异性识别。

一旦运输小泡被拴系到它的靶膜，它就会靠膜融合卸载货物。膜融合需要使两个膜的脂质双层靠近至 1.5nm 距离内才能相互结合。当膜以这样至近距离相向时，脂质分子可以相互流动。为达到这一至近距离，水必须从膜的亲水表面被移除，这是一个能量学上高度不支持的过程。似乎是特殊融合蛋白能够克服这个能量屏障从而催化细胞内的所有膜融合过程。

SNAREs 在小泡运输过程中催化膜融合反应。这一反应有助于确保只与正确的靶膜融合，从而对转运过程的特异性提供了另一层面的保证。一个动物细胞至少有 35 种不同的 SNAREs，每一个都在生物合成 - 分泌或胞吞途径中与一个特定的细胞器相连。这些穿膜蛋白以成对的形式存在：v-SNAREs 通常存在于小泡膜上（v 表示 vesicle），而 t-SNAREs（t 代表 target）通常存在于靶膜，前者是单一多肽，后者则是由 2 或 3 个蛋白构成（图 5-12）。v-SNAREs 和 t-SNAREs 具有特征性的螺旋结构域，当一个 v-SNARE 与一个 t-SNARE 相互作用时，一个螺旋结构域缠绕另一螺旋结构域而形成一个稳定的四螺旋束。这最后反式 SNARE 复合体（trans-SNARE complexes）将两个膜锁定在了一起。

SNAREs 在神经元中显示出了其特色。它们在神经递质释放过程中介导突触小泡在神经末端的停靠和融合。引起破伤风 Tetanus 和肉毒中毒 botulism 的细菌分泌强力蛋白水解神经毒素，进入到特殊神经元切断神经末端的 SNARE 蛋白。毒素以这种方式阻断突触传递，常常导致患者的死亡。

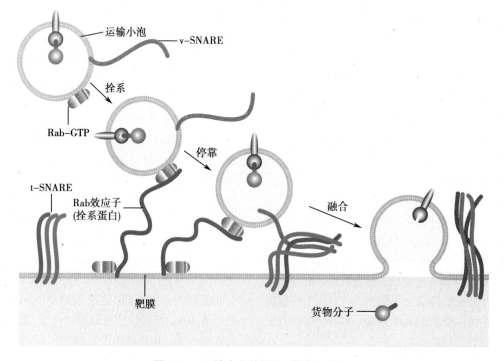

图 5-12 运输小泡的拴系、停靠和融合

拴系蛋白同时与运输小泡和靶膜上的 Rab-GTP 蛋白相互作用产生拴系作用，v-SNARE 与 t-SNARE 相互识别而停靠，它们都进一步相互作用导致运输小泡和靶膜的融合

现在认为，v-SNAREs 和 t-SNAREs 螺旋间相互缠绕将两个膜面拉到一起，同时不断地从交界面挤出水分子。这一过程中所释放的能量催化膜融合。

Rab 蛋白能够调节 SNARE 蛋白的有效性（availability），并施加另一层面的调控。膜上的 t-SNAREs 常常与抑制蛋白相连，在行使功能前必须解除抑制。Rab 蛋白及其效应子引发这类 SNARE 抑制蛋白的解脱。这样，SNARE 蛋白在膜的正确部位集中并活化，拴系蛋白捕捉到来的小泡。因此，Rab 蛋白加速了两个膜之间适当的 SNARE 蛋白互相发现的过程。

为了小泡运输的正常运作，运输小泡一定要编入相应的 SNARE 和 Rab 蛋白。因此毫不奇怪的是，很多运输小泡只有在其膜上补充相应 SNARE 和 Rab 蛋白才能够形成。在小泡出芽时，这一关键调控过程是如何运作仍然是个谜。

高尔基体是糖合成的主要场所，也是来自 ER 产物的分选和调度站。细胞在高尔基体制造很多多糖类分子，包括植物细胞壁的胶质和半纤维素，动物体细胞外基质的大部分葡糖胺聚糖。高尔基体也位于 ER 的脱离通路当中，它制造的糖的很大一部分作为寡糖侧链附加到 ER 送来的许多蛋白质和脂质分子上。这些寡糖群中的一组作为标签指引特异蛋白进入小泡，然后被转运到溶酶体。但高尔基体的大部分蛋白和脂质分子，一旦获得它们相应的寡糖，就会以其他的方式被识别，靶向进入不同目的地的运输小泡。

二、内质网到高尔基体的运输是高度有序的双向过程

（一）衣被蛋白Ⅱ小泡载着蛋白质离开 ER

目的地是高尔基体或更远的蛋白质首先被包装成小 COPⅡ- 外被运输小泡。这些小泡从 ER 的特殊区域，膜上缺少核糖体的 ER 脱离位点（ER exit site）出芽而来。大部分动物细胞含有分散在整个 ER 网络的脱离位点。最初认为，所有没有拴系在 ER 的蛋白都被默认进入运输小泡。但现在很清楚，离开 ER 进入小泡通常是一个选择过程。很多膜蛋白被活跃地募集到这些小泡，在那里被集中。现在的观点是，这些货物蛋白在它们的胞质面显示脱离（转运）信号，可以被 COPⅡ外被的成分识别；这些外被成分发挥货物受体的作用，在递送它们的货物到高尔基体后，被再利用而回到 ER。比较而言，ER 腔内可溶性货物蛋白的脱离信号附着在穿膜货物受体上，而受体又通过其胞质面尾端的脱离信号与 COPⅡ的成分结合（图 5-13）。没有脱离信号的蛋白也能够以很低的速度进入到运输小泡，以致使那些正常在 ER 行使功能的蛋白（所谓的 ER 驻留蛋白）从 ER 缓慢漏出，被送到高尔基体。同样，高浓度合成的分泌蛋白能不需脱离信号或货物受体的帮助而离开 ER。

指令可溶性蛋白从 ER 运送到高尔基体或更远处的脱离信号还不甚清楚。作为货物受体包装一些分泌蛋白到 COPⅡ外被小泡的有些穿膜蛋

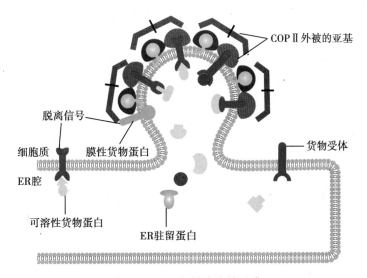

图 5-13 ER 运输小泡的形成

膜性货物蛋白依赖脱离信号直接与 COPⅡ结合，而可溶性货物蛋白则先与膜上货物受体结合，货物受体的脱离信号端与 COPⅡ成分结合，使得膜性和可溶性货物蛋白都高度浓缩在 COPⅡ小泡内

白是与寡多糖结合的凝集素类（lectins）。例如，ERGIC53 凝集素能够与甘露糖结合，这被认为是 ERGIC53 识别两个分泌的凝血因子（factor Ⅴ和 factor Ⅷ）上的甘露糖，进而将这些凝血因子包装进入 ER 运输小泡的关键。ERGIC53 在蛋白质转运中的作用之所以被鉴定，是因为当人由于遗传突变导致这个蛋白的缺乏时，血清中这两个凝血因子水平降低，并出血不止。

（二）只有正确折叠和组装的蛋白才能离开 ER

为从 ER 脱离，蛋白质必须正确地折叠，如果它们是多个亚基构成的复合体，则可能需要完全组装好。那些错误折叠或不完全组装的蛋白留在 ER，与分子伴侣蛋白，如 BiP 或钙连蛋白结合，重新折叠或最终被送回到细胞质被蛋白酶体降解。这一质量监控步骤阻止了能强力干扰正常蛋白功能的错误折叠或错误组装蛋白的进一步输送。这类校正作用的工作量是惊人的。例如，90% 以上新合成 T 细胞受体和乙酰胆碱受体的亚基在没有到达细胞表面行使功能前被正常降解。从这一点来说，一些细胞必须制造大量多余的蛋白分子才能产生供选择数量的正确折叠、组装和行使功能的蛋白。

严格的质量监控机制对细胞来说是绝对必需的，但它有时也能产生不利的一面。前面提及的囊性纤维化这一普通的遗传病，是突变导致囊性纤维化穿膜蛋白传导调解因子的轻微错误折叠而滞留 ER，无法到达细胞表面，尽管它在膜上完全可以行使正常的功能。

（三）小泡管簇介导从 ER 到高尔基体的转运

运输小泡从 ER 脱位点离开并脱去外被后，开始相互融合。这种来自同一区室的膜的融合被称为同型融合（homotype fusion）。与此相区别的是，来自一个区室的膜与来自另一个不同区室的膜相融合被称为异型融合（heterotype fusion）。像异型融合那样，同型融合需要一组匹配的 SNAREs。然而，这种情况下的相互作用是对称性的，两方面的膜都同时有 v-SNAREs 和 t-SNAREs。

来自 ER 的小泡间的融合所形成的结构被称为小泡管簇，因为它们在电镜下呈现出小泡和小管相互交杂的形状。这些小泡管簇构成了一个新区室与 ER 分隔并缺少许多 ER 的蛋白质。它们被持续不断地产生并作为运输容器携带从 ER 来的物质递送给高尔基体。小泡管簇寿命相对较短，因为它们沿着微管向高尔基体快速移动，与之融合并递送它们的内容物（图 5-14）。

小泡管簇一形成，便从自身开始出芽产生运输

小泡。不像从 ER 出芽的 COPⅡ外被小泡，这些小泡是 COPⅠ外被。它们携带逸脱的 ER 驻留蛋白和参加 ER 出芽反应后被送还的货物受体蛋白返回 ER。这一回收（retrieval）过程揭示了调解外被组装反应的精密控制机制。COPⅠ小泡组装开始于 COPⅡ外被剥离后的几秒后，这个外被组装开关如何调控，目前仍然是谜。

回收或逆行（retrograde）运输随着小泡管簇向高尔基体的移动也在持续着。因此，这些小泡管簇不断成熟，并由于一些蛋白被选择送回 ER 而逐渐改变了它们的成分。在小泡管簇已经递送完它们的货物以后，来自高尔基体的类似回收过程仍然持续。

（四）ER 回收途径利用分选信号

面对从 ER 到高尔基体及更远的大量的膜交通，从高尔基体膜到 ER 的逆向小泡运输也是活跃的。这种逆向交通的功能之一是将参与正向交通的 SNARES 送还 ER。另外一个逆向交通的关键理由是将逸脱的 ER 驻留蛋白遣返。这是因为从 ER 到高尔基体的运输容量很大，以至于 ER 驻留蛋白无意中被包裹进入正向 COPⅡ小泡。如果没有一个有效的捕捉和遣返机制，这些逸脱的 ER 蛋白将会损失。

送返逸脱蛋白回到 ER 的回收途径依赖 ER 回收信号。例如，驻留 ER 膜的蛋白含有信号直接与 COPⅠ外被结合，因此被包装到 COPⅠ小泡逆行递送到 ER。这类 ER 膜蛋白最具特征的回收信号是存在于羧基末端的 KKXX（K 为赖氨酸；X 为任意氨基酸）序列。

可溶性 ER 驻留蛋白，如 BiP，也在其 C 端含有一个不同的短回收信号 Lys-Asp-Gly-Leu（KDEL）或类似序列。如果用遗传工程的方法将信号去除，BiP 蛋白慢慢从细胞分泌出来。这些复杂的分选信号是依赖不同可溶性和膜性 ER 蛋白的氨基酸序列对比而发现的，再通过实验加以验证。就是将信号连到一个正常分泌蛋白的 C 端，这个蛋白则会有效率地返回并蓄积于 ER。

ER 膜蛋白的回收信号可以直接与 COPⅠ外被结合，而可溶性 ER 驻留蛋白必须与特殊受体蛋白（如 KDEL 受体）相结合，才能被包装到 COPⅠ小泡当中。为完成这一任务，KDEL 受体自身必须在 ER 和高尔基体之间循环，而它对 KDEL 序列的亲和性在这两个区室间也必不相同。在小泡管簇和高尔基体内，受体必须对 KDEL 序列有高亲和性以捕捉逃逸的低浓度可溶性 ER 驻留蛋白。然而它

对 ER 内的 KDEL 序列则显示了低亲和性以卸载其货物，尽管含有 KDEL 序列的 ER 驻留蛋白以很高的浓度存在（图 5-14）。

KDEL 受体的亲和性如何根据所在区室发生变化的机制尚不清楚。可能与不同区室的离子条件和 pH 的不同有关。

大部分在 ER 和高尔基体之间的界面行使功能的膜蛋白，包括 v-、t-SNAREs 和一些货物受体，进入到回收途径而回到 ER。尽管如前所述，这些蛋白中的一部分的高效再循环由信号介导，但其他蛋白则似乎无需特殊信号。一些蛋白随机进入目标为 ER 的出芽小泡，并以很低的速率返回 ER。很多高尔基体酶在 ER 和高尔基体之间不断地循环，但它们回到 ER 的速率很慢，使得大部分蛋白保留于高尔基体。

KDEL 回收途径仅能部分解释 ER 驻留蛋白是如何保留在 ER 的。用基因工程的方法去除 ER 驻留蛋白的 KDEL 序列，细胞就会分泌这些蛋白而不是留在 ER。但分泌速率远低于一个正常的分泌蛋白。这似乎说明，含有 KDEL 序列的蛋白还存在一个不依赖自身 KDEL 信号的 ER 驻留机制，只有那些从这一驻留机制逸脱的蛋白才能通过 KDEL 受体被捕获并送返 ER。一个被提出的驻留机制是，ER 驻留蛋白互相结合形成大的复合体，难以有效地进入运输小泡。据认为 ER 驻留蛋白高达毫摩尔浓度，相对低亲和性的相互作用就足以使大部分蛋白束缚在这种复合体当中。

在同一区室行使功能的蛋白质的聚集（aggregation），被称为亲属识别（kin recognition），是各个区室用来组织和维持它们驻留蛋白的一个通常机制。如高尔基体内一同行使功能的酶类也相互结合，并因此被阻止进入离开高尔基体的运输小泡。

（五）高尔基体由一系列管网和扁平囊性区室构成

因为比较大且规范的结构特点，高尔基体是被早期光学显微镜学家最先描述的细胞器之一。它是一种极性细胞器，有顺面（cis face），也称进入面（entry face）和反面（trans face），也称出口面（exit

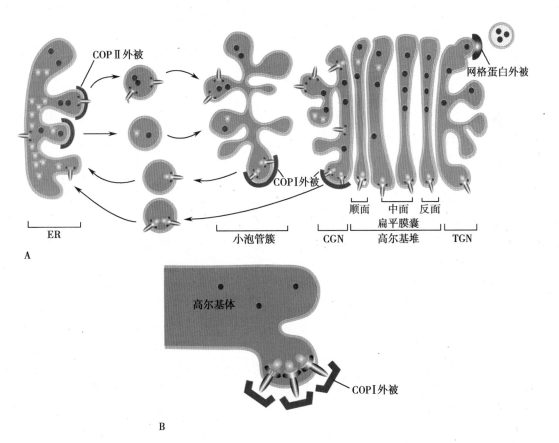

图 5-14　可溶性 ER 驻留蛋白的回收及 KDEL 受体的循环

A. 在小泡管簇和高尔基体膜上存在的 KDEL 受体捕捉带有 KDEL 的逸脱 ER 驻留蛋白，以 COP I 小泡的形式送返 ER。送返过程从泡管簇开始，贯穿整个高尔基体。KDEL 受体在 ER 卸载蛋白后，再回到小泡管簇和高尔基体再利用。B. 在高尔基体，回收 ER 驻留蛋白的 COP I 小泡出芽

face）。顺面是由来自 ER 的小泡管簇移行而来的相互连接的小管和扁平囊性网络结构，叫做顺面高尔基网（*cis* Golgi network，CGN）。同样，反面也是由相互连接的小管和扁平囊性形成的网络结构，被称为反面高尔基网（trans Golgi network，TGN）。在 CGN 和 TGN 之间是高尔基堆（Golgi stack），一般是由 4～6 个扁平膜囊（cisternae）构成。这些扁平膜囊周边膨胀，是小泡出芽的场所。高尔基堆的扁平膜囊又分为靠近 CGN 的顺面扁平膜囊（*cis* cisterna）、中间扁平膜囊（medial cisterna）和靠近 TGN 的反面扁平膜囊（*trans* cisterna）（图 5-14）。蛋白质和脂质从 CGN 进入，经高尔基堆，从 TGN 离开高尔基体，前往细胞表面或其他区室。CGN 和 TGN 对于蛋白质分选很重要：进入 CGN 的蛋白即可沿着高尔基体向前移动，也可返回 ER。同样，从 TGN 离开的蛋白既可以向前方的目的地，选择性进入溶酶体、分泌小泡或细胞表面，也可以返回前面的区室。

一个单一种类的 N- 连接寡聚糖在 ER 中被整体附加到很多蛋白质上，并进行剪修。剪修反应产生的寡聚糖中间体协助蛋白折叠并帮助运送错误折叠的蛋白去胞质降解。因此，这些寡聚糖中间体对于从 ER 离开的蛋白的质量监控具有重要的作用。一旦这些 ER 的功能完成，细胞就可以在高尔基体为新的功能重新设计不同结构的寡聚糖。

寡聚糖加工步骤在高尔基堆以有组织的顺序进行，每个扁平膜囊富含特有的加工酶。蛋白质从一个膜囊到下一膜囊通过高尔基堆时，加工修饰以连续的阶段式方式进行，以至于高尔基堆形成了一个多阶段蛋白加工单位（图 5-15）。

通过生物化学的分级分离技术结合免疫电镜的方法，可以确定高尔基体的顺面、中间和反面扁平膜囊中有关 N- 连接寡聚糖加工酶类的区域定位。例如，甘露糖残基的移除和 N- 乙酰氨基葡萄糖的添加是在中间膜囊进行的，而半乳糖和唾液酸则是在顺面膜囊和 TGN 进行的。

高尔基体在一些特化分泌糖蛋白的细胞尤为显著，如肠上皮的杯状细胞分泌大量黏液进入肠道，这些黏液是由 ER 和高尔基体合成的糖蛋白和蛋白聚糖类的混合体。在这类细胞中，高尔基体的

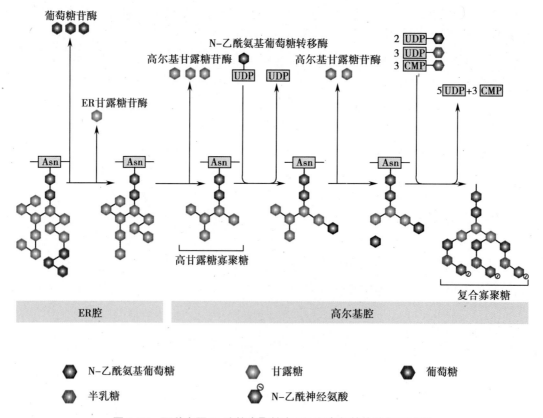

图 5-15 两种主要 N- 连接寡聚糖在 ER 和高尔基体的加工过程

除最初从 N- 连接寡聚糖前体切除 3 分子葡萄糖和 1 分子甘露糖的反应在 ER 进行外，其他的加工过程都在高尔基体进行。高甘露糖寡聚糖在高尔基体被剪修但没有新糖加入，而复合寡聚糖在高尔基体除被剪修外，还添加了 N- 乙酰氨基葡萄糖、半乳糖和 N- 乙酰神经氨酸

反面都可见大的小泡面向将要分泌的细胞膜。

（六）蛋白的寡糖链在高尔基体被加工

尽管 ER 腔充满可溶性驻留蛋白和酶类，驻留高尔基体的蛋白都与膜结合。在高尔基体发生的酶促反应似乎都发生在膜表面。所有的高尔基体的糖苷酶和糖基转移酶都是单次穿膜蛋白，很多参与构成多蛋白复合体。

哺乳类细胞糖蛋白最多见的两类 N- 连接寡聚糖，是复合寡聚糖和高甘露醇寡聚糖。有时两种寡聚糖被加在同一蛋白上。复合寡聚糖是在 ER 产生的 N- 连接寡聚糖经高尔基体的进一步剪修、添加新糖的结果。相比之下，高甘露糖寡聚糖在高尔基体可以被剪修但没有新糖加入（图 5-15）。它们仅含有两个 N- 乙酰氨基葡萄糖和很多甘露糖残基，常接近于在 ER 内刚合成完毕时的数目。复合寡聚糖可以包含多于原始的两个 N- 乙酰氨基葡萄糖，以及可变数量的半乳糖和唾液酸，有时还有果糖。唾液酸具有特殊的重要性，因为它是糖蛋白中仅有的带负电的糖。一个寡聚糖是维持高甘露糖还是被进一步加工很大程度上依赖于它在蛋白质上所处的位置。如果寡聚糖链易于接近高尔基体加工酶类，它可能被加工成复合型；如果不易接近，则可能保留高甘露糖型。加工产生复合寡聚糖链是一个高度序列化的途径，由 N- 连接寡聚糖前体开始：切除 3 分子葡萄糖（在 ER 进行）和 4 分子甘露糖（在 ER 和高尔基体顺面膜囊）；添加 1 分子 N- 乙酰氨基葡萄糖，切除两分子甘露糖，再加 2 分子 N- 乙酰氨基葡萄糖（均在中间膜囊进行）；添加 3 分子半乳糖，最后加上 3 分子 N- 乙酰神经氨酸（在反面膜囊进行）（图 5-15）。

蛋白质折叠、N- 连接糖基化及质量监控开始于糙面 ER。溶酶体酶上甘露糖的磷酸化、O- 连接糖基化以及 N- 连接寡聚糖的修饰起始于顺面管网结构。其余的糖类修饰以及在 N- 和 O- 连接寡聚糖上添加单糖发生在高尔基体中间和反面囊腔以及反面管网结构。酪氨酸残基上发生的蛋白质硫酸盐化反应发生在反面管网结构。

溶酶体的酶类分子通过两步骤在高尔基体 CGN 完成甘露糖 -6- 磷酸的添加。首先 N- 乙酰氨基葡萄糖 - 磷酸转移酶以 UDP-GlcNAc 为原料把 GlcNAc- 磷酸基团加在溶酶体酶 N- 连接寡聚糖链甘露糖基团的第 6 位上，形成磷酸二酯键。随后磷酸糖苷酶切除 GlcNAc，暴露甘露糖第 6 位的磷酸基团。

溶酶体酶类通过甘露糖 -6- 磷酸（M-6-P）途径运输至溶酶体。溶酶体酶类在顺面膜囊添加上 M-6-P 标记，再与其他分泌酶一起穿过高尔基体膜囊结构到达 TGN；TGN 上的 M-6-P 受体与 M-6-P 结合从而区分其他可溶性分泌蛋白；募集衔接蛋白和网格蛋白形成外被小泡出芽；脱去外被与晚期内体融合（与早期内体融合）。晚期内体中 pH 值低，使得 M-6-P 受体解离；进一步发展成为溶酶体或与现有溶酶体融合成为溶酶体；M-6-P 受体从融合后的晚期内体回输至 TGN（回输过程中所需外被如何产生尚属未知）。

在这些大部分细胞共有的寡聚糖加工过程之外，高尔基体有更为复杂的糖类修饰过程，以至于产生了一个新的领域，被称为糖生物学。人类基因组编码数百种不同的高尔基体糖基转移酶，不同的细胞或同一细胞在不同的时空阶段的表达都不相同，导致一个蛋白或脂质的糖基化的多样性。修饰的复杂性不仅限于 N- 连接寡聚糖，同样发生于 O- 连接寡聚糖。

蛋白从 ER 在通过高尔基体到达最终目的地的途中，除一些 N- 连接寡聚糖蛋白的改造外，很多蛋白被以其他方式修饰。一些蛋白的特定丝氨酸或苏氨酸侧链的羟基与糖连接。这些 O- 连接的糖基化也像 N- 连接寡聚糖链延伸那样，由一系列糖基转移酶利用高尔基体腔中的糖核苷酸将糖基逐一添加到蛋白上。通常先添加 N- 乙酰氨基葡萄糖，再添加几个到数十个不同数量的其他糖残基。

高尔基体内的 O- 连接糖基化在黏液分泌的黏液蛋白和蛋白聚糖的核心蛋白上显得尤为重要。很多蛋白聚糖被分泌并成为细胞外基质的成分，有一些锚定在细胞质膜的外表面，还有一些成为黏液性物质的主要成分，如很多上皮细胞表面分泌的保护性外被的黏液。

（七）糖基化有重要的生物学意义

寡聚糖的构建和其他大分子如 DNA、RNA 和蛋白质的合成之间有着重要的不同。核酸和蛋白有一个模版，用同一酶或一组酶以相同的步骤重复即可复制产生，而复杂的碳水化合物则每步都需要不同的酶，在系列反应中的每个产物都是下一个酶的唯一底物。糖蛋白的大量存在以及在进化过程中产生的复杂加工、修饰途径提示糖蛋白和鞘糖脂的寡聚糖具有非常重要的功能。

例如，N- 连接糖基化在所有真核细胞包括酵母中普遍存在。在古细菌的细胞壁蛋白中也有很类似的 N- 连接寡聚糖，提示用于它们合成的整个机构（machinery）在进化上是古老的。N- 连接糖基化以两种方式促进蛋白折叠：第一，直接作用使正在折叠的中间体可溶性增加，防止凝集；第二，N-连接寡聚糖的序列修饰建立一个所谓的"糖密码（glyco-code）"，标记蛋白折叠的进展并介导蛋白与分子伴侣或凝集素的结合，像引导从 ER 到高尔基体的转运过程那样。凝集素也在 TGN 参与蛋白质分选。

因为糖链的柔性有限，即使从一个糖蛋白伸出的一个小的 N- 连接寡聚糖也能妨碍其他大分子物质接近蛋白的表面。这样，寡聚糖的存在倾向于使糖蛋白更能抵御蛋白酶的消化。细胞表面蛋白的寡聚糖最初可能是为祖先细胞提供一个保护性外被。另外，与刚性的细菌细胞壁相比，一个黏液外被使细胞在变形和移动方面更具有自由度。

糖链也被修饰用于其他目的。例如，肺和肠细胞的黏液抵抗很多病原体；糖链被细胞外部空间的凝集素识别在很多发育过程和细胞与细胞间的识别方面很重要，例如选择素（selectin）是在淋巴细胞移动时，细胞和细胞之间行使黏接功能的凝集素；寡聚糖的存在可能修饰一个蛋白抗原的性质，使糖基化成为药用目的蛋白质制造的一个重要因素。

糖基化也有重要的调节作用。例如，通过细胞表面信号受体 Notch 的信号转导决定了发育中细胞的命运。Norch 是一个穿膜蛋白，被一个单一果糖在某些丝氨酸、苏氨酸和羟基赖氨酸上 O- 糖基化。有些类型的细胞还表达另外一个糖基转移酶，对那些已糖基化氨基酸上的果糖再逐个添加 N- 乙酰氨基葡萄糖。这一添加改变了 Norch 受体对活化受体的细胞表面信号蛋白的特异性。

（八）高尔基体内部转运可能是以小泡运输或扁平膜囊成熟形式进行

现在仍不清楚高尔基体是怎样到达并维持它的极性构造以及分子是如何从一个膜囊移向另一个膜囊。体外运输的功能性测定结果和高尔基膜囊附近大量运输小泡的形态学证据使得最初的观点是，这些小泡在膜囊之间运送蛋白，从一个膜囊出芽的小泡与下一个膜囊融合。也就是说膜囊接受从前一层囊腔经小泡送来的蛋白，再利用小泡送到下一个囊腔。根据这个小泡运输模式（vesicular transport model），高尔基体是一个相对静态的结构，它自身的酶保留在原位，其他蛋白等分子移送按顺序由运输小泡携带通过各个膜囊（图 5-16A）。小泡的逆向流动可以回收逸脱的 ER 和高尔基体蛋白，使它们回到先前的区室。定向性流动之所以可行是因为向前移动的货物分子被选择性地允许进入向前移动的小泡。

另一个假说是扁平膜囊成熟模式（cisternal maturation model），此学说认为高尔基体是一个动态结构，扁平膜囊自身处于移动之中。来自 ER 的小泡管簇互相融合形成 CGN。根据这个模式，CGN 进行性地成熟为顺面膜囊、中间膜囊及后续结构。因此，在一个高尔基堆的顺面，新的顺面膜囊将不断形成，然后随着移动通过高尔基堆而成熟（图 5-16B）。这一假说获得显微观察的支持，镜下发现成纤维细胞中的胶原棒的分子太大，无法进入到传统的运输小泡，而是逐渐移动通过高尔基堆。

在膜囊成熟模式，借助逆向运输的小泡将物质送回顺面的膜囊内，达到改造膜结构和内容的目的，逐渐形成下一级的膜囊结构。逆向流动解释了高尔基体酶的特征性分布。所有成分都随逐渐成熟的膜囊向前不断移动，包括应属于前面膜囊的加工酶类。但是，出芽的 COPⅠ小泡不断收集适当的酶类，几乎都是膜蛋白，送回到其行使功能的前面的膜囊。因此，一个新形成的顺面膜囊将主要从前面的一个膜囊接受其驻留酶类的正常补充，并将这些酶类再传递给下一个形成的顺面膜囊。

当一个膜囊最后向前移动成为 TGN 的一部分时，各种有被小泡出芽离开，直至这个网络消失，由后面一个正在成熟的反面膜囊替代。同时，其他运输小泡持续从后高尔基区室回收膜并送还 TGN。

小泡运输和膜囊成熟模式不相互排斥。有证据显示运输可能是两种机制的组合。一些货物以运输小泡形式迅速向前移动，而其他货物向前移动的速度要慢得多，因为高尔基体不断地通过膜囊成熟的方式更新自己。

（九）高尔基体内部转运障碍与疾病发生

高尔基复合体中参与分选、转运、修饰加工等过程的蛋白或酶存在遗传性缺陷，可导致蛋白分选和蛋白修饰异常引发的遗传性疾病。例如，黏脂质累积病（mucolipidosis type Ⅱ，MLⅡ），又称包涵体细胞病（inclusion-cell disease，简称 I-cell 病）是一种常染色体隐性遗传溶酶体贮积病（lysosome storage diseases），出生即存在面容粗笨、骨骼异常、全身肌张力低下等临床表现。细胞学表现为溶酶体内缺乏水解酶，导致底物在溶酶体大量积累，形成包涵体。I-cell 病发病的分子机制是：12 号染色体上 N- 乙酰氨基葡萄糖 - 磷酸转移酶编码基因（GlcNAc-phosphotransferase alpha/beta -subunits precursor gene，GNPTAB）突变，使得存在于顺面高尔基复合体网状结构的 N- 乙酰氨基葡萄糖 - 磷酸转移酶活性缺失，不能将 GlcNAc- 磷酸转移到甘露

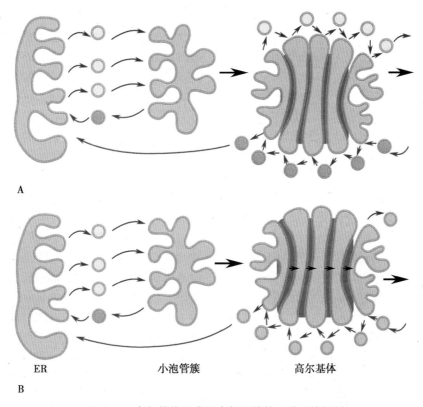

ER   小泡管簇   高尔基体

图 5-16 高尔基体形成及内部运输的两种可能机制

A. 小泡运输模式。高尔基体的各个膜囊是一个静态结构，它自身的驻留蛋白酶类保留在原位，其他蛋白等分子由运输小泡携带以出芽 - 融合方式逐次从 CGN 向 TGN 运输。B. 扁平膜囊成熟模式。扁平膜囊是一个动态结构，各个膜囊随着由顺面向反面移动而逐渐成熟。当一个顺面膜囊移向中间位置时，其内部的顺面膜囊应驻留蛋白将由 COPⅠ小泡逆向运输至后面一个新形成的顺面膜囊。同样，中间膜囊将接受从其前面的反面膜囊接收逆向运输的中间膜囊驻留蛋白

糖的第 6 碳原子上，从而导致溶酶体水解酶的溶酶体分选信号丧失，不能定位到溶酶体。

遗传性多发性骨软骨瘤，也称遗传性多发性外生骨疣（Hereditary multiple exostoses），主要临床表现是骨发育和结缔组织异常导致的骨形成缺陷和骨骼畸形。其发病的分子机制是：8 号染色体长臂上的 EXT1 基因，或 11 号染色体短臂上的 EXT2 基因发生突变，导致由内质网装配并转运到高尔基复合体的 EXT1/EXT2 复合物所具有的葡萄糖醛酸转移酶和 N- 乙酰 -D- 葡萄糖胺转移酶活性缺失，使参与骨发育和结缔组织形成的硫酸乙酰肝素的聚合发生障碍。

第五节　蛋白质从高尔基体向溶酶体的转运以及分泌泡的形成

蛋白质主要通过三种途径离开高尔基体的 TGN：以细胞膜为目的的固有分泌途径（constitutive secretion）和受调分泌途径（regulated secretion），以及用以转运溶酶体酶类到晚期内体的甘露糖 -6- 磷酸途径。在极性细胞内到达细胞膜的分泌途径中，运输小泡及其内容物可运送至顶部细胞膜，也可以运送至底、侧部细胞膜。

在 TGN 蛋白分选机制研究中，目前较为清晰的是向溶酶体腔的输送。

一、溶酶体是形态多样的消化性细胞器

溶酶体是单层膜性细胞器，内部充满可溶性的水解酶，控制着胞内大分子的消化。在溶酶体的 40 多种水解酶中，有蛋白酶、核酸酶、糖苷酶、脂酶、磷脂酶、磷酸酶以及硫酸酯酶，它们都是酸性水解酶。溶酶体保持 pH 4.5～5.0 的内部环境以使各种水解酶能发挥最佳活性。

溶酶体不仅含有一组独特的酶类，也具有独特的溶酶体膜。例如，大部分溶酶体的膜蛋白都高度糖基化，有助于保护它们不被腔内蛋白酶消化。溶

酶体膜上的运输蛋白将内部大分子消化的最终产物，如氨基酸、糖和核苷酸传送到细胞质，进行再利用或排到细胞外。

溶酶体酸性 pH 的维持是由溶酶体膜上的 H^+ 泵来完成的。溶酶体 H^+ 泵属于 V- 型 ATP 酶，利用 ATP 水解的能量将 H^+ 泵入溶酶体。类似或同样的 V- 型 ATP 酶酸化所有入胞或出胞的细胞器，除溶酶体外还包括内体、高尔基体的选择性区室以及很多转运和分泌小泡。除提供适于酶反应的低 pH 环境外，H^+ 梯度还提供能量来源驱动小分子代谢物穿越溶酶体膜。

溶酶体是形态和大小都不均一的细胞器，存在于所有的真核细胞。溶酶体形态的不均一性与其他大部分细胞器的相对一致的结构形成了对比。这种多态性反映了酸性水解酶消化功能的多样性，包括来自细胞内外碎片的分解，吞噬微生物的破坏，以及细胞营养成分的生产。同时，溶酶体形态的多样性也反映了溶酶体形成的途径：晚期内体含有的物质来自胞膜经胞吞作用所包裹的内容物和新合成的溶酶体水解酶类，因此已经类似溶酶体。晚期内体与已经存在的溶酶体结合形成的结构有时被称为内体性溶酶体（endolysosomes），内体性溶酶体也互相融合。当一个内体性溶酶体中的胞吞作用产生的物质被消化，仅剩下无法消化或缓慢消化的残留物时，这些细胞器就变成所谓传统意义上的溶酶体（classical lysosomes）。这是一些相对较小，高密度，圆形的结构，但它们可以与其他晚期内体或内体性溶酶体融合再进入消化循环。因此，在晚期内体与溶酶体之间没有真正的区别。除了处在一个成熟循环的不同阶段外都相同。因此，溶酶体有时被看作是不同细胞器的一个集成，共同特征是高含量的水解酶。

二、溶酶体传递物质有多种途径

溶酶体通常是细胞内交通的几个通路交汇处：一条从 ER 经高尔基体的外向通路递送大部分消化酶，而至少不同来源的三条途径供给溶酶体消化的物质。

溶酶体内这些分解途径研究最多的是细胞外液的大分子经胞吞作用进入细胞后的过程。胞吞后在小泡内的分子先被递送到小的、不规则形的细胞内细胞器，早期内体（early endosomes）。在这里，胞吞后的物质第一次遭遇溶酶体水解酶，这些水解酶来自高尔基体。一些摄入的分子被选择性地回收，再循环，而其他的则被传递给晚期内体

（late endosomes）。晚期内体的内部是温和酸性（pH 约 6.0），在这里胞吞的分子才开始被水解消化。溶酶体的成熟是晚期内体伴随内部 pH 进一步降低的过程。随着溶酶体的成熟，内体性膜蛋白被从发展中的溶酶体选择性回收。回收过程主要依赖递送这些蛋白返回内体或 TGN 的运输小泡。

所有类型的细胞都利用溶酶体的第二个降解途径去处理细胞自身的废旧部分，一个被称为自噬（autophagy）的过程。肝细胞线粒体的寿命大约 10 天。可以在电子显微镜下观察到正常细胞的溶酶体内有线粒体和其他细胞器，可能正处于消化过程当中。这一过程似乎始于一个细胞器被一未知起源的双层膜包裹，产生一个自噬体（autophagosome），然后再与溶酶体或晚期内体融合。自噬作用受到高度调节，经过选择的细胞成分以目前尚不了解的机制在细胞重塑时被打上由溶酶体破坏的标签。例如，苯巴比妥这样的脂溶性药物诱发肝脏的解毒反应，使得肝细胞内 sER 大量增殖。当药物撤去以后，sER 经自噬作用被选择性去除。

同样，其他废旧细胞器，包括衰老的过氧化物酶体或线粒体，可以被选择性地通过自噬作用降解。在饥饿状态下，细胞质的大部分被非选择性地捕捉到自噬体。被捕捉物质的消化产物有助于细胞在外部营养供应受限的情况下的存活。

除了维持稳定的细胞基本功能和帮助处理废旧部分，自噬作用在发育和健康方面也具有重要意义，它靠处理不再需要的部分帮助正在分化的细胞调整结构，也可以帮助抵御病毒和细菌的入侵。自噬作用的独特机制适于移除整个细胞器或大的蛋白质聚集体，而其他机制像蛋白酶体降解途径则无法应对。

人类仍然对导致自噬体形成以及自噬作用的过程如何调控和如何靶向特定的细胞器所知甚少。酵母和动物细胞中已经有超过 25 个不同蛋白被确认参与这一过程。自噬作用可以被分为 4 个通用步骤：①特定部位的膜的成核作用并延伸成为一个月牙形结构以吞食胞质的一部分；②包裹自噬体成为一个封闭的双层膜性区室；③新区室与溶酶体融合；④消化自噬体的内膜和内容物。很多奥秘有待揭开，包括鉴定形成自噬体外被的小泡的膜系统，以及一些靶细胞器怎样能够被选择性包裹。

携带物质到溶酶体降解的第三条途径主要存在于专门吞噬（phagocytosis）大颗粒和微生物的细胞。这种专业化的吞噬细胞（phagocyte），如脊椎动物的巨噬细胞（macrophage）和中性粒细胞

（neutrophils）吞食物体形成吞噬体（phagosomes），然后以与自噬体同样的方式被转化成一个溶酶体（图5-17）。

三、溶酶体水解酶 M-6-P 被高效识别和转运

溶酶体的水解酶和膜蛋白都是以翻译共转运的方式进入 rER，再到达高尔基体的 TGN，在此形成运输小泡出芽，将内部蛋白送往内体。M-6-P 基团作为标志物在高尔基体中只被添加到前往溶酶体的糖蛋白分子上，这需要负责添加 M-6-P 的高尔基体的酶类特异识别这些水解酶。由于所有糖蛋白离开 ER 时都带有同样 N- 连接寡聚糖链，添加 M-6-P 单位到寡聚糖的信号一定存在于每个水解酶多肽链的某处。遗传工程实验显示，识别信号是各个蛋白表面一些相邻氨基酸的聚集（cluster），被称为信号斑（signal patch）。

溶酶体的各种水解酶是高甘露糖型糖蛋白。当 rER 合成的各种水解酶运输到高尔基体加工时，其甘露糖被位于 CGN 的两个酶依次催化。首先在 N- 乙酰氨基葡萄糖磷酸转移酶（GlcNAc phospho-transferase）的催化下，以 UDP- 乙酰氨基葡萄糖为原料，将磷酸化的 N- 乙酰氨基葡萄糖（GlcNAc-

Phosphate）连接在酶蛋白糖链甘露糖基的第 6 位羟基上，再经氨基葡萄糖磷酸糖苷酶（GlcAc phospho-glycosidase）的作用，将乙酰氨基葡萄糖剪切并将磷酸基团留在甘露糖上，形成带有 M-6-P 标志的水解酶（图5-18）。以 M-6-P 为标志的溶酶体酶不被甘露糖苷酶 I 和 II 剪切。由于大部分溶酶体水解酶含有多个寡聚糖链，它们需要很多 M-6-P 基团，为 M-6-P 受体提供了高亲和性信号。

目前，对于 M-6-P 的第二步酶催化反应在高尔基体内的确切位置，以及参与酶的种类还有争议，认为第二步发生在反面膜囊（*trans* cisterna），而非 CGN，是磷酸二酯酶（phosphodiesterase）而非氨基葡萄糖磷酸糖苷酶剪切的乙酰氨基葡萄糖。

存在于 TGN 的 M-6-P 受体蛋白是单次穿膜蛋白，它们一端能够在内腔面特异识别腔内溶酶体酸性水解酶上的 M-6-P 并与之结合，另一端与胞质面衔接体蛋白结合，组装网格蛋白外被。M-6-P 受体以这种方式帮助将水解酶包装进入网格蛋白小泡，从 TGN 出芽。离开 TGN 的小泡脱去网格蛋白外被，递送内容物到早期内体。

M-6-P 受体蛋白在 pH 6.5～6.7 的 TGN 与水解酶的寡聚糖特异结合，在 pH 6.0 的晚期内体释放出水解酶。因此，随着内体成熟过程中 pH 的不断

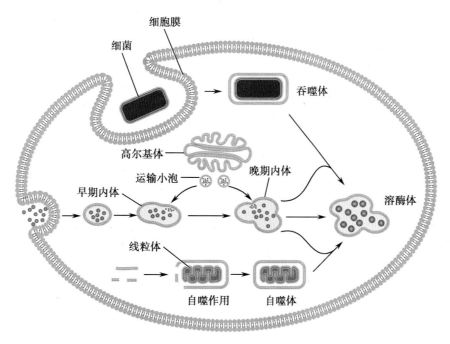

图 5-17　溶酶体降解的三种主要途径

每个途径的待降解物质来源不同。自噬体是双层膜结构，吞噬的可以是线粒体，也可以是过氧化物酶体等膜性细胞器或细胞器的断片。来自高尔基体，含有溶酶体水解酶的运输小泡，与早期内体和晚期内体融合。晚期内体可以进一步形成溶酶体，也可以与自噬体和吞噬体融合形成溶酶体来行使降解功能

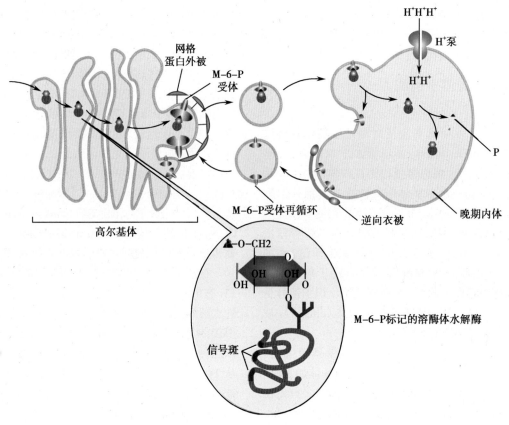

图 5-18　溶酶体水解酶在高尔基体的标记和向溶酶体的运送过程

来自 ER 的溶酶体水解酶的甘露糖在高尔基体被磷酸化，露出的 M-6-P 标志在 TGN 被受体识别，形成网格蛋白小泡出芽。脱去外被的小泡与晚期内体融合，在晚期内体的酸性环境下，溶酶体水解酶与受体分离并进一步脱去磷酸。空受体被集中于逆向衣被运输小泡返回 TGN 重新利用

下降，溶酶体水解酶从 M-6-P 受体解离，最终可以消化通过胞吞作用递送来的物质。一个酸性磷酸酶移除甘露糖的磷酸基团，破坏了溶酶体水解酶的分选信号，确保了酸性水解酶不能再与 M-6-P 受体结合而返回高尔基体。释放出所结合的水解酶后，M-6-P 受体被回收到逆向衣被运输小泡（retromer-coated transport vesicles），从内体出芽，返回 TGN 膜再利用（图 5-18）。M-6-P 受体蛋白两个方向的移动都需要胞质侧信号，指引其到内体还是回到高尔基体。M-6-P 受体的再循环类似前面的 KDEL 受体的再循环，尽管介导转运的外被小泡的类型不同。

不是所有带有 M-6-P 标签的水解酶分子都到达溶酶体，还是有一些逃离了在 TGN 的正常包装过程而被错误地送到细胞表面，进入到细胞外液中去。而一些 M-6-P 受体蛋白也绕路而行来到细胞膜，在那里再捕捉逃脱的溶酶体水解酶，通过受体介导的胞吞作用，经早期内体和晚期内体，遣返回

溶酶体。由于溶酶体水解酶需要一个酸性环境来发挥作用，在一个通常为 pH 7.4 的中性细胞外液中，这些少量的水解酶的危害是有限的。

四、溶酶体水解酶遗传缺陷引发的多种疾病

影响一个或多个溶酶体水解酶的遗传缺陷引发许多人类溶酶体贮积症（lysosomal storage diseases）。这些缺陷导致溶酶体内未消化物质蓄积，产生严重后果，最多见的是神经系统。大部分情况下，是一个编码单一溶酶体水解酶的结构基因的突变。如 Hurler 病，这是一种常染色体隐性遗传病，患者分解某种糖胺聚糖（glycosaminoglycan）的酶发生缺陷或缺失（黏多糖病第二型），导致骨软骨发育严重异常，精神发育迟滞。但最严重的溶酶体贮积症是一种极为少见的细胞包涵体病（inclusion-cell disease, I-cell disease），几乎所有的水解酶从成纤维细胞的溶酶体中消失，无法消化的物质集聚溶酶

体，因而在患者细胞中形成大的包涵体。

细胞包涵体病与其他大部分遗传性酶缺陷一样，是一个单一基因的常染色体隐性疾病，患者所有从溶酶体消失的酶类都出现在血液中。确切原因是因为 GlcNAc- 磷酸转移酶的缺陷或缺失导致溶酶体酶类的甘露糖分子无法在 CGN 磷酸化，TGN 的 M-6-P 受体无法识别和包装，从而被带向细胞表面，分泌到细胞外。

细胞包涵体病患者中，有些细胞类型，例如肝细胞的溶酶体就包含有一组正常的溶酶体酶类，暗示有另一途径引导这些水解酶到溶酶体，这一途径有些细胞可利用而有些细胞则不可利用。这个 M-6-P 非依赖性途径的性质尚不清楚。同样，在 TGN 分选的溶酶体膜蛋白则与 M-6-P 无关，因而在细胞包涵体病中这些膜蛋白也是正常的。这些膜蛋白以网格蛋白小泡的形式从 TGN 离开，不同于运送带有 M-6-P 标签的水解酶，使用不同的衔接蛋白。

目前不清楚为什么细胞需要一种以上的分选途径去建造溶酶体。物质靶向溶酶体有时不是终结，没有消化的残骸可通过出胞作用被清除。但对大部分细胞来说，这一方式似乎少见，只在细胞应激状态时发生。而有些类型的细胞含有特化的溶酶体，具有与细胞膜融合的必需结构，例如皮肤的黑色素细胞溶酶体产生和储存色素。这些含有色素的黑色素小体通过出胞作用向表皮的细胞外空间释放其色素。色素被角质细胞摄取，导致皮肤的正常色素沉着。在一些遗传障碍中，黑色素小体出胞作用缺陷阻断这一转移过程，导致形成低色素沉着，即白化病（albinism）。

第六节　蛋白质从高尔基体向细胞外的输送

从 TGN 进一步向前方输出有 3 种通用途径：除了前述的溶酶体途径外，组成性分泌小泡能不断地从 TGN 将物质摆渡到细胞膜；调节性分泌小泡载着物质在细胞膜附近待而不发，直到接到分泌信号后才与细胞膜融合。

一、组成性分泌使得很多蛋白和脂质被自动地带向细胞表面

所有细胞需要组成型分泌途径（constitutive secretory pathway）来持续不断地工作。从 TGN 离开的组成性运输小泡是以不规则的小管状形式，稳定地流向细胞膜。这些小泡的膜蛋白和脂质为胞膜提供了新的成分，而内部的可溶性蛋白则被分泌到细胞外空间。小泡与胞膜的融合并将内容物排出到细胞外的过程被称为胞吐作用（exocytosis）。很多细胞是以这种方式产生和分泌大部分细胞外基质的蛋白聚糖和糖蛋白。

组成性分泌途径多不经选择运送大部分蛋白直接到细胞表面。因为进入这一途径不需要特殊信号，也被称为默认途径（default pathway）。因此，在一个非极性细胞中，如白细胞或成纤维细胞，高尔基体囊腔内的任何蛋白似乎都自动被组成性分泌途径带到细胞表面，除非它们要特异地返回到ER，或作为高尔基体自身的驻留蛋白，或被选择为分泌性调节途径以及溶酶体途径。

在理解膜交通运输上，没有特殊分选信号也就没有外被的默认途径是令人困惑的空白之一。甚至有证据显示，膜小管直接从 TGN 伸出，瞬间接触细胞膜而释放出内容物。但这一机制有争议。

在分有顶部和底侧部细胞膜的极性细胞中，组成性分泌格外复杂。去顶部和底侧部的物质是如何被分隔开来，如何靶向细胞表面的两个不同区域？有证据显示，有两种类型的小泡，各自携带不同的货物和完整的 SNARE 蛋白，从同一 TGN 出芽前往顶部或底侧部细胞膜。证据也显示，有些蛋白，特别是在肝细胞中，先被递送到底侧部膜，然后再分选进入到胞吞的小泡中，送往顶部细胞膜，这一过程被称为胞吞转运作用（transcytosis）。

二、调节性分泌途径让分泌小泡根据需要将内容物释放到细胞外

很多分泌细胞有第二条分泌途径，即调节性分泌途径（regulated secretory pathway）。来自 TGN，含有可溶性蛋白和其他物质的分泌小泡在细胞膜附近待而不发，在接到特殊信号后，才经胞吐作用释放它们的内容物到细胞表面。分泌产物可以是小分子（如组胺），也可以是蛋白（如激素或消化酶）。胰腺 β 细胞分泌胰岛素就是一个调节性分泌的范例。富含胰岛素的分泌小泡只有接收到血浆葡萄糖浓度升高的信号时才释放。

溶酶体的酸性水解酶蛋白被加上 M-6-P 标签才被包装进入特定的离开小泡，类似的信号也被认为指令调节性分泌蛋白进入其特定的离开小泡。蛋白选择性地在小泡将形成的位置凝聚，汇集到调节性分泌小泡中。这些凝聚物可以包含几种不同的蛋白，成为同一小泡当中的乘客。因此，分选信

号是蛋白的一部分,编码调节性分泌蛋白凝聚在一起的能力。不加入凝聚的蛋白就不进入到这些小泡中去。调节性分泌小泡的外被蛋白仍有待阐明。

调节性分泌小泡的蛋白在 TGN 的包装机制与这些分泌蛋白的选择性凝集有关。用电子显微镜可以见到 TGN 腔内凝集的高电子密度的物质团块。指令分泌蛋白形成凝集的信号尚不清楚,但可能是这类蛋白共有的信号斑所致。当一个编码分泌蛋白的基因在一个不应表达该蛋白的分泌细胞中人为表达时,这一外来蛋白被合适地包装进入了分泌小泡。这一结果显示,各个细胞表达和包装进入分泌小泡的蛋白不同,它们都含有共同的分选信号,即便当这些蛋白在那些原本没有它们的细胞中表达,分选信号也能正常发挥作用。

尚不清楚分泌蛋白的凝集物怎么被分隔进入分泌小泡的。分泌小泡的膜上有独特的蛋白,有些可能作为 TGN 内凝集蛋白的受体。但凝集体是诸多蛋白的集结,对于像溶酶体水解酶那样,与单个分泌蛋白受体结合,体积显得过于庞大。因此,凝集体向分泌小泡的摄入更类似于细胞表面颗粒经吞噬作用(phagocytosis),细胞膜包绕大的结构内陷而成。

最初离开 TGN 的大部分分泌小泡膜宽松地包裹凝集的分泌蛋白簇。形态上,这些没成熟分泌小泡类似从高尔基堆夹断而成的膨胀的反面高尔基膜囊。随着小泡的成熟,它们可以互相融合,内容物开始被浓缩。这可能是因为两个原因所致:一是膜的不断回收,从没有成熟的分泌小泡不断形成网格蛋白小泡,再循环回到晚期内体或 TGN;二是由于小泡膜 ATP 驱动 H^+ 泵浓度增加导致的小泡腔内不断进展的酸性化致凝集体更加浓缩。

一个分泌小泡一旦载有货物,必须到达其分泌场所,在有些细胞中这些场所距离高尔基体很远。神经元是一个最极端的例子:分泌蛋白,如肽类神经递质(神经肽)是在轴突末端的神经末梢释放的,它们先在核糖体、ER 和高尔基体所在的细胞体部被制造、包装进入小泡,沿着可长达一米或更长的轴突旅行到神经末梢。马达蛋白(motor protein)驱使小泡沿着轴突的微管所定位的方向移动。分泌小泡在细胞膜附近待命,直到接到指令后才与细胞膜融合,释放它们的内容物。指令通常是化学信使如激素,结合到细胞表面的受体,导致受体活化产生细胞内信号,常常包括胞质中游离 Ca^{2+} 浓度的一过性增高。在神经末梢,出胞作用的始动信号常常是一个电兴奋(一个动作电位),由化学递质结合

到同一细胞表面其他部位的受体所激发。当动作电位到达神经末梢,引起 Ca^{2+} 经钙离子通道的流入。Ca^{2+} 与特异感受器结合,激发分泌小泡(突触小泡)与细胞膜的融合,释放内容物到细胞外空间。

三、蛋白质在分泌小泡形成过程中常常被蛋白水解加工

蛋白质浓缩不是分泌小泡形成和成熟的唯一过程。很多多肽类激素和神经肽以及分泌的水解酶是以非活性前体形式合成的,它们的活化有待于蛋白水解的加工过程。加工始于 TGN,在分泌泡中仍在持续,有时更是在分泌后的细胞外液中进行。例如,很多分泌的多肽,其 N 端有一段前肽被切断才能成为成熟蛋白。

为什么蛋白水解加工在分泌途径中那样常见?一些以这种方式产生的肽,如成熟的脑啡肽(由 5 个氨基酸构成的神经肽,具有吗啡样活性)太短以至于无法以翻译共转运的方式进入 ER 腔,或含有包装进入分泌小泡所需的信号。此外,对于分泌的水解酶或其他活性有害于细胞的蛋白来说,到达分泌小泡或分泌后的延迟活化有很明显的优点,即可以防止在合成它的细胞内没有成熟就发挥作用。

第七节 细胞内蛋白质分选的新进展

近年来,蛋白质的细胞内定位和转运过程有些新的进展。特别是一些蛋白质可以不依赖蛋白质自身的定位信号,而是由其编码的 mRNA 分子的定位而决定靶向细胞器或区室,这种新的靶向机制引起了人们的极大兴趣。在动物胚胎、神经元和酵母的研究显示,一些 mRNA 分子中的核苷酸序列,主要是存在于 3' 非翻译区的特定顺式作用序列(cis-acting sequence),能够被一些膜性细胞器上的特定蛋白所识别并与之结合,或者先与其他蛋白反应连接后再与膜蛋白结合,从而首先决定了这些 mRNA 分子在非翻译状态下的定位。而在定位处 mRNA 的翻译则使所产生的蛋白能够更准确方便地进入这些细胞器。这种依赖于 mRNA 的分子的靶向定位现象不仅存在于 ER,还可以存在于线粒体和过氧化物酶体(图 5-19)。

需要强调的是,就 ER 而言,依靠信号肽并需要 SRP 蛋白的 ER 输入途径仍占主要地位。

细胞质中那些编码输入 ER 蛋白以外的 mRNA 分子,它们的分布与翻译似乎也不是随机的。

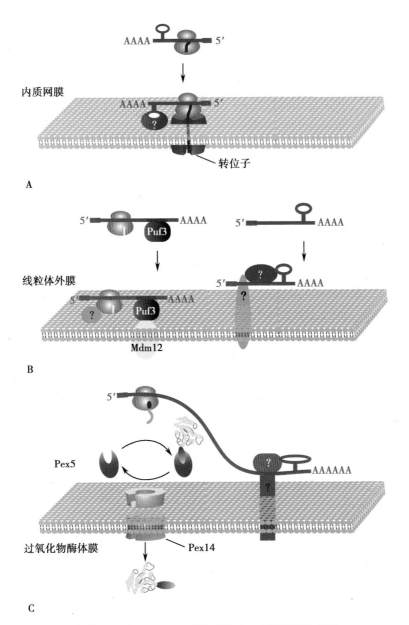

图 5-19　由 mRNA 分子决定的蛋白质靶向定位机制

A. 靶向 ER，编码 Pmp1 蛋白的 mRNA 3' 非翻译区的特殊顺式作用序列可折叠成发卡样结构，能够与 ER 膜上特定蛋白（紫色）相互作用而使核糖体得以在 ER 膜上继续翻译过程，并使生成的多肽发生跨膜转位。B. 靶向线粒体，mRNA 分子与线粒体表面结合并定位的两种不同方式：mRNA 分子 3' 非翻译区的特殊顺式作用序列可以先与 Puf3 蛋白结合后再与线粒体外膜蛋白 Mdm12 结合（左）；mRNA 分子 3' 非翻译区的特殊顺式作用序列直接与一种线粒体外膜外周蛋白（绿色）结合而定位在线粒体表面（右）。C. 靶向过氧化物酶体，mRNA 分子 3' 非翻译区的特殊顺式作用序列先与一种 RNA 结合蛋白结合（粉色），再与氧化物酶体膜外周蛋白（蓝色）结合而定位。而 Pex5 则可以位于过氧化物酶体转运蛋白 Pex14 附近，高效循环输送折叠的过氧化物酶体基质蛋白。(?)代表目前尚未得到鉴定的蛋白质

（黄东阳）

参 考 文 献

1. Alberts B，Johnson A，Lewis J，et al. Molecular biology of the cell. 5th ed. New York：Garland Science，2008
2. Goodman SR. 图解医学细胞生物学. 第 3 版. 北京：科学出版社，2008
3. Pollard TD，Earnshaw WC. Cell biology. 2nd ed. Amsterdam：Elsevier Academic Press，2008
4. Tanaka N，Aoki K，Ishikura S，et al. Molecular basis for peroxisomal localization of tetrameric carbonyl reductase. Structure，2008，16：388-397
5. Hettema EH，Motley AM. How peroxisomes multiply. J Cell Sci，2009，122：2331-2336
6. Bottoni P，Giardina B，Alessandro Pontoglio A，et al. Mitochondrial Proteomic Approaches for New Potential Diagnostic and Prognostic Biomarkers in Cancer. Advances in Mitochondrial Medicine，Advances in Experimental Medicine and Biology，2012，942：423-440.
7. Kudo M，Brem MS，Canfield WM. Mucolipidosis Ⅱ（I-cell disease）and mucolipidosis ⅢA（classical pseudo-hurler polydystrophy）are caused by mutations in the GlcNAc-phosphotransferase alpha/beta-subunits precursor gene. Am J Hum Genet，2006，78：451-463
8. Lodish H，Berk A，Kaiser C，et al. Molecular cell biology. 7th ed. New York：WH Freeman and Company，2013
9. Weis BL，Schleiff E，Zerges W. Protein targeting to subcellular organelles via MRNA localization. Biochim Biophys Acta，2013，1833：260-273
10. Hermesh O，Jansen RP. Take the（RN）A-train：localization of mRNA to the endoplasmic reticulum. Biochim Biophys Acta，2013，1833：2519-2525

第六章 细胞运动与骨架系统的高度动态性

提 要

细胞运动（cell movement）是一切生物体最基本的生命特征，也是生物能量的一种表现形式。细胞时刻处于运动状态，运动形式多种多样，包括形态改变、物质运输、爬行移动、胞质分裂、植物气孔运动等。脊椎动物利用自身坚硬的骨架系统来支持机体运动，细胞运动也同样依赖一个类似的微观骨架系统。

细胞骨架（cytoskeleton）系统是一种高度动态的结构，可随着生理条件的改变不断发生组装和去组装，并受细胞内外各种因素的调控。细胞骨架的高度动态性与细胞运动、物质运输、能量传递、信号转导、基因表达、蛋白质合成和细胞增殖分化等各种生理活动以及病毒感染、肿瘤、阿尔茨海默病、运动损伤等密切相关，目前已成为生物医学研究的热点之一。本章主要介绍细胞骨架系统的结构、动态组装、功能及与疾病关系的研究进展。

第一节 细胞骨架的组成

细胞骨架是存在于动植物细胞中的蛋白纤维网架系统。细胞骨架概念不断演变，有狭义与广义之分。狭义的细胞骨架即一般意义上的细胞质骨架，主要由微丝（microfilament，MF）、微管（microtubule，MT）和中间纤维（intermediate filament，IF）组成。广义的细胞骨架还包括细胞膜骨架（membrane skeleton）、细胞核骨架（nucleoskeleton）以及细胞外基质（extracellular matrix）等，为遍布于整个细胞的一体化网络结构。本节重点介绍细胞质骨架系统的结构与组装。

早期的细胞骨架研究主要集中于形态观察、胞内定位和成分定性等方面，随着研究方法和技术的改进，已经深入到分子水平上研究骨架蛋白和骨架结合蛋白的结构与功能、表观遗传修饰、骨架纤维的动态装配、基因的表达调控以及病理变化机制等，并成为目前细胞生物学细胞骨架领域研究的主导方向。

一、细胞骨架主要由微丝、微管和中间纤维组成

（一）微丝的形成依赖于肌动蛋白的动态组装

微丝（microfilament，MF）是普遍存在于真核细胞中的骨架纤维，被喻为细胞的"肌肉系统"，以肌原纤维、应力纤维、神经丝、小肠微绒毛的轴心以及精子顶端的刺突等多种形式存在，具有肌肉收缩、物质运输、维持细胞形态、信号转导、调控炎症应答、染色体重塑、基因转录、免疫突触等多种功能。

1. 微丝的结构 微丝又称肌动蛋白纤维或肌动蛋白丝（actin filament），以肌动蛋白（actin）为主要成分，电镜下观察呈直径 5～8nm 的双股螺旋状结构。肌动蛋白由一条多肽链构成，分子量为 43kDa，以单体或多聚体形式存在。单体的肌动蛋白被称为球状肌动蛋白或 G 肌动蛋白（globular actin，G-actin），呈球形或哑铃状，具有极性（组装时呈头尾相接）；多聚体的肌动蛋白被称为纤维状肌动蛋白或 F 肌动蛋白（fibros actin，F-actin），同样具有极性，被认为是微丝的"张力传感器"。

肌动蛋白种类较多，进化保守，真核细胞中含量丰富。目前在哺乳动物和鸟类细胞中至少分离出 6 种肌动蛋白，按其等电点的不同，可分为 α、β、γ 三种亚型。不同亚型氨基酸顺序差异较小，可共存于同种细胞，但功能和调控机制不同。另外，鉴于肌动蛋白的分布广泛性和表达稳定性，人们常以其作为分子生物学实验中的内部参照（internal reference），例如在以非肌肉细胞或组织为研究对象的聚合酶链

反应（PCR）或蛋白印迹实验（Western blot）中，可通过检测 *β-actin* 基因或 β-actin 蛋白来判断靶基因或靶蛋白在细胞或组织内的整体表达水平，校正蛋白质或核酸定量、加样等过程中的实验误差，从而保证实验结果的有效性和准确性。

电镜下观察，仅以肌动蛋白为原料在体外聚合形成的微丝呈杂乱无章堆积状，不能行使其特定功能。研究发现，这是由于聚合原料中缺乏微丝结合蛋白（microfilament-associated protein）。微丝结合蛋白对肌动蛋白纤维的动态组装起调控作用，与肌动蛋白一起参与独特亚细胞结构的形成以及特定功能的发挥过程。目前已从肌肉、血细胞和组织等中分离出 100 多种微丝结合蛋白，如凝溶胶蛋白（gelsolin）、加帽蛋白（capping protein）、胸腺素（thymosin）等。新微丝结合蛋白的发现及其功能探索一直是此领域的研究热点。

2. 微丝的组装　大多数非肌肉细胞的微丝结构具有高度动态性，可通过组装和去组装来适应多种功能的需要。体外实验表明，微丝的组装即由 G 肌动蛋白组装成 F 肌动蛋白的过程，具体包括（图 6-1）：①成核期（nucleation phase），G 肌动蛋白缓慢聚合为不稳定的寡聚体；②生长期（growth phase），G 肌动蛋白单体以不同的速度添加至核心两端，其中速度快的一极定义为正（+）端，速度慢的一极定义为负（−）端；③平衡期（equilibrium phase），G 肌动蛋白添加至微丝上的速度与从微丝上解离的速度相当，微丝长度基本保持不变。其中，微丝的成核过程是微丝组装的关键，有赖于成核促进因子（nucleation-promoting factors，NPFs）、微丝相关蛋白 2/3（actin-related proteins complex2/3，Arp2/3）、

Formin 以及随机单体结合成核因子（tandem-monomer-binding nucleators）等多种成分的存在。

微丝的组装过程具有动力学不稳定性（dynamic instability），存在多种动态调控机制。ATP 是影响微丝组装动力学不稳定性行为的主要因素。结合了 ATP 的 G 肌动蛋白对微丝纤维末端的亲和力高，容易添加至末端，倾向于微丝聚合；而后结合至末端的 G 肌动蛋白构象发生改变，可水解 ATP 为 ADP+Pi，使 ATP-G 肌动蛋白变为 ADP-G 肌动蛋白，后者对纤维末端的亲和力则低，容易脱落，倾向于微丝解聚。脱落的 ADP-G 肌动蛋白可通过 ATP 置换重新形成 ATP-肌动蛋白继续参加聚合过程。研究发现，ATP-G 肌动蛋白浓度与微丝聚合速度成正比，当其浓度高时，会快速聚合于纤维两端，形成一连串可增强微丝稳定性的"ATP 帽"（ATP cap）；随着微丝的延长，ATP-G 肌动蛋白浓度被消耗降低，在微丝末端的聚合速度下降，ATP 帽逐渐缩小，ADP-G 肌动蛋白不断生成而从末端脱落解离；当达到某一临界浓度时，ATP-G 肌动蛋白添加速度与 ADP-G 肌动蛋白解离速度相等，微丝组装与去组装形成动态平衡，此外由于多数 ATP-G 肌动蛋白会添加于微丝（+）端，故可表现出（+）端聚合延长而（−）端解聚缩短的"踏车"现象（treadmilling）（图 6-1）。

以上研究多局限于体外，体内微丝的组装过程更为复杂，还会受到微丝结合蛋白、微丝横向连接成束或成网的程度、微丝相关蛋白的表观遗传修饰等众多因素的调控。

（二）微管的形成依赖于微管蛋白的动态组装

微管（microtubule，MT）是 1963 年首次被发现

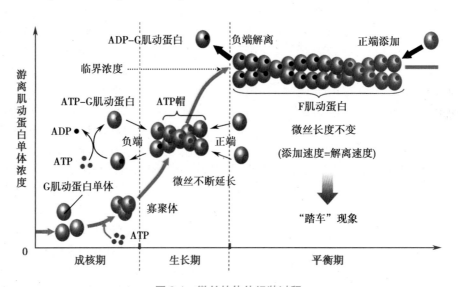

图 6-1　微丝的体外组装过程

的存在于侧柏和水螅细胞中的长管状中空细胞器，为细胞骨架的重要成员。微管呈束状或网状分布，像运输路轨一样起支撑作用，可与其他蛋白共同装配成纺锤体、中心粒、鞭毛、纤毛、轴突等结构，参与细胞的形态维持、运动及增殖分裂等。

1. 微管的结构 微管的内径约 15nm，外径约 25nm，壁厚约 5nm。微管在各种细胞中微管的形态和结构基本相同，但长度不等。微管蛋白（tubulin）是微管的基本组分，是一类呈球形的酸性蛋白，包括 α 微管蛋白（α-tubulin）、β 微管蛋白（β-tubulin）、γ 微管蛋白（γ-tubulin）和新近发现的 δ、ε、ζ、η 微管蛋白（δ、ε、ζ、η-tubulin）。研究发现，微管蛋白可发生乙酰化、去酪氨酸化等多种转录后修饰，从而调控微管组装。

α 微管蛋白与 β 微管蛋白的化学性质极为相似，约占微管总蛋白质含量的 80%～95%，氨基酸数分别为 450 和 445，两者以非共价键结合并首尾拼接成具有极性的微管蛋白异二聚体（α- 微管蛋白暴露在上端、β- 微管蛋白暴露在下端），是微管组装的基本单位（图 6-2）。

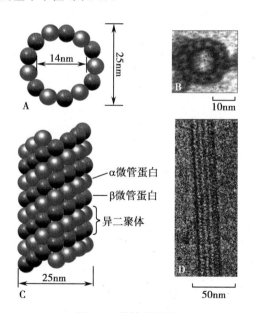

图 6-2 微管的结构
A 和 C 示微管基本结构；B（横切面）和 D（纵切面）为微管电镜照片

γ 微管蛋白是 1989 年由 Oakley 等在构巢曲霉菌中发现的新型微管蛋白，约含 455 个氨基酸残基，含量不足微管蛋白总量的 1%，却是微管执行功能所不可或缺的。在真核生物体内，γ 微管蛋白主要以 γ 微管蛋白环状复合物（γ-tubulin ring complex，γTuRC）和 γ 微管蛋白小复合体（γ-tubulin

small complex，γTuSC）两种形式存在，可提供微管装配的核心，控制有丝分裂纺锤体的复制、调控细胞周期。γTuRC 由 γ 微管蛋白和 GCPs（γ-tubulin complex proteins）组成，后者又包括 GCPs2～6、GCP8、GCP-WD、MOZART1 等。γTuRC 可通过改变空间构象、蛋白相互作用、蛋白磷酸化以及蛋白降解等方式调控微管组装的成核过程。

δ、ε、、ζ、η 微管蛋白在真核生物体内并不普遍存在，同源蛋白序列相似性也不高，其中 δ 微管蛋白发现于莱茵衣藻，由 UNI3 基因编码；η 微管蛋白发现于草履虫，由 SM19 基因编码；而 ε、ζ 微管蛋白的发现则是基于数据库检索和遗传学分析的结果，目前其胞内功能尚不清楚。

细胞内的微管表面也结合有辅助性的微管结合蛋白（microtubule associated proteins，MAPs），包括 MAP1、MAP2、MAP4、+TIPs（plus-end-tracking protein，+ 端追踪蛋白）、XMAP215、stathmin 等。它们可通过蛋白结合、转录后修饰等多种方式调控微管组装，稳定微管空间结构，维持微管与其他细胞器间的连接，参与小泡转运和细胞信号转导等过程。不同微管结合蛋白的结构在细胞中分布区域不尽相同，执行的功能也存在差异。例如 MAP1 含有 MAP1A、MAP1B 和 MAP1C 三种亚型，主要见于神经元轴突和树突中，可在微管间形成横桥，控制微管的延长，但不能使微管成束；+TIPs 蛋白包括 CLIP-170（cytoplasmic linker protein-170）和 EB1（end-binding protein 1）等，可定位于微管的正端，控制微管形成、微管与细胞膜或动粒的连接、微管的"踏车"运动等；XMAP215 蛋白能优先结合于微管旁，稳定微管的游离末端。

2. 微管的组装 同微丝组装一样，微管的组装过程具有动力学不稳定性，包括成核期、生长期和平衡期。研究发现，在 37℃ 和 pH 6.9 的环境下以适当浓度的微管蛋白、GTP、Mg^{2+} 为成分，在体外可成功组装微管。现在广泛接受的体外组装过程（图 6-3）：①α 微管蛋白和 β 微管蛋白形成异二聚体；②由二聚体形成短的原纤维；③两端和侧面积聚更多二聚体，扩展为片带状；④片带加宽至 13 根原纤维（protofilament），合拢形成一段微管；⑤新二聚体不断加至微管两端，使其延长，最终形成微管。这样组装的微管仅仅模拟了它的单管（singlet）存在形式，活细胞内微管还以二联管（doublet）、三联管（triplet）的形式存在于中心粒、纤毛、鞭毛等亚细胞结构中。

研究发现，微管蛋白异二聚体 α 和 β 亚基均含

GTP 结合位点，其中 β 亚基结合位点的 GTP 可发生水解，称为可交换位点（exchangeable site，E 位点）；α 亚基结合位点的 GTP 通常不被水解，称为不可交换位点（nonexchangeable site，N 位点）。同 GTP 结合的微管蛋白二聚体（GTP- 二聚体）分子构象呈直线型，可高亲和性地添加于微管两端，随后 β 亚基结合位点 GTP 被水解为 GDP，GDP- 二聚体与微管两端亲和力下降，容易脱落。离体实验结果显示，当微管生长较快时，GTP- 二聚体的添加速度大于 GDP- 二聚体的脱落速度，同时在微管末端形成一个可防止微管解聚的 GTP 帽（GTP cap）的结构，微管聚合延长。当微管生长较慢时，GTP- 二聚

体的添加速度小于 GDP- 二聚体的脱落速度，GTP帽变小，微管解聚缩短。另外，GTP- 二聚体在微管两端的添加速度不同，装配快的为正端，装配慢的为负端。在一定条件下，正端添加 GTP- 二聚体延长微管，负端脱落 GDP- 二聚体缩短微管，表现出明显的极性装配；当 GTP- 二聚体的添加速度与GDP- 二聚体的脱落速度相等时，组装与去组装达平衡状态，微管长度相对不变，表现出微管的"踏车"现象（图 6-3）。

微管的体内组装过程较为复杂，它不能像体外组装实验一样直接利用游离的 α、β 微管蛋白从头合成微管，主要是因为活细胞内游离微管蛋白浓度过低，不足以自发聚合，而只能在已经存在的微管结构上添加微管蛋白二聚体。微管组织中心（microtubule organizing center，MTOC）就是这样的结构，它可作为微管的装配起始点，决定微管极性，控制微管的数量和分布。MTOC 包括中心体、动粒、真菌纺锤体的极体、原生动物鞭毛和纤毛的基体、植物细胞皮层微管射线和成膜体等。中心体（centrosome）是动物细胞中重要的微管组织中心，包括一对相互垂直的中心粒（centriole）和无定形的中心粒周围基质（pericentriolar matrix，PCM）。中心粒是中心体的主要结构，呈中空短圆柱状（直径 $0.16 \sim 0.26 \mu m$，长度 $0.16 \sim 5.6 \mu m$），成对存在且互相垂直呈"L"形。中心粒由 9 组 3 联微管构成，不直接参与微管蛋白的核化，具有召集 PCM 的作用。PCM 中含有 γ 微管蛋白环状复合物（γTuRC）（图 6-4）。

经药物或冷处理的微管去组装后，将抗 γ 微管

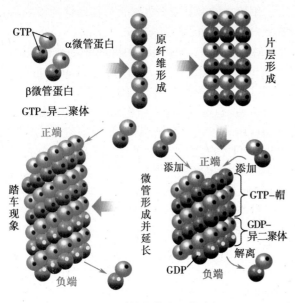

图 6-3　微管的体外组装过程

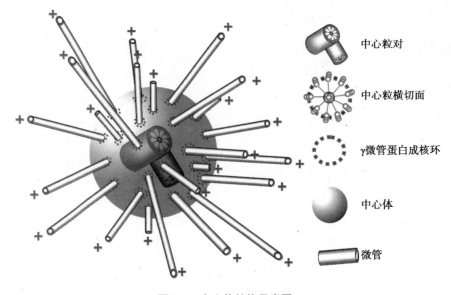

图 6-4　中心体结构示意图

蛋白显微注射入活细胞内，微管的成核过程被阻断。同时不能合成γ微管蛋白的基因工程，真菌细胞中微管成核作用也受到抑制。以盐处理方法清除γ微管蛋白后的中心体会失去形成微管的成核能力，而重新加入以分子筛收集的γTuRC组分后，微管成核能力获得恢复。众多类似的结果表明以γ微管蛋白为主要成分的γTuRC在细胞微管的体内成核和组装过程中发挥关键作用，但是具体机制尚不确定。人们提出多种组装模型，目前普遍认为γTuRC就像"种子"一样成为更多的微管蛋白二聚体添加上去的核心，为微管的形成提供起始平台，又如"帽子"一般戴在微管的(−)端而使其稳定。具体过程：①14个γ-微管蛋白形成一个开放成核环，其中两个微管蛋白在微管形成中可能发生叠加，故仅观察到13个；②游离的微管蛋白二聚体添加到成核环上；③附着在成核环上的为微管(−)端，较稳定；远离环的为微管(+)端，不稳定，可添加或脱落二聚体，发生微管的延长或缩短(图6-4)。微管组装具有高度动态不稳定性，锚定在中心体上的微管会持续性地改变形态，新微管不断生成、延长并伴随旧微管的缩短。这种动态不稳定性使得中心体能够不停地向不同方向试探性地射出和收回微管，一旦射出的微管与另一个相关蛋白结合后便变得稳定，建立起有序的微管结构，产生特定的生物学事件，此过程就像渔夫不停地抛鱼钩直至钓到鱼为止。值得注意的是，并不是所有的动物细胞微管都必须与中心体相连接，例如小鼠卵母细胞完全失去中心体后仍可形成复杂的微管结构。神经元轴突的微管也不与位于胞体的中心体相连，不过也有可能最初微管是在中心体形成，只是形成以后从MTOC释放并被转运到轴突中。

(三)中间纤维形成依赖于中间纤维蛋白的有序组装

中间纤维(intermediate filament,IF)又称为中间丝、中等纤维或居间纤维，是广泛存在于真核细胞中的一种骨架纤维。中间纤维最初是在平滑肌细胞中被发现的，由于它的直径约为10nm，介于平滑肌细胞中的细肌丝与粗肌丝之间而得名。中间纤维在细胞中最稳定、最不易溶解，具有很强的抗拉强度和抗剪切能力，主要功能是使细胞在被牵伸时能经受住机械力的作用。中间纤维与核纤层、核骨架等共同构成一个网架体系，在细胞构建、分化等多种生命活动过程中发挥重要作用。

1. 中间纤维的结构 中间纤维成分较为复杂，具有种属和组织特异性，主要由中间纤维蛋白家族组成。根据氨基酸序列、免疫原性、细胞分布、生化、遗传和功能等特点，该家族又可分为6大类型(表6-1)。

表6-1 部分中间纤维蛋白的分类、分布及功能

类型	名称(分布)	功能
I	酸性角蛋白(上皮细胞及衍生物)	I型与II型1:1混合组成角蛋白异二聚体，进一步形成中间纤维，为动物体表形成坚韧遮盖物
II	中性/碱性角蛋白(上皮细胞及衍生物)	
III	波形蛋白(间充质细胞和中胚层起源细胞)、结蛋白(成熟肌肉细胞)、外周蛋白(外周神经元)、胶质原纤维酸性蛋白(神经胶质细胞)	连接细胞核与细胞器、肌纤维，维持细胞特定空间结构
IV	神经丝蛋白-L/M/N(脊椎动物神经元轴突)	控制轴突的直径以及电信号沿轴突的传导速度
V	核纤层蛋白A/B/C(各型细胞的核膜核纤层)	核纤层的主要成分，参与构成细胞核骨架
VI	巢蛋白(中央神经系统干细胞)	影响神经脊细胞的迁移模式和方向，可能与建立和维持细胞的形状有关

中间纤维蛋白一般可分为头部、杆部和尾部3个部分(图6-5)。头部位于N端，是一个具有高度可变性的非螺旋球形区域，可进一步分为同源区、可变区和末端区；杆部含4个高度保守的α螺旋区，各区间又被3个保守的间隔区隔开；尾部为位于C端的高度可变球形区域。不同中间纤维蛋白的主要区别就是氨基酸组成和化学性质高度可变的头部和尾部。

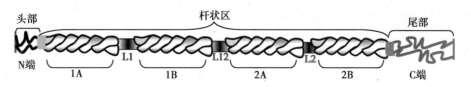

图6-5 中间纤维蛋白基本结构示意图

同微管、微丝一样，中间纤维功能的正常发挥也需要中间丝结合蛋白（intermediate filament associated protein，IFAP）的辅助。目前已报道了多种 IFAP，如丝聚蛋白（filaggrin）、锚蛋白（ankyrin）、斑珠蛋白（plakoglobin）、网蛋白（plectin）等，它们常可作为细胞中间纤维超分子结构的调控者，介导中间纤维之间或中间纤维与其他结构间的相互作用。不同 IFAP 有不同的分布和功能特点，但大多数 IFAP 的具体功能目前仍不清楚。

2. 中间纤维的组装　微管和微丝都是由球形蛋白组装而成的，而中间纤维则是由长杆状蛋白组装而成，具体组装过程较为复杂，根据电镜观察、X 射线衍射和体外组装等实验结果推测大致分四步（图 6-6）：①两个中间纤维蛋白单体（monomer）的 α 螺旋杆状区相互缠绕形成超螺旋二聚体（dimer）；②反向平行的二聚体以共价键交错排列形成四聚体（tetramer），即原纤维（protofibril），目前它被认为是可稳定存在于溶液中的最小单位；③两个四聚体交错排列组装成八聚体原纤维；④ 8 个四聚体或 4 个八聚体原纤维互相缠绕形成绳索状中间纤维，其横切面上可见 32 个多肽，两端对称不具有极性，杆状区为纤维的核心，头尾部则突出在纤维之外。角蛋白、结蛋白、波形纤维蛋白等的头部结构在中间纤维形成过程中至关重要，而其尾部的作用尚不清楚。研究发现，缺失头部的Ⅰ/Ⅱ型角蛋白不能装配成中间纤维；而缺失尾端则对组装影响不大。

目前各类中间纤维均可在体外进行组装而且过程类似，不需要核苷酸或结合蛋白的辅助，也不依赖于温度和蛋白质浓度。微管和微丝在进行体内组装时，约有 30% 左右的蛋白质单体处于组装状态，细胞中存在相应的可溶性蛋白库；而中间纤维蛋白绝大部分都被组装成中间纤维，游离的单体很少，几乎不存在相应的可溶性蛋白库，也没有"踏车"现象。

中间纤维随细胞生命活动的变化同样呈现高度动态性。研究发现，在低离子强度和轻微碱性条件下，多数中间纤维可发生明显的解聚；一旦离子浓度和 pH 值接近生理水平，中间纤维蛋白便可迅速组装成中间纤维。细胞也可通过中间纤维蛋白磷酸化/去磷酸化、乙酰化/去乙酰化等转录后修饰机制来调控中间纤维的组装和去组装过程，进而动态调控中间纤维的数量、长度和位置，但具体机制尚不完全清楚。目前认为磷酸化或乙酰化多有利于去组装过程，而去磷酸化或去乙酰化多可促进中间纤维的组装过程。

二、特异性药物影响细胞骨架的动态组装过程

细胞骨架的组装与去组装过程具有高度动力学不稳定性，影响因素颇多。其中微管与微丝的生物学特性常受到一些药物的特异性影响，例如细胞松弛素（cytochalasin）、鬼笔环肽（phalloidin）、Swinholide A、Latrunculin B 等可特异性地影响微丝结构；紫杉醇（paclitaxel）、秋水仙碱（colchicine）、长春碱（vinblastine）、诺考达唑（nocodazole）等则可特异性地作用于微管。这些药物可作为研究细胞骨架结构与功能的一种工具，有的还被用于临床疾病的治疗。目前尚没有确切针对中间纤维的特异性药物，这也在一定程度上限制了人们对于中间纤维的研究。以下介绍几种经典的骨架特异性药物。

（一）紫杉醇特异性影响微管的组装

紫杉醇是从太平洋短叶紫杉树皮中提取的一种抗肿瘤药物，分子结构见图 6-7A。1992 年经美国 FDA 批准，首次进入临床用于治疗卵巢癌，商品名为泰素（Taxol），随后又被批准用于治疗多种肿瘤，如乳腺癌、非小细胞肺癌、子宫颈癌、结肠癌等。紫杉醇广泛的抗癌性和确切的临床疗效已得到人们的普遍认同，那么它是如何发挥抗肿瘤作用呢？一般认为，细胞有丝分裂依赖于微管蛋白组成的纺锤体结构。如果能够抑制纺锤体的形成，干扰癌细胞的有丝分裂，就可控制癌细胞增殖，起到抗肿瘤效果。研究发现，紫杉醇可通过与 β 微管蛋白

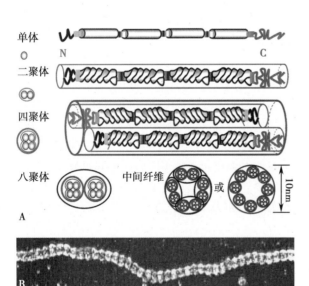

图 6-6 中间纤维的组装过程
A. 中间纤维组装基本过程示意图；B. 中间纤维电镜照片

N 端的 31 个氨基酸残基和中段的 217～231 氨基酸残基结合来促使微管蛋白二聚体装配成稳定的微管束,但它所形成的微管过于稳定,蛋白亚基不能正常解聚而在细胞内大量蓄积(图 6-7B),从而改变微管组装动力学,破坏微管正常功能,使微管束不能与微管组织中心相互连接而抑制纺锤体的正常形成,将细胞周期阻断于 G₂/M 期,导致细胞有丝分裂异常或停止,最终使癌细胞无法继续分裂而死亡。

(二)细胞松弛素特异性影响微丝的组装

细胞松弛素是真菌分泌的一种代谢产物,细胞松弛素 B(cytochalasin B)则是从真菌蠕孢代谢物中提取的生物碱(图 6-7C),常用于研究微丝在细胞中的作用。细胞松弛素 B 可专一性切断微丝,并结合于微丝末端阻止新的单体加入,但对微管和中间纤维不起作用。以细胞松弛素 B 处理细胞后,微丝的三维网络结构被破坏,细胞移动、细胞迁移、吞噬作用、胞质分裂等多种功能受到影响。例如,使用细胞松弛素 B 处理海生动物的受精卵破坏微丝,发现卵裂受到严重影响,卵裂沟与分裂面之间不能形成收缩环,胞质不能分裂,出现卵裂球

多核现象。去除药物后,微丝的结构和功能多可恢复。

(三)鬼笔环肽特异性影响微丝的组装

鬼笔环肽是一种从毒蕈鬼笔伞菌中提取的剧毒双环杆肽(图 6-7D),可与微丝紧密结合并使之稳定,发挥抑制微丝解聚的作用。鬼笔环肽只与 F 肌动蛋白结合,而不与 G 肌动蛋白结合,故以异硫氰酸荧光素(FITC)或罗丹明(Rhodamin)等荧光物质标记的鬼笔环肽选择性地定位 F 肌动蛋白,从而在荧光显微镜下可以非常方便地鉴定和分析细胞中的微丝结构。另外,由于鬼笔环肽与 F 肌动蛋白的结合稳定,无组织细胞特异性,鬼笔环肽标记的非特异性信号也比抗体标记的小,所以被广泛用于细胞微丝的结构与功能研究。

(四)其他药物影响细胞骨架的组装

利用细胞骨架组装与去组装动力学特征,以细胞骨架为靶标已研发出多种抗有丝分裂药物。除了上述药物外,还有多种细胞骨架特异性药物被用于基础研究和临床肿瘤治疗。例如,长春碱与微管蛋白结合,抑制微管蛋白装配成纺锤体,使细胞停止于有丝分裂中期,主要用于实体瘤的治疗;

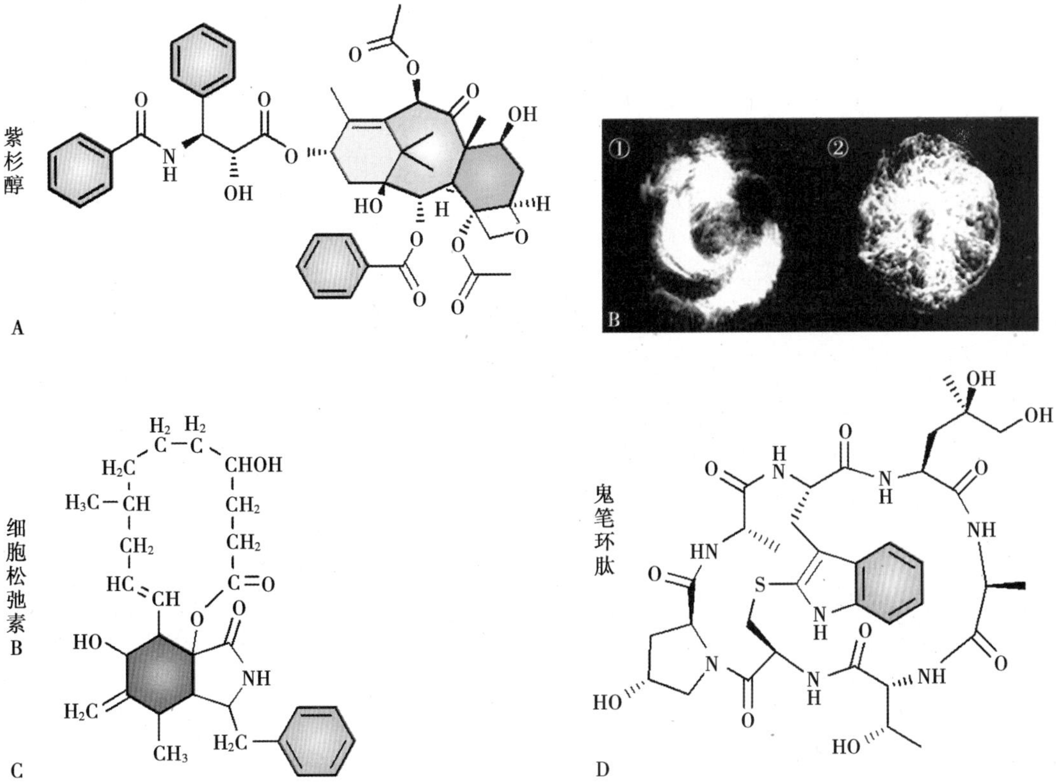

图 6-7　细胞骨架特异性药物的结构

A. 紫杉醇分子结构图;B. ①紫杉醇处理后,微管大量增加,成束围绕于细胞周边;②紫杉醇未处理时肝脏上皮细胞正常微管结构的免疫荧光照片;C. 细胞松弛素 B 分子结构图;D. 鬼笔环肽分子结构图

Nocodazole 能结合微管蛋白，阻断微管蛋白的聚合反应，阻滞细胞于 G_2/M 期，常用于诱导细胞同步化，浓度较高时还可诱导细胞凋亡；Swinholide A 是一种强效的二聚体大环内酯类细胞毒药物，每个分子结合一个肌动蛋白单体并隔离二聚体，从而切断肌动蛋白纤维，解聚微丝。秋水仙碱结合微管蛋白二聚体，进而添加至微管正负两端，阻止新二聚体的加入，广泛应用于细胞学研究、植物育种、乳腺癌治疗等。

海洋生物具有多样性和特殊性，可提供大量具有特殊化学结构和药理活性的物质，是开发新型抗肿瘤药物的重要资源。目前已提取出多种影响细胞骨架结构和功能的海洋天然产物。例如，Peloruside A 是从新西兰海绵中分离得到的一种大环内酯类化合物，具有促进微管聚合的活性；Lantrunculins 是从海洋生物红海海绵中提取的一类抗肿瘤药物，可结合多种癌细胞的微丝，阻断微丝组装，影响细胞的早期分化。

第二节 细胞骨架的动态变化与功能

细胞骨架的动态变化造就细胞的运动功能，如肌肉收缩、血细胞迁移、物质运输、精子游动、胞质环流、气孔运动、有丝分裂、轴突生长等。由于微管、微丝具有极性，构成的纤维网状结构也呈现出极性，这为细胞运动提供一定的方向指示性。细胞中不同骨架组分如何协调发挥作用进而执行复杂功能是目前细胞生物学领域研究的热点之一。

一、细胞骨架参与细胞迁移运动

1673 年，"微生物学之父"Antoni van Leeuwenhoek 首次描写了细菌的运动，开启了人们对细胞迁移（cell migration）的研究。随着生物化学、细胞生物学、结构生物学等学科的发展，人们对细胞迁移已有一定程度的认识。高等动物的胚胎发育、伤口愈合、预防感染、血液凝固、免疫应答、组织发育等多种生命活动都与细胞迁移运动密切相关。细胞迁移，又称细胞爬行（cell crawling）或细胞移动（cell locomotion），是细胞在接收外部迁移信号后不断向前伸出伪足，然后牵拉胞体的主动耗能过程，而细胞骨架在此过程中扮演十分重要的角色。体内细胞迁移难以观察，研究者多在培养皿中观察。

许多细胞的胞膜下有一层富含肌动蛋白纤维并与膜连接的细胞皮质层（cell cortex），可为细胞膜提供强度和韧性，维持细胞形状，参与细胞迁移运动。细胞迁移犹如人步行一般，大致包括以下四步（图 6-8A～F）：①细胞前端突出形成伪足，如"前脚伸出"；②伪足与基质黏着，如"前脚着地"；③细胞主体前移，如"人体移动"；④尾部收缩推进，如"后脚离地前移"。这一过程涉及细胞骨架和多种骨架相关蛋白，这里分别做一介绍：

（一）细胞前端突出

变形虫通过细胞内部胞质流动而在细胞前端形成宽大的圆形突起即伪足（pseudopodia）；高等生物的细胞前端突出过程则相对复杂，存在很多假说或模型。普遍接受的是"肌动蛋白多聚化机制"（actin polymerization-based mechanism），可以简单地理解为不断聚合延长的微丝在内部"顶"着细胞膜向前进，基本过程（图 6-8）：①细胞接收到外界信号，WASP 蛋白（Wiskott Aldrich syndrome protein）家族成员能在质膜附近的刺激位点激活 ARPs 复合物（actin-related proteins complex），主要包括 Arp2 和 Arp3 蛋白。②与 γTuRC 相似，激活的 Arp2/3 复合物可作为形成微丝的成核位点，参与微丝的形成。研究发现，Arp2/3 复合物的 p40/ARPC1 亚基可通过抑制自发组装、传导 WASP 激活信号等多种方式调控微丝的成核过程。③微丝形成后，Arp2/3 复合物则结合到这些纤维的侧面，相对原有纤维以大约 70° 成核装配出新的微丝分支。④不断新生的蛋白纤维向外推动质膜，形成伪足并向外延伸，同时原有纤维正端的生长被结合的加帽蛋白所阻断，阻止这些纤维向不适宜的方向上增长。不同类型细胞伸出的伪足形态不尽相同，有的呈片状，有的呈丝状。⑤原有的微丝负端去组装，释放出 ADP-G 肌动蛋白，后者通过 ADP/ATP 转换再活化，参与新的肌动蛋白聚合，从而表现出伪足的动态性和微丝组装的"踏车"现象。除微丝外，微管也参与调控迁移细胞伪足的形成。

细胞的形态改变和伪足形成是细胞迁移运动的关键步骤，它有赖于细胞骨架的高度动态性，还需要 Rho 家族蛋白、Profilin、ADF/cofilin、Gelsolin、Twinfilin 等一系列蛋白在时间和空间上的相互协调。以下做一简要介绍：

1. Rho 家族　Rho 家族蛋白是 Ras 超家族中的一类小分子 G 蛋白，目前已发现了 20 多个成员，其中对于 Rho（A、B、C 异构体）、Rac（1、2、3 异构体）和 Cdc42（G25K、Cdc42Hs 异构体）的研究较为深入。Rho 家族蛋白具有 GTP 酶活性，在细胞信号转导通路中充当"信号转换器"作用，与细胞迁移、应力纤维装配和增殖凋亡等多种生物学行为密

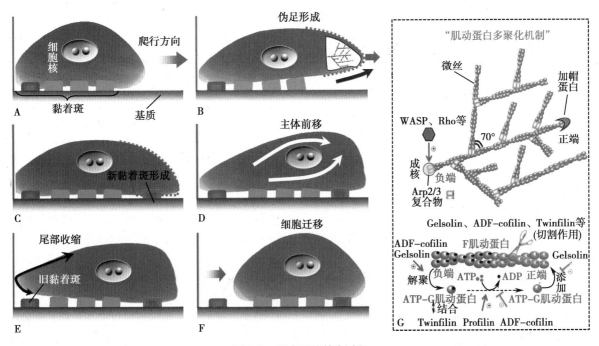

图 6-8　细胞迁移基本过程
A～F. 细胞迁移过程示意图；G. 肌动蛋白多聚化机制

切相关。研究发现，Rac 可促进微丝聚合，介导层状伪足的形成；Cdc42 则可诱导丝状伪足的形成，有助于细胞适应周围环境，感受趋向性信号，调整迁移方向；Rho 可以通过调控 ROCK（Rho-activated kinase）、mDia1（mammalian diaphanous 1）等多种下游效应分子来促进微丝组装、伪足形成、细胞黏附等过程。

2. Profilin　Profilin 蛋白是广泛存在于真核细胞中的一种低分子量微丝结合蛋白，在进化中相当保守，主要由 3 个 α 螺旋和 7 个 β 折叠构成。在哺乳动物中，已经分离鉴定出四种，包括普遍存在的 profilin-1、脑特异性 profilin-2 以及睾丸特异性 profilin-3 和 profilin-4。随着加帽蛋白（capping protein）的分离，与肌动蛋白结合的 profilin-1 蛋白仅结合于微丝的正端，促进 ADP-G 肌动蛋白向 ATP-G 肌动蛋白的转变，有效降低 G 肌动蛋白聚合为 F 肌动蛋白的临界浓度，提高微丝组装的踏车速率（treadmilling rate）。该蛋白还能与富含脯氨酸的血管舒张剂刺激磷蛋白（vasodilator stimulated phosphor-protein，VASP）结合，而 VASP 则可抑制加帽蛋白的作用，促进微丝的聚合。研究发现，profilin 可通过增强由 Cdc42 蛋白诱导的 Arp2/3 复合物激活过程来参与伪足中微丝的核化。

3. ADF/cofilin　ADF/cofilin（actin depolymerizing factor/cofilin，肌动蛋白解聚因子 / 丝切蛋白）

蛋白几乎存在于所有的真核细胞中，是调控细胞运动能力的重要因素。研究发现，哺乳动物细胞静止时 ADF/cofilin 主要处于细胞质中，运动时则分布至胞膜边缘，介导微丝的解聚。ADF/cofilin 可与肌动蛋白结合，切割微丝，促进 ADP-G 肌动蛋白的解离并抑制其向 ATP-G 肌动蛋白的转变，参与信号转导、肌肉发育、血管新生、神经构建、肿瘤转移、植物顶端生长以及寄生虫入侵宿主等过程。另外，ADF/cofilin 的功能活性受到磷酸化 / 去磷酸化、pH 变化、与肌动蛋白的相对浓度等因素的调控。磷酸化的 cofilin 蛋白呈失活状态，解聚 F 肌动蛋白的功能会被抑制。

4. Gelsolin　Gelsolin 蛋白是凝溶胶蛋白超家族的成员之一，参与调控微丝的动态组装，在细胞迁移、细胞凋亡、炎症反应、肿瘤发生等过程中发挥重要的作用。Gelsolin 具有微丝的成核活性，可与 F 肌动蛋白结合，加速 ADP-G 肌动蛋白的解离，也可有效地切割 F 肌动蛋白，并结合在切割产物的末端形成帽子结构，阻碍 ATP-G 肌动蛋白的添加。研究发现，Ca²⁺ 浓度、细胞内 pH 值、钙调理蛋白（calponin）、磷脂酰肌醇 -4, 5- 二磷酸（phosphatidylinositol-4, 5-bisphosphate，PIP2）等多种因素可调控它的功能活性。

5. Twinfilin　Twinfilin 蛋白是一种广泛存在的含有两个 ADF 同源结构域的微丝结合蛋白，它能在 ADF/cofilin 和 profilin 间发挥"邮递员"的作用，即首先 ADF/cofilin 蛋白促进 ADP-G 肌动蛋白从微丝负端解离；然后 twinfilin 与解离的 ADP-G 肌动蛋白结合并转运至微丝正端；最后由 profilin 催化 ADP-G 肌动蛋白为 ATP-G 肌动蛋白，促进微丝的组装。研究发现，Twinfilin 也具有一定的切割微丝活性。

（二）伪足与基质黏着

细胞前端突出形成伪足时，在特定位点附着于下面的基质，为细胞拖动自身前进提供临时的锚定位点。显微镜下可观察到微丝在细胞前端内部向落点上固定，并发展为具有一定结构的斑，被称为"黏着斑"（focal adhesion plaques，FAP）。依据形状、结构及分布的不同，黏着斑可分成局部复合物（focal complex）和局部黏着（focal adhesion）两种。局部复合物大小不一，相对比较小，存在于层状伪足和丝状伪足中；局部黏着则相对较大且致密，与张力蛋白相连，存在于胞体中。黏着斑提供摩擦力，可巩固细胞向前迈出的"步伐"。细胞与基质的黏着呈高度动态性，其前端黏着斑不断地生成，后端黏着斑则不断解聚以供前端使用。研究发现，微管可限制黏着斑的形成，而且不影响前端黏着斑的

解聚，不断解聚所得的蛋白质最终由蛋白酶分解，分解产物会通过细胞骨架系统运输至前端的其他位点被再利用，这一过程称为"周转"（turnover）。黏着斑的形成和解聚受到整合素（integrin）、黏着斑激酶（focal adhesion kinase，FAK）、α-辅肌动蛋白（α-actinin）、桩蛋白（paxillin）、踝蛋白（talin）、纽蛋白（vinculin）、细丝蛋白 A（filamin A）、Rac1、RhoA、twinfilin 等多种蛋白因子的参与和调控，存在表观遗传和信号转导机制，此方面的研究已成热点。

Integrin 为广泛存在于各种哺乳类动物细胞的跨膜蛋白，含有 α、β 两个亚单位，可介导细胞与细胞外基质之间的相互黏附，也可通过 talin、FAK、vinculin 等蛋白与微丝间接相连，介导胞内外的信号转导过程。FAK 是一种非受体酪氨酸蛋白激酶，可作为传感器接收黏着斑处的各种物理和生物刺激，并通过下游复杂的信号网络影响细胞骨架的动态组装，最终调控细胞的迁移、增殖、分化等过程。研究发现，在 FAK 接受由 integrin 传递的相关信息刺激后，FAK 的 Tyr397 位点发生磷酸化修饰而处于激活状态，进而可以磷酸化激活一系列的下游信号分子（图 6-9），例如：①激活后的 FAK 可与 talin 结合并激活 Rac1 GEFβ-PIX（guanine nucleotide

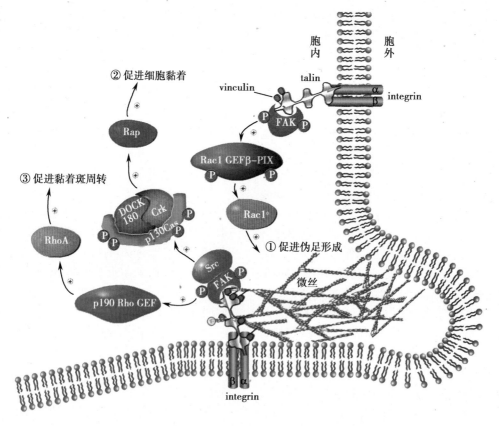

图 6-9 FAK 调控细胞迁移的部分分子机制示意图

exchange factor β-Pak interacting exchange factor）以及 Rac1，促进微丝组装以及伪足的形成。②FAK 可与 Src 结合，并引起 p130Cas 的磷酸化，后者又与 Crk、Rac1GEF DOCK180 形成复合物，进而激活 Rap（GTPase activating protein），促进细胞黏着。③FAK 也可激活 p190 Rho GEF，增强 RhoA 的活性，促进黏着斑的周转。

（三）细胞主体前移

伪足与基质黏着后，细胞主体向前移动。研究者发现肌球蛋白Ⅱ（myosinⅡ）分布在细胞伪足和细胞主体的分界线上。细胞核和细胞器等"货物"被"系"在胞内纵横交错的细胞骨架上。通过肌球蛋白Ⅱ与肌动蛋白纤维的相互滑动，使得这些"货物"不断被拉往前方，实现胞质溶胶的向前流动。

典型的肌球蛋白Ⅱ包括两条重链和四条轻链，其中两条轻链（myosin light chain，MLC）中的 ser-19 位点可被肌球蛋白轻链激酶（myosin light chain kinase，MLCK）磷酸化或肌球蛋白轻链磷酸酶（myosin light chain phosphatase，MLCP）去磷酸化，导致肌球蛋白Ⅱ的激活或失活，进而影响细胞主体的前移。另外，被 Rho 激活的 ROCK 可直接磷酸化肌球蛋白Ⅱ，也可通过抑制 MLCP 的活性来间接磷酸化肌球蛋白Ⅱ，从而增强肌球蛋白Ⅱ与微丝结合的能力，促进细胞的迁移。

（四）尾部收缩推进

细胞主体前移后，尾部黏着斑会卸载，与基质分离并被牵往前方。黏着斑组件会以胞吞方式被内吞，然后在微管作用下被运输、回收再利用。细胞尾部与周围基质的解离是细胞迁移的一个限速环节，依赖于细胞类型和细胞/基质间的黏附程度，受到 FAK、Src、PAK 和 ERK（extracellular signal-regulated kinase）等多种信号分子的调控作用。研究发现，FAK 可引导钙蛋白酶（calpain）定位于黏着斑，钙蛋白酶则通过不断地降解黏着斑成分来降低迁移细胞与基质间的亲和力，从而促进细胞尾部的解离。

细胞尾部收缩的动力来自肌球蛋白所产生的收缩力，且伴随微丝的动态聚合。研究发现，活化的 ROCK 可通过激活其下游的 LIM 激酶来抑制微丝的解聚，也可通过激活下游的 PIP2 激酶来促进微丝的聚合，从而增强肌球蛋白的收缩功能，促进细胞尾部的收缩。抑制 ROCK 的活化则可导致迁移细胞尾部的回缩障碍，出现"脱尾"现象。

早在 1863 年，德国病理学先驱 Virchow 就通过形态学观察发现肿瘤细胞具有"变形虫样"的爬行运动，认为这种运动可能是所有脱离组织约束的肿瘤细胞的特性。大量研究结果表明，肿瘤细胞的转移潜能和组织侵袭力与细胞骨架密切相关。例如：Ⅳ型中间纤维蛋白 synemin 可通过结合关节蛋白（zyxin）来调控细胞的爬行运动，其启动子的异常甲基化还与乳腺癌的淋巴结转移和早期复发相关；一种叫促皮质素释放因子的蛋白可通过促进微丝的形成和黏着斑激酶的磷酸化等作用，增强乳腺癌细胞的转移和侵袭力；作为 ERM（Ezrin-Radixin-Moesin）家族重要成员的埃兹蛋白（Ezrin）能够连接细胞骨架与细胞膜，调控细胞皮质层，参与细胞黏附、细胞骨架重塑、细胞信号转导等过程，在儿童实体瘤、消化道肿瘤、成人软组织肿瘤、横纹肌肉瘤等的肿瘤侵袭和转移中发挥重要作用。研究肿瘤细胞的爬行运动及其调控机制已成为目前肿瘤领域的前沿热门课题。

细胞迁移机制复杂，许多问题亟待解决，如细胞前端突出推动力产生机制、细胞主体推进过程细节、伪足基部解聚收缩机制、不同生理和病理状态下的细胞迁移机制等。随着超分辨率显微术、二/三维动力学图像分析系统、计算机拟生态研究等新技术、新方法的出现和发展，细胞骨架在细胞迁移的作用机制将逐渐明了。

二、细胞骨架参与物质的定向运输

凭借复杂的内膜系统，真核细胞内部高度区域化。一些生命物质如蛋白质、核酸、色素颗粒、线粒体、溶酶体等物质必须通过一定的运输方式转移并定位于特定的亚细胞区域才能发挥各自的生物学功能。细胞骨架系统在细胞内部形成"高速公路网"，实现这些物质的定向运输。近年来的研究结果表明，细胞骨架参与细胞内的物质运输是通过一类可以利用 ATP 的马达蛋白（motor protein）或分子马达（molecular motor）来完成的。目前已鉴定的马达蛋白多达几十种，例如以细胞骨架为运行轨道的肌球蛋白（myosin）、驱动蛋白（kinesin）和动力蛋白（dynein）；以核酸作为轨道的 DNA 解旋酶（DNA helicase）和 RNA 聚合酶（RNA polymerase）；分布于线粒体内膜、细菌鞭毛等部位的旋转分子马达（rotary molecular motor）等。细胞骨架马达蛋白中，肌球蛋白以微丝作为运行轨道，而驱动蛋白和动力蛋白则以微管作为轨道。目前尚未发现以中间纤维作为轨道的马达蛋白，但有研究结果表明中间纤维可通过与驱动蛋白、动力蛋白等相互作用而参与细胞的物质运输过程。

（一）马达蛋白以细胞骨架作为运行轨道

1. 肌球蛋白 肌球蛋白（myosin）最早分离自哺乳动物骨骼肌，后来发现还可存在于许多非肌细胞中。目前已发现近 20 种肌球蛋白，通常分为传统肌球蛋白（conventional myosin）和非传统肌球蛋白（unconventional myosin），其中传统肌球蛋白又称Ⅱ型肌球蛋白，是最早发现，研究的也最为透彻，非传统肌球蛋白包括Ⅰ型、Ⅲ～ⅩⅤ型。所有肌球蛋白都含有一个可以结合微丝和 ATP 的头部，而尾部结构高度分歧。每类肌球蛋白都有其特定的功能，例如，肌球蛋白Ⅰ可携带不同"货物"沿着微丝"轨道"移动，还可一端与细胞膜"轨道"结合，另一端视微丝为"货物"将其从一个部位运往另一个部位；肌球蛋白Ⅱ则主要参与肌肉收缩、细胞迁移、胞质分裂等过程。

2. 驱动蛋白 驱动蛋白（kinesin）是 1985 年从鱿鱼巨大轴突中分离得到的一种马达蛋白。它是由两条轻链和两条重链构成的四聚体，包括一对具有 ATP 酶活性的球形头部、一个颈部、一个螺旋状杆部和一个可承载膜性"货物"的扇形尾部。头部通过结合并水解 ATP，导致颈部发生构象改变，使两个头部交替与微管结合、解离，从而使蛋白沿微管移动，将尾部结合的"货物"转往目的地，此过程犹如一人背扛"货物"步行在由鹅卵石铺成的公园里笔直小径上（图 6-10）。研究发现，驱动蛋白并不直接与膜性货物相连，而需要驱动结合蛋白

（kinectin）的中介作用。实际上，驱动蛋白是一个成员丰富的蛋白超家族，还包括多种驱动蛋白相关蛋白（kinesin-related protein，KRP 或 kinesin-like protein，KLP）。基因组序列分析结果显示哺乳动物可能产生 50 种以上的 KRP，大多数 KRP 参与物质运输，也有的 KRP 如 XKCM1 蛋白不参与运输，但可促进微管的去组装过程。

3. 动力蛋白 动力蛋白（dynein）最早发现于 1963 年，因与鞭毛和纤毛的运动有关而得名。它由两条相同的重链和一些种类繁多的轻链以及结合蛋白构成蛋白质复合体，包括 9～12 个亚基。动力蛋白同样需要与一个称为动力蛋白激活蛋白（dynactin）的可溶性中介多亚基复合物结合，才能有效地运输物质。研究发现，dynein/dynactin 复合物可作为骨架系统的组织者，参与细胞极化、有丝分裂等过程。

细胞骨架马达蛋白的运输具有方向性（图 6-11）。肌球蛋白携带不同"货物"沿着微丝从（-）端向（+）端移动；驱动蛋白通常能引导"货物"沿微管的（-）极向（+）极运输（背离中心体）；而动力蛋白则是驱动从微管（+）极向（-）极的运输（朝向中心体）。神经元轴突中的微管都是（+）极朝向轴突的末端，（-）极朝向胞体，驱动蛋白负责将胞体内合成的物质顺向（anterograde）转运至轴突（axon）的末端，而动力蛋白则负责将轴突顶端摄入的物质和蛋白降解产物逆向（retrograde）运回胞体，实现胞内循环。另

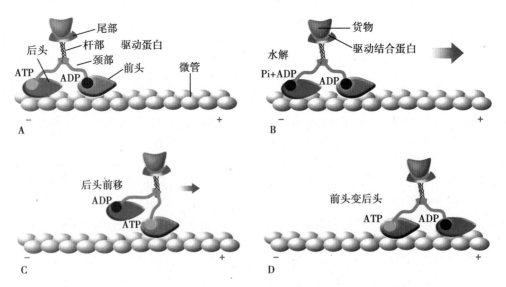

图 6-10 驱动蛋白的"货物"运输模式图

驱动蛋白含有结合 ADP 的前头（红）和 ATP 的后头（蓝）；A. 驱动蛋白的后头与微管紧密结合；B. ATP 水解为 ADP+Pi 后，后头与微管结合亲和力降低；C. 水解产物 ADP+Pi 释放后，驱动蛋白颈部构象改变，后头向前移动；前头 ADP 转换为 ATP；D. 前头与微管再次紧密结合，进行下一循环。驱动蛋白通过前后头的交叉移动而运输尾部所结合的"货物"

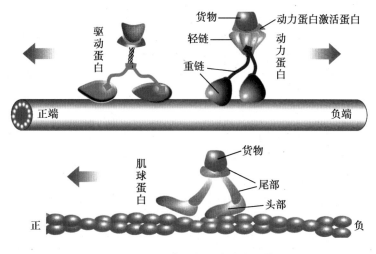

图 6-11 马达蛋白运输的方向性

外，多数 KRP 参与物质的正向运输，有的 KRP 如黑腹果蝇 Ncd 蛋白（non-claret disjunction）可进行逆向运输。

（二）细胞骨架运动与 mRNA 运输、病毒 / 细菌感染相关

mRNA 的胞内运输和区域定位是转录后水平上的一种调控机制，广泛存在于原生动物、酵母、植物、昆虫以及脊椎动物中，它可使特异基因产物表达于特定的亚细胞区域，建立和维持细胞的不对称性，赋予细胞应对于外界各类刺激的调节多样性，而细胞骨架在此过程中发挥重要作用。细胞骨架运输 mRNA 离不开各自的马达蛋白。mRNA 同样以马达蛋白为"交通工具"行使在细胞骨架的"公路"上。微丝较短，主要介导 mRNA 的短程运输；但依赖微丝的例子较少，这可能与微丝稳定差、检测不易有关。微管较长，能形成较稳定的结构，主要介导 mRNA 长程运输；但目前发现，微管也可以介导短程运输。真核细胞中大部分 mRNA 的运输和定位依赖微管运输。研究发现，应激颗粒与加工体是细胞内在应激状态下与 mRNA 运输、代谢等密切相关的胞质亚结构，而微管结构的完整性以及马达蛋白在此过程中发挥重要作用。

哺乳动物细胞的胞质中含细胞器和细胞骨架结构，黏度很大，在一定程度上限制了细菌或病毒的胞内运动，可视为机体的一种保护机制。然而，由于细胞骨架在胞内分布具有广泛性和高度动态性，作为"不速之客"的细菌和病毒有时会"搭乘"宿主细胞的骨架系统"快车"，运动并定位至特定细胞亚结构，执行复制功能，逃避免疫系统的识别和杀伤作用，对机体产生生物学效应，导致相关疾病

的发生。越来越多的证据表明病毒入侵与细胞骨架关系密切。病毒感染宿主细胞以及病毒子代离开被感染的宿主细胞过程均离不开细胞骨架的"协助"；当宿主细胞受到病毒攻击后，功能受损又表现出细胞骨架的"牺牲"。研究发现，腺病毒感染宿主细胞依赖于动力蛋白与动力蛋白激活蛋白复合物所介导的微管逆向转运，还与微管结构蛋白密切相关。

三、细胞骨架参与肌肉收缩和胞质分裂过程

肌肉是一种效力极高的能量转换装置，能通过肌收缩（muscle contraction）将化学能直接转变为机械能，实现机体的多种功能活动。细胞骨架不仅参与肌肉的组成，而且是肌肉收缩的结构基础。肌肉收缩可看作是一种特殊的细胞骨架运动。肌肉细胞收缩实质是细肌丝（以肌动蛋白为主要成分）与粗肌丝（主要由肌球蛋白 II 组成）之间的相互滑动，是微丝的一种重要生理功能体现。

细胞有丝分裂（mitosis）和胞质分裂（cytokinesis）是普遍存在于高等动植物细胞中的分裂方式。细胞骨架在此过程中发挥重要作用，例如微管参与细胞纺锤体（spindle）的构成；微丝参与胞质分裂时收缩环（contractile ring）的构成。细胞有丝分裂的前、前中、中、后、末期和胞质分裂期染色体形态和行为不同，相应的细胞骨架在时间和空间上也存在着高度有序的动态组装过程。有丝分裂完成后，需进行胞质分裂才能形成两个子细胞，而胞质分裂过程就是通过由肌动蛋白、肌球蛋白等组成的动态临时收缩环或缢缩环来实现。研究表明，收缩环位于分裂细胞赤道面质膜下方，是非肌肉细胞中具有收

缩功能的微丝束的典型代表，收缩机制亦是肌动蛋白丝与肌球蛋白丝的相对滑动。肌球蛋白丝能沿着肌动蛋白丝运动并紧缩收缩环，牵拉质膜向细胞内凹陷形成分裂沟（cleavage furrow），分裂沟越陷越深，最后使得母细胞被迫分裂成两个子细胞，整个过程就像收紧钱袋上的栓绳一样。胞质分裂后，临时性的收缩环结构即消失。胞质分裂是细胞增殖的重要环节，一直备受学者关注，它在分裂过程中的高保真性有赖于胞质分裂调控蛋白 1（protein regulator of cytokinesis 1，PRC1）、centralspindlin、极体样激酶 1（polo-like kinase 1，PLK1）、有丝分裂驱动蛋白样蛋白 2（Mitotic kinesin-like protein 2，MKLP2）等多种蛋白因子的调控作用。

第三节　疾病与细胞骨架

微丝、微管和中间纤维三者协同构筑细胞的形态学骨架和运动协调系统，在细胞生命活动中扮演着十分重要的角色。近年来，研究发现骨架蛋白结构与功能的异常与多种疾病相关，如病毒感染、心血管疾病、呼吸系统疾病、自身免疫性疾病、代谢性疾病、肿瘤等。目前，从细胞骨架角度去认识、诊断和治疗相应疾病已得到人们的广泛认可。

一、呼吸系统疾病与细胞骨架相关

由于吸烟、大气污染、人口老龄化等众多原因，慢性支气管炎、支气管哮喘、肺气肿、肺心病、肺癌等呼吸系统疾病发病率日益增高，已严重危害人类的健康。学者们极力从不同角度去认识呼吸系统疾病的发生机制。研究发现，呼吸系统细胞骨架蛋白与呼吸道黏液纤毛传输系统、气道平滑肌细胞的收缩性密切相关，参与呼吸性疾病的发生、发展。正常情况下，动物呼吸道上皮细胞靠纤毛的规律摆动将痰液、碎屑等异物排出体外；黏膜炎症等病理状态下，纤毛的这种运动受到损害，异物无法外排。纤毛是微管的一种存在形式，人们对它的结构和功能已有了一定的认识。

纤毛（cilium）是广泛存在于动、植物细胞中的运动器官，是细胞表面的骨架蛋白特化结构，长约 5～10μm，外被质膜，内部由轴丝（axoneme）组成。轴丝呈"9＋2"微管结构，由 9 个 AB 二联微管和一对中央微管构成（图 6-12A，B）：①A 管向相邻的 B 管伸出两条动力蛋白臂（dynein arm），具有 ATP 结合位点，又可被 Ca^{2+}、Mg^{2+} 激活而表现出 ATP 酶活性；②A 管向中央鞘伸出的突起为放

射辐条（radial spoke），辐条末端稍膨大称辐条头（spoke head）；③中央单管对（the central pair，CP）之间由细丝相连，外包有中央鞘（central sheath）；④两个相邻二联管之间有微管连接蛋白（nexin）形成的二联管间桥（interdoublet bridge），具有高度的韧性，将 9 组二联管牢固地捆为一体称为轴索；⑤纤毛顶部各微管相互融合呈尖状；⑥轴丝还存在由 CMF70、Trypanin 等亚基构成的肌动蛋白调控复合物（dynein regulatory complex，DRC）。鞭毛（flagellum）是与纤毛具有相似结构和功能的运动器官，可见于鞭毛虫或各种动植物的精子。纤毛和鞭毛基部均起始于一个与中心体相同的"9＋0"式基体结构（basal body），即 9 组三联管斜向围成一圈，中央没有微管。

纤毛和鞭毛究竟是如何实现其定向或波浪式摆动的？目前已被广泛接受的是微管滑动模型（sliding-microtubule model），简单地讲就是轴丝 A 管动力蛋白臂以其头部的 ATP 酶活性水解 ATP 获得能量，从而产生与相邻 B 管的相对滑动；同时放射辐条和轴索结构的连接蛋白会将这种相对滑动作用转变为弯曲运动（图 6-12C，D）。可以看出，如果没有连接蛋白的作用，纤毛和鞭毛将失去运动能力。研究发现，纤毛基体中含有较多线粒体，为轴丝提供滑行所需的 ATP。值得注意的是，单根纤毛轴丝含有 9 组动力蛋白臂，这 9 组并不同时具有活性，只有一侧动力蛋白臂激活而另一侧失活，轴丝才能向失活侧弯曲。这种动力蛋白臂活性差异性已得到实验证实，那么这里究竟有什么调控机制呢？有学者认为，轴丝可通过改变两个中央微管的间距、分子信号传递、表观遗传修饰、机械力级联反应等方式选择性地调控动力蛋白臂的酶活性；也有学者认为中央微管在摆动过程会发生旋转，并周期性地扫过每根放射辐条，向 A 管发出信号，激活特定的动力蛋白臂进行摆动。微管滑动模型的动力主要来源于 A 管动力蛋白臂的 ATP 酶活性，当其功能缺失或缺陷时，会引起滑动抑制，纤毛和鞭毛的运动障碍，出现原发性纤毛运动障碍、慢性气管炎、鼻窦炎、肺炎、感冒以及哮喘等疾病。

除鼻前庭、部分鼻咽部、咽部和喉部被覆鳞状上皮以及嗅区黏膜以外，其余上呼吸道的表面都覆盖着纤毛上皮细胞，每个纤毛上皮细胞的顶部有大约 200 根纤毛，它们会像麦浪一样定向异时性有规律地波动，那么这里究竟又有什么协同运动机制呢？研究发现，若将纤毛行列切断，则各片段间的纤毛协同运动作用消失，说明纤毛的这种协同性起

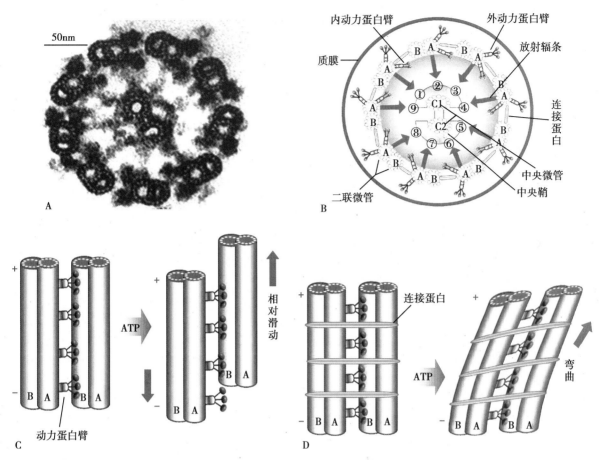

图 6-12　纤毛和鞭毛的轴丝结构和弯曲机制

A. 轴丝电镜照片（横切面）；B. 轴丝的"9＋2"微管结构示意图；C. 轴丝 A 管与相邻的 B 管相对滑动；D. AB 管的连接蛋白将垂直方向的相对滑动转变为水平方向的弯曲运动

伏波动与细胞质的连续性相关。黏液纤毛传输系统的运输能力主要取决于纤毛摆动频率及其协同运动。纤毛摆动频率受 Ca^{2+}、cGMP、ATP、NO 等多种因子的调控，目前此方面的研究已成热点。

除上述运动性纤毛外，多数哺乳动物细胞表面还存在一种不具有运动性的初级纤毛（primary cilia）结构，一度被认为是机体的无功能性退化器官。然而愈来愈多的证据表明初级纤毛可以通过 Hedgehog、Wnt 等多种信号转导通路参与生物体的组织器官发育及纤毛相关疾病的发生，故引起人们的广泛关注。其实，呼吸系统疾病与细胞骨架密切相关，从纤毛角度的研究也仅为冰山一角。例如，气道平滑肌细胞是呼吸道的主要组成部分之一，它的骨架结构和收缩功能的异常改变是呼吸道疾病的重要病理特征。目前已有一系列基于气道平滑肌收缩机制而研发的药物应用于临床，如沙丁胺醇、丙卡特罗等。呼吸系统疾病与细胞骨架的相互作用机制相当复杂，仍需人们深入地探讨研究。

二、神经系统疾病与细胞骨架相关

神经元是构成神经系统结构和功能的基本单位，具有由微管、微丝和中间纤维等组成的细胞骨架系统。细胞骨架在神经元的生长发育、小泡转运、神经递质的释放、信号传递等过程发挥重要作用，与多种神经系统疾病的发生、发展密切相关。

神经元的微管即神经微管（neurotubule）可延伸到神经元的突起，与 Tau 蛋白、MAP2 等多种微管结合蛋白（MAPs）相互作用，主要参与神经元的迁移极化、物质运输过程。神经元的微丝广泛分布在胞质和突起内，可与微管等结构相互作用，具有高度的动态性，常集聚成束并交织成网，形成具有收缩作用的伪足等结构，以适应神经元生理活动的形态改变，参与神经元发育和分化等过程。轴突和树突的分化和形成是神经元极化的形态学标志，也是建立神经信号转导系统的基础，神经元中的微丝和微管在此过程中占有重要地位。目前对于神经元轴突生长锥中微管与微丝间的相互作用机制研究较为深入，这里作一简要介绍。生长锥（growth cone）是位于未分化神经元突起末端的扁平掌形结构，为神经元极化和轴突延伸的执行单元，包括 C 区（central domain）、P 区（peripheral domain）和过渡区。其中 C 区不能自主延伸，主要含有细胞器和微管的远端部分；P 区具有运动活性，主要包括由微丝参与构成的丝状伪足和片状伪足；过渡区则存在微丝与微管间的显著交叉重叠。研究发现，P 区微丝稳定性降低时，会引起伪足的向外伸展，进而引导 C 区微管进一步向外聚集延伸并侵入伪足结构，形成与微丝相互作用的有序矩阵结构，同时细胞器沿微管形成的轨道进入 P 区，最终形成轴突，完成神经元极化的建立。微丝区域性的减少可引导微管向生长锥的另一侧逆行分布，微管反过来又可显著影响微丝的局部稳定性，从而促使生长锥重新调整生长方向，有助于躲避一些不利因素。另外，MAP2 和 tau 等微管结合蛋白也可通过磷酸化方式调控生长锥中微丝和微管间的相互作用。从细胞骨架角度去研究神经元发育和分化过程，有助于进一步探索神经系统发育异常、脊髓损伤修复、神经退行性变等相关疾病的发病机制。研究发现，p21 活化激酶（p21-activated kinases，PAK）蛋白可参与大脑发育、神经元极化、轴突导向、树突形成及突触可塑性等过程，与神经发育迟缓、阿尔茨海默病、帕金森病等密切相关。

神经元的中间纤维成分主要是神经丝（neurofilament，NF），它由轻链（NF-L）、中间链（NF-M）和重链（NF-H）等装配而成。神经丝可贯穿轴突全长，呈平行走向。研究发现，神经丝向外突出的侧臂（side arms）结构呈无规则状，时刻进行着布朗运动，进而在神经丝周围形成一个能起到"斥力间隔器"（repulsive spacer）作用的"多聚体刷子"（polymer-brush）结构（图 6-13），可维持轴突神经丝纤维间距。侧臂上存在多个 KSP（Lys- Ser-Pro）重复基序，可以被磷酸化修饰，从而增大纤维间距，参与调控轴突口径的大小、生命活性物质的运输等过程。此外，神经丝还可与神经微管集聚成束，形成光镜下可观察到的胞质神经原纤维（neurofibril）结构。神经原纤维在核周体内交织成网，并向树突和轴突延伸，可达到突起的末梢部位。研究发现，Tau 蛋白过度磷酸化会导致神经原纤维在神经元细胞体、轴突、树突内聚集缠结形成神经原纤维包涵体，产生神经纤维缠结（neurofibrillary tangles，NFTs），该病理改变与阿尔茨海默病密切相关。目

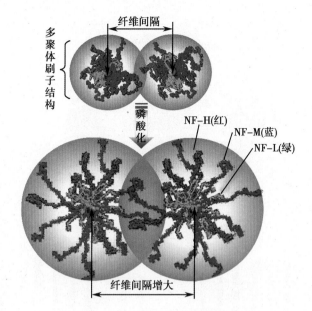

图 6-13　神经丝的多聚体刷子结构图

前，Tau 蛋白已成为阿尔茨海默病等神经系统变性疾病的临床诊疗靶点。

神经元细胞骨架成分丰富，便于频繁地进行物质运输过程，其中微管主要提供所需的运行轨道，骨架表面的马达蛋白提供动力来源，MAPs 等可发挥重要的调控作用。神经元不断合成大量的生命活性物质，如神经激素、递质、代谢酶、活性离子、功能调节物等，顺向转运至轴突末端，再以神经递质（neurotransmitter）等形式释放；同时轴突的物质也可逆向转运至胞体，实现细胞内的物质循环。研究发现，此轴突运输过程常常通过"小泡转运"（vesicular transport）的方式来实现。所谓的"小泡转运"是指细胞内"供体"膜区先以芽生方式产生包裹被转运"货物"的小泡，再在细胞骨架所提供的"轨道"上运行，最后与"受体"膜区发生膜融合。神经元通过小泡转运可为自身生长发育、代谢更新提供物质基础；与靶细胞、胶质细胞以及细胞外基质进行物质交换，维持内环境的稳定；与跨膜的神经冲动传导和细胞内的信号转导相互整合，形成相对完善的信息分子传递系统。神经元骨架蛋白可通过磷酸化等方式调控小泡的"货物"转运过程，而小泡"货物"的不同组分也可通过影响骨架蛋白的组装和马达蛋白的功能发挥来调控小泡转运的能动性和方向性。

细胞内微管结合调控激酶（microtubule affinity regulating kinase，MARK）的表达能够引起 MAPs 的磷酸化，抑制 MAPs 与微管的结合，使微管处于去稳定状态，从而促进小泡转运过程。然而，

MAPs 调控小泡转运的具体机制尚不完全清楚。MAPs 一般包含碱性的微管结合域（microtubule binding domain）和酸性的伸出微管表面的突出域（projection domain）。MAPs 的突出域也可形成与神经丝类似的"多聚体刷子"结构，使纵横交错的微管运输轨道之间有充足的微管间距（inter microtubular spaces，IMS），以确保小泡在微管表面能够畅通运行。另外，MAPs 也可通过磷酸化调节微管间距，进而调控小泡的胞内转运过程。MAPs 的磷酸化会引起突出域的范围扩大、多聚体刷子膨胀、排斥力增强、微管间距增加，从而为小泡的前进创造更多的空间；MAPs 的去磷酸化则会使小泡运行后方的微管间距减小，从而产生向前的推动力，有助于小泡转运。

显然，如果神经元细胞骨架蛋白及其相关蛋白的表达 / 修饰异常，小泡转运会因"交通不畅"而发生紊乱，导致细胞功能障碍，引发疾病。研究发现，Huntingtin（HTT）蛋白能通过自身的磷酸化 / 去磷酸化修饰状态来调控小泡的轴突运输，当其突变时会造成神经元内小泡转运的紊乱，破坏胞体和轴突之间的物质循环，导致亨廷顿舞蹈病的发生。动力蛋白重链的错义点突变使轴突内小泡的逆向转运受损，并导致小鼠运动神经元的退化。动力蛋白激活蛋白的突变与肌萎缩性脊髓侧索硬化的发病相关。鉴于细胞骨架在小泡转运的重要作用，人们以细胞骨架蛋白为药物靶点，通过增强或抑制它的表达或活性可纠正紊乱的小泡转运，进而达到治疗相关疾病的目的。

三、心血管疾病与细胞骨架相关

冠心病、高血压、心绞痛、动脉粥样硬化等心血管疾病已成为威胁人类健康的最常见疾病，发病率在中国居于首位。研究发现，哺乳动物心肌细胞和血管内皮细胞的骨架系统与心血管疾病的发生、发展有很大的关联性。

研究发现，心肌细胞的微管常平行于肌纤维呈非均一性分布，可与细胞核、胞膜、线粒体膜等相连，维持肌小节和细胞器的形态，参与细胞信号转导、心肌收缩等过程。心肌细胞的微丝主要参与心肌收缩肌小节形成，其功能行使有赖于 α- 辅肌动蛋白（α-actinin）、肌联蛋白（titin 或 connection）、Nebulette、myomesins 等多种功能蛋白的辅助。其中，α- 辅肌动蛋白则是近年来研究较热的一种肌动蛋白结合蛋白，它集中分布于 Z 盘区，与多种横跨膜受体的胞质区、离子通道、信号分子等相连，

负责将微丝聚集成束，可稳定心肌收缩装置，与肿瘤的发生、发展密切相关。肌联蛋白是目前已知的最大蛋白，分子量高达 3000kDa、横跨肌小节 M 线与 Z 盘间的蛋白线之间，像"分子弹簧"或"分子标尺"一样，可维持肌原纤维的完整性和稳定性，调控粗肌丝装配和肌球蛋白的活性和粗肌丝的装配，维持肌原纤维的完整性和稳定性，与扩张型心肌病、心力衰竭的发生密切相关；心肌细胞的中间纤维蛋白主要为结蛋白（desmin），其次为波形蛋白（vimentin）。目前研究最多的是结蛋白，它主要分布在 Z 盘周边，负责连接 Z 盘与闰盘，保证在心肌收缩和舒张过程中细胞结构的完整性，与结蛋白相关肌病、心肌肥厚、充血性心力衰竭和扩张性心肌病等有关。正常时，心肌细胞骨架系统可通过离子交换、收缩运动等机制调控心脏的电活动和机械活动；在心肌缺氧、缺血、肥厚、心力衰竭等异常情况下，心肌细胞骨架会发生许多适应性和代偿性变化。例如，心肌缺血早期，细胞骨架蛋白即先于其他超微结构发生变化；不可逆心肌缺血时，心肌细胞内骨架蛋白和纽蛋白会明显减少或消失，同时伴有 α- 辅肌动蛋白的丧失；肥厚型心肌病时，心肌细胞内微管密度增大，常伴有肌小节基因突变；心力衰竭时，细胞骨架对收缩蛋白细胞定位和组织排列进行调整，出现肌节重构。

作为血管的生理性屏障，血管内皮细胞是血流动力学敏感的特异性感受器，具有以细胞骨架系统为基础的复杂力学信号转导通路。一方面，血管内皮细胞能识别所处力学环境的变化，并将力学信号转变为电生理和化学信号，进而引起细胞骨架系统的相应变化。例如，内皮细胞能将剪切力变化信号转化为胞内 Ca^{2+} 浓度改变信号，诱导胞内钙库调控机制的激活，促使 G 肌动蛋白组装成为 F 肌动蛋白，并引起微丝结构的重新排列，以抵抗外力的拉伸作用。另一方面，细胞骨架系统也可与细胞膜上的膜离子通道、转运体等多种分子相联系，调控膜离子通道的功能，传递剪切力信号，在细胞力学、化学信号转导过程扮演重要角色。值得注意的是，生理状态或早期病理状态下内皮细胞骨架的改变多是细胞的一种代偿保护机制；中晚期病理状态下骨架系统的变化则常常与心血管疾病的发生、发展密切相关。例如，profilin-1 蛋白能够通过激活 JAK2-STAT3、PIP2、MAPK 等多种信号转导通路，促进肌动蛋白的聚合，改变内皮细胞骨架动力学，加重血管增殖与重塑，引起血管壁的增厚，参与高血压的发生和发展。不过，有关内皮细胞骨架参

与心血管疾病发生、发展的具体机制仍有待深入研究。

血管内皮细胞始终受到血流动力学的作用力，主要包括平行于管壁的剪切力、垂直于管壁的环形张力和静水压力。目前，有关血管内皮细胞骨架对剪切力反应机制的研究较受重视。剪切力对血管内皮细胞骨架的生物学影响，包括复杂的力学因素与生化因素。剪切力由血流与内皮表面的摩擦而产生，其大小主要取决于血液黏度、血流量和血管内径。鉴于剪切力与骨架系统的关联性，通过药物、运动、增强型体外反搏等多种手段改变血流量、血液黏度等，适度改变血流剪切力，进而可以保护血管内皮细胞，延缓或阻断相关疾病的发生发展。作为力信号的传递介质，细胞骨架可介导细胞内多种生物学事件的发生。细胞骨架力学研究已成为细胞生物学研究中一个较为活跃的新领域。目前已经建立泡沫模型、预应力结构、力转导模型、玻璃化转变模型等多种细胞骨架生物力学模型，它们从力学角度阐述了细胞骨架在细胞运动、能量转换、信息传递、基因表达、疾病发生等过程中的潜在机制。

四、肿瘤与细胞骨架相关

肿瘤作为人类健康的头号杀手，其诊断和治疗备受关注。人们从细胞凋亡、细胞周期、细胞骨架、肿瘤干细胞、肿瘤免疫、心理、环境等不同方面研究肿瘤的发生、发展和浸润转移过程，并以外科手术、放疗、化疗、生物、肿瘤免疫、基因靶向、肿瘤综合治疗等多种方法治疗肿瘤。肿瘤细胞的细胞周期失去控制，能持续的分裂与增殖，不受正常生长调控系统的控制。研究发现，细胞发生癌变时，其骨架系统会发生一定的变化，包括微管与微丝的数量和分布变化、骨架相关蛋白表达异常、中心粒结构紊乱、蛋白组装动力学改变、骨架功能受损等。体外长期培养的多种肿瘤细胞株中微丝应力纤维破坏或消失，肌动蛋白重组，肌动蛋白小体、皮层小体形成并聚集于细胞皮层。多种细胞骨架相关蛋白如 α/β-catenin 蛋白、驱动结合蛋白（kinectin）、filamin A 蛋白等的异常表达与肝细胞癌、肾癌、黑色素瘤、卵巢癌和胰腺癌等密切相关，所以可以通过鉴定这些骨架蛋白结构和功能的变化来判断肿瘤的部分恶性生物学行为。

值得注意的是，不同类型中间纤维严格地分布于不同细胞中，绝大多数肿瘤细胞即使在转移后仍能继续表达其来源细胞或原发肿瘤的特征性中间纤维类型，例如神经胶质瘤表达神经胶质酸性蛋白、肌肉瘤表达结蛋白等，故中间纤维可作为肿瘤诊断和分类鉴别的工具。人类主要肿瘤类群的中等纤维目录已于 1984 年建立，也获得各种高度特异性中等纤维单克隆抗体，这对于确定肿瘤的性质、来源、转移、诊断、治疗以及预后等有重要的意义。

肿瘤的形成机制是抗癌药物设计的基础。细胞骨架在肿瘤的持续增殖和播散转移中发挥重要作用，通过人为手段抑制肿瘤细胞骨架的功能可以抑制肿瘤生长、转移，甚至消灭肿瘤。如本章第一节所述，临床上已出现一批以微管、微丝为靶标的化疗药物，可有效抑制肿瘤细胞的有丝分裂，临床治疗效果较好，但肿瘤细胞的耐药性问题仍为人们亟待解决的一大难题。耐药原本是细胞的一种自我保护机制，可对抗环境不利因素、维持自身生理活动等，但肿瘤细胞一旦对药物耐受就成为化疗成功的主要障碍。因此，有必要从不同角度去探索肿瘤细胞耐药发生机制，最大限度地干扰或逆转耐药性产生过程，增强或巩固化疗效果，同时根据研究成果改造原有药物结构，广泛筛选天然产物，获取有活性先导化合物，设计开发新一代稳定药物。此外，人们还发现有些骨架特异性药物可以通过一系列信号转导来诱导肿瘤细胞的凋亡。细胞骨架与细胞凋亡相关，肌动蛋白细胞骨架被认为是细胞凋亡的一种"感受器"。一方面可以通过改变细胞骨架来诱导细胞凋亡，提高肿瘤细胞对有丝分裂药物的敏感性，增强治疗效果；另一方面也可以通过纠正细胞骨架的异常改变来阻滞细胞凋亡，治疗机体细胞凋亡过度所导致的疾病，延缓衰老。然而如何才能改变或恢复细胞骨架系统来调控细胞凋亡仍值得深入研究。

除上述内容外，还有很多疾病与细胞骨架系统相关。例如，中间纤维 K1、K10、K2e、K9 基因突变可引起人类表皮松解型角化过度症和表皮松解型掌跖角化病；中性粒细胞肌动蛋白结构和组装过程异常会造成白细胞趋化性运动和自动游走功能不全，导致惰性白细胞综合征的发生；骨骼肌细胞骨架异常与延迟性肌肉酸痛等密切相关。神经丝重/轻链的表达水平可在一定程度上反映多发性硬化症的病理状态、疾病进程以及临床治疗效果。这样的实验证据还有很多，它们在一定程度上揭示了相应疾病的发生机制，也为临床诊断与治疗提供了新的思路。人们对于细胞骨架的研究兴趣愈加浓厚，研究角度也日益宽泛，更注重探索不同疾病状态下细胞骨架蛋白的调控作用。相信随着新理论、新机制的陆续提出和阐明，更多基于细胞骨架系统的诊断方法、临床药物将会出现，不断推动人类医学事业向前发展。

（杨　洁）

参 考 文 献

1. Gerald Karp. Cell and molecular biology: concepts and experiments. 7th ed. John Wiley & Sons, 2013

2. Alberts Bruce, Johnson Alexander, Lewis Julian, et al. Molecular biology of the cell. 5th ed. New York: Garland Science, 2008

3. Lodish Harvey, Berk Anold, Krice A Kaiser, et al. Molecular cell biology. 6th ed. New York: WH freeman and Company, 2008

4. Stevenson W, Chang R, Gebremichael Y. Phosphorylation-mediated conformational changes in the mouse neurofilamentarchitecture: insight from a neurofilament brush model. J Mol Biol, 2011, 405: 1101-1118

5. Lee KY, Davies T, Mishima M. Cytokinesis microtubule organisers at a glance. J Cell Sci, 2012, 125: 3495-3500

6. Weston L, Coutts AS, La Thangue NB. Actin nucleators in the nucleus: an emerging theme. J Cell Sci, 2012, 125: 3519-3527

7. Teixidó-Travesa N, Roig J, Lüders J. The where, when and how of microtubule nucleation-one ring to rule them all. J Cell Sci, 2012, 125: 4445-4456

8. Sakakibara A, Ando R, Sapir T, et al. Microtubule dynamics in neuronal morphogenesis. Open Biol, 2013, 3: 130061

9. Teunissen CE, Khalil M. Neurofilaments as biomarkers in multiple sclerosis. Mult Scler, 2012, 18: 552-556

10. Zencheck WD, Xiao H, Weiss LM. Lysine post-translational modifications and the cytoskeleton. Essays Biochem, 2012, 52: 135-145

11. Galkin VE, Orlova A, Egelman EH. Actin filaments as tension sensors. Curr Biol, 2012, 22: R96-101

12. Mullins RD, Hansen SD. In vitro studies of actin filament and network dynamics. Curr Opin Cell Biol, 2013, 25: 6-13

13. Roca-Cusachs P, Iskratsch T, Sheetz MP. Finding the weakest link: exploring integrin-mediated mechanical molecular pathways. J Cell Sci, 2012, 125: 3025-3038

14. Sequeira V, Nijenkamp LL, Regan JA, et al. The physiological role of cardiac cytoskeleton and its alterations in heart failure. Biochim Biophys Acta, 2014, 1838: 700-722

15. Kim S, Dynlacht BD. Assembling a primary cilium. Curr Opin Cell Biol, 2013, 25: 506-511

第七章 细胞的能量转换与相关疾病

提 要

生物体不创造能量只能从外界输入，植物通过光合作用利用太阳能，人类则直接或间接地从植物获得能量并在细胞的线粒体内转换成生命活动的能量分子ATP。作为半自主性细胞器，线粒体具有独特的遗传系统但其功能受核DNA的调控。线粒体DNA突变可导致产能障碍并以母系遗传的方式传递给子代。线粒体DNA的损伤修复能力很差，其变异与衰老、肿瘤和神经退行性变等疾病有关。因此，应充分了解线粒体的结构和功能以及线粒体病的成因和防治途径。

第一节 概 述

一、ATP是细胞生命活动的直接能量来源

ATP是细胞生命活动的直接供能者，细胞可以通过胞质中的一系列化学反应把能量丰富的有机物分子释放的能量转变为ATP。这一过程需要一种质膜，它能使细胞通过各种渠道获得能量，如植物细胞利用叶绿体上的膜通过光合作用使光能转换为化学能；动物细胞利用线粒体上的膜通过有氧呼吸从食物分子中获得大量的ATP。

原核细胞利用其质膜产生ATP，而真核细胞质膜的主要功能是物质运输，因此，真核细胞需要利用其胞质中能量转换细胞器上特殊的膜系统来产生大量的ATP。存在于真核细胞中的能量转换细胞器为线粒体和叶绿体，线粒体存在于真菌、动物、植物和水藻等细胞中，而叶绿体则存在于植物和水藻等细胞中。在电子显微镜下，线粒体和叶绿体最明显的特征是含有大量的内膜，为精细的电子传递过程（能够产生大量ATP）提供结构支撑。

二、细胞通过化学渗透偶联途径获取能量

线粒体、叶绿体和原核细胞都是通过一个称为化学渗透偶联的过程来利用生物能的，这个过程反映了化学键形成反应（可产生ATP）和膜物质运输过程之间的联系；它可分为两个阶段并由镶嵌在膜上的蛋白质复合物完成：

第一阶段：高能电子（来源于食物大分子的氧化、太阳能等）沿着镶嵌在膜上的电子载体进行传递，电子传递所释放的能量可将质子（即 H^+，来源于水分子）从内膜基质侧泵至膜间隙，由于内膜对 H^+ 是不通透的，从而使膜间隙的 H^+ 浓度高于基质，因而在内膜的两侧形成电化学质子梯度。通过膜形成离子梯度是能量储存的一种形式，当这些离子被允许顺着电化学梯度回流时，这些储存的能量就可被利用做有用功。

第二阶段：在上述电化学质子梯度的驱动下，当 H^+ 顺着电化学梯度通过内膜流回到基质时必须经过一种称为ATP合成酶的蛋白复合物，它可催化ADP和无机磷酸Pi形成ATP，ATP合成酶在此过程中扮演着涡轮的角色，允许质子梯度驱动ATP的产生（图7-1）。

这种质子电化学梯度也可驱动其他的膜镶嵌蛋白复合物执行其生物学功能（图7-2）。在真核细胞中，特定的蛋白质可与 H^+ 的顺化学梯度流动偶联在一起，进行特定代谢物在细胞器内外的运输。在细菌中，质子电化学梯度可驱动除ATP形成和物质运输以外更多的生物过程，例如，它可被作为一种可直接利用的能量储备，驱动细菌鞭毛的大幅摆动，从而使细菌在液体中游走。

存在于膜上的整套蛋白及参与电子传递的一些小分子共同构成电子传递链（electron-transport chain）。电子传递的机制与电池通过电流驱动电

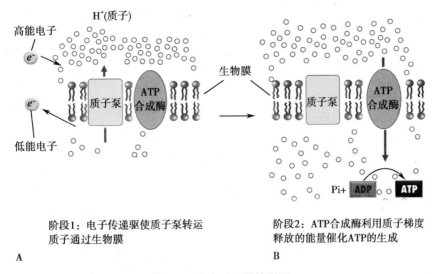

图 7-1 生命对能量的利用

A. 形成化学渗透偶联的基本条件：镶嵌蛋白泵的膜、ATP 合成酶和高能电子提供的能量。图上显示的质子(H^+)可来源于水分子的分解；膜上的质子泵利用电子传递释放的能量泵出质子，从而产生跨膜的电化学质子梯度。B. 质子梯度储备的能量可用于驱动 ATP 合成酶进行 ATP 的合成。红色的箭头示质子在每个阶段流动的方向

子泵的过程非常相似。然而，在生物系统中，电子在两个位点之间的传递不通过导线而是通过扩散的分子，这些分子可以把电子从一个位点传递至

另一个位点。对线粒体而言，第一个电子载体是 NAD^+，它携带两个电子后变为 NADH（系水溶性小分子），从而把电子（食物分子降解产生）从其产生的位点运送至线粒体内膜。

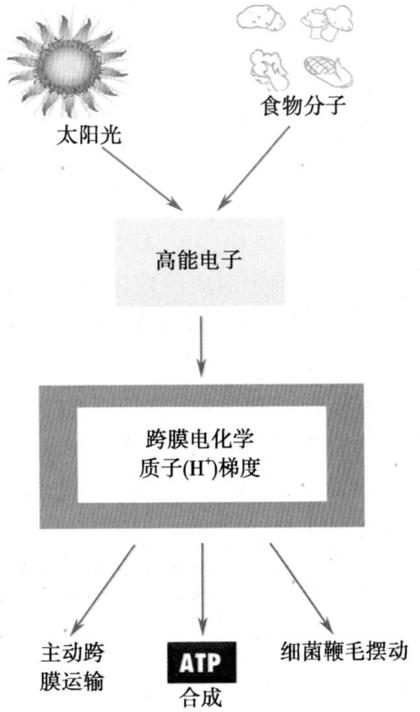

三、线粒体是细胞的动力工厂

在动物细胞中，细胞的大部分氧化反应在线粒体内进行并产生大量的 ATP。线粒体是由两层单位膜套叠而成的封闭囊状结构，它的主要功能部分是线粒体的基质和包绕基质的线粒体内膜。基质含有大量的酶类，包括将丙酮酸和脂肪酸转变成乙酰辅酶 A 及三羧酸循环（转变乙酰辅酶 A 成 CO_2）中所需的各种酶类，这些氧化反应可产生大量的 NADH 和 $FADH_2$。电子传递链即呼吸链，位于线粒体内膜上，可使 O_2 与由 NADH 和 $FADH_2$ 携带的反应性电子在结合过程中释放的能量得到利用。

呼吸链利用线粒体内膜的电化学质子梯度产生的能量在 ATP 合成酶的作用下合成 ATP。跨膜的电化学梯度还可选择性地驱动代谢物通过线粒体内膜，在线粒体和胞质之间进行高效的 ATP 与 ADP 转换，以更新细胞的 ATP 储备。ATP 与 ADP + Pi 的高比值使 ATP 水解时释放大量能量，以带动细胞内其他需能生物反应。

四、线粒体是半自主性细胞器

线粒体是动物细胞核外唯一含有 DNA 的细胞

图 7-2 化学渗透偶联

光能或食物分子氧化释放的能量首先用来产生跨膜的电化学质子梯度。此电化学质子梯度可作为万能的能量储备驱动线粒体、叶绿体和细菌中需能反应的进行

器,它存在于大多数动物组织细胞中。虽然线粒体有自己的遗传系统和蛋白质翻译系统且部分遗传密码的编码含义还与核遗传密码不同,但它与细胞核的遗传系统构成了一个整体。1981 年,Anderson S 等发表了完整的人线粒体 DNA(mtDNA)序列。mtDNA 呈双链环状,一个线粒体中含有 1 个或若干个 DNA 分子。人类线粒体基因组包含大约 16 569 个核苷酸,编码 2 个核糖体 RNA、22 个转运 RNA 和 13 个不同多肽链。线粒体内的绝大多数蛋白质都是由核基因编码、在细胞质核糖体上合成后运到线粒体各自的功能位点,包括 DNA 聚合酶、RNA 聚合酶、三羧酸循环所需的酶类和绝大多数的内膜蛋白。这表明,细胞核对线粒体的结构和功能具有重要影响。由于 mtDNA 的功能受核 DNA 的调控,故线粒体被认为是一种半自主性的细胞器。

五、线粒体基因组的变异与线粒体遗传病有关

1987 年 Wallace DC 等报道了首例由线粒体 DNA 突变引起的人类疾病,明确了 mtDNA 突变可导致人类疾病,其后的 20 多年间,这一领域的研究进展十分迅速。现已发现,约 50 多种 mtDNA 的点突变和 100 多种 mtDNA 重排与人类多系统的紊乱相关。线粒体遗传病是指遗传因素导致的线粒体结构和功能异常所引发的疾病。线粒体作为细胞的能量代谢中心,一旦功能发生异常就有可能导致疾病,在高度依赖氧化磷酸化的高需能组织和器官如肌肉、心脏和神经系统中尤为明显,因此,线粒体病的临床表现常为肌病、心肌病、痴呆、突发性肌阵挛、耳聋、失明、贫血、糖尿病以及大脑供血异常(休克)等症状。线粒体病导致机体缺陷的形成及严重程度与多种因素有关,因此,确定是否存在线粒体疾病是一个非常复杂的过程。在很多家庭中,线粒体疾病是确定无疑的母系遗传,因为大多数线粒体基因的点突变是母系遗传的。然而,由于某些突变的线粒体基因组不能够通过遗传瓶颈,因此,并不是所有线粒体病都遵循母系遗传方式。除母系遗传外,生命过程中致突变因素的持续作用会使 mtDNA 和核 DNA 的突变不断积累,导致生物个体某些组织和器官的衰老、代谢性疾病、退行性病变甚至肿瘤。此外,如果编码线粒体蛋白质的基因突变、蛋白质进入线粒体的障碍及基因组间的通信障碍也可以引起线粒体病。因此,维持线粒体结构与功能的正常,对于细胞的生命活动至关重要。

第二节 线粒体的基本结构和功能

一、线粒体主要由外膜、内膜、膜间隙和基质四部分组成

线粒体呈长的棒状结构,直径约 0.5～1μm,大小如同细菌,其体积会因细胞种类和生理状况的不同而异。利用显微摄像技术对活细胞所做的观察发现,线粒体是具有运动性和易变性的细胞器,它们能不时地改变自身的形状,甚至相互之间可发生融合和再分离。当线粒体在细胞质中运动时往往与微管相互联系,在不同类型的细胞中,微管可决定线粒体的走向和分布,因此,在一些细胞中,线粒体可形成长的运动丝或链;而在另一些细胞中,线粒体则保持在特定的位置,以满足该部位 ATP 的大量消耗,例如在心肌细胞中线粒体可沿肌原纤维规则排列或者在精子中集中在鞭毛中区。

由于线粒体体积较大,19 世纪便在光学显微镜下得到确认。然而,对线粒体功能的真正了解还是在 1948 年完整分离出线粒体之后。肝细胞富含线粒体(1000～2000 个 / 细胞),使线粒体的总体积占到肝细胞体积的 1/5。因此,许多有关线粒体生物化学特征和功能的研究通常在纯化的肝细胞线粒体上进行。

线粒体是由两层单位膜套叠形成的封闭囊状结构,这两层膜在功能上迥然不同,它们共同形成线粒体的两个独立空间:内部的基质区(matrix)和狭窄的膜间隙(intermembrane space)(图 7-3)。如果精细地分离、纯化线粒体及其各个组成部分(图 7-4),就可以确定组成线粒体的两层膜及由它们包围形成封闭空间中的生物化学成分,而每部分都含有一组独特的蛋白。

绝大部分线粒体蛋白(大约 1000 个左右)是由细胞核中的基因组所编码并从胞质运输至线粒体,这种蛋白运输过程由特定的外膜蛋白移位酶(translocase of outer membrane,TOM)和内膜蛋白移位酶(translocase of inner membrane,TIM)所介导。

外膜含有许多孔蛋白(porin)分子,这是一种运输蛋白,可通过脂质双分子层在外膜上形成较大的液体性通道,因此,外膜更像是一个滤网,允许小分子量的物质 / 蛋白(≤5kDa)通过。这样的分子虽可进入膜间隙,但因内膜具有不通透性,因此绝大多数不能通过内膜,所以膜间隙中含有的小分

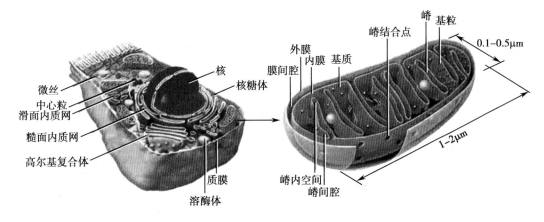

图 7-3 线粒体的结构

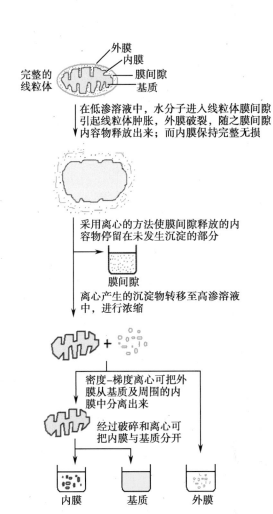

图 7-4 分级分离线粒体组分

此技术可用于研究分布于线粒体各个区域的蛋白,可同时处理大量的线粒体,原理为:在低渗溶液中,水分子可流入线粒体,引起线粒体基质空间(黄色)膨胀。当线粒体内膜上的嵴展开适应基质空间膨胀的需要时,外膜则(没有折叠)发生破裂,引起只包含内膜和基质的结构释放出来

子成分与胞质相似,而基质中则含有一组高度选择性的分子。

线粒体主要通过基质和内膜发挥生物学功能。内膜高度特化,其脂质双层含有大量的心磷脂(cardiolipin),而心磷脂结构中含有的 4 个脂肪酸有助于形成内膜的通透性屏障,使离子无法通过。内膜上所含各种转运蛋白使一些小分子能够选择性地通过内膜进入基质,这对于存在于线粒体基质中的线粒体酶发挥生物功能是必需的。基质中的酶包括三羧酸循环中丙酮酸和脂肪酸代谢产生乙酰辅酶 A 及氧化乙酰辅酶 A 等过程中需要的酶。氧化反应的终产物是 CO_2(作为废物从细胞中释放出来)和 NADH(呼吸链中电子的主要来源)。呼吸链中需要的酶镶嵌在内膜中,这对于可产生大量 ATP 的氧化磷酸化反应至关重要。

线粒体内膜向基质内折叠形成嵴(cristae),使内膜的表面积大大增加,例如,在肝细胞中它可构成整个细胞总膜面积的 1/3。因为对 ATP 的大量需求,心肌细胞线粒体中嵴的数量是肝细胞的三倍之多。除此之外,不同类型细胞的线粒体中酶也存在很大的差别。

二、线粒体基因组具有多种特点和基因突变类型

与核 DNA 相比,线粒体 DNA 具有其独特的遗传规律。了解线粒体的遗传规律可以更好地认识线粒体疾病的病因学与发病机制。

(一)mtDNA 具有半自主性复制的特点

线粒体具有自身的遗传物质,所以有人将线粒体 DNA 称为第 25 号染色体或 M 染色体。人们发现,当线粒体从细胞中分离出来后仍能以自身的 DNA 为模板合成新的 DNA 和蛋白质,即 mtDNA

能够独立地进行复制、转录和翻译。不过,容量很小的 mtDNA 虽能合成蛋白质,但种类十分有限,仅包括 13 种约含 50 个氨基酸残基的多肽。这显然无法满足 mtDNA 复制和线粒体行使功能的需要。线粒体遗传系统中 90% 以上的蛋白质(包括许多核糖体蛋白、氨基酰 tRNA 合成酶、DNA 聚合酶、RNA 聚合酶和 RNA 加工修饰酶)都由细胞核基因编码(图 7-5)。这些蛋白质在细胞质核糖体上合成后转运至线粒体各自的功能位点上发挥作用。因此,mtDNA 的功能受核基因组的调控,复制具有半自主性。

(二) mtDNA 具有异质性和阈值效应

人类每个细胞中往往含有数千乃至上万个 mtDNA 分子。同质性(homoplasmy)是指一个细胞或组织中含有的线粒体都具有相同的基因组,即野生型或突变型;异质性(heteroplasmy)则表示一个细胞或组织中既含有突变型的线粒体基因组也含有野生型的线粒体基因组。在含有异质性线粒体基因组的细胞中,突变型与野生型线粒体 DNA 的比例决定了细胞是否出现能量供应障碍。如果含有突变型基因组的线粒体数量少,则细胞的产能及供能不会受到明显影响;当细胞或组织携带大量

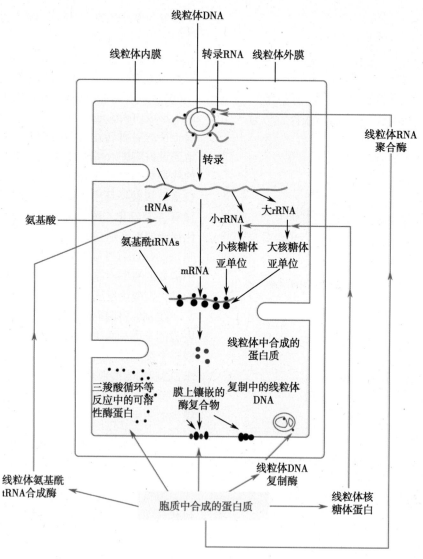

图 7-5　线粒体 RNAs 和蛋白的来源
除了构成细胞器的大多数蛋白外,细胞核中编码的蛋白质及从胞质中输入线粒体的蛋白质对于线粒体遗传系统的产生起着重要的作用。某些细胞核编码的蛋白质可在转录后水平调节线粒体基因的表达,这些蛋白在此图中未标明。线粒体自身指导合成其遗传系统中的 mRNAs、rRNA 和 tRNAs——在某些生物的线粒体中,tRNAs 甚至也是从胞质输入的

含有突变型基因组的线粒体时，受累的组织或细胞所产生的能量不足以维持细胞的正常功能，造成组织中能量供应水平降低，从而影响正常功能甚至出现异常性状。换言之，当突变的 mtDNA 达到一定的比例时，才有受损的表型出现，这就是阈值效应（threshold effect）。线粒体基因突变产生有害影响的阈值明显受到相关细胞或组织对能量需求高低的影响，因此，那些能量需求高的组织如脑、骨骼肌、心脏和肝脏等更容易受到线粒体 DNA 突变的影响。

（三）mtDNA 具有复制分离现象

在正常情况下，所有的细胞携带与亲代完全相同的 mtDNA 拷贝体，这种现象称为基因均质性；而同一细胞中也可能产生不同的线粒体基因型，这种现象称为基因异质性。正常的细胞分裂可将线粒体随机地分配到子细胞中，这种随机分配导致 mtDNA 异质性变化的过程，称为复制分离。mtDNA 在有丝分裂和减数分裂期间都要经过复制分离，加之 mtDNA 突变率高，使得体细胞和生殖细胞中可以同时具有突变型和野生型 mtDNA 分子。异质性和复制分离现象表明，即使核基因组完全相同的个体，如一卵双生，也可具有不同的细胞质基因型，从而使表型有所不同。

（四）线粒体基因具有多种突变类型

mtDNA 的突变率比核 DNA 高 10～100 倍，这由 mtDNA 的特点所致。mtDNA 因没有组蛋白的保护且缺乏有效的修复系统，致使其突变率远高于核 DNA 并可在细胞内不断积累；另外，mtDNA 极其致密的基因排列使得任何突变都可能造成线粒体的功能缺陷并在达到一定阈值时出现特定的临床症状和体征。这种高突变率造成个体及群体中 mtDNA 序列差异较大，比较任何两个人的 mtDNA，其平均每 1000 个碱基对中就有 4 个不同。人群中含有多种从中度到重度有害的 mtDNA 突变，且高度有害的 mtDNA 突变不断增多。然而，因为有害的线粒体突变在不利于选择的过程中会被去除，所以突变的 mtDNA 基因虽很普遍，线粒体遗传病却不常见。根据最近的研究，这可能与核基因组中存在指导线粒体突变修复的基因有关，但其具体的遗传学功用还有待进一步研究。

1. 碱基突变

（1）错义突变：通常发生于 mtDNA 中的蛋白质编码序列上，导致所编码的氨基酸类型发生改变，从而使合成的蛋白质出现结构和功能异常。这种突变主要与脑脊髓性及神经性疾病有关如 Leber 遗传性视神经病和神经肌病等。

（2）蛋白质生物合成基因突变：多为 tRNA 基因突变。与错义突变引起的疾病相比，这类突变所致的疾病更具系统性的临床特征，几乎所有突变均为 tRNA 突变，并与线粒体肌病相关。典型的疾病包括肌阵挛性癫痫及粗糙红纤维综合征（MERRF 综合征）、线粒体脑肌病乳酸中毒及卒中样发作（MELAS 综合征）、母系遗传性肌病及心肌病等。

2. 缺失与插入突变 以缺失突变更多见，这类疾病往往无家族史，有散发的特点。导致 mtDNA 缺失的原因多为 mtDNA 的异常重组或在复制过程中的异常滑动。这类突变常见于神经性疾病及一些退化性疾病中，如 KSS 综合征（Kearns-Sayre syndrome）。另外，绝大多数的眼肌病也是由缺失突变引起的。

3. mtDNA 拷贝数目突变 mtDNA 拷贝数目突变指 mtDNA 的拷贝数量远低于正常水平，这种突变较少见，仅出现于一些致死性婴儿呼吸障碍、乳酸中毒或肌肉、肝和肾衰竭等疾病中。

此外，线粒体 DNA 突变具有组织特异性，不同组织对氧化磷酸化的依赖程度不同，这是线粒体病具有组织特异性/选择性的基础。有人认为，这种依赖性的差异是由核 DNA 编码的氧化磷酸化基因的组织特异性调控造成的。值得注意的是，由于氧化磷酸化过程中所需的 5 种酶复合物是由 mtDNA 和核 DNA 共同编码的，所以如果编码这些酶的核基因突变也可产生类似于线粒体病的症状或者是以线粒体病的形式反映出来，因此，一些线粒体遗传病是核 DNA 与线粒体 DNA 共同作用的结果。

三、线粒体遵循其自身的遗传规律

（一）线粒体遗传密码的使用是不严格的和多变性的

由于人类线粒体基因组较小，使其成为研究 DNA 序列的第一个对象，并于 1981 年将 16 569 个核苷酸绘制于环形的 DNA 分子上，展示了人类线粒体基因组的完整序列（图 7-6）。与细胞核、叶绿体及细菌基因组相比，人类线粒体基因组具有以下几个特点：

1. 基因紧密排列 与其他的基因组不同，线粒体基因组中几乎每个核苷酸都是编码序列的一部分，它们编码蛋白质、rRNA 或 tRNA。因为基因编码序列排列紧密，所以线粒体基因组中几乎没有 DNA 调节序列的容身之处。

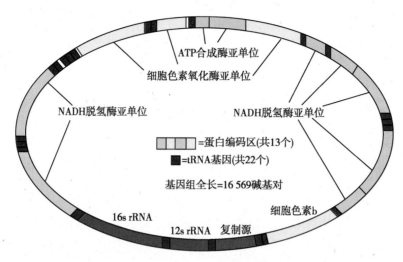

图 7-6 人类线粒体基因组的构成
线粒体基因组包含 2 个 rRNA 基因、22 个 tRNA 基因和 13 个蛋白编码序列

2. **遗传密码使用不严格** 在胞质和叶绿体中存在 30 多种转运氨基酸的 tRNA,而线粒体蛋白合成过程中仅需要 22 种 tRNA。这说明,在线粒体中密码子和反密码子的碱基互补配对规则是非常不严格的,以至于许多 tRNA 分子可识别 mRNA 中密码子第三位碱基(A、G、C、U)中的任何一种。这种不严格的配对方式使得一种 tRNA 分子可与 4 种密码子中的任何一种配对,这就是线粒体为什么可利用种类少(22 种)的 tRNA 分子进行蛋白质合成的原因。

3. **遗传密码的多变性** 将线粒体的基因序列与其对应的蛋白质的氨基酸序列相比较发现,其遗传密码与标准的遗传密码存在差别:64 个密码子(标准遗传密码)中有 4 个密码子在线粒体中代表不同的含义(表 7-1)。

自然界所有生物遗传密码的相似性为"所有细胞从同一个祖先进化而来"提供了强有力的证据。那么,如何解释"许多线粒体中存在遗传密码的差异"这种现象呢?"不同生物的线粒体遗传密码不同"这一事实可以为我们提供一些线索:原核生物 Reclinomonas 的线粒体携带的基因量很大,它的遗传密码与细胞核的标准遗传密码相比没有发生改变;然而,遗传密码 UGA 在标准遗传密码中为终止密码子,而在哺乳动物、真菌及无脊椎动物的线粒体中则编码色氨酸;同样,密码子 AGG 在正常情况下编码精氨酸,在哺乳动物的线粒体中为终止密码,在果蝇的线粒体中则编码丝氨酸(表 7-1)。这提示,线粒体存在遗传密码随机变动的现象。据此推测,由于线粒体编码的蛋白质数量少,细胞可以承受个别密码子编码含义的偶然改变,而如果在较大的基因组中密码子也存在这样的编码含义改变现象,那么将会改变许多蛋白的功能从而破坏整个细胞。

(二)动物线粒体是最简单的遗传系统

对不同种生物 DNA 序列所做的比较发现,包括人类在内的脊椎动物在进化过程中线粒体基因组核苷酸的更换率是细胞核基因组的 10 倍,这种现象可能由线粒体 DNA 复制过程的低保真性及无

表 7-1 通用密码和线粒体遗传密码的差异

密码子	通用遗传密码	线粒体遗传密码			
		哺乳动物	无脊椎动物	酵母	植物
UGA	终止密码	*Trp*	*Trp*	*Trp*	终止密码
AUA	Ile	*Met*	*Met*	*Met*	Ile
CUA	Leu	Leu	Leu	*Thr*	Leu
AGA	Arg	终止密码	*Ser*	Arg	Arg
AGG	Arg	终止密码	*Ser*	Arg	Arg

*斜体表示与通用密码不同

效的 DNA 修复所致。因为在动物细胞的线粒体中仅有 16 500 多个核苷酸需要被复制并转录为 RNA 或翻译为蛋白质，所以经过 DNA 的复制修复、RNA 聚合酶的转录及线粒体核糖体翻译为蛋白质的过程后，每个核苷酸的错配率尽管相对较高，但是并不会损害到相对较少的基因编码的产物。这也许是线粒体的遗传系统与细胞核的遗传系统相比较简单的原因。线粒体中仅含有 22 种 tRNA 和 2 种小的 rRNA 分子（不及大肠杆菌 rRNA 分子的 2/3），这可能是线粒体蛋白质合成过程中保真性降低的原因，但是需要进一步证实。

（三）某些线粒体基因存在内含子

通过对人类和酵母的线粒体基因组系统的深入研究发现，RNA 前体的加工过程具有非常重要的作用。在人类细胞中，线粒体 DNA 双链中的每条链均从各自的单个启动子区域开始以相同的速率进行转录，最后形成两个不同的 RNA 分子，其中每个 RNA 分子包含 DNA 双链之一的全长拷贝，这种转录方式称为完全对称转录。转录产物之一可经核酶切割产生 2 个 rRNA、多数 tRNA 和 10 个含有 poly A 尾的 RNA 分子；而转录后的另一 RNA 分子经核酶切割后产生 8 个 tRNA 和一个小的含有 poly A 尾的 RNA 分子；其余 90% 的转录产物（包含无意义的信息，与另一条链上的编码序列互补）则被降解。含有 poly A 尾的 RNA 属于线粒体的 mRNAs：它们的 5′ 端虽然缺乏帽子结构，但是在其 3′ 端携带有 poly A 尾巴（由线粒体 poly A 聚合酶在转录后修饰过程中加入）。

与人类的线粒体基因不同，一些植物和真菌（包括酵母）的线粒体基因也有内含子，这些内含子必须通过 RNA 的剪接作用被移除。另外，内含子还存在于某些植物的叶绿体基因中。细胞器基因中的许多内含子由相关的核苷酸序列家族构成，这些核苷酸序列家族可通过 RNA 介导的催化作用完成自身的剪接，某些蛋白质可帮助自身剪接反应的进行。因为线粒体和叶绿体被认为由细菌的祖先进化而来，而内含子在细菌的基因中并不常见，所以线粒体和叶绿体基因中存在内含子的现象非常令人费解。

在酵母线粒体的同一基因中，一条链上可能含有内含子而在另一条链却可以没有。这种"可以任意选择的内含子"能够像转位元件一样移入或移出基因组。相反，存在于其他酵母线粒体基因中的内含子却被发现同样存在于曲霉菌（Aspergillus）和脉胞菌（Neurospora）线粒体基因的相应位置上，这

提示三种真菌（酵母、曲霉菌和脉胞菌）可能起源于共同的祖先。这些内含子序列可能具有共同的古代起源，可追溯到细菌祖先，尽管这些内含子序列已经从许多细菌的基因中丢失，但是它们却在某些细胞器的基因组（对 RNA 剪接作用的调节有助于基因表达的控制）中得到保留。

（四）线粒体基因以非孟德尔方式遗传

关于线粒体生物发生机制的许多实验都是在酿酒酵母（Saccharomyces cerevisiae）中进行的。线粒体基因突变的遗传不遵循孟德尔遗传法则（掌控细胞核基因的遗传），图 7-7 展示了单倍体酵母细胞中线粒体基因以非孟德尔方式遗传（胞质遗传）的例子。这个例子对某一突变基因如可造成线粒体蛋白质合成对氯霉素具有抵抗性的遗传特点进行了追踪。具有氯霉素抗性的单倍体酵母细胞（突变型）与对氯霉素敏感的单倍体细胞（野生型）配对，结果产生的二倍体合子含有混合型的线粒体基因组，即突变型和野生型线粒体基因组，由这两种线粒体基因组构成的网络在合子中相互融合形成一种连续的网状结构即含有双亲的线粒体基因组。当形成的合子进行有丝分裂时，突变型与野生型的线粒体 DNA 被随机分配到子代二倍体细胞中。对于细胞核 DNA 而言，每个子代细胞均含有一对同源染色体（父母双亲各提供一条）；但对线粒体 DNA 来说，情况却不同：子代细胞含突变型线粒体 DNA 和野生型 DNA 的拷贝数不等（随机分配）即子代细胞可能得到更多突变型的线粒体 DNA，也可能得到更多野生型的线粒体 DNA。子代细胞如果继续有丝分裂下去，这种单一基因型的线粒体 DNA 就会逐渐富集，以至于最终产生的许多子代细胞中仅含有一种基因型的线粒体 DNA，这个随机的过程称为有丝分裂分离现象（mitotic segregation）。

当以上述方式对分离的细胞线粒体基因组进行减数分裂使之产生 4 个单倍体子代细胞时，每个子代细胞均获得相同的线粒体基因，为了与细胞核基因的孟德尔遗传相对比，这种遗传方式被称为非孟德尔遗传（non-Mendelian inheritance）或细胞质遗传（cytoplasmic inheritance）（图 7-7）。以非孟德尔方式遗传的基因位于细胞核染色体之外。

线粒体 DNA 分子位于线粒体内膜上，所以对于线粒体的网状结构而言，线粒体 DNA 分子族（拟核，nucleoid）是相对静止的，但是个别的拟核偶尔也会聚在一起。这种情况最有可能发生在双亲线粒体基因网状结构相互融合的位点（形成合子

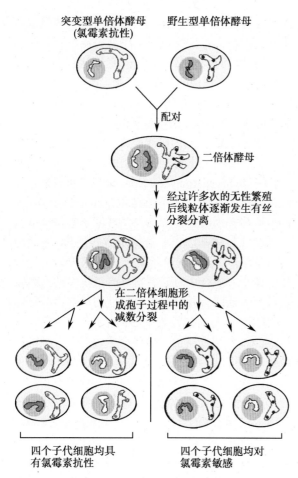

突变型单倍体酵母　　野生型单倍体酵母
（氯霉素抗性）

配对

二倍体酵母

经过许多次的无性繁殖
后线粒体逐渐发生有丝
分裂分离

在二倍体细胞形
成孢子过程中的
减数分裂

四个子代细胞均具　　　四个子代细胞均对
有氯霉素抗性　　　　　氯霉素敏感

图 7-7　酵母细胞中线粒体基因和细胞核基因遗传模式
的差别

对于细胞核基因来说（孟德尔遗传），两个单倍体亲本细
胞配对经减数分裂产生四个子代细胞，其中两个子代细
胞遗传了一个亲本细胞的基因（绿色标记的染色体），另
两个子代细胞则遗传了另一个亲本细胞的基因（白色标
记的染色体）；对于线粒体基因来说（非孟德尔遗传），减
数分裂产生的四个子代细胞仅遗传其中一个亲本细胞的
线粒体基因（两个亲本细胞的线粒体基因分别用橙色和
褐色标记）

的过程中）。当同一个拟核中含有不同的 DNA 分
子时，遗传重组就可能发生，这种重组可导致含有
双亲 DNA 的线粒体基因组的产生，这样的线粒体
基因组在经过有丝分裂分离过程后可被稳定遗传。

（五）线粒体基因为母系遗传

与酵母相比，细胞质遗传对包括人类在内的生
物机体的影响更加深远。酵母细胞大小相等并携带
等量的线粒体 DNA，当两个单倍体酵母细胞配对融
合时，它们在合子形成过程中的贡献均等（图 7-7）。
因此，酵母的线粒体遗传是双亲的（biparental inhe-
ritance）：双亲对后代的线粒体基因库贡献均等。不

过也发现，酵母细胞经过几代无性繁殖后，个别后
代细胞经常仅含有来自单亲的线粒体。在高等动
物中的情况则不然，在它们受精卵的形成过程中，
卵细胞对受精卵细胞质的贡献远远大于精子细胞，
因此，推测高等动物中的线粒体遗传近似单亲遗传
（uniparental inheritance），更准确地说，为母系遗传
（maternal inheritance）。这种母系遗传方式已在实
验动物中得到证实：携带 A 型线粒体 DNA 的动物
与携带 B 型线粒体 DNA 的动物杂交产生的后代仅
含有母亲的线粒体 DNA。同理，通过对大家族中
变异线粒体 DNA 的分布进行追踪调查，发现人类
的线粒体遗传属于母系遗传。

一个受精的人类卵细胞可能携带 2000 份线粒
体基因组拷贝，所有的拷贝（除一、两份外）都从母
亲遗传而来。如果所有这些基因组均携带一个有
害突变，个体将不能存活。然而，有些母亲携带突
变型和野生型线粒体基因组的混合体，她们的女儿
和儿子会继承母亲的突变型和野生型线粒体基因
组并且保持身体健康，除非有丝分裂分离过程偶然
导致大量功能缺陷的线粒体聚集于某一特定组织。
肌肉和神经组织需要大量的 ATP，所以为高度危险
的组织。

研究者能够通过线粒体 DNA 传递的路径来
确定由线粒体 DNA 突变引起的人类遗传病：携带
线粒体 DNA 突变的母亲将她的 mtDNA 传递给她
的所有子女，但只有她的女儿而不是儿子可将其
mtDNA 传给下一代。线粒体遗传病的症状在家族
成员中的差别很大；譬如，疾病的严重程度、发病
年龄以及受累的组织器官等。线粒体遗传病肌阵
挛性癫痫及粗糙红纤维综合征（myoclonic epilepsy
and ragged red fiber disease，MERRF）是由于线粒
体一个 tRNA 基因中的一个突变所引起。当某一
组织偶然继承的缺陷线粒体 DNA 基因组的数量接
近阈值（threshold）时，就会发病；如果超过这一阈
值，功能缺陷的 tRNA 的累积可降低为电子传递及
ATP 的产生所必需的线粒体蛋白质的合成能力，继
而导致肌无力、因心肌受累而致的心脏疾患、癫痫
和累及神经元导致的痴呆等其他症状。

四、线粒体的起源有内共生和分化两种假说

真核细胞的能量转换细胞器被认为是从原核
细胞演变过来的，原始的真核细胞吞噬原核细胞
后，两者之间逐渐发展成一种共生关系，这种共生
假说可解释线粒体（和叶绿体）为什么都含有自己

的 DNA 并可编码自身的一些蛋白质。自从原核细胞被宿主细胞吞噬后，这些细胞器（原核细胞）逐渐失去了许多原有的基因组，对核基因组所编码并在胞质中合成并运输至细胞器的蛋白质变得愈加依赖；相应地，宿主细胞进行生物合成、离子泵及运动所需要的许多 ATP 也越来越依赖这些细胞器；同时它们对发生在特定细胞器内的生物合成反应也变得非常依赖。

目前普遍认为，线粒体可能是从内共生细菌进化而来。线粒体具有许多原核细胞的特征，如相似的大小、具有增殖和分裂的能力、独特的遗传系统以及对抗生素（四环素和红霉素）的敏感性等。研究提示，线粒体可能是从 10 多亿年前的内吞细菌进化而来的。根据内共生假说（endosymbiotic hypothesis），真核细胞最初是一种没有线粒体或叶绿体的厌氧生物，在进化的过程中与细菌逐渐建立起了一种稳定的共生关系，真核细胞改造细菌的氧化磷酸化系统为己所用。大约在 15 多亿年前（植物和动物出现前），当相当浓度的氧气进入大气层时，真核细胞对细菌的内吞事件发生，此次事件导致线粒体的形成。

线粒体是由什么类型的细菌形成的呢？通过对基因序列的比较发现，线粒体可能起源于一种特殊的紫色光合细菌，在演变的过程中，它们失去了光合作用的能力但将一条呼吸链保留下来。近 10 多年来，由于古细菌的发现与研究以及"古细菌可能是真核生物起源的祖先"的论断都十分有利于线粒体和叶绿体内共生起源学说的巩固和发展。

而线粒体起源的分化学说认为：真核细胞的前身是一个进化程度比较高的好氧细菌，参与能量代谢的电子传递系统、氧化磷酸化系统位于细胞膜上。随着不断进化，细胞需要增加其呼吸功能，因此不断地增加其细胞膜表面积，增加的膜不断地发生内陷、折叠、融合，并被其他膜结构包裹，逐渐演变为专门具有呼吸功能的细胞器——线粒体。这一学说曾得到一些学者的支持，因为它可以解释真核细胞核被膜形成与演化的过程。遗憾的是，这个学说缺乏足够的实验证据。

第三节 细胞的能量转换

一、三羧酸循环在线粒体基质中实现

线粒体内腔充满了电子密度较低的可溶性蛋白质和脂肪等成分，称为基质（matrix）。线粒体中催化三羧酸循环、脂肪酸氧化、氨基酸分解和蛋白质合成等有关的酶都存在于基质中。

线粒体可利用丙酮酸（来源于葡萄糖和其他糖类）和脂肪酸（来源于脂肪）作为原料，这两类分子可被转运通过线粒体内膜，在线粒体基质中酶的作用下转变为重要的中间代谢物乙酰辅酶 A。乙酰辅酶 A 中的乙酰基团在线粒体基质中通过三羧酸循环被氧化，在氧化的过程中，乙酰辅酶 A 中的碳原子可被转变成 CO_2（作为代谢废物被细胞释放）。重要的是，这种氧化可产生高能电子（由 NADH 和 $FADH_2$ 所携带），然后这些高能电子被转运至线粒体内膜进入电子传递链。NADH 和 $FADH_2$ 失去电子可重新生成 NAD^+ 和 FAD（被持续的氧化代谢所需），图 7-8 展示了反应的整个过程。

二、氧化磷酸化偶联是能量转换的关键

（一）化学渗透过程把氧化反应产生的能量转变为 ATP

虽然三羧酸循环被认为是氧化代谢的一部分，但是它本身并不直接利用氧气，仅在最后的分解代谢反应中存在氧气分子（O_2）的直接消耗。在氧化反应的早期阶段，几乎所有的能量（来自于碳水化合物、脂肪及其他食物分子）都以高能电子的形式储存起来，由 NADH 和 $FADH_2$ 所携带，通过镶嵌在线粒体内膜上的呼吸链与 O_2 结合。内膜可利用此过程中释放的能量将 ADP 和 Pi 转变为 ATP，因为这个原因，所以这一系列的反应被称为氧化磷酸化（oxidative phosphorylation）（图 7-9）。

由呼吸链完成的氧化磷酸化反应产生 ATP 的过程离不开化学渗透过程。1961 年 P Mitchell 提出来的化学渗透假说解释了当时存在于细胞生物学领域的一个难题，然而，这个假说直到多年以后才通过足够的证据被人们接受。

（二）NADH 通过三种大的酶复合物将电子传递给氧分子

与其他分解代谢反应相比，呼吸链储存能量的机制虽然不同，但是主要原理是一样的。吸能反应 $H_2 + 1/2O_2 \rightarrow H_2O$ 在许多中间代谢反应中都会发生，这使释放出的大部分能量能被储存起来而不是以热能的形式释放到周围环境中。H 原子首先被分解为 H^+ 和 e^-，电子沿着线粒体内膜上的电子载体进行传递。在电子传递链的中间几个步骤质子和电子只是被暂时性地重组在一起，只有在电子传递链的末端，质子（可中和获得电子后 O_2 中的负电荷）才被传递给氧分子。

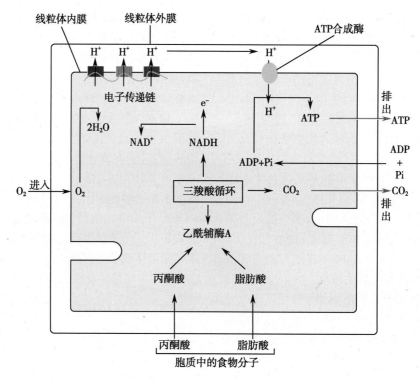

图 7-8　线粒体中能量代谢的概略图

丙酮酸和脂肪酸进入线粒体后可分解为乙酰辅酶 A，乙酰辅酶 A 通过三羧酸循环进行代谢，在代谢的过程中，NAD^+ 还原为 NADH（FAD 还原为 $FADH_2$，图中未显示）。在氧化磷酸化的过程中，来自于 NADH（和 FAD_2）的高能电子沿着线粒体内膜上的电子传递链传递至 O_2。电子传递链产生跨膜的质子梯度，驱动 ATP 合成酶合成 ATP。由胞质中糖酵解产生的 NADH 可传递电子至呼吸链（图中未显示），因为 NADH 不能通过线粒体内膜，来自于胞质的 NADH 电子传递必须通过某种穿梭机制输送还原化合物进入线粒体；还原化合物被氧化后回到细胞质，被 NADH 再次还原

电子传递过程以从 NADH 中分离出 H^-，然后转变为一个质子和两个电子的反应（$H^- \rightarrow H^+ + 2e^-$）作为开始，这两个电子传递至呼吸链中的第一个电子载体（15 个之多）。电子在开始被传递之前携带有非常高的能量，当它们沿着呼吸链传递时能量逐渐被消耗。大多数情况下，电子是从一种金属离子传至另一种，其中的每种离子都紧紧地和一种蛋白分子相连，这大大地改变了金属离子的电子亲和性。参与的大多数蛋白分子可归为三种大的酶复合物之中。每种酶复合物中都含有穿膜的蛋白分子，这可将酶复合物紧紧地固定于线粒体内膜上。电子传递链中的每种酶复合物具有较大的电子亲和性，电子可按一定的顺序从一种复合物传至另一种，直到最后被传递至氧分子（电子亲和性最大）。

（三）电子沿呼吸链传递所释放的能量以跨线粒体内膜的电化学质子梯度的形式储存

电子载体与蛋白分子之间的紧密联系使氧化磷酸化成为可能，蛋白分子可引导电子沿着呼吸链按一定的顺序从一种酶复合物传至另一种。电子的传递伴随着 H^+ 的吸收、释放及能量转换蛋白的构象变化。其结果是，H^+ 从基质泵入膜间隙（通过线粒体内膜），这个过程可被高能电子的顺势流动所驱动。H^+ 的这种流动可产生两种主要的结果：

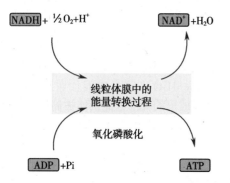

图 7-9　线粒体中主要的能量转换示意图

在氧化磷酸化的过程中，线粒体内膜可把 NADH（和 FADH2）氧化时释放的能量转变为 ATP 中的磷酸键能

①可在线粒体内膜两侧造成 pH 梯度，基质中的 pH 值高于细胞质（pH 值接近 7.0，因为小分子可自由通过线粒体外膜，所以膜间隙的 pH 值和细胞质中的几乎相同）。②可在线粒体内膜两侧产生电压力梯度（膜电位），膜内侧带负电荷，外侧带正电荷（阳性离子向内膜外侧流动的结果）。pH 梯度（ΔpH）驱使 H^+ 从膜间隙流回到基质，从而加强了膜电位（ΔV）的效应（吸引阳离子进入基质，阴离子离开基质）。ΔpH 和 ΔV 一起构成了电化学质子梯度（electrochemical proton gradient）（图 7-10），因而产生了质子动力势（ΔP，单位为 mV）。在一个典型的细胞中，一个正在呼吸的线粒体的跨内膜质子动力势约为 180～190mV（内侧为负电荷），这由约 160～170mV 的膜电位及 0.3～0.5 pH 单位的 pH 梯度构成（1 个 pH 单位的 ΔpH 所产生的效应等同于 60mV 的膜电位产生的效应）。

三、质子梯度驱动能量转化为 ATP 化学能

（一）质子梯度所驱动的 ATP 合成

在氧化磷酸化的过程中，跨线粒体内膜两侧的电化学质子梯度可驱动 ATP 的合成，此过程的实现依赖于与线粒体内膜相连的 ATP 合成酶（ATP synthase）。此酶在线粒体内膜上创造了一条亲水性的通道，允许质子顺电化学梯度流动，在电化学质子梯度的推动下，H^+ 由膜间隙通过内膜上的 ATP 合成酶进入基质，与此同时，其释放的能量促使 ADP 和 Pi 生成 ATP。ATP 合成酶起源古老，它存在于动物细胞的线粒体、植物细胞和蓝藻的叶绿体及细菌和古生菌的质膜中。

ATP 合成酶又称为 F_1F_0-ATP 酶，它是由多个亚基组成的蛋白质，分子量超过 500kDa，可以进行旋转式的催化作用。酶中较大的部分形状如同棒棒糖的头部，由 6 个亚基呈环状而构成，从线粒体内膜突出于基质内。一个支撑这个头部的伸长的臂可把头部与线粒体内膜上的跨膜蛋白连在一起，形成定子（stator），这个定子可和转子（由 10～14 个相同的穿膜蛋白亚基呈环状而构成）密切相连。当质子流过定子 - 转子相连处的通道时，它们的运动可引起转子环旋转。这种旋转也可使与转子相连的轴发生转动，这一转动相继引起与轴相连的三个蛋白亚基发生一定的构象变化。上述过程产生的结果为：质子顺梯度流动释放的能量转变成了两套蛋白分子之间互相摩擦的机械能，旋转着的轴驱使固定的头部环形蛋白分子发生转动。

在组成头部的六个亚基中，三个亚基含有 ADP 和 Pi 的结合位点，随着蛋白亚基构象的变化（由转动的轴驱动），机械能转变为化学键能，ADP 与 Pi 合成 ATP。通过这种方式，ATP 合成酶每秒可合成 100 多个 ATP 分子，每次旋转可产生 3 个 ATP 分子。在不同的 ATP 合酶中，转子中质子转位的亚基数目不同，此数目可决定产生 1 分子 ATP 需要通过 ATP 合酶的质子数。

（二）质子梯度可偶联跨线粒体内膜的物质转运

除了 ATP 的合成外，电化学质子梯度还可驱动其他的生物过程。在线粒体中，许多带电的小分

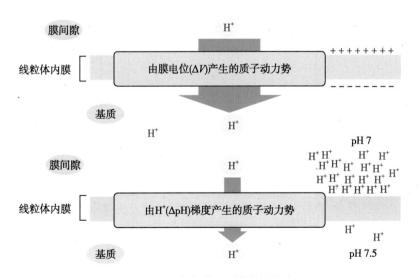

图 7-10 电化学质子梯度的构成

跨线粒体内膜的质子动力势由两部分组成：膜电位（ΔV）和 H^+ 梯度（ΔpH），这两种力量可驱使 H^+ 进入线粒体基质

子，如丙酮酸、ADP及Pi被从胞质泵入线粒体的基质，而其他的分子如ATP则朝相反的方向移动。与上述分子相连的转运体能够把这些分子的转运与质子的顺势流动（进入基质）偶联在一起，例如丙酮酸和Pi可随着质子的顺势流动被共转运至线粒体基质中。

在单一跨膜蛋白的协助下，ADP与ATP可以向着相反的方向进行转运。由于1分子ATP比1分子ADP多带一个负电荷，故每次核苷之间的转换都会导致一个负电荷离开线粒体。因此，线粒体内膜两侧电压的不同可驱动ADP-ATP共转运体的作用（图7-11）。

已经清楚，真核细胞中跨线粒体内膜的电化学梯度驱动ATP的合成及代谢物转运的规律。在细菌中，跨细菌质膜的相似梯度同样可促使上述ATP合成及代谢物的转运。在具有运动能力的细菌中，这种梯度还通过驱动细菌鞭毛摆动推动细菌前行。

（三）质子梯度产生细胞所需的大部分ATP

如前所述，在单纯的糖酵解过程中，每代谢1分子的葡萄糖仅能产生2分子的ATP，这是在缺氧情况下发酵过程所产生的全部能量。在氧化磷酸化过程中，每一对电子（由在线粒体中生成的NADH提供）可导致2.5分子的ATP合成（运输ATP进入胞质所消耗的能量除外）。由$FADH_2$或胞质中糖酵解生成的NADH提供的每对电子经过

氧化磷酸化过程也可产生1.5分子的ATP。根据糖酵解和三羧酸循环所生成的产物量，可计算出1分子葡萄糖的彻底氧化（以糖酵解开始，氧化磷酸化结束）可净产生约30分子的ATP。

总之，动物细胞的葡萄糖氧化所产生的大部分ATP都是通过线粒体内膜上的化学渗透假说机制而实现。线粒体中的氧化磷酸化也可利用脂肪氧化提供的NADH和$FADH_2$产生一定数量的ATP。

（四）线粒体保持细胞中ATP：ADP的高比值

线粒体内膜上载体蛋白可把ATP转变为ADP。由于它们的存在，胞质中ATP水解产生的ADP分子得以进入线粒体补充能量，而线粒体基质中通过氧化磷酸化形成的ATP分子则进入胞质为生命活动提供能量。在人体细胞内，一个ATP在一分钟内不止一次地穿梭于线粒体的内外，使细胞内ATP的浓度达到ADP的10倍。

生物合成酶常常通过与释能反应的偶联发挥对吸能反应的催化作用。如同电池可以驱动电动机器的运行一样，ATP也能以同样的方式被用于驱动细胞内生物过程。如果线粒体的活性被抑制，ATP的水平就会下降，相应细胞的能量就会耗尽，最后导致吸能反应无法进行和细胞死亡，例如毒性氰化物因阻断线粒体内膜的电子传递链而引起细胞和个体死亡。

虽然只有在细胞内ATP的浓度降为0时，细

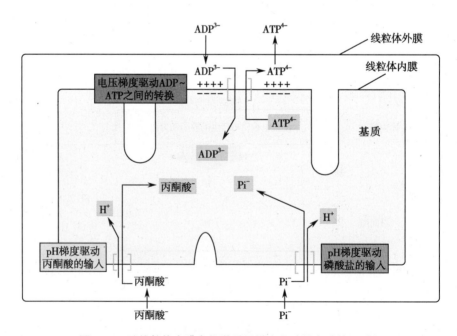

图 7-11　跨线粒体内膜电化学质子梯度驱动的主动转运过程
丙酮酸、无机磷酸盐（Pi）和ADP进入线粒体基质，而ATP被泵出。其中标明了每个分子所带的电荷以比较膜电位的变化，膜内为负电。线粒体外膜对所有的化合物都具有通透性

胞内进行的反应才会停止，但事实上，生命对 ATP 的要求是十分苛刻的：生命依赖于细胞具备保持高 ATP 浓度（与 ADP 和 Pi 的浓度相比）的能力。为了弄清楚其中的原因，必须考虑热动力学的一些基本原则。

（五）ATP 水解时所产生自由能变化的巨大负值对细胞十分重要

一个反应自由能的变化（ΔG）决定此反应是否能够在细胞内自主发生。就一个特定的反应而言，自由能的变化（ΔG）由两部分构成：第一部分称为标准自由能变化（ΔG⁰），它依赖于反应分子自身的内在特点；第二部分依赖于反应分子的浓度。例如简单反应 A→B：

$$\Delta G = \Delta G^0 + RT\ln\frac{[A]}{[B]}$$

[A] 为 A 的浓度，[B] 为 B 的浓度，ln 为自然常数，ΔG⁰ 只是一个参考值，当 A 和 B 的摩尔浓度相等（ln1＝0）时，ΔG⁰＝ΔG。

ATP 为细胞内主要的"活化能载体分子"，它的水解为放能反应（ΔG 为负值），通常可偶联其他的反应，促使它们的发生（通常情况下不会发生）。ATP 的水解反应可产生两种产物：ADP 和 Pi。对于反应：A→B＋C：

$$\Delta G = \Delta G^0 + RT\ln\frac{[B][C]}{[A]}$$

正常情况下，当细胞内的 ATP 水解生成 ADP 和 Pi 时，自由能的变化约为 −13～−11kcal/mol（−54～−46kJ/mol），这要求细胞内 ATP 的浓度高于 ADP 和 Pi 的浓度；如果细胞内 ATP 的浓度与 ADP 和 Pi 的浓度相等，ATP 水解时的自由能变化（ΔG）即为标准自由能变化（ΔG⁰），仅为 −7.3kcal/mol（−30.5kJ/mol）；如果细胞内 ATP 的浓度低于 ADP 和 Pi 的浓度，ΔG 则变为 0，也就是说，ADP 与 Pi 形成 ATP 的速度和 ATP 水解为 ADP 与 Pi 的速度相等。换言之，当 ΔG＝0 时，反应达到了平衡。

化学反应是否达到平衡及是否能驱动其他反应的发生都取决于 ΔG 而不是 ΔG⁰。因为线粒体内 ADP 和 ATP 之间的转换使 ATP 的浓度高于 ADP 和 Pi，所以细胞内 ATP 的水解反应远未达到平衡，相应地，ΔG 的值为非常大（绝对值）的负数。如果不是由于 ATP 的水解反应远未达到平衡，那么它并不能被用于驱动细胞内的其他化学反应，例如，许多生物合成反应在 ATP 浓度较低时会发生逆向反应而非正向反应。

（六）ATP 合成酶水解 ATP 时所释放的能量促使 H⁺ 通过线粒体内膜

除了利用 H⁺ 顺梯度流动释放的能量合成 ATP 外，ATP 合成酶还可逆向发挥生物功能即利用水解 ATP 释放的能量泵 H⁺ 通过线粒体内膜。因此，ATP 合成酶的功能具有可逆性，可在电化学质子梯度与化学键能之间互相转换。其反应进行的方向取决于电化学质子梯度的陡度和 ATP 水解的自由能变化。

生成 1 分子 ATP 所需质子的确切数目取决于构成转子基底部环状跨膜蛋白的亚单位数目。然而，为了说明其中的规则，我们假设 ATP 合成酶每合成 1 分子 ATP 需要 3 个质子来驱动。ATP 合成酶催化反应发生的方向（ATP 合成及 ATP 水解的方向）取决于移动 3 个质子跨过内膜进入基质时的自由能变化（ΔG_{3H+}，通常小于 0）与基质中 ATP 合成时的自由能变化（$\Delta G_{ATP合成}$，通常大于 0）之间的平衡。$\Delta G_{ATP合成}$ 的值取决于线粒体基质中三种反应分子 ATP、ADP 和 Pi 的浓度，而 ΔG_{3H+} 的值与质子通过线粒体内膜的动力成正比。下面的例子将具体描述这两种自由能变化之间的平衡如何影响 ATP 合成酶的作用。

单个 H⁺ 若顺着 200mV 的电化学梯度移入线粒体基质可释放 4.6kcal/mol（19.2kJ/mol）的自由能，那么三个 H⁺ 移动则可释放 13.8kcal/mol（57.7kJ/mol）即 ΔG_{3H+}＝−13.8kcal/mol 即 57.7kJ/mol。因此，如果质子动力保持不变为 200mV，那么 ATP 合成酶可合成 ATP 直到 ATP 与 ADP＋Pi 的比值变化使 $\Delta G_{ATP合成}$＝＋13.8kcal/mol（57.7kJ/mol；此时 $\Delta G_{ATP合成}$＋ΔG_{3H+}＝0）。这种情形下，ATP 合成酶没有净 ATP 的生成或水解。

如果胞质中的吸能反应突然消耗了大量的 ATP，使线粒体基质中 ATP：ADP 的比值下降，$\Delta G_{ATP合成}$ 的值则会下降，ATP 合成酶会重新开始合成 ATP 以恢复 ATP：ADP 原来的比例。如果质子动力突然下降至 160mV，那么 ΔG_{3H+}＝−11.0kJ/mol（−46kJ/mol），结果 ATP 合成酶会开始水解基质中的 ATP 直至 ATP 与 ADP＋Pi 达到新的平衡即 $\Delta G_{ATP合成}$＝＋11.0kcal/mol（或 46kJ/mol）。

许多细菌中，ATP 合成酶常在有氧代谢和厌氧代谢之间转换。V 型 ATP 酶（酸化细胞器）的结构类似于 ATP 合成酶，功能也具有可逆性。其他的膜转运蛋白把离子的跨膜转运与 ATP 的合成或水解偶联在一起，同样具有可逆性，例如正常情况下 Na⁺-K⁺ 泵与 Ca²⁺ 泵可水解 ATP 并利用释放出的能量转运特定的离子通过膜。如果这些泵的其中之一被暴露于非正常陡度的离子梯度，那么它只会催化 ADP 和 Pi 合成 ATP 而不是水解 ATP。因此，ATP 合成酶把跨膜离子中储存的电化学能直接转换成 ATP 中的磷酸键能的能力绝不是独一无二的。

第四节 线粒体在细胞能量转换中的角色

一、电子传递链是产能过程中的重要环节

在大致了解线粒体如何利用电子传递来建立电化学质子梯度的问题之后，现在要对以膜为基础的能量转换过程的机制作进一步的阐明，以解释电子传递过程是如何把质子泵过线粒体内膜的。下面介绍的是此过程所遵循的基本原则。

（一）质子具有极强的运动性

正常情况下，质子在转运蛋白的介导下通过线粒体内膜。虽然它们（H^+）和其他的阳性离子如 Na^+ 和 K^+ 非常相似，但是在某些方面，质子是独一无二的。在活的生物体内，氢原子是含量最丰富的原子，它们在含碳原子的生物分子及周围的水分子中含量很高。水分子中的质子具有高度的运动性，可在水分子形成的氢键网络中穿梭（从一处水分子上解离出来，再和邻近的另一水分子结合），同样质子也可能以相同的方式通过镶嵌在脂质双分子层上的蛋白（泵）：它们从一个氨基酸的侧链转移至另一个氨基酸的侧链，形成一种特殊的通道穿过蛋白（泵）。

质子在电子传递方面也很特别。当一个分子获得电子被还原时，分子带负电荷，在多数情况下，来源于水分子的质子的加入可中和此负电荷，其结果是转移了一个氢原子，$H^+ + e^-$。与此相类似，当一个分子被氧化时，从此分子中移出的氢原子可被解离成电子与质子，电子可被再次转移至可接受电子的分子，而剩余的质子则被传递至水分子。因此，在线粒体内膜中，当电子沿着传递链运行时，把质子从内膜的一侧泵至另一侧的过程就变得相对简单，电子载体仅需以特定的方式在膜中排列，使其在膜的一侧获得电子，在膜的另一侧释放电子至下一个电子载体。

（二）氧化还原电位可衡量电子亲和性大小

在生物化学反应中，从分子中移出的任何电子总是被直接地传递至另一个分子，以至于当一个分子被氧化时，一定存在另一分子被还原。像其他的化学反应一样，氧化还原反应的自发性取决于电子转移过程中自由能的变化（ΔG），而自由能的变化取决于反应的两个分子对电子相对亲和性的大小。

由于电子转移可为活的有机体提供大部分能量，所以深入了解其内在机制十分必要。酸和碱可提供并接受质子，它们可以共轭酸碱对的形式存在，酸随时可通过失去质子转变为碱。例如乙酸在反应中（CH_3COOH）可转变为它的共轭碱（$CH3COO^-$）：

$$CH_3COOH \Leftrightarrow CH3COO^- + H^+$$

同样，因为 NADH 失去电子后可变为 NAD^+，所以像 NADH 和 NAD^+ 这样的成对复合物被称为氧化还原对（redox pairs）：

$$NADH \Leftrightarrow NAD^+ + H^+ + 2e^-$$

NADH 为强有力的电子供体：因为它携带的电子处于高能状态，传递电子至许多分子的过程中，自由能的变化为释放能量。高能化学键非常活跃，它的形成具有一定的困难，因此，它的氧化还原伙伴 NAD^+ 必须具有弱的接受电子能力。

可以通过实验测定氧化还原对转移电子的倾向性，通过连接 1:1（等摩尔）的氧化还原对复合物至另一对氧化还原对（被选择作为参考标准）形成一个电子回路，可以测量两者之间的电位差，这个电位差被定义为氧化还原电位；电子可以自发地从低氧化还原电位（对电子的亲和性低）的复合物（如 $NADH/NAD^+$）移至高氧化还原电位（对电子的亲和性高）的复合物（如 O_2/H_2O）。因此，NADH 在呼吸链中是好的电子供体，而 O_2 则是链末端最适合的电子接收器。氧化还原电位差 $\Delta E_0'$ 是电子从一个分子转移至另一分子标准自由能变化的直接测量指标。

（三）电子转移可释放大量的能量

氧化还原电位为负值的化合物对电子的亲和性弱，而且负值（绝对值）越大，亲和性越弱。因此，这些化合物是强有力的电子供体。与之相对应，氧化还原电位为正值的化合物对电子的亲和性强，正值越大，亲和性越强。它们因此是强有力的电子接受体。1:1 的 NADH 和 NAD+ 的混合物具有 $-320mV$ 的氧化还原电位。这表明，NADH 具有极强的提供电子的倾向，1:1 的 H_2O 和 $1/2O_2$ 的混合物具有 $+820mV$ 的氧化还原电位，表明 O_2 分子具有强的接受电子的倾向。NADH 与 O_2 之间的氧化还原电位电位差为 1140mV，这意味着每个电子从 NADH 传递至 O_2 的过程中会释放大量的能量 $\Delta G^0 = -26.2kcal/mol$（$-110kJ/mol$）或者每个

NADH 分子传递 2 个电子至氧气即可释放 2 倍的能量 −26.2kcal/mol（−110kJ/mol）×2。如果把这个自由能的变化与 ATP 中磷酸键形成时自由能的变化 $\Delta G^0 = -7.3$kcal/mol（−30.5kJ/mol）相比较，可以明白一分子 NADH 的氧化可释放大量的能量，合成数分子的 ATP（由 ADP 和 Pi 合成）。

生物界存在催化 NADH 直接传递电子至 O_2 从而生成 H_2O 的化学反应的酶：

$$2H^+ + 2e^- + 1/2O_2 \rightarrow H_2O$$

但是由于巨大的能量落差，这个反应将以爆发性的力量进行，释放的所有能量被转化为热能。然而，在细胞中，这个反应却可通过呼吸链上的电子载体把高能量的电子逐步地从 NADH 传递至 O_2。电子传递链中的连续载体可以和电子紧密地结合在一起，以致释能反应 $2H^+ + 2e^- + 1/2O_2 \rightarrow H_2O$ 仅在许多小的步骤中发生。这种逐步转移电子的过程使细胞储存反应释放出能量的一半。

（四）利用光谱学方法辨认呼吸链中的电子载体

呼吸链中的许多电子载体能吸收可见光并且在被氧化或还原时改变颜色。一般情况下，每个电子载体都有自己特定的吸收光谱和反应，即使在粗提的混合物中，凭借这些独特之处足以通过光谱技术跟踪它们的行为。因此，即便是在没有明确它们的功能之前，也能纯化这些电子载体。因此在 1925 年，细胞色素 c 作为可执行氧化还原反应的化合物在包括细菌、酵母和昆虫在内的活体生物中被发现。通过分光镜对细胞和组织进行观察，研究者们根据它们独特的吸收光谱发现了三种细胞色素并分别命名为细胞色素 a、b 和 c。

细胞色素由一组有色蛋白（与血红素基团的存在有关）构成，当接收一个电子时，其中的铁原子会从高铁氧化状态（Fe^{3+}）变为亚铁氧化状态（Fe^{2+}）。血红素基团由卟啉环及卟啉环中心四个吡咯环上的氮原子与一个亚铁离子配位结合而成。因为卟啉环与血红蛋白中的铁相连，所以血液呈现红色；如果卟啉环与叶绿素中的镁相连则是植物呈现绿色的原因。

铁硫蛋白是另一种主要电子载体，它有两个非血红素铁原子和同等数量的硫原子及半胱氨酸侧链形成蛋白分子的铁硫中心（iron-sulfur center）。呼吸链中铁硫中心的数目比细胞色素要多。但是光谱学检测需要电子顺磁共振（electron paramagnetic resonance，EPR），而它们没有明显的特点。像细胞色素一样，这些铁硫中心一次只能携带一个电子。

呼吸链中最简单的电子载体为醌（quinone），也称为泛醌（ubiquinone）或辅酶（Qcoenzyme Q）。醌是一种疏水性的小分子，可在脂质双分子层中自由移动，能够接受或提供一个或两个电子；当被还原时，它可从周围的介质中获得质子和电子。

除了与细胞色素相连的 6 个血红素、多于 7 个铁硫中心及泛醌外，还有 2 个铜原子和 1 个黄素作为电子载体与呼吸链上的蛋白分子紧密相连。在电子从 NADH 传至 O_2 的过程中，总共有大约 60 多种不同的蛋白参与其中。

当电子沿着呼吸链传递时，所经过的电子载体对电子的亲和性越来越高（氧化还原电位越来越大）。在进化的过程中，氧化还原电位在特定的蛋白质环境下（可改变电子载体对电子的亲和性）通过每个电子载体之间的相互连接被安排的恰到好处，因为铁硫中心对电子的亲和性相对较低，所以它们在呼吸链的早期阶段占主导地位，而细胞色素对电子的亲和性较高，在呼吸链的远端发挥主要作用。

呼吸链上电子载体的顺序可由复杂的光谱学测定决定，它们中的许多蛋白曾作为多肽链被分离并鉴定。事实上，对呼吸链的进一步了解取决于对多数蛋白组装成三种大的酶复合物的认识。

二、呼吸链是由线粒体基因组和核基因组编码的蛋白所组成

（一）呼吸链包括镶嵌在线粒体内膜上的三种酶复合物

膜蛋白要作为完整的复合物被纯化是非常困难的，因为在液体溶液中膜蛋白是不可溶的，而溶解膜蛋白的一些变性剂在溶解膜蛋白的同时能够破坏正常蛋白-蛋白之间的相互作用。然而，在 20 世纪 60 年代早期，研究者们发现，相对温和的离子变性剂如脱氧胆酸能够选择性地溶解线粒体内膜上的成分并保持它们的原来形式，这就使三个主要的呼吸酶复合物（与内膜紧密相连）的纯化和鉴定得以实现。每个纯化的复合物都能够插入脂质双分子层中的小泡并且当电子通过时可泵质子通过脂质双分子层。在线粒体中，这三个复合物非对称性地分布在线粒体内膜上，并依次形成电子传递链，可把基质中的质子泵出（图 7-12）。

1. **NADH 脱氢酶复合物** 是呼吸酶复合物中体积最大的复合物，包含 40 多条多肽链。它从 NADH 接受电子并通过黄素和至少 7 个铁硫中心传递电子至泛醌，泛醌随后转移电子至下一个呼吸酶复合物——细胞色素 b-c1 复合物。

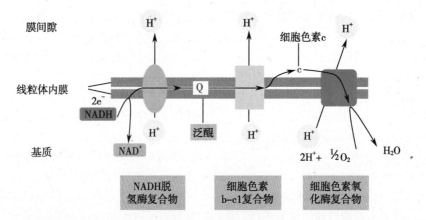

图 7-12 电子经呼吸酶复合物的传递路径

在电子从 NADH 传递至 O_2 的过程中，泛醌和细胞色素 c 作为运动载体把电子从一种复合物运至下一种复合物，此过程中，每种呼吸酶复合物都可泵质子通过线粒体内膜

2. 细胞色素 b-c1 复合物 它包含至少 11 个不同的多肽链，以二聚体的形式发挥生物学功能，其中每个单体含有三个血红素（与细胞色素相连）及一个铁硫蛋白。此复合物可从泛醌接受电子并传递至细胞色素 c，细胞色素 c 可携带电子至细胞色素氧化酶复合物。

3. 细胞色素氧化酶复合物 以二聚体的形式发挥作用，每个单体包含 13 条不同的多肽链（包括两个细胞色素和两个铜原子）。此复合物每次从细胞色素 c 接受一个电子，每次可传递 4 个电子至氧分子。

细胞色素、铁硫中心和铜原子一次只能携带一个电子。然而，每分子 NADH 一次可提供 2 个电子而每个氧分子必须一次接受 4 个电子才可生成 H_2O。在电子传递链中存在数个电子收集及分配的位点，它们可以协调分配这些电子数目的变化，其中最显著的是细胞色素氧化酶。

（二）细胞色素氧化酶中的铁硫中心可高效催化 O_2 还原

氧分子对电子有较高的亲和性，所以当它被还原生成 H_2O 时可释放大量的能量。因此，与无氧代谢相比，细胞呼吸（O_2 可转变为 H_2O）的演变可使生物体利用更多的能量，这可能是所有的高等生物为什么都需要呼吸的原因。生物系统以这种方式利用氧气需要一个非常复杂的化学机制。之所以能够忍受空气中的 O_2 是因为它获得第一个电子很困难，这个事实允许体内的细胞通过酶的催化作用来控制初始反应。但当 O_2 获得第一个电子形成超氧根（O_2^-）时，它会变得非常活跃和危险，很容易获得另外三个电子。而细胞之所以能利用氧气进行呼吸是因为细胞色素氧化酶可使 O_2 停留在一个特殊的双金属中心，被夹在血红素连接的铁原子和铜原子之间，直到获得 4 个电子后，O_2 中的两个氧原子才能被安全地释放出来形成两个 H_2O 分子。

在大多数细胞中，细胞色素氧化酶催化反应消耗的 O_2 占到整个 O_2 摄取量的 90%，因此，这个蛋白复合物对所有的需氧生物来说是非常关键的。氰化物和叠氮化物是剧毒性的化合物，主要是因为它们可以紧密地与细胞中的细胞色素氧化酶相连，阻止电子传递从而大大地减少 ATP 的产生。

哺乳动物中的细胞色素氧化酶由 13 个不同的蛋白亚基构成，这些亚基之间具有互相辅助的作用，有助于调节酶功能中心三个亚基的活性或组装，X 射线晶体照相技术已确定此复合物的完整结构。

（三）电子在线粒体内膜中随机碰撞通过电子隧道效应完成传递

泛醌和细胞色素 c 是呼吸链中酶复合物之间携带电子的两种成分，可在线粒体内膜平面迅速扩散，泛醌和细胞色素 c 与扩散较慢的酶复合物之间随机碰撞的频率与电子转移率有关（每个复合物约每 5～20 毫秒提供及接受一个电子）。

电子沿着呼吸链传递的顺序完全由呼吸链中各个成分之间相互作用的特异性决定：每个电子载体仅能与其相连的载体相互作用而无其他捷径可循。

生物系统中电子在载体分子之间的移动不仅通过形成分子内共价键完成，还可通过跃过宽约 2nm 的缝隙完成，这种跳跃通过电子隧道效应发生。绝缘可阻止短路的形成，否则当一种氧化还原电位低的电子载体与氧化还原电位高的载体发生碰撞时短路就会发生，这种绝缘可通过这样的过程得以实现：把携带的电子深埋于蛋白分子的内部以阻止它与不合适的电子载体发生电子隧道效应。

（四）呼吸酶复合物之间氧化还原电位的巨大落差为 H+ 的运输提供能量

图 7-13 展示了沿着呼吸链氧化还原电位的变化情况。氧化还原电位的下降主要发生在三个位点即三个主要的呼吸酶复合物处。任意两个电子载体之间氧化还原电位的变化直接与电子转移时释放的自由能成比例，每个酶复合物都是一种能量转换装置，它可利用一部分自由能的变化运输 H+ 通过线粒体内膜，因此，当电子在酶复合物之间传递时可造成跨线粒体内膜的电化学质子梯度。上述能量转换过程可通过酶复合物的纯化并将纯化的酶复合物结合到脂质体中来进一步证明：当加入合适的电子供体和受体使电子能够在复合物之间传递时，质子就被转运通过脂质体内膜。

（五）三种主要酶复合物中 H+ 的泵作用可通过独特的机制发生

一些呼吸酶复合物每传递一个电子会泵一个 H+ 通过线粒体内膜，而其他一些酶复合物每传递一个电子则可泵出 2 个 H+。对于这三种酶复合物来说，电子传递与 H+ 泵作用偶联在一起的具体机制是不同的。在细胞色素 b-c1 复合物中，醌具有

明显的作用。当醌每次携带电子时，它可同时从周围的液体介质中获得一个 H+；当把电子转移至下一个电子载体时，它同时释放 H+。因为泛醌在脂质双层中可自由运动，所以它能够在膜的内表面接受电子并将电子提供给膜外表面附近的细胞色素 b-c1 复合物，因此，每传递一个电子，它即可转移一个 H+ 通过脂质双层。然而，在细胞色素 b-c1 复合物中，每传递一个电子可转移两个 H+。借助 X 射线晶体术可辨认细胞色素复合物 b-c1 的完整结构，其中电子传递的一系列复杂过程可在原子水平上得到阐明。

电子传递时可引起蛋白构象的弹性变化，这种变化也可运输 H+，就像当 ATP 水解时 ATP 合成酶可泵出 H+ 一样。对于 NADH 脱氢酶复合物和细胞色素氧化酶复合物而言，电子传递可改变复合物中各成分的氧化还原状态引起蛋白构象的系列弹性变化，这些构象上的变化可使蛋白分子泵 H+ 通过线粒体内膜。这种 H+ 泵作用的实现至少需要三个独特的蛋白（泵）空间构象。

（六）H+ 离子载体可解除电子传递和 ATP 合成之间的偶联

从 20 世纪 40 年代起，几种物质（如 2,4- 二硝基酚）陆续被确定为解偶联剂，它们可解除电子传递与 ATP 合成之间的偶联。如果把这些低分子量的有机化合物加入细胞中，线粒体中 ATP 的合成

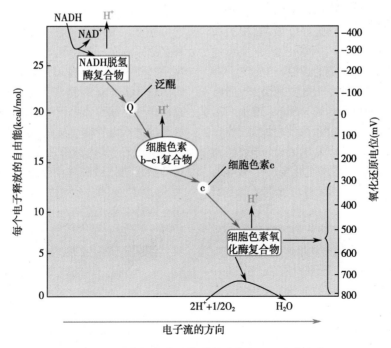

图 7-13 线粒体中电子传递链的氧化还原电位变化

在电子沿呼吸链传递至 O₂ 的过程中，氧化还原电位逐渐增加

过程即会停止但并不影响细胞对氧气的摄取。在解偶联剂存在的情况下，电子传递和 H^+ 的泵作用仍然可以较快的速度继续进行，但是不会形成 H^+ 梯度。对此现象的解释非常简单和明确：解偶联剂为脂溶性的弱酸，可作为 H^+ 的载体（H^+ ionopores）在脂质双层中自由扩散，这为 H^+ 跨线粒体内膜的流动提供了通路（可绕过 ATP 合成酶），结果质子电化学梯度的力量就完全消除，从而使 ATP 不能被合成。

（七）正常情况下的调节呼吸可限制电子流通过呼吸链

如果把解偶联剂（例如二硝基酚）加入细胞中，可使线粒体增加电子传递的速率，导致氧气摄取的增加，这反映了呼吸调节（respiratory control）的存在。这种调节被认为通过电化学质子梯度对电子传递速率的直接抑制而实现。因为正常情况下质子梯度的增加可使电子传递变得困难，速度也相应地减慢，所以当解偶联剂使质子梯度破坏时，电子传递是自由的，没有最大速率的限制。如果人为地在线粒体内膜两侧造成巨大的电化学质子梯度，那么正常的电子传递过程会完全停止，在呼吸链的某些部分还会存在逆向的电子流。这种现象说明，呼吸调节可反映质子泵作用时发生的自由能变化与电子传递时自由能变化之间的简单平衡，换言之，电化学质子梯度的大小可以影响电子传递的方向和速率，就像它影响 ATP 合成酶催化反应的方向一样。

呼吸调节仅仅是精密的反馈控制连锁系统的一部分，它可协调糖酵解、脂肪酸分解、三羧酸循环和电子传递之间的速率。事实上，所有上述过程的速率都受 ATP∶ADP 比值的调控，当 ATP 消耗增加，ATP∶ADP 比值下降时，它们（糖酵解、脂肪酸分解、三羧酸循环和电子传递）的速率增加。当 ATP 合成酶的底物（ADP 和 Pi）浓度增加时，线粒体内膜上的 ATP 合成酶工作速率增加，导致越来越多的 H^+ 流回到基质，相应的电化学质子梯度迅速下降，下降的电化学质子梯度可增加电子传递的速率。

类似的调控还包括 ATP 对几种关键酶的反馈抑制及呼吸链对 NADH 产生与利用速率的调整等。作为多种调控机制作用的结果，机体在剧烈运动时氧化脂肪和糖的速率是休息时的 5～10 倍之多。

三、通过特定的穿梭机制完成跨线粒体的物质交换

细胞主要由大分子构成，当细胞衰老时这些分子需要经常修复或更替。即使对于未处于生长期的细胞和器官，这些分子也必须通过生物合成进行更替和补充。而 ATP 正是细胞在复杂的外界环境中始终能够作为一个高度有序的整体而存在所必须的。然而，除了 ATP 外，胞质中的生物合成还需要 NADPH 和碳骨架，后者可直接来源于糖的分解，而 NADPH 可通过胞质中的糖分解旁路（磷酸戊糖旁路，糖酵解的一种方式）来提供。但是当食物供应充分、有足够的 ATP 时，线粒体也可产生细胞生长所需的碳骨架和 NADPH。因此，线粒体基质中三羧酸循环产生的多余柠檬酸盐可顺电化学梯度运至细胞质，代谢产生生物合成所需的 NADPH 和碳骨架，例如当细胞对促生长信号做出反应时，从线粒体运出的柠檬酸在代谢过程中会在胞质中产生大量的乙酰辅酶 A，加速脂肪酸和固醇类物质的产生并为新膜的形成提供材料保证。

线粒体对于胞质中氧化还原电位的缓冲也非常关键。在糖酵解（把 3-磷酸甘油醛转变为 1，3-二磷酸甘油酸）的中心反应中，细胞需要提供电子受体 NAD^+；获得电子后，NAD^+ 转变为 NADH，NADH 中的高能电子被转移后又重新生成 NAD^+。

NADH 中的电子最终可用来驱动线粒体中氧化磷酸化反应，但是线粒体内膜对 NADH 不通透，因此，其中的电子需要首先传递至胞质中的小分子（可通过线粒体内膜），然后被带入线粒体基质中。一旦进入线粒体基质，这些小分子即可把电子传递至 NAD^+，形成线粒体中的 NADH，而后这些小分子可重新回到胞质继续携带电子通过线粒体。这种穿梭系统在一些特化的细胞中可形成回路，例如昆虫飞行的肌肉细胞可通过有氧糖酵解产生大量的 ATP，这里由 3-磷酸甘油醛提供的高能电子可直接传递至线粒体内膜的外表面，使它们更直接更快速地进入电子传递链并伴随部分能量的丢失。

饥饿时，体内的蛋白质会降解为氨基酸，这些氨基酸可进入线粒体中被氧化，为 ATP 的合成提供 NADH。因此，不同情况下线粒体发生不同的反应在维持细胞代谢方面发挥许多关键性的作用。

第五节　线粒体 DNA 变异与能量转换障碍

线粒体除具有能量转换的作用外，还与活性氧类（reactive oxygen species，ROS）的生成、细胞氧化还原的信号转导、细胞凋亡及基因表达的调控等相关，涉及生物体的进化、发育、遗传、代谢、衰老、

心血管疾病、神经 - 肌肉疾病、恶性肿瘤以及细胞死亡等多个重要问题，本节将就一些研究较清楚的疾病和受到国内外研究者关注的热点问题予以介绍。

一、某些遗传性疾病与 mtDNA 突变相关

作为细胞的能量代谢中心，线粒体一旦出现功能改变就会导致病理状态。随着对线粒体生物化学和遗传学认识的不断提高，根据线粒体突变确定出的线粒体疾病也逐渐增多。人类首先识别的线粒体疾病是 Leber 遗传性视神经病（Leber hereditary optic neuropathy，LHON），它是因电子呼吸链酶复合体 I 中的亚单位 NADHQ 氧化还原酶基因发生突变所致，中年时突发失明是其典型的临床表现。部分线粒体基因突变可破坏 NADH 的利用能力，而另一部分突变则能够阻断电子传递给辅酶 Q。另外，线粒体基因突变经过生命过程中的日积月累会导致生物个体某些组织和器官的衰老、退行性病变和肿瘤。

人类卵细胞中含有 10^5 个～10^6 个 mtDNA 分子，而精子只有大约几百个。因此，相对于卵细胞而言，精子对线粒体基因型的影响很小。由于线粒体是母系遗传，而且卵细胞线粒体的数目非常之多，线粒体突变并非涉及所有的线粒体，这也是线粒体疾病复杂病理表现的分子机制。在一个线粒体疾病家族中，由于突变型线粒体在线粒体总数中所占比例不同，家族成员的临床表现可以从正常表现至严重的综合征，并且发病年龄也不尽相同。只有细胞中突变型线粒体达到一定比例，线粒体产生能量的能力下降到一定的阈值时，细胞才会显示出功能异常。能量需求高的组织如神经系统和心脏等对氧化磷酸化的依赖程度较高，当 mtDNA 发生突变时它们遭受的损害更为严重。

（一）mtDNA 突变可导致 Leber 遗传性视神经病

Leber 遗传性视神经病（LHON）最早由德国眼科医师 Theodor Leber 发现，它是一种急性或亚急性发作的母系遗传病。典型的 LHON 首发症状为视物模糊，随后的几个月之内出现无痛性、完全或接近完全的失明。该病通常累及双眼或在一只眼睛失明不久，另一只也很快失明。视神经和视网膜神经元的退化是 LHON 的主要病理特征。另外，还伴有周围神经的退化、震颤、心脏传导阻滞和肌张力降低等病症。LHON 一般在 20～30 岁时发病，但发病年龄范围可从儿童时期一直到 70 多岁，

通常存在性别差异，男性患病风险大致是女性的 4～5 倍，但原因尚不清楚。

在 9 种编码线粒体蛋白的基因（ND1、ND2、CO1、ATP6、CO3、ND4、ND5、ND6、CYTB）中，至少有 18 种错义突变可直接或间接地导致 LHON 表型的出现。LHON 分为两种类型：①单个线粒体突变就足以导致 LHON 表型；②少见的、需要二次突变或其他变异才能产生的临床表型，但其发病的生物学基础尚不完全清楚。对于第一种类型的 LHON 来说，90% 以上的病例中存在三种突变（MTND1*LHON3460A、MTND4*LHON11 778A 和 MTND6*LHON14 484C），而且在这些患者中，11 778A 突变占 50%～70%。在这类 LHON 家族中，同质性是很常见的现象。在异质性 LHON 家族中突变线粒体 DNA 的阈值水平≥70%。

11 778A 突变使电子呼吸链酶复合体 I 中的亚单位（NADH 脱氢酶）上第 340 位 G 突变为 A，使高度保守的精氨酸替换为组氨酸，降低了 NAD 关联底物的氧化作用效率。3460A 突变减少了复合物 I 大约 80% 的活性，14 484C 突变也降低了复合物 I 的活性。这三种主要的 LHON 突变都不同程度地影响了呼吸链的作用，而复合物 I 在光诱导的神经传导通路中具有非常重要的作用。

LHON 的致病性突变会影响线粒体的氧化磷酸化作用和产生 ATP 的能力，最主要的受累对象是那些依赖氧化磷酸化程度高的组织。因此，线粒体成分的缺陷会对某一特定组织产生影响，从而形成特定的临床表型而不是表现出综合征的形式。中枢神经系统（包括脑和视神经）对氧化代谢的需求非常高，这和 mtDNA 突变导致 LHON 的首发临床表现为失明相一致。

（二）线粒体肌病（MERRF 综合征）主要是由线粒体基因组 tRNA^{Lys} 基因点突变所致

MERRF 综合征即肌阵挛性癫痫及粗糙红纤维综合征（myoclonus epilepsy and ragged-red fibers，MERRF），是一种罕见的、有明显母系遗传特点的线粒体疾病，具有多系统紊乱的症状包括肌阵挛性癫痫的短暂发作、不能够协调肌肉运动（共济失调）、肌细胞减少（肌病）、轻度痴呆、耳聋及脊髓神经退化等。粗糙红纤维（ragged-red fibers）是指大量的团块状异常线粒体，主要聚集在肌细胞中，电子传导链中复合物 II 的特异性染料能将其染成红色。一般而言，MERRF 是线粒体脑肌病的一种，包括线粒体缺陷和大脑与肌肉功能的变化。在患有严重的 MERRF 患者中大脑的卵圆核和齿状核

存在神经元的缺失，并且在小脑、脑干和脊髓等部位也可观察到上述现象。MERRF 病一般在童年时初发，病情可持续若干年。

大部分 MERRF 病例是线粒体基因组的 tRNA^(Lys) 基因点突变的结果（A8344G）。这个突变正式的名称为 MTTK*MERRF8344G。线粒体碱基替换疾病的命名包括三个部分：第一部分是确定的位点，MTTK 中的 MT 表示线粒体基因突变，第二个 T 代表 tRNA 基因，K 表示赖氨酸，这说明突变发生在线粒体的 tRNA^(Lys) 基因上。第二部分是在星号之后使用了描述临床特征的疾病字母缩略词，这些临床特征与特定核苷酸位点的碱基突变密切相关，在这里，缩略词就是 MERRF。第三部分中的术语 8344G 表示在核苷酸 8344 位置的鸟嘌呤（G）的变异。

如果神经和肌肉细胞中 90% 的线粒体存在 MTTK*MERRF8344G 突变，就会出现典型的 MERRF 症状，当突变的线粒体所占比例较少时，MERRF 的症状较轻。这种 MERRF 突变减少了线粒体蛋白的整体合成水平，产生了一系列 MERRF 特定的翻译产物，而且除了复合物 II 外，所有氧化磷酸化成分的含量均降低。

（三）多种线粒体基因突变可导致 MELAS 综合征

MELAS 综合征又称线粒体肌病脑病伴乳酸酸中毒及卒中样发作综合征（mitochondrial encephalo-myopathy with lactic acidosis and stroke-like episodes, MELAS），是最常见的母系遗传线粒体疾病。临床特点包括 40 岁以前就开始的复发性休克、肌病、共济失调、肌阵挛、痴呆和耳聋，少数患者出现反复呕吐、周期性的偏头痛、糖尿病、眼外肌无力或麻痹从而使眼的水平运动受限（进行性眼外肌麻痹，PEO）伴随眼睑下垂、肌无力、身材矮小等。乳酸性酸中毒是由于乳酸浓度的增加而导致血液 pH 值下降和缓冲能力降低。在 MELAS 患者中，异常的线粒体不能够代谢丙酮酸，导致大量丙酮酸生成乳酸，使后者在血液和体液中累积。MELAS 患者的一个特征性病理变化是在脑和肌肉的小动脉和毛细血管管壁中有大量形态异常的线粒体聚集。MELAS 虽与 MERRF 的症状相似，但有其独特的临床表现。

在 MELAS 病例中，MTTL1*MELAS3243G 突变的发生率超过了 80%。碱基突变发生在两个 tRNA^(leu) 基因中的一个。值得注意的是，发生在 tRNA^(leu(UUR)) 基因上的 A3243G 突变中，UUR 代表亮氨酸 tRNA 的密码子，前两个位置是尿嘧啶，第三个位置（R）

为嘌呤。一般情况下，MTTL1*MELAS3243G 是异质性的，当肌肉组织中线粒体 DNA 的突变 ≥90% 时，复发性休克、痴呆、癫痫和共济失调的发病风险就会增加。当 A3243G 突变的异质性达到 40%～50% 的时候，就有可能出现慢性进行性眼外肌麻痹（CEPO）、肌病和耳聋。此外，MELAS 基因突变还可发生在 tRNA^(leu(UUR)) 基因内 3252、3271 和 3291 位点上，以及线粒体 tRNA^(Val)（MTTV）与 COXIII（MTCO3）基因上。

不同种类线粒体突变所导致的临床改变是复杂的。除了 MELAS，MTTL1 基因中的各种单核苷酸突变也能够产生线粒体遗传病复杂多变的表型。在一些有 A3243G 突变的个体中，唯一的表型特点是糖尿病和耳聋，而在 3250、3251、3302、3303 和 3260 位点突变的患者中，肌病是其主要特点。心肌病则是 3260 和 3303 位点碱基替换患者所具有的主要症状。存在 C3256T 突变的患者则表现出 MELAS 和 MERRF 两种疾病的共同症状。总而言之，不同的线粒体 tRNA 基因突变可引起不同的功能紊乱，一些线粒体 tRNA 基因突变能产生相似的临床症状，而同一 tRNA 基因不同位点的突变又能导致不同的临床表型。

（四）部分线粒体基因结构改变引起 KSS 病

KSS 病（Kearns-Sayre syndrome, KSS）又称为慢性进行性外眼肌麻痹，因进行性外部眼肌麻痹和视网膜色素变性而得名。KSS 的表现还包括心肌电传导异常、共济失调、耳聋、痴呆和糖尿病。另一些不典型的症状有智力发育迟缓或有智力衰退迹象，性成熟推迟以及过短身材等。发病年龄一般低于 20 岁，大多数患者在确诊后几年内死亡。

KSS 并不表现出特定的母系或核基因遗传方式，但其症状表明它仍是一种线粒体疾病。KSS 患者的线粒体 DNA 存在结构上的改变，包括大片段缺失（> 1000bp）。线粒体基因组的这种异常可以通过 Southern 杂交检测，使用线粒体特异性 DNA 探针可以确认受累者线粒体中存在的复制或缺失，而后借助序列分析确定 mtDNA 结构异常的性质和程度。大约 1/3 的 KSS 病例与 4977bp 缺失有关，该缺失的断裂点位于 ATP8 和 ND5 基因内，并伴随间隔结构和 tRNA 基因的缺失。大多数的 KSS 病例是散发的，但不排除由无症状的母亲遗传而来的可能性。

KSS 的病情严重性是由异质性的程度和 DNA 结构发生改变的线粒体基因组的组织分布决定。当肌细胞中有缺失的线粒体基因组大于 85% 时，可发生 KSS 所有的临床特征。在异质性处于较低水平时，进行性眼外肌麻痹是主要症状。当缺失和（或）复制的线粒体基因组在造血干细胞中大量存在时，就会表现出一种致命且早发的疾病，称 Pearson 综合征（PS）。PS 的主要特点是血细胞不能利用铁来进行血红蛋白的合成，从而引起缺铁性贫血。

当存在缺失的线粒体 DNA 分子在某一组织中的含量非常高时，由于线粒体部分 DNA 包括 *tRNA* 基因的丧失，能量的产生就会急剧下降。同样，当含有复制的线粒体基因组增加时，线粒体基因（包括 *tRNA* 基因）的过度表达将会导致氧化磷酸化（OXPHOS）亚基的失衡，从而影响呼吸链中蛋白复合物的组装。

（五）核基因突变可引起某些线粒体疾病

线粒体结构和功能的完整性受核 DNA 和线粒体 DNA 的双重控制。核 DNA 的突变也可导致线粒体疾病。1995 年 Bourgeron T 等首次报道了核基因编码的氧化磷酸化亚单位基因突变导致的 Leigh 综合征（Leigh syndrom，LS）及氧化磷酸化复合体功能缺陷的病例。从此，人们对核 DNA 突变与线粒体疾病间的关系有了更进一步的认识。与线粒体疾病相关的核基因突变可分为 4 种：①编码氧化磷酸化复合体亚基的基因发生突变；②编码氧化磷酸化复合体组装蛋白的基因发生突变；③编码维持 mtDNA 结构稳定性蛋白的基因发生突变；④编码参与线粒体生物合成蛋白的基因发生突变。

进行性外眼肌麻痹（progressive external ophthalmoplegia，PEO）为编码线粒体结构蛋白的核基因突变所致，临床上以进行性肌无力导致双侧眼睑下垂为主要特征；生化检查，呼吸链酶活性降低，血浆中有高浓度的乳酸盐；大多常染色体显性遗传的 PEO 家族携带 ANT1（编码肌肉、心脏特异性线粒体腺嘌呤核苷酸易位子）、Twinkle（编码 mtDNA 的螺旋酶）或 POLG1（编码特异性的 mtDNA 聚合酶 γ 催化亚基）基因的杂合性突变。而 Leigh 综合征的常见病因为 mtDNA 上的 T8993G/C 突变（达到 95% 以上）、核 DNA 上存在复合体 I（NDUFV1 突变）、复合体 IV SURF1 突变）及 PDHC 等基因的缺陷。临床表现为脑神经异常、呼吸功能障碍及伴有基底神经节、小脑或脑干的共济失调。因为两种基因组都存在突变，所以其遗传具有多样性。2004 年，Miller C 等报道了因核 DNA 编码的线粒体核糖体蛋白亚单位 16（MRPS16）发生纯合突变，导致先天畸形、四肢水肿、肝转氨酶活性升高的病例。

核 DNA 突变与线粒体疾病间的关系越来越引起人们的关注。大部分核基因突变引起的线粒体疾病病情严重，多在婴儿期发病，但是临床实践表明，两个基因组在任何年龄段线粒体疾病的发病中都同样重要。

（六）多途径、多手段治疗 mtDNA 疾病

mtDNA 疾病的治疗既可在代谢水平上也可在基因水平上进行。代谢治疗是指增加线粒体产能输出，减少 ROS 的生成，稳定 mtPTP（mitochondrial permeability transition pore，线粒体通透性转换孔）的措施。例如，服用维生素 C 和维生素 E 等抗氧化剂，可减慢 Alzheimer 病痴呆的进展，增强血管和中枢神经系统的功能，改善患者的记忆力和认知行为；可向丙酮酸羧化酶缺少的患者提供高蛋白、高碳水化物和低脂肪的饮食。基因治疗则包括以改善患者临床症状为目的的体细胞基因治疗和为彻底消除致病基因而开展的生殖细胞基因治疗两类。体细胞基因治疗可通过 3 种途径实现：①直接校正 nDNA 编码的突变线粒体基因；②将正常的 mtDNA 基因导入细胞核内使之生成正常的多肽链"重新转运至线粒体"恢复正常功能；③直接修正突变的 mtDNA。Seo 等人于 1998—2004 年相继将携带酵母 ND I 基因的质粒、腺病毒相关病毒转染和转导 OXPHOS 缺陷的 CHO 细胞、小鼠神经元细胞、大鼠神经元细胞、大鼠肌肉、脑黑质以及纹状体细胞顺利地恢复其对 NADH 氧化酶活性。新生成的复合物 I 对鱼藤酮不敏感，而对黄烷酮敏感，从而表明转录翻译的是酵母而非人的 NADPH 脱氢酶。目前，有关生殖细胞的基因治疗还处在实验室阶段。但据 2013 年 3 月 20 日《自然》杂志新闻版块报道，英国在线粒体疾病生殖细胞基因治疗的合法化方面迈进了一大步。如果一个卵细胞的线粒体 DNA 异常，细胞核正常，可将其细胞核取出，植入另一个线粒体 DNA 正常并被取出细胞核的卵细胞中，这样得到的卵细胞可同时具有健康的细胞核及线粒体 DNA。利用此技术可防止某些由于线粒体异常导致的儿童遗传性疾病。于是英国人类受精和胚胎管理局（the UK Human Fertilization and Embryology Authority，HFEA）在当日向英国政府建议可采用此技术避免某些线粒体疾病的遗传。此举已得到了广泛的支持。

（七）线粒体遗传病的预防十分重要

有关我国线粒体病的发病率尚缺乏完整的调查资料。据统计，在美国 10 岁以下儿童中，每 4000 人就会有 1 人患线粒体病，可见，线粒体病并

非罕见。线粒体病能累及几乎所有的组织和器官，使一些患者出现不典型的临床症状，这给早期诊断带来一定困难。当患者因出现比较典型的多器官尤其是中枢神经系统和肌肉组织受累症状而易于诊断时，则为时已晚。作为先天性遗传性疾病，线粒体遗传病的治疗目前还存在很多困难，现行的一些基因治疗尝试尚未取得令人满意的疗效。因此，"防患于未然"便显得尤为重要。应遵循医学伦理学原则，采取有效的措施，预防此类疾病发生和降低其发病率。由于发生在生殖细胞的 mtDNA 突变可随配子而传递给下一代，近亲结婚无疑会大大提高罹患包括线粒体病在内的遗传性疾病的风险，故应加以制止。推行遗传咨询也能达到预防的目的。可根据母方的所有亲属均有携带突变 mtDNA 风险的特点，对家系成员的线粒体病常见的受累器官中突变 mtDNA 的比例加以分析，进而做出可靠的风险预测，以达到及时预防和早期诊断的目的。拥有健康的孩子是每个家庭的最大愿望，因此，应提倡携带者在怀孕早期做产前诊断并根据 mtDNA 的检测结果决定是否中止妊娠。另外，对那些已发病的患者，可采取跟踪随访辅以必要的治疗等形式，预防可能出现的并发症，以提高患者的生存质量。

二、线粒体与细胞衰老及死亡相关

衰老（aging）是机体在退化时期生理功能下降和紊乱的综合表现，是不可逆的生命过程，受各种内、外因素影响。有关衰老分子机制的研究显示，mtDNA 突变与衰老有关。体细胞中 mtDNA 突变随年龄而增加，与衰老的程度呈正相关，因此，mtDNA 突变的累积可诱发多种老年性疾病。

衰老进程中产生 mtDNA 的缺失突变使脑、心肌、骨骼肌、肝、肾、肺、皮肤、卵巢和精子等多种组织器官和细胞受累。Prolla T 等发现，在很多情况下衰老细胞是由于 mtDNA 发生突变而凋亡，并不是由于自由基增多对细胞损伤引起凋亡。在老年人的组织器官中已发现 10 多种 mtDNA 缺失突变，其中以 4977bp 缺失最为常见。衰老器官的 mtDNA 缺失呈现多样性，即不同组织中可发生不同类型的缺失突变；一种组织也可发生一种或多种缺失突变；而有的缺失突变仅在特定组织出现，例如 mtDNA^{3610} 缺失突变只见于骨骼肌，心肌则可发生 mtDNA^{7438}、mtDNA^{4977} 和 mtDNA^{1023} 等多种缺失突变，但以 mtDNA^{7438} 最多见。从死于各种疾病患者的心肌中发现，发生 mtDNA^{7438} 缺失突变的风险随年龄的增长而提高：小于 30 岁时十分罕见，31～

40 岁发生率为 25%，41～50 岁为 63%，61～70 岁为 75%，超过 70 岁后达 100%。心肌如此，其他脏器也在所难免。这说明，人的衰老与 mtDNA 突变的积累呈正相关。由此可见，mtDNA 异常所导致的疾病并非都归咎于母系遗传，它也可以后天获得并随着年龄的增长而显现并加重。

细胞中大约 90% 的 O_2^- 在线粒体内形成，线粒体有自己的过氧化物歧化酶和谷胱甘肽过氧化物酶。研究发现，线粒体过氧化物歧化酶缺乏的老鼠寿命缩短，即使在正常的动物中，线粒体 DNA 中氧化的、异常的核苷酸是核 DNA 的 10 倍。根据上述现象及老年人线粒体功能减退的事实，研究者们提出"恶性循环假说"，以期解释生物体老化现象。该假说认为，氧化损伤可引起体细胞线粒体 DNA 变异的积累，进而加速这些组织中氧化错误的进程，这种有害的恶性循环持续发生直到年老个体的线粒体产生大量的氧化产物，导致整个生物体的衰退和老化。

然而，老化是一个非常复杂的生物学过程。对较低等的生物（例如蠕虫和苍蝇）而言，它们的寿命可能由于某一个基因的改变而被延长或缩短。这提示，这些生物的衰老和死亡已经是程序化的而非线粒体损伤积累的结果。"恶性循环假说"面临的一个直接挑战是，产生半量线粒体过氧化物歧化酶的老鼠虽然积累了异常的线粒体氧化损伤以及线粒体功能低下，但并没出现早衰且其寿命与正常老鼠基本一样。

三、线粒体异常与人类某些疾病有密切关系

（一）退行性疾病与线粒体功能异常有关

神经退行性疾病是一类严重影响人类健康的常见病，现普遍认为线粒体是控制细胞凋亡的中心和产生氧自由基的主要场所，线粒体功能失调可以导致许多神经系统退行性疾病的发生。神经元死亡是一些神经系统退行性疾病的共同特征如帕金森病（Parkinson disease，PD）和阿尔茨海默病（Alzheimer's disease，AD）等。导致这些疾病的发病机制现已得到基本确认，其中线粒体功能失调以及由线粒体介导的神经元凋亡在退行性疾病发生、发展中起了重要作用。

帕金森病是一种中老年人常见的运动障碍性疾病，黑质多巴胺能神经元变性缺失和路易小体形成是其病理学特征。目前，导致黑质多巴胺能神经元变性缺失的确切发病机制尚不完全清楚，但线

粒体功能障碍在其中发挥重要作用。采用定量蛋白质组学技术和放射性核素编码标志物方法，Jing-Hua Jin 等对使用 1-甲基 -4-苯基 -1，2，3，6-四氢吡啶（MPTP）辅以二丙苯磺胺（probenecid）处理 5 周的慢性帕金森病小鼠和对照小鼠进行了黑质线粒体蛋白表达谱组间差异的分析，发现超过 100 个蛋白点在处理组中有量上的显著变化，其中有一种称为 DJ1 蛋白质的突变与家族性帕金森病有关。采用蛋白印记分析和免疫组织化学方法得出，DJ1 在黑质的分布与鼠细胞内包涵体（如同帕金森患者中的路易小体）形成有关。该结果说明，DJ1 不仅与 α 突触核蛋白同时在多巴胺能神经元中聚集，还存在于经 MPTP/prob 处理的小鼠细胞包涵体内。据此推断，DJ1 在线粒体功能缺陷和帕金森病患者路易小体的形成中可能发挥重要作用。

阿尔茨海默病是老年人中常见的神经系统变性疾病。日益增多的证据表明，新陈代谢异常和氧化应激所致线粒体功能缺陷与阿尔茨海默病相关。David 等采用蛋白质组学技术对阿尔茨海默病的 P301L Tau 转基因小鼠的蛋白质表达谱进行了分析发现，一些与新陈代谢相关的蛋白（包括线粒体呼吸链复合物组成部分、抗氧化剂、突触蛋白）等都有所改变。随后的功能分析提示，Tau 蛋白和 β 淀粉样蛋白对线粒体损伤有协同作用。

神经退行性疾病的致病因素大多涉及氧化应激和生物能量，表现为神经元的进行性损伤和功能紊乱，线粒体作为细胞能量产生的中心及活性氧的重要来源，在神经退行性疾病发生、发展中起了重要作用。该领域取得的研究成果将有利于更好地认识退行性病变的发生发展过程，为预防、延缓及治疗退行性病变提供有效的措施。

（二）线粒体异常可引起代谢性疾病

1. 非胰岛素依赖性糖尿病 糖尿病一般分为两类，即非胰岛素依赖型糖尿病（NIDDM）和胰岛素依赖型糖尿病（IDDM），前者占所有糖尿病患者的 90%。遗传因素在非胰岛素依赖性糖尿病发病机制中的作用日趋受到人们的重视。据统计，如父母中有一人患非胰岛素依赖型糖尿病，子女的发病风险约为 5%～10%，如父母均患非胰岛素依赖型糖尿病，则子女的发病率明显提高。研究证明，线粒体 DNA 突变与成年期开始的糖尿病有关，现已知有 8 个基因与糖尿病的发病相关，其中线粒体 DNA 的 $tRNA$ 基因 3243A→G 点突变是糖尿病的主要致病因素并成为各国学者的关注热点。文献报道，45 个家系的几百位非胰岛素依赖型糖尿病

患者带有此位点的突变，患病率为 82%。

此外，在母系遗传的糖尿病患者中还存在线粒体 DNA 缺失突变，这个长达 10 432bp 的片段缺失会造成严重的线粒体蛋白合成缺陷，导致机体多个器官损害。总之，线粒体 DNA 突变与非胰岛素依赖性糖尿病关系密切。

2. 线粒体心肌病 线粒体心肌病（mitochondrial cardiomyopathy）累及心脏和骨骼肌，患者常有严重的心力衰竭。常见临床表现为劳动性呼吸困难、心动过速、全身肌无力伴全身严重水肿以及心脏和肝脏增大等症状。

mtDNA 缺失突变常见于各种心脏损害如扩张型心肌病和肥厚型心肌病。患者的心肌 mtDNA 均含有 mtDNA7436 缺失。此缺失位于 8637bp→16 037bp，含有 $ATPase6$、$CO III$、$ND3$、$ND4L$、$ND4$、$ND5$、$ND6$ 和 $Cytb$ 等 8 个编码基因，该片段缺失同样造成氧化磷酸化（oxidative phosphorylation，OXPHOS）障碍，生成 ATP 显著减少。另外，缺血型心脏病患者也伴有 mtDNA 的点突变。

（三）线粒体异常与肿瘤的发生关系密切

肿瘤的发生和发展是一个由多因素引起的复杂过程，与癌基因激活、抑癌基因失活、细胞凋亡异常以及 DNA 损伤修复功能异常密切相关。线粒体 DNA 具有易损伤的特点，这使线粒体在肿瘤形成过程中具有重要的作用。随着线粒体研究的深入，线粒体在肿瘤发病中的角色及在肿瘤诊断及治疗中的意义日益受到人们的关注。

mtDNA 损伤和突变与肿瘤形成的相关性在多种肿瘤中已得到证实。mtDNA 有其独特的生物学环境和特性：① mtDNA 裸露于线粒体基质中，缺乏组蛋白保护，无有效的 DNA 损伤修复系统，易受 ROS 攻击；② mtDNA 在整个细胞周期中都处于不断合成状态，易受致突变因素的干扰，稳定性差；③线粒体中氧浓度高，易产生氧自由基及过氧化氢等物质，氧化损伤风险高；④与参与细胞核 DNA 合成的 DNA 聚合酶相比，负责 mtDNA 复制的 DNA 聚合酶识别能力低，校对能力差；⑤线粒体内脂肪与 DNA 比值高，嗜脂性的致癌物会优先在 mtDNA 上聚集。因此，与核 DNA 相比较，mtDNA 更易受到损伤，更易发生突变。在许多人类恶性肿瘤如乳腺癌、结肠癌、胃癌、肝癌和肾癌中均存在线粒体 DNA 的突变，这些突变既可发生在线粒体 DNA 编码区也可发生在非编码区。mtDNA 诱发癌变机制的体外实验表明，mtDNA 突变可削弱细胞的正常呼吸功能，释放高水平的

ROS,引起核基因组及 mtDNA 的损伤。核 DNA 的突变可使肿瘤细胞获得选择性生长优势；mtDNA 突变可引起编码基因异常，导致呼吸链异常并使 ROS 进一步增高，形成恶性循环。另外，mtDNA 分子及其片段与核基因组的整合也可诱发细胞癌变。mtDNA 在核内的整合可能会导致原癌基因的激活或抑癌基因的失活，使细胞增殖分化失控，导致癌变。

随着 mtDNA 与肿瘤关系研究的深入，越来越多的证据表明，mtDNA 在肿瘤诊断方面具有重要的临床应用价值。在肿瘤诊断方面，mtDNA 的优势在于：①缺乏损伤修复机制，先于核 DNA 受到环境因素的影响且持续存在；② mtDNA 数量多，复制率高，易于检测。因此，体液中肿瘤 mtDNA 的检测可能成为临床肿瘤诊断（特别是早期诊断）或评价的重要手段。Fliss MS 等分析了不同肿瘤患者 80% 的 mtDNA 序列，发现膀胱癌、头颈部癌和肺癌中 mtDNA 突变率分别为 64%、46% 和 43%，并且在具有 mtDNA 突变的膀胱肿瘤患者的尿液、头颈部肿瘤患者的唾液以及肺癌患者的支气管肺泡灌洗液中发现了相似的 mtDNA 突变。肿瘤组织中 mtDNA 不仅存在序列上的突变，而且也会发生数量上的改变。Kim MM 等通过荧光定量 PCR 的方法对来自 91 例头颈部不同组织分级的癌前组织样本、14 例头颈部肿瘤组织及 655 例正常人的口腔唾液黏膜细胞 DNA 中的细胞色素 c 氧化酶亚单位（cytochrome c oxidase subunit 1，Cox1，mDNA 特异性基因）和 β-actin（核 DNA 特异性基因）基因进行检测，发现正常唾液黏膜细胞，轻、中、重度癌前组织和肿瘤组织中 Cox1/β-actin 的比值分别为 0.0537、0.0529、0.0607、0.1021 和 0.1667，表明线粒体 DNA 拷贝数可随组织学分级程度的增加而增加，线粒体 DNA 拷贝数的增加可能是对呼吸链功能下降的代偿。因此，mtDNA 突变及数量的监测有望成为无创的肿瘤早期诊断的分子标志物。

针对线粒体的肿瘤治疗，目前主要围绕以下三方面进行研究：首先，干扰线粒体氧化磷酸化。一系列去电子亲脂阳离子复合物通过干扰肿瘤细胞线粒体功能而产生毒性作用。其次，促进细胞内氧自由基的生成，发挥其对肿瘤细胞的毒性作用。超氧化物歧化酶（superoxide dismntase，SOD）可作为选择性杀伤肿瘤细胞的靶点。最后，线粒体介导肿瘤细胞凋亡。许多抗肿瘤药可作用于线粒体，导致 PTPC 开放，线粒体跨膜电位下降或消失，继而使

呼吸链脱偶联，谷胱甘肽耗竭，ROS 产生以及细胞色素 c 和凋亡诱导因子释放，均可引起细胞凋亡。

线粒体与肿瘤的形成以及肿瘤的诊断和治疗关系密切，深入开展该领域研究有助于加深对肿瘤成因的认识，为肿瘤的防治提供新的依据和治疗手段。

四、线粒体研究有助于揭示人类的起源

最早的人类何时起源于何处以及现代人类何时源于何处是长期困扰考古学家的棘手问题。从 20 世纪 60～70 年代起，迅猛发展的分子生物学理论和方法被应用到人类学尤其是人类起源的研究领域，在获得新认识的同时也引发了与古人类学家的两大争论。

人类起源问题是古生物学家的传统课题，现代分子生物学以全新的方法和理论介入这一领域，带来了引人瞩目的进展。Allan C. Wilson 等人从 20 世纪 80 年代开始选择人体细胞内的线粒体 DNA 作为研究进化的"活化石"。线粒体是母性遗传，若一位母亲线粒体发生变异，就会传给子女，并保留在后代的线粒体 DNA 上。因此，根据现代人类的线粒体 DNA 差异就可以追溯其母系族谱。Wilson 小组分析了非洲、亚洲、欧洲、中东、新几内亚和澳洲妇女胎盘细胞内的线粒体，发现在这些线粒体中，有些互相接近，有些则差别较大。根据这些差异制作出系统树，树的根部在非洲，树枝和树梢则指向世界各地。他们根据已知线粒体 DNA 突变速度，计算出树根的年代距今 13 万～29 万年，平均为 20 万年。由此得出的结论是"非洲起源说"：20 万年前的一位非洲女性是现今全世界人的共同祖先，她的后裔在 20 万年前离开非洲家乡，分散到世界各地，代替了当地土著居民，演变为现代人类。该学说被认为是 mtDNA 研究成果最具影响力的成果之一，其理论的立足点如下：① mtDNA 母系遗传；② mtDNA 的突变和时间成正比。这样，相同母亲的直接后代具有相同基因型的 mtDNA。经过一定时间后，由第 n 代女儿传下的后代中，将有两种类型 mtDNA。再经过相同时间，自第 $2n+1$ 代始，将会出现四种类型 mtDNA。依此类推，直至衍生出现代人类所具有的各种 mtDNA 类型。而这一理论的主要内容为：①现代人类的 mtDNA 类型起源于单一母性祖先，即所谓的"夏娃"；②"夏娃"生活在非洲，因为从非洲提取出来的现代 mtDNA 类型最多，说明其衍变时间最长；③"夏娃"生活在距今约 20 万年前，对此，考古学证据也表明那一时间

段内确有人类走出非洲；④走出非洲的人类逐渐取代了当地人类，或者当地人类的 mtDNA 并没有遗传下来。这个学说虽遭到很多质疑，但似乎越来越成为主流认识。我国学者通过研究现代人 Y 染色体的变异程度，也倾向于支持这一学说。而法国导演 Jacques Malaterre 根据非洲起源说拍摄的电影《智人》则生动地描绘了一个非凡的种群走出非洲，历经千辛万苦分布到世界各地繁衍生息的宏伟画卷。

人们认为，通过 mtDNA 的变异情况可以很好地回顾过去。每个细胞内有上千个线粒体，所以 mtDNA 丰富易得（即便是在样品出现腐败的情况下），而核 DNA 就没有上述优点而且核 DNA 的突变速度很慢。因此，生物学家把线粒体 DNA 作为一种"分子钟"，用来测定一种生物从另一种生物中分化出来的时间以及人类的迁移过程。特别是在没有化石和遗骨的情况下，分子钟可作为研究进化过程的工具。尽管如此，分子钟在不同基因、不同家系以及不同的时间和区域可能走得快慢不一。

（刘　佳）

参 考 文 献

1. Alberts B, Johnson A, Lewis J, et al. Molecular biology of the cell. 5th ed. New York: Garland Science, 2008

2. Lagouge M, Larsson NG. The role of mitochondrial DNA mutations and free radicals in disease and ageing. J Intern Med, 2013, 273: 529-543

3. Laberge RM, Adler D, Demaria M, et al. Mitochondrial DNA damage induces apoptosis in senescent cells. Cell Death Dis, 2013, 4: e727

4. Palikaras K, Tavernarakis N. Mitophagy in neurodegeneration and aging. Front Genet, 2012, 3: 297

5. Pfeffer G, Majamaa K, Turnbull DM, et al. Treatment for mitochondrial disorders. Cochrane Database Syst Rev, 2012, 4: CD004426

6. Aliev G, Obrenovich ME, Tabrez S, et al. Link between cancer and Alzheimer disease via oxidative stress induced by nitric oxide-dependent mitochondrial DNA overproliferation and deletion. Oxid Med Cell Longev, 2013, 2013: 962984

7. James BS, Christoph F, Joanna LE, et al. Purifying selection of mtDNA and its implications for understanding evolution and mitochondrial disease. Nature Reviews Genetics, 2008, 9: 657-662

8. Thenganatt MA, Alcalay RN, Vonsattel JP, et al. Somatic mitochondrial DNA mutations and parkinsonism. Ann Neurol, 2012, 72: 823

9. Tuppen HA, Hogan VE, He L, et al. The p.M292T NDUFS2 mutation causes complex I-deficient Leigh syndrome in multiple families. Brain, 2010, 33: 2952-2963

10. Debrosse S, Parikh S. Neurologic disorders due to mitochondrial DNA mutations. Semin Pediatr Neurol, 2012, 19: 194-202

11. Zhidkov I, Livneh EA, Rubin E, et al. mtDNA mutation pattern in tumors and human evolution are shaped by similar selective constraints. Genome Res, 2009, 19: 576-580

12. Wallace DC. Bioenergetics in human evolution and disease: implications for the origins of biological complexity and the missing genetic variation of common diseases. Philos Trans R Soc Lond B Biol Sci, 2013, 368: 20120267

13. Endicott P, Ho SY, Metspalu M, et al. Evaluating the mitochondrial timescale of human evolution. Trends Ecol Evol, 2009, 24: 515-521

14. Fliss MS, Usadel H, Caballero OL, et al. Facile detection of mitochondrial DNA mutations in tumors and bodily fluids. Science, 2000, 287: 2017-2019

15. Kim MM, Clinger JD, Masayesva BG, et al. Mitochondrial DNA quantity increases with histopathologic grade in premalignant and malignant head and neck lesions. Clin Cancer Res, 2004, 10: 8512-8515

16. McCormick E, Place E, Falk MJ. Molecular genetic testing for mitochondrial disease: from one generation to the next. Neurotherapeutics, 2013, 10: 251-261

17. Ewen C. Wide support in UK for novel DNA 'transplants' in human egg cells. Nature, doi: 10.1038/nature. 2013. 12649

第八章　细　胞　核

　　细胞核结构包括核被膜、核仁、染色质、核纤层和核骨架。核膜由两层单位膜组成，内外核膜融合形成核孔。核孔复合体由多种蛋白以特定方式排列形成，能以主动运输方式转运物质，同时可参与基因转录调节、细胞周期调控等过程。核纤层是紧贴内核膜的一层高电子密度纤维蛋白网，对核膜结构维持、重建及基因转录等有重要的作用。

　　染色体和染色质是细胞核内同一物质在细胞周期不同时相的不同表现形态，主要由 DNA 和组蛋白两种成分构成。通过乙酰化、磷酸化、甲基化等化学修饰，组蛋白能对基因转录进行调节。染色质重建复合体能使染色质结构发生快速的重排，促进或抑制基因的转录。

　　核仁的超微结构包括纤维中心、致密纤维组分及颗粒成分。除合成 rRNA 和装配核糖体外，核仁还是其他多种 RNA 分子加工成熟的场所，并与 siRNA 的作用及细胞周期的调控等相关。

　　核骨架是充满间期细胞核的、由非组蛋白组成的纤维网架结构，其功能涉及 DNA 复制、基因表达调节及细胞核结构变化等方面。

　　细胞核是细胞遗传物质 DNA 储存、复制及转录的场所，对细胞代谢、生长、分化及繁殖等有重要的调控作用，是细胞生命活动的控制中心，细胞核的缺乏将导致细胞生命功能的丧失，最终使细胞趋于死亡。结构完整的细胞核存在于间期细胞中，包括核膜、核纤层、染色质、核仁和核骨架（核基质）等部分（图 8-1）。细胞进入分裂期后，核膜裂解，核的各种组分重新分配，因此看不到完整的细胞核。

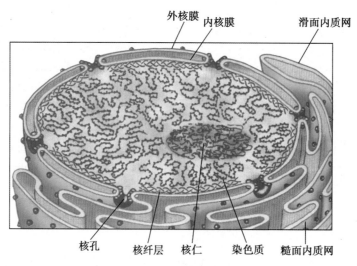

图 8-1　间期细胞核的结构
间期结构完整的细胞核由核膜、核纤层、染色质、核仁和核骨架组成

第一节 核　膜

一、核膜是细胞核与细胞质之间的界膜

核膜（nuclear envelope）是一种包被核内含物的膜结构，为整个内膜系统的一部分。核膜的主要成分是蛋白质与脂类，此外还含有少量核酸成分，其中蛋白质约占65%～75%。核膜的某些组分与内质网极为相似，如内质网膜上的内质网标记酶G6PD，与电子传递有关的NADH/细胞色素 c 还原酶、NADH/细胞色素 b_5 还原酶等也存在于核膜上。

电镜下的核膜由两层基本平行的、呈同心排列的单位膜组成，即内核膜与外核膜。内核膜下有一层纤维蛋白网附着，为核纤层（nuclear lamina），两层核膜之间的空隙是核周间隙，内、外核膜局部融合形成核孔，因内、外核膜的组成、结构都不尽相同，核膜是一种不对称的双层膜。

外核膜（outer nuclear membrane）为核膜中面向胞质的一层膜，厚约4～10nm，与粗面内质网相连续，外核膜的形态、组成及生化行为与粗面内质网具有相似性，被认为是内质网的特化区域。

内核膜（inner nuclear membrane）靠向核质，外表面光滑、无核糖体附着。蛋白组学分析表明内核膜具有至少50种膜内在蛋白。这些蛋白在核周的内质网上合成，经侧向扩散到达内核膜后，通过与核纤层蛋白（lamin）及核内其他结构相互作用，而停留在内核膜上。

所有真核细胞核膜上，均分布着由内外核膜融合形成的核孔（nuclear pore），其数目和分布密度可随细胞的种类及功能状态的不同呈现出较大的变化，通常动物细胞的核孔数多于植物细胞，代谢旺盛的细胞核孔数多于代谢低、增殖不活跃的细胞。

核膜作为细胞核与细胞质之间的界膜，对胞核与胞质间的物质交换起着重要的作用，决定着交换物质的类型及方式。

通过核膜进行的胞核与胞质间的物质交换，其方式与交换的物质类型相关。无机离子及小分子物质，如水分子、K^+、Ca^{2+}、Mg^{2+}、Cl^- 等，以及单糖、氨基酸、核苷酸等分子量低于5000的物质均可以自由地通过核膜，但对于绝大多数大分子及一些小颗粒物质，核膜则通过核孔选择性运输方式对其进行转运。

二、核孔复合体对核质间的物质交换起着重要作用

在电镜下圆环形核孔并不是一个单纯的孔洞，具有复杂、有规律的结构，即多个蛋白质颗粒以特定方式排列成一种被称为核孔复合体（nuclear pore complex，NPC）的蛋白质分子复合物，其分子量可达125 000 000。

（一）核孔复合体捕鱼笼式模型有一定的代表性

目前对于核孔复合体的结构有较多的模型加以说明，其中捕鱼笼式（fish trap）模型有一定的代表性（图8-2）。该模型认为核孔复合体的基本结构包括以下几个部分：①朝向胞质面并与外核膜相连的胞质环（cytoplasmic ring），胞质环上对称分布着8条细长的纤维（cytoplasmic fibril），称为胞质纤维。②朝向细胞核基质并与内核膜相连的核质环（nucleorplasmic ring），核质环上也对称分布着8条纤维，称为核质纤维。这些纤维的末端形成一个8个颗粒组成的小环，即终末环，由此构成的捕鱼笼式或篮网状结构，称为核篮（nuclear basket）。③位于核孔内，把胞质环、核质环连接在一起的轮幅（spoke）。

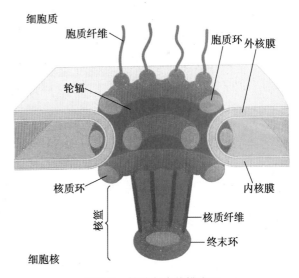

图8-2　核孔复合体模式图

在体积庞大的核孔复合体中分布有30多种蛋白，这些蛋白在每一个核孔复合体中可重复出现。1/3的核孔蛋白（nucleoporin，Nup）富含由苯丙氨酸与甘氨酸组成的重复序列（FG重复序列），这些序列杂乱地填充在核孔复合体的活性运输通道内部。核转运受体（nuclear transport receptor）在与FG重复序列短暂地作用后，可通过核孔蛋白FG

重复序列构成的网状结构。有些核孔蛋白则缺乏 FG 重复序列，被认为是核孔复合体结构形成的支架。只有少数核孔蛋白具有穿膜的结构域，可使核孔复合体锚定在核膜上。大多数核孔蛋白是对称分布于核膜的两侧，少数核孔蛋白特定地分布在核孔的核篮或胞质纤维处，呈现不对称分布的特点（图 8-3）。

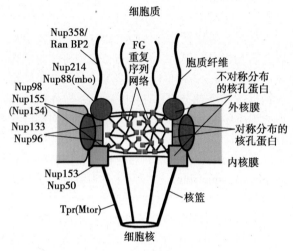

图 8-3 核孔蛋白的分布

核孔复合体中分布有 30 多种核孔蛋白，大多数是对称分布于核膜的两侧，少数核孔蛋白特定地分布在核孔的核篮或胞质纤维处，呈现不对称分布的特点

（二）核孔复合体能对大分子和颗粒物质进行主动运输

目前认为核孔复合体介导的主动运输方式与核转运受体有关，具有选择性。核转运受体是一些可溶性蛋白质或 RNA-蛋白质复合物（RNP），呈酸性，分子量在 90 000～130 000 左右，包括存在于胞质中的入核素（importin）、转运素（transportin）及分布于核基质中的出核素（exportin）。核转运受体既能与核孔复合体结合，同时其分子中又具有与被转运物结合的区域。

已经发现，在被转运的大分子物质上具有供核转运受体识别的位点，称为入核信号（nuclear localization signal，NLS）或出核信号（nuclear export signal，NES），当这些信号分别被核转运受体识别并结合后，核孔孔径发生暂时性扩大，允许带有这些信号的分子通过。核孔复合体上分布有 Mg^{2+}-ATP 酶，能为此过程提供能量。

在胞质中合成、经核孔转运入胞核发挥作用的蛋白质称为亲核蛋白，常见的如核糖体蛋白、组蛋白、DNA 聚合酶、RNA 聚合酶等。入核信号，又称

为核定位信号，通常为 4～8 个氨基酸组成的短肽，也可为信号斑，存在于多种亲核蛋白分子中，可分布于蛋白质多肽链的任何部位，有些亲核蛋白上存在多个入核信号。不同亲核蛋白的入核信号其氨基酸组成有差异，但均富含 Lys、Arg 及 Pro 等碱性氨基酸。

在细胞质基质中，由入核素与亲核蛋白入核信号结合形成的复合物可经入核素的引导，结合于核孔复合体伸向胞质的、富含 FG 重复序列的核孔蛋白纤维上，通过与 FG 重复序列的反复结合与分离，入核素与亲核蛋白质形成的复合体可在核孔中移动，最终进入胞核中，通过与核基质中的一种 GTP 结合蛋白（Ran）相互作用后，入核素-亲核蛋白复合体将发生解体，入核素返回细胞质中（图 8-4）。

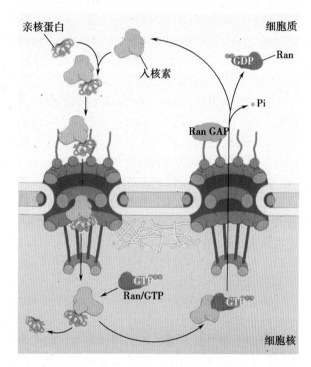

图 8-4 入核素介导亲核蛋白通过核孔复合体转运入核过程

入核素与亲核蛋白入核信号结合形成的复合物，通过与核孔蛋白 FG 重复序列的反复结合与分离，可在核孔中移动，最终进入胞核中。在核基质中 GTP 结合蛋白（Ran）的作用下，入核素-亲核蛋白复合体发生解体，入核素返回细胞质中

存在于胞核中的新装配核糖体亚基及各种 RNA 分子中，具有能与出核素结合的出核信号。在出核素的介导下，上述这些大分子物质可特异性地通过核孔，被定向地由胞核转运至胞质。将 RNA 包裹于胶体金颗粒，注射到蛙卵的细胞核中，被注射的

物质会迅速地出现于胞质中；若将 RNA 包裹于胶体金颗粒注射到蛙卵的细胞质中，被注射的物质将不会发生转移，而停留在原位。

核孔复合体对大分子和颗粒物质的运输是双向性的，即将某些物质由胞质转运入胞核的同时，也对另一些物质由胞核向胞质进行运输。将包裹了 RNA 的胶体金颗粒及包裹了入核信号肽的胶体金颗粒分别注射到胞核及胞质中，可以观察到在同一个核孔复合体中，包裹了 RNA 的胶体金颗粒向胞质转运，而包裹了入核信号肽的胶体金颗粒则向胞核转运。

（三）特定的核孔蛋白在核孔复合体主动运输中的作用

Nup98 是一种在进化上保守的核孔蛋白，位于核孔的外周，为核孔复合体的结构与功能所必需。通过不同的剪接方式，细胞可以两种方式合成 Nup98，首先是分别合成两种 Nup98 变异体，一种连接有短的 C 端尾，另一种则为 Nup98-Nup96 融合蛋白。然后借助于 Nup98 自我蛋白酶解活性，前一种变异体最终可形成单独的 Nup98 分子，而后一种变异体则可同时形成 Nup98 与 Nup96 两种核孔蛋白。Nup98 除了含有 FG 重复序列外，其分子中还存在大量的 GLFG（甘氨酸 - 亮氨酸 - 苯丙氨酸 - 甘氨酸）重复序列，可直接介导 Nup98 与穿梭的核转运受体及其他被核孔运输的物质相结合。

Nup88 是一种不具 FG 重复序列的核孔蛋白，特异性地分布于核孔复合体朝向胞质的一面。Nup88 可分别与具有 FG 重复序列的核孔蛋白 Nup214 及 Nup358 结合形成复合物。Nup88-Nup214 是一种核输入复合体组装及卸载的衔接子，但也可在核输出受体 Crm1 分子介导的核输出过程中起作用。Nup88-Nup214 复合体可将 Crm1 运送到核孔复合体的胞质面。在酵母中，与 Nup88-Nup214 复合体同源的 Nup159-Nup82-Nsp1 复合体参与了 mRNA 的输出，表明在哺乳动物中，Nup88-Nup214 复合体具有共同的作用。

基因突变及免疫定位研究表明，核孔复合体中面向胞质的纤维丝主要由核孔蛋白 RanBP2/Nup358 组成。RanBP2 主要功能是负责输出复合体的去组装及 Ran 等核质蛋白的再循环。因此，RanBP2 为活细胞中有效的核运输所必需。

Nup214 是一种具有 FG 重复序列的核孔蛋白，也分布于核孔复合体的胞质面，与 Nup358 一起构成胞质纤维。Nup214 的 N 端存在一个 β 螺旋结构域，该结构域能募集解旋酶 Dbp5。Dbp5 及其共激活因子被认为能终止 mRNA 的输出，使 mRNA 在细胞质中释放。存在于 Nup214 分子中的大量 FG 重复序列能为穿梭于核内外的核转运受体提供附着位点。Nup214 还可与通用的核输出受体 Crm1 结合，当 Nup214 功能异常时，将导致核输出路径出现故障。

构成核篮的关键成分则是核孔蛋白 Tpr（在酵母中为 Mlp1/2）。Tpr 在进化上高度保守，为细长的、卷曲螺旋状的纤维，伸向核质。Tpr 分子具有多个重复的卷曲螺旋结构域，在卷曲螺旋结构域后是一段短的、具有核定位信号活性的 C 端。在核孔蛋白 Nup153 的介导下，Tpr 结合于核孔复合体上。除了能参与核内 RNA 及蛋白向核外输出活动外，Tpr 还具有多种其他的功能，例如在细胞周期纺锤体检测点，可作为 Mad1/Mad2 的附着位点及调节因子。在酵母中 Tpr 的同源物具有更为复杂的功能，主要包括 RNA 质量的控制、mRNA 的输出、DNA 修复、端粒的定位及长度的控制、活化基因的锚定、纺锤体极体的组装等。由于 Tpr 及酵母中的 Mlp1/2 的作用与 mRNA 的质量及输出相关，因此，核篮被认为是细胞在将 mRNA 在从胞核运往胞质前，对其进行最后质量检测的理想部位。事实上，在酵母中，Mlp1/2 的缺失导致了其细胞质中剪接错误的 RNA 的积累。

三、核孔复合体还具有其他广泛的功能

（一）核孔复合体能与细胞骨架相互作用

核孔复合体与细胞骨架间的关系早在 20 世纪 70 年代就有报道，例如，侵入细胞的病毒可通过利用微管网络，接近细胞核。由于在微管去稳定因子存在的情况下，核输入及输出活动可正常的进行，因此，曾经一度认为细胞核的物质运输活动不需要细胞骨架的作用。但是，在 Cho KI 等（2009）发现核孔蛋白 RanBP2 与微管马达蛋白成员驱动蛋白的相互关系后，人们才认识到核孔复合体不仅仅只是细胞骨架的锚定位点，核孔复合体与细胞骨架间有着更为深入的关系。RanBP2 分子中的驱动蛋白结合位点可以促进该类马达蛋白的活性，由此，可以影响细胞核在细胞内的定位及与中心体的相对位置。已证实驱动蛋白与外核膜的相互作用改变了细胞核的位置，并由此可影响发育的过程，因为细胞核的位置对于发育过程中细胞的变化有重要作用。

进一步分析发现核孔复合体向胞质面伸出的 8 条纤维均可与胞质中的细胞骨架相互作用。这些

纤维被认为是位于核孔复合体胞质面的核孔蛋白（如脊椎动物的 Nup214、Nup358，酵母中的 Nup42、Nup159）向外延展的结构域。这些蛋白分子中存在多个特定的附着位点，可在核输出活动终止及核输出物质在胞质进一步的加工过程中发挥作用。如，Nup358 分子具有亲环蛋白同源结构域、锌指结构域、RAN-GTP 酶结合域、RAN-GTP 酶激活蛋白结合域等多种位点。因此，Nup358 分子可帮助核输出蛋白将核内运出的物质释放到细胞质中，同时促进需入核的物质在核孔复合体处募集。此外，也发现 Nup358 纤维的末端可附着在微管，由此调节间期微管的装配、稳定性及动态变化，并有利于向核内输入的物质以微管作为轨道移向核膜及核孔复合体。

（二）核孔复合体具有转录调节功能

新近发现在人白血病患者中，通过染色体易位与其他蛋白发生融合，核孔蛋白的 FG 重复序列能直接影响特定基因的转录，进而对肿瘤的形成产生影响。

第一个被确认与肿瘤产生相关的 FG 重复序列存在于 Nup214 上，该 FG 重复序列被发现与核蛋白 DEK 及 SET 相融合。但是，最常见的、与肿瘤发生相关的染色体易位是 Nup98 的 FG 重复序列，该序列可与多种蛋白发生融合，融合的部位大多是这些蛋白的转录因子同源性区域，导致嵌合型转录因子的转录活性改变。嵌合型转录因子是激活或抑制靶基因的表达，与 FG 重复序列同组蛋白乙酰基转移酶 CBP/p300 或组蛋白脱乙酰酶 HDAC1 结合的能力相关，表明 FG 重复序列可直接调节基因的转录。在酵母中，核孔蛋白被发现可附着于转录活性的基因上。核孔复合体可以通过 FG 重复序列募集组蛋白修饰因子，进而在核孔复合体附近营造一个活化染色质的环境。在雄性果蝇中，X 染色体可被转录两次，这主要是通过雄性果蝇 X 染色体与一种被称为剂量补偿复合体的结合来完成的。该复合体中包含了一种雄性特有的致死蛋白 MSL。通过 RNA 干扰的方法沉默核孔蛋白 Nup153 或与 Tpr 同源的 Megator 蛋白的表达后，致死蛋白 MSL 将与雄性果蝇的 X 染色体分离，导致剂量补偿的丧失。由此说明由于核孔蛋白 Nup153 及 Tpr 的作用，雄性果蝇的 X 染色体的活性与核孔复合体相关，核孔复合体可促进基因的表达。

此外，核孔蛋白还可在远离核孔复合体的核内转录复合体中发挥作用。一些具有致癌作用的、含有核孔蛋白 Nup214 及 Nup98 的 FG 重复序列的融合蛋白特定地分布于细胞核内部，而非核周，并能促进基因的表达。用干扰素 γ 刺激骨髓细胞，可发现内源性的 Nup98 在核质累积，同时基因表达增加。

介导染色质与核孔复合体相互作用的衔接蛋白正在逐步地为人们所认识，其中，具代表性的是一种能与染色质结合的辅激活物 SAGA。SAGA 兼具组蛋白乙酰化转移酶及去泛素化酶这两种染色质修饰酶的活性。在酵母中，SAGA 可与核篮蛋白 Mlp1 及核孔复合体相关的 TREX-2 复合体相互作用。TREX-2 是一种可与核孔复合体结合的复合体，能在 mRNA 输出及转录延伸中发挥作用。SAGA 与 TREX-2 均具有一个共同、保守的因子 Sus1，TREX-2 与核孔复合体间的机械的连接需要 Sus1 的存在。在染色质与核孔复合体结合及转录相伴的 mRNA 输出过程中，Sus1 具有重要的功能。TREX-2 与核孔复合体间的连接还需要广泛分布于核内沿的核孔蛋白 Nup1 的存在，此外，Nup2、Nup60 及 Mlp1 等核篮蛋白也参与了基因与核孔复合体的相互作用。

至今为止，并不清楚核孔复合体在人类细胞中是否也能调节基因的表达。人类细胞中也发现了 SAGA 的同源复合体，因此，染色质与核孔复合体的连接激活基因的表达有可能是真核细胞中一种保守的机制。分析人核心的核孔蛋白 Nup93 的相互作用蛋白进一步发现，人基因组确实能与核孔复合体发生特定的结合。HeLa 细胞的胞核中，Nup93 主要与异染色质区域的物质相互作用。但是，在组蛋白脱乙酰酶抑制剂作用下，伴随着组蛋白广泛的乙酰化，Nup93 可与常染色质的相互作用。由此表明，核孔复合体可与活化的或非活化的染色质结合，根据组蛋白乙酰化的方式的改变，染色质可在核孔复合体处发生动态的重组装。

（三）核孔复合体与细胞周期关系密切

核孔复合体具有一定的寿命，根据细胞周期的进程及核膜的生长周期，核孔复合体可发生暂时性的组装。核膜与有丝分裂器间的相互作用正逐渐变得清晰。在酵母中已发现核孔复合体的核篮结构能促进有丝分裂中染色质的快速分离。核孔复合体成为纺锤体组装检测点蛋白 mad1、mad2 停靠的位点。核孔复合体与 mad1、mad2 的结合又依赖于核孔蛋白 Nup60 及类肌球蛋白 1 的作用。Lee SH 等（2008）研究发现在人细胞中，核篮蛋白 TPR 被发现可以直接与 MAD1、MAD2 结合，用 RNAi

干扰 TPR 表达后，将影响 MAD1、MAD2 在间期核孔复合体上的分布并导致后期的异常。TPR 可与动力蛋白的轻链结合。因此，TPR 可作为一种临时的调节器，保证 MAD1、MAD2 能高效率地与动力蛋白聚集，从而促进有丝分裂后期的正常发生。在一些低等生物，如某些真菌中，也发现 TPR 对细胞周期有类似的作用，提示上述核孔复合体与细胞周期间的关系可能是高度保守的。

构成核孔复合体内部中心结构的 Nup107～160 复合体由 9 种不同的核孔蛋白构成，作为这一复合体成员之一的 Nup96，表现出特有的细胞周期调节性的表达，G_2 期末期，当其他核孔蛋白表达逐渐增加的时候，该蛋白表达降低。在 Nup96 半合子的细胞呈现出高增殖率的特点。同时，细胞周期的调节因子 cyclinD3，CDK6 的 mRNA 的输出增多，致使细胞提前进入 S 期。由此证实 Nup96 可作为核输出的因子，以细胞特异性及细胞周期依赖性的方式调节特定 mRNA 的表达水平。

第二节 核 纤 层

核纤层（nuclear lamina）是紧贴内核膜的一层高电子密度纤维蛋白网，广泛存在于高等真核细胞中，内连核骨架，外接中间纤维，由此构成的网架结构体系存在于整个细胞核与细胞质（图 8-5）。核纤层的厚度随细胞种类的不同而呈现差异，在多数细胞中，其厚度在 10～20nm 间。

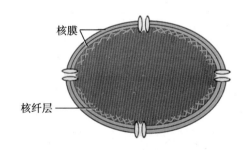

图 8-5 核纤层的结构

一、核纤层蛋白是核纤层的主要成分

核纤层蛋白是组成核纤层的主要成分，分子量在 60 000～75 000 之间，是中间纤维蛋白超家族成员，具有 N 端的头部结构域、卷曲螺旋的杆状结构域以及球状的尾部结构域。杆状结构域介导核纤层蛋白的二聚化，而头部与尾部的相互作用则促进核纤层蛋白多聚化及更高级结构的形成。尽管核纤层蛋白主要分布于核周，但它们也可形成稳定的复合体，在核内聚集成点状结构或弥散分布。

根据生化与结构的特点，脊椎动物的核纤层蛋白可分为 A 型与 B 型两类。A 型 lamin 具有中性等电点，表达具有组织特异性，在有丝分裂时要发生解离。A 型 lamin 有 A、AΔ10、C 及 C2 四种成员，为 LMNA 基因的不同剪接产物，均在蛋白的 C 端发生异戊烯化。Lamin A 和 lamin C 分子中一段长约 350 个氨基酸残基序列与中间纤维蛋白 α 螺旋区在组成上同源性达 28%，经组装后，这两种核纤层蛋白可形成与中间纤维类似的纤维。组装完成的核纤层纤维直径约 10nm，具有较大的刚性。B 型 lamin 属酸性蛋白，在有丝分裂中与膜结构连接在一起，并广泛表达于各类组织细胞中。Lamin B1、B2 是两种不同基因的表达产物。各类 lamin 的 C 端均发生异戊烯化，由此可促进 lamin 对核膜的附着。

核纤层蛋白也可分布于核质，组装到核内或跨核的点状或管状结构中。已发现新合成的 lamin C 可先在核内储存体中积累，然后再逐步整合到核纤层中。与此类似，lamin A 的前体蛋白在被加工及运往核纤层前，也被发现首先存在于核内聚集体中，与核内纤维结构相连，点状存在于核质中，而 B 型 lamin 却趋向于核周边分布。

二、核纤层与核膜结构间关系密切相关

（一）核纤层维持着核膜结构的稳定性

长期以来，核纤层蛋白被认为可为核膜提供支持作用，利用免疫学方法选择性地除去 lamin A、lamin C 和 lamin B，均可广泛地抑制核膜和核孔复合体围绕染色体的组装，表明核纤层在间期核的组装中起着决定性的作用。

在间期细胞核中，刚性较强的核纤层蛋白通过与内核膜上的镶嵌蛋白相连，使核膜被核纤层蛋白与核骨架共同构成的弹性网络支架所支撑，核膜的形状得以维持。核纤层也能影响核孔复合体结构的形成。在核纤层蛋白缺失的成纤维细胞中，核孔复合体的分布发生异常，从核孔从移出，在核膜的某些区域已观察不到核孔复合体的存在。对于核纤层蛋白异常如何影响到核孔复合体在核膜上的定位，目前仍不清楚。

（二）核纤层能促进细胞分裂时核膜的重建

在细胞分裂时，核纤层蛋白参与了核膜的重建。在细胞分裂前期，核纤层蛋白磷酸化后，发生解聚，核膜裂解，其中 lamin A 与 lamin C 分散到细胞质中，lamin B 因与核膜结合力最强，解聚后即与

核膜小泡结合,这些小泡在细胞分裂末期是核膜重建的基础。当细胞分裂进入末期时,核纤层蛋白发生去磷酸化,进而聚合,电镜下可见核纤层又重新在细胞核的周围聚集,核膜再次形成。

(三)多种内核膜蛋白能与核纤维层蛋白相互作用

存在于内核膜的多种蛋白已被确定可与核纤层蛋白发生直接或间接的相互作用,进而介导核纤层与核膜的连接,这些蛋白也常被称为核纤层蛋白相关蛋白(lamina associated proteins,LAP),常见的如 lamin B 的受体、LAP1 及 LAP2 异形体等。最近,一些新的、能与核纤层结合的内核膜蛋白被发现,如无名指结合蛋白、luma、nesprin/myne-1 等。

核纤层蛋白 B 的受体(lamin B receptor,LBR)是第一种被确定的、定位于内核膜的膜内在蛋白。这种蛋白的 N 端朝向核质分布,其 C 端具有疏水性,具 8 段穿膜区域。LBR 与 B 型 lamin 的结合,被认为是有丝分裂中核膜崩裂时,B 型 lamin 能附着于膜上的重要原因。因 LBR 也可与 DNA、组蛋白、异染色质蛋白 1(heterochromatin protein 1,HP1)等结合,LBR 还被认为可在染色质结构的形成中发挥作用。此外,由于 LBR 的 C 端具有甾醇还原酶活性,通过作用于氧甾酮核受体,LBR 可调节基因的表达。

利用单克隆抗体可从分离的核膜中确定核纤层相关多肽 1(lamina associated polypeptide 1,LAP1)的存在。LAP1 包括三种类型,即 LAP1A、1B、1C。这些蛋白通过其 N 端整合到内核膜中,并与 A 型 lamin 相连。

LAP2 属于 LEM-D(LAP2、emerin、MAN1 domain)蛋白家族成员,这个家族的蛋白包括 LAP2、emerin、MAN1 三种内核膜整合蛋白,主要特点是均含有一段由 40 个氨基酸构成的、被称为“LEM”结构域的螺旋 - 环 - 螺旋结构。

LAP2 是最早被确定及分析的 LEM-D 蛋白。该蛋白具有 α、β、γ、δ、ε 及 ζ 6 种不同的亚型,其中,LAP2α 与 LAP2ζ 具有一个穿膜的 C 端。LAP2α 朝向核质分布并可与 A 型 lamin 结合。LAP2β 则可与 lamin B 结合。除了具有 LEM-D 结构外,LAP2 分子中还存在一段 LEM 类似的结构域,是 DNA 结合的位点。由于 LAP2 还能与组蛋白去乙酰化酶相互作用,因此,该类蛋白被认为能影响染色质结构的形成,并可参与核纤层对基因表达的调节(图 8-6)。

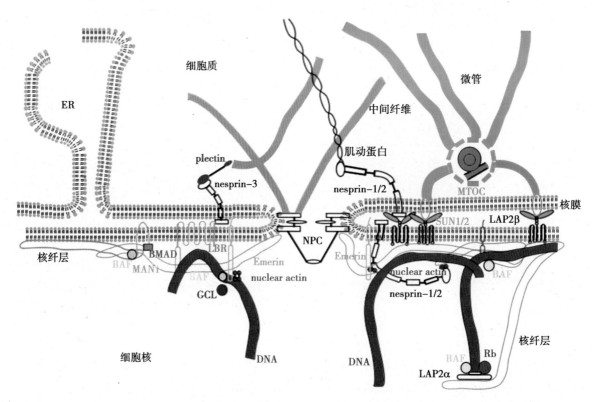

图 8-6 核纤维层蛋白与内核膜蛋白相互作用

存在于内核膜的多种蛋白质已被确定可与核纤层蛋白发生直接或间接的相互作用,进而介导核纤层与核膜的连接

三、核纤层可作为染色质的支架

有研究表明，核纤层蛋白及核纤层蛋白相关蛋白的分子中均存在多种染色质结合的位点。A 型及 B 型 lamin 的 C 端能直接与染色质结合，体外研究发现 A 型 lamin 的 C 端存在一个高度保守的、疏水的球状结构域，因带正电，可与 DNA 分子结合，因此，A 型 lamin 能将异染色质锚定在核纤层上。另外，A 型及 B 型 lamin 分子中 α- 螺旋所在的杆状区域也被证实可介导 lamin 与染色质 /DNA 的结合。

近来，在果蝇胚胎研究中发现，分布在染色体上不同区域的、与发育相关的多个基因可动态地与核纤层结合，并被某种机制共同调节。用固醇类激素诱导果蝇胚胎细胞分化，虽然大多数基因与 B 型 lamin 的结合没有改变，但仍有部分基因簇对 B 型 lamin 的结合能力发生了明显的增加或降低。能与 lamin 结合的基因具有的特点包括：转录水平低、缺乏组蛋白活化修饰、复制时间较晚、具有大量无转录活性的染色质间隔区域。此外，核纤层蛋白与 DNA 间的结合还需要低水平的组蛋白乙酰化。现有研究表明通过将转录惰性的 DNA 束缚在细胞核周边，核纤层蛋白可由此影响染色质的结构形成。

核纤层蛋白也能通过多种间接的方式影响染色质结构的形成。已经知道，lamin 能与多种具有 LEM 结构域的核膜蛋白如 LAP-2、emerin 及 MAN1 相互作用，通过这些蛋白 N 端的、保守的 LEM 结构域与 DNA 交联蛋白 BAF 间的作用，lamin 可参与染色质结构形成的过程。lamin 还能借助其在内核膜上的受体来与 DNA 及染色质相互作用，并为染色质在核膜上的附着提供支点。近来发现一种分子量巨大的蛋白——肌联蛋白（connectin）可分布于核内，并在有丝分裂染色质凝集中有一定的作用。由于 lamin 能与核内的该类蛋白结合，因此，通过肌联蛋白的介导，lamin 在间期细胞核内也可对染色质结构的变化产生作用（图 8-6）。

四、核纤层参与了 DNA 复制与转录的调节

在细胞核核质中，核纤层蛋白被认为可为核内的活动如 DNA 复制及转录提供支架。在 S 期细胞中，已经发现 B 型 lamin 可与 DNA 复制位点相连。而在某些 lamin A 突变的细胞中，由于 lamin 的 N 端缺失，DNA 复制的延伸过程受到影响，细胞核增

殖抗原 PCNA 及复制因子复合体的分布出现异常。

已有研究表明，核纤层蛋白具有一定的转录调节功能。作为多种转录因子的支架，核纤层蛋白可通过锚定转录因子，抑制特定靶基因的转录，影响基因的表达。Ivorra C 等（2006）发现转录因子 c-Fos 在与 lamin A/C 结合后，可停留在核周，阻止了 c-Fos 与 c-Jun 间的异二聚化，使得 AP-1 介导的转录复合体不能形成，从而抑制了相关基因的转录。Lamin A 的过度表达会使 c-Fos 在核膜积压，引起细胞生长的抑制。类似的情况也存在于 MOK2 这种转录因子上。该因子可通过其 N 端与 lamin A/C 相互作用，引起转录的抑制。转录因子 Oct-1 被发现可与 lamin B 共分布于核周，胶原酶的表达由此受到抑制。而当 Oct-1 脱离核膜后，将观察到胶原酶活性的增加。近来，与脂肪合成相关的转录因子 SREBP-1c 被发现能与 lamin A 前体的 C 端结合。Lamin A/C 基因的突变后，lamin A 前体与 SREBP-1c 的结合能力降低，由此可引发家族性脂肪代谢障碍。

核纤层蛋白与多种核膜蛋白的相互作用也可对基因表达产生影响。LAP-2α 的 C 端一方面可与 lamin A/C 结合，同时也可与 pRb 相互作用，因此，通过 LAP-2α 的介导，lamin A/C 可与 pRb 分布在一起，在募集组蛋白去乙酰化酶及与 S 期 E2F-DP 异二聚体转录因子结合后，抑制转录。若 A 型 lamin 缺乏，将引起 pRb 在蛋白酶体中的降解。能与 lamin 结合的核膜蛋白 MAN1 也被证实能调节 TGF-β 与 BMP 效应蛋白的磷酸化，通过将 Smad 分子限定在核周分布，阻止其与靶基因的结合，从而抑制相关基因的表达。

此外，核纤层蛋白还被证实为 RNA 聚合酶Ⅱ依赖性转录所必需。核纤层蛋白可能作为某些转录因子激活 RNA 聚合酶Ⅱ的支架，来参与 RNA 合成的调节。在 lamin A 突变的细胞中，因 laminA N 端的缺失可导致转录因子 TFIID 中的某些 TATA 结合蛋白定位错误，致使 RNA 聚合酶Ⅱ的活性被抑制。A 型 lamin 还可能在 RNA 加工过程中发挥作用。在成肌细胞中发现 A 型 lamin 点状结构与 RNA 剪接点相连接。

五、核纤层能维持细胞核的刚性

核纤层蛋白的存在，有利于细胞核刚性的维持。其中，A 型 lamin 起着关键的作用。在一些 A 型 lamin 基因被敲除的成纤维细胞中，由于缺乏该类 lamin 的表达，细胞核的刚性减弱，当遇到外

界机械拉力作用时,容易发生变形。而一些 B 型 lamin 缺乏的细胞尽管细胞核的形态发生了很多变化,但细胞核具有正常的刚性。

对果蝇早期胚胎细胞核变化的研究表明,通过与一种被称为"Kugelkern"的蛋白结合并介导胞核与细胞骨架间相互作用,核纤层蛋白还能影响细胞核的形状与体积。

第三节 染 色 质

染色质(chromatin)是间期细胞核中能被碱性染料着色的物质,呈细网状,形态不规则,弥散在细胞核内,主要由 DNA 和组蛋白(histone)两种成分构成,此外还含有非组蛋白及少量的 RNA,DNA 和组蛋白的含量接近 1:1,两者总量占染色质总化学组成的 98% 以上。

染色体和染色质是细胞核内同一物质在细胞周期不同时相的不同表现形态。当细胞进行有丝分裂时,染色质经复制后反复盘绕,高度压缩,最终凝集成条状或棒状的染色体(chromosome),以保证遗传物质 DNA 能够被准确地分配到两个子代细胞中。在细胞分裂中期,染色体形态、结构特征最为明显,具有两条染色单体,由染色体臂、着丝粒、次缢痕、端粒等部分组成。

一、功能性染色质必须具有三个特殊的 DNA 序列

一条功能性的染色质(体)DNA 具有三个特殊的序列,即:一个着丝点(centromere)序列、两个端粒(telomere)序列及多个复制源(replication origin)序列(图 8-7)。

着丝点序列位于复制完成的两条姐妹染色单体连接部,在细胞分裂中该序列与纺锤体微管相连,协助复制了的染色体平均分配到两个子细胞中,保证了遗传的稳定性。端粒序列为一富含 G 的简单重复序列,分布于染色体的两个端部,该类序列在维持 DNA 分子末端复制的完整性及染色体独立性和稳定性方面均有重要作用。复制源序列是细胞进行 DNA 复制的起始点,在真核细胞中,多个复制源序列可被成串地激活,DNA 双链在此处解旋并打开,进行复制。复制源序列的存在使得整条 DNA 分子可在不同的区域同时进行复制,直至完成整个染色体 DNA 分子的自我复制,这对于维持染色体在世代传递中的连续性有重要的意义。

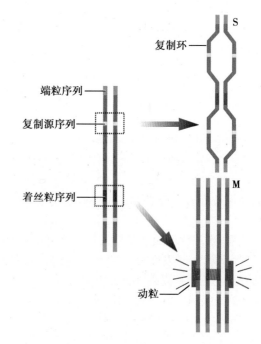

图 8-7 功能性染色体的三个 DNA 序列

二、组蛋白能与染色质 DNA 结合并影响其功能

(一)组蛋白与 DNA 结合构成染色质

组蛋白(histone)是真核生物染色质(体)中含量最高的结构蛋白,其总量与染色质 DNA 大致相等。组蛋白属碱性蛋白质,含大量的带正电荷的精氨酸、赖氨酸等碱性氨基酸,等电点一般在 pH 10.0 以上,能与带有负电荷的 DNA 分子紧密结合,而且一般不要求特殊的核苷酸序列。组蛋白在细胞周期的 S 期与 DNA 同时合成。组蛋白在胞质中合成后即转移到核内,与 DNA 紧密结合,装配形成染色质。

组成染色质的组蛋白包括五种,即 H1、H2A、H2B、H3、H4。几乎所有真核细胞都富含这 5 种组蛋白,在细胞中各种类型的组蛋白约 6×10^7 个分子。5 种组蛋白在染色质中的分布及功能上存在差异,由此可划分为两大类,即:核小体组蛋白(nucleosomal histone)与 H1 组蛋白。

核小体组蛋白包括 H2A、H2B、H3、H4 四种,分子量较小,一般由 102~135 个氨基酸残基组成,这类组蛋白间有相互作用形成聚合体的趋势,从而可将 DNA 卷曲形成核小体。核小体组蛋白在进化上高度保守,无种属及组织特异性,其中 H3 和 H4 是所有已知蛋白质中最为保守的。H1 组蛋白由 220 个氨基酸组成,分子量较大,进化中不如核小

体组蛋白那么保守，H1 有一定的种属和组织特异性，哺乳类细胞的组蛋白 H1 约有 6 种密切相关的、氨基酸顺序上稍有不同的亚型，H1 组蛋白在构成核小体时起连接作用，可赋予染色质以极性，与核小体包装成更高一级结构的过程相关。

（二）组蛋白修饰能调节 DNA 转录

通过乙酰化、磷酸化等化学修饰，组蛋白的电荷性质发生改变，与 DNA 结合能力减弱，DNA 发生解旋进而得以复制或转录。而组蛋白的甲基化则可增强组蛋白和 DNA 的相互作用，降低 DNA 的转录活性。

1. 组蛋白乙酰化与基因转录的激活 近三年来，发现了大量的组蛋白乙酰化酶。在酶的活性及调节作用方面，不同的组蛋白乙酰化酶间存在较大差异。

转录共激活因子 p300/CBP 是首先被报道的组蛋白乙酰化酶，该类分子最初被发现可在转录中起作用，然后才进一步被确定其可通过酶的活性对组蛋白进行修饰。p300 与 CBP 具有相似的结构与功能，均能同 CREB 及 E1A 结合。此外，已发现 p300 与 CBP 还能被其他更多的转录因子募集，共同激活转录的发生。

另有两种转录共激活因子 ACTR（activator of the thyroid and retinoic acid receptor）与 SRC-1（steroid receptor coactivator）最近也被发现具有组蛋白乙酰化酶的活性，它们均能参与由核受体引发的转录激活过程。ACTR/SRC-1 还可同 p300/CBP 结合形成复合体，附着在由核受体相关激素激活的基因的启动子上，促进转录的发生。由于 ACTR/SRC-1 与其他组蛋白乙酰化酶间的同源性很小，不同的乙酰化酶可能具有不同的作用底物，因此，转录过程中若有多种组蛋白乙酰化酶的参与，各类核心组蛋白均有可能被乙酰化，这无疑将有利于转录的发生。

转录共激活因子 TAF250 被证实也是一种组蛋白乙酰化酶。该分子为 TBP-TAF（TBP-associated factor）复合物的组成成分之一。有研究表明 TAF250 主要为一些特定基因的表达所必需。

目前，对于上述的组蛋白乙酰化酶的功能还有许多值得深入研究的问题，如：这些乙酰化酶能否将所有的核小体核心组蛋白乙酰化？在一个特定基因的转录激活过程中，是否需要所有的这些乙酰化酶的活化？转录受这些酶调节的基因是特定的，还是广泛的？

2. 组蛋白的去乙酰化与转录的抑制 既然组蛋白乙酰化可以促进基因的转录，因此组蛋白去乙酰化酶可抑制基因的转录就不难理解。在人类，已发现多种组蛋白去乙酰化酶，主要包括 HDAC1、HDAC/Rpd3 等。

HDAC1 是一种人细胞中的保守性较高的组蛋白去乙酰化酶，其组成与酵母中参与基因转录调控的 Rpd3 蛋白类似。HDAC/Rpd3 组蛋白去乙酰化酶存在于多种真核细胞中，在每种生物中，具有 HDAC/Rpd3 多种成员。缺乏 Rpd3 的酵母细胞中，组蛋白 H4 第 5 位及 12 位的赖氨酸的乙酰化将发生增加。HDAC/Rpd3 可与其他蛋白，尤其是某些转录共抑制子，如 Sin3、视网膜母细胞瘤蛋白等组成复合体。

近来有研究表明，组蛋白去乙酰化酶可通过甲基化 CpG 岛来抑制转录的发生。长期以来 CpG 岛甲基化被认为与基因表达的沉默相关，其中，作为能与甲基化 CpG 岛特定结合的蛋白，Mecp2 对于 CpG 岛甲基化相关的基因表达沉默有重要的作用。现已发现 Mecp2 能募集 Sin3 及某些组蛋白去乙酰化酶，以此来抑制基因的转录。因此，转录抑制复合体被认为可以以下的方式形成，即以 DNA 结合蛋白（Mad、E2F 等）为主体，首先募集一些共抑制因子（Sin3 或 Rb），借助于这些因子再募集组蛋白去乙酰化酶。但转录因子 YY1 蛋白可能是一例外，因为该因子被发现可以直接与组蛋白去乙酰化酶结合，而不需要 Sin3 或 Rb 蛋白的介导。

所有的组蛋白去乙酰化酶在不同的组织细胞中均能表达，表明其表达无组织特异性。体外实验又证实这些组蛋白去乙酰化酶均能对四种核心组蛋白进行同等的去乙酰化作用，表明这些酶的作用也无底物的特异性。但是，在体内情况下，当组蛋白被包装到染色质中去以后，不同的组蛋白去乙酰化酶是否会表现出一定的底物作用特异性，对此，还需要更多的研究来加以进一步揭示。

组蛋白去乙酰化酶的活性对于转录抑制有重要的作用。在哺乳动物及酵母中均发现，当 *HDAC/Rpd3* 基因发生突变后，HDAC/Rpd3 虽然仍能与 Sin 结合，但因其组蛋白去乙酰化酶的活性丧失，致使转录抑制异常。

（三）组蛋白变异体存在于大多数真核细胞中

在大多数真核生物的细胞中，存在多个组蛋白基因的拷贝，这些基因有着相似的 DNA 序列组成，并在细胞周期的 S 期表达，为细胞提供其所需的大量的组蛋白。作为进化上保守的蛋白，大多数组蛋白可因其初级结构的变化出现变异体。有些变异体具有与相关组蛋白不同的生化特征,进而可改变核小体的特性。而另一些变异体的基因则分布于基因组特定的区域。这些变异体基因主要以单拷贝的形式存在,其表达可存在于整个细胞周期过程,而不只局限于 S 期。与各类组蛋白不同,变异体的基因包含了内含子,其转录产物通常被多聚腺苷酸化。这些特点对于组蛋白变异体的转录后调节有重要意义。在发育与分化过程中,某些组蛋白变异体可与已经存在的组蛋白间发生交换,这一现象被称为组蛋白置换。这种置换将导致在分化的细胞中,变异体成为组蛋白的主体。这些研究表明组蛋白变异体在调节染色质的动态变化过程中有特定的作用。

现已发现,除在进化上保守性最高的组蛋白 H4 未被发现有其变异体外,其他经典类型的组蛋白均有相应的变异体存在,其中,组蛋白 H2A 保守性最低,其变异体种类最复杂,几乎存在于所有的真核细胞中。组蛋白 H3 的某些变异体分布于着丝粒,其独特的 N 端可在动粒的形成中发挥作用。经典的组蛋白 H3 是在 DNA 复制时被组装到核小体中,但 H3 的变异体 H3.3 却不参与这种 DNA 复制相关的组装,其组装到核小体的活动主要发生在一些转录活跃的位点。各类组蛋白变异体的主要特征如下:

1. **组蛋白 H1 变异体** 组蛋白 H1 存在多种因氨基酸序列改变产生的变异体,如:H10、H5 以及精子及睾丸组织特异性的变异体。这些变异体与组蛋白 H1 的差异主要表现在非球状的 N 端及 C 端尾部结构域的组成上。这些不同的变异体广泛存在于不同类型的细胞中,与细胞周期、分化及发育相关。大多数组蛋白与其变异体在生化特性及在基因组中的分布方式均呈现不同。H1 变异体被认为具有其特定的功能。

2. **组蛋白 H2A 变异体** 在组成核小体的核心组蛋白中,H2A 具有的变异体最多,主要包括 H2A.Z、MacroH2A、H2A-Bbd(Barr body deficient)、H2AvD 及 H2A.X 等类型。有些 H2A 变异体在进化过程中相对保守,如 H2A.Z,而另一些变异体,如 MacroH2A 与 H2A-Bbd,仅存在于脊椎动物或哺乳动物中,保守性较低。不同的 H2A 变异体可在其 C 端尾部的长度、氨基酸组成以及在基因组中的分布等方面呈现差异。MacroH2A 主要分布在惰性的 X 染色体上,而 H2A-Bbd 则分布于活化的 X 染色体及常染色体上。H2A.X 与 H2A.Z 可存在于整个基因组中并持续地表达。不同物种间的

H2A 变异体结构与功能的比较目前也受到重视。已发现酵母的组蛋白 H2A 其实与哺乳动物的 H2A 变异体 H2A.X 更为相似,而果蝇中 H2A 唯一的变异体 H2AvD 的氨基酸序列兼具 H2A.X 及 H2A.Z 的一些特征。

3. **组蛋白 H2B 变异体** 组蛋白 H2B 的变异体很少。仅有的几种变异体被发现可取代 H2B,在染色质包装及转录抑制中起作用,尤其是在配子发生的过程中。在海胆中,与经典的 H2B 不同,其精子特异性的 H2B 变异体被证实具有一个长的、带电的 N 端尾部,该结构有助于染色质纤维的压缩,表明该变异体可在染色质包装的过程中起作用。

4. **组蛋白 H3 变异体** 组蛋白 H3 有两类主要的变异体,即 H3.3 与着丝粒 H3(CenH3)。此外,还包括哺乳动物睾丸特异性的 H3 变异体 H3.4。CenH3 是一种能与着丝粒结合的保守蛋白(图 8-8)。尽管具有相似的组蛋白折叠结构域,所有的 CenH3 蛋白在其 N 端的尾部呈现高度的可变性。与 H3 相比,H3.3 与 H3.4 是变异程度最小的变异体,在果蝇中,这两种变异体与 H3 间仅有 4 个氨基酸不同,但在表达的时间上,与 H3 不同的是,H3.3 在整个细胞周期均能表达并常分布在染色体转录活跃的区域。与 H2A.X 类似,酵母的 H3 组蛋白在组成上与哺乳动物的 H3.3 更为类似,而并未如设想的与哺乳动物 H3 类似。

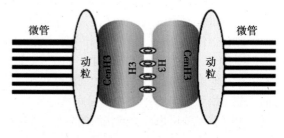

图 8-8 CenH3 的分布

5. **组蛋白 H4** H4 是一种进化上相对缓慢的、最为保守的蛋白质,迄今为止,未发现其变异体的存在。

三、染色质的结构可发生高度有序的组装

20 世纪 70 年代以前,染色质一直被认为是由组蛋白包裹在 DNA 外形成的类似"铅笔"状的结构。1974 年经 Kornberg 等人对染色质进行酶切降解研究及电镜观察后,人们对于染色质的结构才有了进一步的认识。现已知道,染色质的基本结构单

位为核小体,核小体在串联的基础上,发生进一步折叠、压缩形成高级结构,最终组装成染色体。

（一）DNA 片段盘绕组蛋白八聚体上构成染色质的一级结构核小体

核小体(nucleosome)是一直径 11nm,高约 6nm 的圆盘形颗粒,由 200bp 左右的 DNA 和一个组蛋白八聚体组成。组蛋白八聚体分子量为 100 000,是构成核小体的核心,由 H2A、H2B、H3、H4 四种分子聚合而成,中央是 H3、H4 各两分子聚合形成的四聚体,H2A、H2B 形成的两个二聚体则排列在四聚体两侧。146bp 的 DNA 片段向左盘绕组蛋白八聚体 1.75 圈,每圈 83bp。DNA 分子双螺旋小沟中富含 A-T 的区段常结合于组蛋白核心的特定位点上,由此可促进 DNA 分子在组蛋白八聚体表面的弯曲、盘绕。

相邻核小体间有一 DNA 片段相连,称为连接段 DNA,其长度变化范围在 0～80bp。组蛋白 H1 分子结合于连接段 DNA,位于核小体核心 DNA 双链的进出口处,锁住核小体 DNA 的进出口,有稳定核小体结构的作用,并与染色质进一步的凝集有关。若干个核小体经一个 DNA 分子连接后,形成直径为 10nm 的串珠状结构(图 8-9)。

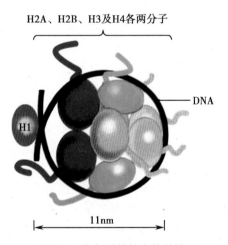

H2A、H2B、H3及H4各两分子

DNA

H1

11nm

图 8-9　染色质的核小体结构

（二）核小体进一步螺旋形成的螺线管是染色质的二级结构

将细胞核加以温和处理,在电镜下往往会看到染色质很少呈现伸展的串珠状形态,而是以一种结构更为紧缩的、直径约 30nm 的纤维形式存在。30nm 的染色质纤维即为核小体串珠结构进一步螺旋盘绕形成的中空螺线管(solenoid)。该结构外径 30nm,内径 10nm,每一螺旋包括 6 个核小体,相邻螺旋间的距离为 11nm。

螺线管结构形成过程中组蛋白 H1 起着重要的作用。组蛋白 H1 通常位于中空螺线管内部,每一 H1 分子中,均具有一球状中心及两个伸展的氨基酸臂,在 H1 结合于连接段 DNA 时,球状中心可与核小体上的特异性位点结合,两臂则可与相邻核小体组蛋白核心的相应位点结合,由此引起核小体间在空间位置发生改变,进而发生有序的组装,形成重复排列的、有规则的结构。此外,组蛋白 H1 还能影响螺线管结构形成后的稳定。通过成簇地与 DNA 分子结合或成簇地从 DNA 分子上脱落,H1 分子可使螺线管形成或松解,进而可对相关基因的活性加以调节。

（三）染色质高级结构尚存在争议

关于 30nm 的螺线管如何进一步压缩成为染色体,目前有多种假说提出不同的模型加以说明,其中多级螺旋化模型(multiple coil model)及染色体支架——放射环模型(scaffold-radial loop structure model)得到较为广泛地接受。

1. **染色体多级螺旋化模型**　在该模型中,染色质的三级结构被认为是由 30nm 的螺线管进一步螺旋化后形成的,为直径 0.2～0.4μm 的圆筒状结构,即超螺线管(super solenoid)。而超螺线管的再进一步螺旋、折叠,将形成染色质的四级结构——染色单体(图 1-2A)。

2. **染色体支架——放射环模型**　该模型认为螺线管以后的高级结构,是由 30nm 染色质纤维折叠成的袢环构成的,袢环沿染色体纵轴由中央向周围放射状伸出,基部集中于染色单体的中央,并与染色单体非组蛋白轴相连。每个袢环 DNA 含 30 000～100 000bp,约 21μm,共含 315 个核小体。

袢环可以进一步通过形成微带(miniband)来构成染色质更高级的结构。微带是由 18 个袢环以染色体骨架为中心、放射状地平面排列成一圈形成的结构,是染色质高级结构的组成单位,约 10^6 个微带沿轴心骨架纵向排列,由此可形成染色单体(chromatid)(图 8-10)。

四、染色质的结构在基因转录调控中起着关键的作用

DNA 包装入染色质是调节 DNA 相关活动,如复制、转录、重组及修复等的重要途径。即使是被包装入一段最小的染色质片段中,一个核小体上的 DNA 分子与转录因子接近的机会也会被大大降低,基因的表达由此会受到明显的影响。

在过去近 20 年间,一些能利用 ATP 促进染色

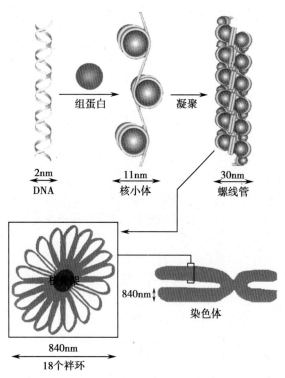

图 8-10 示染色质组装的放射环模型

30nm 的染色质纤维可形成襻环，18 个襻环以染色体骨架为中心、放射状地平面排列成一圈形成微带，约 10^6 个微带沿轴心骨架纵向排列形成染色单体

质重建的复合体被逐渐发现。根据组成及功能的差异，尤其是其催化亚基（具有 ATP 水解酶活性）的不同，常见的染色质重建复合体（chromatin remodeling complex）主要有 SWI/SNF（BAF）、ISWI、INO80 等家族。这些家族的成员在真核细胞中高度保守，对染色质的生物学特性有重要的作用，可使染色质结构发生快速的重排。近期研究表明不同的染色质重建复合体可以一种相同的机制调节染色质的结构，其关键在于这些复合体具有同源的 ATP 酶结构域并有相似的生化特征。重建复合体的 ATP 酶

亚基具有与 DNA 解旋酶 DExx 框同源的序列。有研究表明，多数染色质重建复合体能向解旋酶那样，通过利用 ATP 储存的能量，沿 DNA 分子移动。另一方面，不同的染色质重建复合体作用于染色质后，对基因的表达可产生不同的影响。有些重建复合体可以通过改变染色质的结构，使基因转录更容易发生，而另一些重建复合体导致的染色质结构的变化，则可使某些基因长期的沉默。在很多情况下，上述不同的结果与各类重建复合体酶活性催化的结果不同相关。在比较 SWI/SNF 及 ISWI 这两类染色质重建复合体时发现，虽然它们在结构上具有一些共同的特征，但当作用于染色质后，却可产生不同的重建产物。经 SWI/SNF 复合体作用后，核小体不仅位置发生改变，通常结构也有一定的变化，DNA 呈环状，组蛋白二聚体或八聚体可被置换。相反，经 ISWI 作用的核小体仅位置发生改变，其结构维持原状，其原因可能与这些重建复合体聚合程度有关，ISWI 通常以二聚体的形式发挥作用，而 SWI/SNF 则以单体的形式行使其功能（图 8-11）。

不同的染色质重建复合体可通过其 ATP 酶催化亚基的特点来加以鉴别，如 SWI/SNF 复合体的 ATP 酶催化亚基与酵母 SWI2/SNF2 ATP 酶同源，而 ISWI 复合体的 ATP 酶催化亚基则与果蝇 ISWI ATP 酶同源。一些重要的染色质重建复合体的特点及功能总结如下：

1. SWI/SNF 家族 SWI/SNF 家族是最早被研究的染色质重建复合体，由 8～15 个亚基组成。在酵母、果蝇及人细胞中，存在两种类型的 SWI/SNF 家族成员，即：SWI/SNF 与 RSC。SWI/SNF 与 RSC 在细胞中的作用明显不同。RSC 更广泛地分布于细胞中，为细胞增殖所必需，可在姐妹染色单体间的连接及染色体的分离中起作用。SWI/SNF 则可通过与某些剪接因子结合，影响 RNA 剪接的方式。

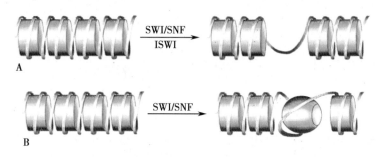

图 8-11 染色质重建的复合体导致染色质结构的变化

SWI/SNF 及 ISWI 复合体均可使核小体仅位置发生改变（A），此外，SWI/SNF 还可使核小体结构发生变化，DNA 呈环状

在哺乳动物细胞中，SWI/SNF 可参与肌肉、心脏、骨骼、肝脏等的发育过程。

SWI/SNF 分子中存在一些能结合 DNA 或组蛋白的结构域，借助于这些结构域，SWI/SNF 可促进核小体结构发生有效的重排。SWI/SNF 分子中还含有 ATP 酶活性结构域，包括 7 个亚区，形成 2 个小叶。此外，在某些 SWI/SNF 分子中还具有一个能识别组蛋白尾部、特定的乙酰化赖氨酸的结构域。另一些 SWI/SNF 分子中则存在一个能与富含 AT 的 DNA 区域结合的结构域（AT-rich interaction domain，ARID）。ARID 结构域具有的螺旋 - 转角 - 螺旋结构，有利于其特异性地结合在富含 AT 的 DNA 上。如果 ARID 结构域中某些关键氨基酸发生改变，将导致该结构域对 DNA 的亲和性降低，酵母 Swi1 蛋白的 ARID 结构域即属于此种情况。此外，有研究表明 ARID 结构域也可以非序列特异性的方式结合于 DNA 分子上。

2. ISWI 家族　这是一类广泛存在于酵母、爪蟾、小鼠及人细胞中的染色质重建复合体，其分子量较小，由 2～5 个亚基组成。与 SWI/SNF 分子类似，ISWI 分子中也存在一个 ATP 酶活性结构域。

目前，对三种 ISWI 复合体的研究较为深入，即利用 ATP 的染色质装配和重建因子（ATP utilizing chromatin assembly and remodeling factor，ACF），核小体重建因子（nucleosome remodeling factor，NURF）和染色质接近复合体（chromatin accessibility complex，CHRAC）。

ACF 复合体分子量较小，仅有 220kDa，包括 ISWI 和 Acf1 两种亚基。ACF 能持续地让组蛋白八聚体沿着 DNA 分子沉积，使核小体串珠状的结构能周期性地出现。在染色质组装的过程中，可以发现 ACF 的位置在不断地改变。ACF 介导的染色质组装需要组蛋白分子伴侣 NAP1 的配合。而非组蛋白 HMGB1 可以作为 DNA 的分子伴侣，通过加强对 DNA 变形的限制，调节 ACF 对染色质重建的活性。ACF 在发育的过程中起着重要的作用，有研究表明，ACF 突变后的果蝇幼虫向蛹转变时常发生死亡。

NURF 复合体分子量为 500kDa，其亚基主要有 ISWI、p215、Nurf255、Nurf238 和 NURF301 等。与 SWI/SNF 复合体酶的活性同时受到 DNA 及核小体调节不同，NURF 复合体酶的活性仅受核小体的促进。与组蛋白 H4 N 端尾部相互作用不仅为 NURF 的 ATP 酶活性激活所必需，也是其促进核小体移动的基础。已经确定组蛋白 H4 N 端尾部的第 16～19 位的氨基酸对于 NURF 的核小体位移作用尤为关键。目前，在体内及体外均发现 NURF 可通过促进核小体在 DNA 分子上的移动，激活转录，这一过程不仅需要该复合体中最大的亚基 NURF301 的参与，同时，还需要转录因子 Gal4 来指导核小体移动的方向。此外，NURF 还可影响 X 染色体的形态，并在果蝇幼虫向蛹转变过程中的类固醇激素相关的信号通路中起作用。

CHRAC 复合体的分子量约为 670kDa，由 5 个亚基构成。与 ACF 复合体类似，CHRAC 也能促进核小体串珠状结构周期性地出现。CHRAC 复合体中两个较小的亚基 CHRAC-14 与 CHRAC-16 被认为参与了果蝇早期的发生过程。

3. INO80 与 SWR1 家族　INO80 与 SWR1 分别是由 15 及 14 个不同的亚基组成的、大分子量的复合体，与转录激活及 DNA 修复相关。Ino80p 是 INO80 复合体中最大的亚基，其分子中含有一个保守的 ATP 酶 / 解旋酶结构域，该结构域中含有一大段间隔的区域。比较人及果蝇细胞中的 Ino80p 分子的结构，可以确定该分子具有两个保守的区域，即位于 N 端的 TELY 框及位于 C 端的 GTIE 框。

五、常染色质与异染色质是两类折叠、压缩程度不同的染色质

根据 DNA 在染色质中被包装、压缩的程度不同，染色质可分为两大类，即常染色质（euchromatin）与异染色质（heterochromatin）。在间期细胞核内，常染色质通常结构较松散，碱性染料染色时着色较浅、DNA 压缩程度低因而其复制及转录功能活跃。异染色质则结构较紧密，碱性染料染色时着色较深，DNA 因被高度压缩其复制及转录活性较低。

目前，因证实染色质的异染色质化可导致基因表达的沉默，因此，有关异染色质的组成特点及形成机制的研究正受到更多的关注。已发现异染色质形成有赖于异染色质蛋白 1（heterochromatin protein 1，HP1）与组蛋白 H3 Lys9 的结合，与组蛋白 H3 甲基化与乙酰化状态密切相关。组蛋白 H3 Lys9 的甲基化后对 HP1 的亲和力增加，而组蛋白 H3 低乙酰化状态则有利于 H3 Lys9 甲基化的发生。在特定的 DNA 区域，异染色质组蛋白特异性修饰的酶及其他能识别组蛋白修饰的成分组成一种沉默复合体，使组蛋白去乙酰化及组蛋白 H3 Lys9 甲基化，为 HP1 的结合提供位点，由此可启动异染色质的发生。当沉默复合体沿染色质持续的招募，将促成异染色质进一步的扩展。

一些与染色质重建相关的蛋白也被发现存在于异染色质。在酵母中，属于 ISWI 家族成员的 Isw1 可直接与异染色质相连，而敲除 *ISW1*，将导致异染色质稳定性减弱，因此，Isw1 被认为是维持异染色质结构稳定所必需的。而属于 SNF2 家族蛋白的 FUN30 与异染色质的形成密切相关，在缺乏 *FUN3* 情况下，异染色质的完整结构将不能形成。目前，对于染色质重建相关蛋白如何靶向异染色质、如何与其他染色质修饰共同作用及在异染色质中发生了哪些活动（如核小体滑动，驱逐，构象变化及 H2A/H2B 二聚体转变）等问题尚无明确的答案，而对染色质重建相关蛋白在异染色质中作用的深入研究，无疑将极大地促进我们对异染色质建立、维持及遗传的进一步了解。

第四节　核　仁

核仁（nucleolus）是真核细胞间核中最为明显的结构之一，在光镜下为强折光的、均质无包膜的海绵状结构。核仁的形状、大小、数目和位置随生物种类、细胞类型和功能状态不同而异。

一、核仁结构及功能的基础是 rRNA 基因

核仁的主要成分为蛋白质，约占核仁干重的 80%，包括核糖体蛋白、核仁染色质的组蛋白和非组蛋白以及核仁中存在的多种酶类，如碱性磷酸酶、ATP 酶、RNA 聚合酶等。电镜下的核仁是无界膜包裹的、由多种成分构成的网状结构。核仁的超微结构包括 3 个不完全分隔的部分，即纤维中心、致密纤维组分、颗粒成分（图 8-12）。

核仁的纤维中心为直径 10nm 的染色质纤维，由核仁周边的染色质袢环样伸入核仁内部形成，

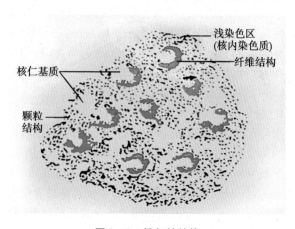

图 8-12　核仁的结构

含有 rRNA 基因，电镜下为浅染低电子密度区。袢环上的 rRNA 基因成串排列，通过高速转录产生 rRNA，进而在组织和形成核仁的过程中发挥作用，因此含有 rRNA 基因的染色质区域又被称为核仁组织者（nuclear organizer，NOR）。在有丝分裂过程中，NOR 被包装进染色体中，成为中期染色体的次级缢痕。而在随后的细胞周期进程中，那些具有活性的 NOR 因结合有参与转录活性的蛋白质，因此，可以通过银染的方法来加以辨别。

核仁结构的致密纤维组分位于核仁浅染区周围的高电子密度区，染色深，呈环形或半月形分布。电镜下可见该区域由紧密排列的细纤维丝组成，直径一般为 4～10nm，长度在 20～40nm，主要含正在转录的 rRNA 分子，核糖体蛋白及某些特异性的 RNA 结合蛋白，如纤丝蛋白、核仁素等也分布于此。

核仁结构的颗粒成分为分布于核仁纤维结构外侧、可延伸到核仁边缘的致密颗粒，直径 15～20nm，该区域是 rRNA 基因转录产物进一步加工、成熟的部位。颗粒成分主要由 RNA 和蛋白质组成，为处于不同加工及成熟阶段的核糖体亚基前体颗粒，其体积比胞质中的核糖体略小。颗粒成分数量的多少决定着间期核中核仁的大小。

（一）核仁染色质具有复杂的蛋白成分

与细胞核内的其他染色质相比，核仁染色质中 H1 组蛋白的含量很丰富。在人细胞中，H1 组蛋白能与一些核仁蛋白相互作用，而在酵母中能与 RNA 聚合酶 I 竞争结合 rRNA 基因上游某些特定位点。因此，H1 组蛋白被认为能稳定核仁内染色质结构，进而可在与染色质结构相关的基因转录中起作用。

除了组蛋白、非组蛋白、DNA 及 RNA 这些已确定的成分外，核仁染色质中还存在一些 rRNA 基因特有的酶复合体、核仁特有的组蛋白修饰因子或组蛋白变异体。这些成分具有调节 rRNA 基因相关染色质结构及转录的作用。人类核仁染色质中发现有 H2A 组蛋白变异体的存在，而某些植物细胞核仁中 H4 组蛋白可发生广泛的乙酰化。鉴于目前已知的组蛋白修饰的复杂性，核仁染色质组蛋白的修饰还可能存在其他的方式。尽管在不同种属的生物中，核仁染色质组蛋白的修饰情况可能不尽一致，但核仁染色质组蛋白的修饰无疑会对核仁 NOR 的复制及其他功能产生影响。

近期发现核仁中有些蛋白能与核仁染色质组蛋白结合，这些蛋白主要包括核仁蛋白（nucleolin）

与核磷蛋白（nucleophosmin，NPM）。核仁蛋白是一种 DNA 结合蛋白，为 RNA 聚合酶 I 转录及核仁结构的完整性所必需。在 H1 相关的染色质的压缩、SWI/SNF2 介导的 H2A/H2B 二聚体重建中核仁蛋白也有重要的作用。而在细胞周期中核仁蛋白则可一直结合在 NOR 染色质上，以此将核仁染色质结构与其他细胞核活动联系起来。核磷蛋白属于核质蛋白/核磷蛋白组蛋白分子伴侣家族的成员，可参与 rRNA 转录的调节。核磷蛋白可通过与 Y-BOX 结合蛋白 FRGY2 结合，在不干扰 rRNA 基因转录的情况下，介导核仁的组装。核磷蛋白一方面可利用其 N 端结构域与 H3/H4 二聚体结合，同时，也可借助于其 C 端酸性的氨基酸片段与 H2A/H2B 相互作用，由此促进 rRNA 基因核小体结构的组装。核磷蛋白 2 也是一种组蛋白分子伴侣，能特异性地与 H3/H4 组蛋白四聚体结合。与核仁蛋白一样，核磷蛋白可以多种方式起作用，例如可与多聚腺苷酸结合。

（二）NOR 上的 rRNA 基因转录活性存在差别

核仁形成过程中并不是所有 NOR 上的 rRNA 基因都需要被激活。有些 rRNA 基因完全没有活性，另一些 rRNA 基因则可以被转录。还有部分 rRNA 基因可处于一种待激活的状态，其转录虽未发生，但有被激活的潜能。所有 rRNA 基因同时被激活的情况很少发生。在发育过程中，这种 rRNA 基因活化的方式可发生变化。

虽然各 rRNA 基因序列组成相同，但其相关的染色质却具有不同的空间结构，rRNA 基因能否被转录与其染色质所处的空间状态相关。目前，至少有三种活性程度不同的 rRNA 基因存在，即活化基因，存在于伸展的染色质中的；无活性的基因，存在于结构包装紧密的染色质中；潜在的活化基因，存在于空间结构可发生较大变化的染色质中。

已经知道参与 rRNA 基因转录的 RNA 聚合酶 I 的活性水平也与 rRNA 基因所在的染色质相关，而 rRNA 基因中胞嘧啶甲基化程度、启动子区域染色质的重建、组蛋白的修饰、启动子及编码区的修饰等因素将直接影响相关染色质的空间结构。已证实 rRNA 基因甲基化的增加，能引起染色质的凝集。事实上已发现有转录活性及无转录活性的 rRNA 基因在 DNA 甲基化、组蛋白修饰等方面均存在差别。

（三）小 RNA 参与了 NOR 的剪接

在多种生物中，重复 DNA 的剪接机制涉及小 RNA 的作用。果蝇中已发现，经 siRNA 的作用，rRNA 基因可发生 H3K9 双甲基化，进而被包装入无活性的异染色质上。阻断 siRNA 的作用，rRNA 基因结构将发生重组，致使核仁结构解离，rRNA 基因呈分散的点状分布。一些植物细胞中，由非 NOR 的 5S rRNA 基因间 DNA 编码的 siRNA 也能调节核仁的结构及相关的转录。目前，虽然有研究发现在大鼠中 miRNA-206 能与核糖体蛋白结合，但总的说来，有关哺乳动物中小 RNA 对核仁的作用所知甚少。

二、核仁具有合成 rRNA 和装配核糖体外的更广泛的功能

（一）核仁的主要功能是合成 rRNA 和装配核糖体

核仁中串联重复排列的 rRNA 基因，在 RNA 聚合酶 I 作用下进行转录，每个基因都产生同样的初级 rRNA 转录本，即长约 13 000bp 的 45S rRNA。45S rRNA 经过几个中间阶段的作用后，可裂解为 32S RNA 和 20S RNA，20S RNA 将进一步裂解为 18S rRNA，而 32S RNA 则经过 40 分钟左右再被剪切为 28S 和 5.8S rRNA。RNA 的加工还涉及 rRNA 上部分核苷酸的甲基化。

由于 45S rRNA 在转录形成后，可迅速与进入核仁的蛋白质结合形成 80S 的核糖核蛋白颗粒，再以核蛋白方式进行加工，因此核仁中 rRNA 的合成、加工及核糖体的装配三者是同步进行的。

核糖体大、小亚基在核仁中装配，在胞质中成熟，避免了有功能的核糖体在细胞核内提前与 mRNA 结合，进而使 mRNA 前体提前在核内被翻译，这一特点对于保证真核细胞将其转录、翻译控制在不同时空进行有重要的意义（图 8-13）。

（二）核仁参与了细胞周期的调节

细胞分裂间期核仁的结构与功能处于动态变化中。在细胞周期不同阶段，有许多特异性蛋白质可相继与核仁结合，表明核仁在调节细胞周期进程中有一定的作用。已证实细胞周期中常见的一些转录后修饰，如类泛素化、磷酸化等可受到核仁的调控。一种新 SUMO（small ubiquitin-like modifier）特异性酶 SENP5 被发现主要分布在核仁内。用 RNA 干扰沉默 SENP5 基因表达后，细胞周期进程受到影响，同时，细胞核的形态也发生异常。

可逆性的磷酸化控制着细胞周期关键事件。已有研究证实借助于磷酸化作用，核仁能参与细胞周期的调控，其详细机制可能涉及核仁对一些参与

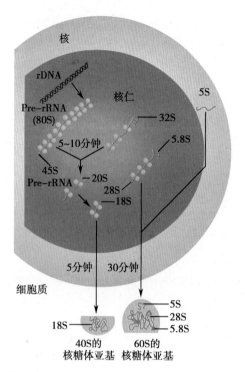

图 8-13 核仁在核糖体装配中的作用

核仁中 rRNA 基因，在 RNA 聚合酶 I 作用下进行转录，产生 45S rRNA，在与进入核仁的蛋白质结合形成 80S 的核糖核蛋白颗粒后，45S rRNA 裂解为 32S RNA 和 20S RNA，20S RNA 将进一步裂解为 18S rRNA，而 32S RNA 则被剪切为 28S 和 5.8S rRNA

细胞周期磷酸化的关键因子的作用。在人类细胞中，蛋白磷酸酶 PP1（protein phosphatase 1）能通过磷酸化蛋白质丝氨酸及苏氨酸残基，参与包括细胞周期发生的多种细胞活动。在间期，PP1γ 量聚集在核仁内，当细胞进入分裂期，PP1γ 弥散分布于细胞质中。在细胞分裂后期，借助于一种 PP1γ 结合蛋白 Repo-Man 的作用，PP1γ 转而结合于染色体上，在接下来的间期中，PP1γ 一方面将保持与染色质的结合，同时又将再次在核仁内积累。这些研究结果提示核仁可能与细胞周期中染色体的分离及胞质分裂等活动相关。端粒酶是近期发现的另一类可在核仁特异性分布的蛋白质，可长时间滞留于核仁中，直至染色质端粒在 S 期发生复制。进一步研究发现端粒酶这种核仁分布的特异性是通过其与核仁蛋白的结合来实现的，这种结合保证了端粒酶只能在 DNA 复制过程的特定时间被激活。由于上述端粒酶在核仁中的特定分布在转化的细胞及 DNA 发生损伤的细胞中均未发现，因此，端粒酶的这种细胞周期依赖性的核仁分布可能对于细胞正常的生命活动有重要的作用。

（三）核仁是除 rRNA 外其他多种 RNA 分子加工成熟的场所

核仁不仅对 rRNA 的加工及成熟有重要的作用，还可参与细胞内其他多种 RNA 分子的加工与成熟的过程。核仁被认为是某些 RNA 发生共价修饰及与蛋白质组装形成 RNP 的场所。这些与核仁作用相关的 RNA 主要为一些小分子 RNA，如 5S rRNA、tRNA、RNAse P RNA、信号识别蛋白（SRP）RNA 以及某些 microRNA。

SRP 复合体包含了 6 个蛋白及一个约 300 个核苷酸组成的 RNA 分子。在哺乳动物的细胞中，在 SRP 被输入到细胞质以前，其 RNA 与蛋白质均会被转移到核仁中，表明核仁可能参与了 SRP 复合体的装配及加工。RNAse P RNA 是前 tRNA 加工酶 RNase P 的组成成分，除核质外，还被发现可分布于核仁，因此，有观点认为部分 tRNA 的加工可在核仁中完成。核仁还可能参与了 RNAse P 的装配过程。由于 tRNA、RNAse P RNA 均是在核仁外由 RNA 聚合酶Ⅲ催化形成后，再被运往核仁的，因此，由 RNA 聚合酶Ⅲ催化的转录产物可能以一种共同的机制分布于细胞中。

Vitali P 等（2005）最近发现，RNA 编辑酶 ADAR1 与 ADAR2 能使长双链 RNA 及特定的 mRNA 前体上的腺嘌呤核苷酸脱氨基为肌苷。光漂白实验证实，在活细胞中，ADAR1 与 ADAR2 可穿梭于核仁内外。而核仁中也发现存在 ADAR2 介导的 RNA 编辑，表明核仁在调节 RNA 编辑中也能发挥作用。

（四）核仁与 siRNA 的作用过程相关

核仁对小分子干扰 RNA（siRNA）相关过程的作用目前也受到人们的关注。许多参与 siRNA 加工的蛋白，如 RDR2、DCL3、AGO4 及 NRPD1b 等被发现可与 siRNA 共存于核仁中。因此，细胞内源性 siRNA 的加工可能会在核仁内发生，而 RNA 诱导的沉默复合体（RNA-induced silencing complex，RISC）也有可能储存于核仁中。核仁中还发现有一些微 RNA 分子的存在，如 miR-206 可与 28S rRNA 共存于核仁的颗粒成分中。目前，对于这些微 RNA 分子在核仁中的作用还不甚清楚。

第五节 核骨架

核骨架（nuclear scaffold）又称核基质（nuclear matrix），是充满间期细胞核的、由非组蛋白组成的纤维网架结构，其基本形态与细胞骨架类似，在结构上与核孔复合体、核纤层、核仁、染色质以及细胞质骨架等均有密切的联系。核骨架在真核细胞染色体的空间构建、基因表达调控、DNA 复制、损伤修复、RNA 转录以及转录后的加工和运输过程中都起着极为重要的作用。

一、核骨架为充满整个核空间的三维蛋白网架

将胞核纯化后进行一系列生化抽提，除去DNA、RNA、组蛋白与脂类等成分，电镜下即可观察到核骨架为一复杂而有序的三维网络结构，由直径 3～30nm，粗细不均的纤维和颗粒状结构相互联系构成，充满整个核空间（图 8-14）。

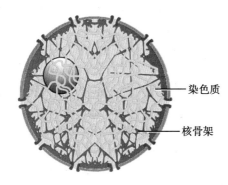

图 8-14　核骨架的结构
核骨架是由粗细不均的纤维和颗粒状结构相互联系构成的三维网络结构，充满整个核空间

核骨架、核纤层与细胞质中的中间纤维在结构上相互联系，形成一个存在于细胞核与细胞质之间的复合网络系统，即核骨架 - 核纤层 - 中间纤维统一体系。

核骨架的主要成分为蛋白，同时还含有少量RNA。近期研究表明大约存在 400 多种核骨架蛋白，已发现近 30% 的核蛋白属于核骨架蛋白。如在基因转录及细胞周期中有重要作用的 G 蛋白调节因子 RGS12TS-S 即是一种核骨架蛋白。此外，还包括细胞周期依赖性激酶 CK2、雌激素受体 α 等。

核骨架蛋白可分为核基质蛋白（nuclear matrix protein，NMP）和一些功能性的核基质结合蛋白（nuclear matrix associated protein，NMAP）两大类。核基质蛋白分子量在 40 000～60 000 之间，存在于各种类型细胞中，该类蛋白呈纤维颗粒状分布于核骨架上，其中多数是纤维蛋白，也包括不少硫蛋白。应用免疫电镜技术可以观察到核骨架中有核纤层蛋白的存在。核基质结合蛋白与细胞的类型、分化程度、生理及病理状态均相关，常见的种类包括与核基质结合的酶、细胞调控蛋白等。

核骨架 RNA 常以 RNP 形式存在，在维持核骨架三维网络结构完整性方面有重要的作用。经RNase 消化的核骨架，其三维空间结构将发生很大的改变，核骨架上的网状颗粒结构变得稀疏，因此RNA 可能在连接核骨架纤维网络过程中发挥着一定的作用。

二、核骨架的功能涉及 DNA 复制、基因表达及细胞核结构的变化

（一）核骨架是 DNA 复制的支架

研究显示，[3]H-TdR 放射性脉冲标记培养的大鼠肝细胞及 3T3 细胞后，在核基质中将检测到大量被标记的 DNA 分子，证实核骨架是 DNA 复制的空间支架，不仅复制的起始位点能连续不断地与核骨架结合，复制所形成的新 DNA 也可与核骨架结合，而且数量极多，占核骨架结合总 DNA 的90%。在许多转录活跃的基因旁侧，已发现一些核骨架附着区（scaffold attachment regions，SARs）或称核基质附着区（nuclear matrix attachment regions，MARs），而核骨架中也存在多种可与 SARs 特异结合的蛋白，如：骨架结合因子（scaffold attachment factors，SAFs）。通过 SARs 与 SAFs 的相互作用，DNA 分子可与核骨架相连。此外，在核骨架上还可能存在一些能与 DNA 复制相关酶，如 DNA 聚合酶、DNA 引物酶及 DNA 拓扑异构酶等特异性结合的位点，通过与核骨架结合，这些酶的活性可被激活。DNA 结合于核骨架后，其复制的准确率及效率均可显著地提高。

（二）具转录活性的基因常结合于核骨架上

核骨架不仅可参与基因转录活性的调节，也能在转录后 RNA 的加工修饰和定向运输中起作用。

已有的研究显示：细胞内三种 RNA 都是在核骨架上进行合成的，新生的转录本也是结合于核骨架上的。核骨架上不仅富含具转录活性的基因，同时还分布有 RNA 聚合酶结合位点，也存在 ADP 核苷酸转移酶、核苷三磷酸化酶等与 RNA 化学合成相关的酶类，而基因只有在与核骨架结合后，才能进行转录，不转录的基因则不与核骨架结合。

核骨架与 hnRNA 的加工过程也有密切的联系。hnRNA 加工常以 RNP 复合物方式进行，如果用 RNase 处理 RNP 复合物，剩余的蛋白质能组装成核骨架样的纤维网络，由此推测，核骨架参与了RNA 转录后的加工修饰。[3]H-UTP 标记实验则进一步表明，一些结合于核骨架上的、高分子量 RNA 呈现出高放射性活性。

（三）有丝分裂中核膜及染色质结构的变化与核骨架相关

在细胞进行有丝分裂时，用抗体封闭某些核骨架相关蛋白，如 HA95、AKAP（A kinase anchoring protein）等的作用，核膜崩解、染色质凝缩将受到抑制。现已证实核骨架是染色质组装支架。染色质组装的放射环模型中，由 30nm 染色质纤丝折叠而成的襻环被认为可能结合于核骨架上。

此外，核骨架能调节染色体的空间结构。在间期细胞核中，核骨架可介导染色质非随机地分布在核内，形成特定的"染色质领地（chromosome territories）"。而随着细胞周期进程的发展，核骨架通过与染色质相互作用，使染色质空间分布发生变化。有观点认为在哺乳动物细胞的间期及分裂期，染色质可形成一些长约 50～200kb 的重复的环，通过环上的一些 SARs 或 MARs，将自身锚定在核骨架上。SARs 或 MARs 可通过其特定的 DNA 序列及构象的变化两种方式，来完成其与核骨架间的结合。但是，这种结合会受到该段 DNA 序列转录状态的影响。转录不活跃的序列与核骨架的结合松散，相反，转录活性高的序列与核骨架的结合则紧密。

在有丝分裂后期，核骨架可参与胞核的重建，为核膜重建所必需，若核骨架相关蛋白 AKAP149 与 PP1（1 protein phosphatase）相互结合，核膜的重建将受到抑制。

（四）分化的细胞中核骨架增多

核骨架的发达状况与核内 RNA 合成能力及细胞的分化程度密切相关。分化程度高的细胞中 RNA 合成能力强，核骨架也很发达。核骨架结构和功能的改变，可导致基因选择性转录活性的变化，引起细胞分化。

与正常细胞相比，肿瘤细胞中核骨架的结构及组成均存在异常，显得非常不规则，许多癌基因可结合于核骨架上，核骨架上也存在某些致癌物作用的位点。致癌物如 α-苯甲吡可能是通过结合于 DNA 与核骨架相结合的位点上或靠近这个位点的区域，从而有效地影响了核内 DNA 的复制和转录，最后导致细胞癌变。

（五）核骨架可参与细胞周期进程的调控

已证实，当 DNA 出现损伤时，p53 蛋白不但表达增强，同时与核骨架结合，这种结合被认为可促进 p53 蛋白相关的信号通路的正确、高效的激活。通过分子结构突变实验证实，p53 蛋白 N 端第 67～98 位氨基酸所在区域介导了该分子与核骨架间的结合。另一种重要的肿瘤抑制蛋白 pRb 也被发现能与核骨架结合，但这种结合仅限于低磷酸化的 pRb。因低磷酸化的 pRb 能抑制非增殖细胞的细胞周期进程，因此，通过与该类蛋白结合，核骨架也可在细胞周期调控方面发挥作用。

第六节　细胞核与疾病

细胞核是遗传信息储存、转录及加工的场所，作为细胞生命活动的控制中心，细胞核结构与功能的变化，常会引起细胞生长、分化、增殖等行为的异常，从而导致疾病的产生。

一、细胞核结构的变化与肿瘤的发生关系密切

（一）肿瘤细胞中核孔蛋白常以融合蛋白的方式存在

早在 1994 年，一种参与白血病发生的癌基因产物 CAN 蛋白即被确定为核孔蛋白 Nup214，随后，更多的核孔蛋白被发现与肿瘤的发生相关，如 Nup98、Nup358 及 Tpr 等，这些核孔蛋白可因染色体易位，以融合蛋白的方式存在于肿瘤细胞中，而 Nup88 则可高表达于肿瘤细胞中。目前，有关核孔复合体在肿瘤发生中所起的作用，受到越来越多的关注，并取得了一定的进展。

在急性白血病患者细胞中，因染色体的易位致使大量的 Nup98 基因与其他基因，如同源盒基因、组蛋白甲基转移酶基因等发生融合。已经知道当 Nup98 基因与同源盒基因融合后，Nup98 融合蛋白与一些染色质重建复合体或组蛋白乙酰化酶的结合能力增强，使染色质处于一种异常活化的状态。而 Nup98 基因与组蛋白甲基转移酶基因融合后，可上调一些已知的癌基因，如 HoxA7、HoxA9、HoxA10 等的表达。因此，借助于活化染色质的结构或促进癌基因的表达，融合的 Nup98 可促进白血病的发生，而在这一过程中，Nup98 被认为具有转录因子的活性。

此外，Nup98 还可通过另一种方式，即借助 Nup96 的作用来影响肿瘤细胞的形成。Nup96 是 Nup98 的一种变异体自发剪接形成的另一种核孔蛋白，该分子的表达变化被证实与细胞周期进程同步，通过控制细胞周期关键调节因子的 mRNA 核输出过程，该蛋白可影响细胞的增殖。

在肿瘤细胞中，因染色体易位 Tpr 基因可与一些受体酪氨酸激酶衍生基因，如原癌基因 Met 等发生融合。在正常情况下，Met 是肝细胞生长因子的

受体,可通过影响细胞增殖、迁移等活动调节上皮细胞的生长。用致癌物质刺激肉瘤细胞株后,可以分离得到 Tpr-Met 融合蛋白。进一步分析发现,经染色体易位 Tpr 的 N 端与 Met 蛋白的激酶结构域发生融合,Met 分子的穿膜配体结构域及近膜结构域丢失,而 Tpr 蛋白的两个卷曲螺旋结构域被连接到 Met 朝向胞质面的激酶结构域上,这种通过卷曲螺旋结构域产生的拉链式的二聚化作用可使 Met 在缺乏配体的情况被持续地激活。

Tpr 基因也能与神经生长因子受体 NTrk1 基因融合,与 Tpr-Met 融合蛋白类似,Tpr-NTrk1 融合蛋白能引起 NTrk1 相关信号通路调节的异常,导致肿瘤的发生。

白血病相关的染色体易位常能导致 Nup214 基因与 DEK 或 SET 基因的融合。已经知道,DEK 与 SET 两种蛋白能参与染色质结构的调节。SET 是一种组蛋白分子伴侣,能参与 DNA 转录、复制及修复过程相关的染色质的组装与去组装。SET 蛋白还能通过修饰组蛋白的尾部结构,抑制 CBP/p300 依赖性的组蛋白乙酰化。在染色质结构调节方面,DEK 蛋白被认为具有与 SET 相反的作用。Nup214 蛋白与 DEK 或 SET 蛋白的融合将打破 DEK 蛋白与 SET 蛋白间作用的平衡,确定与该类融合蛋白作用相关的靶基因,有利于进一步阐明白血病发生的机制。

此外,在多种恶性肿瘤中均存在 Nup88 的过表达,并且主要分布于细胞质中。Nup88 的过表达的程度与肿瘤恶性的程度相关。对于 Nup88 的过表达是如何引发肿瘤的相关机制,目前有观点认为 Nup88 过表达后将导致 Nup214 在细胞核中分布异常,由此降低 Crm1 在核孔复合体的浓度,使之分布限定于细胞质中,进而导致一些与某些转录因子转位相关的、Crm1 依赖性的核运输过程的异常,最终促成肿瘤的形成。

(二)染色质结构变化对癌基因有激活作用

染色质的结构与基因表达关系密切,染色质重建的异常将使细胞多种重要活动受到干扰,导致疾病的发生。已发现抑癌基因 Rb 的产物与组蛋白去乙酰化过程相关,Rb 蛋白可通过募集组蛋白去乙酰化酶,使染色质结构处于抑制状态。突变 Rb 蛋白常存在于肿瘤细胞中,这些突变的 Rb 蛋白分子内,与组蛋白乙酰化酶结合的区域出现了异常。由此表明染色质特定的结构形成与肿瘤发生间存在一定的联系。

在一些白血病患者中,存在一种特定的染色体易位,其结果导致 CBP 基因与一种组蛋白乙酰化酶基因 MOZ 间发生融合,致使 MOZ 乙酰化酶正常的活性受到干扰,进而影响染色质的正常重建。此外,有研究发现人类染色体重建复合体的成员 hSNF5 突变与恶性横纹肌样瘤的发生相关。目前,越来越多的影响染色质重建的因子被证实可通过一种或多种途径参与肿瘤的发生。

染色体的某些结构畸变,被认为对癌基因有激活作用,是肿瘤细胞恶性转化过程中一个重要的环节,如癌细胞中常出现染色体片段、双微小染色体及染色体匀染区等基因扩增形态特征。部分肿瘤细胞的端粒比其正常细胞明显缩短,当端粒长度缩短到一定程度,会激活细胞中的端粒酶活性,在该酶作用下,端粒序列不再缩短,将稳定在一定长度,由此细胞可逃脱与端粒相关的细胞衰老进程,获得不死性,走向永生化,促使细胞恶性转化。

(三)核仁及核骨架异常与肿瘤形成相关

核磷蛋白 B23 是组成细胞核核仁的主要分子之一,它在肿瘤细胞及增生细胞的含量比在正常休止期的细胞高出许多。有研究表明,B23 能促进细胞增生、具有致癌基因的特性,正常成纤维细胞在转染了 B23 质粒后,将具有转变成肿瘤细胞的特性。如将含有 B23 的正常成纤维细胞注射在裸鼠身上,可以观察到裸鼠身上长出肿瘤。B23 常与其他蛋白质形成融合蛋白,有推测认为 B23 可通过与肿瘤抑制基因干扰素调节因子 -1(IRF-1)结合,使 IRF-1 失去肿瘤抑制的功能,由此促使癌症的发生。

核骨架也被证实与恶性肿瘤的产生相关。核骨架上有许多位点可与癌基因结合,同时也存在某些致癌物,如 α- 苯甲吡等作用的位点。通过附着在 DNA 与核骨架相结合位点或邻近区域,这些致癌物能影响进 DNA 的复制及转录,致使细胞发生癌变。

二、核纤层蛋白基因突变可引起多种遗传性疾病

目前,已发现 LMNA 基因至少存在 150 种突变,均与一些遗传性疾病有关。这些疾病被特称为"核纤层蛋白病(laminopathy)",主要涉及肌肉、脂肪、神经等组织的病变。能够引起疾病的突变可发生于整个 LMNA 基因中。有些核纤层蛋白病患者细胞中虽然只有一种突变,但却罹患多种疾病。任何一种 LMNA 基因突变在不同的个体间可有不同的表型。一些核纤层蛋白相关蛋白的基因,如 LBR、emerin 及 MAN1 等突变后,也能引起于核纤层蛋白病类似的遗传性疾病。

至于 *LMNA* 基因突变是如何引起不同的核纤层蛋白病的机制目前仍不清楚，现已有三种模型对此加以解释。第一种模型认为核纤层可通过为许多特定蛋白复合体的组装、定位及调节提供支架，在细胞核结构完整性维持方面起重要作用。*LMNA* 基因突变将引起核纤层结构的异常，导致其机械特性的改变及对外界机械压力的抗性减弱，细胞结构因此容易受到损伤甚至发生死亡。来自不同核纤层蛋白病患者的成纤维细胞经常表现出形态异常的细胞核，而在缺乏 A 型 lamin 的小鼠成纤维细胞中，细胞核的脆性增加，同时伴有细胞机械抗性相关基因表达的异常。

第二种模型提出 A 型 lamin 及其相关蛋白可能参与了细胞特异性的基因表达过程，因此 *LMNA* 基因的不同突变，可以直接或间接地导致具有组织特异性表达的基因的调节异常。这些与 A 型 lamin 作用相关的基因包括视网膜母细胞瘤蛋白基因、*OCT1* 基因、甾醇反应元件结合蛋白基因等。对于 A 型 lamin 是如何调节这些基因表达的机制目前还不清楚，一种可能的方式是 A 型 lamin 通过干扰异染色质的形成，对相关基因表达产生影响。小鼠成纤维细胞在缺乏 A 型 lamin 时，其核周边的异染色质将消失。此外，在某些核纤层蛋白病患者细胞中，常可观察到异染色质的表观修饰，如组蛋白甲基化的异常。

近期提出的第三种模型强调 A 型 lamin 可在细胞增殖，尤其是成体干细胞的细胞周期调控上起作用。已经证实，在 EDMD（emery dreifuss muscular dystrophy）这种核纤层蛋白病患者中，表达突变的 A 型 lamin 的成肌细胞不能发生正常的分化。这一结果为上述模型提供了佐证。

至今为止，还没有发现与 lamin B1/B2 相关的疾病，其原因可能是这两种基因突变是致死性，因为这些基因的下调可引起细胞凋亡。

三、核纤层蛋白基因突变可引起衰老

在大多数儿童的早衰症患者中发现 *LMNA* 基因的 1824 位 C 突变为 T，致使 lamin A 的 mRNA 剪接位点改变，形成少了 50 个氨基酸的截断型的 lamin A 前体。这一突变蛋白缺乏 lamin A 加工所需的蛋白酶裂解位点，致使最后形成的成熟蛋白组成异常。除了 1824C > T 突变外，在儿童的早衰症患者的 *LMNA* 基因上还发现了 10 个其他类型的突变，这些突变位点散布在编码 lamin A 的头部结构域、螺旋结构域及尾部结构域的相关 DNA 序列上。

来自儿童的早衰症患者的成纤维细胞在体外培养时表现出有限增殖能力以及提前衰老。在培养的过程中，这些细胞的胞核形态将逐渐发生变化，出现核膜分裂成小片，核纤层厚度增加，核周的异染色质消失及核孔复合体聚集成簇等异常结构特征。而所有的这些特征均与突变的 lamin A 的积累相关，突变的 lamin A 将加剧细胞核结构异常。正常的细胞如果有突变的 lamin A 的表达，也会出现类似的细胞核形态变化。如果用 RNAi 沉默突变的 lamin A mRNA 的表达，伴随着突变的 lamin A 浓度将降低，细胞核的形态也将恢复正常。

四、细胞核的异常引起的其他一些常见疾病

高血压是以平滑肌细胞增生为主的疾病。细胞核中一些基因结构和表达异常已被确定为引起高血压发病的重要原因，其中原癌基因激活和抑癌基因突变与高血压形成密切相关，*myc* 和 *fos* 原癌基因的激活可能是平滑肌细胞增生的起始因素之一，而 *p53* 基因突变可能也参与了高血压的发病。

近期研究发现高血压患者内皮细胞中端粒长度存在异常，高动力区血管内皮细胞的端粒比低动力血管区的内皮细胞短。对体外高血压动物模型研究发现，血管平滑肌细胞的端粒消耗加速，由此可能对血管平滑肌细胞增殖与凋亡失衡产生影响。在非胰岛素依赖性糖尿病患者的白细胞中也出现端粒长度缩短的现象，因此有人推测一些与年龄老化相关疾病（如高血压、糖尿病、动脉粥样硬化和恶性肿瘤等）的发生可能与年龄增加导致的端粒磨损加速、长度缩短相关，端粒的这些异常增加了疾病等位基因杂合性丢失的几率及染色体基因型的不稳定，使发病风险升高。

（连小华）

参 考 文 献

1. 杨恬. 细胞生物学基础、进展和趋势. 北京：人民卫生出版社，2010

2. Alberts B, Johnson A, Lewis J, et al. Molecular biology of the cell. 5th ed. New York: Garland Science, 2008

3. Xylourgidis N，Fornerod M. Acting out of character: regulatory roles of nuclear pore complex proteins. Dev Cell, 2009, 17: 617-625

4. Cho KI，Yi H，Desai R，et al. RANBP2 is an allosteric activator of the conventional kinesin-1 motor protein, KIF5B, in a minimal cell-free system. EMBO Rep, 2009, 10: 480-486

5. Strambio-De-Castillia C，Niepel M，Rout MP. The nuclear pore complex: bridging nuclear transport and gene regulation. Nat Rev Mol Cell Biol, 2010, 11: 490-501

6. Köhler A，Hurt E. Gene regulation by nucleoporins and links to cancer. Mol Cell, 2010, 38: 6-15

7. Lee SH，Sterling H，Burlingame A，et al. Tpr directly binds to Mad1 and Mad2 and is important for the Mad1-Mad2-mediated mitotic spindle checkpoint. Genes Dev, 2008, 22: 2926-2931

8. Verstraeten VL，Broers JL，Ramaekers FC，et al. The Nuclear Envelope, a Key Structure in Cellular Integrity and Gene Expression. Curr Med Chem, 2007, 14: 1231-1248

9. Broers JL，Hutchison CJ，Ramaekers FC. Laminopathies. J Pathol, 2004, , 204: 478-488

10. Ivorra C，Kubicek M，Gonzalez JM，et al. A mechanism of AP-1 suppression through interaction of c-Fos with lamin A/C Genes Dev, 2006, 20: 307-320

11. Mattout A，Dechat T，Adam SA，et al. Nuclear lamins, diseases and aging. Curr Opin Cell Biol, 2006, 18: 335-341

12. Ho L，Crabtree GR. Chromatin remodelling during development. Nature, 2010, 463: 474-484

13. Kamakaka RT，Biggins S. Histone variants: deviants? Genes Dev, 2005, 19: 295-316

14. Gangaraju VK，Bartholomew B. Mechanisms of ATP dependent chromatin remodeling. Mutat Res, 2007, 618: 3-17

15. Rando OJ，Chang HY. Genome-wide views of chromatin structure. Annu Rev Biochem, 2009, 78: 245-271

16. McKeown PC，Shaw PJ. Chromatin: linking structure and function in the nucleolus. Chromosoma, 2009, 118: 11-23

17. Motamedi MR，Hong EJ，Li X，et al. HP1 proteins form distinct complexes and mediate heterochromatic gene silencing by nonoverlapping mechanisms. Mol Cell, 2008, 32: 778-790

18. Bi Xin. Functions of chromatin remodeling factors in heterochromatin formation and maintenance. Sci China Life Sci, 2012, 55: 89-96

19. Boisvert FM，van Koningsbruggen S，Navascués J，et al. The multifunctional nucleolus. Nat Rev Mol Cell Biol, 2007, 8: 574-585

20. Vitali P，Basyuk E，Meur EL，et al. ADAR2-mediated editing of RNA substrates in the nucleolus is inhibited by C/D small nucleolar RNAs. J Cell Biol, 2005, 169: 745-753

21. Elcock LS，Bridger JM. Exploring the effects of a dysfunctional nuclear matrix. Biochem Soc Trans, 2008, 36: 1378-1383

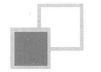

第三篇

细胞行为的动力学特征及其研究动态

第九章 细胞周期调控要点

提　要

　　细胞通过称为细胞周期的一系列精细事件完成复制。在这个过程中，染色体被精确复制，然后和复制的其他组分一起被平均分配到两个子细胞中。细胞周期事件发生的时序性、遗传物质复制的精确性，以及细胞内含物分配的可信性，都由以周期蛋白（cyclin）依赖的蛋白激酶（Cdk）为核心的细胞周期调控系统严格的时间和空间上的调控，细胞周期各个层面的调控都最终落实到 Cdk 的激活和失活的调控上。Cdk 的活性受到调节亚基周期蛋白结合的激活，磷酸化其下游靶蛋白。因此 Cdk 靶蛋白的磷酸化与去磷酸化和调节蛋白质的合成与降解最终决定了细胞周期的启动和完成。有丝分裂的进行和调控还涉及另外一些激酶的参与，如极光激酶（Aurora）、极样激酶（polo-like kinase, Plk）等。

　　新细胞周期开始于 G_1 期，因此这个时期发生了许多决定细胞周期命运的事件：细胞生长、分裂或停滞的决定；遗传物质复制且只复制一次的保证；限制点（restriction point）和 G_1/S 检查点（checkpoint）转换的协调等，这些问题的解决使细胞开始一个新细胞周期的历程：在 S 期 DNA 复制，在有丝分裂期配对的姐妹染色单体分开并平均分配到两个子细胞中——这是细胞周期的核心任务。有丝分裂后期开始 APC^{cdc20} 降解周期蛋白 B 和染色体黏连蛋白，驱动有丝分裂的退出和姐妹染色单体分离。

　　胞质分裂是将获得相同遗传物质的两个子细胞物理隔断的过程，这个过程依赖于分裂沟细胞膜下的收缩环（contractile ring）、分离的染色体之间的中间纺锤体（central spindle）和子细胞之间细胞间桥中央的中体（midbody）等"机械"装置。

第一节　细胞周期与细胞周期调控系统

一、细胞周期由一系列不连续的事件按照一定的顺序循环进行

　　所有细胞都来自于已存在细胞的复制或分裂。细胞和生物体的进化以及地球生命的延续，都依赖于细胞携带的遗传信息的复制及其在亲代与子代细胞间的传递。这个过程由一系列高度调控的事件按照固定的时序循环发生来实现，每一个循环被称为一个细胞周期（cell cycle）。

（一）细胞周期包括多个不连续的步骤

　　细胞复制或分裂由一系列相互依赖的细胞周期事件按照一定的时序进行，这样复杂的细胞周期过程就被简单地分割成特定的、更容易描述的不

连续事件：首先，细胞内容物的复制；其次，通过分裂，内容物被平均分配到一对子细胞中（图 9-1）。

　　细胞周期包括复制和分裂两个时相。复制时相耗时最久，主要负责细胞内容物的复制，包括细胞器、生物膜、结构蛋白和 RNA，它们在整个细胞周期中被连续复制，使细胞大小加倍。特别重要的是，遗传物质在每个周期都被复制一次且仅复制一次。发生染色体复制事件的时相被称为合成期或 S 期。细胞周期的分裂时相将复制的细胞组分平均分配到两个子细胞中，这个简短但变化剧烈的细胞周期终极阶段，被称为有丝分裂期或 M 期。相应地 G_1 期是介于 M 期和 S 期之间的间隔期；G_2 期是介于 S 期和 M 期之间的间隔期。

（二）细胞周期事件的精密度与可靠性依赖于细胞周期调控系统

　　细胞周期事件以 G_1-S-G_2-M-G_1 的顺序循环进行。细胞周期事件近乎完美的发生时序对于物种

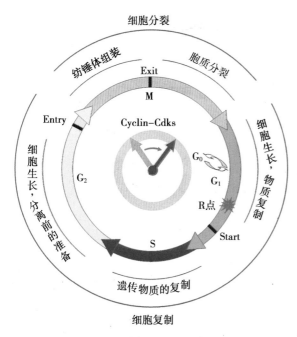

图 9-1　真核细胞周期事件

的保存与进化非常重要。细胞内成分的复制与在子细胞中的分配，必须具有极度的精密度与可靠性，这点对于贮存在染色体 DNA 内的遗传信息来说尤为重要，例如，染色体复制的开始与结束必须发生在染色体分配到子细胞之前。

细胞复制的精密度与可靠性依赖于一个复杂的调控网络，即细胞周期调控系统，它负责控制细胞周期事件的时序性和协调性。这个控制系统本质上是个强大可靠的生化计时器，能够在新的细胞周期事件起始时被激活，在细胞周期事件结束时被灭活，从而使特定的细胞周期事件在正确的时间，以正确的顺序，程序性地开始和停止，以保证细胞复制时下列事件的正确发生：①新细胞周期的进入必须与细胞的生长相协调，以维持细胞大小的恒定。②细胞周期中染色体必须复制加倍，并仅能复制一次。③ DNA 必须在没有损伤的情况下被复制，细胞也必须在 DNA 损伤被修复后才进入有丝分裂。④复制的染色体必须在正确的时间平均地分配到两个子细胞中。

二、细胞周期调控系统具有独特的活化特性

细胞周期调控系统由周期蛋白与周期蛋白依赖激酶构成，前者为全酶的调节亚基，后者为催化亚基。两者结合后表现出激酶活性，严密控制那些负责执行细胞周期事件的大量蛋白装置的活性。

（一）Cdk 是细胞周期调控系统的核心成分

细胞周期调控系统的核心成分周期蛋白依赖激酶 Cdk，属于丝氨酸 / 苏氨酸蛋白激酶家族。从定义可以看出，所有的 Cdk 都有一个共同的特征，即它们激活需要调节亚基周期蛋白的结合。生物体至少存在九种 Cdk，其中四种（Cdk1，2，4，6）直接参与了细胞周期调控；Cdk7 作为 Cdk 活化激酶（Cdk-activating kinase，CAK）磷酸化其他的 Cdk，间接地影响细胞周期。Cdk 家族的其他成员还参与到细胞内的其他生物学过程。Cdk1 是最早发现的周期蛋白依赖激酶，最初被称为细胞分裂调控蛋白 2（cell division control protein 2，CDC2），分子量为 34kDa。对酵母细胞分裂调控蛋白的一系列分析导致了很多 CDC 基因的发现，如 p34[cdc2]、CDC25、CDC20 等。

跟其他蛋白激酶一样，Cdk 将 ATP 的磷酸基团催化共价结合到蛋白底物的丝氨酸 / 苏氨酸残基上。这些 Cdk 的蛋白底物包含能被 Cdk 激酶活性位点识别的特定序列的丝氨酸或苏氨酸残基，其典型的磷酸化序列是 [S/T*] PX [K/R]，其中 S/T* 是指磷酸化的丝氨酸或苏氨酸，X 代表任意氨基酸，K/R 代表碱性氨基酸赖氨酸（K）或精氨酸（R）。

（二）Cdk 的激酶活性在细胞周期中震荡变化

Cdk 的激酶活性依赖于其调控蛋白周期蛋白的结合。细胞周期中 Cdk 活性的震荡，主要源自周期蛋白（cyclin）表达水平的变化。一般来说，细胞中 Cdk 表达水平较为恒定，且远远超过周期蛋白的水平。但大多数周期蛋白在细胞周期过程中的表达水平表现出剧烈的变化，这样就使 Cdk 的活性在细胞周期中产生震荡变化，这是细胞周期调控系统发挥作用的基础。

同时，细胞在周期的不同阶段产生不同类型的周期蛋白，这样不同阶段形成不同的周期蛋白 -Cdk 复合物，以触发不同的细胞周期事件。根据在细胞周期时相中的表达时间与功能，周期蛋白被分为四类。其中三类——G1/S 期周期蛋白、S 期周期蛋白和 M 期周期蛋白——直接参与细胞周期控制事件。第四类 G1 期周期蛋白，负责对细胞外因子作出反应，控制新细胞周期的进入（图 9-2）。

G1/S 期周期蛋白——周期蛋白 E 的水平在细胞周期中发生震荡变化：在 G1 期晚期升高，S 期早期下降（图 9-2）。G1/S 期周期蛋白 -Cdk 复合物的主要功能是促使细胞通过 G1/S 检查点（Start），启动 DNA 复制过程，同时也起始了其他细胞周期的早期事件，如中心体的复制等。

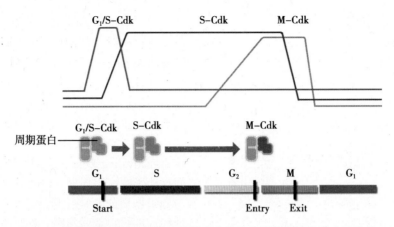

图 9-2　细胞周期调控系统活性的震荡变化取决于周期蛋白的水平变化

S 期周期蛋白——周期蛋白 A 伴随 G$_1$/S 期周期蛋白的升高出现，形成 S 期周期蛋白 -Cdk 复合物，直接负责 DNA 复制的启动。S 期周期蛋白在整个 S 期、G$_2$ 期和有丝分裂的早期都保持较高的水平。

M 期周期蛋白——周期蛋白 B 最后出现，在 S 期后期开始积聚，G$_2$ 期晚期水平升高，在有丝分裂中期达到顶峰。周期蛋白 B-Cdk1 复合物主要负责有丝分裂的进入（entry）和有丝分裂事件的控制，所以又称为有丝分裂促进因子（mitosis-promoting factor，MPF）。在有丝分裂的晚期，M 期周期蛋白 -Cdk 复合物的降解导致有丝分裂的退出及胞质分裂的开始（exit）。

周期蛋白 D 为 G$_1$ 期周期蛋白，负责协调细胞的生长和新细胞周期的进入。周期蛋白 D 水平的升高促进了限制点的转换，使细胞进入一个新的细胞周期。G$_1$ 期周期蛋白与其他周期蛋白不一样，它的水平在细胞周期中并不以固定的模式发生震荡变化，只要细胞外存在促有丝分裂原，周期蛋白 D 在整个细胞周期中的水平都可升高。

周期蛋白水平的调节，主要依赖周期蛋白基因表达的改变，以及由蛋白酶解引起的周期蛋白的泛素化降解。

（三）细胞周期调控系统是一个由正反馈保证的强大生化开关

细胞周期事件的发生往往以"全或无"的方式启动。如果染色体复制或纺锤体装配仅仅部分开始而又在完成前中止，对细胞而言明显是灾难性的。所以 Cdk 的激活类似于一个生化开关，Cdk 活性在细胞周期事件之前陡然上升，不可逆地到达最大水平，并在该事件完成前保持这个水平，以确保细胞周期事件开始发生后，能够快速顺利地完成。

当一个信号转导系统只存在刺激和反应的简单关系时，刺激物浓度的线性增加一开始就导致反应的线性升高，最后处于饱和状态。但是细胞周期调控系统中存在很多其他调控反应，如活化的激酶分子能激活更多的激酶分子的正反馈，以及磷酸酶对激酶的抑制作用。所以当配体水平较低时，虽然配体激活的激酶也可以磷酸化其他激酶，但是其速率不足以对抗反向的磷酸酶活性，从而只产生一个简单的低强度线性反应。然而，当刺激到达阈值水平时，激酶活性增加到足以刺激更多的激酶磷酸化，激活的激酶继续磷酸化更多的没有活性的激酶，正反馈周而复始，很快将整个激酶群体激活。

因此正反馈可以作为一个单向的开关，将激酶活性从最低转换到最高，以完全的，全或无的形式发挥作用。这种系统不可能以中间活性的稳定状态存在：总是存在于一个或另一个极端状态。这些系统因此被称为双稳态（bistable）。

当细胞周期系统中的正反馈被触发后，即使配体刺激下降，激酶群仍然保持完全活化的状态，这是由于此时激酶并不需要配体的结合来保持磷酸化状态。甚至所有的激活配体被去除，这个系统也不会关闭，类似于拨动开关，一旦扳动到一个状态，即使刺激（扳动开关的手指）撤除，开关仍然保持在那个状态。

但是如果这个双稳态的系统中只存在正反馈，这个信号系统的正反馈环的反应有可能太过敏感：即使最小的刺激就可触发一个完全的反应。为避免这个问题，含有正反馈的系统通常通过其他一些机制来进行弥补，以避免反馈环被一些小的、非生理量的刺激过早触发。细胞周期中存在小量的抑制蛋白结合并灭活激活型配体，来达到避免细胞周期调控系统过早活化的目的。

（四）Cdk 激酶以开关样的方式激活

在 M 期 Cdk1 激活时，可将周期蛋白 B 视为一种配体，Cdk1 的活性作为反应。如果细胞只含有 Cdk1 和周期蛋白 B，周期蛋白 B 水平的线性增加将导致 Cdk1 激酶活性相应地升高。然而细胞中存在抑制型的激酶 Wee1，使 Cdk1 发生抑制型磷酸化，这就使周期蛋白 B-Cdk1 的活性处于抑制状态。这些抑制性的磷酸基团的去磷酸化由磷酸酶 Cdc25 负责，而 Cdc25 本身，以及 Wee1 又都是 Cdk1 的底物：即 Cdk1 的激活可以激活自身的激活因子（Cdc25），同时又抑制自身的抑制因子（Wee1），这构成了发生正反馈的基础。

当 G$_2$ 期周期蛋白 B 水平开始上升的时候，周期蛋白 B-Cdk1 复合物开始积累，Wee1 可以磷酸化并灭活该复合物，保持 Cdk1 活性在最低的水平。最终，细胞贮存了大量没有活性的，抑制性磷酸化的周期蛋白 B-Cdk1 复合物。当一切条件合适，正反馈可能由周期蛋白 A-Cdk2 触发。周期蛋白 A-Cdk2 磷酸化并部分激活磷酸酶 Cdc25，Cdc25 分子的激活导致一部分周期蛋白 B-Cdk1 复合物的激活。活化的 Cdk1 然后磷酸化和激活更多的 Cdc25 分子，并同时灭活 Wee1 分子，触发正反馈环。Cdk1 因此发生由低活性稳定状态转为高活性稳定状态的开关样的方式激活。

三、细胞周期调控系统的活性受到多种因素的调节

以 Cdk 为核心的细胞周期调控系统是细胞周期事件发生的时序性和协调性的保证，因此 Cdk 的活性调节对于确保细胞复制的精密度与可靠性至关重要。为达到这个目的，细胞将从多个层面上对 Cdk 的活性开关进行控制：①与周期蛋白的结合；②磷酸化与去磷酸化；③蛋白质降解；④ Cdk 抑制因子（CKI）的结合；⑤基因表达调控；⑥空间分布等（图 9-3）。

（一）与周期蛋白的结合是 Cdk 活化的基本条件

Cdk 激活必须要与周期蛋白结合。周期蛋白的结合首先引起 Cdk 活性位点空间构象的改变，使之有利于 ATP 磷酸根的正确定向和 T 环的移位。如周期蛋白 A 的周期蛋白盒中的数个螺旋与 Cdk2 活性位点缝隙的两个突起的邻近区域结合，使得 Cdk2 构象发生变化，PSTAIRE 螺旋向内移动，引起与 ATP 磷酸根作用的残基重新定向，更利于激酶反应。最明显的变化发生在 T 环（T-loop）处，周期蛋白的结合也使 L12 小螺旋转化为 β 链，使后面的 T 环发生重构，不再堵塞蛋白底物的结合位点，而是在缝隙入口处几乎平坦排列。

周期蛋白的另外一个功用是可以决定 Cdk 的底物特异性。如周期蛋白 A-Cdk 复合物，而非周期蛋白 B-Cdk 复合物，能与 G$_1$/S 转换时的一个重要转录调节因子 p107 发生作用并将其磷酸化。S 期周期蛋白与底物结合的特异性依赖于周期蛋白表面称为疏水斑的区域。这个疏水斑与含有互补疏水序列称为 RXL（或 Cy）的基序以中度亲和力结合。周期蛋白的这些作用增加了激酶与底物的亲和力，因此也增强了底物磷酸化的速率。

（二）磷酸化与去磷酸化是控制 Cdk 活性的开关步骤

1. Cdk 的活化型磷酸化 周期蛋白的结合只是使 Cdk 部分激活，完全激活还需要 Cdk 活化激酶（CAK）催化邻近激酶活性位点的苏氨酸残基的

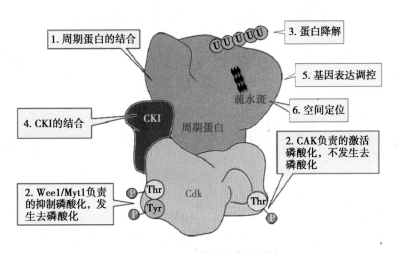

图 9-3 Cdk 活性的多方位调控

磷酸化,这种磷酸化称为 Cdk 的活化型磷酸化。

CAK 只在周期蛋白结合后才磷酸化 Cdk。由于细胞中 CAK 总是过量,因此周期蛋白的结合才是 Cdk 激活的限速步骤。同时,在周期蛋白 -Cdk 复合物作用期间过量的 CAK 也一直将这个活化型磷酸化维持在磷酸化状态,不被磷酸酶去磷酸化。

Cdk2 上被 CAK 磷酸化的 Thr160 位点位于 T 环,在 Cdk2 与周期蛋白 A 结合后,这个苏氨酸残基的磷酸化使 T 环变平,然后移向周期蛋白 A,使 Cdk 和周期蛋白的相互作用更加稳定。同时,这个区域也是周期蛋白 A-Cdk2 复合物与其蛋白底物结合位点的关键部位,Thr160 的磷酸化使 T 环能够有效地与含有 SPXK 保守序列的蛋白底物作用。

2. Cdk 的抑制型磷酸化　由于 Cdk 的活化型磷酸化不受去磷酸化的调控,因此两个位点的抑制磷酸化就在调节 Cdk 活性中起着重要作用:一个是保守的酪氨酸残基(人 Cdks 的 Tyr15),以及附近的苏氨酸残基(Thr14)。Thr14 和 Tyr15 位于激酶的 ATP 结合位点的顶端,它们的磷酸化可能通过干扰 ATP 磷酸根的方向而抑制 Cdk 活性。这些抑制型磷酸化位点的去磷酸化对周期蛋白 -Cdk 的激活至关重要,是开关样激活的关键开关位点。

Tyr15 和 Thr14 的磷酸化状态受控于作用在这些位点的激酶和磷酸酶相对活性的平衡。Wee1 和 Myt1 是负责 Thr14 和 Tyr15 磷酸化的激酶,Wee1 催化 Tyr15 的磷酸化,而 Myt1 负责催化 Thr14 和 Tyr15 的磷酸化。抑制性位点的去磷酸化由 Cdc25 磷酸酶家族执行,Cdc25 家族在脊椎动物中有三个成员(Cdc25A、Cdc25B、Cdc25C)。Wee1 和 Cdc25 也是 DNA 损伤反应调节 Cdk 活性的重要靶点。

两种酶都受到它们有丝分裂底物 M 期周期蛋白 -Cdk 复合物的调节:由 M-Cdk 导致的磷酸化抑制 Wee1 而激活 Cdc25。因此,在有丝分裂开始阶段,M-Cdk 激活了它自身的激活因子,抑制了自身的抑制因子,形成了正反馈环来产生开关样的 Cdk 激活。

(三)CKI 主要抑制了 G₁ 期 Cdk 的活性

G₁ 期 Cdk 的活性受到严格控制。细胞在不理想的环境条件下,或诸如 DNA 损伤的细胞内信号存在时,通过提高 CKIs 的表达抑制周期蛋白 -Cdk 复合物活性,将细胞周期停滞在 G₁ 期。

尽管 CKI 的蛋白氨基酸序列的相似性很小,它们却拥有一些共同的重要功能特性:第一,CKI 是 S- 和 M-Cdk 复合物的重要抑制因子,在细胞中高水平表达 CKI 以确保在 G₁ 期中不存在任何 S-

或 M-Cdk 活性;第二,CKI 不能抑制 G₁/S-Cdk,因此,它们不能阻断这些激酶在起始检查点的激活;第三,这些抑制因子最终要被 Cdk 磷酸化后降解,在 G₁ 期的晚期,G₁/S-Cdk 活性上升,使降解这些抑制因子——以允许 S-Cdk 在 S 期开始阶段被激活。

CKI 可分类为两大结构家族:Cip/Kip 家族和 INK4 家族,它们对 Cdk 的抑制机制不同。Cip/Kip 家族成员 p27,主要通过结合周期蛋白 -Cdk 复合物来控制多种 Cdk 的活性。而 INK4 家族成员则能特异性地结合 Cdk4 和 Cdk6 单体,降低它们与周期蛋白的亲和力。

(四)蛋白质降解控制了细胞周期事件转换的不可逆性

细胞周期事件的转换是单向且不可逆的,其不可逆性部分可以通过 Cdk 激活的不可逆性实现,更重要的保证是周期蛋白的降解。M 期周期蛋白降解保证了有丝分裂的退出,也使 Cdk 活性在 G₁ 期维持低的状态。

周期蛋白,CKI 和其他细胞周期调控因子通过泛素化途径被定向降解。泛素化需要经过一系列反应来完成:泛素激活,泛素偶联和泛素 - 蛋白连接作用,泛素化的蛋白质最后被称为蛋白酶体(proteasome)的巨大蛋白酶复合体识别并降解。两个大的多亚基泛素 - 蛋白连接酶对 G₁/S 和中后期转换非常重要。SCF 泛素 - 蛋白连接酶通过识别 G₁/S 转换时的 Cdk 抑制因子的磷酸化将其泛素化酶解;中后期转换由一个更大,更复杂的泛素 - 蛋白连接酶启动,即后期促进复合物(APC)或 cyclosome。APC 的活性和底物特异性由两个调节亚基 Cdc20 和 Cdh1 来控制:Cdc20 在中后期转换时激活 APC 降解周期蛋白 A、B 和染色体黏连蛋白,Cdh1 在有丝分裂后半段和 G₁ 的早期激活 APC 降解极光激酶和极样激酶。

APC^{Cdh1} 在整个 G₁ 期保持很高活性,确保 S 期和 M 期周期蛋白被彻底降解,这个过程一直要持续到细胞进入下一个细胞周期。然而,G₁/S 期周期蛋白不能被 APC^{Cdh1} 所识别。因此 G₁/S-Cdks 的活性可以在 G₁ 期的晚期无阻碍地上升,磷酸化 Cdh1,灭活 APC 直到下一个中期。

(五)基因表达调控了周期蛋白在细胞周期不同阶段的水平变化

一种周期蛋白 -Cdk 活性的震荡就能操纵远祖真核细胞的细胞周期的进行,但现代的真核生物拥有多种不同的周期蛋白 -Cdk 复合物,它们以固定的顺序被激活和失活,这取决于周期蛋白的基因转录在不同细胞周期阶段的顺序活化。

在 G_1 期的早期，一般抑制 Cdk 的活性的机制并不阻碍 G_1 期周期蛋白 D 依赖于促有丝分裂原的积累。所以 G_1 期的晚期周期蛋白 D-Cdk4, 6 的活性逐步增加，当达到能够促使转录调节因子 E2F 激活的阈值水平时，刺激了编码 G_1/S 期周期蛋白以及 S 期周期蛋白的基因表达。

G_1/S-Cdk 复合物不是 APC^{Cdh1} 的靶蛋白，其活性在 G_1 期的晚期不受限制地上升后，开始磷酸化降解 Cdh1，反过来抑制了 APC 活性。这样伴随着 S 期周期蛋白基因表达的增加，活化的 S-Cdk 复合物使 S 期的发生成为可能。同时 S-Cdk 与 G_1/S-Cdk 复合物一起将 CKI 磷酸化，导致其 SCF 依赖的泛素化和降解。APC^{Cdh1} 和 CKI 的降解又解除了 M 期周期蛋白基因表达的抑制，M 期周期蛋白基因表达也开始逐步增加，直到 G_2 期的晚期达到顶峰。

（六）空间分布提供了细胞周期调控系统另外一个层次的控制

细胞周期控制的一个重要的核心概念是调控蛋白的功能不仅受到它们内在活性变化的控制，也受到调控蛋白在细胞内定位变化的调节。这一概念在有丝分裂中得到完美体现，如周期蛋白 B1-Cdk1 的功能部分受到亚细胞定位变化的调节。在 G_2 期和早前期，无活性的周期蛋白 B1-Cdk1 聚集在细胞质内。在前期的末段，周期蛋白 B1-Cdk1 激活的触发发生在细胞质，且在中心体处特别明显。之后大部分周期蛋白 B1-Cdk1 瞬间进入细胞核内，导致细胞核有丝分裂的相关变化。依据这种机制，前期的末段之前，周期蛋白 B1-Cdk1 与其细胞核内的靶底物一直处于隔离状态，这提供了其活化的另一个层次的抑制作用。

并非所有的周期蛋白 B1-Cdk1 都在前期的末段进入细胞核：有些仍然停留在细胞质以促进其他有丝分裂过程，如中心体的分开和高尔基体的重建。周期蛋白 B1-Cdk1 复合物在整个有丝分裂的前半段都与高尔基体相联系。

有意思的是，周期蛋白 B1-Cdk1 的激活因子 Cdc25C 的亚细胞定位与周期蛋白 B1-Cdk1 高度一致：在有丝分裂前位于细胞质内，而在前期被转运入核。和周期蛋白 B1 不同，Cdc25C 含有核定位信号和核输出信号。Cdc25C 的核输出信号区域的磷酸化（可能受极样激酶和 Cdk1 作用）不仅刺激了 Cdc25C 活性，也遮蔽了核输出信号，从而减少了核输出比率。而核定位信号的 Ser216/287 的磷酸化则可抑制 Cdc25C 的激活。DNA 损伤后激活了两个激酶，Chk1 和 Chk2，磷酸化 Ser216/287，为 14-3-3 的小磷酸化丝氨酸结合蛋白提供了结合位点，这就遮蔽了核定位信号，因而减少了 Cdc25C 的核输入，这为 DNA 损伤而抑制有丝分裂的进入提供了另外一种调控手段。

第二节　细胞增殖或生长的决定：限制点和起始检查点

一、细胞增殖与细胞生长相互偶联

如前所述，细胞增殖（cell proliferation）是细胞进行自我复制的结果，通过细胞分裂将复制的遗传信息和细胞内容物一分为二；而细胞生长（cell growth）是细胞提高其容量的过程，通过合成蛋白质、细胞膜、细胞器和其他细胞组分增大细胞体积。在多细胞生物体中，细胞增殖和细胞生长只有在组织利益需要的情况下才会发生。细胞生长和细胞分裂由细胞特异的遗传程序的内在信号，以及其他细胞产生的促有丝分裂原生长因子等细胞外信号一起组合控制。

为了维持细胞体积在细胞周期中的恒定，细胞必须在每个细胞周期中将其体积加倍，因此调控细胞生长的信号通路一般会通过某种方式与调控细胞周期的信号通路偶联，以协调细胞的增殖和生长。细胞增殖和细胞生长的速率还受到决定器官和生物体大小的更普遍的机制所调控。调控细胞、组织和生物体大小的分子机制是生物学最迷人和最神秘的难题之一。

（一）细胞的增殖取决于细胞外的促有丝分裂原的存在

一般而言，细胞只有在暴露于合适的促有丝分裂原（mitogen）的情况下才进入新的细胞周期。促有丝分裂原一般是相邻细胞分泌的可溶性多肽，或者小的蛋白质，或者是细胞外基质的不可溶组分。一些促有丝分裂原只是高度特异地作用某一个细胞类型，另外一些则可能在体内具有更广泛的作用。了解最清楚的促有丝分裂原包括血小板衍生生长因子（PDGF）和表皮生长因子（EGF），两者都是可溶性的多肽，调控了很多类型细胞的增殖速率。

多肽和蛋白质的促有丝分裂原通过结合靶细胞膜上的受体蛋白，活化胞内端的蛋白激酶，将促有丝分裂原的促增殖信号转导传递到细胞内的 MAPK 和 PI3K 信号通路，通过级联信号传导，直接激活 G_1 和 G_1/S 期周期蛋白以及其他相关基因的表达，刺激 Cdk 活化，启动细胞周期的早期事件。

MAPK 激酶在细胞核内磷酸化基因调控蛋白，诱导即刻早期基因的表达，其中之一编码转录因子 Fos。Fos 启动转录因子复合物 AP-1 的组装和激活，触发延迟反应基因的表达。这些基因编码 G_1 期周期蛋白，如周期蛋白 D1，使 G_1-Cdks 复合物的激活和细胞周期的进入成为可能。

另外一个即刻早期基因产物 Myc 与不同的蛋白相互作用形成基因调控复合物，促进大量靶基因的表达。这些基因中的一些编码细胞周期调控分子如周期蛋白 D2 和 Cdk4。Myc 也促进一些细胞生长和代谢的调控因子的表达，因此 Myc 又是细胞生长的主要启动因子，这也为细胞增殖与细胞生长的偶联提供了可能性。

（二）细胞生长的速率取决于细胞外生长因子的刺激

细胞的生长包括一系列复杂的代谢过程，包括原材料的摄取与加工，生物大分子的合成，细胞器的复制等。因为细胞的主要干物质是蛋白质，细胞生长的主要决定因素也是蛋白质合成的速率，基于这个原因，蛋白质的合成装置，特别是核糖体，是细胞生长调控通路的主要终极目标。

细胞能够根据不同调控因子的变化调整生长的速率，这里包括环境中营养物或者生长因子的水平。对人体而言，细胞外的营养物水平倾向于为个体生理机制而恒定。这种情况下，细胞的生长主要由细胞外的生长因子来调控。研究最清楚的细胞外生长因子是胰岛素样家族蛋白的成员，包括胰岛素本身及相关的多肽 IGF-I 和 IGF-II。IGF 通过细胞膜上的受体激活细胞内的信号传递级联反应激活 PI3K/Akt。Akt 刺激一个叫 Rheb 的小 G 蛋白酶的活性，Rheb 通过 TOR 刺激蛋白质的合成和细胞生长。

TOR 通过以下机制提高细胞的生长速率：首先 TOR 激活编码核糖体蛋白基因、核糖体 RNAs（rRNA）基因以及编码核糖体组装必需蛋白基因的表达，促进核糖体的合成；其次，TOR 导致真核细胞起始因子 4E（eIF-4E）在多个位点磷酸化，而 eIF-4E 是帮助起始大多数 mRNA 翻译的调控复合物的重要组分；最后，TOR 也激活了一个称为核糖体蛋白 S6 激酶的蛋白激酶，可以磷酸化核糖体亚基 S6，增强了一系列重要 mRNA 的翻译。

（三）细胞分裂和细胞生长相互协调

有证据表明细胞生长和细胞增殖的协调至少存在三种机制（图9-4）：①生长和增殖分别受到生长因子和促有丝分裂原的单独控制，通过细胞内的不同信号通路的作用使细胞的生长和增殖速率保持恒定。②细胞增殖的速率取决于细胞生长的速率，保证细胞分裂只有在细胞充分生长的情况下才会发生。③一个单独的细胞外因子可以通过细胞内信号通路分支启动不同的过程去刺激生长以及增殖。三个机制并不互相排斥，每一个机制在不同的细胞中的重要性不同，而似乎大多数细胞采用组合的方式进行。

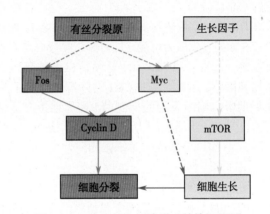

图9-4 细胞生长和细胞增殖的协调机制
促有丝分裂原通路控制细胞分裂（红色），生长因子通路控制细胞生长（绿色）。两者可以独立控制细胞的生长和增殖；或者细胞生长决定了细胞增殖的速率（紫色箭头）；或者一个细胞外因子作用于细胞内相同因素（黄色方框），启动不同的信号通路促进细胞生长（蓝色箭头）和细胞增殖（红色箭头）。（虚线表示非直接作用的级联反应过程）

细胞的生长和分裂有时候被分别控制。一些类型细胞的生长和分裂似乎可以完全不互相依赖：生长被生长因子通过一个信号通路刺激，而分裂被促有丝分裂原通过不同的信号通路促进。在培养的大鼠施旺细胞中，胶质细胞生长因子（GGF）可以刺激细胞的分裂，但是对生长没有影响，然而 IGF-1 主要是一个生长因子。当这些细胞培养在固定的 IGF-1 浓度下，升高 GGF 的浓度促进细胞分裂而不影响生长速率，这形成较小的细胞。细胞变小的变化一般要持续数个世代，表明细胞周期的进入并不依赖于一定的生长速率阈值，一个突然的生长速率的变化并不立刻在下一个细胞周期时就影响细胞的大小。

很多培养的细胞系中，G_1 期的长度以及细胞周期的进入似乎是依赖于蛋白质合成速率的阈值或者细胞大小。例如，如果用低浓度的 DNA 合成抑制剂处理培养的小鼠的成纤维细胞，S 期被延长几个小时，而细胞继续以正常速率生长，所以这些细胞在完成有丝分裂后将形成比正常细胞体积较大的子细胞。这些体积较大的子细胞会更快地进入到下一轮细胞周期，表明 G_1 的长度被缩短去补偿细胞体积的升高。

在很多培养细胞系中，单独一个细胞外因子可以刺激细胞生长和细胞增殖两种反应。大多数已知生长因子，包括 PDGF、EGF 和 IGF-1，对很多细胞而言既是生长因子又是促有丝分裂原。多功能的因子触发的信号通路开始于同一个受体，刺激的细胞内信号通路细胞内分支，一个分支刺激了细胞生长装置，而另外的分支作用于细胞周期调控装置，进而同时控制细胞的生长和增殖。

二、周期蛋白 D 是新细胞周期开始的点火装置

G_1 是细胞周期中承前启后的重要时期，一方面细胞要清除上一个周期的各类调节因子的残存，为下一次 DNA 复制做好准备；另一方面，为了维持细胞体积的恒定，细胞生长的调节机制必须让细胞在这个时期大量合成细胞内容物，争取在下次分裂前细胞的体积能够加倍。当细胞体积增大到一定的阈值时，就传递某种信号给细胞周期调控系统，不可逆地启动下一个新细胞周期的进程。

（一）新细胞周期的开始在限制点触发

细胞增殖和生长的速率主要取决于组织特异的遗传程序，和其他细胞产生的蛋白质分子如生长因子，以及促有丝分裂原提供的外界信号。当细胞被剥夺了生长因子和促有丝分裂原时，G_1 期的细胞将停止生长并退出细胞周期，进入一个特化的静止状态，叫 G_0 期。而如果外部营养合适，生长因子和促有丝分裂原存在，以及内部程序允许时，调控细胞生长的信号通路将重新启动 G_1 期细胞的生长程序，合成细胞内容物，增大细胞体积。当细胞蛋白质合成的速率达到一定的阈值，调控细胞生长的信号通路通过某种方式与调控细胞周期的信号通路偶联，启动细胞周期进程。

因此，在 G_1 期存在一个特殊的时间点，即细胞生长调控系统与细胞周期调控系统的交汇点。在这个时间点之后细胞周期调控系统将启动一个不可逆的由周期蛋白 D-Cdk4,6 激发的正反馈过程，最终导致 G_1/S- 和 S- 期周期蛋白的合成，细胞跨过 G_1/S 检查点，进入 S 期。这个时间点叫做 G_1 期限制点（R 点）。细胞跨过 R 点，代表细胞正式进入了下一个细胞周期的进程。

与检查点不同，R 点位于 G_1 期内部，负责检验细胞外部的生长条件是否合适，是细胞生长与细胞分裂接力交棒的关键点，从该点开始，细胞分裂不再依赖细胞生长。而检查点主要负责检验细胞内部的细胞分裂条件是否合适，它们分布在细胞周期的不同阶段。事实上 R 点的存在很容易测定。因为在 R 点之前细胞周期依赖于细胞外促有丝分裂原的存在，如果在培养基中撤除血清，细胞周期停滞到 G_0 期。而 R 点之后细胞周期将不依赖于细胞外促有丝分裂原的存在，因为周期蛋白 D-Cdk4,6 激发了一个正反馈过程，即使撤除血清，细胞周期也能够正常进行。

（二）促有丝分裂原刺激了周期蛋白 D 的积累

周期蛋白 D-Cdk4,6 是细胞跨过 R 点的触发因素。在 R 点之前，在促有丝分裂原的作用下，随着细胞的生长，周期蛋白 D 通过以下几个途径慢慢积累，最终导致了细胞周期的点火装置周期蛋白 D-Cdk4,6 复合物的激活。

首先，促有丝分裂原刺激周期蛋白 D 的基因表达。周期蛋白 D 的基因表达不论在什么细胞阶段都对促有丝分裂原起反应，只要存在促有丝分裂原，周期蛋白 D 就在整个细胞周期中持续表达。促有丝分裂原的刺激导致至少两个启动周期蛋白 D 基因表达的基因调控蛋白的激活：AP-1 和 Myc。

其次，促有丝分裂原调控周期蛋白 D-Cdk 的降解和定位。促有丝分裂原降低了糖原合成酶激酶 GSK3 的活性，抑制了周期蛋白 D 第 286 位苏氨酸的磷酸化，从而阻止周期蛋白 D 的核外转运和在胞质内的降解，使周期蛋白 D-Cdk 复合物在细胞核内积累，那里存在它的主要靶蛋白——pRb。

最后，促有丝分裂原和抗促有丝分裂原一起调控了 Cdk 抑制蛋白的水平。抗促有丝分裂原转化生长因子（TGF-β）的刺激可以触发很多种细胞内 p15^{INK4b} 浓度的升高，进而阻碍周期蛋白 D-Cdk 复合物形成，抑制了它们的激酶活性。促有丝分裂原的刺激可以拮抗 TGF-β 的作用，促进了周期蛋白 D-Cdk 复合物的激活。

（三）周期蛋白 D-Cdk4,6 磷酸化 pRb

细胞跨过 Start 检查点，激发 G_1/S 基因表达的关键是 pRb 的磷酸化。pRb 蛋白是细胞周期的主要刹车机制，通过结合转录因子 E2F，抑制了 E2F 的转录激活功能。周期蛋白 D 的核心作用是去除 pRb 家族成员的抑制作用。当在 R 点细胞生长的大小达到一定的阈值，周期蛋白 D 的积累使周期蛋白 D-Cdk4,6 具有相当活性的时候，周期蛋白

D-Cdk4,6 将导致 pRb 蛋白质的磷酸化。pRb 的磷酸化释放出结合的 E2F,转录因子 E2F 将激发大量 G_1/S 基因的表达,进而启动不可逆的新的细胞周期的进程(图 9-5)。

三、周期蛋白 E 启动了新细胞周期的开始

多细胞生物体 Start 检查点的转换主要由 G_1/S-Cdk(周期蛋白 E-Cdk2)与 S-Cdk(周期蛋白 A-Cdk2)驱动,两者协作启动了迅猛而不可逆转的细胞周期的起始(start)和 S 期的进入。细胞中这些基因的表达主要依赖于调控因子 E2F 家族。E2F 的活性要被精确调节,以保证 G_1/S 基因只在细胞周期合适的时间点表达,并保证在非增殖细胞中的表达被抑制。E2F 的这些重要功能主要被 pRb 蛋白的结合调控,在静止细胞中抑制 E2F 靶基因的表达。细胞从静止期重新进入到细胞周期需要完全去除 pRb 蛋白质的抑制作用。

(一)周期蛋白 E-Cdk 负责 E2F 的完全活化

周期蛋白 D-Cdk 复合物只催化了部分 pRb 的磷酸化和 E2F 的激活。E2F 的完全激活只有在 G_1 期的末段 G_1/S-Cdk- 周期蛋白 E-Cdk2 的活性升高并完成 pRb 蛋白的超磷酸化作用后。所以周期蛋白 E-Cdk2 对刺激 E2F 依赖的基因表达起主要贡献作用。在缺少周期蛋白 D-Cdk 活性的细胞中,周期蛋白 E-Cdk2 可能是这些基因表达的主要激活因子。

周期蛋白 D-Cdk4,6 磷酸化 pRb 释放出来的

E2F 刺激了包括周期蛋白 E 的 G_1/S 基因的表达。周期蛋白 E-Cdk2 复合物的底物之一是 pRb 蛋白,因此这就形成了一个 E2F 活化的正反馈机制(图 9-5):周期蛋白 E-Cdk2 进一步迅速完全激发了 pRb 蛋白的磷酸化,释放出更多的 E2F 进一步激发包括周期蛋白 E 和周期蛋白 A 的 G_1/S 和 S 期功能相关基因的转录,促进了 G_1/S 的转换和 S 期的进入。

(二)E2F 家族分为抑制型和激活型两种

人的五种 E2F 蛋白质根据功能分为两组:激活型 E2F 和抑制型 E2F。激活型 E2F(E2F1,2 和 3)主要作为转录激活因子,在 G_1 期的末段和 S 期的早期结合靶基因的启动子,升高基因的表达。相反,抑制型 E2F(E2F4 和 5)是转录抑制因子,在静止期细胞结合 G_1/S 基因的启动子,抑制基因表达。在细胞内表达激活型 E2F,可以启动 S 期的进入,而高表达抑制型 E2F 降低了很多 E2F 靶基因的表达,细胞增殖被抑制。因此 E2F 家族的这两组成员相互拮抗,调控了 G_1/S 基因的表达。

E2F 不仅可以调控 G_1/S 基因的表达,对其他细胞周期阶段也有一定的调控作用。人细胞里很多 E2F 靶基因也参与有丝分裂的调控,一些 E2F 蛋白质的突变导致有丝分裂障碍。E2F1 的一个主要的靶基因是磷酸酶 $Cdc25$,$Cdc25$ 的激活为有丝分裂的进入所必需。

(三)pRb 是 E2F 的功能调控因子

E2F 的活性需要被精确调节,以保证只在合适的时候被激活,这通过 pRb 蛋白的结合来实现。哺乳动物拥有三个 pRb 相关蛋白:pRb、p107 和

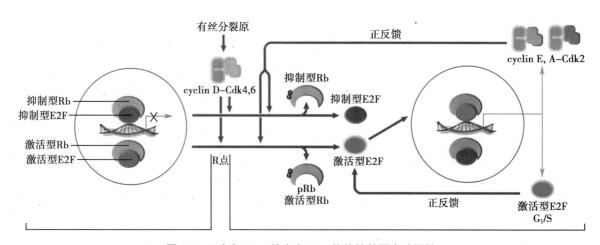

图 9-5 R 点和 Start 检查点 E2F 依赖的基因表达调控

在 G_1 细胞,G_1/S 基因的启动子被抑制型 E2F(红色椭圆形)和抑制型 pRb 家族成员 p107 或 p130 的复合物压制。少量的激活型 E2F(绿色椭圆形)在静止期细胞里低水平存在,但是被 pRb 蛋白质的结合抑制。促有丝分裂原的作用导致 Cdk 依赖的 pRb 家族成员的磷酸化,使它们从 E2F 上解离。DNA 上的抑制型 E2F 就被无 pRb 的激活型 E2F 取代,激活 G_1/S 基因的表达。这又使激活型 E2F 以及周期蛋白 E 和 A 表达增加,然后又反馈增强了激活型 E2F 的水平和活性

p130，每一个 pRb 蛋白质只与特定的 E2F 家族成员相互作用，如 pRb 可以抑制激活型 E2F，而 p107 和 p130 作为抑制型 E2F 的共抑制因子。细胞从静止期重新进入到细胞周期需要去除这些 pRb 蛋白质的抑制作用。

pRb 相关蛋白至少通过两种机制抑制 E2F 依赖基因的表达：首先，也是最重要的，与抑制型 E2F 结合的 pRb（p107 和 p130）蛋白可以与核小体修饰酶（如组蛋白去乙酰化酶）和染色质修饰复合物（如 Swi/Snf 复合物）相互作用，通过将这些因子招募到 E2F 反应基因的启动子上，形成特定的染色质结构以抑制基因表达。其次，pRb 家族的一个成员，pRb 本身，通过与激活型 E2FC- 端的转录激活结构域结合，抑制 E2F 依赖的基因表达。

（四）Start 检查点 E2F-pRb 复合物的调节

Start 检查点之前，G_1/S 基因的表达被抑制型 E2F 的结合而抑制。所以 Start 检查点 G_1/S 基因表达的升高依赖于将抑制型 E2F 从 G_1/S 基因的启动子上去除，并置换成激活型的 E2Fs。这个过程取决于 pRb 蛋白质的失活。在细胞缺少促有丝分裂原转到 G_0 期的状态下，pRb 家族成员 p107 或 p130 与抑制型 E2F（E2F4 和 E2F5）一起结合在 E2F 依赖的基因的启动子上，而激活型的 E2F 在静止细胞中处于非常低的水平（如果有的话），因为编码这些蛋白质的基因本身也被 E2F4 和 E2F5 抑制。

在促有丝分裂原的刺激下，首先，抑制型 E2F 以及与之相连的染色质修饰酶从这些基因的启动子上解离，因而使基因表达成为可能。即使在激活型 E2F 不存在的情况下，抑制型 E2F 的去除可以引起一些 G_1/S 基因表达抑制的解除，使基因的基础转录升高。其次，pRb 从激活型 E2F 上解离，与激活型 E2F 的合成升高一起，共同触发激活型 E2F 结合到基因的启动子上，极大地刺激了 G_1/S 基因的表达。编码激活型 E2F 的基因也是 E2F 的反应基因，形成一个潜在的正反馈环，增强了 E2F 的合成，更进一步刺激了 G_1S 基因的表达（图 9-5）。

pRb 与 E2F 的解离是因为 pRb 的超磷酸化。pRb 蛋白质的磷酸化最初是由周期蛋白 D-Cdk4，6 复合物催化。部分活化的 E2F 激活了周期蛋白 E 的表达，周期蛋白 E-Cdk2 的活性升高，进一步完成 pRb 蛋白的超磷酸化作用，以正反馈的方式导致的 E2F 完全激活。S 期周期蛋白 A-Cdk 复合物也可以磷酸化 pRb 蛋白，并在细胞周期越过 S 期和进入有丝分裂过程中一直使 pRb 维持在蛋白磷酸化状态。

四、G_1 期蛋白质降解和 CKI 共同设定新细胞周期的进程

G_1 期是前一个细胞周期结束，新细胞周期开始的时期。在这个时期，细胞首先要做的是将前一个细胞周期的调控因子彻底清除，这依靠 APC^{Cdh1} 降解所有与前一个细胞周期相关的 S、M 期周期蛋白和其他促进有丝分裂前半段事件发生相关的调控因子。同时细胞还通过产生 CKI 在 G_1/S 发生前抑制可能的 S-, M-Cdks 的活性。但是这些因素却不能对 G_1 期周期蛋白 D 起作用。所以当细胞内 G_1 期周期蛋白积累超过特定的阈值时，就可以激发 G_1/S 期周期蛋白的表达，细胞正式开始新细胞周期的征程。

（一）APC^{Cdh1} 控制的蛋白质降解保证了新细胞周期的"纯洁"性

前一个细胞周期结束后，APC^{Cdh1} 的活性将持续到 G_1 晚期，主要负责可能存在的 S、M 期周期蛋白的持续酶解，进而使 Cdk 失活。虽然 G_1 期的 APC^{Cdh1} 并不为新的有丝分裂的进程所必需，这对下一个细胞周期的设定非常重要。这一方面完全去除了上一个细胞周期残存的 Cdk 活性的影响，另一方面又防止新细胞周期 S 期周期蛋白 -Cdk 的活性在不需要的时候出现，使新生的细胞有足够的时间进行生长，为新的细胞周期做好准备。

但是，APC^{Cdh1} 不能识别 G_1 期和 G_1/S 周期蛋白，因此不能控制周期蛋白 D 的降解。这样周期蛋白 D 就可以在促有丝分裂原的作用下慢慢积累，直至可以激活 G_1/S 期周期蛋白的表达，启动新的细胞周期。G_1S-Cdk 复合物也不是 APC^{Cdh1} 的靶蛋白，所以其活性在 G_1 期的晚期不受限制地上升，并反而开始磷酸化 Cdh1，最后关闭了 APC 的作用。

（二）APC 的活性导致了 DNA 前复制复合物在复制起始位点的装配

有丝分裂后半段 APC^{Cdc20} 的激活也帮助了 DNA 复制的重新设定。一个细胞周期内 DNA 的复制只能发生一次。DNA 复制的准备开始于 M 期晚期和 G_1 期，也被 APC 的活性控制。在复制起始位点的前复制复合物（pre-RC）的组装被 M-Cdks 的活性抑制，APC^{Cdc20} 活性升高降解周期蛋白 B，使 Cdk 被灭活，解除了 Cdk 对组装的抑制。同时，pre-RC 装配也被另外一个关键装配抑制子 geminin 阻止，APC 的激活也将这个装配抑制子降解，促进 pre-RC 的装配。在复制起始位点前，复制复合物的组装成功为下一轮 DNA 的复制做好了准备。

APC 在 G₁ 期晚期被灭活，这就导致了 geminin 的再次积累，与 S-, M-Cdk 的高活性一起，在 S、G₂ 和 M 期的前半段又抑制了的 pre-RC 装配。

（三）G₁ 期 CKI 的存在抑制了周期蛋白 A-Cdks 和周期蛋白 B-Cdks 的活性

CKI 在 G₁ 期大量表达，这些 CKI 是 S- 和 M-Cdk 复合物的重要抑制因子，它们在细胞中的高水平表达确保了在 G₁ 期中不存在任何 S- 或 M-Cdk 活性。和 APC^Cdh1 一样，CKI 不能抑制 G₁/S-Cdks，因此不能阻断这些激酶在起始检查点的激活。

在 G₁ 期的晚期，G₁/S-Cdk 复合物活性不受限制地上升，开始磷酸化 Cdh1，从而降低了 APC 活性。同时 S-Cdk 与 G₁/S-Cdk 复合物一起将 CKI 磷酸化，引起其 SCF 依赖的泛素化降解。这样 APC^Cdh1 和 CKI 的降解就解除了 S、M 期周期蛋白基因表达的抑制，伴随着 S 周期蛋白基因表达的增加，S-Cdk 复合物的积累，使新的一轮 DNA 的复制成为可能（图 9-6）。

第三节 有丝分裂与姐妹染色单体分离的精确性

一、姐妹染色单体的黏合、压缩和解散为染色单体的分离做好准备

为保证姐妹染色单体在有丝分裂后半段的正确分离，甚至早在 S 期染色质复制的同时就开始发生一些重要的结构变化，如染色质的黏合。然后长长的染色质需要压缩包装成致密且易弯曲的棒状

结构。同时，由于 DNA 的连锁的去除，以及部分绑定姐妹染色单体的黏合蛋白降解，姐妹染色单体之间的黏合也变得松散。这导致姐妹染色单体的解散（resolution），最后形成独特的容易分离的姐妹染色单体。

（一）DNA 连锁和黏连蛋白将姐妹染色单体黏合在一起

DNA 合成后姐妹染色单体的黏合十分重要，如果出现黏合的缺陷，将导致染色体分离的错误。至少存在两种机制参与姐妹染色单体的黏合，首先是 DNA 连锁（catenation），这是复制的 DNA 分子之间广泛的相互缠绕。拓扑异构酶 II 随后将在整个 G₂ 期去除大部分的连锁。解连锁一直要持续到有丝分裂早期前，才在染色质臂上大致完成。有些连锁尤其是着丝粒处的连锁一直可以持续到中期末。连锁在中期时只对姐妹染色单体之间的黏合起很小的作用。

第二种黏合机制依赖于称为黏连蛋白（cohesin）的蛋白复合物。当 DNA 合成时，该蛋白将复制的 DNA 分子连结在一起。仅靠这些复合物就可将中期姐妹染色单体绑定在一起，它们的去除是中后期转换点姐妹染色单体分离的核心事件。因此黏连蛋白是姐妹染色单体黏合的关键介导者。

连结姐妹染色单体的黏合在 S 期建立，与 DNA 的复制紧密联系。黏连蛋白复合物在 G₁ 期被初始装载到染色体上，在 S 期间进行重排以建立黏合作用。当染色质复制将要完成的时候，黏连蛋白复合物以 10～15kb 间距沿着姐妹染色单体臂排列。着丝粒区域处黏合程度较高，似乎是由于异染色质程

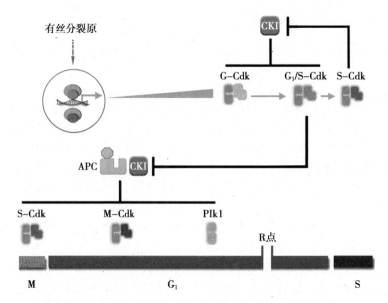

图 9-6 蛋白质降解和 CKI 共同设定新细胞周期的进程

度高的缘故。着丝粒处的高黏合度可能为对抗有丝分裂纺锤体对这一区域施加的拉力所必需。

（二）黏连蛋白复合物的特定结构保证了染色单体之间的黏连

黏连蛋白是四个亚基（Smc1、Smc3、Scc1和Scc3）的复合物，Smc1和Smc3是一类SMC蛋白的结构相关家族成员，SMC蛋白负责染色体结构和力学作用的多个方面（该家族的其他两个成员Smc2和Smc4参与染色体压缩）。所有的SMC蛋白分子细长，包含coiled-coil结构域，两端为球形结构域，一端具ATP酶活性，另一端具有二聚化结构域。二聚化结构域允许两个SMC蛋白相互作用形成V-型二聚体。当结合ATP时，二聚体上两个ATP酶结构域能相互作用，形成巨大的环状结构，将姐妹染色单体环绕在一起。ATP水解启动构型变化，引起ATP酶结构域的分离（图9-7）。

SMC蛋白的ATP酶结构域受到非SMC蛋白的调节。在黏连蛋白复合物中，这些非SMC蛋白是Scc1和Scc3，它们能结合Smc1和Smc3的ATP酶结构域。Scc1通过抑制ATP的水解，在连接部位锁住环状结构。在后期Scc1被蛋白酶解切割，从黏连蛋白复合物中释放，ATP水解，姐妹染色单体分离。

（三）姐妹染色单体的压缩和解散同时进行

为避免细胞直接分离长且相互缠绕的染色质导致DNA的断裂，有丝分裂进入时启动了惊人的染色体结构变化。姐妹染色单体被压缩成（condensation）结实的杆状结构，不仅避免了染色单体相互缠绕，并且短到足以确保染色质臂不在胞质分裂开始前就伸入到子细胞中。同时，相互黏合缠绕的姐妹染色单体也通过解散过程而重新组织成可以在后期很容易被拉开的不同单位。解散过程依赖于姐妹染色单体间DNA的解连锁，以及将姐妹染色单体绑定在一起的黏连复合物的部分重排或丢失。姐妹染色单体的压缩和解散通常在有丝分裂前半段平行发生，一直持续到前中期和中期，染色体逐步转变成紧密而清晰的姐妹染色单体。然而黏连蛋白在有丝分裂前半段并不从着丝粒区域去除，以确保姐妹染色单体的黏合在该区域最为牢固，因为作用在这个部位的纺锤体拉力最大。

染色体压缩这一过程中的核心成分是凝缩蛋白，这是一个结构及功能上与黏连复合物相关，由五个亚基构成的蛋白复合物。凝缩蛋白包括两个SMC家族的Smc2和Smc4成员以及三个非SMC亚基，分别称为CAP-D2、CAP-G、CAP-H。细胞存

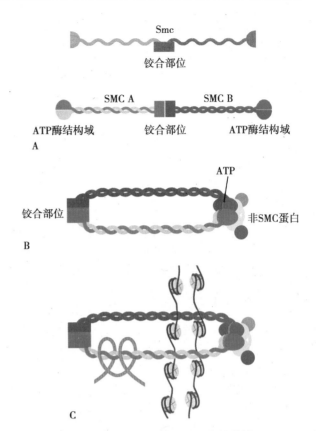

图9-7 黏连蛋白和凝缩蛋白的结构

A. SMC蛋白的线性结构包括两端的球形结构域，中间的铰合结构域及连接球形结构域和铰合结构域的长重复序列。当SMC蛋白折叠时，两端的两个结构域靠近，形成一个完整的ATP酶结构域，长重复序列形成coiled-coil螺旋，在另一末端形成铰合结构域，能与另一个SMC蛋白的铰合结构域相互作用。黏连蛋白复合物中为Smc1-Smc3异源二聚体；凝缩蛋白为Smc2-Smc-4异源二聚体。B. ATP（红色）的结合促进了两个ATP酶结构域的相互作用，从而使SMC指环闭合。非SMC蛋白与两个ATP酶结构域作用将它们绑定在一起（黏连蛋白的非SMC蛋白为Scc1和Scc3，凝缩蛋白为CAP-D2、CAP-G、CAP-H）。后期Scc1的剪切从而使环打开。C. 黏连复合物可围绕两条姐妹染色单体形成50nm指环。压缩复合物围绕同一个染色质分子（橙色）进行压缩

在两个凝缩蛋白复合物，称为凝缩蛋白Ⅰ和Ⅱ，它们含有相同的SMC异源二聚体，但非SMC亚基不同。与黏连蛋白类似，凝缩蛋白能形成指环结构。但是不同的是，凝缩蛋白交联单个姐妹染色单体上的同一DNA分子的不同部位（图9-7，橙色），从而进行压缩。

（四）染色体压缩为细胞周期调控系统控制

染色体结构的有丝分裂变化依赖于染色体压缩、DNA去连锁以及姐妹染色单体黏合物部分丢失的协同变化。这些过程的控制主要通过有丝分

裂蛋白激酶 Cdk、极样激酶和极光激酶家族对凝缩蛋白和黏连蛋白的调控来实现。有丝分裂早期染色体压缩的起始主要受到 M 期周期蛋白 -Cdk 复合物的驱动。有丝分裂开始时 S 期周期蛋白 A-Cdk2 复合物在细胞核内具有活性，可在前期启动压缩。随着周期蛋白 B1-Cdk1 进入细胞核内以及核膜的破裂，染色体的压缩加速。

染色体压缩的控制，至少部分是由凝缩蛋白在细胞内的定位来决定。前期凝缩蛋白 I 位于细胞质，而凝缩蛋白 II 则在细胞核内与染色体结合。因此前期中细胞核内的凝缩蛋白 II 在周期蛋白 A-Cdk 的刺激下开始染色体的压缩。在核膜崩解后，凝缩蛋白 I 能够接近染色体，这可能对于前中期和中期周期蛋白 B 依赖的有丝分裂染色体结构的成熟十分重要。凝缩蛋白 I 的非 SMC 亚基 CAP-D2 和 CAP-H 在有丝分裂期间被 Cdk1 磷酸化，这种磷酸化增强了凝缩蛋白在体外缠绕 DNA 的能力。

（五）极样激酶与极光激酶负责染色单体的解散

姐妹染色单体臂上黏连蛋白的部分去除由蛋白激酶极样激酶和极光激酶 B 启动。在有丝分裂的蛙卵提取物中除去两个激酶中的任意一个，染色单体上黏连蛋白的丢失均有所减少，而抑制两个激酶可以完全阻断黏连蛋白的去除。抑制极样激酶和极光激酶 B 活性对凝缩蛋白的招募和染色体的压缩影响很小，但姐妹染色单体臂的正常解散被阻止。提示黏连蛋白的去除只对解散必需，对压缩并非如此。

极样激酶和极光激酶 B 可能以不同的机制促进黏连蛋白的去除。极光激酶 B 可能通过磷酸化 H3 间接使姐妹染色单体黏合不稳定。而极样激酶则是通过对黏连蛋白的直接作用实现磷酸化 Scc3。如果有丝分裂时突变 Scc3 的磷酸化位点，黏连蛋白将在有丝分裂前半段保持与姐妹染色单体臂的结合，姐妹染色单体的解散因而产生缺陷。

二、周期蛋白 B-Cdk1 的开关样活化调控了有丝分裂的进入

有丝分裂分为两部分，有丝分裂前半段和有丝分裂后半段，其高潮的分界点是姐妹染色单体分离的启动。有丝分裂的前半段，有时称为有丝分裂进入，为姐妹染色单体分离做好各种准备，包括平行发生的两个重要过程：姐妹染色单体的黏合与压缩和有丝分裂纺锤体的组装。有丝分裂包括至少两个主要的检查点。第一个检查点在 G_2/M 边界，它控制着有丝分裂的进入。第二个检查点为中后期转换点，它控制着姐妹染色单体分离的开始（图 9-8）。

（一）多个正反馈保证周期蛋白 B-Cdk1 的开关样活化

姐妹染色单体为分离所做的准备和有丝分裂纺锤体的组装过程持续发生在有丝分裂前半段的

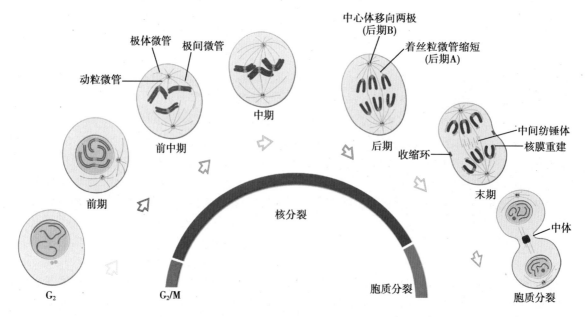

图 9-8 有丝分裂前半段和有丝分裂后半段事件

有丝分裂前半段包括前期、前中期和中期三个时期；有丝分裂后半段包括后期、末期和胞质分裂三个过程

三个时期：前期（prophase）、前中期（prometaphase）和中期（metaphase）。前期开始于染色质的凝缩，是显微镜下可以明显观察到的第一个有丝分裂事件。从前期的中间开始，中心体分开，纺锤体组装。前中期开始于核膜的崩解，并一直持续到姐妹染色单体完全附着于纺锤体并迁移到纺锤体中心区域。中期（metaphase）是姐妹染色单体排列在纺锤体的中心（赤道板）上等待分离信号的阶段。

有丝分裂的进入依赖于一个突然的开关样的 Cdk1 激活，确保有丝分裂事件完全且不可逆地起始。这个开关样的激活依赖于一系列正反馈的过程：有丝分裂进入前 Cdk1 的活性被蛋白激酶 Myt1/Wee1 控制的磷酸化抑制，而为磷酸酶 Cdc25 控制的去磷酸化激活，而这两者的活性又都受到它们的底物 Cdk1 的控制：Cdk1 控制的磷酸化激活了 Cdc25C 的磷酸酶活性，而抑制了 Myt1 和 Wee1 的激酶活性。这些反馈关系形成一个双稳态的调节系统：即 Cdk1 从无活性的稳定状态快速转换为活化的 Cdk1 的稳定状态。同时 Cdk1 激活系统还存在另外的正反馈环，其中一个涉及另一个有丝分裂丝氨酸 / 苏氨酸激酶，polo-like 激酶或极样激酶 Plk。极样激酶自身在有丝分裂前半段被 Cdk1 激活，而活化的极样激酶能磷酸化 Cdc25C 和 Myt1 的某些有丝分裂磷酸化位点，间接促进 Cdk1 的激活（图 9-9）。

（二）Cdk1 的开关样激活需要特定因子的触发

Cdk1 的开关样激活需要一个激活因子，使其在合适的时间被触发。这个触发因子可能是 Cdc25B 和周期蛋白 A-Cdk2 复合物，两者的活性都是在 S 期上升，并在 G$_2$ 期晚期维持在高水平。Cdc25B 活性在 S 期上升，在前期到达顶峰。Cdc25B 本身只驱动部分的 Cdk1 激活，Cdk1 活性使 Cdc25A 和 Cdc25C 激活或 Myt1 和 Wee1 抑制，这可以进一步促进 Cdk1 的去磷酸化。然而，Cdc25B 并不是唯一的触发机制，因为小鼠细胞没有它也可正常分裂。另外一个更强大的机制是 G$_2$ 期晚期周期蛋白 A-Cdk 使 Cdc25A、Cdc25C、Myt1 或 Wee1 磷酸化，完全启动激活周期蛋白 B-Cdk1 的正反馈环，并最终驱动细胞越过 G$_2$/M 检查点，进入有丝分裂。但是仍不清楚这些酶激活周期蛋白 B-Cdk1 的时间特异性。

激活的周期蛋白 B-Cdk1 复合物和其他蛋白激酶一起，磷酸化一些蛋白质，包括组蛋白 H1、凝缩蛋白（condensin）的非 SMC 亚基、核纤层蛋白 lamin B 等，这些蛋白驱动染色质的凝缩和核膜破裂。

（三）周期蛋白 B-Cdk1 的激活控制了核膜破裂

有丝分裂前半段另外一个剧烈的形态变化是核膜破裂。有丝分裂期间，核膜解聚成各种成分，核膜和下面的核纤层在有丝分裂早期完全消失。核膜破裂的一个关键性的早期事件是几个核孔复合物成分的磷酸化，这启动核孔复合物解聚成小的亚复合物与核膜脱离。核孔复合物的解聚是核膜完整性丧失的重要早期步骤。周期蛋白 B-Cdk1 可能直接负责核孔成分的磷酸化，但这种可能性还没有完全弄清楚。

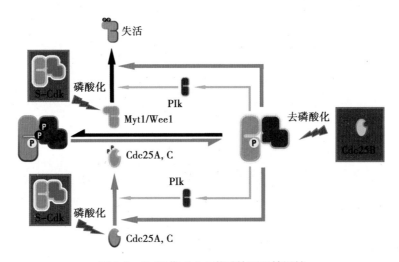

图 9-9　G$_2$/M 期 Cdk1 激活的正反馈调控

至少存在以下四个正反馈环：Cdk1-Cdc25-Cdk1；Cdk1-Myt1/Wee1-Cdk1；Cdk1- 极样激酶 1-Cdc25-Cdk1；Cdk1- 极样激酶 1-Myt1/Wee1-Cdk1。正反馈可以为 Cdc25B 直接作用于 Cdk1，或者 S-Cdk 间接作用于 Cdc25A，C，触发 M-Cdk 的活化

核膜的破裂要求核纤层的崩解。在晚前期周期蛋白 B-Cdk1 输入到核内之后直接将核纤层蛋白磷酸化,从而引起核纤层纤维网络的解聚。周期蛋白 B-Cdk1 也使核膜的内膜蛋白磷酸化,导致核纤层蛋白网络从核膜上解离下来。核纤层的解聚对于核膜崩解至关重要,在表达不能被磷酸化的核纤层蛋白突变体的细胞中,核膜破裂不会发生。

生长中的有丝分裂纺锤体也直接参与了核膜的崩解。在进入有丝分裂的细胞中,分离的中心体靠负极指向的动力蛋白(dynein)锚定在核膜上。这些马达蛋白将靠近中心体处的核被膜串起、折叠。当两个中心粒同时互相拉开时,将核膜撕裂。破坏微管结构的化合物虽然能引起核膜崩解的延迟但并不能阻断该过程,提示这一机制非常重要但却并非必需。

这些过程的联合效应是核膜结构的急剧崩溃,最终核膜完全消失,可能破裂成小囊泡或被内质网膜吸收。在有丝分裂之后,核膜蛋白再次被分选到单独的膜上,围绕分离的染色体重新形成核膜。

三、染色体双极指向附着在有丝分裂纺锤体上

有丝分裂前半段发生姐妹染色单体压缩和解散的同时,细胞中还在进行细胞周期过程中最为复杂、变化最为剧烈的一个装置的组装——有丝分裂纺锤体(或者叫做有丝分裂器)。完整的有丝分裂纺锤体包括三部分:两端的两个纺锤体极、相连在一起的两套姐妹染色单体和大量的微管束。两个纺锤体极分别由在 S 期开始复制的两个中心体核化微管而成;两套姐妹染色单体通过着丝粒相连,并通过动粒与纺锤体两极作用而双指向排列;微管分为三类:将姐妹染色单体的动粒与纺锤极连接的动粒微管;在纺锤体中板处相互交错,连接两个纺锤体极的极间微管;从纺锤体极向外延伸,与细胞皮层相互作用,将纺锤体在细胞内锚定与定位的星体微管。在有丝分裂后半段,有丝分裂纺锤体将姐妹染色单体拉开,并将一套完整的染色体移动到细胞的一端。

(一)马达蛋白确立了有丝分裂纺锤体的双极性

间期细胞的微管长而稳定,而有丝分裂期的微管特性发生很大变化,如微管越来越短,并能快速伸长收缩。这些行为对于微管搜索与捕捉动粒以及其他纺锤体成分十分有利。

细胞周期的间期,很多微管稳定与交联因子在细胞核内与染色体相结合,核膜破裂后这些调节因子能够接近生长中的纺锤体微管,稳定微管并将它们组织成双极阵列。围绕染色体的微管相对长而丰富。无论是在缺乏中心体的植物细胞,还是在含有中心体的动物细胞中,这些微管的自我组织都是纺锤体组装的一个主要驱动力。

纺锤体的自我组织依赖于马达蛋白,它们与微管核化因子、稳定因子及交联因子协同发挥作用(图 9-10)。第一步是由可溶性的 γ 微管蛋白环状复合体(γ-TuRCs)与其他核化因子一起启动微管围绕染色体的核化,然后局部的稳定因子围绕染色体启动随机朝向的长微管网络的形成。第二步是正极指向的驱动蛋白 -5(kinesin-5)交联反向平行的微管组织,这个马达蛋白向微管正极移动,因而将微管负极向外推出。同时负极指向的驱动蛋白 -14 也交联反向平行的微管,但与驱动蛋白 -5 马达蛋白的作用相反,它使微管成束。第三步是染色体驱动蛋白家族的驱动蛋白 -4 和 10 附着于染色体臂上,通过向正极移动来使微管的负极远离染色体。第四步,两种马达蛋白——动力蛋白或驱动蛋白 -14 结合到一根微管的负极而向另一根微管的负极移动,将微管负极聚集到两极来实现纺锤体的双极性。

微管这种围绕染色体的自我组织在含有中心体的细胞中构建双极纺锤体特别有效,首先,中心体提供了预组装的纺锤体极体对,在此基础上自我组织机制能够更有效地构建双极微管阵列;第二个优势是中心体能核化连接纺锤体到细胞皮层的中心体微管,提供了纺锤体在细胞内定位的方式,同时为后期拉开纺锤体极体做好了准备。

(二)姐妹染色单体双极指向附着于纺锤体

有丝分裂纺锤体的构建主要包括两个过程:第一是前面叙述的围绕染色体的双极微管阵列的构建;第二是姐妹染色单体对正确地附着在双极微管阵列的相对两极,这个过程也依赖于马达蛋白的参与。

纺锤体的附着通常开始于姐妹染色单体对上的一个动粒被从邻近中心体发出的微管从侧面捕获,然后负极指向的动力蛋白和驱动蛋白 -14 沿着微管朝向极体一侧快速运送姐妹染色单体对。在接近极体处,微管从染色体的侧向附着转变成标准的顶端附着方向,微管正极插入动粒中。之后从同一极体来的其他微管也附着到动粒上,形成含有数根微管的动粒纤维。这种单向附着的姐妹染色单体对在接近纺锤体极体处动荡,然后从相反纺锤体极来的微管捕获尚未被占据的另外一个动粒,将染

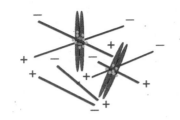

A. γ-TuRCs启动核化

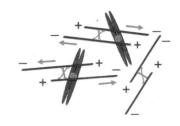

B. 正极移动驱动蛋白-5反向平行交联微管

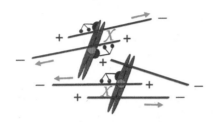

C. 染色体臂上的正极移动驱动
蛋白-4, 10将微管向外推动

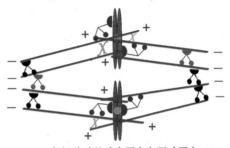

D. 负极移动的动力蛋白和驱动蛋白-14
将微管负极聚集

图9-10 马达蛋白与纺锤体的自我组织
A. 绿点为结合在染色体上的微管核化因子如γ-TuRCs；B. X 为双结合特性正极指向驱动蛋白-5；C. 紫色为染色体臂上的驱动蛋白4, 10；D. 结合在微管负极的马达蛋白：动力蛋白（红色），驱动蛋白-14（黑色）。箭头示微管运动方向

色体拉向纺锤体中心（图9-11）。

在姐妹动粒附着于两个纺锤体极的过程中，有时会发生不正确的附着：如只有一个动粒附着于一个纺锤体极的单端附着；两个姐妹动粒附着于相同的纺锤体极同端附着；或者一个动粒同时附着于两个纺锤体极的部分端附着等。不正确的附着方式对动粒的作用力不一样，而只有双指向性才能产生动粒间的拉力。在拉力较低的时候，微管附着不稳定，有利于动粒的修正。所以这些不正确的附着大多可以在后期开始前转换为正确的附着。

姐妹动粒不正确的附着可以被有丝分裂蛋白激酶极光激酶B所修正。抑制极光激酶B活性使不正确的同端附着增加，重新激活该激酶使这些附着得以快速纠正成两端附着形式。极光激酶B定位在动粒上，能磷酸化很多动粒成分。在缺乏拉力

的情况下，极光激酶B通过磷酸化微管附着位点的成分，而减少了微管结合的亲和力。当双指向性产生动粒间的拉力时，这些成分的磷酸化被逆转，附着得以稳定。然而对动粒拉力感应器以及它如何影响极光激酶B的功能了解得还很少。

（三）作用在染色体的作用力驱动了染色体在中板的集合

当染色体正确双极附着后，有三种力量作用于染色体使之移动。第一种是由动粒产生的向极力，它能拉动染色体沿着微管轨道向纺锤体极移动。该力量驱动姐妹染色单体对在前中期发生震荡，也在后期产生巨大力量将分开的一套染色单体拉向纺锤体极。第二种是由微管流产生的向极力。微管轨道在负极解聚，拉动微管轨道自身以及其上所附着的姐妹染色单体发生极向移动。该力量在中

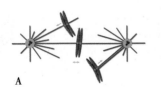
A

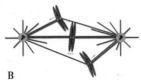
B

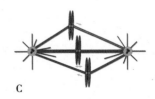
C

图9-11 染色体被纺锤体的捕获与赤道板集合
A. 姐妹染色单体的一个动粒为一侧的纺锤体极的微管侧向或者直接顶端捕获，被拉向纺锤体极；
B. 在纺锤体附近动粒全部转为微管的顶端连接，同时另外一个动粒被另一侧纺锤体极的微管捕获；
C. 姐妹染色单体对在两极动粒微管的拉动下汇聚在纺锤体的中央赤道板上

期姐妹染色单体间产生巨大拉力，也能在后期帮助分离的姐妹染色单体向极移动。第三种力量是极排斥力，该力由非动粒微管产生，能将染色体臂推离纺锤体极。这一力量帮助中期姐妹染色单体对在纺锤体中板处排列，在后期消失。

当中期染色体排列在赤道板时，作用在染色体上的极排斥力最小，而动粒和微管流产生的向极力最大，两者大小平衡但方向相反。这些力量共同作用使染色体在赤道板聚集。当所有的染色体双指向排列到中期赤道板上时，有丝分裂纺锤体组装完成。被向极力以相反方向拉动的姐妹染色单体安静地等待有丝分裂下一个阶段的开始：有丝分裂后半段事件的发生。

第四节　有丝分裂后半段实现姐妹染色单体的精确分离

一、有丝分裂后半段事件的调控原则

有丝分裂后半段发生了有丝分裂最剧烈的形态变化：姐妹染色单体的分开与隔离，子细胞核的形成等。这些有丝分裂后半段事件主要受到两种机制的调控：APC 介导的蛋白质降解作用和 Cdk1 磷酸化底物的去磷酸化作用。一方面有丝分裂进入时担任引擎作用的周期蛋白 B-Cdk1 被 APC 泛素化灭活，停止对其底物的磷酸化作用；另一方面磷酸酶主动的去磷酸化作用，使 Cdk1 底物发生去磷酸化。APC 介导的蛋白质泛素化降解，在 Cdk 的灭活和姐妹染色单体的分离等不可逆的过程中起主要的调控作用。

（一）蛋白质的泛素化降解是启动有丝分裂后半段事件的主要力量

APC 控制的蛋白质泛素化降解启动了有丝分裂检查点：中期 - 后期转换检查点。当细胞进入中期前，姐妹染色单体的分离被强大的抑制系统阻止。而当姐妹染色单体一旦完成双指向整列，这些"刹车系统"就被泛素蛋白连接酶 APC^{Cdc20} 酶解去除。APC^{Cdc20} 将这些蛋白质泛素化修饰，使之被定向酶解，进而发动不可逆转的后期进程，并退出有丝分裂。

APC^{Cdc20} 触发了两个关键调控蛋白的泛素化酶解：第一，安全子（securin）的酶解释放出蛋白酶分离酶（saparase），切割黏连蛋白的亚基，打破姐妹染色单体之间的黏合；第二，有丝分裂周期蛋白 B 的酶解导致很多 Cdk 靶蛋白不能发生磷酸化，这为有丝分裂后半段事件的发生所必需。

（二）Cdk1 底物的去磷酸化是姐妹染色单体分离后其他事件的主要调控机制

在姐妹染色单体分离后，Cdk1 底物的去磷酸化是驱动细胞完成有丝分裂的主要调控力量。Cdk 靶蛋白的去磷酸化主要是由于 Cdk 的失活，细胞中的磷酸酶没有了竞争对手。

目前对负责有丝分裂后半段 Cdk 靶蛋白去磷酸化的蛋白磷酸酶的了解还很少。一些 Cdk 靶蛋白的去磷酸化被普通的磷酸酶简单催化，这些磷酸酶的活性并不随着细胞周期而变化。而在芽殖酵母中，Cdk 靶蛋白的去磷酸化则取决于有丝分裂后半段蛋白磷酸酶 Cdc14 的激活。但是其他有机体中是否存在像 Cdc14 一样重要的蛋白磷酸酶仍未为可知，哺乳动物中的类似物 Cdc14B 在有丝分裂后半段的作用不明显。

Cdk 激酶的失活和磷酸酶将 Cdk 靶蛋白去磷酸化，一方面促进了有丝分裂后半段事件的完成，同时，也将细胞周期调控系统重新设置成 Cdk 激酶活性较低的状态，使细胞准备好 Cdk 激酶的再次激活，以驱动细胞进入下一个细胞周期。

二、纺锤体检查点产生后期等待信号

姐妹染色单体的精确分离需要所有姐妹染色单体与纺锤体的正确两极附着，这个条件由纺锤体检查点系统来保证。纺锤体检查点系统的基本特征已经清楚：前中期时，没有被正确附着的动粒产生后期等待信号抑制 APC^{Cdc20} 活化，从而阻止安全子的酶解和姐妹染色单体的分离。值得注意的是，细胞内即便仅存在一个未附着动粒就足以阻滞后期启动。纺锤体检查点系统的关键组分有 Mad1、Mad2、Mad3 和 Bub1、Bub3，以及 Mps1 等，这些蛋白质的大部分都结合于未附着的动粒上，当双指向附着完成时，这些蛋白质从动粒释放。纺锤体检查点系统决定了动物体细胞姐妹染色单体开始分离的时间。后期启动通常在最后一对姐妹染色单体正确地双指向整列在纺锤体后固定时间内开始，一些脊椎动物体细胞中这个时间大约是 20 分钟。

（一）微管未附着动粒产生后期等待信号

APC 的激活是中期 - 后期转换的关键因素，而 APC 的活性受到其调控亚基 Cdc20 的控制。一般认为，可扩散的后期等待信号包括了一些可以紧密结合 Cdc20 的蛋白质，从而阻碍其 APC 激活因子的功能。结合在动粒上的纺锤体检查点组分 Mad2 就是这样一个蛋白质。

染色体的未附着动粒暂时性地结合 Mad2，作为一种酶催化 Mad2 改变它的形态，或者构象，然后 Mad2 从动粒释放出来结合并抑制 Cdc20 的活性，即产生了可扩散的 APC 抑制因子。根据这个假设，一个未附着的动粒就足以修饰产生足够的 Mad2 去抑制细胞内大多数 Cdc20，或者至少抑制负责酶解安全子和 M 期周期蛋白的 Cdc20 的活性。

在前中期，一部分 Mad2 与另外一种纺锤体检查点蛋白 Mad1 在未附着动粒上稳定结合，另外一部分 Mad2 与 Cdc20 结合并抑制其活性。Mad2-Mad1 复合物与未附着动粒相互作用的结果触发了游离的 Mad2 构象改变使之与 Cdc20 相互作用，因而催化了 Mad2-Cdc20 复合物的形成。而 Mad2-Cdc20 复合物也可以和更多的 Mad2 相互作用，产生更多的 Mad2-Cdc20 复合物，这样就形成一个正反馈环，后期等待信号被快速放大（图 9-12）。

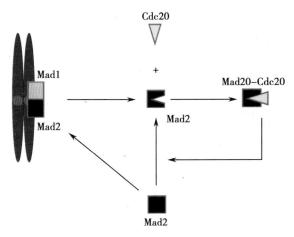

图 9-12　未附着动粒产生后期等待信号示意图
未附着动粒结合 Mad1-Mad2 复合物催化游离的 Mad2 构象变化后与 Cdc20 作用抑制 Cdc20 与 APC 的结合。Mad2-Cdc20 复合物可以催化更多的游离的 Mad2 构象变化，形成一个正反馈

几乎在最后一个姐妹染色单体对双指向整列在纺锤体后，安全子和周期蛋白 B 的酶解就开始启动，表明检查点抑制复合物在姐妹染色单体正确整列后迅速消失，APC^{Cdc20} 不再被抑制。这些成分的突然下降是由于，或者至少部分是由于动粒形成抑制复合物效率的降低。同时，负端马达蛋白动力蛋白将纺锤体检查点蛋白质运送到了中心体部位，也导致动粒上的很多的检查点蛋白迅速消失。最终使纺锤体检查点对 Cdc20 的抑制消失，导致 APC 的活化，启动相关蛋白质的降解，触发中期-后期的转换。

（二）纺锤体检查点监控动粒微管的附着和拉力缺陷产生后期等待信号

纺锤体检查点系统的功能是阻滞后期启动，一直到姐妹染色单体的双指向整列完成。但是系统是如何感知染色体与微管的双指向附着的？一种可能性是系统可以监控微管末端与动粒的附着，当微管附着不发生或者不完全时，后期启动即被阻滞。微管与动粒附着在检查点功能的重要性为纺锤体检查点主要组分在动粒上的行为所证实。例如 Mad2 在前中期存在于所有未附着动粒上，并在动粒与纺锤体附着后消失。当姐妹染色单体两个动粒只有其中一个被附着时，被附着的动粒上 Mad2 的结合降低，而未被附着的动粒 Mad2 保持不变。所以即便是拉力不存在，动粒与微管的附着也将导致 Mad2 从动粒上部分消失。如果 Mad2 从动粒上的消失可以作为检查点失活的标志，那么这些现象证明纺锤体检查点系统可以监控微管与动粒的附着。

另外一个可能性是纺锤体检查点系统可以感知微管对动粒拉力的大小，当检测不到拉力时后期启动被阻滞，因为那预示着姐妹染色单体双指向整列并没有发生。拉力感知在纺锤体检查点的作用首次在昆虫精子细胞的研究中被提出。在这些细胞中，单向排列染色体的存在常常阻滞后期的启动，但是如果用微小玻璃针将单向排列染色体从邻近的纺锤体极旁拉开，从而对动粒产生拉力时，后期将会启动。另外，细胞在不产生拉力的情况下，动粒与微管附着后纺锤体检查点组分（如 BubR1）仍然保持定位在动粒上。因此拉力可以关闭检查点抑制信号。

拉力和微管附着的相对重要性仍不清楚，因为它们的作用相互依赖。染色体正确的双指向整列产生的拉力可以提高动粒微管附着的稳定性，并且可以增加动粒上附着微管的数目；相反，拉力减轻可以降低微管附着的强度。由于拉力和微管附着的这种关系，很难确定拉力是直接影响纺锤体检查点的功能，还是间接改变微管与动粒的附着。

三、APC 介导的蛋白质降解启动姐妹染色单体的精确分离

APC^{Cdc20} 的激活是触发有丝分裂后半段事件调控的中心事件。APC^{Cdc20} 的激活导致分离酶的抑制因子安全子的酶解，以及 S 期和 M 期周期蛋白的破坏，最后触发了后期启动和有丝分裂最后事件的完成。

（一）细胞周期中 APC 受到多个层次的严密调控

APC^{Cdc20} 的活性早在前期的末段或者前中期的开始阶段就被激活，降解周期蛋白 A。然而为什么 APC^{Cdc20} 的早期激活对安全子和 M 期周期蛋白 B 不起作用？这依然是有丝分裂过程中的一个未解之谜。一个可能的解释是周期蛋白 A 的 N 端也可以直接结合 Cdc20，并且足以和纺锤体检查点蛋白竞争，Cdc20 将周期蛋白 A 导向 APC 使之降解。这些现象表明，APC 活性体现的时空调控以及酶解底物的选择对于 APC 作用的发挥至关重要。调控 APC 活性的机制有以下几个方面（图 9-13）：

1. **抑制因子与 APC 激活的时间特异性** 一个叫 Emi1 的蛋白质在 G_2 期和有丝分裂的前半段与 Cdc20 结合，并可能阻碍其与 APC 的相互作用而抑制了 APC 的活化。在前期的末段，Emi1 可以同时被极样激酶和周期蛋白 B-Cdk1 复合物磷酸化，为泛素蛋白连接酶 SCF$^{\beta TrCP1}$ 所识别，导致 Emi1 在前中期被酶解，释放出 Cdc20，形成有活性的 APC^{Cdc20}。Emi1 水平在 G_1 期结束时再次升高，抑制了 APC^{Cdh1} 的活性。

2. **激活因子与 APC 的底物特异性** APC 的激活因子有两种：Cdc20 和 Cdh1。在整个有丝分裂的前半段和有丝分裂的后半段刚开始时，Cdh1 被 Cdk 磷酸化，与 APC 的结合被抑制。此时 APC 结合 Cdc20，其底物主要为 S、M 期周期蛋白和安全子。而有丝分裂中期 Cdk 的失活使 APC 与 Cdh1

去磷酸化，从而导致 APC 与 Cdc20 结合下降而与 Cdh1 亲和力增加。形成的 APC^{Cdh1} 的一个靶蛋白也是 Cdc20，这样就彻底关闭 APC^{Cdc20} 的功能。APC^{Cdh1} 决定了其他不被 APC^{Cdc20} 识别的蛋白质的酶解，如有丝分裂蛋白激酶极样激酶和极光激酶 A。所以极样激酶和极光激酶 A 降解的时间要晚于周期蛋白 B-Cdk1，这对有丝分裂的退出至关重要。

3. **Cdk1 的磷酸化与 APC^{Cdc20} 的激活** APC^{Cdc20} 激活的最为重要和普遍的机制是有丝分裂 Cdk 对 APC 核心亚基的磷酸化，而磷酸化则启动了 APC 与活化亚基 Cdc20 的结合。APC 的磷酸化最早发生在前期末段的细胞核。体外实验证实，Cdk1 依赖的 APC 的磷酸化提高了其与 Cdc20 的亲和性，而突变 APC 的一系列 Cdk1 磷酸化位点则降低了其与 Cdc20 的结合能力，从而延迟了 APC 的激活。

4. **APC^{Cdc20} 的细胞内定位与其活性调控** 前中期细胞 APC^{Cdc20} 只对 S 期周期蛋白 A 发挥泛素化酶解作用的一个可能的解释是，周期蛋白 A 的酶解由特殊的 APC^{Cdc20} 亚群负责，这些 APC^{Cdc20} 被限制在特定的部位，不能为纺锤体检查点蛋白质接触抑制。在果蝇早期胚胎，每次有丝分裂时只有定位在有丝分裂纺锤体的少部分周期蛋白 B 被特异地酶解，这是 APC^{Cdc20} 在纺锤体微管集中分布的结果。APC^{Cdc20} 在细胞内的定位分布使其更易于与一些底物相互作用，而阻止或延迟与其他底物的结合。

（二）APC^{Cdc20} 的活化触发姐妹染色单体的分离

一旦在中期姐妹染色单体对双指向整列完成，

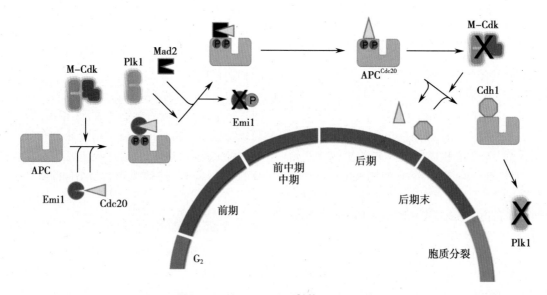

图 9-13 细胞控制 APC^{Cdc20} 活化的机制

APC^{Cdc20} 的活化主要依赖于翻译后水平调控，并不涉及 APC 核心酶数量的变化，其水平在细胞周期中保持一致

纺锤体检查点系统失活，姐妹染色单体分离，后期启动。和细胞周期许多其他事件类似，姐妹染色单体分离是个"全或无"的不可逆事件，也是高度同步化的事件：所有的姐妹染色单体对趋向于在同一时间一起分离。这个特征反映出存在一个内部的调控系统产生了一个突然的压倒性的刺激信号，同时作用在所有的姐妹染色单体对上。这个刺激就是分离酶活性的升高，它可切割姐妹染色单体上的黏连蛋白复合物的组分之一 Scc1。后期开始前，分离酶为安全子所抑制，后期启动的第一步就是 APC^Cdc20 催化安全子的泛素化酶解释放出分离酶。

1. 安全子与分离酶　分离酶是蛋白水解酶，活化的分离酶切割黏连蛋白复合物 Scc1 的亚基，从而解开 Smc1 和 Smc3 的 ATP 酶位点，释放出环抱的姐妹染色单体。正常条件下，分离酶的活性为安全子的结合所抑制。同时，Cdk 依赖的磷酸化作用也抑制分离酶的活性。APC^Cdc20 的激活触发了安全子和 M 期周期蛋白的酶解，逆转了抑制分离酶活性的这两种作用（图 9-14）。

安全子与蛋白酶分离酶的结合对分离酶具有正向和负向的调控作用。首先安全子结合在分离酶的两端抑制其活化；其次，安全子的结合可以启动分离酶正确的构象折叠和细胞内定位，从而对分离酶具有正向的调控作用。然而，一旦安全子完成这个正面的调控作用，它就作为抑制因子和分离酶保持结合状态，直到被 APC 酶解。

2. Cdk1 磷酸化与分离酶的活化　后期启动前分离酶的活性需要被严格抑制：不仅要与安全子结合，也被 Cdk1 依赖的磷酸化所双重抑制。所以分离酶的激活可为 Cdk1 的失活和安全子的酶解所启动。细胞中 APC^Cdc20 可以使安全子和周期蛋白 B 泛素化，使它们在中期被同时酶解，因此当分离酶从安全子释放出来的同时，Cdk 也被失活。这样活化的 APC^Cdc20 就同时去除了所有作用在分离酶上的抑制作用，导致黏连复合物的降解（图 9-14）。

细胞到达有丝分裂中期后安全子和周期蛋白 B 开始酶解，大约 20 分钟后姐妹染色单体才迅速分离。现在仍不清楚逐渐缓慢的安全子和周期蛋白 B 的酶解如何转变为突然的 Scc1 蛋白酶解高潮，引起姐妹染色单体迅速和同步的分离。可能还存在另外的调控成分或作用方式参与这个正反馈的形成，这个另外的调控方式可能是分离酶的靶底物 Scc1 的磷酸化，如极样激酶对 Scc1 的磷酸化有助于启动黏连蛋白从染色体臂的释放。

四、后期纺锤体的机械力量将染色单体拉动分配到两个子细胞中

有丝分裂后期分为两个阶段：后期 A 和后期 B。后期 A 是后期的第一阶段，从姐妹染色单体分离开始，一直持续到姐妹染色单体被拉到纺锤体相对的两极。后期 B，纺锤体的两极自己相互分开，更进一步增大两套染色体之间的距离。

（一）动粒和微管流产生的向极力拉动染色体单体

在中期，来自两极的推力将染色体整列在赤道板上。进入后期后，推力消失，这是由于与染色体

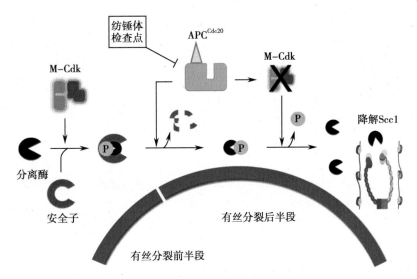

图 9-14　分离酶的活性调控
细胞分离酶的活性受到安全子的结合与 Cdk 磷酸化作用的抑制。APC^Cdc20 的激活触发了安全子和 M 期周期蛋白的酶解，激活了分离酶活性

臂相连的染色体驱动蛋白马达分子被 APC^{Cdc20} 水解或者重新定位。此时作用在染色体上主要的力有两种：动粒产生的向极力和微管流产生的向极力。动物细胞的微管流很慢，因此后期 A 微管正端在动粒解聚产生的向极拉力过程中起主要作用，如使用激光破坏姐妹染色单体的其中的一个动粒，将导致另外一个动粒向另外一个纺锤体极的快速移动。

后期 B 纺锤体的拉长主要由将极间微管交连在一起的正向运动的双极驱动蛋白分子（属于kinesin-5 家族）的活性决定。后期 B 纺锤体两极的微管负极解聚停止，位于中区微管的驱动蛋白 5 马达分子将纺锤体两极推开。一些细胞中负端指向的动力蛋白将星体微管锚定在细胞质皮层，负责将纺锤体两极拉开。

（二）后期纺锤体的行为受到 Cdk 靶蛋白去磷酸化的控制

后期 A 和后期 B 染色体的运动依赖于调控微管行为和染色体纺锤体附着蛋白质行为的可调控的变化，其中很多蛋白质的活性以一种细胞周期依赖的方式调节，它们在有丝分裂的前半段被 Cdk 磷酸化，随后在后期被去磷酸化。

抑制 Cdk 靶蛋白去磷酸化的研究表明，Cdk 靶蛋白的去磷酸化对后期纺锤体的行为至关重要。例如在细胞表达不能被 APC^{Cdc20} 识别而酶解的周期蛋白 B 突变体，并不能阻止姐妹染色单体的分离，但却可导致后期 A 染色体运动的异常和后期 B 纺锤体拉长的缺陷。

（三）蛋白激酶极光激酶 B 参与调控染色体的分离

受 Cdk 调控的一个重要候选因子是有丝分裂蛋白激酶极光激酶 B 及其结合蛋白 INCENP。极光激酶 B-INCENP 在有丝分裂中期存在于动粒上，但是在后期转移到纺锤体中区，那里形成一个大的蛋白复合体，帮助稳定极间微管相互重叠的正端。后期极光激酶 B-INCENP 向纺锤体中区的转移在非酶解周期蛋白 B 存在的情况下被抑制，表明一些 Cdk 靶蛋白的去磷酸化为极光激酶 B-INCENP 的中区转移所必需。这个 Cdk 靶蛋白可能是 INCENP 本身，它在后期开始阶段的去磷酸化促使其与纺锤体中区结合，帮助稳定和拉长纺锤体。

极光激酶 B 从动粒向纺锤体中区的转移也为后期 A 染色体的正常运动所必需。在拉力较小的情况下，动粒上的极光激酶 B 的活化使微管与动粒的附着不稳定，这可以防止在没有双指向整列的

情况下形成稳定的微管动粒结合。然而，当姐妹染色单体在后期分离后，拉力的消失激活了极光激酶 B，可能使微管的附着变得不稳定，而此时却需要稳定的微管和动粒作用。这个问题似乎可以，至少部分可以通过将极光激酶 B 在后期从动粒上移去解决。如果 Cdk 靶蛋白的去磷酸化被抑制，极光激酶 B 就不能被去除，微管 - 动粒附着能力下降，将导致后期 A 染色体运动的缺陷。

五、有丝分裂的退出是有丝分裂进入的相反过程

核分裂的最后一个阶段末期的主要事件有纺锤体的解聚、染色体的解压缩和围绕每一套染色体重建细胞核，驱动这些末期事件发生的主要作用机制是 APC^{Cdc20} 依赖的周期蛋白的酶解，这导致 Cdk 的失活而引起 Cdk 靶蛋白去磷酸化。如果 Cdk 的失活被抑制，或者磷酸酶的活化被抑制，末期事件就不会发生。

有丝分裂纺锤体的解聚是真核细胞有丝分裂末期的主要事件之一。有丝分裂期升高的微管动态变化能力被逆转，微管从动粒上脱离，纺锤体极恢复到间期的状态。目前还不了解纺锤体解聚任何细节的分子基础，但是很可能是由于 Cdk 靶蛋白和其他蛋白激酶靶蛋白的去磷酸化驱动了中心体和微管行为的有丝分裂改变。例如，微管的负端交联蛋白 NuNA 是 Cdk 的靶蛋白，其在有丝分裂后半段的去磷酸化启动了其与纺锤体极的解离。

一些细胞内有丝分裂后半段 APC^{Cdh1} 的激活帮助了纺锤体解聚的起始。APC^{Cdh1} 降解蛋白激酶极样激酶和极光激酶 A，使它们的纺锤体底物去磷酸化。APC^{Cdh1} 还将动粒上 Kinesin-7 马达蛋白 CENP-E 酶解，促使了微管与动粒的解离。

末期的另外一个主要事件是染色体压缩的反向过程。细胞中大多数染色体的解压缩发生在细胞核膜重建之后。尽管 Cdk 靶蛋白的去磷酸化对这一过程十分重要，但是对去压缩是如何适时启动，如何与其他有丝分裂后半段的事件协调的具体过程了解仍然很少。在后期开始后，极光激酶 B 开始从染色体臂和动粒开始迁移到中间纺锤体。染色体臂上极光激酶 B 的减少有利于染色体臂的解压缩。

细胞核膜的重建以染色体为中心，起始于核膜小泡在染色体表面的结合，结合的过程由核内膜蛋白与染色体表面蛋白质直接作用介导。同时，核孔复合体亚基也与染色质结合，然后再与结合在核

膜小泡上的其他核孔复合体亚基蛋白质相互作用。接着核膜小泡聚集并侧向融合，首先封闭一小簇染色体，最后包裹整个染色体组。与此同时，核孔复合体也聚集成间期的形态。其他核内膜蛋白质也不断地加入到生长的核膜中。细胞核转运系统很快建立了胞质和胞核蛋白在间期的正确定位。胞核纤层蛋白质被转运入细胞核组装成核纤层，核膜达到其间期的形态和大小。

第五节 胞质分裂

一、胞质分裂相关结构之一：肌动蛋白和肌球蛋白组装成有丝分裂环

细胞的胞质分裂依赖于一个叫收缩环（contractile ring）的结构，它紧贴在细胞分裂部位细胞膜的内侧，包含可收缩的肌动蛋白（actin）束和马达蛋白肌球蛋白（myosin）Ⅱ。收缩环收缩的拉力逐渐增强将细胞膜向内拉动，形成环绕细胞的分裂沟，最后将细胞一分为二。胞质分裂还需要新的细胞膜不断掺入到分裂部位以补充不断加大的细胞膜表面积，细胞膜的沉积与肌动蛋白 - 肌球蛋白收缩环的收缩平行进行，以便细胞膜增长的速率与收缩环内移相对应。当内向运动的细胞膜相互接触并融合，子细胞之间的连接最后断开（图 9-15）。

（一）肌动蛋白与肌球蛋白在分裂部位组装收缩环

收缩环的主要成分是具有收缩能力的蛋白：肌动蛋白和肌球蛋白Ⅱ束。胞质分裂时，肌动蛋白纤维的正端被未知的蛋白质锚定在细胞皮层，采用与肌肉收缩类似的机制，以肌动蛋白纤维为轨道，向肌动蛋白纤维的正端运动。结果肌动蛋白锚定的细胞皮层靠近，引起细胞膜的皱缩（图 9-15）。

收缩环中的肌动蛋白和肌球蛋白并不像骨骼肌那样形成高度组织化的交错阵列结构，而是形成松散的大致垂直于纺锤体轴的肌动蛋白 - 肌球蛋白束。胞质分裂时，随着收缩环的逐渐收缩，这些动态的肌动蛋白 - 肌球蛋白网络被打破和重新组织，使收缩环的总体厚度随着直径的收缩不发生明显改变。肌动蛋白从收缩的收缩环中的去除部分地依赖于称为丝切蛋白（cofilin）的肌动蛋白稳定蛋白。

分裂部位出现的肌动蛋白纤维要么是招募其他地方预先存在的纤维，要么在原位重新形成纤维。这两种可能性都存在，但是后者似乎更重要。收缩

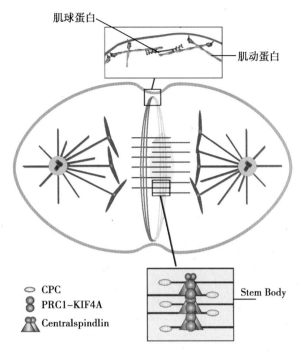

图 9-15 收缩环与中间纺锤体

环的定位和组装受到多个蛋白的共同调节，如隔蛋白（septin）首先指引这个组装过程。隔蛋白是 GTP 酶，可以组装成大的复合物和纤维。芽殖酵母细胞里的隔蛋白在 G_1 期晚期于未来出芽位点形成环状，为肌动蛋白 - 肌球蛋白环的形成和新的细胞壁物质在芽体颈部的沉积所必需。目前仍不清楚隔蛋白功能的分子基础，亦不清楚 GTP 酶活性是否必需，一个可能的机制是隔蛋白可以作为胞质分裂器组织的结构骨架。

细胞收缩环的组织也部分依赖于一个叫 anillin 的蛋白质。Anillin 是一个具有多个结构域的蛋白质，可以和肌动蛋白、肌球蛋白Ⅱ和隔蛋白结合。果蝇细胞隔蛋白的正确定位需要 anillin，其功能缺失导致胞质分裂的部分缺陷。与隔蛋白一样，anillin 和它的相关蛋白在不同的收缩环的组分之间形成结构性的联系。

（二）收缩环在分裂部位的收缩受到磷酸化的调控

肌动蛋白 - 肌球蛋白环收缩的机制主要受到调节型肌球蛋白轻链（RMLC）的磷酸化状态的改变调控。非肌肉型肌球蛋白Ⅱ被靠近 RMLC N- 端的一对丝氨酸残基（丝氨酸 18 和 19）的磷酸化激活。RMLC 的磷酸化不仅为肌球蛋白Ⅱ ATP 依赖的马达活性所必需，并且也有助于肌球蛋白Ⅱ组装成双极的粗纤维，以形成具有收缩能力的肌动蛋

白 - 肌球蛋白束。细胞里这些位点的磷酸化水平在有丝分裂结束时升高,特别是在分裂沟的肌球蛋白Ⅱ。RMLC 磷酸化位点的突变抑制了收缩环的形成和胞质分裂的发生。

(三)小 G 蛋白 Rho 调控收缩环的收缩

细胞收缩环的一个主要调控因子是 Rho,它是一个 Ras/Ran 家族的小 GTP 酶。在结合 GTP 活性的状态下,Rho 和分裂沟的多个靶蛋白相互作用,包括那些影响肌动蛋白 - 肌球蛋白环装配和收缩的蛋白质。

Rho-GTP 通过结合并刺激形成素 formin 的活性,促进肌动蛋白的核化和生长,进而启动肌动蛋白位纤维的装配。Rho 可以通过包括 ROCK 在内的多个靶蛋白作用,提高 RMLC 两个活化位点的磷酸化水平,刺激肌球蛋白Ⅱ的装配和运动。Rho 活化的蛋白激酶还可以磷酸化肌球蛋白磷酸酶的调节亚基,降低其磷酸酶活性,进一步增强 RMLC 的磷酸化水平(图 9-16)。

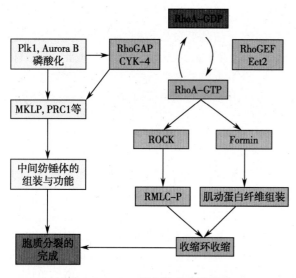

图 9-16 Rho 控制收缩环的功能

在 GTP 结合状态下 Rho 通过以下两种机制:刺激 fomin 的活性启动收缩环的装配;刺激 Rho 活化的蛋白激酶 ROCK 磷酸化 RMLC 促进收缩环收缩。极样激酶 1 和极光激酶 B 可以磷酸化 CYK-4 和 Ect2,从而协调收缩环和中间纺锤体的组装和功能,保证胞质分裂的完成

所以细胞里 Rho 是调节肌动蛋白 - 肌球蛋白环装配和收缩的关键调节因子,那么是什么调控 Rho 的活性呢?和通常情况下的小 GTP 酶一样,Rho 活性被特定的鸟嘌呤核苷交换因子(RhoGEF,如 ECT2)激活,而为 GTP 酶激活蛋白(RhoGAP,如 CYK-4)所抑制(图 9-16)。

(四)收缩环的收缩与细胞膜的掺入互相偶联

胞质分裂还依赖于分裂沟部位细胞膜更广泛的改造。内向运动的分裂沟通常会导致细胞膜表面积增大,需要新细胞膜不断插入到分离部位以提供附加的细胞膜,这依靠膜泡与靠近分裂沟内端的细胞膜的融合。这些小泡在高尔基器上组织,由细胞分泌途径的组分以微管为运输通道将它们定位在分裂沟部位的细胞膜上,这些组分包括膜泡定位蛋白 syntaxin 家族的成员。

细胞膜的掺入通常与肌动蛋白 - 肌球蛋白环的收缩平行进行,所以需要新细胞膜加入的速率与收缩环内移的速度相对应。现在还不清楚两者如何协调,一个简单的解释是这两个过程相互独立,但是平行发生,因为它们都是由共同的上游调控机制启动。如 Cdk 靶蛋白的去磷酸化对两者的启动都发挥重要的调控作用。另外一个可能的解释是细胞膜的掺入装置和收缩装置在某种程度上相互依赖。但是现在仍然没有直接的证据表明它们之间存在直接的偶联。

二、胞质分裂相关的结构之二:纺锤体微管组装成中间纺锤体

通过对中间纺锤体结构、组装和功能的研究,发现这个结构在细胞的胞质分裂中担任多重角色——控制分裂沟的位置,向分裂沟运送膜泡,形成细胞分离最后一步必需的结构中体等。虽然还不了解这些功能的机制,但是中间纺锤体的分子组成和在胞质分裂中的作用越来越受到重视。

(一)中间纺锤体的微管来源于有丝分裂纺锤体

有丝分裂时存在两个纺锤体:有丝分裂纺锤体和中间纺锤体,两者都是由微管组装成的双极结构,正端在纺锤体中央重叠。但是两者出现的时间不同:前者出现在有丝分裂进入时,而后者存在于有丝分裂退出后、胞质分裂开始时。和有丝分裂纺锤体微管的活泼特性不同,中间纺锤体的微管比较稳定,如采用 Nacodazole 处理后期开始后的两分钟细胞,星体微管全部解聚,而中间纺锤体微管则不受影响。

中间纺锤体的来源有两个:有丝分裂纺锤体微管和重新形成的微管。当有丝分裂纺锤体两极被拉开时,微管的负端从极体上被拉脱,参与组织中间纺锤体。但是仍不知道这些自由的微管的负端是如何稳定。即使不存在中间纺锤体,星体微管和极间微管亦可发挥中间纺锤体的作用,将物质输送到分裂沟下面。另一方面,即使在没有有丝分裂纺

锤体的极端情况下，中间纺锤体也可以形成，表明存在从头合成的形成中间纺锤体的机制。但两者的权重仍不清楚。

（二）多种组分参与中间纺锤体的组装

中间纺锤体的核心是一束反向平行的微管，其中央是致密的蛋白质基质。当采用微管蛋白抗体进行荧光染色时，由于中央存在大量的致密蛋白组分，中间纺锤体中央微管正端重叠部位不着色，成一条暗带状。这个部位又叫 stem body，是核化组装中间纺锤体的中央组织区（图9-15）。

后期开始后，一些蛋白在分离染色体的正中央部位聚集，核化了中间纺锤体的组装。中间纺锤体的自我组装需要微管结合蛋白 MAPs、马达蛋白和有丝分裂激酶，包括 PRC1、MKLP1、CPC 等。微管结合蛋白 PRC1 和马达蛋白 kinesin-4 相互作用，定位在中间纺锤体最中央的部分。PRC1 结合两根微管，马达蛋白 kinesin-4 在微管上的滑动，这样就使中间纺锤体上的微管反向平行，组装成微管正端重叠在中央的中间纺锤体。

MKLP-1 是正向的 Kinesin-6 马达蛋白，两个分子的 MKLP-1 与两个分子的 CYK-4 蛋白形成四聚体的 Centralspindlin 紧密复合物，结合于中间纺锤体的反向平行微管。一些细胞里 CYK-4 结合并活化 RhoGEF Pebble/Ect2，对分裂沟的形成起调节作用，在中间纺锤体和收缩环功能之间提供调控联系。

第三个负责组装中间纺锤体的蛋白复合物是 CPC。CPC 蛋白复合物包括由 INCENP、survivin 和 borealin 构成的三聚体螺旋束，以极光激酶 B 为催化亚基。CPC 蛋白复合物在有丝分裂的中期集中分布在着丝粒的内部，后期开始逐渐转移到中间纺锤体和皮层部位。CPC 可以磷酸化中间纺锤体的组分，使微管成束，调控中间纺锤体的形成。

（三）中间纺锤体的组装受到时间和空间的调控

胞质分裂的进程必须和有丝分裂的进行相协调，所以很显然中间纺锤体的形成也要被细胞周期调控系统控制。有意思的是，原来有丝分裂中期定位在动粒的蛋白质，在后期开始出现在中间纺锤体上。这些蛋白质包括两个有丝分裂蛋白激酶极样激酶和极光激酶 B。研究表明，Cdk1 主要负责调节中间纺锤体形成的时序性，而极光激酶 B 主要负责中间纺锤体形成的空间调控。

表达不降解的周期蛋白 B 的细胞不形成中间纺锤体，所以 Cdk1 抑制了中间纺锤体的形成。PRC1 的 C 端有两个 Cdk1 的磷酸化位点，这两个位点的磷酸化抑制了 PRC1 与 KIF4 的结合和多聚化，同时还决定了极样激酶在中间纺锤体上的定位。而极样激酶定位对 RhoA 的活化至关重要。Cdk1 还可以磷酸化 MKLP1，降低了 MKLP1 与微管的亲和力。CPC 中的 INCENP 也是 Cdk1 的靶蛋白。所以 Cdk1 这些底物的磷酸化使 Cdk1 可以控制中间纺锤体组织的时间：中期 - 后期转换以前，活化的 Cdk1 磷酸化组装中间纺锤体的诸多调控因子，抑制了它们的组装活性；中期 - 后期转换以后周期蛋白 B 被 APC 降解，抑制解除，中间纺锤体才开始组装。

由于中期 - 后期转换后，极光激酶 B 逐渐从动粒转移到中间纺锤体上，在分离的姐妹染色单体之间就形成了一个极光激酶 B 激酶活性的梯度，使极光激酶 B 调控了中间纺锤体在特定部位的形成。极光激酶 B 可以将 Centralspindlin 的组分 MgcRacGAP 磷酸化，从而抑制了 Centralspindlin 对 Rac 和 Cdc42 的活化作用，促进了对 RhoA 的活化作用。MKLP1 也是极光激酶 B 的底物。极光激酶 B 的空间分布特性和对其底物的调控作用，使其在空间上保证了中间纺锤体的组装。

三、中间纺锤体调控了胞质分裂的进行

为了保证细胞复制的保真度，有丝分裂完成后的最后几个事件的发生必须高度协调，如胞质分裂必须在染色体的分离后发生，分裂沟的位置也必须在分离染色体的中央原赤道板的部位，收缩环的收缩必须和细胞膜的添加协调，细胞膜泡的运输受到中间纺锤体微管的指引。中间纺锤体在胞质分裂开始后形成，参与了胞质分裂的所有事件，包括分裂沟的形成、收缩环的收缩、膜泡的掺入、细胞间桥的断裂等。

（一）中间纺锤体调控了分裂沟的功能

在培养细胞中，使用物理障碍阻挡在纺锤体中区和皮层之间，将阻碍分裂沟的形成。这是因为来自中间纺锤体的信号决定了活化的 RhoA 在赤道板细胞皮层的分布。分布在中间纺锤体中央的极样激酶 1 激活 Rho 家族的 GAP：MgcRacGAP 或者 CYK-4A，产生了 Rho 的 GEF Ect2 的结合位点，使 Ect2 从中间纺锤体装运到分裂沟，在那里启动收缩环的组装。

微管在细胞膜掺入的重要性在爪蟾胚胎细胞的研究中得到证实。这些细胞包含特殊的微管阵列，叫分裂沟微管阵列，存在于分裂沟的内端。它为分裂沟细胞膜掺入所必需，为膜泡向融合位点的

转运提供运输通道。分裂沟微管阵列可能是大型和快速分裂的动物胚胎细胞中增强细胞膜掺入的特化结构,这些细胞的纺锤体与细胞膜相距较远。在小而分裂慢的体细胞中,星体微管和中间纺锤体的微管提供类似的功能。

(二)中间纺锤体决定了细胞间桥的断裂

随着分裂沟的加深,收缩环最后碰到中间纺锤体,中间纺锤体随后压缩成一个叫做中体的结构,包括反向平行排列的微管束,中线是致密的蛋白质基质。细胞就由中间为中体的细胞间桥相连。最后通过在中体处添加细胞膜,将细胞间桥切断,使细胞最后完全分割开来。

现在对细胞间桥切断过程的完成了解还很少。细胞间桥的切断需要中体从中心体招募一些新的蛋白质到中体上,包括 centriolin 和 Cep55 的蛋白质,它们的功能都需要 MKLP-1 的参与。Cep55 直接结合 MKLP-1,这有助于中体结构的建成和为最后的细胞膜掺入招募 SNAREs 复合物;Centriolin 则在中体部位构建出为膜泡定位和膜融合必需的环状结构。采用 siRNA 的方法敲低 MKLP-1 消除了 centriolin 的中体定位,所以 MKLP-1 不仅在中间纺锤体形成过程中招募中间纺锤体的相关组分,而且在胞质分裂的最后阶段形成膜沉积所必需的中体环结构的过程中也发挥了重要作用。有意思的是,一些肿瘤抑制因子如 BRCA2 也参与了胞质间桥的断裂过程,这也解释了肿瘤细胞为什么经常发生染色体数目的异常。作为中体的组分之一,与 BRAC2 相关的肿瘤突变往往引起胞质间桥断裂的异常,最终导致非整倍体的发生。

四、细胞的不对称分裂决定子细胞命运和功能的分化

综上所述,细胞周期通过一系列错综复杂细胞事件的顺序发生,完成了细胞复制的终极目标:复制出完全相同的子细胞。两个子细胞大小相等,遗传物质一致,执行与母细胞完全相同的生物学功能。然而这种现象并不总是发生,在特定的情况下,一些细胞的分裂并不均等,两个子细胞没有继承相同的细胞质成分,包括细胞器和生物大分子。甚至姐妹染色单体的分配也会存在子细胞的偏重。这种不对称的分裂方式在胚胎早期发育过程中可以产生两个具有不同发育命运的子细胞,更重要的是保证了成体干细胞干性维持和定向分化的平衡。

(一)不对称分裂体现为细胞成分的不均等分配

不对称分裂(asymmetrical division)是指分裂时细胞组分在两个子细胞间进行差别分配,产生了大小不等和(或)细胞组成不同的两个子细胞的细胞分裂方式。其不对称性主要体现在以下几个方面(图 9-17):

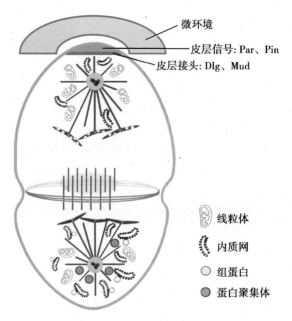

图 9-17 细胞不对称分裂时细胞内容物的不均等分配
由于复制的中心体的不同特性,与皮层发生不同的相互作用,进而与细胞微环境发生联系,导致有丝分裂器细胞内的定位和指向发生变化,造成细胞内容物细胞器(线粒体、内质网)、生物大分子聚合物(蛋白聚集体、图中未显示的脂类分子)及遗传物质(组蛋白、染色体)在子细胞中的不均等分配

1. 细胞器的不均等分配 在细胞周期间期,细胞器进行等倍复制(中心体)或者非等倍复制(内质网、线粒体等)。这些复制的细胞器在不对称分裂时发生不均等分配,包括等倍复制的中心体。事实上,中心体的不均等分配可能是其他细胞组分不均等分配的根本原因。

中心体包含两个中心粒:母中心粒(M)和子中心粒(D),以及中心体周围的基质(PCM)。在 S 期,M、D 中心粒分别半保留复制出孙中心粒 GD1,GD2,形成 M-GD1 和 D-GD2 两个中心体。母中心体 M-GD1 和子中心体 D-GD2 在不对称细胞分裂时的分配存在母细胞和子细胞的偏重性:就芽殖酵母而言,母中心体 M-GD1 总是被分配到芽体;而果蝇的雄性生殖干细胞(GSC)发生不对称分裂形成一个生殖干细胞和一个分化的精原细胞时,母中心体 M-GD1 则滞留在生殖干细胞中,子中心体 D-GD2 进入分化的精原细胞;与生殖干细胞相反,在果蝇幼虫神经母细胞(NBs)的不对称分裂过程

中,是子中心体 D-GD2 而不是母中心体 M-GD1 滞留在神经母细胞中。哺乳动物的神经祖细胞不对称分裂时也存在类似的现象:母中心体 M-GD1 被保留在祖细胞中。

不对称分裂时,其他细胞器如线粒体、内质网通过与细胞骨架如微丝和微管的相互作用,在两个子细胞之间不均等分配。一般而言,增殖能力强的子细胞将获得质量更好、更具功能的细胞器,如芽殖酵母的芽体细胞更倾向于获得代谢能力更旺盛的线粒体。

2. 生物大分子的不均等分配 早期胚胎发育过程中分裂时生物大分子在子细胞之间的不均等分配已经是被广泛接受的概念:包括蛋白质、mRNA 等生物大分子的不均等分配是两个子细胞不同命运决定的根本原因。特别是决定生殖细胞的命运过程中,生殖质位于母细胞的一端,细胞分裂后只有一个子细胞继承生殖质,将来形成生殖细胞。

现在越来越多的研究表明,细胞分裂时生物大分子的不均等分配可能具有更广泛的意义。如果把一些受损或错误折叠的蛋白质、ROS 损伤的DNA、脂类等大分子特异地分配到一个子细胞中,牺牲这个子细胞就可以防止另外一个细胞的衰老。例如,酵母会将糖化的蛋白质和染色体外核糖体DNA 环等限制在母细胞中,而芽体细胞将获得更具活力的生物大分子。无法降解的错误折叠蛋白形成淀粉样的聚集体,果蝇成体生殖干细胞和幼虫神经母细胞将这些蛋白聚集体保留在生殖干细胞和神经母细胞中,而成体的小肠干细胞则将其分配到分化的隐窝细胞中。这种分配的差异被认为可能与细胞的功能生命周期而非细胞类型相关:功能生命周期短的生殖干细胞、神经母细胞和隐窝细胞获得蛋白聚集体,而功能生命周期长的生殖细胞、神经细胞和小肠干细胞则得到更为"干净"的蛋白质,以对抗由于 ROS 损伤的生物大分子在功能细胞中的积累所导致的机体功能的下降。

3. 姐妹染色单体不均等分配 有意思的是,一些特殊的蛋白质如组蛋白在细胞分裂也存在不均等分配的现象。与 DNA 的复制一样,组蛋白也是半保留复制,旧组蛋白和新合成的组蛋白一起组装成新的核小体。然而在果蝇 GSC 的不对称分裂时,预先存在的旧组蛋白 H3 主要存在于 GSC 中,而新合成的组蛋白 H3 主要分布在精原细胞中。这可能与新合成的组蛋白在新旧 DNA 链上装配的偏重有关。新合成的组蛋白往往其 N 端被乙酰化修饰,乙酰化的组蛋白在一些组蛋白分子伴侣的协助

下,通过与 PCNA 相互作用,在复制叉通过后组装新的核小体。

进一步的问题是:既然不对称分裂时组蛋白存在不均等分配,复制后的 DNA 链是否也存在不均等分配?答案显然是肯定的。即便不是所有,至少也是部分姐妹染色单体,在不对称分裂时存在不均等分配的现象。果蝇 GSC 中的 X、Y 染色体的两个姐妹染色单体存在非随机分配,其中一条姐妹染色单体分配到 GSC 的比率为 85%。但是其他常染色体却不存在这种偏重的现象。

现在流行的观点认为,DNA 的两条链分别携带了不同的遗传信息,有丝分裂器可以识别新旧DNA 链,将不同的染色单体偏重分配到不同的子细胞中,以控制两个子细胞的分化命运。因此组蛋白和姐妹染色单体在干细胞不对称分裂时的不均等分配现象似乎给干细胞干性的维持提供了一个简单直接的解释:干细胞继承的染色单体的"干性基因"表达更为活跃,而分化细胞继承的染色单体的"干性基因"表达相对沉默。

(二)复制后两个中心体的不同特性影响细胞组分的不均等分布

细胞组分在不对称分裂时的不均等分配与其分裂前在细胞内的不均等分布有关,调节细胞组分不均等分布的关键因素是中心体在复制后的不同特性。

中心体复制后形成的两个中心体 M-GD1 和D-GD2。首先,两者的蛋白组成存在很大差异,M-GD1 和 D-GD2 分别具有其特异的蛋白质成分,如 M-GD1 上的 ε- 微管蛋白,Centriolin 和 D-GD2 上的 Centrobin、Neural4 等;其次,M-GD1 和 D-GD2 中心体作为 MTOC 的活性也不一样,M-GD1 的 MTOC 活性更活跃;另外,环绕在 M-GD1 和 D-GD2 中心体周围的 PCM 的组成甚至大小都可能会影响到中心体与其他细胞组分的相互作用。

尽管分子机制仍不清楚,间期细胞中的中心体或 MTOC 的不同特性对细胞组分在细胞中的不均等分布至关重要。如动物细胞的线粒体和内质网可以与 MTOC 发生相互作用,由于两个 MTOC 活性与大小的不同,结合的线粒体和内质网的数量与质量也不同,因此在不对称分裂时导致线粒体和内质网的不均等分配。细胞内特定的 mRNA 通过与内质网结合间接与中心体发生相互作用,或者以动力蛋白依赖的方式与直接中心体作用,从而在不对称分裂时发生不均等分配。细胞内无法降解的蛋白聚集体被中间纤维压缩包装,也以动力蛋白依赖

的方式集中分布在中心体周围；果蝇 PCM 的组分 centrosomin 甚至可能与 SUN-KASH 复合物一起介导细胞核基质与细胞骨架的相互作用，将 M-GD1 中心体固定在生殖干细胞微环境的 Hub-GSC 连接处，决定了 GSC 不对称分裂时性染色姐妹单体在 GSC 和 GB 之间的不均等分配。

（三）有丝分裂纺锤体的位置和指向导致细胞的不对称分裂

不对称分裂发生的主要原因是有丝分裂纺锤体的定位和有丝分裂纺锤体轴指向的改变。有丝分裂器前期，复制后绑定在一起的 M-GD1 和 D-GD2 中心体分离，但是两者的运动特性不一样：其中一个与细胞皮层锚定，表现为相对惰性，而另外一个活跃地移动到细胞核的另外一侧。这种运动行为上的差异对形成的有丝分裂器的定位和指向至关重要。另外，两个 MTOC 活性的差异导致形成的纺锤体极的不同，如果蝇幼虫的神经母细胞中靠近基底部的纺锤体极核化的微管短，而另一侧的纺锤体极核化的微管长。因此基底纺锤体极更靠近基底部，导致中间纺锤体移向细胞基底端，指导的胞质分裂部位更靠近基底端，形成一大一小两个子细胞。

一些特定蛋白质在细胞皮层的不均等分布决定了纺锤体极与皮层的锚定作用，这些蛋白包括由 Par/Pins/Dlg/Khc-73 或者 Fz/Dsh/Mud 蛋白复合物。在细胞外微环境和细胞内程序的作用下，Par/Pins 和 Fz/Dsh 等蛋白复合物分布在细胞膜下的特定部位，形成所谓的皮层信号（cortical cues），而接头蛋白 Dlg/Mud 将皮层信号与形态微管的正端互相偶联，在动力蛋白 Khc-73/Dynein 和蛋白激酶 Aurora A 的作用下，确定纺锤体极的空间定位和分裂轴的指向。如线虫卵子受精后不久，不同的 Par 蛋白就聚集到受精卵的前端和后极端，进而导致细胞命运决定因子和纺锤体调节蛋白的沿着纺锤体的前后轴的不对称分布。而负向马达蛋白的移动和微管正端的解聚作用对两个纺锤体极产生的拉力不平衡，导致有丝分裂纺锤体的定位和指向的改变，细胞的不对称分裂使这些关键的细胞命运决定因子如生殖质只存在于将来的生殖细胞中。

复制的中心体在前期不同的运动特性导致有丝分裂纺锤在细胞中的定位和分裂轴指向的改变，因而导致细胞的不对称分裂。不同的细胞组分在两个子细胞中的不均等分布在胚胎早期发育时期十分重要，因为这决定了细胞将来的分化方向：获得生殖质的细胞将来分化成生殖细胞，其他成为体细胞。有丝分裂轴的指向变化控制了干细胞的干性维持和分化平衡：分裂轴与干细胞微环境垂直的不对称分裂使一个细胞脱离了原来的微环境而发生分化，而保留在原来微环境的另外一个子细胞依然保持干性。

第六节　细胞周期缺陷与肿瘤

一、肿瘤细胞的细胞周期特点

当肿瘤发生时，瘤体中细胞状态并不均一，存在各类处于不同增殖状态的细胞。而且并非所有的细胞都处于增殖状态，增殖的细胞大约只占一半。即使在增殖的肿瘤细胞中，细胞周期又长短有别。长周期细胞少，短周期细胞多，即活跃周期细胞多，使细胞群体数目增加很快，所以表现出肿瘤比正常组织细胞生长率高。瘤体内的细胞根据细胞的增殖特点可将其分为三类：①增殖细胞：是肿瘤中始终处于细胞周期、不断分裂的细胞群。这类细胞的细胞周期时间短，始终保持旺盛的增殖活性，分化程度低，能量代谢和物质代谢水平高，与肿瘤增大直接有关，其数量的多少决定肿瘤的恶性程度。②暂不增殖细胞：即增殖的静止状态 G_0 期细胞，对肿瘤的生长无直接的影响。但这些细胞在一定条件下可重新进入细胞周期，成为增殖细胞，因此是肿瘤复发的根源，与肿瘤干细胞相关。③不再增殖细胞：是一些脱离细胞周期，丧失分裂能力，日趋衰老的死亡细胞。这类细胞对肿瘤增长没有影响，所占数量越多，肿瘤的恶性程度越低。

处于增殖期的细胞是实体瘤中细胞数目的异型增长的原因。这些细胞在细胞周期的行为上主要有以下三个方面的改变：

第一，肿瘤细胞不再需要促有丝分裂原和生长因子的刺激，或者获得了抵御细胞外因子抑制增殖或促分化的能力，以非正常的速度进行生长和分裂；

第二，肿瘤细胞携带的突变基因使通常状况下应该凋亡的细胞得以继续存活；

第三，肿瘤细胞通过表达端粒酶或者其他机制维持端粒的稳定性，不再受到由于端粒退化而限制细胞分裂次数的抑制。

二、细胞周期调控系统发生与肿瘤相关的突变

在肿瘤的演进过程中，突变显而易见是一个关键的驱动力量。在大多数病例中，由于 DNA 复制、

修复或者染色体分离过程中的差错，在体细胞中自发突变启动癌症发生。细胞控制细胞的分裂、生长、死亡和 DNA 损伤反应的蛋白可以被分为两类：促进细胞数目增加的正向调节因子和抑制这一过程的负向调节因子。肿瘤中细胞数目的增加是通过影响这两大类蛋白的突变来驱动的：一是正向生长调节因子的过度激活的突变，这些突变通常是显性的。突变后的基因称为癌基因（oncogene），它们的正常形式被称为原癌基因（prooncogene）。原癌基因的异常表达主要表现为基因扩增、染色体易位以及基因多态性的发生。

另一方面是降低负向调节因子的活性的突变。这些基因被称为肿瘤抑制基因（tumor surppresor gene）。肿瘤抑制基因往往是细胞周期的抑制因素，如果发生失活突变，可直接导致肿瘤的发生。很多肿瘤细胞中 Rb 都有异常，如人类视网膜母细胞瘤、肺癌和急性淋巴母细胞性白血病。在约 60% 的人类肿瘤中，均发现有 p53 的突变。

三、DNA 损伤修复缺陷造成染色体结构的不稳定性

大多数癌细胞都显示不同程度的遗传不稳定性，表现为 DNA 和染色体损伤、缺失或者重排的速率增高。这些染色体结构的变化可以通过改变原癌基因或者肿瘤抑制基因的表达促进癌症的进程。在大多数情况下，这种遗传的不稳定性是由于控制 DNA 修复，DNA 损伤反应和有丝分裂中染色体行为的调节蛋白发生突变引起的。在大多数癌细胞中，遗传的不稳定性通过 DNA 损伤反应缺陷而被强化。因此，具有损伤反应缺陷的细胞在 DNA 损伤水平上升时无法发生细胞周期阻断或凋亡，这使得遗传不稳定性细胞得以继续增殖。

例如 DNA 双链断裂可以通过同源重组的方式修复，如果重组修复失败可以引起重排。由于人染色体含有大量重复 DNA，在一条染色体重复区域发生断裂产生的 DNA 末端，可以偶然地重组到另一条非同源染色体上类似的区域。如果这种重组事件由于修复酶的缺陷而不能正确进行，有时会形成这样一种非对应的转位：一条染色体的一部分连接到另一条上。

再如端粒酶在大多数人类体细胞中不表达，它们的端粒随着每次细胞分裂而进行性地逐步缩短，大约分裂 25～50 次后，端粒的作用消失，触发由 p53 依赖的 DNA 损伤反应。但是在含有 p53 缺失突变的肿瘤细胞中，端粒退化后细胞继续增殖而不发生凋亡。染色体末端暴露后将导致染色体的重排，启动肿瘤形成。

四、有丝分裂异常造成染色体数目的不稳定性

人类的癌细胞通常含有异常的染色体数目，这种情况称为非整倍体。在癌症的晚期，染色体数目发生显著地上升，可以达到 60～90 条而不是通常的 46 条。对此最可能的解释是，癌细胞偶尔会发生细胞异常的分裂，当它们的染色体数目倍增为四倍体后，接下来发生的染色体分离差错导致染色体数目降低为二倍体和四倍体之间的不稳定状态。

在肿瘤中，四倍体发生频率的增加可能是由控制 M 期末段事件的调节蛋白发生突变所致。例如，蛋白激酶极光激酶 A 在许多乳腺癌中高表达。在培养细胞中过表达极光激酶 A 将引起有丝分裂的异常中断导致四倍体的发生。在一些癌细胞中，纺锤体检验点系统的成分，包括 Mad2 和 Bub1 发生部分缺陷，导致在一些还没有完成纺锤体组装的细胞中发生姐妹染色单体的提前分离。有丝分裂纺锤体一些其他行为，如微管动力蛋白的作用，着丝点的附着，姐妹染色单体的黏连和解散等，很可能在一些癌细胞中也产生缺陷并引发染色体数目的不稳定性。

（李朝军）

参 考 文 献

1. Akiyoshi B，Sarangapani KK，Powers AF，et al. Tension directly stabilizes reconstituted kinetochore-microtubule attachments. Nature，2010，468：576-579

2. Bieling P，Telley IA，Surrey T. A minimal midzone protein module controls formation and length of antiparallel microtubule overlaps. Cell，2010，142：420-432

3. Bose T，Gerton JL. Cohesinopathies，gene expression，and chromatin organization. J Cell Biol，2010，189：201-210

4. Civelekoglu-Scholey G，Scholey JM. Mitotic force generators and chromosome segregation. Cell Mol Life Sci，2010，67：2231-2250

5. Fiore BD, Pines J. How cyclin A destruction escapes the spindle assembly checkpoint. J Cell Biol, 2010, 190: 501-509

6. Glotzer M. The 3Ms of central spindle assembly: microtubules, motors and MAPs. Nat Rev Mol Cell Biol, 2009, 10: 9-20

7. Gómez-López S, Lerner RG, Petritsch C. Asymmetric cell division of stem and progenitor cells during homeostasis and cancer. Cell Mol Life Sci, 2013, In press

8. Izawa D, Pines J. How APC/C-Cdc20 changes its substrate specificity in mitosis. Nat Cell Biol, 2011, 13, 223-233

9. Kiyomitsu T, Cheeseman IM. Chromosome- and spindle-pole-derived signals generate an intrinsic code for spindle position and orientation. Nat Cell Biol, 2012, 14, 311-317

10. Kops GJ, Saurin AT, Meraldi P. Finding the middle ground: how kinetochores power chromosome congression. Cell Mol Life Sci, 2010, 67: 2145-2161

11. Lu MS, Johnston CA. Molecular pathways regulating mitotic spindle orientation in animal cells. Development, 2013, 140: 1843-1856

12. Mondal G, Rowley M, Guidugli L, et al. BRCA2 localization to the midbody by filamin A regulates cep55 signaling and completion of cytokinesis. Dev Cell, 2012, 23, 137-152

13. Pollard TD. Mechanics of cytokinesis in eukaryotes. Curr Opin Cell Biol, 2010, 22: 50-56

14. Rosenthal CK. Replication licensing in vivo. Nat Cell Biol, 2012, 14: 237

15. Subramanian R, Wilson-Kubalek EM, Arthur CP, et al. Insights into antiparallel microtubule crosslinking by PRC1, a conserved nonmotor microtubule binding protein. Cell, 2010, 142: 433-443

16. Thompson SL, Bakhoum SF, Compton DA. Mechanisms of chromosomal Instability. Curr Biol, 2010, 20: R285-R295

17. Wood AJ, Severson AF, Meyer BJ. Condensin and cohesin complexity: the expanding repertoire of functions. Nat Rev Genet, 2010, 11: 391-404

第十章　细胞分化与基因表达的时空调控

提　要

细胞分化的本质是基因组在时间和空间上的选择性表达。阐明个体发育过程中基因表达的时空调控机制，是揭示细胞分化奥秘的主要研究策略。目前认识到细胞分化的基因表达调控主要发生在转录水平，涉及组织特异性转录因子及 DNA 远距离顺式作用调控细胞特异性蛋白的表达，细胞分化主导基因启动特定谱系细胞的分化，多个基因调节蛋白的组合式调控确定不同细胞类型，以染色质成分共价修饰为特征的表观遗传学调控，以及外部信号分子对特异基因的表达调控等。非编码 RNA（小 RNA 和长链非编码 RNA）能同时在转录和转录后水平调控蛋白基因的表达。已分化细胞基因表达的可逆性，折射出细胞分化具有可塑性。有关细胞谱系维持机制及基于细胞重编程人为改变细胞的分化状态，以期获取有治疗意义的靶细胞，是目前生物医学研究的热点领域。

细胞分化（cell differentiation）是指同一来源的细胞（如受精卵）逐渐产生出形态结构、功能和生化特征各不相同的细胞类群的过程，其结果在空间上细胞产生差异，在时间上同一细胞和从前的状态有所不同。在脊椎动物和人类，通过细胞分化形成 200 多种不同类型的细胞，如神经元伸出长的突起，并在末端以突触和其他细胞接触，具有传导神经冲动和储存信息的功能；肌细胞呈梭形，含有肌动蛋白和肌球蛋白，具有收缩功能；红细胞呈双凹面的圆盘状，能够合成携带氧气的血红蛋白；胰岛细胞则合成调节血糖浓度的胰岛素等。由一个受精卵来源的细胞为何呈现出如此众多的差异？这是生物学者需要研究和回答的问题。不断增加的研究资料证实，基因组在时间和空间上的选择性表达是细胞分化的本质，细胞分化是从基因表达差异所致生化组分的不同到形态功能逐步改变的过程。细胞分化是个体发育的核心事件，阐明其基因表达的时空调控机制，不仅有助于认识个体发育的机制和规律，而且将为干预细胞的基因表达调控程序并使之重编程为人们所希望的细胞类型提供理论依据，以期为临床上某些难治性疾病的治疗提供新策略。

第一节　细胞分化的基本概念

一、细胞的分化潜能和分化状态与个体发育相适应

（一）细胞分化的潜能随个体发育进程逐渐"缩窄"

多细胞生物，如动物的发育一般包括胚胎发育和胚后发育两个阶段，前者是指受精卵经过卵裂、囊胚、原肠胚、神经胚及器官发生等阶段，衍生出与亲代相似的幼小个体；后者则是幼体从卵膜孵化出或从母体分娩以后，经幼年、成年、老年直至衰老和死亡的过程。细胞分化贯穿于个体发育的全过程，其中以胚胎期最典型。

两栖类动物在囊胚形成之前的卵裂球细胞、哺乳动物桑椹胚的 8 细胞期之前的细胞和其受精卵一样，具有发育全能性（谓之全能细胞，totipotent cell），它们均能在一定条件下分化发育成为完整个体。在囊胚期之后，胚胎细胞开始移动，在移动过程中重新排列，形成内、中、外三个胚层。此时，由于细胞所处的空间位置和微环境的差异，细胞的分化潜能受到限制，各胚层细胞只能向本胚层组织和器官的方向分化发育，而成为多能细胞（pluripotent cell)。经过器官发生(organogenesis),各种组织细胞的命运最终确定,呈单能(unipotency)化。在胚胎发育过程中,细胞逐渐由"全能"到"多能",最后向"单能"的趋向,是细胞分化的一般规律。尚需指出的是,至成体期,大多数植物和少数低等动物(如水螅)的体细胞仍具有全能性,但在高等动物和人类,除一些组织器官保留了部分未分化的细胞(组织干细胞)之外,其余均为分化细胞和终末分化细胞(图10-1)。

近些年从囊胚内细胞团(inner cell mass,ICM)中分离到胚胎干细胞(embryonic stem cell,ES细胞),它们具有分化成熟为个体中所有细胞类型的能力,但不能分化为胎盘和其他一些发育时所需的胚外组织,这种早期胚胎细胞被称为多能性干细胞(pluripotent stem cell)。

动物受精卵子代细胞的全能性随其发育过程逐渐受到限制而变窄,即由全能性细胞转化为多能和单能干细胞,直至分化为终末细胞。但在细胞核则完全不同,终末分化细胞的细胞核仍然具有全能性,谓之全能性细胞核(totipotent nucleus)。20世纪60年代初期,用非洲爪蟾为材料,进行的核移植实验首次证明了终末分化细胞的细胞核具有全能性。后来从不同动物成体细胞取出细胞核并植入到去核的卵中的动物克隆实验进一步证明,已特化的体细胞的细胞核仍保留形成正常个体的全套基因,具有发育成一个有机体的潜能。

(二)细胞分化具有时空性

在个体发育过程中,多细胞生物细胞既有时间上的分化,也有空间上的分化。一个细胞在不同的发育阶段可以有不同的形态结构和功能,即时间上的分化;同一种细胞的后代,由于每种细胞所处的空间位置不同,其环境也不一样,可以有不同的形态和功能,即空间上的分化。在高等动植物个体胚胎发育过程中,随着细胞数目的不断增加,细胞的分化程度越来越复杂,细胞间的差异也越来越大;同一个体的细胞由于所处的空间位置不同而确定了细胞的发育命运,出现头与尾、背与腹等不同。这些时空差异为形成功能各异的多种组织和器官提供了基础。

(三)细胞分化与细胞的分裂状态和速度相适应

细胞分裂和细胞分化是多细胞生物个体发育过程中的两个重要事件,两者之间有密切的联系。通常细胞在增殖(细胞分裂)的基础上进行分化,而早期胚胎细胞的不对称分裂所引起的细胞质中转录因子的差异制约着细胞的分化方向和进程。细胞分化发生于细胞分裂的 G_1 期,在早期胚胎发育阶段特别是卵裂过程中,细胞快速分裂,G_1 期很短或几乎没有 G_1 期,此时细胞分化减慢。细胞分裂旺盛时分化变缓,分化较高时分裂速度减慢是个体生长发育的一般规律,如哺乳动物的表皮角化层细胞等终末细胞分化程度较高,分裂频率明显减慢,而高度分化的细胞,如神经元和心肌细胞则很少分裂或完全失去分裂能力。

(四)细胞分化具有高度的稳定性

细胞分化的稳定性(stability)是指在正常生理条件下,已经分化为某种特异的、稳定类型的细胞一般不可能逆转到未分化状态或者成为其他类型的分化细胞。例如,神经元在整个生命过程中都

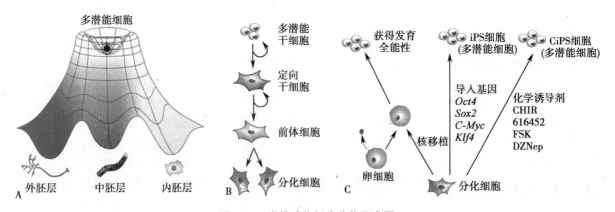

图 10-1 脊椎动物细胞分化示意图

A. 细胞分化的过程犹如从山顶到谷底的飞流直下的瀑布;B. 细胞分化的节点或路径;C. 迄今人为改变细胞分化潜能的研究成果。需要指出的是,重编程所获的iPS细胞仍然会保留对用来制造它的原初组织(如皮肤)的"记忆"
CiPS细胞:化学诱导的多潜能干细胞;CHIR:糖原合成酶3抑制因子(glycogen synthase kinase 3 inhibitor);616452:TGF-β抑制因子;FSK(forskolin):cAMP激动剂;DZNep(3-deazaneplanocin A):S-腺苷同型半胱氨酸水解酶抑制剂(S-adenosylhomocysteine hydrolase inhibitor)

保持着特定的分化状态。已分化的终末细胞在形态结构和功能上保持稳定是个体生命活动的基础。细胞分化的稳定性还表现在离体培养的细胞。例如，一个离体培养的皮肤上皮细胞保持为上皮而不转变为其他类型的细胞；黑色素细胞在体外培养30多代后仍能合成黑色素。

（五）细胞分化具有可塑性

细胞分化的可塑性是指已分化的细胞在特殊条件下重新进入未分化状态或转分化为另一种类型细胞的现象。细胞分化的可塑性是目前研究的热点领域。

一般情况下，细胞分化过程是不可逆的。然而在某些条件下，分化了的细胞也不稳定，其基因活动模式也可发生可逆性的变化，又回到未分化状态，这一变化过程称为去分化（dedifferentiation）。高度分化的植物细胞可失去分化特性，重新进入未分化状态，成为能够发育分化为一株完整植物的全能性细胞，这可以在实验室条件下达到，也可以在营养体繁殖过程中出现。在动物和人类，体细胞部分去分化的例子较多（如蝾螈肢体再生时形成的胚芽细胞及人类的各种肿瘤细胞等），但体细胞通常难以完全去分化而成为全能性细胞。然而近年研究发现，一些"诱导"因子能够将小鼠和人的体细胞（如皮肤成纤维细胞）直接重编程（reprogramming）而去分化为具有多向分化潜能的诱导多能干细胞（induced pluripotent stem cells, iPS 细胞），其中小鼠的 iPS 细胞已被证明具有发育全能性。

在高度分化的动物细胞中还可见到另一种现象，即从一种分化状态转变为另一种分化状态，这种情况称为转分化（transdifferentiation）。例如，把鸡胚视网膜色素上皮细胞置于特定培养条件下，可以建立一个很好的转分化模型。此时，细胞色素渐渐消失并且细胞开始呈现晶体细胞的结构特征，并产生晶体特异性蛋白——晶体蛋白。另一个转分化的例子可见于肾上腺的嗜铬细胞。体积较小的嗜铬细胞来源于神经嵴并且分泌肾上腺素入血，在培养条件下，加入糖皮质激素可以维持嗜铬细胞的表型，但是当去除甾体激素并在培养基中加入神经生长因子（NGF）之后，嗜铬细胞转分化成交感神经元，这些神经元比嗜铬细胞大，带有树突样和轴突样突起，并且它们分泌去甲肾上腺素而非肾上腺素。在上述的两个例子中，通过转分化生成了一种发育相关的细胞类型：色素细胞和晶体细胞均来源于外胚层并且涉及眼睛的发育；交感神经元和嗜铬细胞均来源于神经嵴。通过转分化形成不同发育

类型细胞的例子也较常见。例如，水母横纹肌可由一种细胞类型连续转分化成两种不同类型的细胞。离体的横纹肌与其相关的细胞外基质共同培养时，可以保持横纹肌的状态。在用能降解细胞外基质的酶处理培养组织之后，细胞将形成一个聚合体，有些细胞在 1~2 天内转分化为具有多种细胞形态的平滑肌细胞，继续培养时，还呈现出第二种类型细胞——神经元。这些例子表明，细胞通过转分化既能形成一种发育相关的细胞类型，也能形成不同发育类型的细胞。经生肌蛋白（myogenin）基因 MyoD 转染的成纤维细胞或脂肪细胞可分化为成肌细胞；神经元是分化终末细胞，但近些年研究发现，在特定条件下可转变为血细胞和脂肪细胞。

必须指出的是，无论是动物还是植物，细胞分化的稳定性是普遍存在的，可以认为分化具有单向性、序列性和终末性（一般情况下都会到达分化的目标终点，成为终末分化细胞），而去分化是逆向运动，转分化是转序列运动。发生细胞的转分化或去分化是有条件的：①细胞核必须处于有利于分化逆转环境中；②分化能力的逆转必须具有相应的遗传物质基础。通常情况下，细胞分化的逆转易发生于具有增殖能力的组织中。

二、细胞分化的本质是基因的差异性表达

大量研究发现，细胞分化的本质是基因表达的变化。多细胞生物在个体发育过程中，其基因组 DNA 并不全部表达，而是按照一定的时空顺序，在不同细胞和同一细胞的不同发育阶段发生差异表达（differential expression）。这就导致了所谓的奢侈蛋白（luxury protein）即细胞特异性蛋白质的产生，如红细胞中的血红蛋白、皮肤表皮细胞中的角蛋白和肌细胞的肌动蛋白和肌球蛋白等。编码奢侈蛋白的基因称奢侈基因（luxury gene），又称"组织特异性基因（tissue-specific gene）"，是特定类型细胞中为其执行特定功能蛋白质编码的基因。不同奢侈基因的选择性表达赋予了分化细胞的不同特征。当然，一个分化细胞的基因表达产物不仅仅是奢侈蛋白，也包含由持家基因表达的持家蛋白。持家基因（house-keeping gene）也被称为"管家基因"，是生物体各类细胞中都表达，为维持细胞存活和生长所必需的蛋白质编码的基因。如细胞骨架蛋白、染色质的组蛋白、核糖体蛋白以及参与能量代谢的糖酵解酶类的编码基因等。

尽管人们在研究细胞分化机制过程中曾发现

了一些基因组改变的现象，像基因扩增（如果蝇发育过程中某些细胞中形成的多倍体和多线体）、DNA 重排（如脊椎动物和人类 B 淋巴细胞分化过程中的基因重排）和染色体丢失（如马蛔虫发育过程中体细胞染色体的丢失）等，但这并不是细胞分化的一般规律。

三、细胞分化需要一个决定的过程

在胚胎发育过程中，细胞在发生可识别的分化特征之前就已经确定了未来的发育命运，只能向特定方向分化的状态，称为细胞决定（cell determination）。细胞决定先于细胞分化并制约着分化的方向。在囊胚或胚盘形成后，通过不同的方法对每一个卵裂细胞进行标记，并追踪不同卵裂细胞的发育过程，可在囊胚或胚盘表面划定显示不同发育趋向的区域，这样的分区图称为命运图（fate map）。人们先后绘制出爪蟾、鸡、鼠和斑马鱼的命运图。以爪蟾为例，通过对 32 细胞期胚胎中的每一个卵裂球进行标记追踪，确定了爪蟾晚期囊胚发育的命运图：植物半球下部的 1/3 区域富含卵黄，其发育命运为内胚层细胞，动物半球将发育为外胚层，环绕在囊胚赤道处的带状区域（marginal zone）为预定中胚层区。命运图并不表示早期胚胎中各区域细胞的发育命运已经确定，它只是反映在胚胎继续发育过程中各区域的运动趋势。当胚胎发育进行到原肠期以后，细胞的命运才被逐步确定。在原肠期的内、中、外三胚层形成时，虽然在形态学上看不出有什么差异，但此时形成各器官的预定区已经确定，每个预定区决定了它只能按一定的规律发育分化成特定的组织、器官和系统。

细胞的分化去向源于细胞决定。目前认为有两种因素在细胞决定中起重要作用：一是卵细胞的极性与早期胚胎细胞的不对称分裂，二是发育早期胚胎细胞的位置及胚胎细胞间的相互作用。细胞的不对称分裂是指存在于核酸蛋白颗粒（RNP）中的转录因子 mRNA 在细胞质中的分布是不均等的，当细胞分裂时，这些决定因素被不均匀地分配到两个子细胞中，结果造成两个子细胞命运的差异。例如，高等脊椎动物卵中的生殖质（germ plasm），在卵裂开始时就不均等地分到不同的卵裂球中，结果有生殖质的卵裂球，将来发育成原生殖细胞，无生殖质的卵裂球则发育为成体细胞。再如，在果蝇感觉器官的发育过程中，细胞命运的决定物之一是 numb 基因编码的蛋白。该蛋白在感觉性母细胞的胞质中呈非对称分布，以致细胞在第

一次分裂时只有一个子细胞中含有 numb 蛋白，这个子细胞在第二次分裂时产生了神经元及其鞘层细胞，而缺乏 numb 蛋白的细胞则生成支持细胞。numb 蛋白对神经元及鞘层细胞的形成是必需的。在缺乏 numb 蛋白的胚胎中，那些本应该发育成神经元和鞘层细胞的细胞却发育成为外层的支持细胞。

细胞在胚胎中的位置及细胞间的相互作用说明，一种细胞的命运可以受到其所处位置和邻近细胞的影响，例如囊胚中的内细胞团可以分化为胚体，而在外表面的滋养层则只能分化为胎膜成分。可以认为，卵细胞的极性与细胞的不对称分裂、细胞间的相互作用构成了细胞决定信号，这些信号左右了细胞中某些基因的永久性关闭和某些基因的开放。

细胞决定表现出遗传稳定性，典型的例子是果蝇成虫盘细胞的移植实验。成虫盘是幼虫体内已决定的尚未分化的细胞团，在幼虫发育的变态期之后，不同的成虫盘可以逐渐发育为果蝇的腿、翅、触角等成体结构。如果将成虫盘的部分细胞移植到一个成体果蝇腹腔内，成虫盘可以不断增殖并一直保持于未分化状态，即使在果蝇腹腔中移植多次、经历 1800 代之后再移植到幼虫体内，被移植的成虫盘细胞在幼虫变态时，仍能发育成相应的成体结构。

人们在认识到细胞决定的稳定性和可遗传性的同时，也开始探索细胞决定的可逆性。在果蝇研究中发现，有时某种培养的成虫盘细胞会出现不按已决定的分化类型发育，而是生长出不是相应的成体结构，发生了转决定（transdetermination）。探讨转决定的发生机制对了解胚胎细胞命运的决定具有重要意义。

细胞命运的决定机制一直是细胞分化研究的重要课题。近年来有关细胞命运决定的主要研究策略：一是利用模式生物，分析选择性干预（如基因敲除）早期胚胎中某个基因的表达对内、中、外三胚层形成的影响；二是基于 ES 细胞，寻找决定 ES 细胞向三胚层细胞分化的决定因子。迄今已取得了一些进展，例如：发现抑制斑马鱼早期胚胎中 *Dapper2* 基因的表达将引起中胚层组织增厚；ES 细胞中 SOX 因子（SOX7、SOX17）的组成性表达决定了内胚层组织细胞的形成；在植物细胞中发现 miRNA165/6 是根细胞（root cell）命运的决定因子；在果蝇眼发育研究中发现，*spineless* 基因编码的转录因子是决定细胞发育成不同感光细胞的关键；

Fused 蛋白在干细胞命运调控中起重要作用等。目前人们的研究兴趣集中在：胚胎细胞中命运决定因子的极性分布以及如何通过细胞的不对称分裂被分配到子代细胞中。

四、细胞分化受多种因素影响

（一）胚胎细胞间相互作用影响细胞分化的方向

在个体发育过程中，随着胚胎细胞数目的不断增加，细胞之间的相互作用对细胞分化的影响越来越重要。胚胎细胞之间相互作用的主要表现形式是胚胎诱导。

1. **胚胎细胞间相互作用的主要形式**　在多细胞生物个体发育过程中，细胞分化的去向与不同胚层细胞间的相互作用有关，通常表现为一部分细胞对其邻近的另一部分细胞产生影响，并决定其分化的方向，这种现象称为胚胎诱导（embryonic induction）。在胚胎诱导中至少有两种组织细胞成分：一是诱导子（inducer），它能产生使其他组织细胞行为发生变化的信号；另一是被诱导变化的组织细胞，称为应答子（responder）。胚胎诱导现象最初是由 Spemann 等人在胚胎移植（embryonic graft）实验过程中发现的。

研究表明，细胞间的相互诱导作用是有层次的，在三个胚层中，中胚层首先独立分化，该过程对相邻胚层有很强的分化诱导作用，促进内胚层、外胚层向着各自相应的组织器官分化。例如，中胚层脊索诱导其表面覆盖的外胚层形成神经板，此为初级诱导；神经板卷成神经管后，其前端进一步膨大形成原脑，原脑两侧突出的视杯诱导其上方的外胚层形成晶状体，此为二级诱导；晶状体又诱导覆盖在其上方的外胚层形成角膜，此为三级诱导。不同胚层细胞通过这种进行性的相互作用，实现组织细胞分化。

并不是所有的组织都能被诱导子所诱导。例如，如果把蟾蜍的眼泡（将来发育成视网膜）放置在一个不同于正常发育的地方即在头部外胚层的下方，眼泡作为一个诱导子，将诱导该处的外胚层形成晶状体；但如果把眼泡放置在同一个体的腹部外胚层的下面，腹部外胚层便不能被诱导。这说明仅头部外胚层能接受来自眼泡的信号并被诱导成晶状体的成分，这种对特异性诱导信号产生应答反应的能力称为感受性（competence）。

2. **胚胎细胞间的相互竞争**　1975 年，Ginés Morata 和 Pedro Ripoll 在果蝇的翅膀形成中发现了细胞竞争（cell competition）现象。后续研究表明，

哺乳动物发育中也存在细胞竞争。在哺乳动物发育的早期阶段，胚胎细胞发动了一场生存之战，不太活跃的细胞会被较强的细胞所淘汰。细胞竞争现象发生于确定的时间窗，其中小鼠是在发育的第 3～7 天。在这段时期内所有的胚胎细胞彼此竞争，战胜细胞会吞噬和消化战败的濒死细胞，回收并利用所有的营养物质。通过细胞竞争，理论上发育生物体选择出了更有能力的细胞，支持个体整个生命过程的重要功能。这对于像人类一样的长寿生物体尤其具有重要意义，因为它们的组织必须终生维持功能。

现有研究证实，那些 Myc 蛋白表达水平较高的胚胎细胞将获得竞争优势。Myc 是细胞代谢能力的一个重要调控因子。通过控制细胞内的 Myc 蛋白水平，可改变细胞竞争的结局。当细胞竞争被阻止时，通常会战败的细胞也可以促使生成新生个体。但相比于在正常情况下形成的生物体，这种生物体的能力是不足的。这些研究结果提示，早期胚胎是由 Myc 水平存在极大差异的细胞所组成的嵌合体。

3. **胚胎细胞间的相互抑制**　细胞间的相互作用除表现为"诱导分化"和"相互竞争"之外，有些情况下还表现为"抑制分化"。已完成分化的细胞可产生化学信号——抑素（chalone），抑制邻近细胞进行同样的分化。例如，如果把发育中的蛙胚置于含成体蛙心脏组织的培养液中，蛙胚的分化进程将被阻断。此外，在具有相同分化命运的胚胎细胞中，如果一个细胞"试图"向某个特定方向分化，那么这个细胞在启动分化指令的同时，也发出另一个信号去抑制邻近细胞的分化，这种现象被称为侧向抑制（lateral inhibition）。比如在脊椎动物的神经板细胞向神经前体细胞（neuronal precursor cell）分化过程中，尽管这些神经板细胞均有发育为神经前体细胞的潜能，但只有其中的部分细胞可发育为神经前体细胞，其余的则分化为上皮性表皮细胞。这种现象是由神经板细胞间的侧向抑制作用所决定的。研究表明，这种侧向抑制是胚胎细胞在竞争过程中随机产生的，由信号分子 Notch 和 Delta 所介导。Delta 配体与 Notch 受体的相互作用结果，提供一个抑制性信号，通过抑制 neurogenin 基因的表达而阻止神经元分化。起初，每个神经板细胞均表达 Neurogenin、Delta 和 Notch，随着时间的延长，某些细胞偶尔表达较多的 Delta，该细胞将获得竞争优势，在强烈抑制邻近细胞的分化同时，不断表达 Neurogenin，最终分化为神经前体细胞。而原来

具有同样潜能的邻近细胞只能向非神经元性细胞（表皮细胞）方向分化。

（二）激素是不相邻的远距离的细胞间相互作用的分化调节因子

在个体细胞分化与发育过程中，不相邻的远距离的细胞之间也可发生相互作用。与介导邻近细胞间相互作用的旁分泌因子不同（下述），远距离细胞间的相互作用由经血液循环输送至各部位的激素来完成。激素所引起的反应是按预先决定的分化程序进行的，是个体发育晚期的细胞分化调控方式。激素可分为甾类激素和多肽类激素两大类：甾类激素如类固醇激素、雌激素和昆虫的蜕皮素等为脂溶性，分子小，可穿过靶细胞的细胞膜进入细胞质，与细胞质内的特异受体结合形成受体 - 激素复合物，该复合物入核，能作为转录调控物，直接结合到 DNA 调控位点上激活（或在一些情况下抑制）特异基因的转录；多肽类激素如促甲状腺素、肾上腺素、生长激素和胰岛素等为水溶性，分子量较大，不能穿过细胞膜，而是通过与质膜上的受体结合，并经过细胞内信号转导过程将信号传递到细胞核，影响核内 DNA 转录。

激素影响细胞分化与发育的典型例子是动物发育过程中的变态（metamorphosis）效应。所谓变态，是指动物从幼体变为在形态结构和生活方式上有很大差异的成熟个体的发育过程。例如，蝇类和蛾类等昆虫，其幼虫身体被一坚硬的角质层所覆盖，运动能力有限，它需要经过多次蜕皮才能成为在空中飞舞的成虫；在两栖类，只能在水中生活的有尾蝌蚪需经过变态发育才能形成可在陆地生活的无尾的蛙。研究表明，昆虫的变态发育受蜕皮激素的影响，而两栖类的变态则与甲状腺激素（T3、T4）有关。在哺乳动物和人类，乳腺的发育自胚胎期已开始，但直到青春期受雌激素的作用才开始迅速发育。

（三）细胞分化的方向可因环境因素的影响而改变

环境因素在调节或影响动物细胞分化与发育方面的研究越来越受到人们的重视。迄今已了解到物理性、化学性和生物性因素均可对细胞的分化与发育产生重要影响：在两栖类动物，其受精卵的背 - 腹轴决定除了取决于精子穿透进入卵的位点之外，还和重力的影响有关。在低等脊椎动物，性别决定与分化受环境因素的影响较大，环境信号启动基因的表达不同，从而影响动物的性别。比如，孵化温度可以决定某些爬行动物（如鳄鱼）的性别，

在其受精卵发育的一个特定时期，温度是性别分化的决定因子，在低温下孵化产生一种性别，在高温下孵化则产生另一种性别。而哺乳类动物（包括人类）B 淋巴细胞的分化与发育则依赖于外来性抗原的刺激。目前已发现了许多环境因素可干扰人类的正常发育，例如，碘缺乏将引起甲状腺肿、精神发育和生长发育迟缓；在妊娠时感染风疹病毒易引起发育畸形，该病毒主要作用于胚胎的视觉器官和心脏，引起先天性白内障和心脏发育畸形。有关环境因素调控细胞分化与发育的机制也是目前生物医学研究的热点领域之一，该领域的深入研究，可望为环境有害物质引起的出生缺陷和发育畸形等提供新的干预靶点。

第二节　基因表达的时空调控与细胞分化

一、基因是一个具有顺式作用元件的转录集合

传统上基因（gene）被定义为"是由蛋白质编码区和相关调控序列组成的遗传单位"，它包含编码蛋白的外显子（exon）、外显子之间的非编码序列（内含子，intron）以及位于编码区上游的启动子和基因末端的终止子。近年来，随着具有基因表达调控作用的小 RNA 等非编码 RNA（noncoding RNA，ncRNA）的不断发现，以及许多转录产物是从可变启动子、可变剪接和可变聚腺苷酰化信号开始的事实，关于"基因"的定义也引起了生物学家的重新考虑。目前，一些文献上已将"基因是蛋白质编码区和相关调控序列"的观点更改为"基因是一个具有顺式作用调节元件的转录集合"，这里的"转录集合"被定义为一个独立的在同一 DNA 链上产生多个相关转录物的基因座。由此以来，基因的定义被扩展为包含"转录集合"及其相关的顺式作用调控元件，可能编码一个或多个相关蛋白质亚型和（或）一个或多个不同的 ncRNA（如 miRNA 前体可产生7 个不同的 miRNA）。图 10-2 给出了将基因的定义修订为"一个转录集合"的图解说明，并显示了真核生物基因表达过程中的遗传信息流向，以及由内含子和外显子 ncRNA 介导的调节网络。

基因的表达与否受到基因调控区的严格控制。真核细胞基因具有复杂的调控区，除启动子区之外，还包括其他能调节基因表达的转录因子和基因调节蛋白的结合位点，这些位点即通常被称为顺式

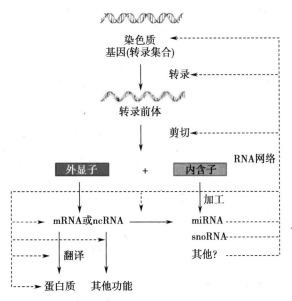

图 10-2 基因新定义（一个转录集合）的图解说明

作用元件（cis-acting element）的 DNA 序列，包括增强子（enhancer）和沉默子（silencer）。影响基因表达的各种因子通过与 DNA 调控区的结合而增强或抑制基因的表达。真核细胞中存在多种基因表达调节蛋白，有些基因表达调节蛋白是特异性的 DNA 结合蛋白，它们能够和靶基因相邻的 DNA 序列（顺式作用元件）结合（此基因调节蛋白被称为反式作用因子，trans-acting factor）；还有一些基因表达调节蛋白虽然不能直接与 DNA 结合，但它们可通过与其他基因表达调节蛋白的相互作用而调控基因转录。

二、细胞分化的基因表达调控主要发生在转录水平

细胞分化的实质是细胞的特化，即分化的细胞表达特异性蛋白（保持特化特征）。在多细胞生物个体发育过程中，基因的表达具有严格的时间和空间特异性。由受精卵发育而来的同源不同分化类型细胞中，基因的表达特性差别很大，某个基因在一类细胞内打开而在另一种细胞内却相反。那么是什么因素决定了分化细胞中的特异性基因表达呢？研究表明细胞分化的基因表达调控可发生在遗传信息传递的各个阶段，包括转录水平、RNA 加工水平、RNA 转运水平、mRNA 降解水平、翻译水平和蛋白质活性水平调控等。对大多数基因来说，转录水平是最重要的控制点。此外，DNA 水平的变化如染色质上基因拷贝数的变化、DNA 重排、DNA 甲基化以及组蛋白的化学修饰等都会影响基因的转录。

（一）基因的时序性表达

某一特定基因表达严格按照一定的时间顺序发生，这称为基因表达的时间特异性（temporal specificity）。从受精卵到组织、器官形成的各个不同发育阶段，都会有不同的基因严格按照自己特定的时间顺序开启或关闭，表现为分化、发育阶段一致的时间性，也称为阶段特异性（stage specificity）。关于基因时序性表达的机制，人们在血红蛋白的表达和形成过程中得到了较深入的研究。

血红蛋白是能够运输氧气的蛋白质，是红细胞分化的主要特征。脊椎动物的血红蛋白由 2 条 α- 珠蛋白链和 2 条 β- 珠蛋白链组成。α- 珠蛋白和 β- 珠蛋白基因分别定位于不同染色体上，它们都由一个基因簇（基因家族）构成。在哺乳动物中，每个家族的不同成员都在发育的各个时期被表达，这样，在胚胎、胎儿和成体中分别生成不同的血红蛋白。人 β- 珠蛋白基因簇包括五个基因，即 ε、$^G\gamma$、$^A\gamma$、δ 和 β，这些基因在发育的不同时期表达：ε 在早期胚胎的卵黄囊中表达；$^G\gamma$ 和 $^A\gamma$ 在胎儿肝脏中表达；δ 和 β 基因在成人骨髓红细胞前体细胞中表达。所有这些基因的蛋白质产物都与由 α- 珠蛋白基因编码的 α- 珠蛋白结合，从而在发育的三个时期中分别形成有不同生理特性的血红蛋白（图 10-3）。

在个体发育过程中依次有不同的 β- 珠蛋白基因的打开和关闭，这与 β- 珠蛋白基因簇上游的基因座控制区（locus control region，LCR）有关（图 10-3）。LCR 最初是应用 DNase I 消化实验鉴定的。在成体，只有红细胞（前体细胞）中的 LCR 对 DNase I 敏感。对 DNase I 如此敏感意味着在该区域的染色质没有被紧密包裹，转录因子易于接近 DNA。β- 珠蛋白基因簇中每个基因的有效表达，除受到每个基因 5′ 端上游的启动子和调控位点及基因下游（3′ 端）的增强子控制之外，还将受到远离 β- 珠蛋白基因簇上游的 LCR 的严格制约。LCR 距离 ε 基因的 5′ 末端约 10 000bp 以上。研究发现，LCR 可使任何与它相连的 β- 家族基因呈高水平表达，即使 β- 珠蛋白基因本身距离它约 50 000bp，LCR 也能指导转基因小鼠中整个 β- 珠蛋白基因簇的顺序表达。有研究者认为，LCR 区和珠蛋白基因启动子之间的 DNA 呈袢环状，这样，结合到 LCR 的蛋白能够比较容易地与结合到珠蛋白基因启动子上的蛋白发生相互作用。例如，在胚胎的卵黄囊细胞中，LCR 将与 ε 基因的启动子相互作用，在胎肝中则与两个 γ 启动子相互作用，最后在骨髓来源的红细胞中，与 β- 基因启动子相互作用。

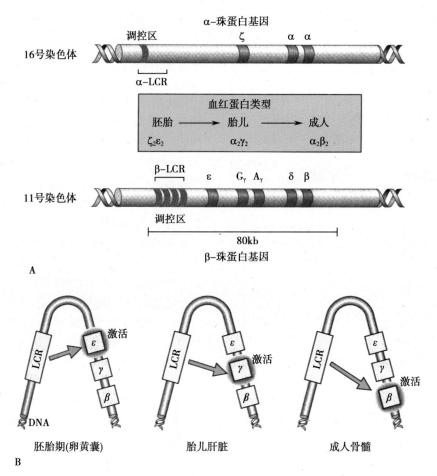

图 10-3 LCR 控制的 β- 珠蛋白基因活化的可能机制

A. 人珠蛋白基因结构；B. LCR 控制的 β- 珠蛋白基因活化，LCR 在发育的不同阶段
依次与每个基因的启动子相互作用，从而控制它们的时间顺序性表达

在 LCR 区域中含有分别为 300 个 bp 左右的 4 个"核心"控制区，其中的每个区都有与少数几个特异性转录因子的结合位点，如转录因子 NF-E2 和在红细胞中高水平表达的 GATA-1。LCR 的其余位点则与通用转录因子结合。

（二）基因的组织特异性表达

在个体发育、生长阶段，同一基因产物在不同的组织器官中表达多少是不一样的。一种基因产物在个体的不同组织或器官中表达，即在个体的不同空间出现，这就是基因表达的空间特异性（spatial specificity）。不同组织细胞中不仅表达的基因数量不相同，而且基因表达的强度和种类也各不相同，这就是基因表达的组织特异性。一般地，发育中基因的转录要求激活因子结合于基因的调控区，其中是否存在组织细胞特异性转录因子，一直是人们感兴趣的问题。

研究表明，与基因表达的调控区相互作用的转录因子有通用转录因子和组织细胞特异性转录因子两大类，前者是指为大量基因转录所需要并在许多细胞类型中都存在的因子；后者则是为特定基因或一系列组织特异性基因所需要，并在一个或很少的几种细胞类型中存在的因子。通过替换组织特异性（表达）基因的调控区实验就可证明组织特异性转录因子的存在及其重要性。例如，在小鼠中弹性蛋白酶仅在胰腺中表达，而生长激素只在垂体中形成，将人生长激素基因的蛋白编码区连接于小鼠弹性蛋白酶基因的调控区之后，再将此重组的 DNA 注射到小鼠受精卵中，使其整合到基因组中，在由此发育而来的转基因小鼠的胰腺组织中可检测到人生长激素，表明胰腺组织中的特异转录因子通过作用于弹性蛋白酶基因调控区，启动了胰腺细胞表达人生长激素。这种实验策略常被用于转基因动物模型的制备及条件性基因敲除中携带 Cre 基因的小鼠制备。

迄今已鉴定出一些组织特异性转录因子，如在红细胞中表达的血红蛋白的 EFI 因子、在胰岛中表达的胰岛素的 Isl-I 因子、在骨骼肌中表达的肌球蛋白的 MyoDI 因子等。通常情况下，细胞特异性的基因表达是由于仅存于那种类型细胞中的组织细胞特异性转录因子与基因的调控区相互作用的结果。

应该指出的是，一个转录因子是否影响特定基因的活动取决于许多因素，除了基因的调控区是否含有该转录因子的结合位点之外，转录因子的转录活性还受到转录因子调节蛋白的严格制约。在调控区上不同转录调节因子（转录因子和转录因子调节蛋白）的相互作用决定了基因是否被激活。

（三）细胞分化过程中基因表达调控的复杂性

动物受精卵第一次卵裂后的裂球，在个体发育中通过细胞分裂产生大量多代各种成体细胞，祖细胞与分化细胞的先后连续的宗系关系被称为细胞谱系（cell lineage）。在特定谱系细胞形成过程中，转录因子（或转录调节蛋白）比较普遍的作用方式是：①一个表达的转录因子能同时调控几个基因的表达，表现为同时发生的某些基因的激活和某些基因的关闭；②组合调控（combinatory control），即转录起始受一个基因调节蛋白的组合而不是单个基因调节蛋白调控的现象。这两种转录水平的调控方式在细胞分化过程中起重要作用。

1. **关键基因调节蛋白的表达结果** 个体发育过程中，一个关键基因调节蛋白的表达能够引发一整串下游基因的表达。这种调控方式表现为某些基因的永久性关闭和一些基因的持续性激活，同时作为转录因子的基因产物本身起正反馈调节蛋白作用（图 10-4）。这样一来，维持一系列细胞分化基因的活动只需要激活基因表达的起始事件，即特异地参与某一特定发育途径的起始基因。该基因一旦打开，它就维持在活化状态，表现为能充分的诱导细胞沿着某一分化途径进行，从而导致特定谱系细胞的发育。具有这种正反馈作用的起始基因通常称为细胞分化主导基因（master control gene）。例如，在哺乳动物的成肌细胞向肌细胞分化过程中，*myoD* 基因起重要作用。*myoD* 在肌前体细胞和肌细胞中表达，它的表达将引起某一级联反应，包括 *MRF4*、*myogenin* 基因的顺序活化，导致肌细胞分化（图 10-5）。*myoD*、*MRF4* 和 *myogenin* 都编码一个含有基本的螺旋 - 环 - 螺旋（bHLH）的 DNA 结合域的转录因子。一般将 *myoD* 基因视为肌细胞分化的主导基因。有趣的是，经 *myoD* 基因转染的成纤维细胞以及其他一些类型的细胞也能够分化为肌细胞。

尽管有许多研究资料表明 MyoD 蛋白在肌细胞分化中的重要作用，但在 *myoD* 基因敲除小鼠的实验中发现，缺乏 *myoD* 的鼠仍能形成正常的横

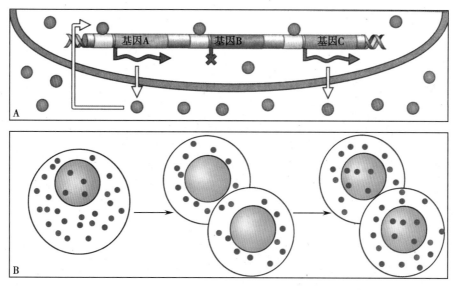

图 10-4　转录因子的持续活化维持细胞特异性基因的差异表达

A. 基因 A 编码产物为转录因子，它正性调控自身的表达，一旦活化，即始终保持在开放状态；B. 转录因子 A 也活化基因 C，同时抑制基因 B，从而建立一个细胞特异性的基因表达谱：在细胞分裂后，两个子细胞的胞质中均含有转录因子 A，它进入细胞核，以维持基因 B 和基因 C 的表达谱

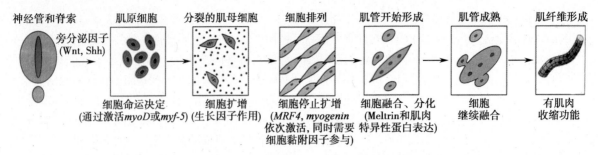

神经管和脊索　肌原细胞　分裂的肌母细胞　细胞排列　肌管开始形成　肌管成熟　肌纤维形成

旁分泌因子
(Wnt, Shh)

细胞命运决定
(通过激活myoD或myf-5)

细胞扩增
(生长因子作用)

细胞停止扩增
(MRF4, myogenin
依次激活,同时需要
细胞黏附因子参与)

细胞融合、分化
(Meltrin和肌肉
特异性蛋白表达)

细胞
继续融合

有肌肉
收缩功能

图 10-5　脊椎动物骨骼肌细胞分化机制

外部信号(旁分泌因子 Wnt, Shh)通过 myoD 和 myf-5 基因启动肌细胞分化,这两个基因中的哪一个优先表达取决于物种的不同,它们的基因活化形成交互抑制并维持自身状态,其编码蛋白进一步激活 MRF4 和 myogenin 基因,最终导致肌细胞特异性蛋白表达

纹肌。在这种 myoD 基因敲除的小鼠中,myf-5 表达水平升高,提示在正常情况下,myoD 的表达对 myf-5 的表达有抑制效应,Myf-5 蛋白能补偿 MyoD 功能的缺失。研究过程中还发现,缺乏 Myf-5 蛋白的小鼠也能产生横纹肌,而 Myf-5 和 MyoD 都缺乏的鼠则没有骨骼肌的形成。

单个基因调节蛋白不仅在特定谱系细胞的分化过程中起重要作用,而且还能触发整个器官的形成。这种结果来自于对果蝇、小鼠和人类眼睛发育的研究。在眼睛发育过程中,有一个基因调节蛋白(在果蝇中称为 Ey,在脊椎动物中称为 Pax-6)很关键,如果在适当的情况下表达,Ey 能触发形成的不只是一种类型细胞,而是整个器官(一只眼睛),它由不同类型的细胞组成,并全部在三维空间中正确组织起来。

2. 基因调节蛋白的组合　组合调控的一个条件是许多基因调节蛋白必须能共同作用来影响最终的转录速率。不仅每个基因拥有许多基因调节蛋白来调控它,而且每个基因调节蛋白也参与调控多个基因。虽然有些基因调节蛋白对单个细胞类型特异(如 myoD),但大多数基因调节蛋白存在于多种类型细胞,在体内多个部位和发育期间多次打开。图 10-6 显示了组合调控如何能够以相对较少的基因调节蛋白产生多种类型细胞。

(四)染色质成分的共价修饰在转录水平上调控细胞的特化

染色质是高度有序的紧密结构,限制了转录因子等基因表达调节蛋白与 DNA 的接近和结合,控制着基因的转录。染色质的最简单形式——组蛋白与缠绕的 DNA 组成的核小体,起初被认为仅仅是维系染色质或染色体结构的包装单位,现在人们认识到组蛋白的结构是动态变化的,这种变化影响了染色质结构的构型和伴随的转录因子能否靠近 DNA,从而调节基因的表达。组蛋白结构的变化依赖于其组成氨基酸的化学修饰,包括组蛋白修饰、组蛋白组分改变、DNA 甲基化、非编码 RNA 及染色质重建子(remodeler)等因素均可引起染色质结构的改变。染色质上的这些修饰性标记在细胞分裂过程中能够被继承并共同作用决定细胞表型。

1. **组蛋白的化学修饰**　核小体,作为染色质的基本单位,由核心组蛋白(H2A、H2B、H3 和 H4)八聚体和包绕在蛋白八聚体外周的 147bp 大小的 DNA 组成。其核心组蛋白是一类小分子量的强碱性蛋白,它们均由球状结构域和可变的从核小体表面伸出的"组蛋白尾部"组成(图 10-7A)。从酵母到人类,组蛋白的氨基酸序列是非常保守的。近些年研究表明,组蛋白特别是 H3 和 H4 尾部的氨基酸残基能够被化学修饰,包括组蛋白的乙酰化、甲基化、磷酸化、泛素化、sumo 化(sumoylation)、ADP 核糖基化(ADP-ribosylation)、生物素化、糖基化和脯氨酸异构化(proline isomerization)等,其中乙酰化和甲基化是组蛋白的常见修饰形式。组蛋白中被修饰氨基酸的种类、位置和修饰类型被称为组蛋白密码(histone code),它决定了染色质转录活跃或沉默的状态。相信随着研究的不断深入,组蛋白中氨基酸残基被共价修饰的位置和种类将继续被发现,图 10-7B 描述了组蛋白修饰的一般概念和常见标记。

组蛋白被共价修饰之后是如何激活或抑制基因转录的?目前有三种解释模型:①提出由组蛋白乙酰化或磷酸化等顺式共价修饰所介导的染色质结构的改变。例如组蛋白乙酰化被认为是能够中和高碱性组蛋白尾部的正电荷,使染色质纤维局部扩张,从而使转录复合体更容易接近 DNA 双螺

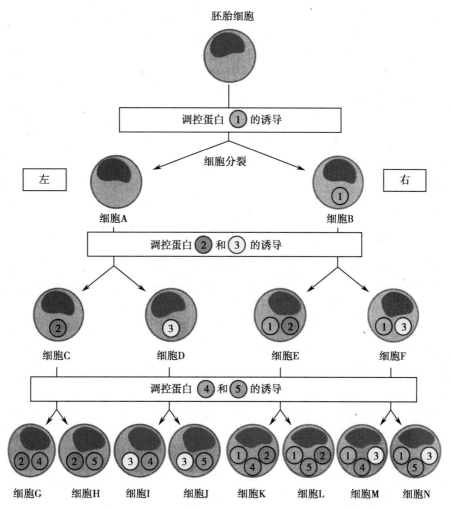

图 10-6 发育过程中一些基因调节蛋白的组合能产生许多细胞类型

在这个简单且理想化的体系中，每一次细胞分裂之后就会做出一个决定，合成一对不同基因调节蛋白的其中一个(用标上数字的圆圈表示)。调控蛋白①可因(受精后)母体效应基因产物的诱导产生，随后胚胎细胞感受到其所在胚胎中的相对位置，朝向胚胎左侧的子细胞常常诱导合成每对蛋白质中的偶数蛋白，而朝向胚胎右侧的子细胞诱导合成奇数蛋白。假设每种基因调节蛋白的合成一旦起始就自我持续下去，通过细胞记忆，逐步建立最终的组合指令。在图中假设的例子中，利用5种不同的基因调节蛋白最终形成8种细胞类型(G~N)

旋。②组蛋白修饰后可招募一些结合这些特定修饰的蛋白质到染色质，产生反式效应。可理解为在特定背景下，"读取"某个组蛋白共价修饰所蕴藏的信息。某些结合蛋白具有专一的亲和力，可以结合在特定的组蛋白尾部，并由此形成一个更大的蛋白复合体。组蛋白在尾部或核心区域的共价修饰都可以招募ATP依赖的染色质重建复合体到11nm染色质纤维，促进从可转录的常染色质到转录活跃状态的转变。这种转变的实现方式，如组蛋白八聚体在DNA上的滑行，导致DNA在组蛋白上缠绕方式的转变，或以组蛋白变体(histone variant)置换某些核心组蛋白。ATP依赖的染色质重建复合体(如SWI/SNF)能把ATP水解释放的能量用于改变DNA和组蛋白的相互作用，导致核小体的缠绕、扭曲和滑动。这些说明一个组蛋白被修饰后可以为染色质结合因子提供结合特异性。③某种组蛋白被修饰之后，可抑制特定染色质结合因子与染色质的结合。例如，H3S10被磷酸化修饰后可拮抗HP1与甲基化H3K9的结合。

更多的研究揭示了组蛋白乙酰化与转录的关系。在此以乙酰化为例，说明组蛋白修饰影响基因转录的机制。乙酰化是常见的组蛋白修饰形式，组蛋白乙酰化多发生于H3和H4氨基酸的赖氨酸残基。在组蛋白乙酰基转移酶(HAT，也称乙酰化酶)

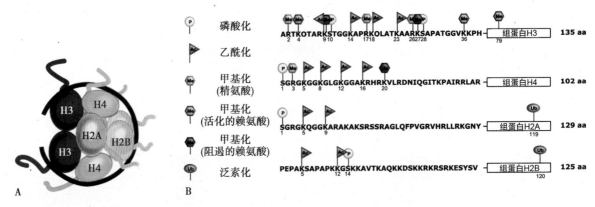

图 10-7 组蛋白修饰的一般概念和常见标记

A. 组蛋白核心八聚体被 DNA 盘绕模式图,核小体的形成首先是 H3/H4 四聚体沉积到 DNA 分子上,然后再加入两个 H2A/H2B 的二聚体,N-端无结构的组蛋白尾部从八个组蛋白组成的球状结构域上伸出。B. 组蛋白尾部氨基酸残基的修饰位点,组蛋白 N-端的尾部囊括了已知共价修饰位点的大部分,修饰也可发生在球状结构域,一般地,活化标签包括乙酰化,精氨酸甲基化,以及一些赖氨酸甲基化,如 H3K4 和 H3K36;球状区域的 H3K79 具有抑制沉默的功能;抑制标签包括 H3K9、H3K27 和 H4K20

作用下,于组蛋白 N-端尾部的赖氨酸加上乙酰基,称为组蛋白乙酰化。组蛋白 N-端的赖氨酸残基乙酰化会移去正电荷,降低组蛋白和 DNA 之间的亲和力,使得 RNA 聚合酶和转录因子容易进入启动子区域。因此,在大多数情况下,组蛋白乙酰化有利于基因转录。低乙酰化的组蛋白通常位于非转录活性的常染色质区域或异染色质区域。一些组蛋白可以快速地乙酰化,然后又去乙酰化,使得组蛋白结合基因的表达受到精确地调控。组蛋白的去乙酰化由组蛋白去乙酰化酶(HDAC)催化完成,组蛋白去乙酰化则抑制转录。其具体机制是:基因激活因子结合于特定上游激活序列(UAS)并招募组蛋白乙酰化酶,催化附近的组蛋白乙酰化,促进基因激活;而结合于上游抑制序列(URS)的转录

抑制因子则招募组蛋白去乙酰化酶,催化附近的组蛋白去乙酰化,抑制转录(图 10-8)。

组蛋白的化学修饰所引起的染色质结构的动态变化能够影响细胞的分化状态的转变(transition)。例如,在 ES 细胞向神经元分化过程中,组蛋白的甲基化和乙酰化状态,特别是一些与神经元分化相关的因子(如 Mash1、Pax6)的启动子区域组蛋白的修饰状态呈现出明显差异。在果蝇研究中发现,*scrawny* 基因(因突变的成熟果蝇的外观而得名)的编码产物为泛素蛋白酶(ubiquitin protease),其功能是通过抑制组蛋白 H2B 的泛素化而沉默细胞分化关键基因,使果蝇的多个干细胞(生殖干细胞、皮肤上皮和肠道的组织干细胞)维持于未分化状态。在 *scrawny* 功能缺失的果蝇突变体,其生殖组织、皮肤和肠道组织中过早失去了它们的干细胞。

2. DNA 甲基化 在甲基转移酶催化下,DNA 分子中的胞嘧啶可转变成 5-甲基胞嘧啶,这称为 DNA 甲基化。甲基化常见于富含 CG 二核苷酸的 CpG 岛。甲基化是脊椎动物基因组的重要特征之一,它可以通过 DNA 复制直接遗传给子代 DNA。哺乳动物的基因组中约 70%～80% 的 CpG 位点是甲基化的,主要集中于异染色质区,其余则散在于基因组中。

DNA 甲基化对基因活性的影响之一是启动子区域的甲基化。研究表明,甲基化程度越高,DNA 转录活性越低,而绝大多数管家基因持续表达,它们多处于非甲基化状态。DNA 甲基化参与转录调控的直接证据来自对基因的活化与胞嘧啶甲基化

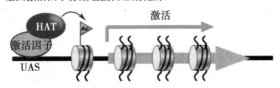

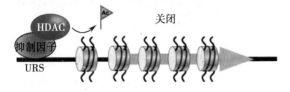

图 10-8 组蛋白修饰酶被 DNA 结合的转录因子招募到启动子上

程度的直接观察。例如在人类红细胞发育中，与珠蛋白合成有关的 DNA 几乎无甲基化，而在其他不合成珠蛋白的细胞中，相应的 DNA 部位则高度甲基化。在胚胎期卵黄囊，ε-珠蛋白基因的启动子未甲基化，而 γ-珠蛋白基因的启动子则甲基化，因此在胚胎期 ε-珠蛋白基因开放，γ-珠蛋白基因关闭；至胎儿期，在胎儿肝细胞中与合成胎儿血红蛋白有关的基因，如 γ-珠蛋白基因没有甲基化，但在成体肝细胞中相应的基因则被甲基化。这说明在发育过程中，当某些基因的功能完成之后，甲基化可能有助于这些基因的关闭。

甲基化导致基因失活（或沉默）的机制目前有三种观点，第一种是直接干扰转录因子与启动子中特定的结合位点的结合。有资料显示，AP-2、c-Myc/Myn、cAMP 依赖性活化因子 CREB、E2F 和 NF-kB 等在内的多种转录因子与 DNA 的结合可以被 DNA 的甲基化作用所抑制。第二种观点认为，甲基化引起的基因沉默可能是由特异的转录抑制因子直接与甲基化 DNA 结合引起的。为寻找与甲基化特异结合的蛋白，人们利用随机甲基化 DNA 序列作探针进行凝胶阻滞实验，在多种哺乳动物细胞系中找到了一种与甲基化 DNA 结合的蛋白——MeCP-1（methyl cytosine binding protein 1），而第一个被克隆出的甲基化 CpG 结合的蛋白是 MeCP-2。利用数据库分析已经鉴定出几个甲基化 CpG 结合结构域（methyl-CpG-binding domain，MBD）蛋白

家族成员，包括 MeCP-2、MBD1、MBD2、MBD3 和 MBD4，其中 MBD2 是 MeCP-1 复合体的 DNA 结合部分（表 10-1）。MeCP-1 与含有多个对称的甲基化 CpG 位点的 DNA 结合，由基因的高密度甲基化引起的转录抑制是由 MeCP-1 介导的，不能被强启动子重新激活；MeCP-2 在细胞中的含量较丰富，可以和单个甲基化的 CpG 位点结合，MeCP-2 通过与转录起始复合物作用引起基因沉默。最近的研究表明，MeCP-2 的转录抑制结构域可以和含有转录抑制因子 mSin3A 和组蛋白去乙酰化酶（histone deacetylases）的辅阻遏物复合体结合（图 10-9）。第三个假说是，甲基化引起的基因沉默是由染色质结构的改变引起的。研究表明，DNA 甲基化只有在染色质浓缩形成致密结构以后才能对基因的转录产生抑制作用。

甲基化作用也与基因组印迹（genomic imprinting）有关。哺乳动物细胞是二倍体，含有一套来自父方的基因和一套来自母方的基因。在某些情况下，一个基因的表达与其来源有关，即只允许表达其中之一，这种现象被称为基因组印迹，与之相关的基因谓之印迹基因（imprinted gene）。印迹基因在哺乳动物的发育过程中普遍存在。多数情况下来源于父方和母方的等位基因都同时表达，但印记基因仅在特定的发育阶段和特定的组织中表达等位基因中的一个，即在某种组织细胞中，有些仅从父源染色体上表达，有些仅从母源染色体上表达。例如编

表 10-1　甲基化 CpG 结合蛋白的功能

甲基化结合蛋白	主要活性	种属	失活后的重要表型
MeCP2	结合相邻 AT 的甲基化 CpG；转录抑制子	小鼠	神经发育异常，表现为自发运动减少、后肢紧扣、呼吸节律异常等；出生后 10 周仍存活
MECP2	结合相邻 AT 的甲基化 CpG；转录抑制子	人类	导致 Rett 综合征，表现为严重的精神发育迟缓、手的失用、刻板动作及共济失调等
Mbd1	通过 MBD 结合甲基化 CpG；其中一个剪切体还能通过 CxxC 区域结合 CpG	小鼠	无显著表型，但有神经发育的微弱缺陷
Mbd2	结合甲基化 CpG；转录抑制子	小鼠	能够繁殖，但母性养育行为减弱；调节 T 辅助细胞分化的基因产生缺陷，因而导致对感染的反应改变；对肠癌发生有高抵抗力
Mbd3	NuRD 共抑制子复合物的中心组分，与甲基化 CpG 无强结合力	小鼠	早期胚胎致死
Mbd4	DNA 修复蛋白，与甲基化 CpG 结合，且在甲基化 CpG 位点发生 T:G 错配	小鼠	能够繁育；CpG 位点的突变率增加 3～4 倍；肠癌易感性增高，伴随着 Apc 基因内 C-T 转换；Mbd4 蛋白能将 5 甲基化胞嘧啶的突变减到最低
Kaiso	结合 mCGmCG 和 CTGCNA；转录抑制子	小鼠	无显著表型；对 Min 小鼠的肿瘤发生有微弱但重要的延缓

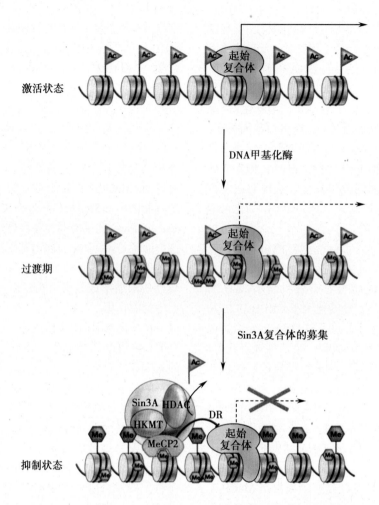

图 10-9 甲基化 CpG 结合蛋白（MeCP2）触发转录抑制的机制

在 MeCP2 调节下，DNA 甲基化可能会使一个启动子由非甲基化的活化状态转变为甲基化的失活状态，在该过程中，DNA 甲基化和转录的沉默都是迅速发生的。Sin3A 组蛋白去乙酰化酶（HDAC）和组蛋白赖氨酸甲基转移酶（HKMT）被认为是通过 MeCP2 募集到甲基化位点上的辅抑制物，也有证据表明 MeCP2 能通过与转录起始复合体相互作用而直接抑制转录。其他甲基化 CpG 结合蛋白也能够与各种辅抑制物包括 HKMT 和 HDAC 相互作用而募集它们到甲基化位点

码胰岛素样生长因子 2 的基因（*Igf2*）即是印记基因，来自母本的 *Igf2* 基因拷贝是沉默的。一些研究显示，在小鼠配子生成和胚胎发育早期，印记基因是选择表达还是关闭，其可能机制是在特定发育时期对印记基因的甲基化。

此外，在哺乳动物（雌性）和人类女性的两条 X 染色体中，其中一条灭活（钝化）的 X 染色体就与 DNA 的甲基化有关，去甲基化可以使钝化的 X 染色体基因重新活化。

3. 染色质成分共价修饰的时空性 基因表达的激活，首先需要将致密压缩的染色质/核小体舒展开来，该过程涉及组蛋白的化学修饰、DNA 甲基化，以及具有酶活性的功能蛋白复合体参与。影响

染色质结构变化的因素，除组蛋白修饰和 DNA 甲基化之外，还包括组蛋白组分的改变、染色质重建子（remodeler）和非编码 RNA 等，由于这些因素或染色质上的这些标记在细胞分裂过程中能够被继承并共同作用决定细胞的表型，因此被称为表观遗传。表观遗传（epigenetics）是近些年形成的研究领域，从分子或机制上可将其定义为"在同一基因组上建立的能将不同基因转录和基因沉默模式传递下去的染色质模板变化的总和"。在由单个受精卵发育为多细胞个体（如脊椎动物）过程中，从一个受表观遗传调控的单基因组逐渐演变为存在于 200 多种不同类型细胞中的多种表观基因组（图 10-10），这种程序性的变化被视为组成了一种"表观遗传密

码"，从而使经典遗传密码中所隐藏的信息得到了扩展。可以认为，染色质的共价修饰和非共价机制（如组蛋白组分改变、染色质重建和非编码 RNA 作用）相互结合促使形成一种染色质状态，使其在细胞的分化和发育过程中能够作为模板。

染色质的共价修饰在细胞分化与发育中的作用是目前研究的前沿领域，涉及的机制才刚刚被人们加以阐释。人们在哺乳动物的发育过程中了解到：受精后，受精卵中的雄原核（PN）就包装上组蛋白，但其组蛋白上缺乏 H3K9me2 和 H3K27me3，而此时雌原核则具有上述标记；雄原核基因组迅速去甲基化，而雌原核基因组则维持不变。后续的去甲基化发生于前着床发育期，直至囊胚期，内细胞团开始出现 DNA 甲基化，H3K9me2 和 H3K27me3 水平上升；而由滋养外胚层（trophectoderm）发育而来的胎盘则表现出相对较低的甲基化水平。在进入生殖腺之前和之后，原始生殖细胞（PGC）会逐渐发生 DNA 和 H3K9me2 去甲基化。在生殖细胞发育后期将发生 DNA 甲基化，包括亲本特异性的基因印记（图 10-11）。

染色质共价修饰的表观信息是否能从父母遗传到子代中，以及如何传递，目前还不清楚。最近来自斑马鱼的研究结果表明，斑马鱼受精后，父源 DNA 一直保持着精子的甲基化谱图；母源 DNA 在 16 细胞期之前一直保持卵子的甲基化图谱，尔后卵子的甲基化图谱作为一个整体被抛弃，并重新编程。当胚胎发育到囊胚期时，母源 DNA 也变成了精子的甲基化图谱。研究发现大量调控胚胎发育、分化的信息都储存在精子的 DNA 甲基化图谱中，精子图谱信息指导着胚胎的早期发育。这意味着在表观遗传学修饰的传代方面父亲的作用更大，换言之，在精子与卵子于 DNA 甲基化信息遗传的争斗中，精子获得了最终的胜利，从而使子代继承精子的 DNA 甲基化图谱。

三、非编码 RNA 可在转录和转录后水平调控细胞分化

在很长的一段时间里，RNA 被认为仅仅是 DNA 和蛋白质之间传递遗传信息的中间"过渡"分子。随着近年来具有基因表达调控功能的非编码小分子 RNA 的发现，将 RNA 的功能从中心法则中遗传信息的中间传递体扩展至调控基因组的表达，

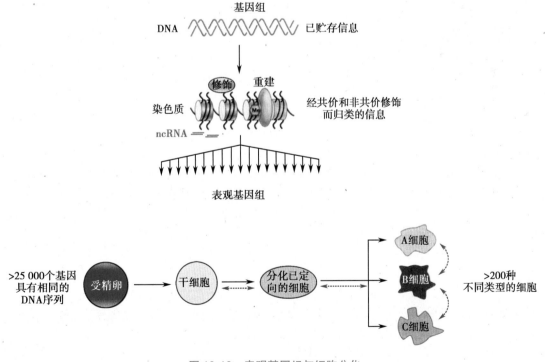

图 10-10　表观基因组与细胞分化

基因组：某一个体不变的 DNA 序列（双螺旋）。表观基因组：染色质模板的总体构成，分别对应特定细胞中的整个染色体。表观基因组随细胞类型的不同而变化，并能对其收到的内、外界信号发生反应。表观基因组会在多细胞生物由一个受精卵发育到许多已分化细胞这一过程中发生变化。下图中的◀··▶表示分化或去分化的转变需要细胞的表观基因组重编程

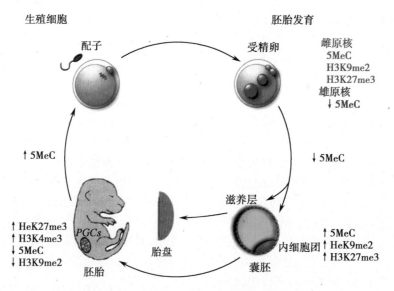

生殖细胞　　　　　　　　　　胚胎发育

配子　　　　　　　　　　受精卵
　　　　　　　　　　　　　　　　雌原核
　　　　　　　　　　　　　　　　5MeC
　　　　　　　　　　　　　　　　H3K9me2
　　　　　　　　　　　　　　　　H3K27me3
　　　　　　　　　　　　　　　雄原核
　　　　　　　　　　　　　　　↓5MeC

↑5MeC　　　　　　　　　　　　　↓5MeC

　　　　　　　　　　　滋养层

↑HeK27me3　　　　　　　　　　↑5MeC
↑H3K4me3　　PGCs　　　　　　HeK9me2
↓5MeC　　　　　　　　内细胞团　↑H3K27me3
↓H3K9me2　　胎盘　　　　　　囊胚
胚胎

图 10-11　哺乳动物发育过程中的表观遗传标记循环

使 RNA 在基因组信息转化为生物效应过程中的作用凸显出来。非编码 RNA 是指一类不编码蛋白质的 RNA 分子。哺乳动物基因组中近 98% 不与蛋白质编码基因相对应。在人类，虽然基因组组成多达约 32 亿个碱基，但编码蛋白质的基因仅约 2 万～3 万个，其余绝大部分为非编码序列。近年来大量的转录组的研究结果表明，基因组中的非编码序列是可以表达的，其表达产物就是非编码 RNA。不仅如此，传统意义上基因的外显子和内含子序列的转录产物也可被加工为非编码 RNA。除非编码的 tRNA 和 rRNA 之外，迄今已发现的具有基因表达调控作用的非编码 RNA 主要包括小分子非编码 RNA（简称小 RNA）和长度超过 200 个核苷酸（nt）的长链非编码 RNA（long non-coding RNA，lncRNA）两大类。

（一）小 RNA 可在转录和转录后水平调控细胞的分化

小 RNA 是长度在 20～30 个 nt 的非编码 RNA，包括约 22nt 的微小 RNA（microRNA，miRNA）、21～28nt 的小干扰 RNA（small interfering RNA，siRNA），以及在小鼠精子发育过程中发现的 26～31nt 的 piRNA（piwi-interacting RNA）。miRNA 的前体为 70～90nt，由具有核糖核酸酶性质的 Drosha 和 Dicer 酶加工而成；siRNA 来源于外源性长的双链 RNA（机体中也存在内源 siRNA，称为 endo-siRNA），是 Dicer 酶解产物；piRNA 与 PIWI 蛋白家族成员相结合才能发挥它的调控作用（调节精子成熟发育）。

起初，小 RNA 是在研究秀丽隐杆线虫（C. elegan）细胞命运的时间控制过程中被发现的：高浓度的转录因子 LIN-14 可特异性地促进早期幼虫器官的蛋白质合成，但在后续的发育中，尽管体内一直存在 lin-14 mRNA，却检测不到 LIN-14 蛋白。后来发现在线虫的第一、二龄幼虫期存在一个 22nt 的 miRNA，即 lin-4 RNA。Lin-4 RNA 通过与 lin-14 mRNA 3' 端 UTR 互补结合，短暂下调 LIN-14 蛋白水平，促进线虫从第一龄幼虫期向第二龄幼虫期发育。如果 lin-4 基因突变而失去功能，那么线虫幼虫体内可持续合成 LIN-14 蛋白，使线虫长期停滞在幼虫的早期发育阶段。随后在线虫体内又发现了另一个 miRNA——let-7 RNA。let-7 RNA 长为 21nt，存在于线虫的第三、四龄幼虫期及成虫期，其功能是决定线虫从幼虫向成虫的形态转变。后续研究发现，let-7 RNA 不仅存在于线虫，也存在于脊椎动物和人类。越来越多的研究表明，小 RNA 广泛地存在于哺乳动物，具有高度的保守性，它们通过与靶基因 mRNA 互补结合而抑制蛋白质合成或促使靶基因 mRNA 降解。小 RNA 的生物发生机制特别是其功能至今仍在研究中。已有许多研究表明，它们参与了细胞分化与发育的基因表达调控过程。

目前在各种生物中已发现数千种 miRNA，大部分 miRNA 的功能尚有待阐明。现有研究资料表明，miRNA 主要在转录后水平调控蛋白基因表达，即双链 miRNA 分子与 RISC（RNA-induced silencing complex）结合，使 miRNA 的双链解离，其中的一条链与同源的 mRNA 靶向结合，发挥切割、降解 mRNA 的作用。miRNA 还可发挥转录抑制作用，此时 miRNA 与另一种蛋白质复合体——RITS（RNA-induced transcriptional silencing）结合，解离后的一条 miRNA 链将 RITS 复合体引导至同源基因处（很可能是通过碱基配对结合于同 RNA 聚合酶Ⅱ结合的 mRNA 上），然后，RITS 复合体通过募集组蛋白甲基转移酶，使组蛋白 H3 的赖氨酸 -9 发生甲基化，导致异染色质形成，最终抑制基因的转录。miRNA 与细胞分化和发育的关系是目前生物学研究中的热点和前沿领域，有待探索的问题还很多。例如，有多少 miRNA 在早期胚胎细胞中特异表达？有多少 miRNA 在分化后的终末细胞中表达？这些 miRNA 能调控哪些基因表达？miRNA 最终是如何来调控细胞分化与发育的？回答这些问题将加深对生物发育过程的认识。

在线虫、果蝇、小鼠和人等物种中已经发现的数百个 miRNA 中的多数具有和其他参与调控基因表达分子一样的特征，即在不同组织、不同发育阶段中 miRNA 的水平有显著差异。miRNA 这种具有分化的位相性和时序性（differential spatial and temporal expression patterns）的表达模式提示，miRNA 有可能作为参与调控基因表达的分子在细胞分化中起重要作用。目前有关 miRNA 在细胞分化中作用的研究在不断增加，其中用基因敲除的方法来确定 miRNA 功能的研究成为热点。例如，小鼠中参与 pre-miRNA 加工的 Dicer-1 基因敲除后，导致胚胎早期死亡，胚胎干细胞不能分化及多能干细胞丧失；miRNA 发挥功能的复合体 RISC 的核心成分——Argonaute-2 基因的敲除，导致胚胎早期或妊娠中期死亡；Drosha 辅助因子——Dgcr8 基因敲除后，导致胚胎早期死亡，胚胎干细胞不能分化。通过小鼠中 miRNA 基因的敲除分析，鉴定了一系列与细胞分化有关的 miRNA，如发现 miR-1 能促进肌细胞分化，抑制细胞增殖，控制心室壁的厚薄；miR-126 特异性表达于内皮细胞，调控血管形成；miR-143 和 miR-145 参与调控平滑肌细胞的分化；miR-150 特异表达于成熟的淋巴细胞中，影响淋巴细胞的发育和应答反应；miR-223 特异表达于骨髓，对祖细胞的增殖和粒细胞的分化及活化进行负调控等。

（二）长链非编码 RNA 与细胞的分化和发育密切相关

细胞中 lncRNA 的来源极其复杂，有资料显示，哺乳动物基因组序列中 4%~9% 的序列产生的转录本是 lncRNA。lncRNA 可能具有以下几方面功能：①通过在蛋白编码基因上游启动子区发生转录，干扰下游基因的表达；②通过抑制 RNA 聚合酶Ⅱ或者介导染色质重建以及组蛋白修饰，影响下游基因表达；③通过与蛋白编码基因的转录本形成互补双链而干扰 mRNA 的剪切，从而产生不同的剪接体；④通过与蛋白编码基因的转录本形成互补双链，进一步在 Dicer 酶作用下产生内源性的 siRNA；⑤通过结合到特定蛋白质上，调节相应蛋白的活性；⑥作为结构组分与蛋白质形成核酸 - 蛋白质复合体；⑦通过结合到特定蛋白质上，改变蛋白的胞内定位；⑧作为小分子 RNA，如 miRNA、piRNA 的前体分子转录。

已有研究表明，在细胞分化与发育过程中 lncRNA 能调控基因组印记和 X 染色体失活。在发育过中，许多 lncRNA 在 Hox 基因座的选择性表达中发挥重要调控作用，它们决定这些基因座染色质结构域中组蛋白甲基化修饰是否会发生、染色质结构是否允许 RNA 聚合酶转录等。其中一种从 Hox-C 基因座转录的 Hox 转录物反义 RNA（HOTAIR），能通过募集染色重建蛋白复合体 PRC2，诱导 Hox-D 基因座产生抑制性的染色质结构，在 Hox-D 基因座上长达 40kb 的范围内抑制基因的转录。目前认为在这种调控机制中，lncRNA 的作用之一是特异性识别所调控的染色质区段。

四、蛋白质水平修饰在细胞极性形成过程中起重要作用

细胞极性（cell polarity）是指细胞的三维形态所表现出的轴向性（axialization）以及细胞中的亚细胞结构或分子沿轴向呈不对称分布的特性。在多细胞生物，细胞分化的结果是形成结构各异的特化细胞，这些特化细胞在形态上呈现出明显的极性。例如，表皮、腺体、气管和消化道等组织中的上皮细胞有明显的顶端（apical side）和基底端（basal side）；神经元轴突与树突处于相反的两端。有关分化过程中细胞极性的建立机制，至今尚不清楚。一些研究揭示，极性的产生，是由于细胞上或细胞中某些分子在特定区域或位置的选择性滞留。目前了解到 Par 复合物及相关分子在细胞极性的建立和维持中起重要作用。Par（partitioning-defective）最初是在研究秀丽隐杆线虫早期胚胎发育中发现的可以决定受精卵胞质分裂的 6 个基因，被命名为 Par1-6。在哺乳动物中它们的同源基因产物分别为 Par1、Par3、Par4/LKB1、Par5/14-3-3 和

Par6，但没有 Par2 的同源物。

迄今人们对上皮细胞的极性建立和维持有了一定认识。上皮细胞具有顶 - 底极性，各种细胞器、细胞连接复合物及相关的膜蛋白等沿细胞顶 - 底轴呈不对称分布。在脊椎动物上皮细胞的顶端，胞间有紧密连接（tight junction，TJ）和紧密连接内侧的黏附连接（adherens junction）；在胞外基底层与基底膜间有半桥粒（hemidesmosome）结构。上皮细胞这种顶 - 底极性的形成和维持主要是通过 Par3-Par6-aPKC（Par 复合体）、Crumbs-Plas1-PATJ（Crb 复合体）和 Scribble-Lgl（lethal giant larvae）-Dlg（discs large）（Scrib 复合体）三种复合体在胞内的极性分布和它们之间的相互拮抗调节来实现的（图 10-12）。Par 复合体首先在细胞顶端形成从而建立顶部极性，该过程需要胞外信号首先激活 Cdc42（小 GTP 酶蛋白），激活形式的 Cdc42 结合 Par6，然后激活 aPKC。Cdc42 是细胞极性建立所需要的一个核心的开关因子。在基底侧，Scrib 复合体拮抗 Par 复合体的功能，同时也被顶部的 Par 复合体抑制。Par 复合体与 Scrib 复合体活性的平衡确定了顶端与基底端的边界以及它们的区域范围。Par 复合体还调控了 Crb 复合体在细胞顶部的定位，它与 Crb 复合体一起共同调控紧密连接的形成。此外，被募集到顶部的 Crb 复合体也拮抗 Scrib 复合体的活性。尽管如此，人们对三种极性复合体如何在极性建立初期定位到相应的位置以及它们如何通过互作调节细胞极性的建立和维持，仍不清楚。寻找更多与细胞极性相关的分子是今后重要的研究方向。

五、外部信号通过信号转导过程启动细胞特异性基因的表达

外部信号激活细胞特异性基因的表达是细胞分化与发育中的重要事件。激素信号所诱导的细胞特异性基因的表达，在前面已经阐述，在此仅探讨胚胎发育过程的旁分泌因子（诱导子）启动细胞特异性基因表达的机制。旁分泌因子（paracrine factor）是诱导子细胞产生的胞外信号分子，起配体（ligand）作用，它以诱导组织为中心形成由近及远的浓度梯度，与反应组织细胞表面的受体结合，将

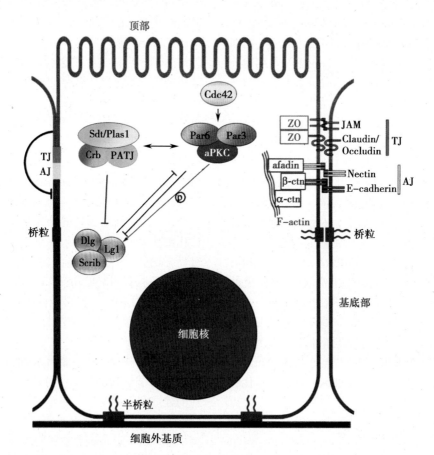

图 10-12 三种极性复合体在建立和维持上皮细胞顶 - 底极性中的相互关系示意图
（注：cnt：catenin；P：磷酸化）

信号传递至细胞内，通过调节反应组织细胞的基因表达而诱导其发育和分化。因之，旁分泌因子也被称为生长和分化因子（growth and differentiation factor）。常见的旁分泌因子有：①成纤维细胞生长因子（fibroblast growth factor，FGF），FGF 参与血管发生、中胚层形成和轴突延伸等。② Hedgehog 家族，该蛋白家族的主要功能是在胚胎中诱导特殊细胞表型和在组织间创造一个分界线。脊椎动物中至少有三个果蝇 Hedgehog 基因同源体：shh（sonic hedgehog）、dhh（desert hedgehog）和 ihh（indian hedgehog）。③ Wnt 蛋白家族，为富含半胱氨酸的糖蛋白，在脊椎动物中至少有 15 个家族成员。其名称由 wingless 和 integrated 融合而成，wingless 为果蝇分节极性基因，integrated 是它的脊椎动物同源体。④ TGF-β 超家族，由 30 多个结构相关的成员组成，参与机体许多器官的发育过程。TGF-β 超家族基因编码的蛋白被加工为同源二聚体（homodimer）或异源二聚体（heterodimer），然后分泌出细胞外。TGF-β 超家族包括 TGF-β 家族、活化素（activin）家族、骨形成蛋白（bone morphogenetic protein，BMP）家族、Vgl 家族和其他一些蛋白质如胶质源性神经营养因子（glial derived neurotrophic factor，也称肾和小肠神经元分化需要因子）、Mullerian 抑制因子（涉及哺乳动物性别决定）。此外，表皮生长因子（epidermal growth factor）、肝细胞生长因子（hepatocyte growth factor）、神经营养因子（neurotrophin）及干细胞因子（stem cell factor）等在发育过程中也起重要作用。表 10-2 总结了胚胎发育过程中常见旁分泌因子介导的信号转导通路。

尚需指出的是，多数情况下，一个诱导事件的发生并不仅限于一种因子，通常是多个旁分泌因子的共同作用，例如，shh 蛋白常同其他旁分泌因子像 Wnt、FGF 等一起发挥作用。此外，胚胎诱导

作用的实现并不仅仅依赖旁分泌因子，细胞之间的直接接触，即一个细胞表面的膜蛋白与邻近胞表面受体相互作用也能启动邻近细胞的分化，这种诱导现象被称为近分泌相互作用（juxtacrine interaction）。例如，Notch 信号途径是胚胎发育过程中近分泌相互作用的典型事例。Notch 蛋白（穿膜蛋白）是神经发育过程中的重要受体，Notch 的配体为其邻近细胞（诱导子）膜上的 Delta 蛋白（也为穿膜蛋白）。当 Delta 配体诱导激活时，与 Delta 配体结合的 Notch 受体水解断裂，释放出它的胞内结构域，受体的胞内区域转位至细胞核，进入细胞核后，Notch 的胞内结构域与一种被称为 Su（H）（Suppressor of Hairless）的 DNA 结合蛋白形成复合物，调控基因的表达。

在果蝇中，Notch 或 Delta 基因的功能缺失可以产生多种表型。其中最具代表性的是神经过度肥大，即在中枢神经系统中，神经母细胞数量的增加或外周神经系统感觉器官前体细胞数量的增加。

第三节　基因表达的时空调控与多细胞生物的发育

多细胞生物发育中，基因的选择性表达控制了四个影响发育的主要过程：①细胞增殖：产生更多的细胞；②细胞分化：不同细胞在不同位置具有不同特征；③细胞间相互作用：影响细胞和周围环境间的行为协调；④细胞迁移：细胞形成一定结构的组织和器官。所有这些过程都是同时发生的。胚胎中每个细胞都可根据自己的遗传信息和周围环境来决定自己的命运。在此，简要介绍位置信息对细胞分化和发育的影响，以及在进化过程中高度保守的同源异形框基因的时空表达对细胞分化与发育的决定作用。

表 10-2　动物发育过程中常见的胚胎诱导的信号通路

信号通路	配体家族	受体家族	细胞外抑制或调节因子
受体酪氨酸激酶	EGF	EGF 受体	Argos
	FGF（Branchless）	FGF 受体（Breathless）	
	ephrins	Eph 受体	
TGF-β 超家族	TGF-β	TGF-β 受体	chordin（Sog），noggin
	BMP（Dpp）	BMP 受体	
	Nodal		
Wnt	Wnt（Wingless）	Frizzled	Dickkopf，Cerberus
Hedgehog	Hedgehog	Patched，Smoothened	
Notch	Delta	Notch	Fringe

一、基因表达产物的空间位置差异决定后续的发育进程

（一）母体效应基因产物的极性分布决定了细胞分化与发育的命运

一些研究提示，成熟的卵细胞中储存有 20 000～50 000 种 RNA，其中大部分为 mRNA。这些 mRNA 直到受精后才被翻译为蛋白质，其中部分 mRNA 在卵质中的分布不均，如爪蟾未受精卵中，有些 mRNA 特异地分布于动物极，有些则分布在植物极，它们在细胞发育命运的决定中起重要作用。通常将这些在卵质中呈极性分布、受精后被翻译为在胚胎发育中起重要作用的转录因子和翻译调节蛋白的 mRNA 分子称为母体因子。编码母体因子的基因谓之母体效应基因（maternal effect gene），也称"母体基因（maternal gene）"，即在卵子发生过程中表达，表达产物（母体因子）存留于卵子中，受精后通过这些母体因子影响胚胎发育的基因。相对地，在一些物种中，精子中表达的基因提供了不能由卵子替代的重要的发育信息，这些基因被称作父体效应基因（paternal effect gene）。

在果蝇中，母体效应基因得到了比较深入的研究。果蝇和一般的脊椎动物有所不同，其母体效应基因预先决定了子代未来的相互垂直的前-后轴和背-腹轴。例如果蝇 bicoid 基因的 mRNA，在未受精时，它定位于卵母细胞的一端，即将来发育为胚胎的前端。受精后 bicoid mRNA 被翻译为蛋白质，因有限的扩散，建立了 BICOID 蛋白梯度：

BICOID 蛋白沿胚胎前-后轴呈浓度梯度分布，越靠近胚胎的前端，其浓度越高（图 10-13）。BICOID 蛋白含有一个螺旋-转角-螺旋结构域（helix-turn-helix domain），它与卵前部区域的胚胎细胞核染色体结合（果蝇的早期胚胎为多个细胞核共存于一个细胞质中的合胞体），高浓度的 BICOID 蛋白启动了头部发育的特异性基因的表达，而低浓度的 BICOID 蛋白则与形成胸部的特异性基因表达有关。

包括 bicoid 在内的果蝇母体效应基因表达产物的空间位置差异（浓度梯度分布）进一步引起了合子细胞基因在胚胎不同位置的表达差异，从而确定了果蝇前-后轴的极性和不同的发育去向。基因表达的时空调控与发育的关系，在果蝇发育中得到了较深入的研究，主要是母体效应基因→裂隙基因（gap gene）→成对规则基因（pair-rule gene）→体节极性基因（segment polarity gene）→同源异形框基因沿前-后轴被顺序激活，以及表达产物在胚胎组织中的层层递进差异，前一个位置差异（转录因子的分布差异）又成为后一个差异的触发信号。图 10-14 显示了参与果蝇前-后轴发育基因群的顺序激活，并凸显了每个裂隙基因在果蝇胚胎中的表达位置差异。

（二）位置信息决定胚胎发育的后续进程

在胚胎细胞采取特定的分化模式之前，细胞通常发生区域特化，获得独特的位置信息（positional information），细胞所处的位置不同对细胞分化的命运有明显的影响，改变细胞所处的位置可导致细胞分化方向的改变。从鸡胚肢体的形态发生研究

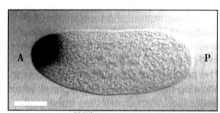

母源 bicoid mRNA

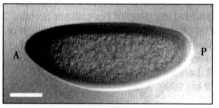

BICOID蛋白

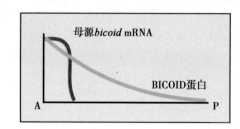

图 10-13　受精前后 bicoid 基因 mRNA 及翻译蛋白的浓度梯度分布
上图为果蝇胚胎的核酸原位杂交（左）和免疫组织化学（右）照片；下图为受精前后浓度梯度分布示意图（A：前端；P：后端）

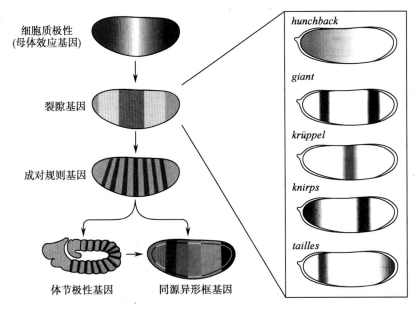

图 10-14　不同基因群的顺序激活和表达产物的空间位置差异确定了果蝇前—后轴
形成：裂隙基因在果蝇胚胎中表达的位置差异示意图

中可说明位置信息的存在及其在胚胎诱导中的作用。在鸡胚发育过程中，其胚胎长轴两侧形成凸起状肢芽，肢芽将发育成腿和翅。肢芽由外层的外胚层细胞和外胚层细胞所包围的间充质细胞组成。间充质细胞将分化为腿和翅的骨及肌肉组织。在间充质细胞分化为骨和肌肉组织之前，如果将翅芽的顶部切除，以腿芽的顶部代替，则移植胚芽细胞形成的肢体结构不像正常的翅，而是像由趾、爪及鳞片组成的腿部结构。这说明在组织学上相同的腿芽和翅芽在发育上并不是等效的，在胚胎早期发育过程中，它们已形成了不同的位置信息。近些年来的研究表明，位置信息的本质可能是源于不同位置胚胎细胞中的信号分子，它可影响邻近细胞的分化方向。典型的例子是含有产生 sonic hedgehog 蛋白的胚胎细胞团的移植实验。原位杂交结果显示，sonic hedgehog mRNA 也存在于胚胎的翅芽中，但仅定位于将来发育为翅膀小趾的翅芽后部，如果把另一产生 sonic hedgehog 蛋白的翅芽后部细胞团移植到翅芽的前部，则在以后发育成的翅膀上出现镜像的趾重复（图 10-15）。

在哺乳类动物，特定胚胎组织中的信号分子（位置信息）对后续发育进程的影响也得到了集中体现。例如，小鼠胚胎发育前 - 后轴的确定主要受特定胚胎组织中的两个信号中心调控：前脏内胚层（anterior visceral endoderm，AVE）和原节（node）。前脏内胚层的主要功能是合成能抑制 Nodal、Wnt 等信号分子的 Lefty-1、Cerberus、Dickkopf、Otx2，

以阻止身体后部结构形成；原节则合成 BMP 信号通路的抑制因子 Chordin 及 Wnt 通路抑制因子 Dickkopf，随后，头突和脊索分泌 BMP 信号通路的抑制因子 Noggin，这些都是头部形成所必需的。前脏内胚层和原节协同作用控制胚胎前部结构形成。而 Nodal、Wnt、BMP 是身体后部结构形成所必需的信号分子，它们在胚胎后部区域呈高浓度梯度分布。BMP、Wnt、FGF 等协同控制 Cdx 家族基因和 Hox 基因表达，从而控制胚胎沿前 - 后轴的发育。

位置信息还表现在不同部位胚胎细胞对同一种信号蛋白的分化效应不同，如 sonic hedgehog 蛋白诱导肢芽细胞发育为趾，而由脊索产生的 sonic hedgehog 蛋白则诱导邻近的神经管细胞分化成底板（floor plate）和运动神经元。位置信息对细胞分化的影响包括多个方面：①细胞核内基因组提供的位置信息，如 HOM 和 Hox 基因在染色体上的排列顺序不仅和其激活的时间顺序一致，也和其表达的蛋白产物在躯体纵轴上的排列顺序相对应（下述）。②细胞质成分提供的位置信息，如果蝇的母体效应基因产物 BICOID 等蛋白的浓度梯度分布决定胚胎前 - 后轴的建立。③细胞所在空间提供的位置信息，如上面谈到的表达 sonic hedgehog 蛋白的肢芽后部细胞团，以及许许多多原因尚不清楚的处于不同空间位置细胞的固定分化去向，像哺乳动物卵裂球中的细胞命运与其所在空间位置有关，覆盖在外层的细胞将分化为滋养层，包裹在内部的细胞将

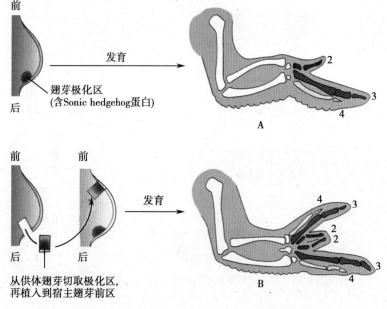

图 10-15 位置信息（sonic hedgehog 信号）在翅膀发育中的作用
A. 正常翅芽的发育；B. Sonic hedgehog 的正常表达部位在翅芽后部极化区，
把该极化区细胞移植到宿主翅芽的前区，则产生了额外的翅趾

成为内细胞团，以后发育为胚胎细胞。迄今人们对胚胎发育过程中空间位置信息及其信号传递途径在细胞分化中的作用了解甚少，有待于今后一一揭示。

二、同源异形框基因的时空表达确定机体前 - 后轴结构的分化与发育蓝图

1983 年，瑞士 Gehring 实验室的工作人员在研究绘制果蝇触角足复合体（antennapedia complex，Antp，昆虫中对胸部和头部体节的发育具有调节用的基因群）基因外显子图谱过程中发现，Antp cDNA 不仅与 *Antp* 基因编码区杂交，也与同一染色体上相邻的 *ftz*（fushitarazu, ftz）基因杂交，提示在 *Antp* 和 *ftz* 基因中都含有一个共同的 DNA 片段。随后利用这个 DNA 片段为探针，相继发现在果蝇的许多同源异形基因（homeotic gene）中都含有这个相同的 DNA 片段。序列分析显示这个共同的 DNA 片段为 180bp，具有相同的开放读码框架，编码高度同源的由 60 个氨基酸组成的结构单元。后来，这一 DNA 序列又相继在小鼠、人类，甚至酵母的若干基因中被发现。这个共同的 180bp DNA 片段被称为同源异形框（homeobox），含有同源异形框的基因谓之同源异形框基因（homeobox gene）。迄今为止，已发现的同源异形框基因有 300 多种，它们广泛分布于从酵母到人类的各种真核生物中，如果蝇的 *HOM* 基因，动物和人类的 *Hox* 基因。由

同源异形框基因编码的蛋白称为同源异形域蛋白（homeodomain protein）。同源异形域蛋白含有同源异形域（homeodomain）和特异结构域（specific domain），特异结构域通常位于同源异形结构域的上游，靠近蛋白的 N- 端，而同源异形结构域则靠近蛋白的 C- 端，这两个结构域在其蛋白作为转录因子发挥作用时均起决定性的作用。研究发现，由高度保守的 60 个氨基酸组成的同源异形结构域，表现为一种拐弯的螺旋 - 回折 - 螺旋（HLH）立体结构，其中的 9 个氨基酸片段（第 42～50 位）与 DNA 的大沟相吻合，即它能识别其所控制的基因启动子中的特异序列（应答元件），从而引起特定基因表达的激活或阻抑。

目前认为，*HOM* 或 *Hox* 基因产物是一类非常重要的转录调节因子，其功能是将胚胎细胞沿前 - 后轴分为不同的区域，并决定各主要区域器官的形态建成。例如，果蝇 *HOM* 基因的功能是决定一组细胞发育途径的一致性，确保体节或肢芽的典型特点。当 *HOM* 基因突变时，可发生同源异形转变（homeosis），即由于与发育有关的某一基因错误表达，导致一种器官生长在错误部位的现象。例如果蝇的第三胸节转变为第二胸节，形成像第二胸节一样的翅膀。

果蝇的 *HOM* 基因位于 3 号染色体上，由两个独立的复合体组成，即触角足复合体和双胸复合

体(bithorax complex)，含有这两个复合体的染色体区域通常称为同源异形复合体(homeotic complex，HOM-C)。由于进化，果蝇 *HOM* 基因在哺乳动物中出现了 4 次：*Hox-A*，*Hox-B*，*Hox-C*，*Hox-D*，分别定位于人的 7，17，12 和 2 号染色体；在小鼠则分别定位于 6，11，15 和 2 号染色体上。*HOM* 或 *Hox* 基因在染色体上的排列顺序与其在体内的不同时空表达模式相对应，即这些基因激活的时间顺序表现为越靠近前部的基因表达越早，而靠近后部的基因表达较迟；这些基因表达的空间顺序表现为头区的最前叶只表达该基因簇的第一个基因，而身体最后部则表达基因簇的最后一个基因(图 10-16)。

第四节 发育成熟个体中的细胞分化与疾病

细胞分化以胚胎期最为典型。至成体期，除部分组织器官(如骨髓、皮肤上皮等)中保留了为维持机体功能而不断更新分化为终末成熟细胞的成体干细胞之外，机体中的其他成熟细胞，即使是存

在于某些组织中的干细胞如神经干细胞等则维持在稳定状态，它们只有受特殊条件的激发才能进入分化状态的转变。细胞分化状态的转变与再生关系极为密切；而成体中细胞分化的异常则与某些疾病如肿瘤的发生密切相关。

一、肿瘤的形成与细胞异常分化密切相关

肿瘤细胞和胚胎细胞具有许多相似的生物学特性，均呈现出未分化和低分化特点；肿瘤细胞的另一个特点是丧失了正常细胞的接触性抑制的生长特性，表现为"永生"细胞。细胞分化的研究进展揭示了肿瘤细胞的起源。

绝大多数肿瘤呈单克隆生长的特性说明，肿瘤中的全部细胞都来源于同一个恶变细胞。根据生长动力学原理，肿瘤细胞群体大致可分为四种类型：①干细胞，它是肿瘤细胞群体的起源，具有无限分裂增殖及自我更新能力，维持整个群体的更新和生长；②过渡细胞，它由干细胞分化而来，具备有限分裂增殖能力，但丧失自我更新特征；③终末

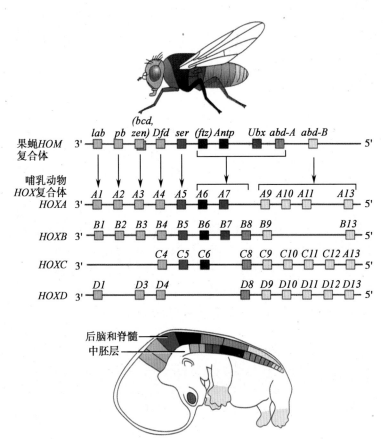

图 10-16 同源异形框基因在果蝇和小鼠染色体上的排列顺序及基因表达的解剖顺序
数字与颜色表示跨越两种动物之间的结构相似性；基因的表达顺序与其在染色体上的排列顺序相对应，越靠近前部表达的基因转录越早

细胞，它是分化成熟细胞，已彻底丧失分裂增殖能力；④ G_0 期细胞，它是细胞群体中的后备细胞，有增殖潜能但不分裂，在一定条件下，可以更新进入增殖周期。其中肿瘤干细胞在肿瘤发生、发展中起关键作用。

大量证据表明，肿瘤起源于一些未分化或微分化的干细胞，是由于组织更新时所产生的分化异常所致。组织更新存在于高等生物发育的各个时期。在成年生物组织如骨髓等，存在着未分化干细胞。干细胞的增生和分化使衰老和受损的组织、细胞更新或恢复，这些正常干细胞常是恶性变的靶细胞。肿瘤起源于未分化或微分化干细胞的直接证据来自小鼠的畸胎瘤（teratocarcinoma）实验：将 12 日胚龄的小鼠胚胎生殖嵴移植到同系成年小鼠睾丸被膜下，移植 17 日后，发现 80% 的睾丸有胚胎性癌细胞病灶，并且很快发展成典型畸胎瘤细胞。胚胎性癌细胞形态上非常类似原始生殖细胞，都具有未分化的细胞质；同时，将早期发育阶段的胚胎包括受精卵移植至同系成年小鼠睾丸被膜下，也获得畸胎瘤。受精卵、原始生殖细胞都处于相同的未分化状态，因此，正常未分化生殖干细胞是畸胎瘤的起源细胞。白血病的发生也遵循这一规律，它起源于未分化或微分化的干细胞。这种认识可从白血病细胞免疫表型、免疫球蛋白和 T 细胞受体基因分析及其与正常造血干细胞发育、分化比较中找到依据。上皮细胞作为由干细胞自我更新的组织和细胞类型更容易发生癌变。据统计，目前人类肿瘤的 90% 以上是上皮源性的，这是因为上皮包含有许多分裂中的干细胞，易受到致癌因素的影响发生突变，转化为癌细胞。

在正常组织更新过程中，致癌因素如放射线、化学致癌物等可作用于任何能合成 DNA 的正常干细胞，而受累细胞所处的分化状态可能决定了肿瘤细胞的恶性程度。一般认为，受累细胞分化程度越低所产生的肿瘤恶性程度越高；反之，若受累细胞分化程度越高，所产生肿瘤恶性程度越低，甚至只产生良性肿瘤。仍以小鼠畸胎瘤为例，若将 E12.5～E13 日的小鼠胚胎生殖嵴作异位移植，可致畸胎瘤，而将 E13.5 日的生殖嵴作同样的异位移植，则丧失致畸胎瘤的能力，说明分化程度不同的细胞会产生截然不同的结果。

肿瘤细胞的高转移特性也反映出细胞分化状态的转变在肿瘤进展中的重要作用。人们现在认识到，肿瘤细胞在发生转移之前，必须经过上皮 - 间质转换（epithelial mesenchymal transition，EMT），即上皮细胞向具有高侵袭（或迁移）力的间质细胞的转变；同时，迁移到距离原发灶远处组织中的间质性肿瘤细胞也必须经过间质 - 上皮转换（MET），才能形成转移性或继发性肿瘤。

二、血管新生源于发育模式的再现

在人和哺乳动物成年个体，当内、外因素导致组织损伤（或创伤）时，通常在损伤组织及其周围有新生血管形成（neovascularization）。此外，在人类肿瘤发生、发展过程中均发生血管新生。现已清楚，新生血管形成是发育过程中生理性血管生成过程的再活化。新生血管形成模式包括血管生成（angiogenesis）和源于干细胞分化的血管发生（vasculogenesis）。血管生成是原有微血管以"出芽"的方式（血管内皮细胞的增殖、迁移、成管）形成新生血管。作为成体中血管发生来源的成血管细胞（angioblasts），主要是骨髓源性的内皮细胞前体细胞（bone marrow-derived endothelial progenitor cell，EPC）。血液循环中的 EPC 在局部损伤组织中的细胞因子浓度梯度趋化下，迁移到损伤部位并分化为血管内皮细胞。阐明血管新生的机制不仅对修复损伤组织，而且对肿瘤治疗均具有重要意义。

三、器官再生是多潜能未分化细胞的再发育

一些发育成熟的成年动物个体有再生（regeneration）现象，表现为动物的整体或器官受外界因素作用发生创伤而部分丢失时，在剩余部分的基础上又生长出与丢失部分在形态结构和功能上相同的组织或器官的过程。机体在正常生理条件下由组织特异性成体干细胞完成的组织或细胞的更新，如血细胞的更新、上皮细胞的脱落和置换等，虽然与再生相似，但性质上有所不同。不同动物的再生能力有显著差异。一般来说，高等动物的再生能力低于低等动物，脊椎动物低于无脊椎动物，而哺乳动物和人类的再生能力很低，仅限于指（趾）尖和肝脏等少数器官。

现有研究表明，再生的本质是成体动物为修复缺失组织器官的发育再活化，是多潜能未分化细胞的再发育。再生方式主要有三种：第一种方式是成体组织通过去分化过程形成未分化的细胞团，以便之后可以重新分化，这种形式的再生称为微变态再生（epimorphosis regeneration），是两栖类动物再生肢体的主要方式；第二种称为变形再生（morphallaxis regeneration），这种再生通过已存在

组织的重组分化，即组织中的多潜能未分化细胞的再分化和部分细胞的转分化来进行，比如水螅的再生；第三种再生是一种中间形式，被认为是补偿性再生（compensatory regeneration），表现为细胞分裂，产生与自己相似的细胞，保持它们的分化功能，这是哺乳动物肝脏再生的方式。人们在两栖类有尾动物蝾螈（Salamander）的肢体再生上进行了较为深入的研究。

当一只成体蝾螈的肢体被切除后，剩余的细胞可以重建一只完整的肢体。例如，当手腕被切除后，蝾螈会长出一只新的手腕而不是新的肘。蝾螈的肢体"知道"远-近端轴的何处受伤并且能够从那个地方开始再生。蝾螈肢体的再生主要包括：①顶端外胚层帽（apical ectodermal cap）和去分化再生胚芽（regeneration blastema）的形成。肢体切除后的6～12小时，来自剩余截面的表皮细胞迁移来覆盖创面，形成创面表皮（wound epidermis），该表皮通过增殖而形成顶端外胚层帽。随后的4天里，顶端外胚层帽下面的细胞经历了戏剧性的去分化：骨细胞、软骨细胞、成纤维细胞、肌细胞和神经元失去了它们的分化特性。由此在截面处的肢体组织区域形成了在顶端外胚层帽之下的不能辨别的去分化的细胞增殖团块，称为再生胚芽，其中的细胞称为胚芽细胞。关于胚芽细胞，以往人们一直认为这是一组均一的多潜能未分化细胞，它能够再分化形成再生组织中所有类型细胞。最近基于GFP的特定组织细胞标记分析结果显示，胚芽细胞是一个不均一的各种类型前体细胞（progenitor cell）的"混合体"，每个前体细胞由残留肢体中的成熟组织细胞去分化而来，它们仍保持着其来源组织的"记忆"。例如由肌组织来源的肌前体细胞在再生时仅形成肌组织，而不是其他类型细胞。这表明，蝾螈肢体再生并不要求成体细胞完全去分化成一种多能状态。②胚芽细胞的增生和再分化。胚芽细胞在经过分裂增殖之后即开始再分化，肌细胞开始合成肌蛋白，软骨细胞分泌软骨基质等，直至形成与原来肢体相同的新结构。③再生胚芽的模式形成。再生胚芽在很多方面与肢体正常发育区域的肢芽相似。残肢和再生组织之间的腹-背轴和前-后轴是一致的，细胞和分子水平的研究证实了肢体再生与正常发育的机制十分相似。通过把再生肢体胚芽移植到发育中的肢体芽上，证明了胚芽细胞可对肢体芽的信号产生反应并有助于肢体发育。正如信号分子 Sonic hedgehog 被发现存在于肢芽发育区域间充质的后区一样，Sonic hedgehog 也存在于早期再生胚芽的后部区域。

尽管人类和其他哺乳动物没有蝾螈如此的幸运，但只要还有足够的指（趾）甲，就可以再生出指（趾）尖。最近纽约大学 Mayumi Ito 领导的研究小组揭示了指尖再生的秘密：在指甲根处下存在一个干细胞群，这些细胞可以协调修复部分切除的指头。研究表明，哺乳动物指尖再生的分子程序与两栖类动物肢体的切除再生极为相似，指甲干细胞作为一个"信号传导中心"，利用了一种对于胚胎四肢发育至关重要的 Wnt 信号通路，在组织再生过程中帮助了神经、新指甲以及骨细胞协调信号传导。当小鼠趾尖被截去后，剩余趾甲下的上皮组织中的 Wnt 途径被激活，并将神经吸引至此，通过 FGF2 蛋白，神经驱动间充质细胞的生长（间充质细胞可恢复骨、肌腱及肌肉组织），数周后，小鼠的趾尖恢复如初。不过，如果趾尖被截断过多、趾甲上皮组织丢失过多或整个指甲被移除，则无法再生。

第五节　基因表达的可逆性与细胞重编程转化

一、细胞谱系的维持与转录记忆密切相关

在多细胞生物，通过细胞分化形成大量有着各自独特功能的细胞类型。这就提出了一个问题：细胞类型被决定之后，如何在生长阶段的多次细胞分裂后依然保持其细胞特征，也即细胞谱系维持的机制是什么？通过前面的学习，已经清楚：各种激活或沉默的特征性基因的表达形式，决定了每种细胞类型的身份和功能。在发育过程中和成年期，需要在每次细胞分裂后忠实地记忆，哪些基因被激活或被抑制，需要有一个记忆系统保证这个信息从母代到子代的传递。一般地，把参与多次细胞分裂中维持一定细胞分化状态的分子机制称为"细胞记忆"或"转录记忆"。目前来自果蝇胚胎发育的研究表明：多聚梳类（polycomb group，PcG）和三胸节类（trithorax group，trxG）蛋白形成了转录记忆的分子基础，其中 PcG 蛋白为维持发育调控（如 Hox 基因）的沉默所必需，而 trxG 蛋白一般是维持基因表达的激活状态。PcG 和 trxG 蛋白各自组织形成大的蛋白复合体，通过调控染色质结构来维持基因的表达状态。

PcG 复合体，即多聚梳抑制性复合体（polycomb repressive complex，PRC）包括 PRC1 和 PRC2。植

物和动物的 PRC2 蛋白成员是保守的，而 PRC1 蛋白只存在于果蝇和脊椎动物。PRC1 主要由 4 个 PcG 蛋白组成：Polycomb（PC），多同源异型（PH），尾部性梳（PSC）和 Ring1（dRing1/SCE），其中 PC 蛋白的 N- 端含有一个能与甲基化的 H3K27 和 H3K9 相结合的 Chromo 结构域；PH 和 PSC 蛋白分别含有 SAM、C_3HC_4 环指结构域，它们与蛋白质间的相互作用有关；Ring1 的功能多样（与果蝇中的 PcG 复合体结构维持和哺乳动物 X 染色体上 H2A 泛素化有关）。PRC2 的 4 种核心蛋白是：E(z)蛋白，含有一个具有组蛋白赖氨酸甲基转移酶活性的 SET 结构域；多余性梳蛋白（extra sex comb，ESC），含有 WD40 结构域，在 PRC2 的蛋白复合体维系中起中心作用；组蛋白结合因子 p55；Zeste12 抑制子 [SU(Z)12]。在果蝇中 PcG 复合体通过 PcG 应答元件（PcG response element，PRE，一段 DNA 序列）被募集到靶基因上，PRC2 和 PRC1 共同作用建立起染色质的沉默，PRC1 一旦结合上去就和相邻组蛋白作用，在 PRE 处形成稳定的沉默复合体，这种状态可以在多次细胞分裂中依然保存。哺乳动物的 PcG 基因表达量在不同的细胞之间有很大差异，甚至相同细胞中调控不同靶基因的 PcG 复合体都有不同的组成，因此它们在不同发育阶段中的作用是动态的。PcG 复合体除了维持细胞类型还可能在干细胞可塑性中起到重要作用。

总之，一个生物体内的所有细胞都必须能够"记得"它们应该是哪种细胞类型，这个"转录记忆"的过程需要两类基础的调控机制：①需要维持一些基因的"关闭"状态，因为这些基因一旦被打开，就会导致一种特异性的非正常细胞类型，PcG 家族蛋白主要功能就是在"转录记忆"中起到抑制作用；②需要维持关键基因处于"开启"状态，因为任何类型细胞都需要表达主控蛋白，这些蛋白提供了该类细胞的特异性功能。在果蝇的研究中发现，trxG 蛋白与 PcG 蛋白的功能相反，trxG 蛋白在 ATP 依赖的染色质重建中起重要作用，它还能共价修饰核小体蛋白。目前在人类中，已发现了三个 trxG 蛋白的同源物，分别是 MLL1、MLL2 和 hSET1，其功能是人们研究的热点。

细胞如不能记住自身，将失去其分化特性并进而转变为另一种细胞。例如，转录因子 EBF1 对于 B 细胞记住自身的身份起至关重要的作用。当关闭这一转录因子时，细胞会失去从前的特性，而发育成 T 细胞。这主要基于以下实验：如果将发育晚期阶段小鼠的 B 细胞转移到免疫系统缺陷的小鼠体内，随后关闭移植 B 细胞中的 EBF1 基因。3 个月后于小鼠体内发现了在正常情况下不存在的 T 细胞和自然杀伤细胞。这说明，在转录因子 EBF1 关闭之后，移植 B 细胞忘记了它们的特化命运，转向了其他的细胞类型。

各种分化类型的体细胞特别是成体中的组织干细胞，它们为何能稳定地存在？细胞谱系维持的机制是什么？探明这些问题的本质对充分认识细胞分化的机制和获取组织损伤修复策略具有重要意义。

二、基因组的活动模式表现出可逆性

人们很早就发现，当体细胞核暴露于卵细胞胞质中之后，它的作用就如同一个受精卵的细胞核基因组一样，指导后续发育进程。在 20 世纪 60 年代初期，J Gurdon 以非洲爪蟾为材料，进行了著名的细胞核移植实验：他从一种突变型蝌蚪（遗传上只有一个核仁）的肠上皮细胞中取出细胞核，将其移植到事先用紫外线照射的遗传上有两个核仁的野生型爪蟾的未受精卵中（紫外线照射破坏了野生型未受精卵中的细胞核），这种含有肠上皮细胞核的受精卵有的能发育成囊胚，其中有少数可发育成蝌蚪和成体蛙，成体蛙中的细胞核均含一个核仁。该实验结果表明，已分化的肠上皮细胞核中仍然保持着能分化出成体蛙各种组织细胞的全套基因，基因组的活动模式具有可逆性。该项工作被后来系列的动物克隆实验进一步证实。例如，1997 年，英国爱丁堡 Roslin 研究所的 Wilmut 和其同事将成年绵羊的乳腺上皮细胞的细胞核移植到另一只羊的去核的卵细胞中，成功地克隆出世界上第一只哺乳动物——"多莉"（Dolly）羊。随后，一系列克隆动物如克隆牛和克隆狗等也相继问世。这些动物的克隆成功不仅进一步证明了细胞分化并不是由于基因丢失或永久性地失去活性造成的，而且清楚地表明基因组的活动模式能够被逆转。

证明基因表达具有可逆性的另一个著名的实验是细胞融合实验。卵，尤其是蛙卵，因其胞体较大、胞质丰富而有利于外源性细胞核的植入。但在其他类型细胞，特别是已分化的细胞，很难将外源性细胞核注射到其细胞质之中。然而，通过将两个细胞融合在一起，可以使一种细胞的细胞核暴露于另一种细胞的胞质中。应用化学药品或病毒处理等手段很容易使不同来源细胞的质膜融合在一起，使不同的核共享一个相同的细胞质。鸡红细胞与培养的人癌细胞融合实验很好地说明了分化终末细胞的基因具有可逆性。与哺乳动物的红细胞不同,成熟的鸡红细胞为有核细胞,但其细胞核中的基因表达活性受到了严格限制,当鸡红细胞与人癌细胞融合后,其细胞核的基因被重新激活,而表达出鸡特异性蛋白质。

另一个例子是,已分化细胞与不同种属的横纹肌细胞的细胞融合实验,进一步提供了分化终末细胞基因表达可逆性的证据。多核的横纹肌细胞是进行细胞融合研究的理想细胞,因为它们体积很大,并且也很容易鉴定出肌肉特异性的蛋白质。人三胚层的每层代表性分化细胞都能与大鼠的多核肌细胞融合,当人细胞核暴露于大鼠肌细胞质时,已分化的人细胞(非肌细胞)核基因被激活而开始表达肌肉特异性蛋白。例如,在大鼠肌细胞质中的人肝细胞核不再表达肝特异性蛋白,相反,它(肝细胞核)的肌肉特异性基因被激活,而表达人肌肉特异性蛋白质。这些例子也说明通过细胞融合能改变已分化细胞的基因表达活性。

细胞的去分化和转分化,以及近些年发现的一些分化终末细胞在特定诱导条件下所表现出的现象,如神经元向血细胞和脂肪细胞的转变,都说明了某些细胞中的基因表达调控模式是可逆的。

三、细胞重编程可以改变细胞的分化状态

基因表达的可逆性特征促使人们在不断地尝试逆转细胞分化的过程。这是因为这方面的研究不仅能加深对细胞分化机制的认识,而且有重要的医学意义,是实现针对难治性疾病的细胞替代治疗所需要解决的关键问题。一般将成熟终末分化细胞逆转为原始的多能,甚至是全能性干细胞状态的过程称为细胞重编程(cellular reprogramming)。前面讲到的基于细胞核移植技术进行的动物克隆实验就是细胞重编程的例子。细胞重编程概念的真正形成和发展,源于 2006 年日本科学家的工作。S Yamanaka 和 K Takahashi 借助反转录病毒载体,将四个转录因子(Oct3/4、Sox2、c-Myc、Klf4)基因导入小鼠皮肤成纤维细胞(fibroblast)中,可以使来自胚胎小鼠或成年小鼠的成纤维细胞获得类似胚胎干细胞(embryonic stem cell)的多能性。他们将通过这种方法获得的多能性细胞称为 iPS 细胞(iPSCs)。iPS 细胞的建立要归功于人类对细胞分化机制的不断探索,图 10-17 总结了三股研究潮流对 iPS 细胞诞生的引导作用。

继 Yamanaka 等人的工作之后,有关基于基因转移技术的细胞重编程研究成果层出不穷。在研究过程中也发现,细胞重编程中至关重要的干性因子 Oct3/4 能够被调控中内胚层(mesendoderm)发育和分化的因子(如 GATA3,GATA6,PAX1)代替;Sox2 能够被调控外胚层发育和分化的因子(如 GMNN)代替。研究过程中还发现,染色体端粒的保护因子 TRF1 是细胞重编程的关键基因(TRF1 为 Oct3/4 直接转录的靶基因),表达 TRF1 的细胞

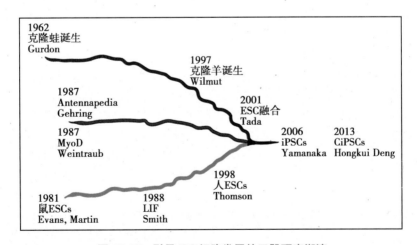

图 10-17 引导 iPS 细胞发展的三股研究潮流

如图所示,三股研究潮流导致了 iPS 细胞技术的诞生:一是对核移植的重编程研究,包括克隆蛙和克隆羊研究,以及基于细胞融合实验而发现的 ES 细胞也含有重编程体细胞的因子;二是发现细胞分化主导基因,包括发现果蝇触角足基因(Antennapedia)异位表达时会诱导腿而非触角的形成,以及证明哺乳动物转录因子 MyoD 能将成纤维细胞转换为肌细胞;三是 ES 细胞研究,包括小鼠 ES 细胞建系后,Austin Smith 等确立了能够长期维持干细胞多能性的体外培养条件,以及人类 ES 细胞的成功建系

具有极大的多能性。不论是成体干细胞、胚胎干细胞还是 iPS 细胞，TRF1 都可作为它们的一个极好的标志物。

在细胞重编程策略研究上，许多研究者也寄希望绕开基因转移步骤，试图寻找能够启动细胞发生重编程的小分子化合物。我国学者邓宏魁等在该研究领域获重要进展：他们从诱发四个转录因子（Oct3/4、Sox2、c-Myc、Klf4）表达原则出发，从 1 万多个化合物中筛选出能够使小鼠体细胞（成纤维胞）重编成为具有胚胎干细胞样多能性的 4 种小分子化合物的组合（图 10-1C）。仅使用 4 个小分子化合物的组合对体细胞进行处理就可以成功地逆转其"发育时钟"，实现体细胞的重编程。使用这项技术，他们成功地将已经特化的小鼠成体细胞诱导成为了可以重新分化发育为各种组织器官类型的"多潜能性"细胞，并将其命名为"化学诱导的多潜能干细胞（CiPSCs，CiPS 细胞）"。该成果提供了一条新的实现体细胞重编程的途径，也有助于我们更好地理解细胞命运决定和细胞命运转变的机制，使得人类未来有可能通过使用小分子化合物的方法直接在体内改变细胞的命运。

应用细胞重编程技术直接将体细胞（成纤维胞）转变为组织干细胞如造血干细胞、神经干细胞及肝干细胞等也是近年来的热点领域，该领域的研究进展不仅有重要的医学意义，而且也将为阐明成体中的组织干细胞谱系维持机制提供新思路。

目前调控 iPS 细胞建立的机制尚未明确，但一些研究结果已提示，包括 DNA 甲基化、组蛋白化学修饰和小 RNA 在内的表观遗传调控在细胞重编程中起重要作用。可以认为，成功的重编程需要三个必需步骤：①在 DNA 或组蛋白上的决定分化状态的表观遗传标记已去除；②提供或诱导出重编程细胞新表达的那些基因所必需的转录因子；③相互作用基因的染色质已去致密化使转录因子可以接近。

四、基因表达逆转与细胞重编程的转化医学

1. 肿瘤细胞经诱导分化或细胞重编程后可"改邪归正"

（1）肿瘤细胞诱导分化为"正常"细胞：细胞分化与肿瘤形成的密切关系，启发人们能否用体内的或人工合成的小分子化合物诱导肿瘤细胞向成熟终末细胞分化。20 世纪 70 年代，人们发现了肿瘤细胞的诱导分化现象。先后发现细胞膜的环磷酸腺苷（cAMP）衍生物，如环丁酰 cAMP、8- 溴 cAMP 可使

神经母细胞瘤的某些表型逆转，二甲亚砜（DMSO）在体外可使小鼠红白血病细胞发生部分分化。继而有人用微量注射法将小鼠睾丸畸胎瘤细胞注入小鼠囊胚，经培养后植入假孕的雌鼠子宫，结果生出"正常的小鼠"。这证明恶性肿瘤细胞在某些物质作用下可以改变其生物学性状，使恶性增殖得到控制。但是，这些结果仅适用于实验研究而无临床应用价值。20 世纪 80 年代，TR Breitman 利用原代细胞培养实验，发现维生素 A 衍生物——维甲酸（RA）对人急性早幼粒细胞白血病（APL）具有诱导分化作用，并在两例 M_3 型患者中观察到疗效。Flynn 使用 13- 顺 RA 治疗患者取得成功。中国学者应用全反式维甲酸（ATRA）治疗 APL 在大样本病例中获得成功，证明 ATRA 可诱导白血病细胞沿着粒细胞系进行终末分化。后来的研究相继证实，许多细胞因子、小剂量的化疗药物都具有诱导分化作用。自 20 世纪 90 年代以来，随着肿瘤外科手术治疗、化疗和放疗取得的成就，肿瘤的诱导分化治疗也从实验室走向临床。目前，诱导分化治疗的研究与观察已涉及多种人类肿瘤，如结肠癌、胃癌、膀胱癌、肝癌等。但不同肿瘤细胞可有多种分化诱导剂，并有相对的专一性，其中研究及治疗最深入的是 ATRA 和三氧化二砷联合应用可以使 90% 的 APL 患者达到 5 年无病生存，这是中国学者对人类的重大贡献。虽然诱导分化治疗仅在这单一病种上最为成功，但其意义重要。它揭示了一个肿瘤治疗的方向，即通过诱导肿瘤细胞分化来实现肿瘤细胞的"改邪归正"，改变肿瘤细胞恶性生物学行为，达到治疗的目的。

小分子化合物诱导肿瘤细胞向成熟终末细胞分化的机制极其复杂，但最主要的一点是，在它们的作用下肿瘤细胞的基因表达发生了改变。例如，第 15 号染色体长臂 22 的维甲酸受体（RAR）α 基因及第 17 号染色体长臂 21 的早幼粒细胞白血病（PML）基因相互移位，即 t（15；17）（q22；q21），形成融合基因及其编码的融合蛋白 PML-RARα，是 APL 发病的主要分子机制。PML-RARα 融合蛋白具有显性抑制作用，它不仅能对抗正常 RARα 的功能，而且还能与野生型 PML 形成异二聚体，干扰其功能，进而抑制早幼粒细胞分化。正常时，PML 位于一种称为 POD（PML oncogenic domain）结构或核小体的多蛋白核器中，在核中形成数目约 15～20 个，呈斑点状结构，其中还含有 SUMO-1，SP100，SP140，CBP/P300，PRB 和 p53 等成分。在 APL 细胞中，由于 PML-RARα 的形成，PML 从正

常的定位中分离，形成数目约为数百个微小点，正常的 POD 结构被破坏。在 ATRA 作用下，PML-RARα 融合蛋白降解，PML 恢复正常定位，核中数百个微小点恢复成正常的斑点状结构，早幼粒细胞的分化得以恢复。近年研究发现，在 RA 信号传导调控网络中起重要作用的两个成分，共抑制物（CoR）（内含 SMART、NcoR、mSin3 和组蛋白去乙酰化酶）和共激活物（CoA）（内含 CBP/p300，p300/CBP 结合因子 P/CAF，ACTR 和 TIF-1，TIF-2 等）。在没有 RA 存在的条件下，RAR/RXR（维甲酸 X 受体）异二聚体和 CoR 形成复合物，组蛋白去乙酰化酶使核小体的组蛋白（H2，H3，H4）N 末端赖氨酸去乙酰化，保持靶基因所在的染色质的结构紧密，从而抑制转录。在生理 RA 浓度（10^{-8}mol）下，CoR 复合物从 RAR/RXR 上解离，CoA 与 RAR 结合。CoA 复合物的蛋白质有组蛋白乙酰化酶活性，导致组蛋白乙酰化，染色质的结构舒展而激活转录，使下游的基因发挥作用。在 APL 患者，由于 PML-PARα 融合蛋白形成同二聚体，与 CoR 结合，阻碍了转录。只有在药理浓度 ATRA（10^{-6}mol）作用下，CoR 才能解离，转录恢复，使 APL 细胞分化。而三氧化二砷则能够直接与 PML 和 PML-RARα 中 RBCC 结构域的锌指结构的半胱氨酸残基结合，诱导 PML 寡聚化和 SUMO 化，直至降解。

（2）肿瘤细胞逆分化为"正常"细胞：目前人们对细胞重编的研究兴趣已扩展到疾病细胞如肿瘤研究领域。肿瘤细胞，经细胞重新编序后将会如何呢？新近来自肉瘤细胞的重编程研究表明，肉瘤细胞经重编程后，分化成了具有类似间充质干细胞和类造血干细胞，并最终能分化为成熟的结缔组织和血红细胞。全基因组 DNA 启动子甲基化和基因表达谱分析显示，比对人类癌细胞和重编程细胞，发现重编程会导致癌基因和抑癌因子发生大幅表观遗传修饰。这些数据表明重编程能恢复癌细胞终端分化潜力，同时降低了致癌性，并且无需恢复到胚胎（干细胞）状态。本领域研究将为解析肿瘤细胞癌变过程提供新途径，也让人们期盼细胞重编程能否成为癌症治疗的一个新方向。应当指出的是：将肿瘤细胞重新编程回归"正常"，虽如同电影中所描述的搭乘时间车回到了过去，但也要防止肿瘤细胞又搭乘时间车回到现状（肿瘤复发）。

2. 细胞重编程与组织细胞再生　除肝脏之外，人类不会再生器官（在儿童期还可以再生指尖，但是成人就丧失了这种能力）。由于再生损伤组织在医学上的重要性，许多生命科学工作者根据低等生物的再生机制，试图找出激活曾经是人体器官形成的发育程序的方法。其中一种方法是寻找相对未分化的多潜能干细胞；另外一种方法是寻找能够允许这些细胞开始形成特定组织细胞的微环境。迄今人们在寻找未分化的多潜能干细胞及"诱导"细胞具有多能性的方法上取得了新进展，例如人 ES 细胞的发现，哺乳动物中不同组织来源的成体干细胞具有横向分化和跨胚层分化潜能的发现，特别是 iPS 细胞被建立以来，基于细胞重编程技术而获取有治疗意义细胞的研究成果层出不穷。通过细胞重编程技术，不仅可以获得多潜能干细胞，还可获得组织干细胞或终末分化细胞的前体细胞（详见第十八章）。可以确信，随着对细胞分化机制研究的不断深入，真正实现按照人们的意愿去再生细胞和组织器官，以达到彻底修复和替代病变器官的时代将会逐渐变为现实。

（陈誉华）

参 考 文 献

1. 刘凌云，薛绍白，柳惠图. 细胞生物学. 北京：高等教育出版社，2002
2. 桂建芳，易梅生. 发育生物学. 北京：科学出版社，2002
3. 陈竺，孙关林，陈赛娟，等. 全反式维 A 酸诱导分化治疗急性早幼粒细胞白血病的机制研究. 上海第二医科大学学报，2002，22：S1-S4
4. 宋今丹. 医学细胞分子生物学. 北京：人民卫生出版社，2003
5. Gilbert SF. Developmental biology. 8th ed. Massachusetts: Sinauer Associates，Inc，Publishers，2006
6. Allis CD，Jenuwein T，Reinberg D，et al. Epigenetics. New York: Cold Spring Harbor Press，2007
7. Wolpert L，Jessell T，Lawrence P et al. Principles of development. London: Oxford University Press，2007
8. Rinn JL，Kertesz M，Wang JK, et al. Functional demarcation of active and silent chromatin domains in human HOX loci by noncoding RNAs. Cell，2007，129：1311-1323
9. Alberts B，Johnson A，Lewis J，et al. Molecular biology of the cell. 5th ed. New York: Garland Science，2008
10. Yamanaka S. Elite and stochastic models for induced

pluripotent stem cell generation. Nature, 2009, 460: 49-52

11. Buszczak M, Paterno S, Spradling AC. Drosophila stem cells share a common requirement for the histone H2B ubiquitin protease scrawny. Science, 2009, 323: 248-251

12. Cordes KR, Sheehy NT, White MP, et al. miR-145 and miR-143 regulate smooth muscle cell fate and plasticity. Nature, 2009, 460: 705-710

13. Mercer TR, Dinger ME, Mattick JS. Long non-coding RNAs: insights into functions. Nat Rev Genet, 2009, 10: 155-159

14. Kragl M, Knapp D, Nacu E, et al. Cells keep a memory of their tissue origin during axolotl limb regeneration. Nature, 2009, 460: 60-65

15. Szabo E, Rampalli S, Risueño RM, et al. Direct conversion of human fibroblasts to multilineage blood progenitors. Nature, 2010, 468: 521-526

16. Zhang XW, Yan XJ, Zhou ZR, et al. Arsenic trioxide controls the fate of the PML-RARalpha oncoprotein by directly binding PML. Science, 2010, 328: 240-243

17. 杨恬. 医学细胞生物学. 北京: 人民卫生出版社, 2011

18. 陈誉华. 医学细胞生物学. 北京: 人民卫生出版社, 2013

19. Jiang L, Zhang J, Wang JJ, et al. Sperm, but not oocyte, DNA methylome is inherited by Zebrafish early embryos. Cell, 2013, 153: 773-784

20. Takeo M, Chou WC, Sun Q, et al. Wnt activation in nail epithelium couples nail growth to digit regeneration. Nature, 2013, 499: 228-232

21. Nechanitzky R, Akbas D, Scherer S, et al. Transcription factor EBF1 is essential for the maintenance of B cell identity and prevention of alternative fates in committed cells. Nat Immunol, 2013, 14: 867-875

22. Zhang X, Cruz FD, Terry M, et al. Terminal differentiation and loss of tumorigenicity of human cancers via pluripotency-based reprogramming. Oncogene, 2013, 32: 2249-2260

23. Schneider RP, Garrobo I, Foronda M, et al. TRF1 is a stem cell marker and is essential for the generation of induced pluripotent stem cells. Nat Commun, 2013, 4: 1946.

24. Clavería C, Giovinazzo G, Sierra R, et al. Myc-driven endogenous cell competition in the early mammalian embryo. Nature, 2013, 500 (7460): 39-44.

25. Hou P, Li Y, Zhang X, et al. Pluripotent stem cells Induced from mouse somatic cells by small-molecule compounds. Science, 2013, 341 (6146): 651-654

第十一章　细胞衰老的特征性变化及其分子机制

提　要

　　细胞衰老通常是指随着时间的推移，细胞增殖与分化能力和生理功能逐渐衰退的变化过程，衰老最终结果将导致细胞死亡。细胞衰老与机体衰老是有密切联系的两个不同概念，机体衰老不等于构成机体的所有细胞都已发生衰老，细胞衰老将导致细胞的结构、功能、生化反应和相关衰老特征性的生物学标志等变化。细胞衰老机制主要包括：氧自由基学说，端粒与端粒酶学说，DNA 与生物大分子损伤学说，衰老基因和长寿基因学说等。细胞衰老的调控途径主要有两条，其一是复制性衰老的调控，它依赖于 $p19^{ARF}/p53/p21^{cipl}$ 信号通路；其二是氧化应激诱导的非端粒依赖性细胞衰老调控，它依赖于 $p16^{INK4a}/Rb/Erk-p38^{MAPK}$ 信号通路。最新研究认为：干细胞的衰老是机体衰老的本质所在，衰老相关疾病提示其成体干细胞的衰老程度。干细胞是研究细胞衰老的重要模型，寻找延缓或促进干细胞衰老的途径，调控干细胞靶向分化不仅有重大的理论意义，而且有潜在的临床应用价值。

第一节　细胞衰老的基本概念

　　个体衰老可表现为整体、器官、组织、细胞、细胞器和生物大分子等不同层次。细胞是生物体结构和功能的基本单位，可见细胞衰老与死亡是机体衰老和死亡的重要基础。在正常生命活动过程中，机体的组织细胞也会不断发生衰老、退变和死亡，同时新生细胞的再生也在不断地进行，总体上使衰老死亡的细胞数与新生细胞数保持动态平衡。人体作为复杂得多的细胞生命有机体，存在着一个重要的内在矛盾，即整体寿命的长期性与功能细胞寿命的短期性矛盾。细胞衰老退变与人体衰老和死亡有什么联系？迄今仍然没有一种理论能够全面地诠释。

一、细胞衰老是形态结构与生理功能逐渐衰退的变化过程

　　生长、发育、衰老和死亡是生命的基本现象，也是生命不断更新、种族不断繁衍的生命自然规律。机体衰老是随时间逐渐发生的一个较为缓慢的退化过程，它受诸多种因素调控，机制非常复杂，迄今还没有公认的定性与定量参数作为界定机体衰老的指标。

　　衰老（aging, senescence）又称老化，通常指生物体发育成熟后，随着年龄增加机体的器官、组织与细胞将逐步发生不可逆转的形态结构和生理功能衰退，随着衰老与退变进程不断推移和发展，机体的死亡将不可避免发生。

　　细胞衰老（cell aging）是指细胞在执行生命活动的过程中，随着时间的推移，细胞增殖与分化能力和生理功能逐渐发生衰退的变化过程。一般认为，细胞衰老是不能逆转的，衰老的最终结果将导致细胞的死亡。目前研究证明，细胞衰老主要由细胞内部因素所决定，环境因素也对细胞衰老有着重要影响。

　　人体是由数量庞大、种类繁多的细胞组成的复杂生命有机体，各种细胞都历经着自身的生长、发育、成熟、衰老、退变和死亡过程。衰老退变的细胞被机体的免疫系统清除；同时新生的细胞也由相应器官或组织不断地生成，以弥补衰老损耗的细胞。可见，细胞衰老死亡与新生细胞再生的动态平衡是维持机体正常生命活动基础。人体组织细胞的寿命有显著差异，根据细胞增殖能力、分化程度、生存时间，可将人体组织细胞大致分为四类：

　　1. 更新的组织细胞　指某些特化的组织细胞，

它们在执行自身生命活动的过程中会发生自然衰老死亡，同时由新生细胞不断再生成熟来补充，衰老死亡细胞与新生细胞在数量上达到动态平衡，在功能上达到协调一致，如上皮细胞、血细胞等。构成更新的组织细胞又分为 3 种：①干细胞，具有自我更新和多向分化能力，可分为胚胎干细胞和存在于器官或组织中的成体干细胞，它们是组织器官再生修复的基础；②过渡细胞，它们由干细胞增殖分化而来，即组织器官的前体细胞，通过这种细胞的增殖与分化使组织器官得以更新，损伤得以修复；③成熟细胞，即功能细胞，它不再分裂，在执行生命活动的过程中逐步衰老和死亡。

2. 相对稳定的组织细胞　指分化程度较高的组织细胞，该类细胞功能专一，正常情况下没有明显的衰老现象，细胞分裂少见，一般在同类细胞受到损伤导致细胞数量减少时，这些相对稳定的组织细胞才能进行增殖和分化，以补充失去的细胞，如肝细胞、肾细胞等。

3. 不能更新的组织细胞　指某些高度分化的细胞，这些细胞增殖分化成熟后，一般情况下不能再分裂与分化，即机体一生中没有同类再生细胞更替补充，如神经细胞、骨骼细胞和心肌细胞等。

4. 可耗尽的组织细胞　如人类卵巢中卵母细胞，在胚胎早期卵原细胞大量增殖，并演化为初级卵母细胞进入有丝分裂期，出生后卵母细胞不能得到补充，逐渐消耗殆尽。

二、细胞衰老与机体衰老是有密切联系的两个不同概念

细胞衰老与机体衰老是两个不同的概念，但两者间有密切联系。机体衰老的重要基础是构成机体的细胞在整体水平或系统器官水平的衰老，但不等于构成机体所有的细胞都发生了衰老。正常生命活动中的细胞衰老死亡与新生细胞再生更替是新陈代谢的必然规律，它避免组织结构退化和衰老细胞的堆积，这恰好是机体延缓整体衰老的重要途径。

从生物学角度看细胞的生命历程都要通过未分化、分化、生长、成熟、衰老和死亡几个阶段。不同种类的细胞其寿命和更新时间存在很大差别，如成熟粒细胞的寿命仅有 10 多个小时，胃肠道的上皮细胞每周就需要更换一次，胰腺上皮细胞更新约需 50 天，皮肤表皮细胞更新大约需要 1～2 个月，红细胞寿命约为 4 个月等。由此可见，事实上细胞的寿命总是比人的寿命短得多。发育生物学理论认为，哺乳动物自然寿命约为生长发育期的 5～7 倍，由此推论，人类完成生长发育约在 20～22 周岁，自然寿命应是 100～150 岁，但事实上大多数人都很难达到这个理论寿命。

自然衰老并不是疾病，但它与许多老年性疾病紧密相连。伴随着年龄增长，人体的神经系统、造血系统、免疫系统和多种脏器的组织细胞结构与生理功能逐渐衰退，因此老年机体的学习记忆能力、抗病能力和损伤后的修复再生能力也随之下降。衰老机体在应激与损伤状态下，保持体内稳态能力和恢复稳态的能力下降，因此心脑血管疾病、恶性肿瘤、糖尿病、自身免疫疾病、反复感染、创伤修复困难和老年痴呆等发病率大大提高。人们往往把老年性疾病认为是衰老的必然结果，但这不够准确，应该强调生理性衰老与病理性衰老有本质区别。生理性衰老是一个缓慢过程，生理性衰老者基本上都能够老而无疾，老而不衰，甚至老当益壮。病理性衰老指常年身体虚弱，百病缠身，疾病促使机体加速老化，一般 50～60 岁后就苍老而早亡。无论是生理性衰老，还是病理性衰老都是以机体细胞总体水平的衰老为基础，要阐明机体衰老机制必须从细胞衰老机制研究入手。尽管衰老与死亡是不可避免的生命规律，但延缓衰老尤其是努力避免病理性老化却是能够做到的。

第二节　细胞衰老的特征性变化

细胞是生物体结构和功能的基本单位，同时也是生物体衰老的基本单位。细胞衰老将会导致细胞结构、生理功能、生化反应和衰老生物学标志等方面的特征性变化。

一、细胞衰老的形态学变化表现为细胞结构的退行性改变

1. 细胞核　细胞衰老可表现为核膜内折凹陷，随着细胞衰老发展，内折凹陷加深，最终可导致核膜崩解。细胞衰老还可致染色质发生结构变化，包括 DNA 双螺旋解链能力下降、异染色质点状聚集、着色增强、核发生固缩、破碎及溶解。此外核内可出现包含物、核增大、核仁裂解为小体等。随着细胞衰老的不断发展，在肝、肾、胰、心、前列腺等多种器官中可出现超二倍体的细胞数增加，如小鼠肝细胞衰老时，正常二倍体的肝细胞数明显增加，同时异常多倍体的数量也显著增加，人血细胞非整倍体数随细胞衰老而增加。

2. **细胞膜** 衰老细胞的细胞膜脆性增加，细胞膜选择性通透能力降低，物质进出膜的速度下降，对内源性和外源性刺激的反应性也随之降低。不同种类细胞的细胞膜在糖脂构成、激素和神经递质受体种类、数目、对配体的敏感性等存在差异。随着细胞衰老的发展，通常细胞膜含氮类激素受体与胞质中类固醇激素类受体的数量减少，同时受体与配体的亲和力，受体与配体结合后的信号转导过程也会发生不同程度的改变。细胞衰老所产生的过氧化脂质可以使细胞膜发生继发性的损伤，表现为细胞膜表面电荷减少；细胞膜黏度增高，流动性降低，因而细胞的兴奋性降低；细胞膜的饱和脂肪酸、不饱和脂肪酸、胆固醇及磷脂的比例也会发生改变；还可见衰老细胞的细胞连接减少。

3. **细胞质** 脂褐素在细胞内的堆积已成为评价细胞衰老的重要指标。细胞质膜和膜结构的细胞器如溶酶体、线粒体、内质网、高尔基体等均含有大量不饱和脂肪酸，后者与超氧化自由基反应生成不溶性的脂褐素。脂褐素随细胞衰老发展而增加，在不同个体与不同细胞中脂褐素的堆积量和堆积速度不同，在分裂指数低或不分裂细胞如衰老的肝细胞、肌细胞和神经元中的堆积特别明显。衰老细胞的水分减少，导致细胞脱水皱缩，体积变小，细胞硬度增加，代谢速率降低。此外，还常见衰老细胞的脂肪积聚，糖原减少，胞内出现透明小滴或空泡。

4. **细胞器和细胞内结构** 细胞内多种细胞器和细胞内结构发生衰老的退行性变化：

（1）线粒体的变化：细胞衰老时，线粒体的数目减少，体积增大，可出现 mtDNA 突变或丢失。衰老初期，线粒体嵴变小，呈萎缩状，氧化磷酸化产生 ATP 的能力下降，偶尔也可见线粒体形成多囊泡体。有学者认为，线粒体的老化是整个机体衰老的动因。

（2）内质网的变化：衰老细胞粗面内质网总量减少，出现核糖体脱失，即脱粒现象。内质网膜电子密度增高，膜性结构变厚，在某些区域出现内质网膜"致密化"。内质网排列不规则或出现肿胀空泡。内质网的变化将导致合成蛋白质能力下降。

（3）高尔基体的变化：衰老细胞的高尔基复合体数量增加，与高尔基体相结合的囊泡增多，也可出现高尔基体崩解，分泌能力下降。

（4）溶酶体的变化：衰老细胞溶酶体活性降低，清除异物的能力下降，细胞内出现较多色素颗粒和残余体等，半乳糖苷酶活性增强。

（5）细胞骨架体系变化：细胞骨架是细胞代谢、增殖与分化、基因表达调控的重要调节者，构成细胞骨架的主要成分是细胞内微管和微丝。细胞衰老时其骨架出现结构排列紊乱，与微管、微丝相关的信号转导系统在细胞衰老时会发生相应变化（图 11-1）。

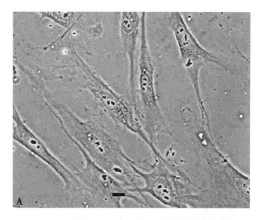
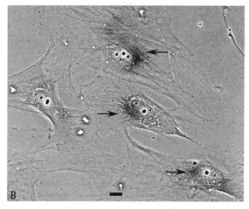

图 11-1 人成纤维细胞衰老的形态学改变
正常人真皮二倍体成纤维细胞，细胞细而长，细胞核椭圆，核仁清晰，细胞质致密。衰老的成纤维细胞胞体增大，胞质弥散变薄，在相差显微镜下可见明显的应力纤维。箭头所指细胞核周围着深色区由 SA-β-Gal 活性增强所致（引自 Michael Muller, 2009）

二、细胞衰老的生理学变化表现为功能衰退与代谢低下

1. **细胞周期停滞** 复制能力丧失及对促有丝分裂刺激的反应性减弱是细胞衰老的重要标志之一。衰老细胞不能进行正常 DNA 复制，细胞生长停滞多发生在 G_1 期和 S 期的衔接期。如体外培养的年轻人二倍体成纤维细胞（HDFs）对表皮生长因子（EGF）、肿瘤坏死因子 α（TNF-α）、成纤维细胞生长因子（FGF）和白介素 -1（IL-1）等有良好反应，这些细胞因子能促进细胞的增殖与分化。随着传代

次数增加,细胞逐渐发生衰老,尽管此时细胞表面受体维持恒定,且有亲和力,但细胞对上述细胞因子的反应能力已经降低,细胞生长停滞,最终衰老死亡。最新研究认为,衰老细胞对促有丝分裂刺激的无反应性归因于小窝蛋白1(caveolin-1)。在衰老阶段,非静止期成纤维细胞的小窝蛋白与表皮生长因子受体结合,阻碍了细胞外信号调节激酶-1/2在接触 EGF 后的磷酸化进程。CHO 细胞的小窝蛋白-1 表达阻碍了 EGF 信号从其受体到 Erk-2、Raf 和 MEK-1 的传递。

2. 对促凋亡因素的反应性改变 体外培养连续传代的有限细胞能存活数周至数月,衰老细胞表现出对凋亡刺激的可变敏感性。休眠期 WI-38 成纤维细胞对无血清培养敏感并且 2 周内凋亡,而衰老的 WI-38 成纤维细胞对无血清培养不敏感并表现出抗凋亡 Bcl-2 蛋白的高水平表达,Caspase 3 的表达下调。复制性衰老的人成纤维细胞对 Fas 配体(Fas L)、神经酰胺、TNF-α、冈田酸(ceramide)等通过不同信号通路诱导凋亡的化合物敏感。研究表明,衰老细胞经历凋亡的能力取决于信号通路和凋亡调节因子表达的维持。

3. 细胞衰老的其他生理变化 细胞衰老时细胞内酶活性中心被氧化,金属离子 Ca^{2+}、Zn^{2+}、Mg^{2+}、Fe^{2+} 等丢失,酶分子的二级结构、溶解度、等电点发生改变,总体效应为酶活性降低,如衰老细胞的碱性磷酸酶、单胺氧化酶、Na^+-K^+-ATP 酶等活性下降,但 SA-β 半乳糖苷酶活性增加。细胞衰老时其蛋白质合成下降,细胞内蛋白质发生糖基化、氨甲酰化、脱氨基等修饰反应,导致蛋白质稳定性、抗原性,可消化性下降。而自由基可使蛋白质肽链

断裂、交联,使得蛋白质变性。酶活性及蛋白改变导致细胞合成代谢速率下降,膜的流动性降低,呼吸速率减慢,细胞周期阻滞,活性氧自由基含量增加,这些都将导致细胞多种生理功能的衰退。细胞衰老时细胞的 DNA 复制与转录受到抑制,个别基因会异常激活,端粒 DNA 丢失,线粒体 DNA 特异性缺失,DNA 氧化、断裂、缺失和交联,甲基化程度降低,mRNA 和 tRNA 含量降低,将导致细胞增殖分化能力下降,细胞生长停滞,甚至出现异常增殖分化(图 11-2)。

第三节 细胞衰老机制的主要学说

近年来,人们对细胞衰老进行了深入探讨,获得了大量的信息,几乎每个细胞生物学和分子生物学的重要发现都引发一个甚至一组衰老学说。这些学说都从某个侧面或者说在一定程度上揭示了细胞衰老的机制。不同的学说有一定交叉重复,也有互相补充,有的学说甚至有明显的缺陷或不足,但是它们对我们认识细胞衰老无疑有着重要的启发。

一、氧自由基学说认为细胞衰老是机体代谢产生的自由基对细胞损伤的积累

机体内绝大多数分子是由氢原子(H)和其他基团(以 R 代表)组成,两者之间以共价键结合,而每一化学键均由一对电子组成,它们进行方向相反的自旋运动,如果共价键均裂,则生成各带一个不成对电子的 R. 和 H. 即自由基也称游离基。生物体内常见的自由基有氢自由基(H.)、有机自由基(R.)、脂质自由基(L.)和氧自由基等。其中氧自由

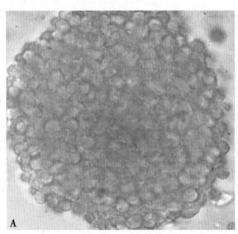
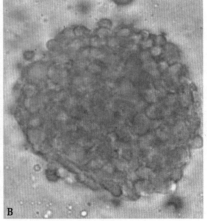

图 11-2 衰老成纤维细胞 SA-β 半乳糖苷酶活性增加

利用 10mg/ml 的 D 半乳糖(D-gal)能成功建立神经干细胞体外衰老模型。A:神经球 SA-β-半乳糖苷酶染色阴性;B:神经球 SA-β- 半乳糖苷酶染色阳性

基为氧原子上含有不对称电子的自由基,占人体内自由基总量的95%以上。若氧原子上含有不成对电子的自由基称为活性氧自由基。

氧自由基学说认为,机体通过生物氧化反应为组织细胞提供生命活动能量,同时在此过程中也会产生的大量活性氧自由基,如超氧自由基、羟自由基和过氧化氢(H_2O_2)等。这些氧自由基有很高的氧化活性,能够氧化生物膜中的脂类物质,尤其对不饱和脂肪酸有较强氧化作用,使之形成过氧化脂质而对生物膜造成严重损伤。如导致生物膜流动性降低、脆性增加、脂质双层断裂,从而造成各种膜性细胞器受损。氧自由基还能够使蛋白质出现交联、变性,引起多肽链断裂,产生某些异性蛋白,从而破坏细胞内的蛋白质结构。氧自由基可以导致嘧啶自由基、嘌呤自由基形成,抑制聚合酶活性,引起DNA与RNA的主键断裂和交联、碱基降解、氢键破坏等,致使核酸变性,干扰遗传物质的正常复制与转录,甚至发生基因突变。随着氧自由基对细胞脂质、蛋白质和核酸损伤的积累,细胞结构和功能就逐渐发生衰老退变。因此,氧自由基伤害是导致细胞衰老的重要原因之一,自由基损伤衰老学说与代谢衰老学说相互呼应,因为高的代谢率必然导致高的自由基伤害而加速衰老。

二、端粒学说提出细胞染色体端粒缩短的衰老生物钟理论

端粒是染色体末端的特殊结构,人体细胞的端粒由简单TTAGGC的重复序列和相关蛋白质组成。它像帽子一样罩在染色体长臂上,包裹着染色体头部,起着固定DNA双螺旋、防止DNA链被解开的作用,因此端粒具有维持染色体结构的稳定与完整,避免染色体末端发生融合、降解、丢失或重组等变化,进而保护生物体基因不因年龄增长而破坏。

端粒与端粒酶学说认为,端粒的长度决定着细胞的寿命。一般DNA的基本结构是双螺旋,而端粒DNA则可以形成四链结构,不同个体的端粒初始长度差别很大,人体细胞端粒平均长度一般为5～15kb,端粒碱基序列重复1000次左右,体细胞染色体的端粒DNA会随着细胞分裂次数增加而不断缩短。研究证明,细胞每传代一次,端粒就会缩短50～200bp,当细胞增殖分裂到一定次数后,端粒将缩短到2000～4000bp时,正常人的双倍体细胞就不能再进行分裂,细胞开始逐渐衰老和死亡,这就是海弗利克极限,可见端粒是决定细胞衰老的

"生物钟"。端粒酶是一种能够延长端粒末端的核糖蛋白酶,主要成分是RNA和蛋白质,其中含有特异性引物识别位点,它以自身RNA为模板,合成端粒重复序列并加到染色体末端,以补偿端粒片段丢失,从而延长细胞寿命甚至使其永生化。端粒酶活性越高,端粒就越长,染色体的稳定性和完整性越好,细胞分裂次数增多,寿命延长。端粒与端粒酶理论是解释复制性衰老较为公认的学说。

三、DNA损伤衰老学说认为细胞衰老是DNA损伤的积累

DNA损伤衰老学说认为,DNA分子在内(如氧自由基)、外环境(紫外光和某些化学物质)等因素的作用下很容易受损伤,如氧化、甲基化、脱氨、脱嘌呤等可导致DNA链断裂、碱基修饰、DNA蛋白交联。DNA损伤后,遗传信息不能准确无误地进行转录、翻译,最终造成细胞生命活动障碍,导致细胞衰老死亡。细胞在进化过程中也获得了某些DNA修复机制,建立了较为完善的DNA损伤监测系统及修复的相关酶体系,如聚腺苷二磷酸核糖基聚合酶(PARP)与DNA依赖的蛋白激酶(DNA-PK)是DNA损伤所致细胞早期应激反应的重要分子,DNA-PK与PARP均能识别、结合DNA链断裂,并通过酶活性的激活引发损伤信号传递的级联反应。当细胞DNA出现损伤时,它通过N端的锌指识别、结合损伤的DNA,激活C端的聚ADP核糖基化活性,修饰受体蛋白,从而通过蛋白质的糖基化修饰感受与传递DNA损伤信息。此外,PARP还可维持细胞染色质结构的紧密性,从而增加细胞对损伤的抗性。如果PARP和DNA-PK等酶活性降低,将造成细胞损伤识别及修复功能下调,进而使细胞中DNA损伤积累,引起基因转录及其表达的异常,从而影响以DNA为模板的蛋白质的合成,使其在基因控制下进行的许多生命活动过程受到破坏,最终导致细胞衰老。

线粒体DNA(mtDNA)是独立于细胞核染色体外的基因组,它裸露于线粒体基质中,缺乏组蛋白和DNA结合蛋白保护,mtDNA损伤后也缺乏完整的DNA修复系统,突变率很高,目前认为mtDNA突变在细胞衰老过程中起核心作用。在生命活动过程中,mtDNA很容易遭受自由基攻击而损伤,从而导致体细胞突变,促进细胞衰老死亡。此外,线粒体在氧化磷酸化过程中产生大量的活性氧类,mtDNA的氧化损伤引起突变的累积导致能量产出障碍,也将促进细胞衰老和死亡。

四、基因衰老学说认为细胞衰老受衰老相关基因调控

该学说认为，细胞衰老过程可能受特定基因控制，它是由一连串衰老相关基因激活或阻抑，通过基因产物的相互作用与内、外环境交互影响的结果。衰老相关基因有"衰老基因"和"长寿基因"。衰老基因的表达产物是一类可抑制 DNA 和蛋白质正常合成、促进衰老的抑制素。长寿基因是一类衰老阻遏基因，其产物可阻碍衰老基因的表达。阻遏基因有许多拷贝，但拷贝数会随细胞分裂次数的增多而逐渐丢失。体内各种抗氧化酶类可抵抗和防御氧化损伤，控制这些氧化酶类产生和表达的基因实际上就是长寿基因。

迄今，人们已发现了 60 多个衰老相关基因，在人的 1、2、4、6、7、11、18 和 X 号染色体上都存在着这些相关的基因，如超氧化物歧化酶基因、H_2O_2 酶基因、daf 基因家族、clk 基因家族、klotho 基因、SIRT1 基因、p16 基因、p53 基因和 p12 基因与细胞衰老过程有关。有些基因，如抗氧化酶类基因，蛋白质生物合成延长因子基因的表达与长寿有关。衰老相关基因有的与抗各种氧化损伤有关，有的与机体能量转化和输送有关，有的参与受损伤的蛋白修复，通过其表达调控细胞衰老和抗衰老。细胞衰老并不是单一基因所决定的，推测很可能是一个庞大的基因群，可能是多组基因激活或阻抑，通过各种表达产物相互作用，最终决定细胞的寿命。

五、分子交联学说认为生物大分子间形成交联将导致细胞衰老

该学说认为，交联是分子之间形成新的化学键，连接成为网状大分子的反应。脂质、蛋白质、核酸等大分子在代谢过程中受交联因子作用后同种分子间或不同种分子间发生交联反应，形成难以降解的聚合物，堆积在细胞内，干扰细胞正常的生理功能，从而引起细胞衰老。

结构蛋白过度交联对小分子物质的通透性降低，阻塞营养补给与废物排泄的通道，影响细胞的生存；功能蛋白的交联可破坏酶活性所必需的微环境，氧化酶活性中心的巯基在酶蛋白之间形成多聚复合物，攻击酶活性中心部位的氨基酸，从而损伤酶的结构和功能。

膜脂与膜蛋白之间发生交联后，膜脂多价不饱和脂肪酸减少，使生物膜不饱和脂肪酸与蛋白质比例失常，将导致膜的液态性与流动性降低，膜通透性增强。此外，膜受体、蛋白酶和离子通道的脂质微环境改变将影响受体变构、离子传递和酶活性，这些都可以促进细胞衰老。

核酸分子既能与自身发生交联，也能与蛋白质共价结合。交联后的 DNA 解链时易形成"Y"结构，影响遗传物质的正常复制、转录与翻译。DNA、RNA 与细胞内蛋白质交联时，可能形成细胞内巨分子，既不能排出又不能分解，严重危及细胞正常代谢和功能，从而促进细胞衰老。

六、脂褐素蓄积可导致细胞衰老

该学说认为，脂褐素是人类老化的标志产物，它是生物代谢过程中的某些无法清除的废物在溶酶体内的聚集物，这些废物在溶酶体中逐步堆积形成老化溶酶体，即脂褐素。随着年龄增长以及环境中理化因素的影响，这种老年性色素逐渐增多，脂褐素的化学本质是蛋白质或 DNA 与脂类共价缩合形成的不可降解的巨交联物，结构致密，不能被彻底降解，又不能排出细胞，在细胞中蓄积并占据很大空间，可致正常细胞器受到排挤，引起结构蛋白交联，造成功能蛋白损伤，导致 RNA 持续减少等，以致难以维持正常代谢需要。当脂褐素增加到一定数量，从而造成细胞衰老，最终导致细胞死亡。

七、糖基化反应造成蛋白质交联损伤将导致细胞衰老

该学说认为，在生理条件下葡萄糖能与多种氨基酸、多肽和蛋白质中的氨基发生反应（即糖基化反应）生成薛夫碱，再经过一系列的降解、脱氨、水解等反应，最终生成发黄褐变的生物垃圾及荧光色素，它们统称为糖基化终端产物。由于糖基化反应造成蛋白质的交联损伤，使结构蛋白硬化，功能蛋白酶损伤，抗氧化酶钝化，修复酶滞缓，从而导致代谢功能降低等衰老现象的产生。血糖高和长期受氧化应激伤害时，细胞的糖基化反应速度会大大加快，这种糖基化反应的加速几乎发生在机体所有细胞和组织器官，从而使各组织细胞都加速衰老。

八、差误灾难学说与其他学说对细胞衰老的阐释

差误灾难学说：该学说认为，细胞在蛋白质合成过程中难免发生错误，包括掺入氨基酸的种类和排列位置出现失误，如果涉及 DNA 复制、转录、翻译过程中的各种酶类和调控蛋白合成出现错误，并累积就会造成错误按指数增加。当错误信息得不到

及时修正，随着细胞增殖，错误不断扩大，当误差频率增加到一定程度，就会损害细胞，引起细胞衰老。

体细胞突变学说：该学说认为，细胞中的遗传物质具有自我复制及指导蛋白质合成能力。如果体细胞中的某些遗传物质发生自发突变，或者在物理、化学、生物因素的作用下出现诱发突变，引起染色体或基因损伤，DNA 自我复制过程产生误差，致使蛋白质合成障碍，当突变积累到一定程度，导致后代细胞形态改变、功能失调从而表现出细胞衰老。

DNA 修复能力下降学说：该学说认为，随着年龄增加，细胞在受到损伤时 DNA 的修复能力下降，基因表达发生异常，错误遗传信息不断积累，细胞功能逐渐减退，最终导致细胞衰老乃至死亡。

第四节　细胞衰老的分子生物学机制

目前认为，调控细胞衰老的途径主要有两条，其一是复制性衰老的调控，它依赖于 p19^{ARF}/p53/p21^{cip1} 信号通路的调控，其中包含 DNA 损伤反应机制；其二是氧化应激诱导的非端粒依赖性细胞衰老，它依赖于 p16^{INK4a}/Rb/Erk-p38^{MAPK} 信号通路的调控。以上两种信号途径均受 *Rb* 基因调控，而 *Rb* 基因是细胞从 G_1 期过渡到 S 期的核心调控基因。

真核细胞周期有两个重要的限制调控点，分别是 G_1-S 点和 G_2-M 点，其中 G_1-S 点的调控作用更重要。G_1 期限制点是增殖细胞唯一能够接受外界增殖和抑制信息的调控点。细胞周期调节因子包括：①细胞周期蛋白（cyclin）：包括 cyclin A～H，其中以 D1 最为重要，它们作为调节亚基与催化亚基和细胞周期蛋白依赖性激酶结合成复合物，在细胞周期各时相发挥作用；②细胞周期蛋白依赖性激酶（CDK）：包括 CDK1～7 共 7 种，CDK 通过与 cyclin 结合成复合物而控制细胞周期的检测点，实现对细胞周期的调控。cyclin 和 CDK 促进细胞增殖分化是细胞周期的正调节因子；③细胞周期依赖性激酶抑制因子（CDK inhibitor, CKI）：通过抑制 CDK 的活性，导致细胞周期停滞，阻断细胞增殖，是细胞周期的负调节因子（图 11-3）。

在细胞周期调节因子中 CKI 与细胞衰老密切相关。CKI 分为两类家族：INK4 家族和 CIP/KIP 家族。INK4 家族（inhibitor of CDK4）即 *p16* 家族，包括 4 个成员：*p16*^{INK4a}、*p15*^{INK4b}、*p18*^{INK4c}、*p19*^{INK4d}，这些成员均含有独特的四级锚蛋白结构，能特异

性地抑制 CDK4～6 和 cyclin D 的结合，因此阻断 CDK4～6 对 Rb 的磷酸化过程，阻止细胞进入 S 期，从而保持细胞的生长抑制状态。INK4 家族的 4 个成员中，*p16*^{INK4a} 编码基因在超过 30% 的人类肿瘤中失活，是重要的抑癌基因。CIP/KIP 家族即 *p21* 家族，包括 *p21*、*p27* 和 *p57*，对 CDK 有广泛抑制作用。

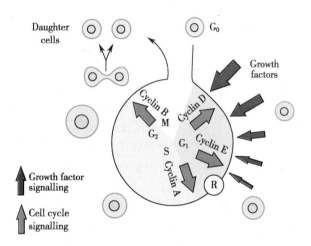

图 11-3　细胞周期不同阶段生长因子和细胞周期信号系统的调控

DNA 复制发生在 S 期，M 期则发生染色体的分离和胞质的分裂，M 期之后细胞重返 G_0 期以撤离细胞周期。生长因子信号（红色箭头）驱动细胞周期从 G_1 期通过检测点（R），当细胞通过检测点后，信号调控转向细胞内部细胞周期调控系统（蓝色箭头），不同的 cyclins 蛋白调控细胞周期的各时相点，未能通过 G_1/S 检测点的细胞将退出细胞周期，并走向衰老或凋亡

一、复制性细胞衰老依赖于 p19^{ARF}-p53-p21^{WAF1} 信号通路调控

p19 主要通过直接结合并抑制 *mdm2* 的泛素化连接酶的活性，减弱 *mdm2* 介导的 *p53* 的降解，发挥参与 *p53* 途径调节的作用，其表达升高是 *p53* 激活的原因之一。E2F1、癌基因 *c-myc*、*Ras* 和 DNA 损伤可以诱导 *p19*^{ARF}，增强 *p53* 在 G_1-S 和 G_2-M 的限制点效应，最终使细胞阻滞于 G_0 期和 G_2 期；而潜在的癌基因及转录因子 TBX2 则抑制其活性。*P19*^{ARF} 还可以通过非依赖 p53 的途径发挥作用。

p21 基因定位于第 6 号染色体短臂上，DNA 长度 85kb，其蛋白产物含有 164 个氨基酸。p21 作为 *p53* 下游的转录激活产物，具有抑制细胞周期素 /CDK 底物的磷酸化作用，导致 G_1 期阻滞，为细胞在进入 S 期之前修复损伤的 DNA 赢得时间。DNA 损伤时，*p53* 转录激活 *p21*$^{WAF1/CIP1}$ 等基

因。作为 CDK 的抑制物，p21^{WAF1} 与 CDKs 结合能阻止 CDK 依赖的磷酸化，防止 Rb 蛋白的灭活，使细胞周期停滞于 G_1 或 G_2 期，以使细胞有足够时间修复 DNA 损伤，或不可逆转地停滞于 G_1 或 G_2 期，导致细胞凋亡。通过 p53 的方式抑制 Rb 的灭活，p21^{WAF1} 可使由 p53 和 Rb 介导的细胞周期调控变得完整。碱性螺旋 - 环 - 螺旋 / 亮氨酸拉链家族蛋白 c-Myc 与锌指蛋白 Mizl 形成复合物，结合到 p21^{WAF1} 的启动子并抑制其转录，从而使细胞增殖。

p53 基因位于 17 号染色体短臂 17p13.1，DNA 全长 16～20kb。*p53* 基因编码的磷酸蛋白是一种 DNA 结合蛋白，具有转录激活作用，它通过调节 DNA 复制启动复合物的组装和功能，对细胞进入 S 期进行调控，此外通过反式激活某些抑制细胞增殖的基因，从而对细胞分裂进行负调控。*p53* 基因作用于细胞周期的 G_1/S 控制点，实施对细胞周期调控、启动细胞 DNA 合成、帮助 DNA 修复、抑制细胞分化、促进细胞凋亡等。*p53* 在多种信号导致的细胞衰老中起着重要的作用，这些信号包括端粒缩短、DNA 损伤的信号传递、癌基因和过表达的抑癌基因等。

1. 细胞衰老中 *p53* 的激活　在端粒依赖的调节途径中，当细胞染色体末端端粒显著缩短时 *p53* 即被激活，并触发细胞进入衰老途径。完整端粒的末端形成大的双链环，即"T 环"，它被认为是保护 3′ 末端悬垂的由几百个碱基构成的单链 DNA。T 环维持端粒的稳定性，保护其完整性。T 环的维持依赖于 DNA 结合蛋白，端粒重复结合因子 1 与 2 和端粒保护因子 1。有学者提出，缩短端粒的重组在细胞有丝分裂时将导致双着丝点染色体的断裂，继而造成 DNA 损伤和细胞衰老信号途径被激活。端粒的缩短致使 DNA 末端暴露，DNA 末端的暴露可能导致同源重组和非同源末端的融合，形成双着丝点染色体。休眠期成纤维细胞的 hTERT 的异位表达不但能导致端粒双链区域的延长，而且可引起悬垂的 3′ 末端的延长。因此，衰老或许依赖于端粒 3′ 末端的缩短，而不是整个端粒的长度。不管是在细胞内还是细胞外，氧化应激能加速端粒的缩短并促进衰老的起始。

DNA 损伤的集中点锁定在衰老细胞的端粒，此改变同样出现在诱导衰老的细胞。磷脂酰肌醇 -3 激酶蛋白家族对端粒长度的维持以及双链 DNA 损伤的修复起着直接作用。成纤维细胞在培养中呈现过早地衰老，并可见端粒缩短和 p53 活性增加。因此，DNA 损伤或者是由于端粒缩短而致

的端粒脱失似乎足以启动细胞衰老。

2. *p53* 对细胞衰老的调节　*p53* 调节细胞衰老是其蛋白质翻译后改变的组成部分，包括磷酸化、乙酰化、氧化 - 还原调控。实验证明：*p53* 的活性受负性调节因子 mdm2 的严密调控，如 *mdm2*- 缺失小鼠，由于 *p53* 的失活增加了胚胎的成活率。事实上，*p53* 通过反馈环路的自身调节诱导了 *mdm2* 基因的转录，结果使得 MDM2 与 p53 结合并促使了 p53 经由泛素 - 蛋白酶途径降解。通过上述方式，*p53* 和 *mdm2* 在细胞水平实现了精准的调节（图 11-4）。

为适应多种应激信号，p53 经翻译后修饰呈激活状态。磷酸化可能发生于不同的位点，并且复制性衰老和应激诱导的衰老磷酸化有所不同，通过 p300/CBP 转录激活因子实现的 p53 乙酰化可应对一些激活因子，如紫外线辐射、低氧、过氧化氢、抗肿瘤 DNA 损伤剂、羟喜树碱、顺铂等。在体内和体外实验中 mdm2 抑制 p300/CBP，从而抑制 p53 乙酰化。

3. *p21*、*p16* 和 Rb 在细胞衰老中的作用　第一个直接的靶点就是 *p21*^{WAF1} 基因，它编码周期素依赖性蛋白激酶 -2 抑制因子 p21。在衰老的成纤维细胞中发现，*p21* 的 mRNA 转录水平和蛋白质的表达水平增高。此外，当 *p21*^{WAF1} 基因转入静止期细胞后，*p21* 的过表达导致细胞周期停滞于 G_1 期。在正常人成纤维细胞中破坏 *p21* 基因的作用，则未能导致细胞衰老，然而细胞衰老后 p21 水平会显著降低。实验结果表明，CDK2 是有效的抑制因子，p21 与 cyclin A、cyclin D1、cyclin E、CGK2 有相关性。

第二个 CDK 抑制因子是 *p16*。p16 可能是细胞寿限的关键调控基因，是人类细胞衰老遗传控制程序中的关键效应物。细胞衰老时 *p16* 基因的 mRNA 转录及蛋白表达水平增高，*p16* 表达明显增强使抑制有丝分裂原刺激发生反应而产生的 RB 蛋白磷酸化，从而维持了衰老细胞不可逆的生长停滞状态。当给年轻细胞导入 *p16*^{INK4a} 基因可出现衰老表型；反之，*p16*^{INK4a} 基因敲除后细胞衰老进程延缓，生理功能增强。抑制 *p16*^{INK4a} 的表达，则端粒缩短减慢，DNA 损伤修复能力增强，但端粒酶并未被激活。有研究提示，*p16* 基因水平的升高是持续性端粒缩短的原因。认为 *p16* 调控复制性衰老的途径是 CDK4/6-pRB-E2F。RB 是衰老过程中起重要作用的调控因子，它属于核酸蛋白，能够结合 DNA、肿瘤病毒癌蛋白，还与转录因子 E2F 相

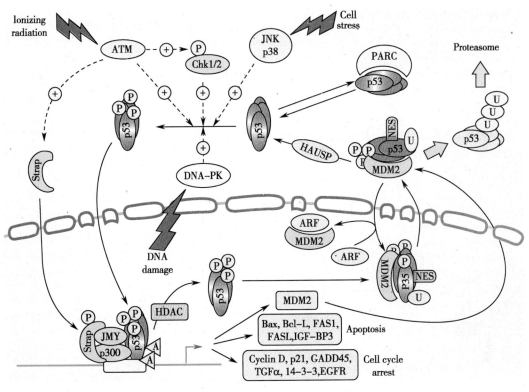

图 11-4 *p53* 激活与功能对细胞衰老的调控

互作用。RB 的活力主要受到磷酸化 / 去磷酸化的控制。在细胞周期 G₀ 期和 G₁ 早期，RB 是以低磷酸化形式存在；在 G₁、S、G₂ 期和 M 期，它主要是以磷酸化形式存在的。CDK4/CDK6 可以磷酸化RB 的 C 端区域，引起分子内相互作用，从而使组蛋白去乙酰化酶（HDAC）从 pRB 的口袋域离开，阻止 pRB 的转录抑制活性；然后 CDK2 对口袋域进行二次磷酸化，使 pRB 彻底不能结合和抑制转录因子 E2F 的活性，从而使细胞进入 S 期。E2F家族的转录因子能够调控许多在细胞周期进程中起重要作用的基因表达。目前已知有 30 多个基因被认为是 E2F 的目的基因，其中包括 DNA 复制和核酸代谢的基因，如 DNA 多聚酶 α、增殖细胞核抗体（PCNA）、二氢叶酸还原酶、胸苷激酶和胸苷合成酶的基因；编码细胞周期调控因子的基因，如 *cdc2*、*cyclin A*、*cyclin E*、*cyclin D1*、*p18^{INK4C}*、*p19^{INK4D}*、*p19^{ATF}*；以及不同的转录因子，包括 E2F 家族的其他成员。p16 可以与 CDK4/6 结合，抑制了E2F 的活性，不能表达 E2F 相关的 G₁ 晚期蛋白，使之不能通过 G₁/S 点从而发挥 G₁ 期阻滞以及诱导细胞早衰的作用。

癌基因 *Bmi-1* 编码蛋白家族通过对染色质的修饰，抑制其转录。有证据表明，*Bmi-1* 正是通过下调 *p16* 基因的表达来实现其永生化和成瘤特性的。*Bmi-1* 遗传缺陷鼠来源的胚胎成纤维细胞（EF）含有较高的 p16 水平，并且过早衰老；带有*p16* 和 *Bmi-1* 双重缺陷的细胞不会出现早衰现象；若增加 Bmi-1 水平可延长细胞的复制寿命。细胞衰老起始时，p21 水平的降低之后，p16 水平显著上升，并且 p16 作为 Rb 激酶的抑制因子具有长时间作用。在细胞衰老起始之前，p16 被维持在低水平是由于 miR-24 的作用，后者是抑制 *p16* 转录的起负性调节作用的 microRNA。当细胞进入衰老进程，*p16* 表达增加时，miR-24 水平降低。*p16* 表达增加的时间范围与表型改变相关，包括细胞体积增大、SA-gal 活性增强。此外，转录因子 Ets1 可以刺激 *p16* 表达，而 Idl 对 Ets1 的活性进行负调节，Ets1在衰老细胞中的积累和 Idl 水平的下降部分造成了*p16* 水平的升高，且 Ets 活性的升高最终可以抵消Bmi-1 对 p16 的抑制。癌基因 *Ras* 可能通过诱导有丝分裂原激活的蛋白激酶（MAPK）引起细胞衰老，因为后者可以刺激 Ets 的活性。

Rb 是细胞周期调节因子，其主要调控细胞 G₀和 G₁ 期过渡到 S 期的过程。细胞周期的进程依赖于 Rb 的高度磷酸化，此过程由 cyclin 和 CDK 的参与，从而调节其转录，完成了 G₁ 期向 S 期的进程。

Rb 经由 CDK2、CDK 和 CDK6 的催化得以磷酸化（图 11-5）。

　　在成纤维细胞的静止期和衰老阶段，Rb 蛋白被磷酸化，且 CDK2 蛋白低水平表达。然而，成纤维细胞在血清处理后，进入 S 期之前，Rb 被磷酸化，CDK2 水平增加。相反地，经血清处理的衰老细胞不能诱导 Rb 的磷酸化，CDK2 的增量表达或向 S 期的过渡。另外，SV40 T 抗原和 E7 蛋白与Rb 结合，阻止 Rb 磷酸化并允许细胞进入 S 期。现已认定 Rb 非磷酸化阻止了细胞通过 G_1/S 的障碍并促使其进入衰老。

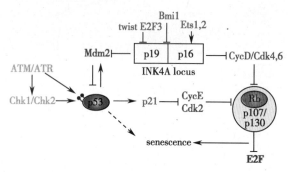

图 11-5　p53 与 Rb 对细胞衰老的调节
p53 和 Rb 是两个重要的衰老激活因子。p53 可激活 p21 进而激活 Rb，引起细胞衰老。在人体细胞内，此衰老的激活可越过 Rb 激活途径。Rb 可通过关闭转录因子 E2F 标记基因激活衰老。Rb 本身可由 p21 或 p16INK4a P21 或产物激活。ATM/ATR 和 Chk1/Chk2 蛋白，INK4a 位点编码 p19ARF 产物等可通过磷酸化作用激活 p53

二、氧化应激诱导的细胞衰老依赖于 p16INK4a/Rb/Erk-p38MAPK 信号通路调控

　　氧化应激诱导的非端粒依赖性细胞衰老，主要受 Erk-p38MAPK 信号通路的调控。成纤维细胞暴露于过氧化氢或 3-丁基过氧化氢等氧化应激环境之下，可致细胞生长停滞并呈现衰老特征。另外，延长癌基因 *Ras* 在人 IMR-90 细胞或小鼠胚胎成纤维细胞中的表达可以导致细胞周期的永久性停滞。研究发现，抗氧化物对氧化物诱导的细胞衰老作用有抵抗作用，且能延长复制细胞在培养中的复制潜能。

　　Ras 原癌基因家族编码 GTP 结合蛋白，该蛋白转导细胞生长信号。*Ras* 诱导的细胞早熟性衰老是通过 Ras-Raf-丝裂原-启动蛋白激酶 Erkp38 信号途径实现的。细胞衰老被一系列 MEK-细胞外信号调节激酶所启动，以及 p38MAPK 的激活（图 11-6）。正如信号处理过程包含 p53 激活一样，关于经细胞膜传递的诱导衰老的信号转导过程很多仍需确定。细胞对外界刺激的反应是经由细胞内信号途径，后者的重要组分是细胞分裂素活化蛋白激酶，该激酶的作用是偶联细胞外信号并改变细胞的基因表达。此激酶的几个亚型已被鉴定，每个都有着不同的特异性底物，以提供不同的生理学效应。p38MAPK 的激活以应对多种细胞外刺激，主要包括生长因子、细胞因子、微生物毒素和渗透压改变。p38MAPK 在衰老中的作用机制可能是下调 cyclin D1 的表达并

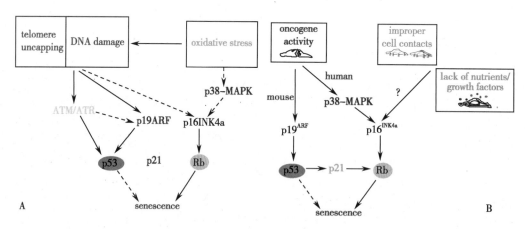

图 11-6　细胞衰老 p38MAPK 信号通路
A. DNA 损伤途径导致端粒丢失，激活 ATM/ATR 通路和 Chk1/Chk2 通路引起 p53 表达上调，进而诱导衰老。在小鼠体内，此反应依赖 p19ARF 的活性，而在人体内，ARF 的功能尚不清楚。在人类细胞中，端粒丢失可经多种未知途径激活 p16。直接的 DNA 损伤通过 p53 途径引起衰老，此过程和端粒丢失引起的衰老相同。氧化应激诱导 DNA 损伤，进一步加速端粒缩短，可导致快速的端粒丢失。在人类细胞中，氧化应激可通过 p38MAPK 途径激活 p16。B. 在小鼠体内，癌基因 *Ras* 激活通过 p19ARF 途径诱导衰老，而在人体内此过程通过 p16INK4a 途径诱导衰老。p38MAPK 在 Ras 诱导衰老过程中发挥作用。一些生理性应激因素比如养分和生长因子缺乏，异常的细胞与细胞，细胞与基质接触等，可通过激活 p16 诱导衰老。不过确切的激活此过程的因素和信号调控机制暂时还不清楚

将细胞阻滞于 G_1 期。

研究发现,用低浓度的过氧化氢处理 U937 细胞能诱导细胞周期阻滞于 M 期,早期可见 p38^{MAPK} 磷酸化激活物 MKK3/MKK6 和 ATF-1、ATF-2 的磷酸化。抗氧化剂(如 N- 乙酰半胱氨酸)可抑制这些磷酸化事件。p38^{MAPK} 途径允许细胞通过 S 期,但不能完成 M 期。可见这条途径与 p53 诱导的衰老途径相反。SB203580 作为 p38^{MAPK} 的特异性抑制因子,在暴露于氧化剂之后防止多倍体的形成中起到关键作用。

Erk-p38^{MAPK} 信号途径不依赖 p53-DNA 损伤途径,但是 Raf-MEK-Erk 的激活诱导了 *p53* 的激活,以及 *p21* 和 *p16* 的表达上调,这可能是氧化应激中 Ras 诱导的增加,导致 DNA 的损伤和 DNA 损伤反应的出现。在正常的 IMR-90 肺成纤维细胞中,氧化应激作用下 p38*MAPK* 的激活可能催化产生过氧化氢的特异性膜结合 NADH 氧化酶表达上调。这种氧化剂有效性的增加被认为能导致 DNA 的损伤,因而致使 *p53* 的激活和 *p21* 的上调(图 11-7)。

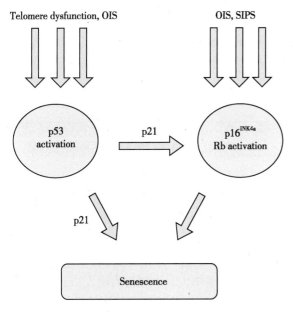

Telomere dysfunction, OIS   OIS, SIPS

p53 activation —p21→ p16^{INK4a} Rb activation

p21

Senescence

图 11-7　癌基因 *ras* 介导的细胞衰老

癌基因 *ras* 促进 ROS 产生,进而激活 DNA 损伤反应,p14/19^{ARF} 和 p16^{INK4a} 表达上调,进而激活 p53 的表达。在细胞转化和衰老过程中,OIS 途径通过调控 p53 和 p16^{INK4a} 致细胞衰老

三、PTEN/p27 途径参与细胞衰老的调控

PTEN 基因位于 10q23.3,编码由 403 个氨基酸构成的蛋白质。*PTEN* 是属于磷酸酶家族的抑癌基因,PTEN 蛋白对磷酸化的丝氨酸 / 苏氨酸和酪氨酸残基均有去磷酸化作用,证明它是一种双特异性磷酸酯酶(DSP)。

大多数 DSP 的底物是 MAP 激酶,也有部分 DSP 的底物是蛋白性磷脂,甚至包括 RNA 的 5′ 磷酸基团,可以确定 PTEN 的第一个生理性底物为 3,4,5- 三磷酸磷脂酰肌醇(PIP3),它可以特异地使 PIP3 的 3′ 磷酸脱去,在酪氨酸磷酸酶和丝氨酸 / 苏氨酸磷酸酶介导的信号传导过程中具有重要的作用。PTEN 的主要功能是通过其磷酸酶活性磷酸化和脱磷酸化,调节第二信使 PIP3 的水平,活化 AKT/PKB 和 Anoikis 衰老凋亡过程,进而调控细胞的生长与凋亡,结果导致细胞信号转导和细胞生长周期的阻滞,从而诱导细胞衰老与凋亡。

PTEN 不仅诱导细胞周期抑制,而且在细胞黏附和细胞迁移、细胞分化、细胞衰老和细胞凋亡等多种生理活动中发挥重要作用。PTEN 主要通过对细胞周期的抑制和细胞生理功能的调节来诱导细胞发生衰老和死亡。

研究表明:过表达 *PTEN* 能通过抑制 CDK 活性,使 pRB 保持去磷酸化结合 E2F 的状态,从而抑制细胞增殖。此外,PTEN 还能激活 AKT,后者磷酸化糖原合成酶 3 而使其失活,活化的 GSK3 磷酸化 cyclin D1 使其降解,PTEN 因此抑制细胞周期蛋白 D1 的积聚,促进细胞周期阻滞,从而诱导细胞凋亡。PTEN 通过调节 PIP3 和 PKB 信号转导通路,最终调节细胞周期发展和细胞生存。PTEN 诱导的细胞周期阻滞与它的脱磷酸化能力有关,PTEN 主要抑制 ERK 通路和抑制 MAKP 上游 MEK、Ras 的活化及 Shc 的磷酸化而促进细胞凋亡。

PTEN 作为具有磷酸酶活性的抑癌基因,自发现以来就备受关注。目前普遍认为 *PTEN* 具有负调控细胞周期及多种信号途径,抑制细胞黏附、细胞迁移、细胞分化、细胞衰老和细胞凋亡等多种生理活动的功能,其抑制细胞生长、诱导细胞凋亡主要由以下几条途径共同完成:①PIP3 和 FAK 去磷酸化;②细胞周期蛋白的调节;③MAKP 信号途径;④Fas 途径。

四、小窝蛋白 -1 是细胞衰老进程中起重要作用的信号调节因子

小窝蛋白 -1(caveolin-1)亦称微囊蛋白 -1,是一种分子量在 21~24kDa 之间的跨膜蛋白,它是细胞衰老进程中起重要作用的信号调节因子。小窝蛋白充当支架蛋白并起到积聚不同蛋白和在功

能上调节信号转导分子的作用，包括 EGF 受体、G 蛋白、Src- 样激酶 H-Ras、蛋白激酶 C、内皮一氧化氮合酶和整联蛋白都包含于囊泡运输之中。研究表明，将 3T3 成纤维细胞在培养中剥夺血清或用过氧化氢氧化应激诱导可导致小窝蛋白 -1 的表达增加，继而出现细胞周期停滞于 G_0/G_1 期。此外，小窝蛋白 -1 的表达与 p53 活性呈 2～3 倍增加，以及与 p21 的增量表达有相关性。

p38^{MAPK} 和 Sp1 在氧化应激后的连续性激活导致小窝蛋白 -1 基因启动子的活化和小窝蛋白 -1 基因的表达。通过转基因的方式使小窝蛋白 -1 在体内实验中稳定表达，促使小鼠胚胎 G_0/G_1 期成纤维细胞增多和细胞增殖受限。通过反义寡核苷酸或小干扰 RNA 的方法定向下调小窝蛋白 -1 可使细胞走出 G_0/G_1 期的阻滞并重获复制能力，这表明小窝蛋白 -1 对衰老信号转导起着核心作用，尤其是在 p53/p21 途径。小窝蛋白 -1 与 p53 可能有协同作用，因为 p53 是小窝蛋白 -1 基因的正性调节因子，并且小窝蛋白 -1 又可增加 p53 的活性。槲皮素和维生素 E 抑制了过氧化氢诱导的小窝蛋白的增量表达，延缓了衰老表型的发展（图 11-8）。

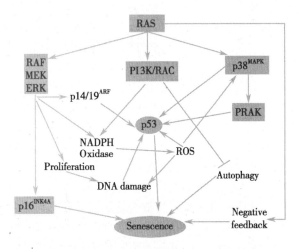

图 11-8　调控细胞衰老的 p53/p21 和 p16^{INK4a}/pRb 途径
OIS：癌基因诱导的衰老，SIPS：应激诱导的未成熟衰老

五、磷脂酰肌醇 -3 激酶在细胞衰老中具有特殊作用

细胞衰老的早期和晚期固然是迥异的两个阶段。有学者证实，其机制是由于 p38^{MAPK} 在应激中的磷酸化促使了 ATF-2 的活化。磷酸化的 ATF-2 启动了 TGF-1 的表达，后者进而激活其受体 TGF-1rⅡ。TGF-1rⅡ 的激活维持了 p38^{MAPK} 的持续磷酸化。只有在应激后约 24 小时 Rb 处于低磷酸化水平时，

其可与磷酸化的 ATF-2 结合，继而衰老表型可被表达。用 TGF-1 刺激人肺腺癌细胞系 A549 或人前列腺基底细胞可导致细胞衰老表型的出现并以 SA-gal 的活性增强为特征，但随后即未见细胞周期的停滞。另外，在持续施加 TGF-1 之后 A549 细胞呈现渐进性端粒酶活性降低，最终导致端粒缩短并启动复制性衰老。

TGF-1 的诸多生物学效应是由磷脂酰肌醇 -3 激酶（PI3K）介导的信号途径完成的。细胞的体积增大依赖于蛋白质的从头合成，此过程需要 p70 S6 激酶的激活以磷酸化 40S 核糖体激酶，后者是 mRNA 转录过程中的主要组分。PI3K 是 p70 S6 激酶的上游调节因子，暴露于亚致死量的过氧化氢的多种细胞均有 PI3K 的激活。PI3K 激活后协同 p70 S6 激酶导致大量蛋白质的合成并最终使细胞增大。PI3K 的选择性抑制剂 LY294002 或渥曼青霉素可阻止细胞体积的增大，减少 SA-gal 的表达，但不能避免细胞周期的阻滞。与之相反，HDFs 能表达 E6 蛋白并呈现衰老特征，包括细胞体积的增大以及 SA-gal 的表达，然而却维持了细胞的复制能力。因此，无论是早熟性衰老还是复制性衰老细胞的典型表型与细胞周期停滞无直接关系。细胞生长停滞和细胞衰老表型的非直接相关性对衰老相关的病症的更有潜力的治疗方式有着重要意义，并亟待进一步探讨。

第五节　细胞衰老的调控在衰老生物学中的意义及其研究策略

一、细胞衰老研究具有越来越重要的意义

2050 年全球 60 岁以上老年人将达到 20 亿，即每 5 个人中将有一个老年人，发达地区每 10 个人就有 3 个老年人。中国第六次人口普查发布的《中国人口老龄化发展趋势预测研究报告》指出，21 世纪的中国将是一个不可逆转的老龄社会。中国不仅是世界上人口数量最多的国家，也是老年人口数量最多的国家，其老年人口占世界老年人口的 1/5，占亚洲老年人口的 1/2，中国老年人已超过总人口的 13%。中国每年将新增 596 万老年人口，年均增长速度达到 3.28%，到 2020 年老年人口将达到 2.48 亿，2037 年超过 4 亿，老龄化水平将超过 17.17%。报告提出中国将面临人口老龄化和人口总量过多的双重压力，要把应对老龄社会的挑战列入未来中国的发展战略之一。面临世界和我国

人口老化进程加快和人口寿命普遍提高的趋势，确保老年人口享有良好的健康和较高的生活质量已经成为社会科学和生命科学共同关注的重大问题。可见加快推动衰老生物学与延缓衰老的研究有重要科学意义及社会价值。

细胞衰老是机体衰老和死亡的基础，也是众多老年性疾病的基础。迄今，我们对细胞衰老的生物学机制还了解甚少，加快细胞衰老模型、衰老机制、调控细胞衰老途径等研究具有重要的科学价值，对阐述老年性疾病的发生机制和防治退行性疾病具有不可估量的社会价值。

二、建立细胞衰老的体内外模型是研究细胞衰老机制的基础

1. **细胞衰老体内模型的建立**　细胞自然衰老、病理性衰老或实验复制的衰老其调控机制非常复杂，体内微环境对细胞的衰老影响极为重要，尽管已经有较多整体水平上研究动物衰老的模型，但迄今还没有理想的细胞衰老体内模型，尤其是在年轻健康机体内复制某种特定细胞衰老的模型还没有报道。迄今，复制的细胞衰老体内模型是建立在整体水平衰老的基础上来研究某种细胞的衰老，因此，模型本身还有很多缺陷。

造血干细胞体内连续移植衰老模型：供体造血干细胞选自雄性小鼠骨髓，通过免疫磁性分选法或流式细胞术获得待移植的造血干细胞。受体鼠选同系的雌性小鼠，用 ${}^{Co}60\gamma$ 射线或 ${}^{137}Cs$ 进行全身致死剂量辐射。受体鼠在辐射后 24 小时内，由尾静脉输注 $10^3 \sim 10^4$ 个分选的供体鼠造血干细胞，使受体小鼠的造血功能得到重建，经过 4～6 个月的饲养后，从雌性受体鼠的骨髓细胞中分离纯化雄性供体的造血干细胞，通过细胞的 Y 染色体检测确定供体干细胞在受体内重建造血的情况。将从第一雌性受体鼠骨髓中分离纯化的雄性供体鼠造血干细胞再移植给第二雌性受体鼠，通过供体细胞连续几代的移植，发现随移植次数增加 Y 染色体标记的供体造血干细胞的自我更新和多向分化能力不断下降，一般连续移植 4 代后，雄性供体的造血干细胞就失去在受体内重建造血的能力，最后移植的受体鼠也因重建造血功能丧失而死亡，说明在连续移植过程中造血干细胞逐渐发生了复制性衰老。

电离辐射建立细胞衰老体内模型：电离辐射可以诱导细胞 DNA 损伤，这些损伤的积累最终将导致细胞的衰老。目前，通过采用低剂量 ${}^{Co}60\gamma$ 射线或 X 线全身多次辐射，诱导细胞 DNA 损伤，建立

辐射损伤致细胞衰老体内模型。单细胞凝胶电泳实验（彗星实验）可以测定 DNA 迁移部分的吸光度或迁移长度（即拖尾现象），它能定量分析 DNA 单、双链缺口损伤程度，评价细胞 DNA 损伤。实验证明，每隔 10 天用 3.0Gy 的 X 线全身辐射小鼠，总共 8 次，可导致造血干细胞彗星实验尾长与 Olive 尾距延长，细胞周期 G_1 期阻滞，细胞增殖与分化能力下降，重建造血能力下降，β- 半乳糖酶染色阳性细胞数明显提高，细胞出现衰老的生物学表现。其机制与辐射诱导的氧化应激损伤，细胞周期调控基因与蛋白的异常表达和端粒酶活性下降有关。

致衰老药物建立细胞衰老体内模型：D- 半乳糖致衰老模型是目前常用的动物衰老模型。D- 半乳糖被半乳糖氧化酶催化生成醛糖和过氧化氢，由此产生超氧阴离子自由基是 D- 半乳糖致衰老机制。实验证明，每日给大鼠皮下注射 D- 半乳糖 120mg/kg，连续注射 42 天，可以建立衰老动物模型。行为学观察发现，衰老组大鼠找到隐形平台前的逃避潜伏期显著延长，空间学习记忆能力明显下降。实验研究证明，脑皮质细胞抗氧化能力下降，齿状回区神经元排列松散，细胞出现体积增大、着色较浅、核轮廓不清等典型的衰老形态学特点。脑衰老组 SVZ 区的 BrdU 阳性细胞数量较少，脑组织内 $p16^{INK4a}$、$p21^{Cip1/Waf1}$ mRNA 及蛋白的表达上调，提示 D- 半乳糖可诱导神经元和神经干细胞衰老。

2. **细胞衰老体外模型的建立**　目前体外诱导细胞衰老的方法主要有白消安、氧化低密度脂蛋白（ox-LDL）、D- 半乳糖（LD-gal）或三丁基过氧化氢（t-BHP）等药物诱导细胞衰老模型和电离辐射诱导细胞衰老模型。

白消安致细胞衰老模型：白消安（BU）是一种烷化剂，可以导致细胞 DNA 损伤，具有诱导细胞衰老的作用。与一般的化疗药物不同，BU 致衰老并不主要依赖激活 p53 通路，α-PFT 等 p53 抑制剂并不能保护被 BU 处理的细胞不老化。被 BU 作用的细胞有短时间的谷胱甘肽过氧化物酶（GSH）下降，原因是 BU 可以与 GSH 结合，随后出现活性氧（reactive oxygen species，ROS）的持续性升高，大量的 ROS 则会激活细胞外信号调节激酶（Erk）和 $p38^{MAPK}$ 通路，而 p38 被激活则会引起 DNA 损伤以及端粒的缩短，最终导致细胞衰老。以含 10% 的胎牛血清的 IMDM 培养液培养细胞，在培养体系中加入 BU 作用 24 小时，常规连续培养 11 天，通过 SA-β-Gal 染色检测细胞衰老，根据染色阳性细胞数分析细胞衰老程度。

氧化低密度脂蛋白致细胞衰老模型：血浆中 LDL 主要通过金属离子依赖性或非依赖性的方式被氧化成 ox-LDL。ox-LDL 是复制细胞衰老模型的有效致衰剂，它能促进人视网膜色素上皮细胞、内皮祖细胞等多种细胞衰老。研究表明，150mg/L 的 ox-LDL 体外可诱导造血干细胞呈现典型的衰老生物学特征，即 SA-β-Gal 染色阳性细胞率明显增加；增殖能力明显减弱；G_1 期细胞比例显著升高，S 期细胞比例显著减少；混合集落形成单位（CFU-Mix）数量显著减少。进一步研究证明，ox-LDL 可使衰老造血干细胞内 SOD、GSH-Px 活性下降，MDA 含量升高和 ROS 水平增加；端粒长度缩短，端粒酶活性降低；p16、p21mRNA 及蛋白表达增强，CDK4、cyclin D 及 cyclinE 蛋白表达降低，而对 CDK2 蛋白表达无影响。

辐射致细胞衰老模型：电离辐射可以导致细胞和细胞生存微环境损伤。实验证明，电离辐射主要损伤细胞的 DNA，而 DNA 损伤可通过触发 p53-p21$^{Cip1/Waf1}$ 通路，从而引起细胞衰老。用 4Gy 的 Coγ 射线或 ^{137}Cs 照射培养细胞，通过 SA-β-Gal 染色鉴定阳性着色细胞数，以此作为判断细胞衰老的指标。

细胞体内外衰老模型建立后，可以通过衰老特征形态学、β-半乳糖苷酶染色、细胞增殖周期分析和体外诱导分化培养法等细胞生物学手段检测评价细胞衰老水平；通过 Southern Blot 结合端粒重复序列扩增法和 ELISA 法检测端粒长度及端粒酶活性等分子生物学方法研究细胞衰老机制，还可以通过如 p21、p19、p53 与 p16 等衰老基因与相关蛋白质表达分析，从基因表达调控与信号通路角度阐述细胞衰老机制。

三、目前研究细胞衰老有三条主要途径

1. 建立细胞衰老模型研究衰老机制 通过建立细胞体内外衰老模型探讨生物因素、物理因素、化学因素和环境因素等对延缓正常细胞衰老或促进肿瘤细胞等衰老的影响和机制，寻找调控细胞生命力或重新激活衰老细胞活力与诱导细胞衰老的新途径。细胞生存的微环境对细胞的生长发育、增殖分化、衰老死亡起着极为关键的调控作用，因此，阐述细胞衰老的机制不可忽视对细胞生存微环境的研究。实验证明，将年轻动物的细胞移植到老年动物体内，年轻的细胞很快退化和衰老；相反将老年动物的细胞移植到年轻动物体内，老年的细胞很快恢复活力。值得关注的是抗衰老天然药物或其有效成分对调控细胞衰老的研究和潜在应用价值的开发，进而将这些天然药物有效成分用于调控细胞衰老或重新激活衰老细胞的实践。

2. 利用治疗性克隆技术或干细胞移植研究衰老相关疾病 ①分离纯化衰老机体自身的干细胞，利用细胞工程技术重新激活老化干细胞的功能，并调控其靶向分化，然后进行自体干细胞移植；②分离纯化异体年轻个体的干细胞，进行细胞体外扩增与定向诱导分化，通过基因修饰等手段消除免疫排斥反应，再进行异体干细胞移植；③通过核移植技术构建来源于患者体细胞的胚胎，待胚胎发育至囊胚阶段后分离内细胞团，在体外培养属于患者遗传背景的"胚胎干细胞"，然后定向诱导胚胎干细胞分化成患者所需要的细胞类型，再将特定分化细胞移植回患者体内；或通过组织工程构建患者所需要的组织或器官再移植给患者以替代或补充病变或受到损伤的细胞、组织和器官，从而实现对疾病的个体化治疗。

3. 通过诱导性多能干细胞进行细胞替代治疗 最新研究表明，通过向成体体细胞中导入重新编码的基因组，可以诱导成体体细胞形成具有类似胚胎干细胞生物学特点的细胞，即诱导性多功能干细胞（iPS）。iPS 具有发育为机体任何器官、组织和细胞的潜能，而且制备 iPS 也避免了胚胎干细胞研究中的伦理和法律等诸多障碍。用这种方法对患退化性疾病患者的体细胞进行培养，通过比较患者细胞和正常细胞逆分化过程，有助于找到细胞衰老及丧失功能的原因。据推测，iPS 细胞在今后治疗衰老性疾病中有极为重要的科学价值和广阔的应用前景。

第六节 干细胞衰老与相关疾病的研究

一、干细胞并非是"长生不老"的细胞

人们可以用干细胞理论来解释个体寿命长期性与功能细胞寿命短期性的关系。受精卵（全能干细胞）发育成由细胞数量庞大、种类繁多、组织结构复杂的个体后，大多数功能细胞成为不能再分裂增殖的细胞，它们在执行生理功能的过程中或在某种病理因素的作用下会逐渐衰老、退变与死亡。同时受精卵在早期分裂过程中也保留了一部分未分化的干细胞在各种功能组织中，通过存留在组织中的干细胞不断地增殖分化，补充在生命过程丧失的功能细胞。

干细胞研究的新成果也为更加深刻地理解机体衰老机制提供了基础。目前认为，正常组织内环境的稳定是由组织中的干细胞来维持与控制，衰老机体在应激与损伤状态时保持稳态能力和恢复稳态能力均显著下降，这些现象与组织中干细胞数量的减少和功能的衰退密切相关。干细胞并非是"长生不老"的细胞，它们随年龄增加也会逐渐衰老，干细胞衰老将导致其自我更新和多向分化能力逐渐衰退，甚至增殖分化失控，这必将引发组织器官结构与功能的逐渐衰退、组织损伤后难以修复再生，随之伴随着相关疾病的产生。最新理论认为，生物体衰老的本质是它的干细胞衰老，如组织器官退变、功能丧失、肿瘤发生和反复感染等老年性疾病都提示成体干细胞衰老的水平。干细胞是研究细胞衰老极其重要的模型，寻找重新激活干细胞的方法和调控其靶向分化不仅有重大的科学意义，而且在预防老年疾病和治疗退行性疾病中有不可估量的价值。

二、干细胞衰老与多种疾病关系密切

干细胞通过增殖分化形成功能细胞和间质细胞，它们对维持机体的形态结构和生理功能起着极为重要的作用。现代医学认为，疾病的发生是功能细胞和（或）间质细胞受致病因子损伤发生退变和死亡的结果，但如果组织器官中的干细胞能及时增殖分化补充损伤和死亡的功能细胞和间质细胞，疾病就不可能发生或能够及时修复。

1. **造血干细胞衰老与老年性血液疾病** 造血干细胞（hematopoietic stem cell，HSC）的衰老与机体的衰老有着密切的联系，尽管在机体衰老过程中造血系统的基本成分得以维持，但HSC的数量和功能已经逐渐降低。实验证明，衰老机体的HSC克隆形成能力较年轻机体的明显降低，胚胎肝HSC与成年骨髓HSC相比，前者的增殖能力明显强于后者。由于HSC的增殖分化潜能高于其他体细胞，生存能力超过生命本身的长度，即使存在个体的老化也不会对自身造血或移植造血构成严重影响。

电离辐射和抗肿瘤化疗药物是导致HSC和造血诱导微环境损伤和衰老的重要因素。HSC损伤衰老表现为HSC数量降低，增殖分化形成造血祖细胞的能力下降，进而增殖分化形成各系成熟血细胞功能衰退，表现为外周血全血细胞下降，骨髓明显抑制，发生再生障碍性贫血。有研究表明，将正常HSC移植到受损伤骨髓造血微环境中，HSC也会发生衰老，不可能重建受体的造血功能，同样会发生再生障碍性贫血。这是造血微环境的基质细胞丧失了对HSC的支撑作用，同时造血基质细胞分泌调控HSC增殖分化的相关细胞因子也受到抑制。

2. **间充质干细胞衰老与疾病** 间充质干细胞（mesenchymal stem cells，MSCs）衰老后在体外传代的次数明显低于年轻个体；老化的MSCs形成成纤维细胞集落（CFU-F）的能力降低，且形成的集落较小，集落的细胞数量少，多为体积较大的扁平细胞。人MSCs随着年龄增加而增殖能力和多向分化能力也逐步下降，与衰老相关的酶阳性细胞和多种衰老相关基因表达增强。老化的MSCs在伤口愈合过程中受到某种程度的抑制，促进修复的能力下降，伤口愈合时间延长。MSCs通过增殖分化形成成纤维细胞，后者是构成机体微环境的重要细胞成分。如果将老年小鼠的生精细胞移植到年轻小鼠的睾丸内，老化的生精细胞可以维持生精能力达3年以上，提示微环境中的MSCs衰老可以影响干细胞的自我更新能力。

随着年龄增加，正常人与骨关节炎（OA）、类风湿关节炎（RA）患者的骨髓细胞中成骨细胞减少，而成脂肪细胞及成破骨细胞增多。老化骨髓MSCs的某些基因受到修饰，其成骨作用减弱，成脂肪细胞和成破骨细胞作用增强，这种变化将导致老年性骨质疏松。也有研究认为MSCs数量随年龄增加显著减少，外周血和皮质骨中的BMP2含量也随之减少，这可能是老年骨量丢失与老年性骨质疏松发病的重要原因。

3. **神经干细胞衰老与神经退行性疾病（degenerative disease of nervous system，DDNS）** 主要包括阿尔茨海默病（AD）、帕金森病（PD）、亨廷顿病（HD）和肌萎缩侧索硬化症（ALS）等。它是由多种原因所致的慢性、进行性神经元退行性变性、衰老、丢失及死亡所致患者行为异常和功能障碍的神经性系统疾病。随着全球人口老年化进程加快，DDNS发病日趋严峻，迄今对DDNS还没有找到有效的防治方法。

神经干细胞（neural stem cells，NSCs）具有自我更新能力和多分化潜能，可分化成神经元、少突胶质细胞和星形胶质细胞等。NSCs对中枢神经系统的发育、维持和修复有十分重要的作用，利用NSCs进行细胞替代治疗和基因治疗已经成为治疗多种神经系统疾病新策略。最新理论认为，NSCs也会随年龄增长、环境改变和基因调节失控等因素发生衰老，NSCs衰老将降低对神经系统的保护，从而导致 DDNS 的发生和神经系统损伤难以修复。体外研究证明，随着年龄的增长，大鼠侧脑室下区（SVZ）细胞形成神经球的能力降低了 2 倍，这种神经球的二次神经球形成能力也降低了 2 倍，细胞的增生能力降低了 3 倍。体内研究证实，老年鼠的室管膜下区变薄、脑室却增大。最近研究发现，幼年大鼠海马回中约有 50 000 个干细胞，且并不随着老化而减少，但幼年大鼠的神经干细胞约有 25% 处于活跃分裂，中年大鼠只剩下 8%，老年大鼠只有 4%。有研究证明，给衰老大鼠侧脑室内移植年轻的 NSCs，30 天后发现移植的 NSCs 能分化为神经元和星形胶质细胞，分化细胞与宿主脑建立了功能联系，并证明衰老大鼠认知与记忆功能明显改善，提示如能延缓 NSCs 衰老或移植年轻 NSCs 具有防治 DDNS 作用。可见寻找延缓自身 NSCs 衰老的途径将对防治 DDNS 和神经损伤起到极其重要的作用。

最近研究证明，p16^{INK4a} 是导致 NSCs 衰老的信号分子基础，该基因编码一种与细胞衰老有关的细胞周期蛋白依赖性激酶抑制因子（CDKI），缺失 p16^{INK4a} 表达的 NSCs 功能良好和细胞凋亡减少。有学者报道，多疏蛋白基因家族的 Bmi-1 基因对保护 NSCs 自我更新和增殖能力有重要作用，在成年小鼠和人胚胎 NSCs，Bmi-1 的下游基因是 INK4a/Arf 位点，而小鼠胚胎 NSCs，其下游靶基因是 p21。抑制 Bmi-1 将导致 NSCs 自我更新受损，NSCs 出现衰老。敲出 Bmi-1 的 NSCs，其 INK4a/Arf 水平明显增高，并上调 p16^{INK4a} 与 p^{Arf} 的表达，从而分别导致 CDKI 高表达，下调 cyclin E 和 CDK4，最终使 NSCs 细胞周期阻滞和发生衰老。最近在细胞内新发现了一条信号通路，该信号通路与转录调节蛋白高迁移率族蛋白 A2（high-mobility group A2，HMGA2）、INK4a 和 ARF 有关，HMGA2 可能就是通过干扰 JUNB 蛋白的表达来抑制 INK4a 基因和 ARF 基因表达，因此也就促进了 NSCs 的自我增殖，这条信号通路的发现将有望揭示干细胞自我增殖能力随年龄逐渐减弱的机制。文献报道，随年龄增长，let-7b 表达增加，阻断了 HMGA2 对 INK4a/Arf 的抑制作用，进而导致 NSCs 衰老。此外，转录因子 TLX 与组蛋白乙酰化酶（HDAC）相互作用，抑制 p21 和 pten 基因转录，从而促进 NSCs 增殖。还有研究证明，低浓度氧可促进 NSCs 的增殖与其向神经元的分化，而高浓度氧具有细胞毒性，损伤 NSCs，随着慢性损伤的积累，NSCs 便会发生衰老凋亡。

干细胞微环境是指影响干细胞功能的所有环境因素，包括干细胞龛（niche）、组织环境和系统环境等，干细胞微环境对干细胞的衰老起着重要调控作用。实验证明，将从年轻大鼠获得的干细胞移植入老年心肌梗死大鼠心脏后其功能迅速衰退，以致修复心肌损伤能力下降。将老年小鼠已衰老的生殖干细胞移植入年轻小鼠体内，其功能得以恢复，并可长时间保持不衰老状态。体外研究证明，用含有老年血清的培养液培养年轻小鼠的干细胞可以引起干细胞增殖能力下降。最近研究证明，干细胞微环境内的 Wnt/β-catenin 信号通路与干细胞衰老有密切联系，若体内与体外激活 Wnt/β-catenin 信号通路将导致干细胞衰老，这可能干细胞 DNA 损伤反应和 p53 途径有关。干细胞衰老使细胞增殖和分化能力逐渐降低，这是机体衰老的重要原因之一。端粒与端粒酶，衰老相关基因和 DNA 损伤与修复等主要由遗传因素决定。干细胞衰老环境影响因素很多，有来自体内的环境因素和体外的环境因素。如干细胞生存环境中的骨形态发生蛋白信号活性随年龄增加而下降，此时干细胞增殖与分化能力也会随之降低，干细胞数量也减少，进而导致干细胞衰老的发生。又如干细胞定居龛（niche）是干细胞增殖分化的微环境。干细胞与 niche 之间的关联具有重要作用，强的关联可以延长干细胞的寿命，而降低关联则会增加干细胞衰老。此外，niche 中某些酶、调控因子表达，环境因素的变化等都对干细胞的寿命有影响，但对其确切机制的研究还很匮乏。

（王亚平）

参 考 文 献

1. 刘奇，刘雪平. 抗衰老学. 北京：军事医学科学出版社，2006
2. 王亚平. 干细胞衰老与疾病. 北京：科学出版社，2009
3. Guarente LP. 衰老分子生物学. 李电东，译. 北京：科学出版社，2009
4. Kim KS, Kang KW, Seu YB, et al. Interferon-γ induces cellular senescence through p53-dependent DNA damage signaling in human endothelial cells. Mech Ageing Dev,

2009, 130: 179-188

5. Yi J, Luo J. SIRT1 and p53, effect on cancer, senescence and beyond. Biochim Biophys Acta, 2010, 1804: 1684-1689

6. Hinkal GW, Gatza CE, Parikh N, et al. Altered senescence, apoptosis and DNA damage response in a mutant p53 model of accelerated aging. Mech Ageing Dev, 2009, 130: 262-271

7. Prieur A, Peeper D. Cellular senescence in vivo: a barrier to tumorigenesis. Curr Opin Cell Biol, 2008, 20: 150-155

8. Blasco MA. Telomere length, stem cells and aging. Nat Chem Biol, 2007, 3: 640-649

9. Wakoh T, Uekawa N, Terauch K, et al. Implication of p53-dependent cellular senescence related gene, TARSH in tumor suppression. Biochem Biophys Res Commun, 2009, 380: 807-812

10. Ju Z, Lenhard Rudolph K. Telomere dysfunction and stem cell ageing. Biochemistry, 2008, 90: 24-32

11. Lu T, Finkel T. Free radicals and senescence. Exp Cell Res, 2008, 314: 1918-1922

12. 耿珊, 张琛, 徐春燕, 等. 过氧化损伤及抗氧化能力时间动态变化与造血干/祖细胞衰老的相关性. 中国老年学杂志, 2013, 33: 1061-1063

13. Shawi M, Autexier C. Telomeras, senescence and ageing. Mech Ageing Dev, 2008, 129: 3-10

14. Jeyapalan JC, Sedivy JM. Cellular senescence and organismal aging. Mech Ageing Dev, 2008, 129: 467-474

15. 彭彬, 王朝丽, 冯丽, 等. 神经干细胞体外衰老模型的构建及相关生物学特点. 中国组织工程研究, 2012, 16: 9241-9246

第十二章 细胞死亡的类型、机制和生物学意义

提　要

传统的细胞死亡方式分类包括细胞坏死和细胞凋亡两种，后者又称为程序性细胞死亡。近年来国际上多数学者将细胞的死亡形式分为程序性细胞死亡、自噬性细胞死亡和坏死性细胞死亡三种，形态、分子机制及生物学意义各不相同。探讨调控细胞死亡的发生机制对于揭示生命的奥秘具有重要的生物学意义。

第一节　细胞死亡的类型

多细胞生物的发育及生存依赖于其细胞分裂增殖和死亡之间的平衡，一旦这种平衡被打破，就会发生胚胎发育异常、退行性疾病以及癌症等。所以在进化过程中，多细胞生物逐渐拥有了复杂而精密的调控机制维持这种平衡。

细胞的死亡形式多种多样，在过去的 150 年，其分类主要基于形态学特征，而在最近的 30 年里，由于该领域分子机制的研究取得了长足进步，使得细胞死亡的分类更加科学。目前，细胞死亡分类的现状是形态和机制并存，故本章将现有的细胞死亡形态学分类与机制分类联系起来介绍。

一、非程序性细胞死亡是细胞的被动性死亡

非程序性细胞死亡即坏死（necrosis），是指细胞在受到环境中的物理或化学刺激时所发生的细胞被动死亡，不能被细胞信号转导的抑制剂阻断，其主要形态学特点是胞膜的破坏，细胞及细胞器水肿（胞质泡化），但染色质不发生凝集（图 12-1C）。细胞坏死后，细胞内容物及前炎症因子释放，趋化炎症细胞浸润引起炎症，以去除有害因素及坏死细胞并进行组织重建。

二、程序性细胞死亡是细胞主动结束生命活动的过程

程序性细胞死亡是细胞主动的死亡过程，其分

类方式大致有两种，即基于死亡机制的分类和基于形态学的分类。基于机制可以将程序性细胞死亡分为两大类：Caspase 依赖的和 Caspase 非依赖的。前者即典型的凋亡，后者包括自噬性程序性细胞死亡、胀亡、类凋亡、细胞有丝分裂灾难等。基于形态学的分类又有两种：一种将程序性细胞死亡分为凋亡、凋亡样程序性细胞死亡和坏死样程序性细胞死亡；另一种则分为 I 类、II 类和 III 类程序性细胞死亡。

（一）基于机制的程序性细胞死亡可分为五类

1. **凋亡** 1972 年 Kerr JFR 从形态学的角度描述了细胞的生理死亡，并将其命名为凋亡。凋亡的形态学特征为染色质凝集、边缘化、细胞皱缩、细胞膜内侧的磷脂酰丝氨酸外翻、细胞出泡形成凋亡小体（图 12-1A）。细胞凋亡受到一系列相关基因的严格调控。根据凋亡信号的来源可以将细胞凋亡信号转导通路分成两条：外源性通路（死亡受体通路）和内源性通路（线粒体通路）。两条信号通路汇集于下游的效应器 Caspase。效应器 Caspase 在细胞凋亡的执行阶段能够直接引起重要蛋白质的降解和核酸酶的激活并最终导致细胞凋亡。

2. **自噬性程序性细胞死亡** 1966 年 Deduve C 和 Wattiaux R 在发现溶酶体的同时发现了细胞的自噬现象，1977 年 Mortimore GE 和 Schworer CM 发现肝细胞在处于饥饿状态时，自吞噬对其维持自身的稳态发挥着至关重要的作用。自噬细胞形态学上最主要的特征是细胞内出现大量泡状结构，即双层膜自噬泡，自噬泡内为胞质及细胞器（图 12-1B）。调控自噬的细胞转导信号有很多，其中相对比较清

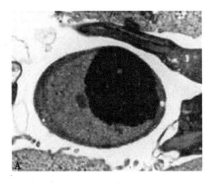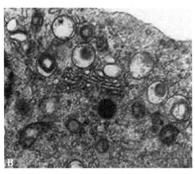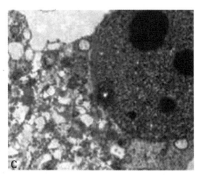

图 12-1 细胞死亡的透射电镜照片

A. 凋亡：细胞皱缩，染色质凝集，形成凋亡小体前质膜仍保持完整；B. 自噬性程序性细胞死亡：胞质中形成大范围的自噬泡，但无染色质的凝集；C. 坏死：细胞体积增大，细胞器肿胀，质膜崩解

楚的是 PI3K 和 mTOR。细胞自噬是机体一种重要的防御和保护机制，细胞可以通过自噬、消除、降解受损、变性、衰老和失去功能的细胞、细胞器及生物大分子，但持续的自噬会导致程序性细胞死亡。

3. 胀亡 1910 年，von Reckling-hausen 在骨软化病中发现由于缺血而肿胀坏死的骨细胞，他把这种肿胀坏死叫做 oncosis。1995 年 Majno G 和 Joris I 为与凋亡相区别，重新引入了 oncosis 的概念，把具有明显肿胀特点的细胞死亡命名为 oncosis，中文译为胀亡。胀亡的形态学特征是细胞肿胀、体积增大、胞质空泡化，肿胀波及细胞核、内质网、线粒体等胞内结构，胞膜起泡，细胞膜完整性破坏。胀亡细胞周围有明显炎症反应。对于胀亡发生的机制现有的文献阐述较少，有研究者认为胀亡只是坏死前的一个被动性死亡阶段。但是近年来的研究更倾向于胀亡是一个程序性的死亡方式。

4. 类凋亡 2000 年 Sperandio S 等在 293T 细胞系中超表达胰岛素样生长因子 1 受体（IGFIR）时发现一种与经典凋亡不同的死亡表型，并定义为类凋亡（paraptosis）。类凋亡的形态学特征是细胞质空泡化、线粒体和内质网肿胀，但没有核固缩现象。类凋亡的文献报道比较少，其机制有待于进一步深入研究。高剂量的 IGF 或胰岛素等营养因子可以通过 IGFIR 活化 MAPK/ERK 以及 JNK 通路引起类凋亡的发生，并且可以被 AIP1/Alix 特异性地抑制。TNF 受体超家族成员 TAJ/TROY 也可以诱导类凋亡，并且可以被 PDCD5 加强。

5. 细胞有丝分裂灾难 1989 年，Lisa Molz 等发现在酵母的一种对热敏感的突变株中，细胞分裂时染色体分离发生异常。相应的一些学者便把这种在 DNA 发生损害时，细胞无法进行完全的分裂从而导致四倍体或多倍体的现象称为细胞有丝分裂灾难。对于细胞有丝分裂灾难的形态学特点描述并不是很完全，但主要是巨细胞的形成，内有多个小核，染色质凝聚。有丝分裂灾难和凋亡的染色体固缩是否一样，现在看法并不一致。DNA 发生损害时，如果细胞不能有效地阻断其细胞周期的进行，会导致染色体的异常分离，这些非正常分裂的细胞在下一轮有丝分裂中会继续导致细胞多倍体的形成从而成为癌变的基础。而细胞有丝分裂灾难作为一种死亡机制可以使这种非正常分裂的细胞死亡。细胞有丝分裂灾难由多种分子调控，如 CDK1、P53 及 Survivin 等，其死亡信号传递有很大一部分与凋亡相重叠。

（二）基于形态学对程序性细胞死亡进行分类

1. 基于细胞核改变的分类 细胞核在细胞死亡时变化比较明显，所以很多人以此为标准将细胞死亡分为凋亡、凋亡样程序性细胞死亡、坏死样程序性细胞死亡和坏死，其中前三种是程序性细胞死亡，坏死是非程序性细胞死亡。

如前所述，凋亡细胞核的特点是染色质凝聚，成球状或半月状。其他的形态学变化还有磷脂酰丝氨酸外翻、细胞皱缩、凋亡小体形成等，其中凋亡小体的形成是细胞凋亡的特征性形态学改变。凋亡一般都会伴有 Caspase 尤其是 Caspase 3 的活化。

凋亡样程序性细胞死亡核的特征是染色质凝聚的程度较低，比凋亡细胞的染色体疏松，同时可以有凋亡细胞其他方面的形态学的变化，多数文献中描述的 Caspase 非依赖的凋亡归于此类。

坏死样程序性细胞死亡一般无染色质的凝聚或者只有疏松的点状分布，一些特殊的 Caspase 非依赖的死亡归于此类。

2. Clarke 分类 1990 年 Clarke PGH 等补充了 Schweichel JU 和 Merker HJ 对于细胞死亡的分类，

将程序性细胞死亡分为Ⅰ类、Ⅱ类和Ⅲ类,至今仍被广泛引用。

Ⅰ类程序性细胞死亡即是凋亡,形态学特征如上所述,这类死亡一般没有溶酶体的参与,且死后会被吞噬细胞所吞噬。

Ⅱ类程序性细胞死亡即是自噬性程序性死亡,其主要的形态学特征是自噬泡的形成,自噬泡和溶酶体融合后被消化,而细胞残骸会被吞噬细胞吞噬。

Ⅲ类程序性细胞死亡即是坏死样程序性细胞死亡,其主要的形态学特征是各种细胞器的肿胀、胞膜的破坏等,这类细胞死亡没有溶酶体的参与。Ⅲ类程序性细胞死亡又分为两个亚类ⅢA和ⅢB,其中ⅢB亚类胞膜破坏比较轻微,各类细胞器的肿胀表现比较明显,而且死亡后会被吞噬细胞吞噬。

上述两种分类方法都涉及坏死性程序性细胞死亡,但是两种方法所关注的形态学特征却并不一致。Clarke分类中的Ⅱ类程序性细胞死亡如果按照细胞核形态分类应该属于坏死样程序性细胞死亡,因为它没有发生染色质凝聚。

(三)形态学分类与机制分类的关系密切

上述程序性细胞死亡分类似乎有些复杂,因为形态学分类与机制分类具有很大的重叠;所以,如果能够将二者联系起来,找出它们的对应关系,将有利于对细胞死亡的理解(表12-1)。

表 12-1 形态学分类与机制分类的关系

基于机制的分类	基于细胞核改变的分类	Clarke分类
凋亡	凋亡,凋亡样程序性细胞死亡	Ⅰ型
自噬性程序性细胞死亡	坏死样程序性细胞死亡	Ⅱ型
类凋亡	坏死样程序性细胞死亡	Ⅲ型
细胞有丝分裂灾难	凋亡	Ⅰ型
胀亡		Ⅲ型

第二节 程序性细胞死亡的分子机制

一、凋亡是Caspase依赖的程序性细胞死亡

(一)细胞凋亡受多种基因调控

细胞凋亡是级联式基因表达的结果。大量的研究资料表明,细胞凋亡与某些基因的调控作用密切相关,因此人们将这些基因称为凋亡相关基因,并开始用它们来解释凋亡的分子机制。

1. 调控细胞凋亡的 ced 基因家族 关于细胞凋亡的基因调控机制最先是从对秀丽隐杆线虫(C. elegans)发育的研究开始的。在胚胎发育期间,体积微小的线虫共产生1090个体细胞,其中131个发生凋亡。麻省理工学院的研究人员采用体细胞突变的方法发现15个基因与线虫细胞凋亡有关,可分为四组。

(1)与凋亡直接相关的基因:ced-3、ced-4 和 ced-9。其中 ced-3 和 ced-4 激活后可促进细胞凋亡,因此被称为细胞死亡基因;而 ced-9 激活后,ced-3 和 ced-4 被抑制,从而使细胞免于凋亡,因此被称为死亡抑制基因。

(2)与死亡细胞吞噬有关的基因:ced-1、ced-2、ced-5、ced-6、ced-7、ced-8 及 ced-10,这些基因的突变会导致细胞吞噬作用的缺失。

(3)核酸酶基因:nuc-1,主要控制 DNA 的裂解,并非细胞凋亡所必需。

(4)影响特异细胞类型凋亡的基因:ces-1、ces-2(ces 表示线虫细胞存活的调控基因)以及 egl-1 和 her-1。它们与某些神经元和生殖系统体细胞的凋亡有关。

2. Caspase 家族 近年来,哺乳动物细胞内也发现了与线虫内凋亡基因对应的同源序列,其中 ced-3 的同源物是一类半胱氨酸蛋白水解酶,简称 Caspase 家族。Caspase 是引起细胞凋亡的关键酶,一旦被信号通路激活,能将细胞内的蛋白质降解,使细胞不可逆转的走向死亡。Caspase 家族的共同特点是:①酶活性依赖于半胱氨酸残基的亲核性;②富含半胱氨酸,被激活后能特异地切割靶蛋白的天冬氨酸残基后的肽键。③都是由两个大亚基和两个小亚基组成的异四聚体,大、小亚基由同一基因编码,前体被切割后产生两个活性亚基。

Caspase 通过裂解特异性底物调控细胞凋亡,已发现的 Caspase 家族成员共有15种,每种 Caspase 作用底物不同。根据 Caspase 在级联活化中的位置,可将哺乳动物的 Caspase 分为两类:一类为凋亡的启动者,对细胞凋亡的刺激信号作出反应,启动细胞的自杀过程,如 Caspase 2,8,9,10,11;另一类为凋亡的执行者,如 Caspase 3,6,7,它们可直接降解胞内的结构蛋白和功能蛋白,引起凋亡。

在正常细胞中,Caspase 是以无活性状态的酶原形式存在,细胞接受凋亡信号刺激后,酶原分子在特异的天冬氨酸残基位点被切割,形成由2个小

亚基和 2 个大亚基组成的有活性的 Caspase 四聚体,少量活化的起始 Caspase 切割其下游 Caspase 酶原,使得凋亡信号在短时间内迅速扩大并传递到整个细胞,产生凋亡效应。如 Caspase 8 的激活途径(图 12-2):Caspase 8 前体最显著的特点是在 N 端有 2 个 70aa 左右的结构域,与 FADD(Fas-associated death domain)N 端的死亡效应结构域 DED(death effector domain)同源,这种同源的结构域可以发生相互聚合,提供了 Caspase 8 与 FADD 相互结合的一个部位。在非活化情况下 Caspase 8 的两个 FADD 样 DED 结构是互相结合在一起的。当细胞膜表面的死亡受体 Fas 或 TNFR 与配体(CD95L 或 TNF)结合后,受体发生多聚化,引起 FADD 与受体胞质区死亡结构域互相结合。这种结合使 FADD 的 DED 结构域发生变构,变构后的 DED 可以与胞质中 Caspase 8 的一个 DED 结构域结合,使 Caspase 8 的两个 DED 结构域分开,同时使 Caspase 8 的 C 端释放出来,通过自我催化生成活性形式的 Caspase 8 蛋白酶,后者再作用于胞质中其他 Caspase 家族蛋白酶,使它们发生级联活化,从而诱导细胞凋亡。因此,可以说 Caspases 蛋白酶在细胞凋亡过程中的作用处于中心地位。

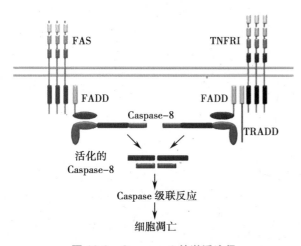

图 12-2 Caspase 8 的激活途径

Fas 或 TNFR 与配体结合后,受体发生多聚化,FADD 与受体胞质区死亡结构域结合,使 FADD 的 DED 结构域发生变构,变构后的 DED 与胞质中 Caspase 8 的一个 DED 结构域结合,通过自我催化生成活性形式的 Caspase 8 蛋白酶,后者再作用于胞质中其他 Caspase 家族蛋白酶,使它们发生级联活化,从而诱导细胞凋亡

3. **既能抑制又能促进细胞凋亡的 bcl-2 蛋白家族** *Bcl-2* 基因是人 B 淋巴细胞瘤 / 白血病 -2(B cell lymphoma/leukemia-2,bcl-2)的缩写,为线虫死亡抑制基因 *ced-9* 的同源物,是细胞凋亡研究中最

受重视的癌基因之一。Bcl-2 在线粒体参与的凋亡途径中起调控作用,能控制线粒体中细胞色素 c 等凋亡因子的释放。Bcl-2 家族蛋白结构相似,都含有 1~4 个 BH(Bcl-2 homology)结构域,其中 BH4 是凋亡抑制蛋白所特有的结构域,而 BH3 则是与促进凋亡有关的结构域。根据结构和功能可将 Bcl-2 家族成员分为两大类:一类是抑制凋亡的,如 Bcl-2、Bcl-x$_L$、Bcl-w、Mcl-1 等;另一类是促进细胞凋亡的,如 Bax、Bak、Noxa 等。大多数促凋亡蛋白主要定位于细胞质,一旦细胞受到凋亡因子的诱导,他们可以向线粒体转位,通过寡聚化在线粒体外膜形成跨膜通道,或者开启线粒体的 PT 孔,从而导致线粒体中的凋亡因子释放,激活 Caspase,导致细胞凋亡。

4. **参与调节细胞凋亡的 *p53* 基因** 是一种受到广泛重视的抑癌基因,因编码一种分子量为 53kDa 的蛋白质而得名,该基因位于人的第 17 号染色体上。目前认为,*p53* 基因产物 p53 蛋白是转录激活蛋白,当 DNA 损伤时,p53 蛋白含量升高并活化,刺激编码 Cdk 抑制蛋白 p21 基因的转录,P21 再与 S-Cdk 结合,使之失活,将细胞阻止在 G_1 期,直到 DNA 损伤得到修复。如果 DNA 损伤不能被修复,p53 持续增高引起细胞凋亡,避免细胞演变成癌细胞。当 *p53* 基因发生突变或被抑制时,*p53* 失去监视作用,使细胞带着损伤的 DNA 进入 S 期,最终导致细胞癌变。可见,*p53* 基因产物诱导细胞凋亡可提供一种防护机制,使 DNA 损伤的细胞不能存活。

5. **可促发细胞凋亡的 Fas 和 Fasl** Fas 也称为自杀相关因子,为从属于肿瘤坏死因子受体(TNFR)及神经生长因子受体(NGFR)超家族的细胞表面分子,而 Fas 配体 Fasl(Fas ligand)是 TNF 家族的细胞表面分子,仅表达于活化的 T 淋巴细胞。Fasl 与其受体 Fas 组成 Fas 系统,两者结合将触发携带 Fas 的细胞凋亡。Fas 系统参与清除活化的淋巴胞和病毒感染的细胞,而 Fas 和 Fasl 功能的丧失可致淋巴细胞积聚,进而导致自身免疫性疾病;另一方面,一次注射抗 Fas 抗体足以使成年小鼠在几个小时内死亡,表明 Fas 系统具有重要的病理学意义。

(二)细胞凋亡的信号转导通路主要由死亡受体和线粒体介导

细胞凋亡与细胞生长、分化一样,其过程一方面受细胞内和细胞外多种信号的调控,另一方面也通过多种生物信号在细胞间和细胞内的传递得以实现。目前在哺乳动物细胞中了解比较清楚的凋亡信号通路有两条：一条是细胞表面死亡受体介导的细胞凋亡信号通路，另一条是以线粒体为核心的细胞凋亡信号通路（图 12-3）。

1. **细胞表面死亡受体介导的细胞凋亡信号通路** 细胞外的许多信号分子可以与细胞表面相应的死亡受体结合，激活凋亡信号通路，导致细胞凋亡。哺乳动物的死亡受体属于肿瘤坏死因子受体和神经生长因子受体超家族，主要成员有 Fas/Apo-1/CD95，DR-4/TRAIL-R1，DR3/WSL-1/Apo-3/TRAMP 等。当死亡受体 Fas 与配体结合后，诱导胞质区内的死亡结构域（death domain, DD）结合 Fas 结合蛋白（FADD），FADD 再以其 N 端的死亡效应结构域（DED）结合 Caspase 8 前体，形成 Fas-FADD-Pro-Caspase 8 组成的死亡诱导信号复合物（DICS），Caspase 8 被激活，活化的 Caspase 8 再进一步激活下游的死亡执行者 Caspase 3、6、7，从而导致细胞凋亡。

2. **线粒体介导的细胞凋亡信号通路** 研究表明，线粒体在细胞凋亡中处于凋亡调控的重要位置，当细胞受到内部（如 DNA 损伤、Ca^{2+} 浓度过高）或外部的凋亡信号（如紫外线、γ 射线、药物、一氧化氮、活性氧等）刺激时，都可以引起线粒体的损伤和膜通透性的改变。很多 Bcl-2 家族的蛋白如 Bcl-2、Bax、bcl-x_L 等都定位于线粒体膜上，Bcl-2 通过阻止 Cytc 从线粒体释放来抑制细胞凋亡；而

Bax 通过与线粒体上的膜通道结合促使 Cytc 的释放而促进凋亡。进入胞质的 Cytc 可以与凋亡蛋白酶活化因子 Apaf-1 一起与 Caspase 9 的前体结合，活化 Caspase 9，进而激活 Caspase 3，导致细胞凋亡。

此外，活化的 Caspase 8 一方面作用于 Proca-spase 3，另一方面催化 Bid（Bcl-2 家族的促凋亡分子）裂解成 2 个片段，其中含 BH3 结构域的 C- 端片段被运送到线粒体，引起线粒体内 Cytc 高效释放。Bid 诱导 Cytc 释放的效率远高于 Bax。

3. **其他凋亡信号转导通路** 最近的研究表明，线粒体内可能存在核酸内切酶 G、凋亡诱导因子（AIF）和凋亡抑制因子（IAP）的抑制蛋白 Smac/Diablo，这些蛋白因子可能参与了不依赖于 Caspase 的凋亡途径。

此外，近年来研究发现内质网和溶酶体可能参与细胞凋亡并发挥重要作用。内质网是细胞内蛋白质合成的主要场所，同时也是胞内 Ca^{2+} 的主要储存库。内质网与细胞凋亡的联系表现在两个方面：一是内质网对 Ca^{2+} 的调控，二是 Caspase 在内质网上的激活。内质网应激（如 Ca^{2+} 稳态受破坏或内质网内过多蛋白质积累）引起的凋亡也是通过激活 Caspase 来实现的。Caspase 12 的前体位于内质网，可以被 Ca^{2+} 所激活，同时，Ca^{2+} 依赖性的蛋白酶 calpain 以及胞质中的 Caspase 7 也能够激活内质网上的 Caspase 12 前体，活化的 Caspase 12 被转

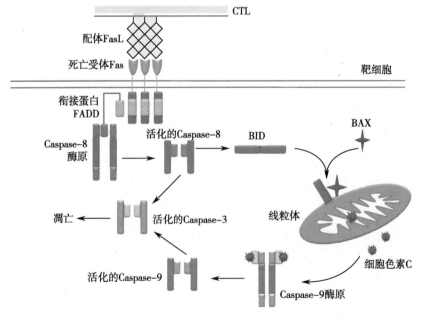

图 12-3 哺乳动物细胞凋亡的主要信号通路

左侧：细胞表面死亡受体 Fas 介导的细胞凋亡信号通路；右侧：线粒体介导的细胞凋亡信号通路

运到胞质中与 Caspase 9 介导的凋亡途径相结合，完成细胞凋亡。

溶酶体参与细胞凋亡主要是通过其内含的各种水解酶来实现的。溶酶体中的半胱氨酸类蛋白酶（cathepsin）均以无活性的前体形式存在，在酸性条件下自激活或在其他蛋白酶的作用下被激活，其活性受到 pH 和内源性抑制物的调控。当细胞或溶酶体受到凋亡因子胁迫时，某些 cathepsin 会从溶酶体转移到细胞质中，激活下游 Caspase 3，引发细胞凋亡，这种激活能够被 cathepsin 的特异性抑制剂所阻断。

二、自噬性程序性细胞死亡是 Caspase 非依赖的

自噬源于古代希腊语，是 "auto"（自我）与 "phagy"（吞噬）的结合，顾名思义就是细胞的自我消化，具体是指胞质内大分子物质和细胞器在膜包囊泡中大量降解的生物学过程。在一些生理和病理因素（如饥饿、激素、药物等）的诱导作用下，首先是由一种目前来源还不清楚的前自噬结构 PAS（pre-autophagosomal structure，PAS）形成具有双层膜结构的自噬泡，现在认为该结构可能来自内质网和高尔基体，该膜逐渐延长，并包裹一部分胞质和一部分待降解的蛋白质、细胞器，形成自噬体，随着自噬泡的外膜与溶酶体膜融合，内膜及其包裹的物质进入溶酶体腔，被溶酶体中的酶降解。此过程保证进入溶酶体中的物质分解为其组成成分（如蛋白质降解为氨基酸，核酸降解为核苷酸），并被细胞再利用，从而维持细胞自我稳态，这种吞噬了细胞内成分的溶酶体被称为自噬溶酶体。尽管在进化过程中，底物运送到溶酶体的机制发生了变化，但自噬本身是一个进化保守的过程。

1. **自噬的分子机制** 自噬是 Caspase 非依赖的程序性细胞死亡的主要形式。自从 20 世纪 50 年代自噬的形态在哺乳动物首次发现后，人们对自噬形成的分子机制进行了更广泛深入的研究。迄今为止，31 种自噬相关蛋白 Atg（autophagy related gene，Atg）已相继被发现。自噬形成的过程可分为诱导阶段、起始阶段、延长阶段和成熟降解阶段，因此可根据 Atg 在自噬不同阶段发挥作用的不同分为以下三大类：

（1）Atg1-Atg11-Atg17-Atg20-Atg24-Atg29-Atg31 和 Atg13-Atg8 复合体：复合体主要参与自噬的诱导阶段，受 mTOR 的调控。mTOR 作为能量和营养状态的感受器，在营养丰富的条件下，mTOR

可磷酸化 Atg13，高磷酸化的 Atg13 与 Atg1 结合减弱，使 Atg1 激酶活性下降，抑制自噬的下游信号；相反，在饥饿的条件下，mTOR 的活性被抑制，Atg13 去磷酸化，从而与 Atg1 激酶紧密结合，使 Atg1 激酶活性增强，诱导自噬的下游信号（图 12-4）。

（2）Atg6-Atg14-Vps34-Vps15 复合体：该复合体主要参与自噬的起始阶段，Vps34 作为 Class III PI3K 的催化亚基，可催化质膜的磷脂酰肌醇 PI 生成磷脂酰肌醇三磷酸 PI3P，其可募集含有 PI3P 结合域的分子结合到细胞内膜，并促进自噬相关蛋白 Atg21、Atg24 等结合到膜上，形成前自噬结构（图 12-4）。

（3）Atg12-Atg5-Atg16 和 LC3-II-PE 泛素样蛋白系统：该复合体主要参与了自噬膜的延长阶段，Atg12 的甘氨酸与 Atg5 的赖氨酸在 Atg7、Atg10 的催化下通过异肽键紧密结合。首先，Atg7 水解 ATP 后通过高能硫酯键与 Atg12 结合并使其活化，活化的 Atg12 在 Atg10 的催化下形成 Atg12-Atg10 复合体，最后 Atg12 被转运给目标蛋白 Atg5 形成 Atg12-Atg5 复合体，Atg5 进一步与 Atg16 的螺旋-螺旋区非共价结合形成 Atg12-Atg5-Atg16 复合体，而 Atg16 依靠自身的卷曲螺旋结构发生同源寡聚糖作用形成更大的复合物，这一复合物结合到 PAS 上并参与延伸阶段。由于无特异性的酶水解 Atg12-Atg5 间的异肽键，因此，二者的结合不可逆；LC（Atg8 的同源物）先被 Atg4 切割，暴露出甘氨酸残基后与 Atg7 共价结合，随后被转运给 Atg3 形成 LC3-I-Atg3 复合体，然后 LC3-I 通过 C 端的甘氨酸与 PE 的氨基形成酰胺键而紧密结合，最后 LC3-II-PE 结合到膜上参与 PAS 的延伸，LC3-II 的酯化是可逆的，可通过 Atg4 水解而解离而 Atg12-Atg5 的结合则不可逆（图 12-5）。

对这两种泛素样系统的研究刚刚起步，Atg10 过表达可使 LC3-I 更容易转变为 LC3-II；且 Atg3 过表达可使 Atg12 与 Atg5 的结合更容易。

电镜观察：首先，Atg12-Atg5 复合体形成后就定位于半月形的自噬前体膜上，随着自噬体膜的延长，LC3-II-PE 被募集到膜上，此时 Atg12-Atg5 改变定位点由质膜内向质膜外迁移，而且在自噬体完全形成时，Atg12-Atg5 就从质膜上脱落下来；而 LC3-II-PE 则对称分布于自噬泡的内外膜上，在自噬泡与溶酶体融合之前，位于外膜的 LC3-II-PE 在 Atg4 的催化下脱落入胞质循环使用，而位于内膜的 LC3-II-PE 被溶酶体中的酶降解（图 12-5）。

（4）成熟降解阶段：成熟阶段是指自噬体与溶

酶体融合形成自噬溶酶体的过程,对其分子机制的研究刚刚开始,主要涉及溶酶体蛋白 LAMP1 和 LAMP2、小 GTP 酶 Rab7、UVRAG(the protein product of the ultraviolet-radiation-resistance-associated gene)

等。肿瘤抑制基因 UVRAG 不仅参与调节 Beclin1 与 Vps34 复合体的形成,而且在成熟阶段也发挥重要作用,其介导所谓的系链蛋白(tethering protein,自噬泡与溶酶体的连接蛋白)运送到自噬泡膜上,

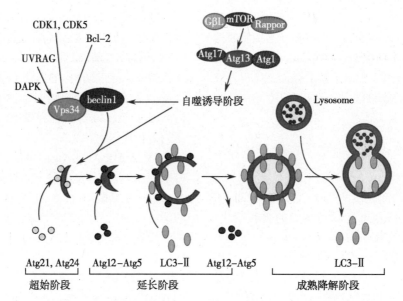

图 12-4　mTOR、Vps34 对 Atg12-Atg5 和 LC3-Ⅱ的调节

Atg1,Atg13 复合体参与自噬的诱导阶段;在自噬的起始阶段,自噬相关蛋白 Atg21、Atg24 等结合到膜上,形成前自噬结构;Atg12-Atg5-Atg16 和 LC3-Ⅱ-PE 泛素样蛋白系统参与自噬膜的延长阶段;自噬体与溶酶体融合形成自噬溶酶体的过程即成熟降解阶段

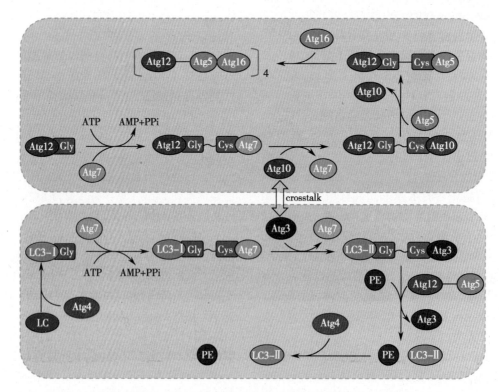

图 12-5　Atg12-Atg5-Atg16 和 LC3-Ⅱ-PE 泛素样蛋白系统

上图:Atg12-Atg5-Atg16 泛素样蛋白系统;下图:LC3-Ⅱ-PE 泛素样蛋白系统

激活 Rab7 使其易于与溶酶体融合。

2. 自噬的调节及信号传导　目前调节自噬的分子中起关键作用的是 mTOR 复合体和 Beclin1 复合体（图 12-4）。

（1）mTOR 复合体：自噬是一个动态过程，包括一系列的步骤，这都是由 Atg 蛋白控制的。迄今为止，在酵母中已发现 30 多种 Atg，而且很多都与哺乳动物同源。mTOR 作为 Atg 蛋白上游调节分子被广泛研究。

早期研究发现 mTOR 激酶抑制剂西罗莫司可以诱导自噬的发生，提示 mTOR 在自噬调控中发挥重要作用。目前 mTOR 激酶复合体可根据对西罗莫司的敏感性分为：对西罗莫司敏感的 mTORC1（mTOR、GβL 和 raptor）和不敏感的 mTORC2（mTOR、mLST8、rictor、SIN1 和 protor）。mTORC1 主要调节细胞生长，能量代谢和自噬，而 mTORC2 则主要参与细胞骨架的重组和细胞存活。

mTOR 激酶作为一种保守的丝氨酸 / 苏氨酸蛋白激酶，是调节细胞生长、增殖、运动、存活和自噬等上游通路的汇合点。目前普遍认为 mTOR 通过两种机制发挥对自噬的调节作用：① mTOR 介导的信号转导作用于下游效应物，如 4E-BP1（转录起始因子 4E 结合蛋白 1）和 S6K1 激酶（核糖体蛋白 S6 激酶），启动相关基因转录和翻译，从而控制自噬；②如上所述，mTOR 激酶直接作用于 Atg 蛋白来调节自噬体的形成。

mTOR 作为多条信号通路中的中间环节，同时也受上游调节物的调节，目前已明确 mTOR 作为 PI3K-AKT 通路的下游分子，可以整合生长因子、激素的信号传导，激活的 PI3K-AKT 使 mTOR 活化；能量感受器激酶 AMPK 在胞内 AMP/ATP 比值增高时活化使 mTOR 失活等。其中最重要的是 PI3K-AKT 介导的信号传导通路。PI3K 目前被分为 3 类，class Ⅰ～ⅢPI3K，这三类 PI3K 均参与自噬的调节。Class Ⅰ PI3K 产生的 PIP2、PIP3 可与 Akt 相互作用，Akt 通路的激活可间接活化 mTOR，从而抑制自噬；抑癌基因 *PTEN* 可抑制 class Ⅰ PI3K 介导的自噬，*PTEN* 突变导致 Akt 通路过度激活和自噬抑制，这表明 Class Ⅰ PI3K/AKT 通路对自噬的调节起重要作用；Class Ⅲ PI3K（Vps34）及其产物磷脂酰肌醇也与自噬信号通路有关，主要通过形成 beclin1 复合体而发挥作用，这将在下面具体介绍。

（2）Beclin1 复合体：Beclin1 复合体是由 Bcl-2、beclin1、UVRAG 和 Vps34 组成。Beclin1/Vps34 复合体是如何来调控自噬的呢？在研究酵母时发现，Beclin1 复合体在自噬形成的早期阶段发挥重要作用，其主要通过两种方式对自噬进行调控：① Bcl-2、UVRAG、死亡相关蛋白激酶 DAPK（death-associated protein kinase，DAPK）和 CDK 分别发挥对该复合体的抑制与活化作用，从而达到对自噬的调节；② Vps34 产生的 PI3P 可促进自噬相关蛋白 Atg 结合到膜上，形成前自噬结构，促进自噬。

Vps34 是 classⅢ PI3K 的一种，与 class Ⅰ、ⅡPI3K 不同的是，它只能催化磷脂酰肌醇（PI）生成 PI3P，而不能生成 PI（3，4）P2 或 PI（3，4，5）P3。Vps34 是通过与 Beclin1 的进化保守结构域（ECD）结合而发挥作用，其具有以下功能：①可募集含有 PI3P 结合域的分子结合到细胞内膜，促进自噬相关蛋白结合到膜上，形成前自噬结构；②参与其他信号过程，包括哺乳动物感受营养物质和能量缺乏的 mTOR 信号传导通路。

Beclin1 是第一个被确定的诱导哺乳动物发生自噬的蛋白。它有 4 个重要的结构域：与 Bcl-2 结合结构域（BH3）、螺旋 - 螺旋结构域（CCD）、进化保守结构域（ECD）和核输出结构域。目前认为，Beclin1 对自噬的调节并不直接发挥作用，而是为 bcl-2、UVRAG 等提供一个平台，使其结合到 Beclin1 上而发挥对自噬的调控作用。

Bcl-2 是一种凋亡抑制蛋白，研究表明其具有抑制自噬的功能，这种抑制自噬的机制被认为是通过其与 Beclin1 的 BH3 结构域结合，减弱了 Beclin1 与 Vps34 的相互作用，这样就不能促进 Atg 结合到前自噬结构 PAS 上，从而抑制自噬的发生。而这种结合也受到信号通路的调节：在饥饿的情况下，激活 c-Jun N 端激酶 JNK1，磷酸化 Bcl-2，导致其与 Beclin1 结合能力减弱，刺激自噬的发生；而在营养充足的情况下，非磷酸化的 Bcl-2 与 Beclin1 结合加强，从而阻断自噬。由此可以看出，Beclin1 通过 Bcl-2 整合了由应激刺激引起的 JNK 通路传来的信号传导。最近发现的 DAPK 可与 Bcl-2 竞争 BH3 结构域发挥对自噬的促进作用。

UVRAG 作为 beclin1 复合体的一部分，一方面它通过直接与 Beclin1 的 CCD 结构域结合而促进自噬；另一方面，UVRAG 也可增加 Beclin1 与 Vps34 的相互作用，从而达到促进自噬的目的。

最新研究发现 Cdk1 和 Cdk5 可使 Vps34 磷酸化，从而降低其活性导致 PI3P 生成受到影响并抑制自噬泡的形成。Cdk1 主要在 T159 处磷酸化 Vps34，降低 Vps34 与 Beclin1 的结合；而 Cdk5 可使 Vps34 在 T159 和 T668 处磷酸化，其中在 T668

处磷酸化可直接抑制 Vps34 脂酶活性。

因此，自噬主要受两个复合体的调节，即 mTOR 复合体和 Beclin1 复合体；mTOR 通路的激活抑制自噬的发生，而 Beclin1 复合体可促进自噬的发生，两个复合体通过 Vps34 联系起来。然而，最新的研究表明，氨基酸增多可通过 Vps34 活化 mTOR，从而抑制自噬的发生，但 Vps34 也可活化 beclin1 复合体，从而促进自噬的发生，二者是相互矛盾的。因此，Vps34 在调节自噬的作用中是复杂且不清晰的，目前，提出的一个假说认为 Vps34 是在不同的亚细胞区来调节自噬和 mTOR 活性的。它们及其上游和下游信号通路一起，组成一个复杂的信号调控网络，精确地调节自噬。

三、细胞坏死是可以被调节的

早期认为细胞坏死属于被动的，但越来越多的证据表明，至少有一些坏死形式属于程序性或可以被调节的，即程序性坏死（necroptosis）。它是近年来发现的一种由死亡受体介导的 Caspases 非依赖性细胞死亡模式，通常在凋亡被抑制的情况下发生，具有坏死细胞的形态学特征。研究发现程序性坏死同细胞凋亡一样受细胞内信号因子的周密调节，受体相互作用蛋白激酶 1（the receptor-interacting protein kinase 1，RIP1）和 RIP3 是其关键的调控因子。程序性坏死被认为是哺乳动物的发育和生理过程的重要组成部分。此外，在炎症性病变、缺血性心脑血管病、神经退行性疾病等多种疾病的发生发展及肿瘤细胞的耐药方面具有重要意义。许多研究结果显示细胞程序性坏死是由复杂的分子信号通路所执行的。

1. 程序性坏死的细胞特征　目前认为发生程序性坏死的细胞具有以下特征：①具有坏死样的形态学改变，早期可观察到细胞膜的破裂；②线粒体膜电位下降；③坏死过程中伴随有自噬现象；④部分发生程序性坏死的细胞中伴有活性氧（reactive oxygen species，ROS）的增加；⑤该过程可被 RIP1 激酶小分子抑制剂 Nec-1（necrostatin-1，Nec-1）特异性抑制，而不受 Caspases 抑制剂［zVAD（benzy-loxycarbonyl-Val-Ala-Asp-fluoromethyl ketone）］的影响。

2. 程序性坏死的调控机制

（1）RIP1 是程序性坏死的关键调控因子：RIP1 是一个能与 TNFR 或 Fas 相互作用的蛋白因子。RIP1 的 N 末端是丝氨酸 / 苏氨酸特异的激酶结构域，且激酶区会在丝氨酸 / 苏氨酸残基位点发生自我磷酸化；C 末端为死亡结构域 DD，通过 DD 能与 TNFR 或 Fas 相互作用。N 末端和 C 末端之间是一段中间区域，其中的同型作用结构域（RIP homotypic interaction motif，RHIM）介导同源作用。RIP1 的三个结构域分别具有不同的功能。RIP1 既能通过 RHIM 结构域的调控来激活核因子 NF-kB 信号途径而使细胞存活，也能通过 C 末端的 DD 诱导凋亡的发生而促进细胞死亡。近年来发现 RIP1 在程序性坏死发生过程中也起重要的调控作用。Nec-1 既能通过引发 RIP1 激酶区域发生二聚化来抑制 RIP1 活性，从而阻止鼠纤维肉瘤细胞 L929 发生 TNF 诱导的程序性坏死，也能阻止 FADD 缺乏或经 zVAD 预处理的 Jurkat 细胞系发生 Fas 介导的程序性坏死。而二聚化的全长 RIP1 或 N 末端的丝氨酸 / 苏氨酸激酶结构域本身就足以诱导程序性坏死的发生。这说明 RIP1 对程序性坏死的调控主要依赖于其 N 末端的丝氨酸 / 苏氨酸激酶活性。

目前认为 RIP1 对程序性坏死调控的可能机制是通过中断腺嘌呤核苷酸移位酶（adenine nucleotide translocase，ANT）与亲环素 D（cyclophilin-D，CYPD）之间的相互作用，导致线粒体功能异常而诱导程序性坏死的发生。肿瘤坏死因子 TNF 存在时 zVAD 能抑制 ANT 的构象改变，使胞质内二磷酸腺苷 ADP 无法运输到线粒体内，最终减少三磷酸腺苷（ATP）合成而诱发程序性坏死。仅有 zVAD 不能诱导巨噬细胞发生程序性坏死，但敲除或下调 CYPD 后 zVAD 即可诱导巨噬细胞发生程序性坏死，巨噬细胞在经 TNF 预处理之前可检测到 CYPD 与 ANT 结合，提示在不存在 TNF 时 ANT 可能与 CYPD 结合来抑制 zVAD 与 ANT 结合，从而避免巨噬细胞发生程序性坏死。如果预先敲除或下调 RIP1 表达水平，即使 TNF 存在，zVAD 也不能诱导单核细胞发生程序性坏死，提示 RIP1 参与调节 zVAD 与 ANT 结合，但实验没有发现 RIP1 与 ANT 或 CYPD 有直接的相互作用，推测 RIP1 可能通过其他信号路径间接阻止 ANT 与 CYPD 结合。

（2）RIP3 是诱导程序性坏死的特异性蛋白因子：RIP3 蛋白激酶是细胞能量代谢调节因子，同时是将细胞凋亡转换成细胞坏死的分子"开关"，通过调控这个开关，就可以调控细胞死亡方式。RIP3 同 RIP1 一样也含 N 末端的激酶结构域及 RHIM 结构域，但与 RIP 家族的其他成员不同是它具有独特的 C 末端，且体外激酶分析实验表明 RIP3 是一个可发生自我磷酸化的激酶。

近年来发现 RIP3 参与程序性坏死的调控，其激酶活性在调控过程中必不可少。下调 RIP3 后可以阻止细胞发生程序性坏死，但不影响细胞凋亡。RIP3 基因缺陷小鼠胚胎成纤维细胞内 RIP1 正常表达，但不能发生 TNF 诱导的程序性坏死。用缺乏激酶活性的 RIP3 突变体转染细胞也不能观察到程序性坏死的发生；具有激酶活性的 RIP3 突变体能通过 RHIM 与 RIP1 结合而诱导程序性坏死。这一现象说明 RIP3 不同于 RIP1，它是调控程序性坏死的特异性蛋白因子。

目前认为，RIP3 主要通过形成 RIP1-RIP3 复合物 IIb 或坏死复合物 necrosome 来实现对程序性坏死的调控。程序性坏死信号刺激下 RIP1 和 RIP3 可通过 RHIM 结合使 RIP1 发生磷酸化，同时 RIP3 在刺激因子作用下也发生自我磷酸化，磷酸化的 RIP1 与 RIP3 结合成 RIP1-RIP3 复合物来促进程序性坏死的发生。另有报道，乙酰化是限制 RIP1 与 RIP3 相互作用的方式，RIP1 分子上存在一个乙酰化位点，当 RIP1 分子乙酰化时，可以限制 RIP1 和 RIP3 的相互作用。而 RIP3 分子可以结合去乙酰化酶 SIRT2，SIRT2 首先把乙酰化的

RIP1 分子去乙酰化，RIP1 分子去乙酰化就具备了和 RIP3 相互作用的条件。RIP1 对 RIP3 自我磷酸化的影响尚不明确。下调细胞内 RIP1 后 RIP3 不能发生磷酸化，且在体外 RIP3 的磷酸化能被 RIP1 的特异性抑制剂 Nec-1 所抑制，提示 RIP1 是 RIP3 磷酸化所必需的调控因子。RIP1 在体外不能直接使 RIP3 发生磷酸化，推测 RIP1 可能通过激活其他的下游信号调控 RIP3 磷酸化。最近研究表明，在 RIP1-RIP3 复合物 IIb 中，RIP1 磷酸化 RIP3 丝氨酸 227 位点，磷酸化的 RIP3 则会磷酸化线粒体磷酸酶 PGAM5L 和混合谱系激酶域样蛋白 MLKL（mixed lineage kinase domain-like protein，MLKL）的苏氨酸 357 和丝氨酸 358 两个位点，使 RIP3 促坏死复合物信号向下传递到线粒体膜上的磷酸酶 PGAM5S，此过程受到小分子抑制剂 NSA 特异性阻断。PGAM5L/PGAM5S 复合物一旦被磷酸化激活，便会使线粒体断裂调节因子 Drp1 去磷酸化，从而诱导二聚化和活化，导致线粒体功能损害及程序性坏死所见的细胞器和膜损伤（图 12-6）。在某些细胞类型中，RIP1-RIP3 复合物可通过调控下游

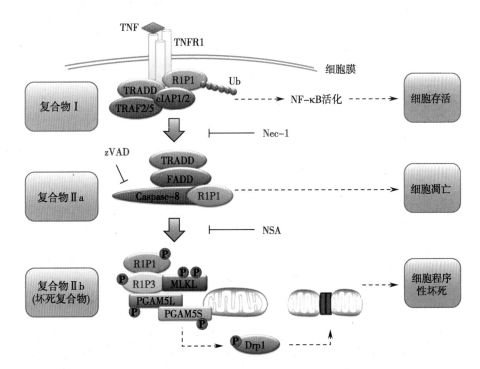

图 12-6 TNF 诱导的程序性坏死信号通路

TNF 结合到 TNFR 后，TNFR1 招募 TRADD、RIP1、TRAF2 和 cIAP1/2 形成 TNFR1 复合物 I。Nec-1 通过抑制 RIP1 激酶阻断程序性坏死。由 CYLD 介导 RIP1 去泛素化及 Caspase 8 抑制是坏死复合物的形成所必需。在坏死复合物中，凋亡机器 FADD 和 Caspase 8 会抑制程序性坏死，RIP1 和 RIP3 的激酶活性则会促进程序性坏死。RIP3 被磷酸化后，便会磷酸化 MLKL 和 PGAM5L，然后结合在线粒体膜处的 PGAM5S 上，此过程受小分子抑制剂 NSA 特异性阻断。PGAM5L/PGAM5S 一旦被激活，就会通过去磷酸化线粒体断裂调节因子 Drp1，导致线粒体断裂

的 ROS 的产生从而诱导其发生程序性坏死。有报道 RIP3 能够与细胞能量代谢信号通路上糖原磷酸化酶(glycogen phosphorylas, PYGL)、谷氨酰胺连接酶(glutamate-ammonia ligase, GLUL)及谷氨酸脱氢酶(glutamate dehydrogenase, GLUD1)发生作用并增强其活性,从而提升细胞内的整体能量代谢水平导致线粒体产生大量 ROS,最终导致细胞坏死。这提示 RIP3 可能通过调节能量代谢而介导细胞坏死。

第三节 程序性细胞死亡与疾病

一、细胞凋亡异常可导致多种疾病发生

细胞凋亡现象普遍存在于人类及多种动植物中,是多细胞生物体个体正常发育、维持成体组织结构不可缺少的部分,贯穿于生物全部的生命活动中。细胞凋亡是机体维持自身稳定的一种生理机制。机体通过细胞凋亡清除损伤、衰老和突变的细胞,维持生理平衡。哺乳动物神经系统的发生过程是细胞凋亡的典型例子。在脊椎动物发育早期,一般先要产生过量的神经元,但后来近一半的神经元发生凋亡,只有那些与靶细胞(如肌细胞、腺细胞等)建立起良好的突触联系,并充分接受了靶细胞分泌的存活因子的神经元才保留了下来(图 12-7)。某些致病因子可使细胞凋亡的基因调控失常,致使细胞凋亡减弱或增强,从而破坏了机体细胞的自稳态,最终导致各种疾病的发生。

1. 细胞凋亡与恶性肿瘤 细胞凋亡在肿瘤的发病机制中占有重要地位。细胞凋亡不足,使肿瘤细胞存活期延长,存活细胞多于死亡细胞,肿瘤细胞数目不断增多,肿瘤体积不断增大。研究证明,恶性肿瘤发生过程中,常可见到凋亡抑制基因和凋亡活化基因表达异常,如人的肿瘤细胞中经常检测到 p53 基因的突变或缺失,使细胞对 DNA 损伤敏感性大大降低,细胞凋亡发生障碍进入无序、失控的生长状态。根据上述观点,有人提出了肿瘤治疗的新思路,即设法诱导肿瘤细胞凋亡,增加肿瘤细胞死亡 / 增殖的比率。临床上对恶性肿瘤采取的放、化疗方案均可诱发瘤细胞凋亡。

2. 细胞凋亡与自身免疫性疾病 系统性红斑狼疮(systemic lupus erythematous, SLE)是典型的自身免疫性疾病。该疾病患者的外周血单核细胞 Fas 基因表达缺陷,不能有效地消除自身免疫性 T 细胞克隆,使大量自身免疫性淋巴细胞进入外周淋巴组织,产生抗自身组织的抗体,引发多器官损害。

3. 细胞凋亡与神经退行性疾病 许多神经退行性疾病是以特定神经元的慢性进行性丧失为主要特征,如阿尔茨海默病(Alzheimer's disease, AD)、帕金森病(Parkinson's disease, PD)、小脑退化症(cerebellar degeneration)、肌萎缩性侧索硬化症(amyotrophic lateral sclerosis, ALS)等,细胞凋亡与神经元的丢失密切相关。现已发现,Caspase 3 在神经退行性疾病的病理过程中担任重要的角色,它不仅起着凋亡的效应器作用,还能直接与致病蛋白质分子相互作用,参与致病过程。AD 伴随 β- 淀粉样蛋白在病灶中央进行性堆积,β- 淀粉样蛋白能诱导神经元凋亡,但能被抗氧化剂阻断。已经在 ALS 患者体内发现有与神经元凋亡抑制蛋白有关的基因突变,使神经元凋亡抑制蛋白缺乏,导致脊髓前角运动神经元凋亡,肌肉出现失用性萎缩。

4. 细胞凋亡与 AIDS 病 人类免疫缺陷病毒(HIV)感染可导致艾滋病(AIDS)。由 HIV 引起的 AIDS 发病机制主要是宿主 CD4⁺ T 细胞被选择性破坏,导致 CD4⁺ T 细胞显著性减少。此外,HIV 也可诱导其他免疫细胞如 B 细胞、CD8⁺ 淋巴细胞、巨噬细胞凋亡,因而造成机体免疫功能严重缺陷,患者容易继发各种感染及恶性肿瘤而死亡。

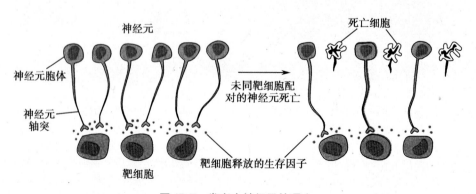

图 12-7 发育中神经元的凋亡

5. **细胞凋亡与心血管疾病**　人类血管内皮细胞、平滑肌细胞和心肌细胞普遍存在凋亡现象，探讨凋亡在心血管疾病中的作用是心血管细胞分子生物学研究的一个重要方面。近年来对动脉粥样硬化的研究发现，细胞凋亡主要以血管平滑肌细胞和巨噬细胞凋亡为主。窦房结、房室结和希氏束细胞发生过多凋亡，引起心脏传导系统障碍而致心功能不全。

二、自噬性程序性细胞死亡与疾病发生密切相关

自噬作用在生物体生长发育、细胞分化及对环境应激的应答方面极为关键，对防止某些疾病如肿瘤、肌病、神经退行性疾病以及对抵御病原微生物的感染和延缓衰老、延长寿命等方面发挥重要作用。最近的研究提示自噬也参与了天然免疫应答和适应性免疫应答。

在讨论自噬与疾病的关系之前，首先需要明确的一个基本观点是：自噬对疾病的发生起促进作用还是抑制作用？综合最近的研究结果提示，自噬对细胞的作用具有两面性，可以说是一把双刃剑：既可以作为细胞生长的"朋友"，也可能成为"敌人"，这取决于疾病进展的不同阶段、细胞周围环境的变化和治疗干预措施的不同。

1. **自噬与恶性肿瘤**　当细胞发生恶性转化时，内环境的稳态遭到破坏，其合成代谢速率明显大于分解代谢速率。随着肿瘤进展阶段的不同，自噬所扮演的角色发生了很大变化。在癌症发生早期，抑制自噬导致癌前细胞的持续生长，此时自噬发挥的是肿瘤抑制作用。当肿瘤细胞持续分裂增殖，癌症呈进展阶段时，癌细胞利用自噬机制对抗营养缺乏和缺氧，这在处于实体肿瘤内部血供不良的癌细胞中尤其明显，此时自噬发挥的是促进肿瘤细胞生长存活的作用（图12-8）。此外，自噬还可保护某些肿瘤细胞免受放疗损伤。据推测这种保护作用的机制可能是通过自噬清除受损的大分子或线粒体等

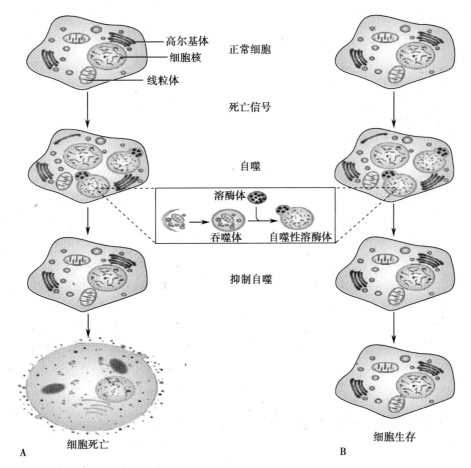

图12-8　自噬与细胞死亡和细胞生存的关系

在图示的A、B两种情况中，死亡信号的刺激均能引起自噬细胞的形态学改变，而自噬抑制剂的应用能够阻止其形态学的这些改变。A. 应用自噬抑制剂能够加速细胞的死亡；B. 应用自噬抑制剂能够改变细胞的命运，促进细胞的存活

细胞器，从而保护肿瘤细胞免于发生凋亡性程序性细胞死亡，维持恶性细胞的持续增殖。

2. 自噬与神经退行性疾病 自噬在神经退行性疾病的发生发展中起双重作用，它既可加速疾病的进展，在某些条件下又起保护作用。在阿尔茨海默病、帕金森病和亨廷顿病中，溶酶体系统的形态学特征发生了显著变化，调控自噬的信号转导系统也同时发生改变。神经营养因子撤除的小脑浦氏神经元死于自噬性程序性细胞死亡。在神经退行性疾病中起重要作用的神经递质多巴胺也可引起自噬性程序性细胞死亡。最近，有报道称自噬在神经退行性疾病中还可起保护性作用。在神经退行性疾病的早期阶段，激活自噬加速变性蛋白的清除阻止了疾病的进一步发展。例如亨廷顿病中，通过自噬途径对突变蛋白小片段的降解就阻止了它们的进一步聚集。激活自噬可加速细胞内蛋白聚合物的清除，而这种蛋白聚合物的存在是神经退行性疾病的典型特点之一。

3. 自噬与肌病 关于肌病患者出现肌细胞质空泡的报道很多，最近某些研究将其归因于自噬功能的改变。LAMP-2 缺陷小鼠出现多组织广泛的自噬性空泡，其中包括骨骼肌和心肌。心肌超微结构的异常使其收缩功能严重受损。人 LAMP-2 缺陷导致的 Danon 病也与横纹肌自噬泡的聚集有关。最近利用光镜和电镜的组织学研究方法证明 Danon 病和相关肌病的典型特征是胞质中自噬溶酶体的大量聚集。电生理方法对某些肌病的研究同样证明了广泛自噬现象的存在。Pompe 病又称 Ⅱ型糖元储积病，是由于溶酶体酸性 α- 葡萄糖酐酶缺乏引起心肌和骨骼肌糖元积聚导致的常染色体隐性遗传病。利用重组或转基因酸性 α- 葡萄糖酐酶进行的治疗性实验中，二者均可有效清除心肌和 Ⅰ型肌纤维中的糖元，但对 Ⅱ型肌纤维无效，其中自噬活性的增加是 Ⅱ型肌纤维对抗治疗的机制之一。

4. 自噬与病原体感染 细胞自噬机制的激活在清除病原体感染中也起重要作用。在对新型隐球菌感染的小鼠巨噬细胞转录特点的研究中发现，与自噬相关的基因被诱导表达。巨噬细胞利用自噬机制对抗嗜肺军团菌感染。巨噬细胞以胆固醇依赖方式激活自噬，清除胞内嗜肺军团菌的感染。激活自噬不一定对病原体感染的细胞均起保护作用。例如激活贝氏考克斯菌感染的中国仓鼠卵巢细胞的自噬机制，会为细菌最初的存活和扩增提供有利条件。

5. 自噬与衰老 自噬的激活在延缓由衰老造成的线粒体 DNA 体细胞突变的累积方面发挥关键性作用。心肌细胞、骨骼肌纤维和其他长寿命的有丝分裂后细胞表现出明显的年龄相关的线粒体和溶酶体改变，自噬泡降解变性线粒体的能力下降。线粒体 - 溶酶体轴理论在衰老中的作用已经得到实验验证。Keller JN 等人的综述详细探讨了自噬与脑衰老的关系；最近又有研究指出，周期性终生服用抗脂解药物抑制胰岛素的分泌与轻度节食共同发挥抗衰老作用，推测其机制可能为短暂的血浆低胰岛素水平刺激了机体的抗衰老细胞修复机制，这种机制就是细胞的自噬。细胞自噬活性随年龄增加而下降，这种下降可能与年龄相关的消化吸收后氨基酸水平的增加和（或）基础水平胰岛素受体信号传导途径的增加有关。与之相反，自噬溶酶体在衰老淋巴细胞中的聚集可加速细胞的病理变化，导致活化诱导的淋巴细胞凋亡或坏死。

三、程序性坏死是某些疾病的发展结局

1. 程序性坏死与疾病的发生发展 程序性坏死在炎症性疾病的发病过程中具有重要作用。正常情况下，机体受病毒感染后，可通过凋亡清除受染细胞而阻止感染扩散。一些病毒能产生凋亡抑制因子，使得宿主不能通过凋亡来清除受染细胞，最后导致感染扩散。部分病毒感染的细胞，当凋亡被抑制时可能通过程序性坏死来清除受染细胞，同时释放一些细胞内因子激活固有免疫，引起局部炎症反应从而抵抗感染。受痘病毒感染的小鼠肝脏细胞在 24～48 小时后能够检测到 RIP1-RIP3 复合物。RIP3 表达缺失的小鼠在受到感染时坏死样细胞损伤与炎症反应明显减弱，且由于固有免疫应答未能被激活，使得病毒大量复制并最终引起细胞死亡。此外，鼠巨噬细胞病毒抑制剂 M45 是通过诱导程序性坏死而抑制感染的。程序性坏死在缺血性心脑血管疾病、神经退行性疾病等的过程中也起重要作用。发现 Nec-1 能缩小鼠脑中动脉栓塞所致的脑梗死面积，而 7- 氯代 -Nec-1 可显著减少脑中动脉栓塞后的梗死面积并改善神经学评分。这提示鼠缺血性脑损伤的形成与程序性坏死有关，且通过抑制细胞发生程序性坏死可对神经起到保护作用。zVAD 或非活性的 Nec-1 预处理星形胶质细胞不能降低其发生氯化血红素诱导的细胞死亡，但 Nec-1 能有效抑制这种细胞死亡而显著增加细胞活力。另外，发现 Nec-1 可减轻急性心肌缺血再灌注所致的心肌损伤，也能减轻过氧化所致的心肌细胞死亡以及心肌梗死的面积。

2. 程序性坏死与肿瘤耐药 临床化疗药物尽管有不同的作用靶点和机制，但多数最终都是引起肿瘤细胞发生凋亡。大部分肿瘤细胞起初对凋亡诱导比较敏感，但随着化疗时间的延长，部分细胞会产生凋亡耐受，从而导致肿瘤耐药的形成。有研究发现可通过诱导肿瘤细胞发生程序性坏死来克服耐药。紫草素可以通过诱导肿瘤细胞发生一种非凋亡性的程序性死亡来克服肿瘤耐药，这种死亡细胞具有坏死样形态学特征，并能被 Nec-1 抑制，提示紫草素诱导这些肿瘤细胞发生了程序性坏死。

进一步研究发现，另外 6 类天然紫草萘醌类化合物也可诱导肿瘤细胞发生程序性坏死从而克服耐药。此外，诱导细胞发生程序性坏死的药物较少产生耐药现象。最近还发现，甲磺酸盐与地塞米松联合化疗可以通过诱导白血病细胞发生程序性坏死而克服儿童急性淋巴细胞白血病对糖皮质激素耐药。有作者报道将诱导程序性坏死作为治疗胶质母细胞瘤的新靶点，有可能为克服其耐药提供一种新的治疗途径。

（李 丰）

参 考 文 献

1. Lewin B. 细胞. 桑建利，连慕兰，等，译. 北京：科学出版社，2009

2. 杨恬. 细胞生物学. 北京：人民卫生出版社，2010

3. 易静，汤雪明. 医学细胞生物学. 上海：上海科学技术出版社，2009

4. 陈誉华. 医学细胞生物学. 北京：人民卫生出版社，2008

5. Alberts B, Johnson A, Lewis J, et al. Molecular biology of cell. 5th ed. New York: Garland Publishing Inc, 2008

6. 翟中和，王喜忠，丁明孝. 细胞生物学. 北京：高等教育出版社，2007

7. 周柔丽. 医学细胞生物学. 北京：北京大学医学出版社，2006

8. Karp G. Cell and molecular biology. 4th ed. New York: John Wiley & Sons Inc, 2005

9. Levine B, Kroemer G. Autophagy in the pathogenesis of disease. Cell, 2008, 132: 27-42

10. Hayashi-Nishino M, Fujita N, Noda T, et al. A subdomain of the endoplasmic reticulum forms a cradle for autophagosome formation. Nat Cell Biol, 2009, 11: 1433-1437

11. Barth S, Glick D, Macleod KF. Autophagy: assays and artifacts. J Pathol, 2010, 221: 117-124

12. Ravikumar B, Futter M, Rubinsztein DC, et al. Mammalian macroautophagy at a glance. J cell sci, 2009, 122 (Pt 11): 1707-1711

13. Nakatogawa H, Suzuki K, Kamada Y, et al. Dynamics and diversity in autophagy mechanisms: lessons from yeast. Nat Rev Mol Cell Biol, 2009, 10: 458-467

14. Glick D, Barth S, Macleod KF. Autophagy: cellular and molecular mechanism. J Pathol, 2010, 221: 3-12

15. Sun Q, Fan W, Zhong Q. Regulation of Beclin1 in autophagy. Autophagy, 2009, 5: 713-716

16. Wei Y, Pattingre S, Sinha S, et al. JNK1-mediated phosphorylation of Bcl-2 regulates starvation-induced autophagy. Mol Cell, 2008, 30: 678-688

17. Rubinsztein DC. Cdks Regulate Autophagy via Vps34. Mol Cell, 2010, 38: 483-484

18. Kroemer G. Autophagic cell death: the story of a misnomer. Nat Rev Mol Cell Biol, 2008, 9: 1004-1010

19. Zhou Z, Han V, Han J. New components of the necroptotic pathway. Protein Cell, 2012, 3: 811-817

20. Christofferson DE, Yuan J. Necroptosis as an alternative form of programmed cell death. Curr Opin Cell Biol, 2010, 22: 263-268

21. Wang Z, Jiang H, Chen S, et al. The mitochondrial phosphatase PGAM5 functions at the convergence point of multiple necrotic death pathways. Cell, 2012, 148: 228-243

22. Sun L, Wang H, Wang Z, et al. Mixed lineage kinase domain-like protein mediates necrosis signaling downstream of RIP3 kinase. Cell, 2012, 148: 213-227

23. Chan FK, Baehrecke EH. RIP3 finds partners in crime. Cell, 2012, 148: 17-18

24. Narayan N, Lee IH, Borenstein R, et al. The NAD-dependent deacetylase SIRT2 is required for programmed necrosis. Nature, 2012, 492: 199-204

第十三章 细胞表面特化：连接与黏连

提 要

在多细胞生物中，细胞表面（cell surface）是细胞与细胞外环境的界面，为一个结构复杂的多功能体系。在细胞质膜的特化区域，由膜蛋白、细胞质蛋白和细胞外基质（extracellular matrix，ECM）构成的细胞与细胞、细胞与细胞外基质之间的连接结构称为细胞连接（cell junction）；由一些分子彼此识别并结合而形成的细胞与细胞、细胞与细胞外基质间的连接称为细胞黏附（cell adhesion）。细胞连接与细胞黏附是多细胞有机体中细胞间相互联系、协调作用的重要结构基础，它们在多细胞生物的形成、细胞内环境的相对稳定、信号转导、细胞增殖、分化和细胞迁移等生命活动过程中具有重要作用。细胞连接与细胞黏附分子等结构或功能变异与肿瘤及一些遗传性疾病有密切关系。

第一节 细胞连接

细胞与细胞之间、细胞与细胞外基质的连接是多细胞生物形成的重要前提。除结缔组织和血液外，多细胞动物的细胞均按一定方式排列并相互连接。根据结构和功能特点，一般将细胞连接分为封闭连接（occluding junction）、锚定连接（anchoring junction）和通信连接（communication junction）三类。

一、紧密连接封闭了上皮细胞之间的间隙

在脊椎动物中，上皮组织是个体发生时最早形成的组织，细胞连接最多。封闭连接能连接相邻细胞并封闭细胞间隙。紧密连接（tight junction）是封闭连接的主要形式，也是脊椎动物唯一的封闭连接。

紧密连接常见于单层柱状上皮细胞，是环绕于相邻上皮细胞顶部（近腔侧面）的带状结构，广泛分布于各种上皮细胞，如消化道上皮细胞、膀胱上皮细胞和脑毛细血管内皮细胞等。利用冷冻蚀刻复型技术显示的紧密连接是由特殊穿膜蛋白形成的蛋白质颗粒条索——封闭索（sealing strand），它们交织成网状，将相邻细胞连接并封闭细胞间隙。透射电镜显示，在紧密连接处，两个相邻细胞的质膜以断续的点状结构连在一起，点状结构处的细胞

间隙几乎消失。密集排列的紧密连接组成了环绕相邻细胞的带状结构。紧密连接不仅使细胞之间紧紧相连，更重要的是封闭了细胞间隙，防止细胞间液和管腔液混合，维持两者的浓度差和细胞极性。

（一）紧密连接的分子基础是穿膜蛋白和胞质外周蛋白

紧密连接由多种蛋白复合体组成。自1986年发现紧密连接蛋白（zonula occludens，ZO）以来，已证明有50余种蛋白质参与紧密连接的形成与功能。这些蛋白质主要是穿膜蛋白和胞质外周蛋白（cytoplasmic peripheral proteins）。穿膜蛋白介导相邻细胞间彼此接触，通过与外周蛋白的结合，穿膜蛋白又与细胞骨架（如微丝）产生联系。

1. 穿膜蛋白 主要有两类，一类为4次穿膜蛋白，主要包括闭合蛋白（occludin）、密封蛋白（claudin）和tricelluin等；另一类为单次穿膜蛋白，包括连接黏附分子（junctional adhesion molecule，JAM）、LSR（lipolysis-stimulated lipoprotein receptor）和Crb（Crumb）等。这些蛋白是介导细胞间连接的分子基础。

闭合蛋白为具有MARVEL结构域的4次穿膜蛋白，有2个胞外环（extracellular loop，EL）和一个大的C端胞质区（图13-1A）。2个胞外环既可与相邻细胞的同型环结合，也可以和其他一些分子结合，调节旁细胞选择渗透性。C端可与胞质外周蛋白如ZO-1和ZO-2等分子结合，在信号传导中发

挥重要作用。此外，闭合蛋白还调节上皮细胞肌动蛋白的组装和细胞的定向迁移。闭合蛋白家族包括 24 个成员，聚合于细胞质膜上构成紧密连接复合物的主链。

闭合蛋白主要分布在皮肤、脑、神经系统和内脏组织中，其表达具有一定的组织特异性。闭合蛋白并不局限于紧密连接中，它们可以沿着上皮细胞侧面和基底膜分布。

密封蛋白也是 4 次穿膜蛋白，有 2 个胞外环，第一个环比第二个环大，其带电性质对调节细胞间离子选择性运输起主要作用。密封蛋白的 N 端和 C 端均位于胞质内，C 端有与 PDZ（PSD95-Dlg-ZO）及其他紧密连接蛋白结合的结构域（图 13-1B）。已发现有 20 多种密封蛋白，其表达具有组织特异性。

密封蛋白家族成员可相互作用，也可以与其他穿膜蛋白和胞质支架蛋白结合，稳定紧密连接。密封蛋白构成紧密连接的骨架，是形成封闭索的主要成分，也是旁细胞运输孔大小和带电性的决定因素。对密封蛋白的翻译后修饰（如磷酸化）可影响紧密连接的组装和旁细胞渗透性。密封蛋白还参与细胞分化。

存在于两个细胞相邻部位的紧密连接称为两细胞紧密连接（bicellular TJ, bTJ），存在于三个细胞相邻部位的紧密连接称为三细胞紧密连接（tricellular TJ, tTJ）。与闭合蛋白类似，tricellulin 也是具有 MERVEL 结构域的四次穿膜蛋白，参与 tTJ 紧密连接形成和功能。tTJ 也具有细胞屏障作用。

连接黏附分子属于免疫球蛋白超家族，为单次穿膜蛋白，由两个胞外 Ig 样结构域、两个 N- 糖基化位点、一个穿膜区和一个具有 PDZ 结构域的 C 端胞质尾区组成。C 端的 PDZ 结合区域可与 AF6PAR-3、CASK、MUPPI 和 ZO-1 结合（图 13-1C）。连接黏附分子包括 JAM-A、JAM-B、JAM-C、柯萨奇病毒 - 腺病毒受体（coxsackievirus and adenovirus receptor，CAR）、JAM-L 和 JAM-4 等，主要存在于表皮、内皮细胞和各种造血细胞的质膜中，介导细胞间的同亲性或异亲性结合及单核细胞转移。JAM 是最早出现在 bTJ 的分子。JAM-A 通过同亲性结合及其与 PAR-3/aPKC/PAR-6 复合体的相互作用，参与上皮细胞紧密连接形成和细胞极性建立。

LSR 是 tTJ 相关膜蛋白。人类 LSR 有一个胞外 Ig 结构域、一个穿膜和一个胞质结构域。LSR 将 tricellulin 聚集到 tTJ 处，是 tTJ 形成过程的重要分子。

Crumb3（Crb3）也是一种单次穿膜蛋白，定位于上皮细胞顶端紧密连接处，Crb3 能与 PAR6、PALS1 和 PATJ 相互作用，与哺乳动物上皮细胞极性建立有关。

2. 胞质外周蛋白 根据有无 PDZ 结构域，胞质外周蛋白分为两类，一类是 PDZ 蛋白，包括 ZO-1、ZO-2、ZO-3、PAR-3 和 PAR-6 等；另一类为非 PDZ 蛋白，包括 cingulin、atypical PKC（aPKC）、rab-3b、rab-13 和 PTEN 等。胞质外周蛋白一方面将蛋白激酶、磷酸酶、小 GTP 酶和转录因子等调节蛋白聚集到紧密连接处，另一方面将穿膜蛋白与细胞骨架相连。

ZO 蛋白属于膜相关鸟苷酸激酶（membrane-associated guanylate kinases，MAGUK）样蛋白家族，具有细胞连接和信号传导的必需结构。ZO 蛋白有 3 个 PDZ 域、一个 Src 同源域 3（Src-homology3，

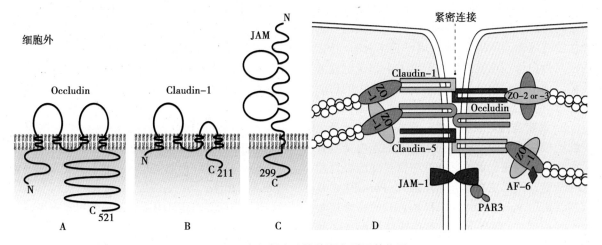

图 13-1 参与紧密连接的蛋白质及其作用

A. 闭合蛋白的结构；B. 密封蛋白的结构；C. 连接黏附分子的结构；D. 紧密连接蛋白的相互作用

SH3)、一个鸟苷酸激酶（guanylate kinase GUK）域和一个富含脯氨酸的 C 端，可与细胞连接分子、细胞骨架蛋白、受体、离子通道和信号分子结合。ZO 蛋白之间可相互作用，也可与多种穿膜蛋白直接结合（图 13-1D），其最主要的作用是将封闭蛋白聚集在细胞连接处。ZO 还具有核定位（NLS）和核输出（NES）信号序列，与细胞生长和增殖调节有关。

ZO 家族包含 ZO-1、ZO-2、ZO-3 和 MAGUK 家族。ZO 蛋白之间可相互作用，也可与 cingulin、密封蛋白 -1～8、actin、α- 连环蛋白和闭合蛋白相互作用（图 13-1D）。ZO-1 是构成紧密连接的重要成分之一，能与其同源体 ZO-2 和 ZO-3 一起，为紧密连接的许多跨膜蛋白和细胞质紧密连接蛋白搭建具有连接作用的脚手架样平台。近年在黏附连接和间隙连接处均发现 ZO，提示 ZO 在细胞连接和细胞通信方面均有重要作用。

其他紧密连接蛋白有 cingulin、7H6、rab13、Gαi-2 及蛋白激酶 C 等。

（二）紧密连接是细胞间选择性物质运输的屏障和细胞极性建立的基础

紧密连接既可以作为屏障阻止细胞外液中的分子无选择地通过上皮细胞层（屏障功能），也可以阻止脂类和一些膜蛋白质在不同的膜区域之间穿越（栅栏功能）。

1. 紧密连接与细胞间物质运输屏障 紧密连接封闭了上皮细胞间隙，形成了与外界隔离的封闭带，对从细胞间隙进入组织或组织回流至腔中的物质进行选择性运输，维持组织内环境的稳定性。消化道上皮、膀胱上皮、脑毛细血管内皮及睾丸支持细胞间都存在紧密连接，后两者分别构成血脑和血睾屏障，保护这些重要器官免受异物侵害。紧密连接的屏障作用依赖于密封蛋白家族，它们形成的封闭索能调控水通道的大小和带电性，对物质进行选择性渗透运输。因此，屏障作用不是绝对的，特定的密封蛋白可在细胞间形成特定大小和带电性的孔道以调节特定物质运输。紧密连接蛋白的磷酸化会影响上皮细胞的屏障作用。

2. 紧密连接与细胞极性 形成紧密连接是上皮细胞极性建立的前提。细胞膜或细胞内某些分子在特定区域或位置的选择性滞留是细胞极性建立的基础。在上皮细胞开始接触时，Par-aPKC 复合物就通过 Par3 与 JAM-1 和 nectin 的结合聚集到点状连接处，促进上皮细胞连接结构形成。紧密连接的形成阻止了膜蛋白和膜脂分子的侧向扩散。细胞内三个主要极性复合体 Par-aPKC、Crb（Crb-Pals-PATJ）和 Scribble（Lgl-Dlg-Scrib）参与上皮细胞极性的建立和维持，前两者负责形成上皮细胞顶部（apical domain，A），后者负责形成基侧部（basolateral domain，B），三者共同配合发挥功能，其中，Par-aPKC 复合物及其他 Par 蛋白质起主导作用。A-B 极性的形成促使上皮组织最终分化。

紧密连接还有聚集信号分子和转录因子并调节其定位和功能的作用。

紧密连接是一种高度动态结构，在不同生理状态下，相关蛋白的表达和紧密连接结构的组装都将发生相应变化。一些信号通路对紧密连接的动态变化起调节作用，如蛋白激酶 C、MAPK、肌球蛋白轻链激酶（myosin light chain kinase，MLCK）和小分子 GTP 酶 Rho 家族等。

紧密连接蛋白变异与多种肿瘤的发生和发展关系密切，日益受到人们的关注，并有望成为肿瘤早期诊断的分子标记和靶向治疗的靶点。

二、锚定连接介导细胞间细胞骨架的连接

在动物组织，尤其是在上皮、骨骼肌、心肌和子宫等需要承受机械压力的组织细胞中，在紧密连接下方、桥粒上方，可以观察到大量锚定连接。锚定连接介导细胞间细胞骨架或细胞骨架与细胞外基质的连接，分散和传递机械压力并传导信号。锚定连接主要由两类蛋白质构成：一类是胞内锚定蛋白（intracellular anchor protein），这类蛋白在质膜胞质面形成一个独特的蛋白质聚集体（斑），是连接微丝或中间纤维与穿膜黏附蛋白（transmembrane adhesion protein）的部位；另一类是穿膜黏附蛋白，为一类黏附分子，其胞内部分与一个或多个胞内锚定蛋白相连，胞外部分与相邻细胞的穿膜黏附蛋白或细胞外基质结合。此外，锚定连接处还有一些胞内信号传导蛋白，可进行细胞间的信号传递。

锚定连接分为两类，与微丝相连的锚定连接包括黏着带（adhesion belt）和黏着斑（focal adhesion），两者统称为黏着连接（adhering junction）；与中间纤维相连的锚定连接包括桥粒（desmosome）和半桥粒（hemidesmosome），其中，黏着带和桥粒构成细胞与细胞的连接，而黏着斑和半桥粒则使细胞与细胞外基质相连。

（一）黏着连接是由微丝参与的锚定连接

1. 黏着带 黏着带位于上皮细胞顶端侧面、紧密连接与桥粒之间，又称为中间连接（intermediate junction）。黏着带也呈连续的带状分布，但相邻

细胞膜之间有约 15~20nm 的间隙。参与黏着带形成的穿膜黏附蛋白有钙黏素（cadherin，详见本章第二节）和连接素（nectin）等。相邻细胞钙黏素胞外部分的同亲性结合产生细胞间牢固的机械连接。与黏着带形成相关的胞内锚定蛋白有连环蛋白（catenin）、纽蛋白（vinculin）和 α-辅肌动蛋白（α-actinin）等，这些蛋白在质膜处与穿膜黏附蛋白相结合，在胞质侧提供微丝附着点。与钙黏素结合的胞质连接蛋白主要有连环蛋白-p120、β-连环蛋白和 α-连环蛋白（图 13-2A）等，与连接素结合的胞质连接蛋白主要有 afadin（又称 AF6）。连环蛋白-p120 有稳定钙黏素的作用。α-连环蛋白介导钙黏素-连环蛋白复合体（cadherin-catenin complex，CCC）与微丝结合，促进微丝聚合和黏着带组装。α-连环蛋白还能与多种微丝相关蛋白结合，如纽蛋白、α-辅肌动蛋白、formin、ZO-1 和 afadin。胞内锚定蛋白将细胞黏附与肌动蛋白网络、膜泡运输和细胞极性成分联系在一起。在这些蛋白与穿膜黏附蛋白作用下，相邻细胞的微丝束连成带状网络，使组织连接成一个整体，分散组织发生或机体运动时所产生外力，将细胞连接所产生的信号（如细胞接触所产生的机械压力）通过钙黏素胞质尾传至细胞核，改变基因的表达。对于脊椎动物，钙黏素不仅参与细胞连接，而且还参与形态发生调节。

黏着带是逐步形成的。相邻细胞突起部位钙黏素的聚集导致细胞彼此接触，启动细胞黏附形成；新生的细胞黏附并不成熟，常不稳定。一些新生细胞黏附的延伸和成熟受 Rho GTP 酶及其效分子 ROCK 的调节。随着肌动蛋白多聚体的形成，

CCC 在黏着带处聚集，黏着带延伸、成熟并使相邻细胞彼此相连（图 13-2B）。黏着带的成熟还能促进脊椎动物紧密连接的形成。黏着连接长度的变化在促进原肠胚形成等形态学变化过程中起重要作用。在多种系统组织中，黏着带还使上皮细胞建立了明确的 A-B 轴。

黏着带的形成和维持受钙黏素介导的黏着蛋白复合体、肌动蛋白、Par 极性蛋白和 Rho 家族 GTP 酶（Rho、Rac 和 Cdc42）等调节，这种调节是相互的，如 Rho 家族 GTP 酶可调节黏着带的定位和动态变化，黏着带则可通过调节 GTP 酶的活性来改变细胞的形态和极性。

上皮细胞间不断形成的既牢固又可塑的黏附连接对上皮组织形成、细胞分裂、胚层分化和细胞凋亡非常关键。微管在黏着带解聚中起关键作用。微管向黏着带的延伸启动黏着连接的解聚。微管马达蛋白 kinesin-1 可调节微管诱导的黏着带解聚。黏着连接解聚促进细胞迁移。黏附带重塑时，重新向黏着带处分布的钙黏素主要来自内吞作用和重新合成。黏着斑激酶（focal adhesion kinase，FAK）参与黏着带的解聚。Dynamin 是一种调节内吞作用的 GTP 酶。FAK 促进 dynamin 向黏着连接处聚集，产生内吞。

黏着带不仅对保持细胞形态和维持组织完整性有重要作用，而且为上皮细胞和心肌细胞提供了牢固黏合以抵抗机械压力并传递细胞收缩力。在早期胚胎发育过程中，黏着带使上皮细胞层内陷形成管状或泡状器官原基，对器官形成起重要作用。

黏着带还提供了一种将胞外信号向胞内传递的途径。钙黏素缺失小鼠不能传递内皮细胞存活信

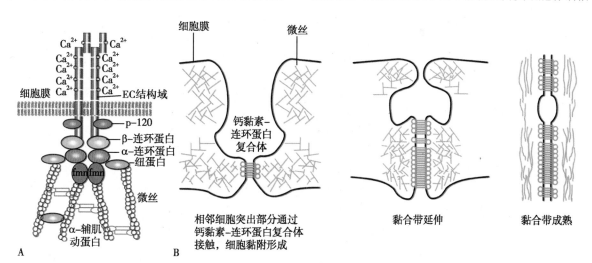

图 13-2 构成黏着带的两类蛋白及黏着带的形成
A. 连环蛋白和纽蛋白是胞内细胞内锚定蛋白；钙黏素为穿膜黏附蛋白；B. 黏着带的形成过程

号，导致血管内皮细胞死亡而死于胚胎发育时期。

2. 黏着斑 黏着斑位于上皮细胞基底部，是细胞通过局部黏附与细胞外基质形成的黏着连接。构成黏着斑的成分很多，包括支架蛋白、GTP 酶、激酶、磷酸酶和蛋白酶等。参与黏着斑形成的穿膜黏着蛋白是整联蛋白（integrin，大多数为 $\alpha_5\beta_1$），其胞外区域与细胞外基质（主要是胶原和纤连蛋白）成分相连，胞内部分通过锚定蛋白如踝蛋白、α-辅肌动蛋白、细丝蛋白（filamin）和纽蛋白等与微丝结合。

踝蛋白是形成黏着斑的关键成分之一，是活化整联蛋白自内向外信号传导（inside-out signaling）的重要调节因子，它通过诱导纽蛋白构象改变使之定位于黏着斑处。踝蛋白缺失型细胞仅形成少量不完整的黏着斑。踝蛋白还能将 paxillin 聚集至黏着斑处，在黏着斑相关信号转导中也起重要作用。

（二）桥粒是由中间纤维参与的锚定连接

1. 桥粒 在脊椎动物中，桥粒广泛存在于承受机械力的组织中，如皮肤、食管和子宫颈等的上皮细胞间及心肌细胞闰盘处，为其提供机械支持力，维持组织完整性。

典型的桥粒由相邻细胞质膜处两个对称性的点状结构组成，直径约 $1\mu m$，厚约 40nm，位于上皮细胞黏着带的下方。桥粒的内侧与中间纤维相连，其质膜侧的纽扣样结构将相邻细胞铆接在一起。桥粒处的细胞间隙约为 $20\sim30$nm。在电镜下，相邻细胞质膜胞质侧各有一致密的胞质斑（cytoplasmic plaque），称为桥粒斑（desmosomal plaque），其直径约为 $0.5\mu m$。桥粒斑由靠近质膜处外致密斑（outer dense plaque，ODP）和与中间纤维相连的内致密斑（inner dense plaque，IDP）组成。ODP 的密度比 IDP 大。桥粒主要由三个蛋白家族构成：①桥粒钙黏素家族，包括 desmoglein（Dsg）亚家族和 desmocollin（Dsc）亚家族；②桥粒 armadillo 家族，包括桥粒斑珠蛋白（plackoglobin，PG）亚家族和 plakophilins（PP）亚家族；③桥粒 plakin 家族，包括 plectin、desmoplakin、envoplakin 和 periplakin 亚家族（图 13-3）。

桥粒钙黏素家族是 I 型穿膜蛋白，有多个成员，其胞外部分均有 Ca^{2+} 结合位点即 5 个胞外域（EC1～EC5）。在桥粒中介导相邻细胞相互连接的钙黏素称为 Dsg 和 Dsc。Dsg 和 Dsc 的胞外部分相互识别并牢固结合，胞内部分则分别与胞质斑相结合。Dsg 是构成桥粒的主要糖蛋白，分为 Dsg-1、Dsg-2 和 Dsg-3。

桥粒 armadillo 家族的 PG 和 PP 两个亚家族可与 Dsc 和 Dsg 的胞质部分相互作用。PP 与中间纤维直接相连，形成胞质斑侧向作用的复杂网络。

桥粒 plakin 家族成员 desmoplakin 可与中间纤维、桥粒钙黏素和桥粒 armadillo 家族成员结合，是中间纤维的锚定部位，许多成束的中间纤维伸向桥粒斑，被更细的纤维结合在桥粒斑上，折成袢状返回胞质中。

在不同类型细胞中，与桥粒结合的中间纤维不同，如在上皮细胞中主要是角蛋白丝（keratin filament），在心肌细胞中为结蛋白丝（desmin filament）。

桥粒是一种坚韧、牢固的细胞连接，在胚胎发育过程中对组织器官的形成、组织完整性的维持起关键作用。桥粒组成成分或结构的异常会导致相关疾病。例如，抗桥粒穿膜黏着蛋白抗体可导致自身免疫性疾病——天疱疮（pemphigus）；Dsg-1 是落叶性天疱疮的主要靶抗原；Dsg-3 是寻常性天疱疮的主要靶抗原。PP 缺乏及 DP 突变可导致遗传性大疱性表皮松解症（epidermolysis bullosa，EB）；PP-2 突变与心律失常性右室心肌病（arrhythmogenic right ventricular cardiomyopathy，ARVC/D）的发生有关。Dsg 除与天疱疮的发病密切相关外，在皮肤恶性肿瘤的发病过程中也可能起一定的作用。Dsg-1 和 Dsg-2 表达的下调可能在角质形成细胞的分化以及肿瘤的发生中有一定的作用。

黏着连接与桥粒之间有一定依存关系。黏着连接的形成早于桥粒，它使相邻细胞质膜靠近，以便桥粒钙黏素聚集、黏附和桥粒形成。黏着连接启动细胞-细胞连接，而桥粒对黏着连接有稳定作用。

桥粒是高度动态结构，能快速组装与去组装，对胚胎发育或伤口愈合时角质形成细胞（keratinocyte）的迁移和分化是必要的。

2. 半桥粒 半桥粒是上皮细胞基底面与基底膜之间的连接结构。半桥粒只在质膜内侧形成一个胞质斑，相当于半个点状桥粒，故称为半桥粒。该胞质斑主要由网蛋白（plectin）组成。角蛋白丝与胞质斑结合并伸向胞质中。半桥粒的穿膜黏附蛋白是整联蛋白（$\alpha_6\beta_4$）和穿膜蛋白 BP180，它们可与基膜中的层黏连蛋白（laminin）发生黏附性结合，从而与基膜牢固地锚定在一起。这些整联蛋白也从细胞外基质向胞内传导信号，影响着上皮细胞的形状和活性。

半桥粒主要存在于皮肤等复层鳞状上皮中，将上皮组织固定于结缔组织，防止机械力使上皮组织

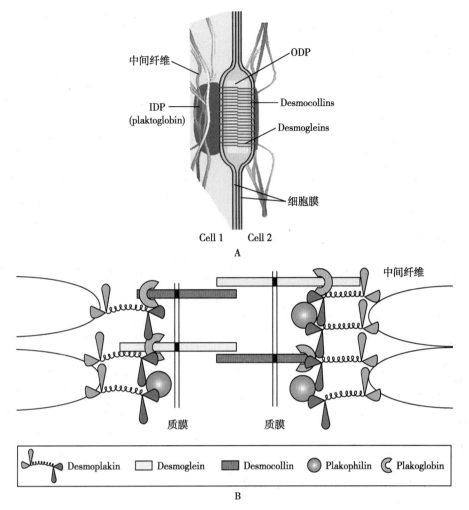

图 13-3　参与桥粒形成的主要蛋白及其相互作用
A. 桥粒结构模式图；B. 构成桥粒的主要蛋白及其相互作用

从下方组织剥离，并分散上皮与结缔组织所承受的机械力。半桥粒成分或结构变异可导致大疱性类天疱疮（*bullous pemphigoid*）等疾病。

（三）通信连接在细胞间直接传递信号

多细胞生物组织细胞间存在一种连接通道，可快速传递化学信号和电信号，维持多细胞间的协调合作，这种连接称为通信连接。通信连接的胞间通信作用较其连接作用更为重要。在哺乳动物，除血液和骨骼肌细胞外，细胞的通信连接称为间隙连接（gap junction）。间隙连接对许多生命现象，如细胞同步化、细胞分化、细胞增殖、凋亡和无血管器官如表皮和晶状体的代谢协同（metabolic coordination）均有重要作用。间隙连接在特定时期形成，其半衰期仅为 1～5 个小时。

1. 连接子　构成间隙连接的基本单位是连接子（connexon）。每个连接子或半通道（hemichannel）长约 7.5nm，外径约 6nm，由 6 个相同或相似的穿

膜连接蛋白即连接蛋白（connexin, Cx）环形排列围成直径约 1.5～2nm 的亲水性通道。相邻细胞质膜的两个连接子对接形成的密闭通道即为间隙连接。因间隙连接处有 2～3nm 胞间空隙，又称缝隙连接。成百上千个数目不等间隙连接往往聚集成斑行使功能。间隙连接的类型和功能特点由构成连接子的连接蛋白组成决定。由两个相同的连接子组成的间隙连接称为同型（homotypic）间隙连接，反之，则称为异型（heterotypic）间隙连接。不同连接子组成的通道在分布、通透性和导电率等方面是不同的，如 Cx43 间隙连接通道对 ADP 和（或）ATP 的通透性是 Cx32 通道的 120～160 倍。

脊椎动物的间隙连接由连接蛋白和泛连接蛋白（pannexin, Px）构成。现已发现 20 余种 Cx，它们属于同一类蛋白家族，结构相似。根据其分子量对其命名。Cx 有 4 个保守的 α 螺旋穿膜区（m1～m4）、两个胞外环（EL 1、EL 2）、一个胞质环和两个

胞质尾。胞质环和 C 端在序列和长度上变化很大，其他部分相对保守。穿膜区是形成通道的主要成分，胞外环主要与细胞识别和蛋白锚定有关，胞质环和 C 端可能与翻译后修饰有关，被认为有调节作用。Cx 的共表达较为常见，如肝细胞和近端肾小管细胞均表达 Cx26 和 Cx32。多数 Cx 是磷酸化蛋白，Cx 磷酸化对通道组装及其生理特性调节有重要作用。Cx 与胞内其他分子还发生相互作用，对维持正常细胞和组织功能至关重要。Cx 突变与多种疾病及肿瘤有关，如 Cx43 突变与多种器官异常的眼齿指发育不全（oculodentodigital dysplasia）有关；Cx26 和 Cx30 突变可导致耳聋和皮肤病；Cx46 和 Cx50 突变与遗传性白内障有关。

Px 结构与 Cx 相似，但两者在序列上几乎没有同源性。Px 有 3 个成员，它们广泛表达于各种组织，高表达于中枢神经系统。有研究表明 Px 可形成动力敏感型（mechanosensitive）离子通道。目前对于 Px 的研究尚处于起始阶段，Px 与间隙连接结构、功能及其 Cx 的关系还有待更多研究揭示。

2. 间隙连接的主要作用 间隙连接的主要作用是介导细胞间通信（gap-junctional intercellular communication, GJIC）。间隙连接允许无机离子、信号分子和水溶性小分子代谢物直接穿行于相邻细胞而不会进入细胞间隙，是细胞间代谢偶联（metabolic coupling）和电偶联（electric coupling）的基础。GJIC 在胚胎发育、细胞生长和分化等各个方面也具有重要作用。

（1）间隙连接与代谢偶联：间隙连接允许分子量小于 1kDa 的离子和小分子（如 ATP、单糖、氨基酸、核苷酸和维生素等）自由通过，使这些物质特别是一些信号分子如 Ca^{2+}、cAMP 和三磷酸肌醇（IP3）等与相邻细胞所共有，从而实现代谢偶联，协调细胞活动。在肝脏和晶状体中，间隙连接的代谢偶联至关重要。例如，在肝脏中，血糖浓度受交感神经调节，但并非所有肝细胞都有交感神经分布。正是通过间隙连接的代谢偶联，信号分子从有神经分布的肝细胞传递到无神经分布的肝细胞，使肝细胞共同对刺激做出反应。如连接子蛋白基因发生突变，在血糖水平降低时肝细胞就不能进行分解糖原。

（2）间隙连接与电偶联：带电离子通过间隙连接的低电阻通道快速传递，形成细胞间电偶联（electrical coupling），又称电突触（electrical synapse）。电偶联在脑和心肌的快速反应和同步化过程中极为重要。例如，在心肌中，间隙连接的电偶联使心肌细胞同步收缩，保证心脏正常搏动。有些神经细胞也可发生电偶联作用，使动作电位在细胞间迅速传递，以此协调神经细胞间的行为。

（3）间隙连接与胚胎发育：在胚胎发育时期，连接蛋白的表达受时空调控节，与细胞的分化和生长有关。在 8 细胞期，间隙连接开始形成，如向两栖动物卵裂球注射连接蛋白抗体改变其表达，将导致严重发育异常。所有脊椎动物生殖细胞均表达 Cx43，Cx43 突变会影响其表达及功能，从而影响细胞迁移。利用定时拍摄（time-lapse microscopy）、透射电镜、免疫组织化学及光漂白后荧光素复原（fluorescence recovery after photobleaching, FRAP）等技术观察到动态变化的间隙连接还介导免疫反应和损伤修复过程中的细胞迁移。

GJIC 受转录、转录后和翻译水平的调控，引起 Cx 基因表达、蛋白表达、磷酸化水平和蛋白分布等改变。GJIC 的调节分为长期调控（long-term GJIC control）和短期调控（short-term GJIC control）。长期调控由转录因子 Sp1 和激活子蛋白 -1（activator protein-1, AP-1）、Wnt 信号通路、DNA 甲基化和组蛋白乙酰化等表观遗传学修饰等调节，在基因水平影响 GJIC 的结构及功能；短期调控又称为"门控调节"，由细胞内外 Ca^{2+} 浓度、pH 值、Cx 蛋白磷酸化、cAMP-PKA 和 PKC 等信号通路调节。

GJIC 与肿瘤产生有关。肿瘤细胞的间隙连接数量明显减少。肿瘤促进因子、癌基因和生长因子对 GJIC 有下调作用。一般认为 GJIC 缺失是肿瘤发生的重要标志，提示 Cx 具有抑癌作用。肿瘤细胞中 Cx 的再表达能使细胞恢复正常，降低肿瘤细胞生长和迁移率。

2004 年，Rustom A 等人在哺乳动物细胞间发现了另外一种类似于胞间连丝的细长管状结构称为隧道纳米管（tunneling nanotubes, TNTs）。TNTs 一直处于形成和断裂的持续变化状态，将邻近细胞直接连接起来，具有传递信息分子和运输物质的结构和功能。所有能被胞内体包裹和结合的物质都可以通过 TNTs 在细胞间运输。TNTs 不仅可直接运输胞质小分子，还能远距离运输细胞膜成分甚至细胞器。作为细胞间的一种通信途径，TNTs 在广泛的生理过程中发挥重要作用。

第二节 细胞黏附

细胞间及细胞与细胞基质的黏附是由众多细胞黏附分子（cell-adhesion molecule, CAM）介导的。CAM 是由细胞产生的一类穿膜糖蛋白，以配体-受体结合方式发挥作用，除介导黏附外，还参与细胞增殖、分化、迁移和信号传导，是免疫应答、炎症反应、创伤修复及肿瘤转移等一系列重要生命过程的分子基础。CAM 还参与桥粒、半桥粒、黏着带及黏着斑等细胞连接的形成。

细胞黏附分子的胞外区为肽链的 N 端，带有糖链，负责识别配体；穿膜区多为一次穿膜 α 螺旋；胞质区是肽链的 C 端，较小，或与质膜下的骨架成分直接相连，或与胞内的化学信号分子相连，以活化信号传导途径。多数 CAM 依赖二价阳离子产生作用，如 Ca^{2+}、Mg^{2+}。细胞黏附分子的相互作用有同亲性结合（homophilic binding）、异亲性结合（heterophilic binding）和连接分子依赖性结合（linker-dependent binding）3 种模式。CAM 与相应配体结合的亲和性较低，必须通过多个受体-配体结合及细胞骨架参与才能形成较牢固的黏附，这种黏附是短暂和可逆的。CAM 包括整联蛋白、钙黏素超家族（cadherin superfamily）、选择素（selectin）和免疫球蛋白超家族（immunoglobulin superfamily，IgSF）。

一、整联蛋白是异二聚体细胞黏附受体

整联蛋白是普遍存在于细胞表面的一类具有黏附和信号传导功能的受体。现已发现多种整联蛋白，应用亲和层析法确定了其参与细胞黏附的序列，如与纤连蛋白结合的（Arg-Gly-Asp，RGD）序列。整联蛋白分布广泛，一种整联蛋白可分布于多种细胞，同一种细胞也可表达多种整联蛋白。一些整联蛋白的表达有显著的细胞特异性。

（一）整联蛋白是由 α 亚基和 β 亚基构成的异二聚体

脊椎动物的整联蛋白由 α 和 β 两个亚基经非共价键连接而成。整联蛋白家族庞大，在哺乳动物中已发现 18 个 α 亚基和 8 个 β 亚基，它们可形成 24 种有功能的异二聚体。不同类型的整联蛋白具有其特异性的胞外配体。整联蛋白的多样性和复杂性决定了其生理功能的多样性和重要性。

整联蛋白 α 亚基和 β 亚基均由长的胞外区、穿膜区和短的胞质区三个部分组成（图 13-4A）。α 亚基由 β 片层头、thigh、2 个 calf 结构域（C1、C2）、1 个穿膜域和 1 个短的胞质尾组成。位于 αI 结构域的金属离子依赖性黏附位点（metal ion dependent adhesion site，MIDAS）为二价阳离子与配体特异性结合的关键位点。已发现 9 种 α 亚基有 αI 结构域。α 亚基决定配体的特异性。β 亚基高度保守，由 PSI（plexin-semaphoring-integrin）结构域、插入

βI 的 H（hybrid）结构域、富含半胱氨酸的表皮生长因子结构域、1 个穿膜域和 1 个胞质尾组成。βI 结构域能与纤连蛋白、层黏连蛋白等的 RGD 三肽序列结合。β 亚基胞内区介导整联蛋白与细胞骨架或是其他胞内蛋白，如 α-肌动蛋白、踝蛋白和纽蛋白等的相互作用，调节整联蛋白的功能。整联蛋白 β 亚基胞质区也是激活 FAK 的必需结构域。整联蛋白 α 和 β 亚基的胞质区各有一个 GFFKR 和 LLviHDR 保守序列，对调节其活性具有重要作用。α 和 β 亚基通过这两个保守序列形成的疏水键和离子键结合在一起，将其活性水平限制在较低水平。

整联蛋白异二聚体由一个"头"和两条"腿"组成（图 13-4C）。头部由 α 亚基的 β 片层和 β 亚基的 βI 结构域组成，两者间接触面积较大，有助于维持异二聚体的稳定性，β 片层和 βI 结构域的交叉点为配体结合处。两条腿则为氨基酸排列紧密、具有刚性的铰链柄，其胞内部分与通过与踝蛋白或其他胞内锚定蛋白与细胞骨架相连。

ECM 蛋白，如纤连蛋白、胶原、玻连蛋白（vitronectin）和层黏连蛋白等是整联蛋白的主要配体。整联蛋白通过胞外区与 ECM 的不同配体结合，胞内区与细胞骨架、信号分子和其他一些蛋白相结合。相邻细胞的整联蛋白通过配体交叉连接或集结形成黏着斑。整联蛋白与配体的结合及其相关的信号转导是受到精确调控的，这个过程伴随着整联蛋白的一系列构象变化。

（二）整联蛋白的构象决定其活性状态

晶体学和电镜观察发现整联蛋白的非活性（低亲和性）状态对应于一种弯曲构象即倒"V"字型，即 α 和 β 两个亚基的胞质区相互结合，穿膜区也结合在一起，胞外区呈"V"字型弯曲，与配体的结合位点被掩盖，与配体的亲和力较低（图 13-4C）；活性状态（高亲和性）则对应于一种伸展构象，两个亚基的胞质区和穿膜区彼此分开，配体结合位点暴露，与配体的亲和力大大提高（图 13-4B、D）。

在活性状态，整联蛋白能快速形成黏附，反之，黏附快速解体。如果整联蛋白始终处于活性状态，则可抑制细胞迁移。

整联蛋白构象变化在其穿膜双向信号传导中起重要作用。整联蛋白通常分散于细胞表面，处于非活性状态，自内向外信号传导可使其迅速发生构象变化而呈活性状态。整联蛋白与配体的结合又将胞外信号传导至胞内，即自外向内信号传导（outside-in signaling），影响细胞迁移、增殖和分化等生命活动。

整联蛋白的活性状态受体其胞外区、穿膜区和胞质区的调节。整联蛋白的活化是胞质区介导胞外区在空间结构上发生快速、可逆的变化。如Mn^{2+}能通过与整联蛋白胞外结构域 MIDAS 的结合而促进其活化。

(三) 整联蛋白是兼具黏附和信号传导功能的受体

整联蛋白的基本生物学功能主要为介导黏附和信号传导。作为细胞内外的桥梁，整联蛋白一方面介导细胞与细胞、细胞与细胞外基质以及细胞与病原体的相互作用，另一方面穿膜双向传递信号，调控基因表达，调节细胞增殖、生存、迁移和机械力转导、免疫反应、凝血、组织修复、癌细胞转移以及组织和器官的发育等生命活动。

1. **整联蛋白与细胞生存和增殖** 整联蛋白介导的细胞黏附对细胞生存和增殖至关重要，有些细胞只有与细胞外基质黏附后才能进行生长或增殖。实验表明，对贴壁依赖性细胞，如表皮细胞、内皮细胞和肌细胞，仅有营养和生长因子是不够的，它们必须通过整联蛋白介导的黏附接收来自 ECM 的信号才能生长、增殖。整联蛋白还与胚胎发育关系密切，敲除整联蛋白 $\beta1$ 基因可导致着床后的早期胚胎死亡。

2. **整联蛋白与双向信号传导** 一般认为整联蛋白通过自内向外和自外向内两种信号传导机制引起不同的生物学效应。

自内向外信号传导是指整联蛋白与胞内信号分子结合后，由非活性状态转化为活性状态，与胞外配体亲和力增高，将胞内信号传递到胞外，动态调节细胞的黏附能力及其与细胞外基质之间的相互作用（图 13-4B）。一些胞内蛋白，如肌动蛋白结合蛋白（talin 和 kindlin）和 FAK 等，可直接与整联蛋白胞内区结合，通过磷酸化或去磷酸化作用调节整联蛋白活性，影响其功能。

talin 和 kindlin 是整联蛋白自内向外信号传导中的关键胞内蛋白。talin 的 N 端为球状，含有 3 个 FERM 结构域，可与整联蛋白 β 亚基胞质区的近膜 NPxY 序列牢固结合，其 C 端为杆状结构域，有与肌动蛋白、vinvulin 等分子结合的多个位点，在整联蛋白信号传导中起重要作用。talin 与整联蛋白 β 亚基结合后，α 和 β 两个亚基的胞质区相互结合的化学键被破坏，α 和 β 亚基胞质区彼此分离，胞外区与配体的结合位点暴露，整联蛋白被激活，与配体的亲和力增高。整联蛋白胞外区与配体的结合又将胞外信号传导至胞内。

与 talin 类似，kindlin 也可与整联蛋白胞内段结合。kindlin 的 C 端有 3 个 FERM 结构域，可与整联蛋白 β 亚基胞质区远端 NxxY 序列牢固结合并调节其功能。此外，kindlin 还与 migfilin 和整联蛋白连接激酶（integrin linked kinase, ILK）之间存在相互作用。Kindlin 和 talin 在整联蛋白活化方面协同发挥作用，是整联蛋白活化必不可少的成分，即使 talin 水平正常，缺乏 kindlin-3 的血小板和白细胞中整联蛋白也不能被活化。

自外向内信号传导是指整联蛋白与其配体结合后向细胞内传递信号，通过多种途径调节细胞活动（图 13-4D）。整联蛋白与配体结合后便发生聚集，这种聚集不仅加强了细胞与细胞外基质的稳定连接，同时将胞外信号传递至胞内，调节细胞形状、迁移、生长和生存。多种细胞内蛋白激酶和磷酸酶，如 FAK、Src 激酶家族、Rho-GTPase 家族和 ILK 等均可作为细胞内信号分子，直接与聚集的整联蛋白胞内域结合，引起一系列级联放大效应，最终调节细胞功能。

FAK 聚集于整联蛋白胞质尾是自外向内信号传导的早期事件。FAK 由位于 N 端的 FERM 结构域（protein 4.1/ezrin/radixin/moesin）、中部的激酶域和 3 个脯氨酸富含结构域（PRR1-3）及 C 端的黏着靶点（FAT）域组成（图 13-5）。通过与 talin 和 paxillin 的相互作用，FAT 结构域将 FAK 聚集到黏着处。FAK 的一些酪氨酸残基如 Tyr397、407、576、577、861 和 925 可被磷酸化，产生不同的效应。激酶结构域 Tyr576 和 Tyr577 的磷酸化是 FAK 达到最大活性所必须的。

静息状态时，FAK 的 FERM 结构域与催化结构域结合，阻止底物接近。而 FERM 结构域与整联蛋白的结合解除了这种自抑作用，引起 FAK 自磷酸化，使 Src 活化。活化的 Src 又使 FAK 磷酸化并提高 FAK 活性。通过磷酸化位点和富脯氨酸序列，活化的 FAK 可与多种细胞骨架蛋白、Src 激酶家族、磷脂酰肌醇 3 激酶（PI-3K）及多种胞内蛋白（衔接蛋白）相互作用。活化的 FAK 和 Src 使支架蛋白 paxillin 和 p130Cas 磷酸化。磷酸化的 p130Cas 通过聚集鸟氨酸转化因子 DOCK 活化 Rac，Rac 与 RhoA 共同影响细胞迁移。Src 的活化还能激活 Akt 并通过 Ras-Erk 通路促进细胞生存。FAK 活化与黏附连接的形成和细胞迁移密切相关。

ILK 也参与整联蛋白自外向内信号传导。ILK 是核心支架蛋白，可与 β 整联蛋白胞内段和细胞骨架直接结合。缺乏 ILK 会严重影响成纤维细胞黏

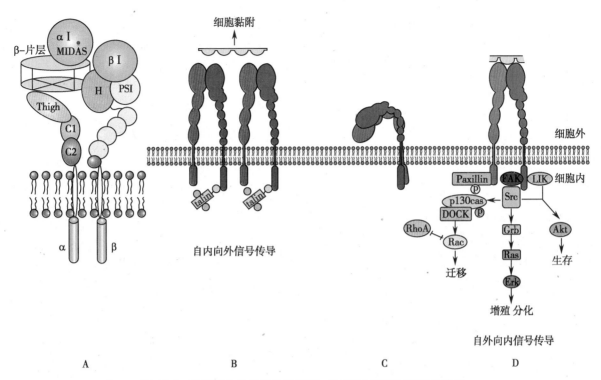

图 13-4 整联蛋白的分子结构模型、构象变化及其双向信号传导

A. 整联蛋白的分子结构模型；B. 整联蛋白在外向的信号传导时处于活性状态，为直立状；C. 整联蛋白非活性状态下为倒 "V" 字形；D. 整联蛋白在内向信号传导时处于活性状态，为直立状

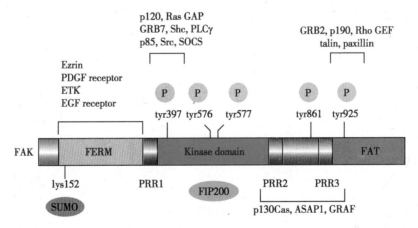

图 13-5 黏着斑激酶（FAK）结构图

着斑的形成。ILK 还能与多种其他蛋白质相互作用，上调 Akt 的活性，在自外向内信号传导过程中促进细胞生存。

在细胞迁移过程中，整联蛋白自外向内信号传导通过调节 Rac、cdc4 和 RhoA 等小 GTP 酶家族成员的活性状态，实时调节细胞骨架的动态变化。自外向内信号传导主要控制黏附力，使整联蛋白与 ECM 蛋白间产生足够的相互作用力供细胞迁移、增殖和分化，并提供了细胞对其他通过如生长因子或 G 蛋白偶联受体等输入分子传递的环境。

FAK 是整联蛋白双向信号转导中的重要调节者。FAK 参与人和小鼠的胚胎植入和胎盘形成，并在骨骼、神经、心血管、呼吸和泌尿系统形成及眼睛发育过程中起重要作用。FAK 高度保守，敲除 FAK 的小鼠死于胚胎期。异常 FAK 信号转导是先兆子痫、宫内生长迟缓、心血管发育畸形、肾囊肿等发生的原因。

整联蛋白介导的信号传导在调节细胞功能中具有重要作用，对肿瘤的生长、侵袭和转移等诸多过程产生影响。因此，将整联蛋白作为抗肿瘤转移靶点将成为药物研究的热点和重点。整联蛋白有望成为疾病治疗的靶点。整联蛋白拮抗剂的临床应用前景良好。

二、钙黏素超家族介导钙离子依赖的细胞间黏附

在动物中，钙黏素超家族是一类介导细胞间黏附的、依赖于钙离子的同亲性结合膜受体。钙黏素对胚胎发育期组织和器官形成具有重要调节作用。动物钙黏素超家族至少有 100 个成员，包括经典钙黏素、桥粒钙黏素、原钙黏素（protocadherins）、钙黏蛋白相关神经受体（cadherin-related neuronal receptor，CNR）、Fats 和 Ret 酪氨酸激酶等。

（一）钙黏素是依赖于钙离子的同源二聚体

钙黏素多为一次穿膜糖蛋白，常以同源二聚体形式存在（图 13-6A）。钙黏素 N 端位于胞外，C 端位于胞内。Ⅰ型和Ⅱ型经典钙黏素胞外结构域常折叠成 5 个钙黏素重复子，也称为胞外钙黏素（extracellular cadherin，EC）结构域，与免疫球蛋白结构域有关。胞外部分含有带负电荷的 DXD、DRE 和 DXNDNAPXF 序列，是 Ca^{2+} 结合位点。与 Ca^{2+} 结合是钙黏素介导细胞连接的前提。只有在 Ca^{2+} 存在时，钙黏素才能保持其刚性棍状稳定构象，并形成二聚体。与 Ca^{2+} 结合越多，其结构越稳定。除去 Ca^{2+} 将破坏钙黏素的结构进而被迅速降解。X 射线衍射晶体学研究显示，相邻细胞的同型钙黏素通过胞外结构域相互识别，以分子拉链（molecular zipper）或晶体复合体（cylindrical complexes）模式实现细胞间的彼此黏着。钙黏素的穿膜区有保守的 HAV 序列，是特异性配体结合的重要部分，与钙黏素的功能有关。胞内部分通过胞内衔接蛋白如连环蛋白（α- 连环蛋白、β- 连环蛋白或 p120- 连环蛋白）与肌动蛋白或中间纤维结合，形成细胞连接的主要成分钙黏素 - 连环蛋白复合体（CCC）。CCC 使钙黏素簇集，不仅加固胞间连接而且介导自外向内信号传导，调节细胞功能。胞内结构域突变的钙黏素也能形成细胞间连接，但这种连接比由完整钙黏素产生的连接要弱得多。

不同类型和不同发育阶段的细胞其表面钙黏素的种类和数量都有所不同，常根据最初发现的组织类型命名。

（二）钙黏素介导细胞黏附，是胚胎发育的关键因素

钙黏素超家族庞大的规模和多样化的结构是复杂生物体组织形态形成所必需的。

1. 钙黏素与细胞间黏附　钙黏素是细胞间黏

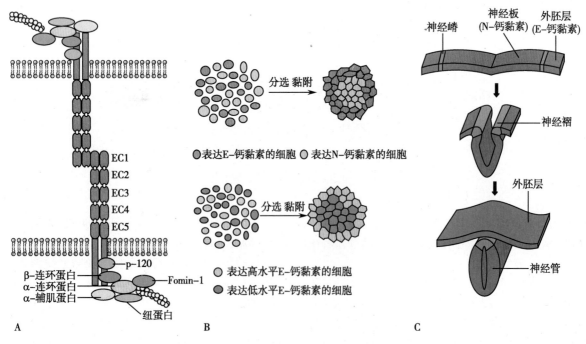

A　　　　　　　　　　　B　　　　　　　　　　　C

图 13-6　钙黏素的分子结构及作用

A. 钙黏素的分子结构，其胞外部分与相邻细胞的钙黏素进行同亲性结合，胞内部分与有关蛋白形成钙黏素 - 连环蛋白复合体介导信号转导，调节细胞功能；B. 细胞可根据钙黏素的类型和表达水平进行分选而相互黏附；C. 钙黏素在胚胎发育中的作用

附中最常见的成分。钙黏素通过同亲性结合介导细胞间黏附，即具有相同类型钙黏素的细胞才能彼此识别并结合。

钙黏素介导的细胞黏附具有分选细胞的功能（图 13-6B）。钙黏素还参与细胞连接如黏着带和桥粒的形成。

钙黏素介导的细胞黏附可受多种胞外信号，如生长因子、肽类激素、来自间隙连接的信号及胆碱能受体激动剂的调控。钙黏素的调控可在转录、翻译等不同水平进行。此外，细胞外基质解体、细胞连接或黏附丧失和细胞骨架重组均可调控钙黏素表达。

2. 钙黏素与胚胎发育 在胚胎发育的不同阶段，特定钙黏素的表达是与组织构建时细胞黏附与分离的动态变化一致的，钙黏素的时空表达被精确、快速地调控。在 8 细胞期，E- 钙黏素最早表达，它使连接松散的卵裂球细胞紧密黏附。若用钙黏素抗体处理卵裂球期的胚胎，胚胎组织可被破坏。在神经管形成过程中，神经板细胞在停止表达 E- 钙黏素后开始表达 N- 钙黏素等其他黏附分子，最终脱离外胚层细胞形成神经管，而神经外胚层细胞则持续表达 E- 钙黏素（图 13-6C）。

钙黏素还参与细胞信号传导，例如一些钙黏素在锚定连接形成过程中将信号传递到细胞内。

钙黏素异常将导致与肿瘤发生相关的细胞增殖和迁移失控。丧失黏附功能的钙黏素在肿瘤扩散中起重要作用。在上皮来源的肿瘤中，细胞黏附的丧失往往伴随着 E- 钙黏素水平下调、细胞增殖加速和细胞浸润。E- 钙黏素为肿瘤抑制蛋白，其表达水平的变化可作为乳腺癌等发生的早期标志。N- 钙黏素过表达会导致肿瘤细胞的浸润与转移，敲除 N- 钙黏素基因的肿瘤细胞迁移、浸润和扩散速度均明显降低。N- 钙黏素还与肿瘤脉管系统维持和血管生成有关。N- 钙黏素有望成为肿瘤治疗的潜在靶点。

三、选择素是与特定糖基结合的细胞黏附分子

选择素属异亲性细胞黏附分子，为一类依赖于钙离子的、与特异糖基识别并结合的高度糖基化的一次穿膜糖蛋白，主要介导白细胞与血管内皮细胞或血小板的识别和黏附，在炎症反应和免疫反应中起重要作用。选择素与其配体的结合不仅是白细胞捕获和稳定黏附活化的前提条件，也具有自外向内信号传导的功能。

选择素有三种，即 L- 选择素（leukocyte selectin）、E- 选择素（endothelial selectin）和 P- 选择素（platelet selectin）。

（一）选择素是与特定糖基结合的糖蛋白

选择素家族各成员的胞外部分有较高的同源性，结构相似，均由三个结构域构成：①钙离子依赖的凝集素结构域（calcium dependent lectin domain），可以结合碳水化合物基团，是选择素与配体结合部位，Ca^{2+} 参与此识别和结合过程；②表皮生长因子样结构域（epidermal growth factor-like domain，EGF），紧邻凝集素结构域。EGF 虽不直接参加与配体的结合，但对维持选择素分子的构型是必需的。一般认为凝集素 -EGF 是选择素识别、黏附的有效功能结构域，缺失 EGF 结构域可影响凝集素结构域的折叠和分子识别；③补体调节蛋白（complement regulatory protein，CRP）重复序列或称为补体结合蛋白（complement binding protein）重复序列，位于近胞膜部分，它们与补体受体（如 CR1、CR2 等）和 C4 结合蛋白（C4bp）等结构同源。EGF 和 CRP 可能具有加强分子间黏附以及参与补体系统调节等作用。各种选择素分子的穿膜区和胞质区没有同源性。选择素 C 端胞内结构域可通过锚定蛋白与细胞内微丝结合（图 13-7A）。

选择素分子的配体都是一些具有唾液酸化的路易斯寡糖 X（Sialyl-Lewis-X，sLe^X）或类似结构的分子。选择素对寡糖结构识别的特异性是相对的，它往往可以结合与其特异配体结构类似的寡糖，只是亲和力较低。E- 选择素及 P- 选择素所识别与结合的配体为唾液酸化及岩藻糖化的 N 乙酰氨基乳糖结构（sLe^X 及 sLe^A）。

选择素的配体在体内分布较为广泛。白细胞、血管内皮细胞、一些肿瘤细胞表面及血清中的一些糖蛋白分子都存在选择素分子识别的碳水化合物基团。选择素参与炎症反应、免疫反应、创伤修复和稳态维持等生理功能。

L- 选择素（CD62L）组成性表达于白细胞微绒毛顶端，在白细胞沿血管内皮细胞起始黏附过程中起主要作用。L- 选择素还作为信号分子在黏附过程中发挥作用。L- 选择素胞内区仅有 17 个高度碱性的氨基酸，可调节 L- 选择素的脱落、微绒毛定位及白细胞捕获或滚动；其胞内部分可与多种蛋白如 α- 辅肌蛋白、CaM（calmodulin）和 ERM（ezrin/radixin/moesin）结合。L- 选择素的配体统称为外周淋巴结地址素（peripheral node addressin，PNAd），包括糖基化依赖性细胞黏附分子 1（GlyCAM-1）、CD34、

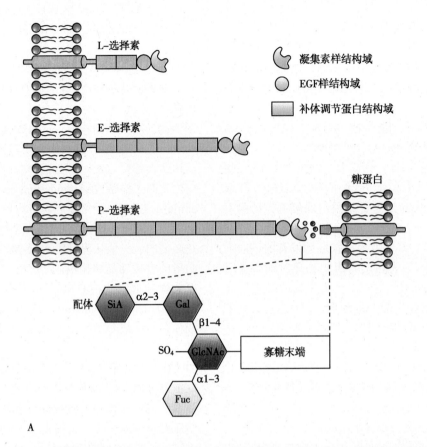

A

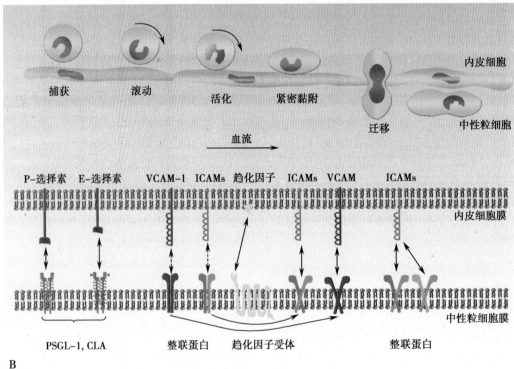

B

图 13-7 选择素的结构及其在炎症反应中的作用

A. 选择素的结构；B. 选择素在炎症反应中的作用

分子量为 200kDa 的唾液酸化糖蛋白（sgp200）和 PCLP（podocalyxin-like protein）。人类 L- 选择素可与 P- 选择素和 E- 选择素结合。L- 选择素可调节淋巴细胞聚集到外周淋巴结和急性及慢性炎症部位。近年发现蛋白激酶 C 可能与 L- 选择素胞内区的磷酸化有关。L- 选择素胞内区的翻译后修饰也许是调节蛋白聚集和解聚的关键。L- 选择素胞内区的时空调控将成为今后的研究热点之一。

在已知选择素家族成员中，P- 选择素的分子量最大（140kDa），存在于血小板的 α 颗粒和内皮细胞的 Weibel-Palade 小体中，尤见于微静脉、小静脉内皮细胞。P- 选择素包括 CD62P 和血小板活化依赖性颗粒表面膜蛋白（platelet activation-dependent granule to external membrane protein，PADGEM）。P- 选择素的配体主要为广泛存在于各种白细胞的 P- 选择素糖蛋白配体 -1（P-selectin glycoprotein ligand-1，PSGL-1），其他的配体有 CD24 等。P- 选择素的膜表达是瞬时的，当这些细胞受到刺激被活化时可在数分钟内表达于质膜上。高表达的 P- 选择素可通过细胞初始黏附介导血小板、内皮细胞黏附以及这些细胞与白细胞的相互作用，启动炎症反应或血栓形成乃至肿瘤转移。P- 选择素与机体免疫防御功能及多种疾病密切相关，尤其在炎症反应、血栓形成及肿瘤转移等多种病理生理过程中发挥重要作用。损伤时活化的内皮细胞首先表达 P- 选择素，其次表达 E- 选择素，它们与白细胞表面的 PSGL-1 和 L- 选择素中 sLe^A 结合，其中，PSGL-1 可通过细胞骨架变化，增强其与 P- 选择素的结合，使血液中快速流动的白细胞减缓滚动，聚集于炎症部位的血管内皮表面，最后使白细胞迁移并穿越血管进入炎症局部。这对于白细胞顺利抵达炎症部位并发挥有效作用至关重要。

E- 选择素表达于活化的内皮细胞。由于 E- 选择素的表达需要重新转录，故其常在刺激后数小时表达。与 L- 选择素和 P- 选择素更易于结合具有硫酸酪氨酸残基的配体不同，E- 选择素可识别多种岩藻糖化和唾液酸化的糖脂和糖蛋白等高亲和性配体，包括 ESL-1、CD44 和 PSGL-1 等，这些配体在介导细胞从缓慢滚动状态到停止并有效穿越内皮细胞的迁移过程中具有重要作用。

（二）选择素主要参与炎症反应和淋巴细胞归巢

血液中白细胞向炎症部位或淋巴器官归巢聚集是一个复杂而有序的过程，一般分为三个阶段：①起始黏附阶段：白细胞被血管内皮细胞捕获，并在血管内皮细胞上滚动；②稳定黏附阶段：白细胞

稳定地黏附到内皮细胞上；③跨膜移动阶段：白细胞穿越内皮细胞的间隙进入周围组织。不同选择素在炎症反应的不同阶段起作用。P- 选择素在炎症过程的早期（数分钟）极为重要。P- 选择素与 PSGL-1 瞬间、低亲和性的结合可使中性粒细胞在血流的推动下沿脉管内皮滚动。滚动是 P- 选择素及其配体 PSGL-1 快速结合和解离的结果。随后，L- 选择素起作用。L- 选择素与配体的结合不仅作为锚定分子将白细胞捕获到内皮细胞上，而且还作为信号受体向白细胞内传导信号，参与白细胞的活化。L- 选择素与配体结合的 30 秒内，就能最大程度地进行包括其尾部丝氨酸和酪氨酸等的自身磷酸化，进而活化下游分子，进行信号传递，引起 T 淋巴细胞自由基的生成、细胞骨架重排、细胞形态改变。损伤细胞局部释放的细胞因子 IL-1 和 TNF 诱导附近血管内皮细胞表达大量 E- 选择素，介导白细胞向损伤部位聚集。血液中的中性粒细胞表达相应配体与 E- 选择素的亲和性低，使中性粒细胞随血流沿血管壁滚动。E- 选择素在炎症部位的作用还需整联蛋白的协同。随着炎症反应进行，受损组织释放的趋化因子（chemokine）进入血液并激活内皮细胞表达整联蛋白，后者介导白细胞与内皮细胞更紧密的结合，最终使中性粒细胞经内皮细胞间隙迁移至血管外（图 13-7B）。

P- 选择素还参与血小板和某些 T 细胞亚群沿血管内壁的滚动过程。活化血小板可黏附在淋巴细胞上，通过血小板表面 P- 选择素与内皮细胞 PNAd 相互作用，间接地介导淋巴细胞沿管壁的滚动和 T 细胞在 HEV 的归巢。淋巴细胞表面的 L- 选择素也通过识别内皮细胞表面的寡糖基团，介导淋巴细胞归巢于淋巴器官。

P- 选择素和 E- 选择素基因突变是心血管疾病的危险因素之一。对遗传缺陷小鼠的研究证明 P- 选择素和 E- 选择素在动脉硬化早期起重要作用。阻断选择素表达有助于改善动脉硬化症、深静脉血栓和肿瘤转移。

四、免疫球蛋白超家族介导不依赖钙离子的细胞黏附

免疫球蛋白超家族（IgSF）为一类不依赖 Ca^{2+} 的细胞黏附分子，是细胞黏附分子中最大的家族，成员复杂，表达有组织特异性。这类分子的胞外区有一个或多个免疫球蛋白（immunoglobulin，Ig）样结构域和Ⅲ型纤黏蛋白结构域。根据其来源，IgSF 被分为不同的亚家族，主要有神经细胞黏附分子

（neural cell adhesion molecule，NCAM）、细胞间黏附分子（ICAM）、血管细胞黏附分子（vascular cell adhesion molecule，VCAM）、血小板 - 内皮细胞黏附分子（platelet-endothelial cell adhesion molecule，PECAM）、contactin 和连接素（nectin）等。IgSF 介导同亲性或异亲性细胞黏附。大多数 IgSF 细胞黏附分子介导淋巴细胞和免疫应答所需的细胞（如吞噬细胞、树突状细胞和靶细胞）之间特异性相互作用，但 VCAM、NCAM 介导非免疫细胞的黏附。

（一）免疫球蛋白超家族具有免疫球蛋白样结构域

免疫球蛋白超家族胞外区较长，包含几个 Ig 样结构域和若干个Ⅲ型纤黏蛋白结构域。每个 Ig 样结构域由大约 90～110 个氨基酸残基组成，其间由二硫键连接。相邻细胞表面的两个 IgSF 分子通过 Ig 样结构域的相互作用而产生黏着（图 13-8）。

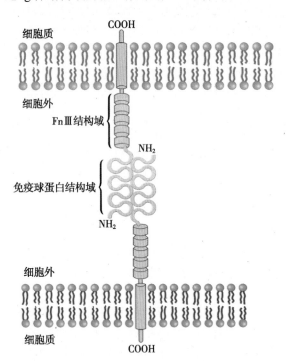

图 13-8　IgSF 细胞黏附分子的结构及其相互作用示意图

（二）免疫球蛋白超家族类型多样功能各异

免疫球蛋白超家族的表达及分布具有组织特异性，不同的免疫球蛋白超家族执行不同的功能。

1. NCAM　NCAM 主要表达于神经系统的大多数细胞，也表达于其他细胞类型，如各种器官的表皮细胞、肌细胞和胰腺 β 细胞。根据其 C 端的剪切位置不同，至少有 27 种 NCAM。NCAM 介导同亲性和异亲性细胞黏附。

NCAM 调控突触形成和成熟，与神经细胞黏附和神经系统发育密切有关。NCAM 基因缺陷可引起智力发育迟缓和其他神经系统病变。如 NCAM-L1 与神经元之间黏附和相互作用有关，参与神经系统发育、学习记忆等重要过程。一定浓度的酒精可与 NCAM-L1 结合，使胚胎小脑细胞之间丧失相互识别和黏附能力，导致胎儿酒精综合征（fetal alcohol syndrome，FAS）。NCAM-L1 基因突变可导致新生儿致死性脑积水。近年发现 NCAM-L1 也表达于各种肿瘤细胞，如结肠癌细胞和子宫癌组织。NCAM-L1 抗体可抑制培养肿瘤细胞增殖。NCAM-L1 已成为肿瘤治疗的靶点。

NCAM 也具有信号传导作用。PC12 细胞的 NCAM 可激活成纤维生长因子受体，刺激经典成纤维生长因子受体信号通路和突触形成。NCAM-L1 是 Wnt/β-catenin-TCF 信号通路的靶点。

2. ICAM　ICAM 在 T 细胞、单核细胞和中性粒细胞的表达水平不同，对淋巴系统抗原识别、细胞毒 T 淋巴细胞功能发挥及淋巴细胞的聚集起重要作用。ICAM 通过异亲性结合参与细胞黏附。内皮细胞 ICAM 可与中性粒细胞膜整联蛋白结合，介导白细胞通过内皮细胞间隙进入炎症部位。ICAM 缺失小鼠表现为炎症反应缺失。在特定细胞中，ICAM 还能激活 PI3 激酶 /Akt 通路，启动细胞迁移。ICAM 与血栓性疾病的发生和移植免疫排斥也有一定关系。ICAM 也介导肿瘤细胞与白细胞的黏附。肿瘤细胞 ICAM 表达水平降低可能与肿瘤细胞逃逸免疫监视有关。ICAM 包括 ICAM1～ICAM5 等。ICAM-1 持续、低水平表达于淋巴细胞、巨噬细胞和血管内皮细胞，被促炎性细胞因子刺激后其表达水平可急速增加。ICAM-1 也与自身免疫性疾病有关。

3. VCAM　VCAM 含有 6～7 个 Ig 样结构域。当受到细胞因子作用后，血管内皮细胞开始表达 VCAM-1，介导淋巴细胞、单核细胞和嗜酸性粒细胞等进入血管内皮。VCAM-1 具有自外向内信号转导功能，在淋巴细胞 - 内皮细胞信号转导中起作用。动脉硬化、风湿性关节炎和自身免疫性疾病的发展也与 VCAM-1 有关。在心血管病、自身免疫缺陷和肿瘤患者血清中，其可溶性 VCAM-1 水平与疾病的严重程度呈正相关。

4. PE-CAM　PE-CAM 主要表达于血小板和内皮细胞等，以同亲型或异亲型结合方式与其他黏附分子结合，在血管内皮细胞间的紧密黏附中起主要作用。PE-CAM-1 有上调整联蛋白的功能，在白细胞跨内皮细胞迁移、调节血小板功能、抑制细胞凋亡、介导信号转导等过程中均发挥着重要的作用。

5. Contactin Contactin 主要表达于神经系统，以同亲或异亲方式与其他穿膜蛋白结合。人类 contactin 包括 6 个成员，即 contactin1～contactin6（CNTN1～CNTN6）。Contactin 的表达和分布具有细胞或组织特异性，是轴突导向、神经束形成（fasciculation）和突触发生所必需的，与小脑发育，尤其是与颗粒细胞发育有关。在发育过程中，contactin2 首先表达，其他 contactin 则在出生后表达。

6. 连接素和连接素样分子 连接素和连接素样分子（nectin-like molecule，Necl）家族广泛表达于表皮细胞连接及神经组织化学突触，包括连接素 1～连接素 4 和 necl1～necl5。连接素和 Necl 具有相同的结构，它们都有三个 Ig 样结构域、一个一次穿膜螺旋结构和一个胞内结构域。

连接素和 Necl 均能以同亲性或异亲性结合介导细胞间黏附，它们能聚集钙黏素以增强细胞黏附力，还能与其他 IgSF 形成异亲性结合。连接素通过其胞质尾与微丝结合蛋白 afadin 的相互作用而与细胞骨架及其他支架蛋白结合，使其与其他胞内信号传导通路产生联系。连接素还协助其他细胞黏附分子和细胞表面受体调控细胞运动、增殖、生存和分化等细胞活动。连接素能够增强细胞的增殖活性和运动能力，从而促进细胞转化，促进恶性肿瘤的发生和发展。近年发现肺癌患者血清中存在连接素 -4，推测该蛋白可能与一些肿瘤的进展有关。连接素促使肿瘤发生和发展的具体机制尚不清楚，有待进一步深入研究。

IgSF 细胞黏附分子家族庞大，成员复杂，功能多样。IgSF 成员数量仍在不断增加，其功能及其与疾病的关系日益受到人们的关注。

（焦海燕）

参 考 文 献

1. Alberts B，Johnson A，Lewis J，et al. Molecular biology of the cell. 5th ed. New York：Garland Science，2008

2. Barry M. Gumbiner，regulation of cadherin-mediated adhesion in morphogenesis. Nature Reviews Molecular Cell Biology，2005，6：622-634

3. Al-Amoudi A，Frangakis AS. Structural studies on desmosomes. Biochem Soc Trans，2008，36（Pt2）：181-187

4. Baum B，Georgiou M. Dynamics of adherens junctions in epithelial establishment，maintenance，and remodeling. J Cell Biol，2011，92：907-917

5. Ghase SD，Magnani JL，Simon S. E-selectin ligands as mechanosensitive receptors on neutrophils in health and disease. Ann Biomed Eng，2012，40：849-859

6. Hu P，Luo BH. Integrin bi-directional signaling across the plasma membrane. J Cell Physiol，2013，228：306-312

7. Halbleib JM，Nelsonl WJ. Cadherins in development：cell adhesion，sorting，and tissue morphogenesis. Genes Dev，2006，20：3199-3214

8. Barczyk M，Carracedo S，Gullberg D. Integrins. Cell Tissue Res，2010，339：269-280

9. Harris TJ，Tepass U. Adherens junctions：from molecules to morphogenesis. Nat Rev Mol Cell Biol，2010，11：502-514

10. Shimoda Y，Watanabe K. Contactins：Emerging key roles in the development and function of the nervous system. Cell Adh Migr，2009，3：64-70

第十四章 细胞外基质及其与细胞相互作用的特征

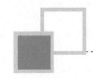

提 要

细胞外基质（extracellular matrix，ECM）是细胞分泌的存在于细胞外空间由蛋白质和多糖构成的网络胶体结构体系。基质中的蛋白质可分为两类：一类起结构作用，如胶原和弹性纤维；另一类起黏合作用，如纤连蛋白和层黏连蛋白。氨基聚糖和蛋白聚糖形成凝胶样基质将纤维蛋白包埋于其中。细胞通过其表面的受体与细胞外基质结合。细胞外基质构成细胞生存和功能活动的直接微环境，不仅对组织细胞起支持、连接和保护作用，而且调控细胞的生存、增殖、分化、代谢、迁移等基本生命活动；细胞控制细胞外基质各成分的合成和降解。两者互相依存构成组织和器官。细胞外基质在医学上具有重要意义。

多细胞生物体的细胞大多以组织的形式存在。组织中除了细胞成分外，细胞之间尚存在非细胞性的物质，这些存在于细胞外空间由蛋白质和多糖大分子构成的精密有序网络结构体系称为细胞外基质（extracellular matrix，ECM）。结缔组织中细胞外基质含量较高，细胞分散于其中，而上皮组织、肌组织及脑和脊髓中细胞外基质含量较少。结缔组织中细胞外基质有多种形式，有的坚硬如石（如骨、牙齿）；有的坚韧如绳索，具有强大的抗张力（如肌腱、韧带）；有的透明柔软（如角膜）。细胞外基质的含量、组分、结构和存在形式赋予组织不同的特性，并与组织特定功能相适应。细胞外基质具有多方面功能，不仅将细胞整合在一起，决定其物理性状，发挥支持、连接、保护等作用，而且对细胞的存活、增殖、分化、死亡及细胞的形状、识别黏附、迁移等生命活动都具有主动而复杂的调控作用。

细胞外基质的异常与多种疾病相关，如肾小球肾炎、肺纤维化、肝硬化及骨关节病等都出现细胞外基质成分或结构的异常；肿瘤细胞的浸润、转移和某些遗传性疾病也与细胞外基质的改变相关。近年来，有关细胞外基质复杂的生物学作用及功能备受关注，已成为细胞生物学及医学研究领域中的热点之一。

第一节 细胞外基质的组成成分

哺乳动物的结缔组织中细胞外基质非常丰富，含有各种细胞外基质成分，因此对细胞外基质的研究常以结缔组织为对象。细胞外基质的成分主要有两大类：一类是氨基聚糖，常以共价键与蛋白质结合形成蛋白聚糖；另一类是纤维蛋白，其中胶原（collagen）、弹性蛋白（elastin）起结构作用；纤连蛋白（fibronectin）和层黏连蛋白（laminin）是非胶原糖蛋白起黏着作用。氨基聚糖和蛋白聚糖形成凝胶样基质（gel-like ground substance）将纤维蛋白包埋于其中。

在结缔组织中，细胞外基质的各种成分是由成纤维细胞（fibroblast）所分泌，在骨和软骨中细胞外基质是由成骨细胞（osteoblast）和成软骨细胞（chondroblast）分泌的。另外，上皮细胞和肌细胞也可分泌产生细胞外基质。

一、氨基聚糖和蛋白聚糖形成水合凝胶是细胞外基质的主要组分

（一）氨基聚糖是由重复的二糖单位聚合而成的直链多糖

氨基聚糖（glycosaminoglycan，GAG）是一类由重复二糖单位构成的无分支长链多糖，是富含水分的凝胶样基质的基本成分。二糖单位之一是氨基

己糖,即 N- 乙酰氨基葡萄糖(*N*-acetylglucosamine)或 N- 乙酰氨基半乳糖(*N*-acetylgalactosamine)。氨基糖大多硫酸化。另一个糖残基多为糖醛酸(uronic acid),即葡萄糖醛酸(glucuronic acid)或艾杜糖醛酸(iduronic acid)。氨基聚糖以前称为黏多糖(mucopolysaccharide)。根据糖残基的组成和连接方式、硫酸基团的数量和位置,可把人体中氨基聚糖分为4类(表14-1):①透明质酸(hyaluronan);②硫酸软骨素(chondroitin sulfate)和硫酸皮肤素(dermatan sulfate);③硫酸角质素(keratan sulfate);④硫酸乙酰肝素(heparan sulfate)和肝素(heparin)。由于糖残基上带有羧基或硫酸基,使氨基聚糖带有高密度的负电荷,能吸引许多阳离子特别是 Na^+ 而增加渗透压,可将大量水分子吸收到基质中。在结缔组织中,氨基聚糖呈充分伸展构象和高度的亲水性,形成了充满整个细胞外基质空间的多孔隙凝胶,既能对组织起到机械支持作用,又允许水溶性分子迅速扩散和细胞在基质中的迁移。

在4类氨基聚糖中,透明质酸(HA)的分子结构最为简单,不发生硫酸化,整个分子全部由葡萄糖醛酸及乙酰氨基葡萄糖二糖单位重复排列而成,从几个二糖单位到25 000个二糖单位不等。HA存在于动物所有组织和体液中,在早期胚胎和创伤愈合的组织内特别丰富。在溶液中,HA呈无规则卷曲状,糖链特别长,如果强行拉直,其分子长度可达20μm,由于其分子表面有大量亲水基团,因而即使浓度很低也能形成胶体,占据很大空间。如果没有约束,一个HA分子可以占据1000倍于自身分子的空间。当处于有限空间时,如在组织中,可产生膨胀压。又由于HA分子中糖醛酸的羧基提供大量负电荷,借助负电荷之间的相斥作用使整个HA分子呈伸展状并有一定的刚性。HA的上述物理特性赋予组织一定的抗压性,与胶原产生的抗张性及弹性纤维提供的弹性相辅相成。

HA还以可溶的游离形式存在,在体液尤其是关节液中浓度很高,因而提高了体液和滑液的黏度及润滑性。

细胞外基质中HA的合成不通过高尔基复合体,是由位于质膜中的透明质酸合成酶(hyaluronan synthase)在靠近质膜内面的胞质溶胶中合成的。HA合成酶以UDP-α-N-乙酰葡萄糖胺和UDP-α-D-葡萄糖醛酸为底物,合成过程不需要任何引物,先催化形成二糖单位,然后在HA链的还原端(reducing end)交替反复添加这两种底物。目前发现HA合成酶有三种同工酶(HAS1、HAS2和HAS3),它们在体内的分布具有组织细胞特异性并呈现不同的作用。如HAS1合成基本的低水平量的HA以保证其正常生理作用;HAS2能刺激细胞增殖和血管发生并与胚胎时期心脏房间隔和室间隔的形态发生有关;HAS3与肿瘤细胞的恶性表型相关。HA合成结束后从HA合成酶上释放下来,要通过质膜上的ABC转运体家族转移到细胞外。MRP5是研究小鼠成纤维细胞证明的第一个真核细胞HA转运体,由于ABC转运体家族的复杂性和组织分布的特异性,今后在其他组织细胞当中还会鉴定出不同的HA转运体。HA在早期胚胎及创伤愈合组织中合成旺盛、含量丰富。细胞周围的HA避免了细胞的直接接触及由此引发的生物学效应。例如在横纹肌形成时,成肌细胞周围有一层厚的HA衣以防止其未成熟时发生融合,当成肌细胞待融合时HA及细胞表面的HA受体一同消失;在胚胎发育时期HA为形成组织结构准备空间,如在上皮细胞基底面下方先合成HA以建立一个空间,随后细胞迁入其中形成结构。以这种方式形成的瓣膜和隔膜,参与心脏胚胎发育时心房和心室的分割。结合在细胞周围的HA使细胞相互隔离,因其疏松、含水及多孔而特别适于细胞的增殖和迁移。在创伤愈合处合成大量HA,细胞一旦停止迁移和增

表 14-1　主要氨基聚糖的分子特性和组织分布

氨基聚糖	二糖单位	组织分布
透明质酸	D- 葡萄糖醛酸, N- 乙酰氨基葡萄糖	结缔组织、滑液、皮肤、软骨、骨
4- 硫酸软骨素	D- 葡萄糖醛酸, N- 乙酰氨基半乳糖	软骨、骨、结缔组织、动脉、角膜
6- 硫酸软骨素	D- 葡萄糖醛酸, N- 乙酰氨基半乳糖	软骨、骨、结缔组织
硫酸皮肤素	L- 艾杜糖醛酸或葡萄糖醛酸, N- 乙酰氨基半乳糖	皮肤、血管、心瓣膜、骨
硫酸角质素	D- 半乳糖, N- 乙酰氨基葡萄糖	角膜、软骨、椎间盘
肝素	D- 葡萄糖醛酸或艾杜糖醛酸, N- 乙酰氨基葡萄糖	肺、肝,皮肤与小肠黏膜
硫酸乙酰肝素	与肝素的相同,但分子小,硫酸化程度低	肺、动脉

殖,开始相互黏合,则细胞外基质中的透明质酸酶(hyaluronidase)活性增加,HA 被降解,细胞进入分化状态。据此推断,HA 似乎有防止细胞迁移到位和增殖够数之前过早进行分化。迁移细胞通过其表面的受体如 CD44 及同源分子与 HA 结合,CD44 为一种高度糖基化的糖蛋白。

HA 是不与蛋白质共价结合的氨基聚糖,但可与多种蛋白聚糖的核心蛋白及连接蛋白非共价结合,参与蛋白聚糖多聚体的形成。

与 HA 相比,其他几种氨基聚糖均具有如下几个特征:①糖链短,由不到 300 个糖基构成;②含有不同的二糖单位,排列顺序更加复杂;③含硫酸基;④与蛋白质共价结合形成蛋白聚糖;⑤在细胞内合成,以胞吐的方式释放到细胞外。

(二)蛋白聚糖是由氨基聚糖与蛋白质共价结合的糖蛋白

1. 蛋白聚糖的分子结构 除透明质酸外,所有的氨基聚糖都与蛋白质共价结合形成蛋白聚糖(proteoglycans)复合物。结合的蛋白质称为核心蛋白(core protein)。一个核心蛋白分子上可以连接 1～100 个以上同种或不同种的 GAG 链,形成大小不等的蛋白聚糖单体。糖链大多长而不分支,每条链大约有 80 个糖残基。蛋白聚糖的糖含量可达分子总重量的 95%。大的蛋白聚糖单体,如软骨蛋白聚糖(aggrecan),相对分子量可达 2×10^5,所含的 GAG 链超过 100 条;小的蛋白聚糖,仅具有 1～10 条 GAG 链,如成纤维细胞分泌的装饰素(decorin)只有一条 GAG 链,广泛分布于结缔组织中。

2. 蛋白聚糖的合成和修饰 核心蛋白多肽链在粗面内质网上的核糖体合成,随之进入内质网腔。多糖侧链是在高尔基复合体中装配到核心蛋白上的。首先由一个专一的连接四糖(link tetrasaccharide)(- 木糖 - 半乳糖 - 半乳糖 - 葡糖醛酸 -)连接到核心蛋白的丝氨酸残基上(常有 Ser-Gly-X-Gly 序列),作为多糖链生成的引子,随后在专一的糖基转移酶(glycosyl transferase)作用下,一个个糖基被依次加上去,形成了氨基聚糖链(图 14-1)。同时在高尔基复合体中对所合成的二糖单位进行差相异构化(epimerization)和硫酸化修饰。差相异构化改变了糖分子中绕单个碳原子的取代基的构型,硫酸化使蛋白聚糖分子上的负电荷大大增加。

许多蛋白聚糖单体还可以透明质酸为中轴非共价键结合成巨大的透明质酸——蛋白聚糖多聚体(图 14-2)。核心蛋白 N 端的球形结构域与透明质酸分子中的特定序列有很高的亲和性而相互结合。两者的非共价结合由连接蛋白(link protein)增强和稳定。连接蛋白借非共价键与核心蛋白和透明质酸两者结合。聚集素是软骨基质的主要蛋白聚糖单体,上百余条聚集素分子结合于透明质酸分子上,形成分子量超过 2×10^8 的巨大多聚体,这些多聚体赋予软骨更大的抗压性。某些缺乏硫酸软骨素合成酶的遗传缺陷患者,由于氨基聚糖合成不足,会出现骨和关节异常、四肢短小和皮肤早衰多皱等表现。

在核心蛋白和连接蛋白分子中,有共同的约 100 个氨基酸长度的连接结构域(link domain),在结缔组织中能与透明质酸结合的其他蛋白质分子中也存在这个结构域(如透明质酸受体 CD44),说

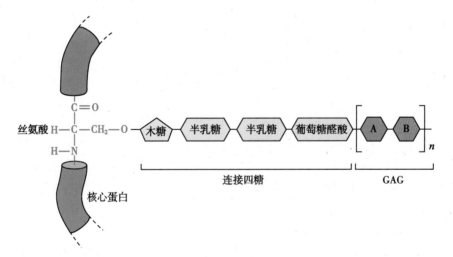

图 14-1 蛋白聚糖中的 GAG 链与核心蛋白的连接方式
专一的连接四糖首先与核心蛋白的丝氨酸共价连接,GAG 链的其余部分主要由重复的二糖单位组成

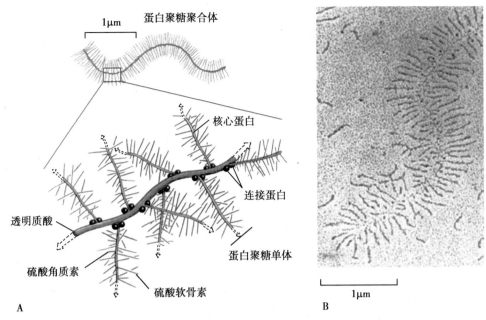

图 14-2 细胞外基质中的蛋白聚糖
A. 蛋白聚糖多聚体示意图；B. 软骨中的蛋白聚糖电镜照片

明在进化过程中，这些蛋白质起源于一个共同的祖先基因。

3. 蛋白聚糖的功能 氨基聚糖和蛋白聚糖由于其负电性强和亲水性在细胞外基质中形成高度水化的多孔凝胶基质（ground substance），不仅赋予组织抗压性，其孔隙大小和电荷密度可调节对分子和细胞的通透性，允许某些营养物、代谢产物、激素和细胞因子等在血液和组织细胞之间迅速扩散。单个的蛋白聚糖或透明质酸 - 蛋白聚糖复合物直接与胶原纤维连接成细胞外基质的纤维网络（fibernetwork），对提高细胞外基质的连贯性起重要作用。

蛋白聚糖还在细胞间的信号传递过程中起重要作用。他们可与多种细胞分泌的信号分子（如生长因子）结合，通过调控信号分子在基质中的弥散速度、作用范围和活性，增强或抑制信号分子的作用。如细胞外基质中的蛋白聚糖分子通过其硫酸乙酰肝素链与 FGF 结合，使 FGF 分子发生寡聚化，方可与细胞表面相应的受体结合，介导细胞的增殖调控；虽然大多数情况下信号分子是与蛋白聚糖的 GAG 链结合，但某些 TGFβ 家族成员是与基质中一些蛋白聚糖的核心蛋白结合，如与 decorin 的核心蛋白结合后，生长因子的活性受到抑制。

蛋白聚糖不仅存在于细胞外基质中，一些蛋白聚糖分子通过其核心蛋白穿过脂双分子层镶嵌于质膜中；一些位于质膜外表面属于脂锚定蛋白，这些蛋白聚糖可作为辅助受体（co-receptor）与膜表面受体协同发挥作用。而且有的膜受体也含有一条或多条 GAG 链，本身也属于蛋白聚糖分子。目前了解最清楚的是位于成纤维细胞和内皮细胞表面的黏结蛋白聚糖（syndecan），其穿膜核心蛋白的胞内段与细胞骨架蛋白及细胞皮层内的信号蛋白分子相互作用。例如成纤维细胞在细胞 - 细胞外基质黏附区域，syndecan 通过与细胞表面的纤连蛋白和细胞内的骨架蛋白及信号蛋白分子的相互作用调节整联蛋白的功能。Syndecan 还与 FGF 结合并将结合的 FGF 提呈至细胞表面的受体，从而引起细胞增殖反应。游离的 FGF 不能直接与 FGF 受体相互作用。此外，细胞表面的蛋白聚糖分子 betaglycan（其糖链为硫酸软骨素或硫酸皮肤素），其核心蛋白可与 TGFβ 结合，并提呈给 TGFβ 受体。在对果蝇的研究中显示，编码磷脂酰肌醇（蛋白）聚糖的 *Dally* 和 *Dally*-like 基因的突变影响控制胚胎发育的至少 4 种蛋白介导的信号转导通路（Wingless、Hedgehog、FGF 和 Dpp），产生的作用如同突变这些信号蛋白的基因而出现的胚胎发育异常。

另外，蛋白聚糖还可以与细胞外基质中的蛋白水解酶及蛋白水解酶抑制因子结合，通过调节其活性，参与调控包括胶原等多种细胞外基质成分的装配和降解。一些主要蛋白聚糖的结构、功能和分布见表 14-2。

表 14-2 几种常见的蛋白聚糖

蛋白聚糖	核心蛋白相对分子量	氨基聚糖链类型	氨基聚糖链数目	分布	功能
聚集素（aggrecan）	210 000	硫酸软骨素 + 硫酸角质素	约 130	软骨	机械支持，与透明质酸形成大聚积体
乙聚糖（betaglycan）	36 000	硫酸软骨素 / 硫酸皮肤素	1	细胞表面和基质	结合 TGF-β
装饰素（decorin）	40 000	硫酸软骨素 / 硫酸皮肤素	1	结缔组织	与 I 型胶原原纤维和 TGF-β 结合
渗滤素（perlecan）	600 000	硫酸类肝素	2～15	基膜	在基膜中起过滤和结构作用
丝甘素（serglycin）	20 000	硫酸软骨素 / 硫酸皮肤素	10～15	白细胞中的分泌泡	协助包装和贮存分泌分子
黏结蛋白聚糖 -1（syndecan-1）	32 000	硫酸软骨素 + 硫酸类肝素	1～3	成纤维细胞和上皮细胞表面	细胞黏合，结合 FGF

二、胶原和弹性蛋白是细胞外基质中两类主要的纤维蛋白

（一）胶原是细胞外基质中含量最丰富的纤维蛋白家族

胶原（collagen）是细胞外基质最主要的成分，属于纤维蛋白家族，也是哺乳动物和人体内含量最丰富的蛋白质，占人体蛋白质总量的 25% 以上。胶原常与细胞外基质中的其他成分结合形成结构和功能的统一体。

1. **胶原的分子结构和类型** 各种类型胶原的分子结构不同，但其基本结构是由三条多肽链相互缠绕成的三股超螺旋结构。胶原分子的每条肽链称为 α 链。α 链的氨基酸组成和排列独特，含有极丰富的甘氨酸和脯氨酸，呈左手螺旋构象，每 3 个氨基酸螺旋一圈，其中一个为甘氨酸残基，因此在肽链中形成一系列 Gly-X-Y 重复序列（X 和 Y 可以是任何一种氨基酸，但 X 常为脯氨酸，Y 常为羟脯氨酸）。三股这样的螺旋再相互盘绕成胶原分子的右手超螺旋结构。这种结构的形成由甘氨酸和脯氨酸的重复存在决定，它们对于胶原分子螺旋结构的形成十分重要。由于脯氨酸分子为环状结构，因而能稳定每条肽链的螺旋构象。在肽链的中央区域，每隔两个氨基酸有一个甘氨酸，由于其只有一个氢原子作为侧链、分子很小，所以在三股螺旋形成时能挤在内部，使三条 α 链能够紧密地缠绕在一起（图 14-3）。

人类基因组中发现有 42 种基因编码不同的 α 链，不同组织中这些基因有不同组合形式的表达。理论上 42 种 α 链可以组合成数千种类型的胶原分子，但目前发现的胶原类型只有 20 余种。各型胶原具有不同的分子组成和功能。I、IV、V、IX 型胶原由 2 种或 3 种 α 链螺旋形成，而其他类型的胶原仅由一种 α 链形成。同一组织中常含有几种不同类型的胶原，但常以某一种为主，这种不同胶原组合为组织提供了结构和功能的复杂性。I、II、III 型胶原约占人体胶原总量的 80%～90%，在组织中形成相似的纤维结构，称为原纤维形成胶原（fibril-forming collagen）。I 型胶原常形成较粗的纤维束，分布广泛，主要存在于皮肤、肌腱、韧带和骨组织中，具有很强的抗张力；II 型胶原主要存在于软骨中；III 型胶原形成细微的原纤维网，广泛分布于具有延展性的组织中，如皮肤、血管及内脏等疏松结缔组织中。组织中含量较少的如 VI 型、IX 型和 XII 型胶原，由于 3 股螺旋结构在这些类型的胶原分子中是不连续的，以非螺旋结构分隔，它们本身并不装配成原纤维，但能与胶原原纤维结合，参与胶原原纤维之间以及胶原原纤维与基质中其他分子间的连接，具有确定原纤维在细胞外基质中排列的作用，称为原纤维结合胶原（fibril-associated collagens）（图 14-4）。IV 型和 VII 型胶原，称为网络形成胶原（network-forming collagens），其中 IV 型胶原分子能连接成网络片层结构，是组成基膜的主要成分；而 VII 型胶原可形成二聚体，形成锚定原纤维（anchoring fibril），将复层上皮的基膜牢固地锚定于下方结缔组织。还有一些胶原分子位于细胞膜上作为黏附分子的受体，称为穿膜胶原（transmembrane collagens）。表 14-3 列举了主要类型的胶原及其特性和分布。

2. **胶原的合成与装配** 胶原由成纤维细胞、成

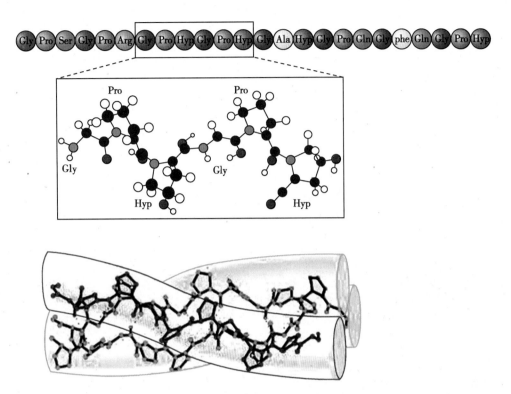

Gly Pro Ser Gly Pro Arg Gly Pro Hyp Gly Pro Hyp Gly Ala Hyp Gly Pro Gln Gly phe Gln Gly Pro Hyp

图 14-3　典型的胶原分子结构

骨细胞、软骨细胞及某些上皮细胞合成并分泌到细胞外。如果将纯化的 α 链放入试管中进行简单的混合，并不会形成三股螺旋结构，更不会有成熟的胶原形成。因此，推测细胞必定有某种机制进行胶原的合成和自我装配，形成了高度有序的胶原。随后的研究者利用体外培养的成纤维细胞，并用放射性核素标记氨基酸追踪新合成的蛋白质，获得了有关胶原合成的信息。

胶原合成时，首先在粗面内质网附着核糖体上合成前 α 链（pro-α chain），其 N 端和 C 端各含有一段不含 Gly-X-Y 序列的前肽（propeptide），前肽呈非螺旋卷曲，含有较多的酸性氨基酸、芳香族氨基酸和半胱氨酸残基。新合成的前 α 链相继在粗面内质网和高尔基体中进行修饰，肽链中脯氨酸和赖氨酸被羟基化修饰，其中一些羟赖氨酸残基被部分糖基化修饰，其完全糖基化修饰则在高尔基体中完成。羟化的氨基酸残基有助于链间氢键的形成。随后 3 条前 α 链的 C 端前肽对齐排列，借二硫键形成链间交联，并从 C 端向 N 端聚合形成三股螺旋结构。带有前肽的三股螺旋胶原分子称为前胶原（procollagen），其两端的前肽部分则保持非螺旋状态。前胶原进入高尔基体，经过进一步糖基化修饰，添加葡萄糖，形成 O- 连接的寡聚糖链。在高尔基体反面膜网被包装进分泌小泡，通过与质膜的融合，分泌到细胞外。前胶原分子中前肽序列的存在，具有阻止前胶原在细胞内组装成胶原原纤维的作用。在细胞外，前胶原在两种 Zn²⁺ 依赖性的前胶原 N 蛋白酶和前胶原 C 蛋白酶作用下，分

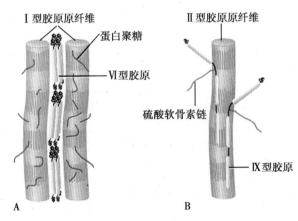

图 14-4　纤维形胶原与原纤维结合胶原相互作用模式图
A. 肌腱中 I 型胶原原纤维与受力方向一致相互平行排列，其表面有非共价键结合的蛋白聚糖和 VI 型胶原分子。VI 型胶原的三股螺旋结构被球形的非螺旋结构分隔是不连续的，VI 型胶原与 I 型胶原原纤维结合将其聚合成较粗的胶原纤维。B. 软骨中 IX 型胶原分子以一定间隔与 II 型胶原共价结合，硫酸软骨素链与 IX 型胶原的可折曲部位共价结合，并与 IX 型胶原分子的球形 N 端共同向外伸展

表 14-3 胶原的主要类型和特性

类别	类型	分子式	聚合形式	组织分布
原纤维形成胶原	I	$[\alpha_1(I)]_2\alpha_2(I)$	原纤维	骨、皮肤、腱、韧带、角膜、内脏器官
	II	$[\alpha_1(II)]_3$	原纤维	软骨、椎间盘、眼玻璃体
	III	$[\alpha_1(III)]_3$	原纤维	皮肤、血管、内脏器官
	V	$[\alpha_1(V)]_2\alpha_2(V)$	原纤维（结合I型）	大多数间质组织
	XI	$\alpha_1(XI)\alpha_2(XI)\alpha_3(XI)$	原纤维（结合II型）	同II型
原纤维结合胶原	IX	$\alpha_1(IX)\alpha_2(IX)\alpha_3(IX)$	侧链II型原纤维	软骨
	XII	$[\alpha_1(XII)]_3$	侧链I型原纤维	腱、韧带、其他组织
	VI	$\alpha_1(VI)\alpha_2(VI)\alpha_3(VI)$	与I型结合，N+C末端球形形域，微原纤维	大多数间质组织
	X	$[\alpha_1(X)]_3$	C端球形形域	肥大、矿化软骨
网络形成胶原	IV	$[\alpha_1(IV)]_2\alpha_2(IV)$	片层网架	基膜
	VII	$[\alpha_1(VII)]_3$	锚定原纤维	复层鳞状上皮下方
穿膜胶原	XVII	$[\alpha_1(XVII)]_3$	?	半桥粒
其他	XVIII	$[\alpha_1(VIII)]_3$	?	血管基膜

别水解去除两端的前肽，在两端各保留一段非螺旋的端肽区（telopeptide region），形成原胶原分子（tropocollagen）。随后原胶原分子在细胞外基质中相互呈阶梯式有序排列并发生侧向交联，自组装形成直径 10～300nm、长 150nm 至数微米的胶原原纤维（collagen fibril）。电镜下胶原原纤维具有典型的 67nm 周期性条纹。此系原胶原分子呈 1/4 交错平行排列，使同一行中原胶原分子间有一定空隙。由于分子排列极其规则，胶原原纤维在结合金属或负染时呈现这种特征性带纹。胶原原纤维在结合于其表面的原纤维结合胶原作用下，可进一步结合聚集，形成光镜下可见的直径约 0.5～3μm 胶原纤维（collagen fiber）。胶原纤维在组织中以不同的方式排列，以适应特定功能的需要。如皮肤中原纤维编织成网以抵抗不同方向的张力；在肌腱中，它们平行排列成索条状，与肌肉收缩时的拉力方向平行；角膜基质中胶原纤维的排列类似于夹层板，每一层内的纤维平行排列，但层间的纤维相互垂直。这种排列方式既增强了角膜的强度，同时纤维的有序排列和大小的一致性使入射光的散射减少到最少，有利于增强角膜组织的透明度。

3. 影响胶原装配及稳定的因素 前 α 链翻译后的修饰对于胶原三股螺旋结构及随后原纤维的形成至关重要。如脯氨酸残基的羟化反应是在膜结合的脯氨酰 4- 羟化酶及脯氨酰 3- 羟化酶的催化下进行的，维生素 C 是这两种酶所必需的辅助因子。当人体缺乏维生素 C 时，则前胶原分子羟化

不足，不能形成稳定的三股螺旋结构，随后在细胞内被降解，胶原原纤维不能正常形成；另一方面，原先存在于基质及血管壁中的胶原逐渐分解，组织失去胶原的结构支持，结果导致血管、肌腱、皮肤等脆性增加，出现皮下、牙龈易出血及牙齿松动等维生素 C 缺乏病症状。

原纤维中的交联键是由侧向相邻的某些赖氨酸或羟赖氨酸残基被细胞外的赖氨酰氧化酶（Lysyl oxidase，LOX）氧化脱氨基后，所产生的两个醛基间缩合形成的醛醇交联，这种交联结合多发生在原胶原分子两端很短的非螺旋端肽区。所以，平行排列的分子通过原胶原分子 N 端与相邻分子 C 端之间形成的这种共价键加以稳定，成为具有极强抗张力强度的不溶性胶原。准确地切除 N 端和 C 端的前肽对于胶原的正确组装是必需的。在 Ehlers-Danlos 综合征中，由于缺乏一种切除前肽的酶，因而不能将前胶原转变成胶原这种高度有序的纤维，这种患者有关节过于滑动、皮肤极易扩张的表现。胚胎及新生儿的 I 型胶原因缺乏分子间的交联，并仅由 α1（I）一种肽链构成的同三聚体而易于抽提。随年龄的增长，交联逐渐增多，而且有 α2（I）链参与构成异三聚体，胶原纤维更加紧密，这可能与衰老过程中皮肤的弹性下降和骨质疏松有关，成为老化的一个重要特征。

编码胶原的基因突变可造成胶原的异常。如编码 I 型胶原 α1（I）或 α2（I）链的基因突变，可引起成骨不全（osteogenesis imperfecta）。患者皮肤

很薄,肌腱和骨脆弱,易发生骨折。因为 α 链三肽重复序列(-Gly-X-Y-)的第三位必须是甘氨酸,如果基因突变使甘氨酸被其他氨基酸替换,将导致三股螺旋结构形成不良或不稳定。三股螺旋中任何一条 α 链的缺陷即可影响整个胶原三股螺旋分子的结构和功能。Ⅱ型胶原基因的突变可引起软骨异常,导致关节畸形、身材矮小。Ⅲ型胶原基因的突变,则引起皮肤、血管脆弱,关节极易变形。

正常情况下,胶原的转换率及组织分布是比较稳定的。但在胚胎发育、创伤愈合、炎症反应等特殊生理和病理状况下,胶原的转换率加快,常伴有胶原类型的转变,即原有胶原降解而代之以另一类型的新生胶原,如瘢痕组织主要是由纤维形胶原组成。降解天然胶原的胶原酶以非活性形式广泛分布在组织和血液中,在创伤组织及分娩后的子宫中胶原酶活性显著增高。一些蛋白酶和激素可影响胶原酶的活性,如激肽释放酶、纤溶酶等可促进胶原酶的活化;糖皮质激素可诱导胶原酶的合成;甲状旁腺素增高骨骺端胶原酶活性。

(二)弹性蛋白是细胞外基质中弹性纤维的主要成分

在脊椎动物中,有许多组织如皮肤、血管、肺等,不仅需要强度,而且需要弹性。如弹性蛋白是动脉壁的主要蛋白,约占主动脉干重的 50%。细胞外基质中的弹性纤维赋予了组织以弹性,使其受牵拉后可不消耗能量的回复原位。基质中的胶原纤维与弹性纤维交织在一起,使组织既有抗张性又具弹性,不会因为正常的牵拉而撕裂,也不会出现牵拉后的伸张变形。这是由细胞调控 ECM 中胶原和弹性蛋白的合适比例实现的。

弹性纤维(elastic fiber)直径约 0.2～1.0μm,光镜下外观均匀。纤维中心区域主要由弹性蛋白(elastin)构成,在其外围包绕着一层由微原纤维(microfibril)构成的鞘。弹性蛋白分子约由 750 个氨基酸组成,多肽链是由两种不同类型的短肽片段交替排列而成,一种为富含赖氨酸的亲水性片段,能在相邻分子间形成交联(crosslink)。另一种为疏水性片段,富含甘氨酸、脯氨酸、丙氨酸等。低牵张力或舒张时疏水性片段聚成卷曲状、被牵拉时则伸展,因而使分子具有弹性。目前发现由微原纤维构成的鞘中含有十多种不同的蛋白质,其中原纤维蛋白(fibrillin)含量最丰富,蛋白折叠成线状并包含串珠状球性结构域。原纤维蛋白肽链中也存在 Arg-Gly-Asp 序列,可与细胞膜上的整联蛋白受体结合。鞘中含有的微丝结合糖蛋白(MAGPs)与原纤维蛋白的球性结构域结合。微原纤维鞘的内外两面都存在腓骨蛋白(fibulin),内面的腓骨蛋白负责微原纤维鞘与弹性蛋白的连接。另外 EMILIN-1 蛋白也负责弹性蛋白与外周鞘的连接(图 14-5)。

合成胶原的细胞也合成和分泌弹性蛋白。弹性蛋白及构成微原纤维鞘的各种蛋白成分在细胞内合成后,分泌到细胞外基质中共同组装成弹性纤维。主要步骤包括:① fibrilin 和 MAGP 等被分泌到邻近质膜的细胞外基质中,分子间通过赖氨酸侧

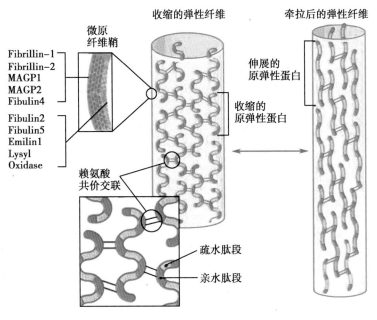

图 14-5　受牵拉和收缩时弹性纤维模式图

链之间的交联形成了能引导弹性蛋白聚集定位的网格支架。②弹性蛋白以可溶性单体——原弹性蛋白（tropoelastin）的形式在 rER 合成，通过内膜系统运送至质膜分泌，分子伴侣始终与原弹性蛋白结合以防止其在分泌途径中提前聚集。③在邻近质膜的细胞外基质中原弹性蛋白分子间发生交联，交联也发生在赖氨酸残基之间，但比胶原中的更复杂。④逐渐增大增多的原弹性蛋白交联聚合体与微原纤维结合，微原纤维包围弹性蛋白，弹性蛋白形成弹性纤维的芯。目前聚合体从质膜表面转移至微原纤维的确切机制还不清楚。⑤位于微原纤维鞘中的弹性蛋白之间进一步交联以形成最终结构。谷氨酰转移酶（transglutaminase）催化弹性蛋白与微原纤维鞘的共价连接，最终形成成熟弹性纤维。

研究证明，原弹性蛋白交联过程中亲水肽段上的赖氨酸经赖氨酰氧化酶（lysyl oxidase）催化脱氨基，形成高活性的醛基，通过 4 个赖氨酸残基的 R 侧链基团环状交联，形成弹性蛋白中特有的氨基酸锁链素（desmosine）和异锁链素（isodesmosine）的复合分子结构，原弹性蛋白借此而彼此聚集交联（图 14-6）。fibulin4 和 fibulin5 以及细胞膜上的多种整联蛋白受体参与调节原弹性蛋白的交联聚合过程，决定其交联的程度和聚合物的大小。

无规则卷曲的弹性蛋白分子交联后的网状结构，能使弹性纤维伸拉后回弹，如同橡皮条一样具有弹性。但目前仍不清楚弹性纤维在产生弹性时内部的原弹性蛋白确切的构象改变。

任何弹性纤维合成和组装的异常都会引发疾病，如皮肤松弛症（cutis laxa）是一种常染色体隐性遗传病，患者皮肤和结缔组织中缺乏弹性纤维，出现皮肤和皮下组织下垂肥大松弛。威廉姆斯综合征（Williams syndrome）患者因编码弹性蛋白的基因突变，产生的弹性蛋白多肽链缩短，缺乏形成分子交联结构域，因而难以组装成弹性纤维。表现为缺乏弹性纤维的动脉壁中平滑肌细胞过度增殖，导致出现严重的大动脉管腔狭窄。由此可见，动脉壁的正常弹性，对于抑制平滑肌细胞的异常增殖是必要的。微原纤维在弹性纤维的装配中起重要作用，它与弹性蛋白结合，对保持弹性纤维的完整性有重要作用。编码这种蛋白的基因突变可引起一种较常见的人类遗传性疾病，称为 Marfan 综合征。病变累及富含弹性纤维的组织，患者可出现晶体易位，骨骼及关节畸形，身材异常瘦长等表现，严重

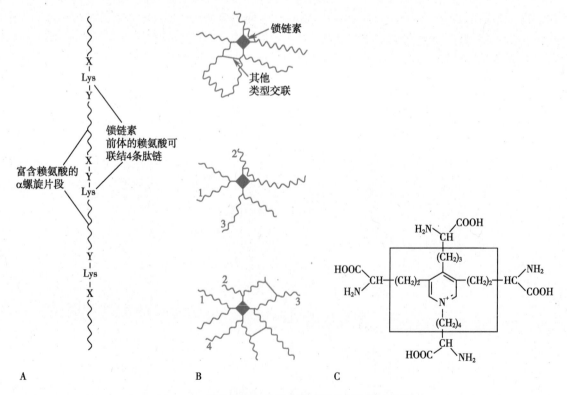

图 14-6　原弹性蛋白分子交联成弹性蛋白网示意图

A. 原弹性蛋白富含赖氨酸的 α 螺旋片段；B. 原弹性蛋白分子通过锁链素交联成富有弹性的立体网；C. 锁链素分子结构式，由 4 个赖氨酸的 R 基结合构成

的容易发生主动脉破裂。

弹性蛋白和胶原一样，其重要性在年老个体中表现得更为明显。随着年龄的增长，胶原的交联度越来越大，韧性越来越低；弹性蛋白也从皮肤等组织中逐渐丧失。结果是老年人的骨和关节灵活性下降，皮肤弹性降低起皱。

三、非胶原糖蛋白是细胞外基质的组织者

在细胞外基质中除胶原和弹性蛋白外，还有另一类重要的蛋白成分——非胶原糖蛋白，现已发现数十种。他们都是多功能大分子，具有与细胞及细胞外基质中多种成分结合的不同结构域。因此，非胶原糖蛋白可作为组织者，结合基质中的多种大分子，装配成细胞外基质结构，也可以使细胞与细胞外基质结合。非胶原糖蛋白对细胞的存活、增殖、分化、迁移等有着直接的影响。在脊椎动物中，对结构和功能研究得最清楚的是纤连蛋白和层黏连蛋白。

（一）纤连蛋白结合细胞外基质各组分并介导细胞与细胞外基质的附着

纤连蛋白（fibronectin，FN）广泛存在，不仅见于人类及各种高等动物体内，而且存在于低等的原始多细胞生物海绵中。纤连蛋白在动物体内分布十分广泛：以可溶形式存在于血浆及各种体液中；以不溶形式存在于细胞外基质及细胞表面。前者称为血浆纤连蛋白，后者称为细胞纤连蛋白。

各种纤连蛋白由彼此相似的肽链亚单位组成。血浆纤连蛋白是由两条相似的肽链在 C 端借二硫键交联形成的 V 字形二聚体。每一肽链长约 60～

70nm。细胞纤连蛋白为多聚体。在人体中目前鉴定出的纤连蛋白亚单位就有 20 种以上，它们都是同一基因编码的产物。构成纤连蛋白的各个亚单位具有极为相似的氨基酸组成序列，每一亚单位分子量为 22 000～25 000，含有 2450 左右的氨基酸残基，它们构成线性排列的 5～6 个杆状的功能区，每个功能区之间由可折屈的并对蛋白酶敏感的短肽相连。为研究纤连蛋白的功能，用低浓度蛋白酶处理纤连蛋白，水解功能区之间的短肽，发现切割分离下来的片段含有不同的配体结合位点，可分别与胶原、肝素等细胞外基质大分子及细胞表面受体如整联蛋白结合（图 14-7）。

每条纤连蛋白亚基多肽链由约 30 个独立折叠形成的模块（module）组成，这些模块分为三种（Ⅰ、Ⅱ、Ⅲ）类型。同型模块的氨基酸序列相似。每条肽链含 12 个Ⅰ型模块，2 个Ⅱ型模块，15～17 个Ⅲ型模块。它们组合并重复排列，形成了 5～6 个可结合不同分子和细胞的功能区（图 14-8）。如Ⅲ型模块是纤连蛋白分子中的主要模块，其重复排列构成了位于肽链中央的细胞结合区。对此区的进一步分析，发现一种三肽序列 Arg-Gly-Asp（简称 RGD 序列）是与细胞表面某些整联蛋白（$\alpha_5\beta_1$）识别和结合部位，这类整联蛋白参与细胞的黏附和信号转导。化学合成的肽链只要含有 RGD 序列，都能与纤连蛋白竞争细胞上的结合位点，从而抑制细胞与细胞外基质的黏附；在非组织成分的固体物表面黏合上含有 RGD 三肽序列的寡肽，也能使细胞与之结合。需要指出的是，RGD 序列并非纤连蛋白所独有，此序列较为广泛地存在于多种细胞外基质蛋白分子中；单纯的 RGD 三肽与细胞表面的

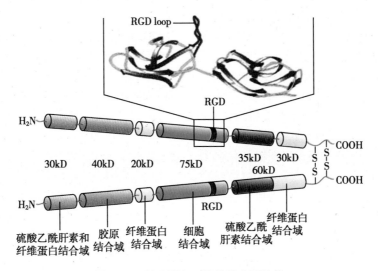

图 14-7　纤连蛋白二聚体的分子结构

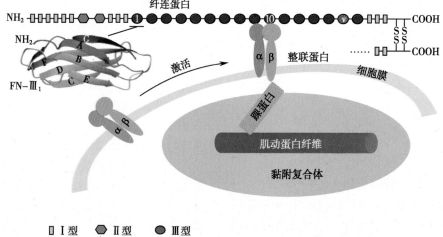

图 14-8　纤连蛋白多肽链功能结构域组成及与细胞结合模式图

整联蛋白的亲和性远低于整个纤连蛋白分子,提示其他相关序列的协同作用才能达到较高亲和性的结合。

纤连蛋白中的这些模块又叫做 Fn 结构域,此结构域中多肽链折叠成 β 片层构象(图 14-8)。Fn结构域首先在纤连蛋白中发现。很多其他蛋白如凝血因子、IgSF 及细胞外基质其他成员的分子中也发现有 Fn 结构域。各种蛋白共享结构域的存在,说明今天的许多基因是通过不同的祖先基因的融合进化而来的。

人类的纤连蛋白由同一基因编码,整个纤连蛋白基因含有 50 个外显子,其转录产物为一个大的RNA 分子。RNA 的剪接主要发生在与细胞结合的Ⅲ型模块编码区,产生不同的 mRNA,在人体中产生 20 多种不同异构型的纤连蛋白亚单位。剪接方式依不同的细胞类型及发育阶段而异。胚胎细胞和恶性细胞的纤连蛋白较多出现拼接改变。早期胚胎细胞纤连蛋白 RNA 的剪接方式与成体中的不同,在成体皮肤损伤修复时,其纤连蛋白剪接方式又转回到早期胚胎时的类型,表明早期胚胎及损伤修复时产生的纤连蛋白特别适合细胞的增殖和迁移。细胞通过控制纤连蛋白的 RNA 剪接方式,使细胞产生最适合其需要的纤连蛋白形式。

纤连蛋白分子的异型性还表现在糖基化修饰上。纤连蛋白分子含糖量 4.5%～9.5%,糖链结构依组织细胞来源及分化状态而异。人血浆纤连蛋白有 6 条典型的 N 连接糖链,2 条 O 连接糖链。未分化细胞产生的纤连蛋白,其糖链分支较多,唾液酸化程度也较高。关于纤连蛋白糖链的生物学作用,目前了解不多。

血浆纤连蛋白是可溶性的,主要由肝细胞,少部分由血管内皮细胞分泌,循环于血液和其他体液内,能促进凝血和创伤愈合。细胞纤连蛋白由间质细胞,包括成纤维细胞、成骨细胞、成肌细胞、星形胶质细胞、施万细胞(Schwann cell)等分泌产生。此外肝、肾及乳腺上皮细胞等也能合成纤连蛋白。与胶原不同,纤连蛋白不能自发地组装,只能在那些表达纤连蛋白相应受体(如整联蛋白)的细胞表面组装。以成纤维细胞为例,纤连蛋白与细胞表面的整联蛋白结合,并通过整联蛋白及胞内肌动蛋白结合蛋白(如踝蛋白、黏着斑蛋白、桩蛋白、α 辅肌动蛋白等)与细胞内微丝相连。细胞内微丝对细胞外纤连蛋白的装配和纤维定向起调节作用。微丝收缩时通过整联蛋白将张力传递给纤连蛋白,暴露出隐藏在分子中的结合位点,使纤连蛋白分子间通过二硫键直接交联并募集交联其他纤连蛋白分子,形成基质中的纤连蛋白纤维。肿瘤细胞及转化细胞表面的纤连蛋白纤维较少或缺失,可能因为细胞表面的纤连蛋白受体异常所致。

纤连蛋白分子中具有与细胞外基质成分(胶原和蛋白聚糖)及细胞表面受体(整联蛋白)的结合位点,这些位点促进基质中各种成分之间及细胞与细胞外基质的相互作用,形成稳定的连接网络。除此之外,纤连蛋白在介导细胞迁移,促进细胞分化方面发挥重要作用。

(二)层黏连蛋白是基膜的主要成分

层黏连蛋白(laminin,LN)是动物个体胚胎发育过程中出现最早的细胞外基质成分,在成体主要分布于基膜中,是基膜的主要结构组分。

层黏连蛋白分子由 3 条多肽链借二硫键交联

形成非对称十字形分子构型。分子量巨大,约为850kDa。还原后产生一条重链(α链)及两条轻链(β、γ链)。十字形分子的3条短臂各由3条肽链的N端序列构成。每一短臂包括2个球形区和2个短杆区。长臂由3条多肽链呈α螺旋并相互盘旋形成一个长杆区。长臂末端的大球区仅由α链C端序列卷曲而成(图14-9)。与纤连蛋白一样,层黏连蛋白分子上也有多个不同的功能区,可与Ⅳ型胶原、肝素、巢蛋白等细胞外基质分子结合,还可通过自身的RGD序列与细胞膜上的整联蛋白结合。层黏连分子中至少存在8个与细胞结合的位点。例如,在长臂靠近球区的α链上有IKVAV5肽序列,可与神经元结合,并促进神经生长;人LNα链长臂的G_3球区有RGD序列;鼠LNα链上的RGD序列则存在于短臂杆区,可与$\alpha_V\beta_3$整联蛋白结合;β链短臂杆区有YIGSR及PDSGR 5肽序列可分别与不同的细胞结合。

层黏连蛋白同样存在分子异型性。已鉴定出5种α链($\alpha_1\sim\alpha_5$)、4种β链($\beta_1\sim\beta_4$)和3种γ链($\gamma_1\sim\gamma_3$)。目前发现有15种层黏连蛋白异型分子(laminin1~laminin15),每种分子分布有组织特异性,如laminin8存在于血管内皮和肌细胞的基膜中,在胚胎组织中尤为丰富;laminin10则是成体组织中主要的存在形式。层黏连蛋白含糖量可达

15%~28%,其糖链多达近50条,全部为N连接寡糖链,是迄今所知糖链结构最为复杂的糖蛋白。已知多种层黏连蛋白的受体可识别并结合其糖链结构,因此,层黏连蛋白的糖链参与其生物学作用。

层黏连蛋白是基膜的主要结构成分,对基膜的组装起关键作用。早期胚胎组织中的层黏连蛋白对于细胞迁移、生长和分化具有重要影响。

此外,细胞外基质中的非胶原糖蛋白还有epinectin、chondronectin、osteonectin、neuronectin、vitronectin、thrombospondin、von Willebrand因子及tanascin等。它们的分子结构和作用各异,却都含有RGD序列,其中有些可被整联蛋白家族成员识别和结合,介导细胞黏附。

综上可知,细胞外基质中的各种大分子可以相互结合,这种结合是有一定选择性的。通过选择性相互作用形成结构精细并具有组织特异性的网络结构,为细胞的生存及各种活动提供适宜的场所。

第二节 基 膜

基膜(basal lamina)是由细胞外基质特化形成的一薄层网膜结构,厚约40~120nm。通常位于上皮细胞和内皮细胞层的下面,也可绕在肌细胞、脂肪细胞、施万细胞的周围,不仅将这些细胞与其

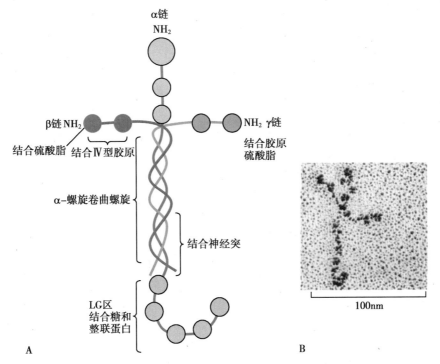

图 14-9 层黏连蛋白的分子结构
A. 层黏连蛋白的分子结构模式图;B. 层黏连蛋白电镜照片

下方和周围的结缔组织隔开,而且将他们联系在一起。在肾小球中,基膜介于两层细胞(内皮细胞和足细胞)之间,是滤过膜的主要结构。基膜在胚胎发育过程中为细胞的分离和分化提供支架;成年时参与细胞的增殖、分化、迁移和组织损伤修复等过程,而且是机体抵抗肿瘤细胞转移和侵袭的第一道防线。鉴于基膜在生理和病理过程中的重要作用,其结构组成和功能已被人们深入研究。

一、基膜主要由四种蛋白成分构成

构成基膜的多种细胞外基质成分是由位于其上的上皮细胞和下方的结缔组织细胞共同合成的。与动物组织其他部位的细胞外基质相同,基膜也包含两类细胞外大分子,即糖蛋白(glycoproteins)和蛋白聚糖(proteoglycans)。不同组织、甚至同一组织不同区域的基膜成分具有差异,但各种基膜中普遍存在属于糖蛋白的IV型胶原、层黏连蛋白和巢蛋白(nidogen),以及属于蛋白聚糖的渗滤素(perlecan)等四种主要成分。它们交织成网膜结构并与纤连蛋白及XVIII型胶原等多种大分子结合,在细胞与结缔组织之间建立结构连接。

1. IV型胶原 IV型胶原(type IV collagen)为基膜所特有,是各种基膜含有的主要结构成分。IV型胶原分子长 400nm,与I、II、III型胶原不同,其三股螺旋结构是不连续的,分子中有 20 多处为非螺旋结构。非螺旋区为IV型胶原提供可折屈的部位,并易被蛋白酶降解。IV型胶原分子也有不同的异构型,在不同组织中有特定的分布。IV型胶原分子分泌后并不被切割,而保留有末端区,其 C 端为一个大的非胶原性的球形结构域,N 端为一个小的球形结构域。在基膜中,各IV型胶原分子通过 C 端球形结构域相互以非共价键结合;而 N 端则相互有一小段重叠并以共价键交联;在三股螺旋区,IV型胶原分子还发生侧向结合,如此形成了无规则、分支状的网格片层(图 14-10)。相邻网格片层间通过彼此伸出的 N- 尾间的二硫键和其他共价键结合,将片层网叠摞成不溶性的多层网架。这种结构使基膜具有了抗张强度,基膜中的其他成分以网架为基础,与IV型胶原分子相结合。

2. 层黏连蛋白 是基膜的主要功能成分,在基膜各成分的组装及基膜与细胞的锚定中起主导作用。层黏连蛋白是在胚胎发育中最早合成的基膜成分,此时的基膜只是由层黏连蛋白相互连接组装的网状片层,同时层黏连蛋白通过细胞表面受体与合成分泌它的细胞锚定。这些层黏连蛋白的

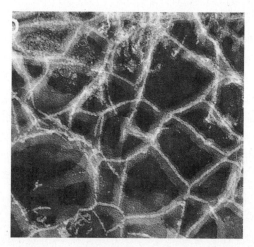

图 14-10 基膜中的IV型胶原网格结构

人羊膜组织中的基膜经系列盐溶液抽提去除非胶原成分后,呈现由IV型胶原分子相互交联构成的无规则多边形网格结构的电镜照片

穿膜受体有多种类型,其中包括整联蛋白家族和 dystroglycan。dystroglycan 为细胞膜上的一种蛋白聚糖,其核心蛋白穿膜,氨基聚糖链位于细胞外空间。层黏连蛋白也和IV型胶原一样,在体外,分子通过长、短臂臂端的连接,自我装配成二维网络结构。目前认为与层黏连蛋白结合的受体指导其组装成网状片层,并在此基础上募集IV型胶原等其他基膜成分并组织其装配。近年来发现,层黏连蛋白在 γ 链的近十字交叉区存在与另一种基膜蛋白质巢蛋白牢固结合的部位,巢蛋白与层黏连蛋白形成 1:1 紧密结合的复合物。

3. 巢蛋白 巢蛋白(nidogen/entactin)分子呈杆状或哑铃状,具有 3 个球区,其 G3 区与层黏连蛋白结合;G2 区与IV型胶原结合。基膜中层黏连蛋白通过巢蛋白与IV型胶原结合。此外,巢蛋白还可与硫酸乙酰肝素蛋白聚糖的核心蛋白结合。因此,在基膜组装上巢蛋白与层黏连蛋白一样具有重要作用。

4. 渗滤素 渗滤素(perlecan)是基膜中主要的蛋白聚糖,其核心蛋白(分子量约 400kDa)具有多个功能区;分子上结合有 2～15 条特异性的硫酸乙酰肝素链。它可与多种细胞外基质成分(IV型胶原、LN、FN 等)和细胞表面分子交联结合,在基膜中起滤过和结构作用。

层黏连蛋白和IV型胶原在基膜中形成彼此独立但相互联结的网络结构,它们通过巢蛋白和渗滤素而连接,构成基膜的基本网架。形成的基膜通过层黏连蛋白与细胞膜上的整联蛋白($\alpha_6\beta_4$)在半桥

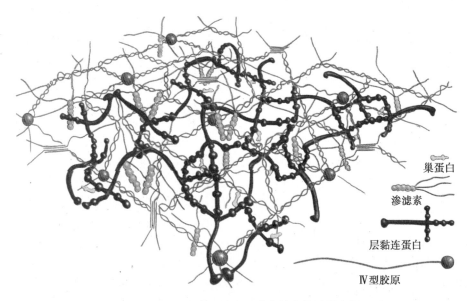

巢蛋白

渗滤素

层黏连蛋白

Ⅳ型胶原

图 14-11　基膜中四种主要成分结合关系示意图

粒部位结合,将基膜与其相邻的细胞锚定连接在一起(图 14-11)。

二、基膜具有多种功能

作为细胞外基质的一种特化结构,基膜具有多方面功能。基膜不仅对上皮组织起机械支撑作用,而且在上皮组织和结缔组织之间起结构连接作用。在表皮中,基膜能阻止结缔组织中的成纤维细胞与表皮细胞接触,但允许巨噬细胞、淋巴细胞和神经穿过基膜进入表皮内;在肾小球中,基膜与足细胞突起间的裂隙构成滤过膜,共同控制着进入原尿的分子过滤;基膜可对细胞的极性和分化产生影响。此外,基膜对组织的再生和创伤愈合也起着重要作用。例如当肌肉、神经和上皮组织损伤时,残存的基膜可为再生的细胞提供一个支架,引导细胞迁移重建原先的组织结构。

第三节　细胞外基质与细胞的相互作用

机体的组织是由细胞和细胞外基质共同组成,两者之间存在着十分密切的关系和复杂的相互作用。一方面,细胞外基质提供给细胞生存的直接微环境,对细胞各种生命活动有多方面的控制和影响,直接或间接地反映细胞的生存和功能状态;另一方面,细胞通过控制细胞外基质成分的合成和降解决定细胞外基质的组成。两者相互依存、相互作用,共同决定有机体结构的完整性及功能的协调性。

一、细胞外基质对细胞生命活动产生多方面影响

(一)细胞外基质影响细胞的生存与死亡

细胞外基质对于细胞的生存和死亡有着决定性的作用。除成熟的血细胞外,几乎所有的细胞都需要黏附于一定的细胞外基质上才能得以生存。如果失去基质缺少黏附细胞会发生凋亡,称为失巢凋亡(失巢,anoikis,希腊语,意为无家)。失巢凋亡有助于组织的完整性,防止失去基质联系的细胞黏附在不适于生长的位置。在体外实验中,上皮细胞和内皮细胞只有黏附于细胞外基质的天然成分上可以存活,若脱离细胞外基质则发生凋亡。如第十三章所介绍,细胞与细胞外基质之间的黏着是由整联蛋白所介导的,整联蛋白的作用不仅使细胞附着在基质上,影响细胞的形态和运动,也提供了细胞外环境调控细胞内部活动的途径。整联蛋白与细胞外基质中的多种配体(多含 Arg-Gly-Asp 三肽序列)结合后,整联蛋白发生簇集并起始黏着斑的组装,ECM- 整联蛋白 - 细胞骨架复合物所构成的黏着斑是整联蛋白信号转导的结构基础。黏着斑内多种信号蛋白如黏着斑激酶(FAK)、Src 激酶家族、整联蛋白连接激酶(ILK)、磷酸肌醇 3 激酶(PI3K)等通过与簇集的整联蛋白胞内域结合,引起一系列级联放大效应,将胞外信号传递至胞内,调控基因的表达,控制细胞的生存、增殖、分化和凋亡等。

目前认为整联蛋白与 ECM 中配体的结合,激

活几种生存机制，从而阻止细胞凋亡而得以存活，其中 FAK 在细胞 -ECM 生存信号转导中发挥重要作用。如缺乏 FAK 的小鼠在胚胎发育早期阶段死亡。有报道活化的 FAK 连接 PI3K 而使细胞免于凋亡，其机制是激活 PI3K 介导的蛋白激酶（PKB/Akt）凋亡信号途径，使参与线粒体介导的细胞内凋亡途径中的关键蛋白（Bcl-2 家族成员）在表达、定位和功能方面发生改变，从而使细胞能抵抗凋亡得以存活。一些研究证实了由整联蛋白（$\alpha_5\beta_1$ 和 $\alpha_v\beta_3$）介导的 Ras-PI3K-Akt 信号途径在抑制血清饥饿、照射、甘露醇等多种诱导条件下的血管内皮细胞凋亡，如图 14-12 所示，在 Ras 参与下，活化的 FAK 激活 PI3K，PI3K 活化其下游重要靶蛋白 Akt（PKB），进而通过 Akt 磷酸化 mTOR 和促凋亡蛋白 Bax 使之失活；Akt 还可以激活转录因子 cAMP

反应元件结合蛋白（CREB），CREB 可调节抗凋亡基因 Bcl-2 的表达；Akt 又可以加强 NF-κB 的转录作用，Akt 通过磷酸化激活 κB 激酶（IKK），导致 NF-κB 的抑制剂 IκB 的降解，从而使 NF-κB 从细胞质中释放出来进入细胞核内，激活凋亡抑制蛋白 Bcl-2 和 Bcl-xl 的表达，从而使细胞在缺乏生长因子的情况下避免发生凋亡，即存在 PI3K/Akt/NF-κB/Bcl-2 途径。最近发现，Akt 能通过磷酸化 p53 结合蛋白 MDM2 影响 p53 的活性，磷酸化的 MDM2 转位到细胞核与 p53 结合，通过增加 p53 蛋白的降解而促进细胞存活。

伴随 Ras-PI3K-Akt 信号途径，整联蛋白还激活 Ras-Raf-MEK-ERK 途径抗凋亡（图 14-13），使 Bcl-2 在 Thr56、Thr74 位点及 Ser84 被 ERK1/2 磷酸化，Bcl-2 的这种磷酸化修饰避免了被泛素化途径降解，增加其在细胞中的浓度，因而有促进细胞存活的作用。与此同时，Raf 和 Mek 磷酸化 Bad（在 Ser112 和 Ser136），使其离开线粒体膜并与分子伴侣 14-3-3 蛋白结合失去促凋亡作用。

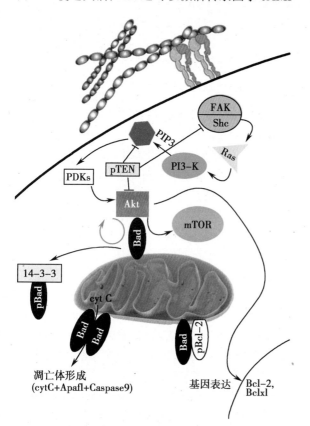

图 14-12　整联蛋白介导的 Ras-PI3K-Akt 抗凋亡途径
FAK 激活 PI3K 是通过 FAK 的 Tyr397 直接与 PI3Kp85 亚基的 SH2 结构域连接而实现的，在 Ras 的参与下，PI3K 被激活。PI3K 是一种脂类激酶，催化 PI（4，5）P2 的肌醇环 D3 位磷酸化，生成第二信使 PIP3。PIP3 促进蛋白激酶 B 成员 Akt 磷酸化而活化。进而通过 Akt 磷酸化一系列下游分子如促凋亡蛋白 Bad、核转录因子 -κB（NF-κB）、cAMP 反应元件结合蛋白（CREB）、生存素（survivin）以及 Forkhead 转录因子家族成员 FKHRLI 等，导致 Bcl-2 转录增强，维持细胞生存

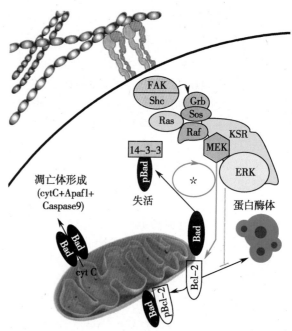

图 14-13　整联蛋白介导的 Ras-Raf-MEK-ERK 抗凋亡途径
整联蛋白的 β 亚基胞内域是 FAK 激活所必需的结构。整联蛋白与 ECM 结合后聚集成簇暴露 β 亚基，FAK 通过 FERM 序列直接与其结合而聚集并自磷酸化（Tyr397），Src 通过 SH2 结构域与 FAK 自磷酸化位点结合。与 Src 相互作用还引起 FAK（Tyr925）磷酸化，磷酸化的 Tyr925 可与接头蛋白 Grb2 结合，通过 Grb2 的 SH3 功能域与鸟嘌呤核苷酸交换因子 Sos 结合，而使 FAK 与 Ras-Raf-MEK-ERK 通路连接

整联蛋白介导的细胞黏附，还对死亡受体介导的细胞外凋亡途径产生影响。目前已知，细胞表面的死亡受体与相应的配体（如 Fas 或 TRAIL）结合后而聚集，通过接头蛋白 FADD 募集并结合众多的 Caspase 8 或 Caspase 10，形成死亡诱导信号复合物（DISC）。在这个复合物中，FADD 与 Caspase 8 通过 DED 结构域结合，聚集的 Caspase 8 可自发地活化。活化的 Caspase 8 切割活化下游执行 Caspase（如 Caspase 3，6，7），触发死亡受体介导的凋亡途径；活化的 Caspase 8 还可以切割 Bid，引发线粒体凋亡途径。在这里 DISC 的形成是关键，Caspase 8 的功能有赖于在 DISC 内的活化。许多因素影响 Caspase 8 的募集和 DISC 形成。有研究证实，细胞与 ECM 黏附后，整联蛋白通过激活 Ras-Raf-MEK-ERK 途径（图 14-13）或 NF-κB 和 JNK 途径，上调了凋亡抑制蛋白的表达，其中凋亡抑制蛋白（inhibitor of apoptosis，IAPs）cIAP1、cIAP2、XIAP 可与 Caspase 结合使其失活；PEA-15 和 cFLIP 因具有 DED 结构域，可与 Caspase 8 竞争参与 DISC 的形成。ERK 引发转录因子 CEBP 磷酸化后可通过 XEXD 基序直接与 Caspase 8 结合阻断其促凋亡作用。

综上所述，细胞与细胞外基质黏附后，通过整联蛋白介导的信号通路，可以从线粒体途径和死亡受体途径阻断细胞凋亡的发生，使细胞有效应对环境压力而存活，但许多具体机制还远未澄清。因此许多学者把目标投放到细胞外基质对细胞存活和凋亡的影响及调控机制研究方面，其中 PI3K 及其下游分子所转导的抗凋亡信号已经成为抗肿瘤药物研究领域的热点。目前已发现了该信号通路中多种激酶的小分子抑制剂（small molecule inhibitors）如特异性抑制 PI3Kp110 亚单位催化活性的抑制剂 wortmannin 和 LY294002；Akt 的抑制剂 AG597 和 KP372-1 等。体外实验中基于质粒的反义载体进行转染或用人工合成的反义寡核苷酸进行治疗的策略，也已经用于干扰 PI3K-Akt 信号通路的研究中。肿瘤细胞具有抗凋亡和失巢性生长的特性是肿瘤发生、发展和转移的病理基础之一，因此研究整联蛋白介导的细胞抗凋亡信号转导通路及机制，寻找抗凋亡的重要靶点并对其进行干预，已成为肿瘤防治策略的重要方面。

（二）细胞外基质参与细胞的增殖调控

体外细胞培养实验证实，大多数正常细胞只有黏附和铺展在细胞外基质上才能生长和增殖，一旦脱离了细胞外基质便不能进行增殖。这种现象称为贴壁依赖性生长（anchorage-dependent growth）。

细胞的增殖与其同 ECM 的黏附密切相关，主要是由于细胞黏附时可通过整联蛋白介导传递多种生存和增殖信号，最终影响细胞增殖相关基因的表达。整联蛋白调节细胞增殖主要通过 MAPK 途径来实现。MAPK 信号通路是真核细胞调节细胞增殖和凋亡的关键通路。如前所述，整联蛋白和配体结合后，FAK 能直接与整联蛋白 β 亚基的胞质端结合并发生自身磷酸化而活化。FAK 有两种机制激活 ras-MAPK（ERK）信号通路。第一，FAK 在 Tyr925 的磷酸化产生了与接头蛋白 Grb2 的结合位点，由此募集 Grb2/SOS 复合物使 Ras 活化而激活 MAPK。第二，FAK 含有接头蛋白 p130Cas 的结合位点，p130Cas 酪氨酸磷酸化能导致 Crk 和 Nck 接头蛋白的聚集并与 Ras 的鸟苷酸交换因子 C3G 结合，由此激活 Ras/MAPK（ERK）信号途径。活化的 MAPK（ERK）转入核内，可使 c-Jun 磷酸化，并形成 c-Jun 同源二聚体或 c-Jun/c-Fos 异源二聚体，组成转录激活因子 AP-1，AP-1 可调节下游如 cyclin 和 CDKI 基因的表达，促进细胞增殖。细胞通过 G_1 期的 R 点（restriction point）是细胞增殖的关键，需要一系列细胞周期蛋白依赖激酶如 CDK4/6 和 CDK2 的依次激活。这些细胞分裂所需激酶的活性受整联蛋白信号调节。G_1 期的细胞周期蛋白 D1 的转录可能需要整联蛋白信号，因为其启动子受 JNK 和细胞外信号调节激酶（ERK）的协同调节。在对 NIH3T3 细胞的研究显示，G_1 期的两种细胞周期蛋白 cyclin D 和 cyclin E 的表达在细胞黏附时增加，cyclin A 的表达也增加，它是细胞内 G_1 期进入 S 期所必需的。细胞黏附于 ECM 既可下调 CDK2 抑制物 p21 和 p27 的活性，又可激活 cyclin E-CDK2。研究表明显示 cyclin D-CDK4/6 复合物能阻断 p21 和 p27 对 CDK2 的抑制作用。

整联蛋白不仅直接介导促进细胞增殖的信号转导，而且能维持生长因子受体处于最佳激活状态。表皮生长因子（EGF）、转化生长因子（TGF-β）、血小板衍生生长因子（PDGF）等各自的受体同相应配体结合后，只有在细胞黏附适宜的条件下其生物活性才充分表现出来，这些生长因子发挥作用需与整联蛋白相互协调。实验表明，整联蛋白倾向于结合特定的生长因子受体，如整联蛋白 α_V β_3 能与 PDGF 受体形成复合物发生免疫共沉淀；而 β1 类整联蛋白与 EGF 受体相结合。已聚合的整联蛋白与细胞骨架相偶联形成整联蛋白-生长因子受体复合物，生长因子受体在复合物中的聚集引起自身部分激活，这可能使生长因子信号逐渐接近有效激活阈值。大多数正常真核细胞需要来自整联蛋白和生长因子受体介导的通路信号才能引起 DNA 复制和细胞增殖，FAK 是这两条通路的交汇点，这可能就是细胞贴壁依赖性生长的机制所在。肿瘤细胞由于一些原癌基因的活化，其过表达产物可能使 FAK 通路经常处于活化状态，从而不需要细胞黏附于细胞外基质便可不断接受生长因子受体通路的信号而进行增殖。

（三）细胞外基质参与细胞的分化调控

细胞外基质对胚胎发育、组织器官形成及成体组织细胞更新和损伤修复过程中的细胞分化具有重要的调控作用。如前所述，细胞外基质中的多种组分参与构成细胞生长、分化的微环境，不仅可以调节细胞的黏附和迁移，而且可以增强或抑制多种生长因子或细胞因子的作用，经一定的信号途径传递到细胞内，调节相关基因和蛋白质的表达与分布，影响细胞分化的方向和进程，最终形成形态结构、生化组成和功能等方面特异的分化细胞，以适应组织器官不同的功能需要。已分化的细胞又可参与改变和重建细胞外基质，以利于维持自身及周围组织细胞的正常结构和功能。

细胞外基质组分对某些细胞的分化及功能状态有直接的影响。如成肌细胞在纤连蛋白基质中保持未分化的增殖状态，当被置于层黏连蛋白基质中时增殖活动受抑制并转入分化状态，继而融合成肌管。未分化的间质细胞，在纤连蛋白和 I 型胶原基质中可分化形成结缔组织的成纤维细胞；在软骨黏连蛋白和 II 型胶原基质中可分化为软骨细胞；而在层黏连蛋白和 IV 型胶原基质中可分化成呈片层状排列有极性的上皮细胞。乳腺上皮细胞在人工基膜上培养时呈管状或腺泡状排列，有极性并分泌含酪蛋白的分泌物至中央腔，已证明酪蛋白基因的表达是细胞的整联蛋白（$\alpha_3\beta_1$）与层黏连蛋白结合后通过细胞内信号通路启动的。整联蛋白通过与细胞外基质配体结合影响着细胞的存活与增殖；而细胞外基质可通过调节整联蛋白家族成员的表达和激活，调节基膜成分的变化和干细胞微环境中分泌因子的浓度，从而影响细胞的分化方向。

体内实验发现，将体外培养的大鼠脊髓干细胞移植到成体脊髓，仅有胶质细胞生成；但若将其异位移植到成体脑内神经生长区——海马齿状回，移植细胞则可整合到颗粒层并分化为神经元；若移植到海马其他区域也仅有胶质细胞生长。说明决定细胞分化方向的是细胞所植入区域的微环境，这里不仅有细胞外基质多种组分的作用，还包括细胞-

细胞之间相互影响和多种可溶性细胞因子的作用。同样，将骨髓间质干细胞（MSC）注入到新生小鼠的侧脑室内，发现 MSC 向全脑迁移，而植入纹状体和海马内的 MSC 开始表达胶质细胞特异性蛋白 GFAP，植入中脑内的 MSC 表现出神经元的表型。人们通过在体外模仿干细胞微环境的一方面或几个方面来研究干细胞分化的可能机制。研究认为，当微环境发生改变时，细胞外或细胞间的某些信息可通过整联蛋白或是配体依赖的方式传递给干细胞，以触发穿膜信号转导来调控基因表达。这一过程不仅可以改变干细胞的分裂方式，而且也激活干细胞的多潜能性。微环境的状况是干细胞和组织细胞发育分化的潜在调节者。

目前有通过细胞外的机械力、基质的弹性对 MSCs 向平滑肌分化影响的研究，探寻细胞外基质对细胞分化的作用。发现力学刺激是调节骨髓 MSCs 分化的一种重要途径，施加机械力（压力）能使 MSCs 表达平滑肌细胞特性，通过 Western blot 和免疫荧光检测出有平滑肌肌动蛋白和肌球蛋白重链的阳性表达。还有报道，机械力可以使不成熟的平滑肌细胞和非平滑肌细胞表达平滑肌特异性的细胞骨架蛋白。国内外大量的研究表明，机械荷载刺激组织细胞后，其基本的机械力——生化信号转换机制与调节过程具有相同信号途径，主要通过细胞外基质信号 - 整联蛋白 - 细胞骨架构象改变传递信号，激活细胞膜敏感离子通道使细胞内钙离子浓度升高；触发 G 蛋白偶联受体通路与 MAPK 通路级联反应，最后导致转录因子的活化。机械力对 MSCs 向平滑肌细胞分化的影响，有研究提出循环的张力通过激活平滑肌分化相关的生长因子受体（如 PDGF 受体）介导的信号通路诱导 MSCs 的分化。力学因素对细胞的生长、增殖、分化有非常重要的影响，但对于细胞如何将力学信号转化为生物学信号了解甚少，探讨其机制是进一步认识生命活动规律的一个重要研究领域。

细胞外基质的弹性对 MSCs 的分化同样起着重要的作用。在相同的培养条件下，将 MSCs 接种在涂布了胶原的聚丙烯酰胺凝胶上，凝胶的弹性强度分别模仿脑组织、肌组织和骨组织，结果发现接种在不同凝胶强度上的 MSCs 分别表达了早期神经源性的、肌源性的和骨源性的关键蛋白标志物，并且与一些利用化学诱导剂（如 DMSO）快速诱导细胞向另一种细胞形态改变不同，这些细胞是在培养了 1～4 周后才发生细胞表型的逐渐转变，符合细胞分化的规律。

细胞如何在分子水平上感受基质弹性的变化并通过"机械换能器"来产生信号，激活向特定细胞分化的信号通路是人们想知道的关键问题。目前认为，非肌型的肌球蛋白Ⅱ与感受基质的弹性密切相关，而黏附复合体是对微环境的物理特性作出反应的主要决定中心。在此之前也已经有研究指出细胞的形状和细胞骨架的紧张度可以通过 RhoA 信号通路调节 MSCs 的分化决定。关于这一领域的研究还处于起步阶段，研究有待于深入展开。

（四）细胞外基质决定细胞的形状

细胞的形状不仅是外观的问题，往往与细胞生存环境和功能活动密切相关。体外实验证明，几乎所有的组织细胞在脱离基质处于单个悬浮状态时皆呈球形，细胞表面有许多微绒毛和膜皱襞，细胞骨架呈解聚状态。除血液循环中的成熟血细胞，几乎所有组织细胞均可在一定基质上黏附、铺展呈一定形状，而且黏附于不同的基质上可呈现不同的形状。例如将成纤维细胞置于Ⅰ型胶原凝胶上时即迅速钻入凝胶中并呈细长梭形；置于裸玻片上成纤维细胞则近球形，而成纤维细胞在天然的细胞外基质中呈扁平多突状，细胞表面微绒毛和膜皱比较少。上皮细胞只有黏附在基膜上才能显示其极性，并通过细胞侧面的连接复合物形成不同类型的上皮组织。当一种类型的细胞在适宜的细胞外基质上黏附和铺展时，细胞外基质各成分与细胞表面不同类型的整联蛋白结合，通过不同的附着蛋白如 α-辅肌动蛋白（α-actinin）、黏着斑蛋白（vinculin）、踝蛋白（talin）、张力蛋白（tensin）、桩蛋白（paxillin）等最终连接到肌动蛋白丝上，影响细胞骨架的组装和排列方式，从而赋予细胞以不同的形状。有研究表明，细胞与细胞外基质黏附时，通过整联蛋白活化 FAK 形成 FAK/Src 复合，与踝蛋白和桩蛋白等结合使其磷酸化，继而通过下游信号途径，改变细胞骨架的排列，引起细胞形态及黏附功能的改变。另外，Rho-GTPase 家族成员作为整联蛋白的细胞内信号分子，在调整细胞骨架的组装中起重要作用。整联蛋白与细胞外配体结合后，在鸟苷酸交换因子参与下，其 β 亚基可直接激活 Rho-GTPase 家族（RhoA、Rac、Cdc42 等）。目前发现激活不同的 Rho-GTPase 家族成员，对细胞骨架的调节作用也不同。如 RhoA 活化后，依次激活 Rho 激酶（ROCK）、轻链肌浆球蛋白激酶（MLCK），促使肌球蛋白轻链（MLC）磷酸化和肌动蛋白的多聚化，引起细胞形态的改变。由此可见，细胞黏附与铺展的方式和程度至少在体外可决定细胞的形状。

（五）细胞外基质影响细胞的迁移

动物个体在胚胎发育、组织器官形态发生及成体组织再生与损伤修复过程中，都伴有十分活跃的细胞迁移活动。细胞外基质对细胞迁移有着直接的影响和作用，不仅作为细胞迁移的"脚手架"还影响细胞迁移的方向、速度及未来分化趋势。对两栖类原肠胚形成的研究表明，在预定分化成中胚层细胞的迁移途径中含有大量纤连蛋白，如果向此发育阶段的胚胎中注入能阻止细胞与纤连蛋白结合的试剂（如纤连蛋白抗体、含 RGD 序列的短肽等）均可抑制细胞的迁移。多向分化潜能的神经嵴细胞其迁移速度和分化方向与迁移途径中的细胞外基质成分有关。如神经嵴周围的细胞外基质富含透明质酸，可促进神经嵴细胞的分散和迁移。在神经嵴细胞迁移的背侧和腹侧途径中细胞外基质成分不同，背侧迁移途径中的细胞外基质富含硫酸软骨素，对细胞迁移有抑制作用，使得背侧细胞迁移的速度慢于腹侧细胞。沿富含纤连蛋白基质途径迁移的神经嵴细胞最终分化为肾上腺素能神经元，形成神经节。在神经嵴细胞停止迁移的部位，细胞外基质中缺乏或不含纤连蛋白，这些细胞表面会出现神经元黏附分子及 N 钙黏蛋白，负责神经节中细胞的黏附。

在对血管平滑肌细胞（VSMC）的迁移研究中发现，一些 ECM 成分，如纤连蛋白、骨桥素和玻璃黏连蛋白等，具有生长因子样作用，能促进 VSMC 的迁移；而硫酸肝素和层黏连蛋白等具有抑制 VSMC 迁移的作用。

细胞迁移的过程受细胞外微环境信号、细胞内信号系统以及细胞骨架系统的调节。迁移时细胞的黏附与去黏附、细胞骨架组装与去组装需要协调进行，其调节机制备受关注。在对肿瘤转移机制研究中发现，获得转移能力的肿瘤细胞与 ECM 结合时，通常伸出板状伪足或丝状伪足，其内含有丰富肌动蛋白。在突起延伸之后，依赖整联蛋白的小灶性接触形成，将新的突起附着在细胞外基质上，然后某些灶性接触发展成为大的黏着斑，使得肌球蛋白收缩力能够传送到细胞外基质，这就引起细胞体随着细胞的前缘移动，并促进后面的细胞尾部退缩。黏着斑与肌动蛋白张力纤维的形成是细胞迁移的关键。研究证明，细胞的迁移能力与 FAK 磷酸化水平关系密切。黏着斑形成后，FAK 从胞质中转位到黏着斑，整联蛋白介导 FAK 的 Tyr397 磷酸化，进而结合并活化 PI3K，PI3K 进一步激活 Rac1，后者可介导细胞的边缘波动（ruffling）。

PI3K 还可以促使细胞膜上整联蛋白与配体的亲和力增强,进一步增强细胞的迁移能力。对 FAK 缺陷鼠研究显示,该鼠细胞在纤连蛋白上的迁移性显著降低,进一步的突变分析证明,Tyr397 位点是介导细胞迁移的关键部位。另外,FAK 活化后与 Src 家族 PTK 结合,形成 FAK/Src 复合物,这可能与细胞内骨架蛋白组装 / 去组装的调节以及黏着斑的形成、解聚有关。此外,p130Cas 与 FAK 引起的细胞迁移有关。信号分子 p130^{Cas}(p130Crk-associated substance)是细胞内普遍存在的与 v-Crk 和 v-Src 相关的接头蛋白,它参与细胞黏着斑形成和相应的信号转导。当细胞与 ECM 黏附或受到生长因子刺激时,FAK 活化与 Src 等结合。FAK/Src 与 p130^{Cas} 结合使其多个酪氨酸残基发生磷酸化。磷酸化的 p130^{Cas} 参与细胞肌动蛋白与细胞外基质的相互作用,由此引起的细胞信号转导对细胞的黏附、迁移等有重要的作用。p130^{Cas}/Cas 复合物被认为是诱导细胞骨架动力学和细胞迁移的"分子开关"。有实验发现,p130^{Cas} 可以增强细胞膜的边缘波动,促进细胞在细胞外基质的迁移。胰腺癌细胞体外迁移实验表明,含高磷酸化 p130^{Cas} 的癌细胞比 p130^{Cas} 低磷酸化的癌细胞迁移能力强。在体外纤连蛋白基质上,FAK/p130^{Cas} 复合物可以促进中国仓鼠卵巢细胞的迁移。

细胞迁移不仅需要自身获得迁移能力,还需要其周围细胞外基质的降解,为细胞迁移开辟道路。如白细胞通过血管基膜向炎症和损伤部位迁移时,需要基膜成分的局部降解。肿瘤细胞在侵袭和转移过程中需局部降解血管或淋巴管基膜入血或穿出血管进入组织中。

二、细胞对细胞外基质具有决定性作用

(一)细胞控制细胞外基质成分的生成

不同器官和组织中的细胞外基质在组成、含量和特性等方面存在差异,但他们都是由细胞合成分泌的。细胞不仅分泌产生细胞外基质,而且还调节和控制着其所在区域细胞外基质组分的胞外加工修饰、组装形式和空间分布状态。例如细胞在其分泌的胶原纤维上移动爬行可使胶原纤维以一定方式排列;细胞内微丝的排列方式可影响细胞表面纤连蛋白的装配和排列,用细胞松弛素处理细胞使微丝解聚,可导致纤连蛋白从细胞表面分离。同一个体的不同组织,同一组织的不同发育阶段或不同功能状态,所分泌产生的细胞外基质也会有所不同。如胚胎结缔组织中成纤维细胞产生的细胞外基质

以纤连蛋白、透明质酸、III 型胶原和弹性蛋白为主要组分;成年结缔组织内的细胞外基质以 I 型胶原、纤连蛋白和蛋白聚糖等为主要成分。软骨组织中的成软骨细胞合成分泌以软骨黏连蛋白、II 型胶原为主的细胞外基质成分。成骨细胞合成分泌 I 型胶原,并发生基质钙化使骨组织坚硬如石。

(二)细胞控制细胞外基质成分的降解

组织中细胞外基质成分的降解如同其产生同样重要。细胞外基质的快速降解见于组织损伤修复过程中;而看似稳定的成体动物组织中始终持续不断地、缓慢地发生细胞外基质成分的降解和更新,如骨组织的不断改建使其适应新的受力方向。在肿瘤浸润和转移过程中,局部细胞外基质成分的降解破坏促进肿瘤生长、基底膜屏障的破坏有利于肿瘤转移。

细胞外基质成分的降解由细胞分泌的蛋白酶类和溶酶体内的糖苷酶类完成。前者主要降解 ECM 中的蛋白成分,包括基质金属蛋白酶(matrix metalloproteinases,MMPs)家族和丝氨酸蛋白酶(serine proteases)家族。基质金属蛋白酶家族是一类 Zn^{2+} 和 Ca^{2+} 依赖的蛋白酶,有多种类型,如胶原酶(collagenase,MMP-1,8,13)、明胶酶(gelatinase,MMP-2,9)、基质溶解素(stromelysin,MMP-3,7,10,11)、弹性蛋白酶(elastase)、膜型基质金属蛋白酶(membrane type matrix metalloprotease,MTMMPs,MMP-14,15,16,17)等。

蛋白酶大多以无活性酶原形式分泌到细胞外,激活后在细胞周围发挥降解细胞外基质的作用。正常情况下,这些酶的活性主要由控制其酶原前体的表达、分泌以及其抑制物的合成来调节。研究表明表皮生长因子(EGF)、肿瘤坏死因子(TNF)等是酶原合成阶段最主要的调节因素,他们不仅能促进或抑制 MMPs mRNA 的转录,而且能影响其半衰期。而转化生长因子 β(TGFβ)、黄体酮、糖皮质激素可抑制 MMPs mRNA 的表达。另外,原癌基因的激活也可引起 MMPs mRNA 的高水平表达。活化的 MMPs 还可引起 MMPs 之间的较为复杂的瀑布式酶联激活,如 MTMMPs 可激活 MMP-2,MMP-2 和 MMP-3 可激活 MMP-9。

细胞分泌多种蛋白酶抑制物,如基质金属蛋白酶抑制物(TIMPs)和丝氨酸蛋白酶抑制物(serpins),它们与相应的蛋白酶特异性地结合抑制其活性,使蛋白酶的降解作用被限制在特定的区域。MMPs 的活性可被 TIMPs 所抑制。TIMPs 在体内分布极广,目前已发现四种,其中 TIMP-1 与活化的

MMP-9、MMP-3 形成 1∶1 的复合体而抑制其活性。TIMP-2 对 MMP-2 有很强的亲和力，主要抑制 MMP-2 的活性，对 MMPs 家族其他成员也有抑制作用，能阻碍所有被激活的 MMPs 水解酶的活性。关于 TIMPs 对 MMPs 抑制机制目前尚不完全清楚，推测 TIMP 可能通过其 17～19 位点的亮氨酸-缬氨酸-异亮氨酸与 MMPs 的 S，S2，S3 区结合，使 MMP 第 16 位上的天门冬氨酸残基的羧基作用于其活性中心的 Zn^{2+}，从而抑制其活性。

TIMPs 是 MMPs 活性的主要调节因子，MMPs-TIMPs 平衡是维持 ECM 内环境和完整性的决定因素。在肿瘤进展中 MMPs-TIMPs 平衡失控导致了 ECM 破坏加剧。在针对 MMPs-TIMPs 平衡的抗肿瘤治疗中，提出使用抑制 MMP 活性的抗肿瘤药物与传统的细胞毒药物联合使用的新思路。现已开发出多种 MMPs 抑制剂，用于控制和治疗肿瘤的目的。这些抑制剂在动物实验中能很好地抑制肿瘤生长和血管生成，但在临床实验中出现了许多不良反应，这限制了 MMPs 抑制剂的进一步应用。所以，研究 MMPs 抑制剂与肿瘤更精确的适应性是目前迫切需要解决的问题。

MMPs 表达和功能的调节发生于转录、分泌、酶原前体的激活、细胞表面的结合以及与宿主细胞或肿瘤细胞分泌的 TIMPs 相互作用等多个环节。MMPs 调节过程一旦失调就会引发多种疾病，包括关节炎、心血管疾病、脑卒中、动脉硬化和肿瘤转移。膝关节前交叉韧带不愈合症是目前骨关节和运动医学中的难题之一。发现膝关节中前交叉韧带损伤后释放大量的 MMP 能抑制组织修复愈合，并能降解断裂的前交叉韧带，这可能是前交叉韧带不能自动修复和难以愈合的重要原因之一。

各种糖苷酶主要降解糖蛋白及蛋白聚糖中的多糖链，它们与蛋白酶联合作用可降解细胞外基质的各种成分。糖苷酶缺陷引起的细胞外基质降解和更新异常，可引发严重疾病。如黏多糖（贮积）病（mucopolysaccharidosis）。这种疾病是由于溶酶体内多种糖苷酶先天功能缺陷或活性降低，使氨基聚糖降解不全，产物在组织细胞内堆积，造成多器官、多组织受损的代谢异常综合征。目前已知有 10 余种溶酶体糖苷酶如 α-1 艾杜糖醛酸苷酶、硫酸脂酶、N-乙酰-D-氨基葡萄糖苷酶、α-N-乙酰转移酶、β-半乳糖苷酶等参与氨基聚糖降解过程，任何一种酶缺陷会造成其分解障碍。由于各种成分在体内分布不同，以及不同酶的缺乏，使临床表现各异，病变累及全身器官，可引起肝、脾、软骨、骨、心肌及中枢神经系统等发生营养障碍和功能异常。临床表现共分为 8 型，有的还有数种亚型。除 Ⅱ 型为 X 连锁隐性遗传外，其余均属常染色体隐性遗传病。目前还没有根本有效的治疗方法。

（徐　晋）

参 考 文 献

1. 杨恬. 细胞生物学. 第 2 版. 北京：人民卫生出版社，2010

2. 陈誉华. 医学细胞生物学. 第 5 版. 北京：人民卫生出版社，2013

3. Cassimeris L，Lingappa VR，Plopper G，et al. 2th ed. Sulbury：Jones and Bartlett Publishers，2009

4. Alberts B. Johnson A，Lewis J，et al. Molecular biology of the cell. 5th ed. New York：Garland Science，2008

5. Karp G. Cell and molecular biology. 6th ed. New York：John Wiley and Sons Inc，2011

6. Zhao J，Guan JL. Signal transduction by focal adhesion kinase in cancer. Cancer Metastasis Rev，2009，28：35-49

7. Chang F，Lee JT，Navolanic PM，et al. Involvement of PI3K/Akt pathway in cell cycle progression，apoptosis，and neoplastic transformation：a target for cancer chemotherapy. Leukemia，2003，17：590-603

8. Ma W，Tavakoli T，Derby E，et al. Cell-extracellular matrix interactions regulate neural differentiation of human embryonic stem cells. BMC Dev Biol，2008，8：90

9. Kadler KE，Hill A，Canty-Laird EG. Collagen fibrillogenesis：fibronectin，integrins，and minor collagens as organizers and nucleators. Curr Opin Cell Biol，2008，20：495-501

10. Rydlova M，Holuvec L，Ludvikova M，et al. Biological activity and clinical implications of the matrix metalloproteinases. Anticancer Res，2008，28：1389-1397

11. Guan JL. Focal adhesion kinase in integrin signaling. Matrix Biology，1997，16：195-200

12. Yanagisawa H. Fibulin-5 is an elastin-binding protein essential for elastic fibre development *in vivo*. Nature，2002，415：168-171

13. Mecham RP. New insights into elastic fiber assembly. Birth Defects Res C Embryo Today，2007，81: 229-240

14. Prehm P. Hyaluronan export by the ABC transporter MRP5 and its modulation by intracellular cGMP. J Biol Chem，2007，282: 20999-21004

第十五章 细胞信号转导网络的构成 和动态调控

提 要

生物体的生长发育受到遗传信息及环境信息的调控,遗传基因决定个体发育的基本模式,环境信息参与调控整个进程。环境信息(环境刺激)包括生物体的外界环境和体内环境信息两个方面,环境因素对细胞的刺激及其效应称为细胞信号转导(signal transduction),细胞信号转导研究的重点是细胞接受、整合和转导环境刺激的分子途径及其调控机制。

经过长期的进化发展和自然选择,细胞已经建立起自身的信号转导系统,它由能接收信号的特定的受体(或其他具有接收信号能力的受体样结构)、后受体的信号转导途径,以及信号作用终端所组成。原核细胞已经具有信号转导系统的基本组分与功能,能感受来自环境的刺激,并作出适当反应以维持生存和繁衍;多细胞生物的信息交流发生在细胞与环境之间,以及细胞与细胞之间。高等生物体内有许多细胞不与外界直接接触,但它们仍能通过与周围环境的密切信号交流,使机体在行使功能时表现出高度协调和整体协同。机体的调控系统是由神经、内分泌和免疫系统形成的调控网络,细胞信号转导系统在其中具有重要的作用。

第一节 构成细胞信号 网络的基本要素

目前讲述细胞信号转导的书籍多如繁星,信号转导也是生物学和医学本科阶段的重点授课内容,相信读者对此已经有相当程度的了解。本章试图从一个新的、宏观和整体的角度对细胞信号转导进行介绍和评述,即勾勒信号网络的基本构筑,预测其发展重点和方向,但并不着重于信号转导细节的介绍。本章第一节以静态的观点来描述信号网络的基本要素,第二节展示这些要素实施信号传递的动态进程,第三节引入医学和药物设计中信号转导的研究进展。

一、作用于细胞的信号种类极其丰富

细胞所接受的信号多种多样,从这些信号的自然性质来说,可以分为物理信号、化学信号和生物学信号三大类,它们包括光、热、紫外线、X射线、离子、自由基、生长因子、分化因子、神经递质和激素等。在这些信号中,最普遍的是化学信号。

生物体内有纷繁众多的生理活性物质,它们大多在胞内合成,分泌出细胞并调控机体的生理功能,可以作为化学信号在细胞间传递信息。这些化学信号大部分是水溶性的,它们可以很容易地在体内随血液或体液运送,但是不能通过脂质的细胞膜,需要与细胞膜上的特异性受体结合,在经过几毫秒至几分钟后被内化进入靶细胞;有些化学信号是脂溶性的,特别是激素,它们可以直接穿越细胞膜进入胞内,也可以与特殊的载体蛋白结合在一起,通过血液运送到身体的各个部位,还可以通过受体的作用到达所要去的靶位点。因此,它们作用的持续时间较长。总体而言,这些化学信号及其信号转导方式可以分为以下三大类:

(一)内分泌系统分泌的激素实行远程信号传递

内分泌系统将来自环境的信号传递到生物体内的各种器官和细胞,在整体上起着综合调控生物体功能的作用,它产生的化学信号是激素。内分泌细胞产生的激素释放到血液中,经过血流的运送到达靶细胞而发挥相应的作用,这样的传递方式称为内分泌(endocrine)。这种传递方式具有以下几个特点:①低浓度:激素在循环血液中的浓度往往只有 $10^{-8} \sim 10^{-10}$ mol/L,但足以发挥作用,而且低浓度对作用的安全性是至关重要的;②全身性:激素随

血流扩散到全身，但只被具有相应受体的细胞所接纳；③长时效：激素释放后要经过漫长的运送过程才能到达靶细胞发挥功能，而且其效果的持续时间也比较长。

（二）神经系统产生的神经递质实行近程信号传递

在神经系统中，神经细胞与其靶细胞之间形成突触（synapse）的局限性结构。突触是神经细胞胞体的延伸部分，神经细胞产生的神经递质（neurotransmitter）在突触的末端释放出来，被突触后膜上相应的特殊受体所接受。这种方式有作用时间短、作用距离短和神经递质浓度高的特点。

（三）旁分泌系统或自分泌系统介导局部信号传递

近年来发现有一种介于上述二者之间的中间型方式，即某个细胞产生并分泌生理活性物质（生长因子或细胞因子），这些物质通过细胞外液的介导作用于邻近的细胞或自己本身。当这些物质作用于邻近细胞时，称为旁分泌（paracrine）作用；作用于自身时，称为自分泌（autocrine）作用。这样的信号分子起着局部的化学调控剂的作用。

二、信号参与机体所有重要的生理活动

从各种信号刺激所导致的细胞行为变化来说，信号的分类以及信号的最终归宿无外乎以下几种：①细胞代谢信号：它们促使细胞摄入并代谢营养物质，提供细胞生命活动所需要的能量；②细胞分裂信号：它们促使 DNA 复制，调控细胞周期，使细胞进入分裂和增殖阶段；③细胞分化信号：它们促使胞内的遗传程序选择性表达，从而使细胞最终不可逆地分化成为有特定功能的成熟细胞；④细胞功能信号：例如促使肌细胞收缩或者舒张，使细胞释放神经递质或化学介质等，从而保证细胞代谢活动的正常进行；⑤细胞凋亡信号：这类信号一旦发出，为了维护多细胞生物的整体利益，为了维护生物种系的最高利益，细胞将在局部范围内和一定数量上发生利他性的自杀死亡。

可以说，所有重要的生命现象都与胞内的信号转导有关。细胞随时随地都在接受多样的信号，它们必须对这些信号进行汇集、分析、整理、归纳，并根据这些信号做出最有利于细胞生存和发展的反应，才能使各个细胞或者多细胞生物保持与周围环境的高度和谐与统一，使生命过程得以完美地进行。而信号转导一旦失误，就可能导致疾病的发生，甚至危及生命。本质上，胞内的信号转导就是提供一种分子机制，以支持和帮助细胞正确应对外界环境变化做出某些决定，有针对性地调控细胞的各种生理功能（图 15-1）。

三、信号转导系统包含若干个基本要素

构成信号转导系统的各种要素必须具有识别进入信号、对信号做出响应并发挥其生物学功能的作用。它们就像接力赛的传棒手，但承担的任务更多，即不仅仅是将棒接过来传下去就完事，还需要具有识别、筛选、变换、集合、放大、传递、发散、调控信号的功能。但全套功能不是仅靠个别蛋白质就能够完成的，需要有一个完善的体系，由多种蛋白质协同地进行操作。成熟的信号转导系统应当包含信号转导最必需的关键组分，以实现以下目的：①接受胞外刺激，并将它们转换成胞内信号；②有序地激活一个或者有限几个"唱主调"的信号转导通路，以诠释胞内信号；③使细胞能够对信号产生响应，并做出功能上或发育上的应对决定（如基因转录、DNA 复制和能量代谢等）；④将细胞所做出的所有决定进行联网。这样，细胞才能在任何时刻都能对作用于它的种类繁多的信号做出协同应答。下面简要叙述其中关键的某些要素。

（一）细胞通过受体接收信号

受体无疑是这个系统中最重要的一员，细胞就是通过其表面的受体接收来自外界环境的细胞因子和生长因子信号的。正是受体，首先识别和接收外来信号，启动了整个信号转导过程。

1. **膜受体** 这类受体存在于细胞膜上，通常由与配体相互作用的胞外结构域、将受体固定在胞膜上的穿膜结构域以及起传递信号作用的胞内结构三部分构成。这些受体通常是穿膜的蛋白质，然而也有一些是通过聚糖磷脂酰肌醇（glycosylpho-sphatidylinositol, GPI）键挂在细胞膜上的，例如睫状神经营养因子的受体。膜受体主要有以下 4 种：

（1）受体酪氨酸激酶家族：本身具有酪氨酸激酶活性的受体酪氨酸激酶（receptor tyrosine kinase, RTK）家族，这是一类与配体结合后发生寡聚作用，并据以调控激酶活性的受体。它们通常由一条肽链组成，仅穿膜一次。多肽型的生长因子受体多属此类。

（2）细胞因子的受体：本身没有酪氨酸激酶活性，但是通常与某些胞内的酪氨酸激酶结合在一起，或者在与配体结合后能够激活胞内的酪氨酸激酶，从而启动胞内信号转导的受体。它们主要是细胞因子的受体，也是一次穿膜型，与配体相互作用

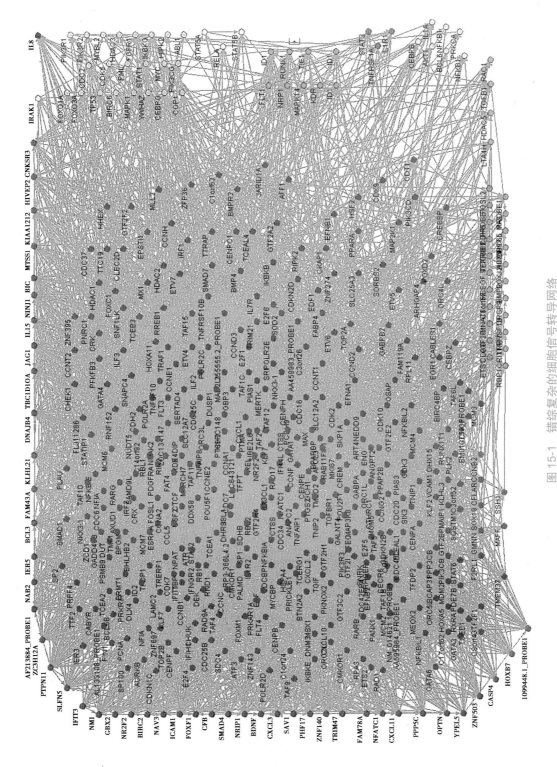

图 15-1 错综复杂的细胞信号转导网络

在人脐静脉内皮细胞中通过 RNA 干扰技术降低了 351 种基因的表达量，根据所得到的基因芯片数据绘制成上面的信号转导通路图（引自：东京大学人类基因组中心 DNA 信息分析和序列分析实验室，2009）

后也会发生二聚化作用。

（3）G蛋白偶联受体：G蛋白偶联受体（G protein-coupled receptors，GPCR）是一类7次穿膜型的受体，能够激活G蛋白（一种与鸟苷三磷酸结合的膜蛋白质），产生第二信使并据以改变其他酶的活性。已知的相关第二信使有 cAMP、Ca^{2+}、肌醇三磷酸（inositol trisphosphate，IP_3）、二酯酰甘油（diacylglycerol，DAG）等。G蛋白介导的信号转导反应是一种慢速的过程，经历时间长，但是敏感性高，灵活性大，方式更多。

（4）离子通道型受体：由几个亚基集合而成的离子通道受体，它们可穿膜2次、4次或5次，与信号结合后对离子的流入或流出细胞进行调控。骨骼肌上的烟碱型乙酰胆碱受体（nicotinic acetylcholine receptor，nAChR）是典型代表，它形成钠离子通道。腺苷酸受体则有两类，一类是7次穿膜型的，另一类是2次穿膜、离子通道型的。离子通道型受体介导的信号转导反应是一种快速的反应：配体与受体结合，就打开了通道，如同闸门被打开一样，离子就可以通过细胞膜而流动。

2. 胞内受体　与上述几种膜受体不同，胞内受体定位在细胞质或细胞核中，如甾体激素受体。如前所述，甾体类物质是脂溶性的，它们能够通过细胞膜，直接进入细胞，也可以借助于某些载体蛋白进入细胞。在胞内，它们与相关受体结合，并直接作用于靶分子。

（二）蛋白激酶负责对蛋白进行磷酸化

蛋白激酶是一类磷酸转移酶，其作用是将 ATP 的 γ 磷酸基团转移到底物特定的氨基酸残基上。依据这些氨基酸残基的特异性，可将蛋白激酶分为四类，其中主要的两类是酪氨酸蛋白激酶（protein tyrosine kinase，PTK）和丝氨酸/苏氨酸蛋白激酶（serine/threonine protein kinase，S/T-PK）。这两类激酶的催化结构域在进化上是密切相关的，据认为它们有共同的祖先。因此，它们催化结构域的氨基酸残结构域序列在很大程度上也是一致的，表现为11 种高度保守的短序列结构域（motif），以罗马数字命名，从最 N 端的 I 开始，到最 C 端的 XI。结晶 X 射线结构分析发现，这些结构域对激酶催化结构域的磷酸转移酶活性十分重要。其中，亚域 I、II 和 VII 负责与 ATP 的结合，而亚域 VIII 负责识别肽底物。

1. 酪氨酸蛋白激酶　该激酶亚族是蛋白激酶家族中一个最重要的分支，它们至少有 10 个结构变种。把它们归为一个亚族的依据是它们激酶结构域的特异性，而正是这些结构域使它们能够识别专一底物中的酪氨酸残基。这个功能域强大的生理催化活性可以满足范围很广的生理要求，包括转导胞外的生长和分化刺激，以及细胞对胞内氧化还原势的响应等功能。这个家族的成员都由传递信号的、起调控作用的和起效应作用的三种结构域组成。该类激酶又可细分为以下两种类型：

（1）受体型的酪氨酸蛋白激酶：该类激酶（RTK）的分子结构有利于信息从胞外单向地流入胞内，信号传递过程具有配体-受体的专一性。该类激酶在细胞分化和发育的信号转导过程中起着十分重要的作用。

RTK 一般由 3 个结构域组成：胞外配体结合域、穿膜域和含多个可磷酸化酪氨酸位点的胞内结构域。胞外结构域负责与配体即信号分子的结合，结合信号分子后，受体间形成二聚体，使受体胞质域的酪氨酸位点自主磷酸化或通过寡聚的受体分子间磷酸化而激活。大多数生长因子受体属于 RTK，它们以同源或异源二聚体形式与配体形成复合物后，其胞内结构域的若干磷酸化位点发生自磷酸化，从而使受体 PTK 激活，同时形成含磷酸化酪氨酸（pTyr）的短肽序列，为 PTK 的底物或一些靶蛋白提供识别、停靠和结合的位点。

（2）非受体型的酪氨酸蛋白激酶：该类激酶有 9 个亚族：SRC、Tec、Csk、Fes、Abl、Syk/ZAP-70、Fak 和 JAK。它们都含有特别保守的结构域，例如 SH2 和 SH3 同源域等，这些结构域可能在信号转导过程中起重要作用。

（3）核内酪氨酸蛋白激酶：近年来发现核内也存在有酪氨酸蛋白激酶，这对于信号在核内的传递有重要意义。重要的核内 PTK 有 Abl 和 Wee。Abl 既存在于胞核内，也存在于胞质中，它参与转录过程和细胞周期的调控；Wee 只存在于核内，它可调控细胞周期蛋白-2（cyclin-2）的活性，抑制其磷酸化，对细胞进入有丝分裂周期具有调控作用。

酪氨酸蛋白激酶含有若干个重要的结构域，其中最关键的是 SH2 结构域。这是一个保守的、长度约 100 个氨基酸残基的蛋白质组件，能特异地识别磷酸化的酪氨酸残基以及磷酸化残基的 C 端氨基酸序列，使含 SH2 结构域的各种胞内靶蛋白与含磷酸化酪氨酸的蛋白质相互结合。SH2 的主要功能是介导胞质内多种信号蛋白的相互连接，形成蛋白异聚体复合物，从而调控信号转导途径中的信号传递。信号蛋白的相互连接是通过一个多肽分子上的 SH2 结构域与另一分子磷酸化的酪氨酸残基直接相互作用而完成的，并通过酪氨酸残基的磷酸化或去磷酸化而受到调控。前后排列的 SH2 结构域大大增强了酪氨酸激酶信号通路的生物学特异性，而同时结合多种结构域，通过协同效应亦能增强其结合特异性。SH2 结构域的高度亲和力和特异性，是信号转导生物学特异性的主要方式之一。

2. 丝氨酸 / 苏氨酸蛋白激酶 丝氨酸 / 苏氨酸蛋白激酶（serine/threonine protein kinase, S/T-PK）催化底物丝氨酸 / 苏氨酸的羟基磷酸化，形成 P-O 键。此类激酶的重要成员有：

（1）蛋白激酶 A：蛋白激酶 A（protein kinase A, PKA）的作用依赖于 cAMP，cAMP 与 PKA 的调控亚基结合，使催化亚基解离并进入细胞核，使 cAMP 反应元件结合蛋白（cAMP responsive element binding protein, CREB）的丝氨酸磷酸化，通过活化的 CREB/EBP 家族参与细胞核内靶基因的转录调控。钙可激活 PKA，而 PKA 又可使 Ca^{2+} 通道 / 泵磷酸化而改变结构。

（2）蛋白激酶 C：蛋白激酶 C（protein kinase C, PKC）的作用依赖于 Ca^{2+} 和磷脂，受佛波酯类化合物激活及 IP_3 和 DAG 调控。IP_3 刺激内质网释放 Ca^{2+} 进入细胞质基质，同时 PKC 转移到胞质膜内层，并在该处被 Ca^{2+}、DAG 和带负电荷的膜磷脂——磷脂酰丝氨酸（phosphatidylserine）激活。PKC 的底物涵盖范围很广，从其介导的生理效应上看可分为：参与信号转导的底物，如表皮生长因子受体（epidermal growth factor receptor, EGFR）、胰岛素受体（insulin receptor, IR）、T 细胞受体（T cell receptor, TCR）、Ras、GTP 酶活化蛋白等；参与代谢调控的底物，如膜上的通道和泵；调控基因表达的底物，如转录因子、翻译因子、S6 激酶、Raf 激酶等。PKC 自身也可进入细胞核，因此是核蛋白磷酸化的重要激酶。

（3）钙 / 钙调素依赖性蛋白激酶：胞内 Ca^{2+} 的作用受钙 / 钙调素依赖性蛋白激酶（Ca^{2+}/calmodulin-dependent protein kinase, CaMK）调控。CaMK 包括肌球蛋白轻链激酶（myosin light chain kinase, MLCK）和磷酸化酶激酶，此二者具有较高的特异性。还有多种特异性较低的 CaMK，如 CaMKⅡ，它广泛存在于各种动物细胞中，尤以神经系统最为丰富，在 Ca^{2+} 和钙调素存在下，CaMKⅡ 自身磷酸化而活化，撤除 Ca^{2+} 后，其活性仍可继续，直至磷酸酶超过自身磷酸化的活性，CaMKⅡ 才被关闭。因此，CaMKⅡ 可"记忆"起始的钙"冲击"量。

3. 其他类型的蛋白激酶 其他重要的蛋白激酶包括：

（1）双重特异性蛋白激酶：这是一类既能使丝氨酸 / 苏氨酸磷酸化也能使酪氨酸磷酸化的蛋白激酶。例如 MAPK 的上游激酶 MAPKK（MAPK kinase）或 MEK（MAPK/ERK kinase）能使 MAPK 分子中的 Thr185 和 Tyr187 磷酸化而使该酶激活。

（2）组氨酸蛋白激酶：这是一类磷酸化其底物蛋白质组氨酸的咪唑氮的激酶，包括双组分组氨酸蛋白激酶和 G 蛋白组氨酸蛋白激酶等。

4. 衔接体蛋白 衔接体蛋白（adaptor）在信号转导通路起着重要的桥梁作用，它们把被配体激活的受体与其下游的信号转导分子相连接，沟通整条信号转导通路。衔接体蛋白通常缺少酶活性，由两个或多个相互作用结构域或互补识别结构域组成。由于它们的相互作用域和结构域不是高度特异性的，因此衔接体蛋白一般具有多重功能，可通过蛋白间的相互作用结构域结合到两个或多个信号蛋白上，导致彼此的共定位或激发更多的相互作用。例如在 GRb2/Sos 复合物中，GRB2 就是一个衔接体蛋白。它有一个 SH2 结构域，其侧面是两个 SH3 结构域。GRB2 可以与 EGFR、IR、胰岛素受体底物 -1（insulin receptor substrate-1, IRS-1）等信号分子的磷酸化酪氨酸残基结合。在 EGF 刺激下，GRB2 通过它的 SH2 结构域与 EGFR 结合，然后又通过它的 SH3 结构域与核苷酸交换因子 Sos 结合。这样，GRb2/Sos 复合物由于与膜结合的 ras 鸟苷三磷酸酯酶（GTPase）相互作用而被招募至质膜上。接着，Sos 可以催化 ras-GDP 转换成为 ras-GTP，从而激活了 ras，最终导致细胞的增殖。

（三）G 蛋白负责将信号转变和放大

配体与受体结合后，需要通过一类叫做传达器或者转换器的调控蛋白的介导才能进一步激活下游过程。起着转换器作用的蛋白质是与 GTP 结合的蛋白质，称为 G 蛋白。

1. G 蛋白的分类 生物体内的 G 蛋白有三类：①由 α、β 和 γ 亚基组成的异源三聚体。α 亚基有与鸟苷酸结合的活性，还有弱的 GTP 水解酶活性，它决定着 G 蛋白的独特性，而 β 和 γ 亚基则被各种 G 蛋白所共用。β 和 γ 亚基作为复合物而存在，没有它们，α 亚基不能被激活。也有可能通过它们将 α 亚基固定在细胞膜上，提高了 α 亚基的局部浓度，有利于 G 蛋白与受体的结合。②有些分子量在 20 000 左右的单一多肽，它们也有分解 GTP 的活性，属于低分子量的 G 蛋白，称为小 G 蛋白（如癌基因 ras 的产物）。③蛋白质合成系统所必需的因子，它们决定蛋白质的分泌路径和分泌方向。与信号转导有关的主要是前两类。

2. G 蛋白的作用机制 G 蛋白有两种构象：与 GTP 结合时的激活态和与 GDP 结合时的静息态。通常情况下，绝大多数 G 蛋白是与 GDP 结合的静息态。静息态的 G 蛋白能与各种各样的受体相互作用，这种相互作用增加了受体与配体的结合亲和力。一旦受体与配体结合，受体就被激活，α 亚基就会与 β 和 γ 亚基分离，同时离开受体。由于解离下来的 α 亚基与 GDP 的结合亲和力下降，GDP 就能够与游离在胞内的 GTP 发生交换，产生与 GTP 结合的激活态 G 蛋白。被激活的 G 蛋白与效应蛋白相互作用，改变了第二信使的浓度，从而产生信号转导效应。这样，配体与受体短短几毫秒时间的接触可以延长为几十秒，乃至更长时间的反应，使输入的信号显著放大。

3. 与 G 蛋白相互作用的效应蛋白 G 蛋白的 α 亚基有许多种，它们分别与不同的效应蛋白相互作用，调控它们的生物活性。Gs 激活腺苷酸环化酶（adenylate cyclase，AC），起着提高 cAMP 浓度的作用。Gi 则抑制 AC 的活性，降低 cAMP 含量；Gt 在视网膜杆状细胞的视紫红质接受光时，起着激活 cGMP 环化酶的作用；Gp 激活磷脂酶 C（phospholipase C，PLC），与 IP3 和 DAG 的产生有关。此外，离子通道、PLA2（它被水解后产生花生四烯酸，后者是前列腺素、血栓烷和白三烯的前体，是神经细胞突触前的介质）和各种转运蛋白（如葡萄糖转运蛋白、镁转运蛋白和钠/质子交换蛋白）等都受 G 蛋白的调控。

（四）第二信使负责信号在胞内的传递

第二信使是指受体被激活后在胞内产生的，介导信号转导通路的活性物质（图 15-2）。

已经发现的第二信使有许多种，其中最重要的有：

1. cAMP cAMP 是最早确定的第二信使，它是细胞膜上的 AC 作用 ATP 后生成的产物，可以被 cAMP 磷酸二酯酶水解生成 5′-AMP。通常 cAMP 的胞内浓度为 10^{-6}mol/L 以下，它的作用是激活 PKA。

组成 PKA 的有催化亚基（C 亚基）和调控亚基（R 亚基）两种亚基。通常它以 2 个 C 亚基和 2 个 R 亚基形成的四聚体方式存在，这样的全酶是没有活性的。当每个 R 亚基与 2 个 cAMP 结合后，引起 C 亚基和 R 亚基的解离，于是 2 个具有激酶活性的 C 亚基就作为单体释放出来，然后去磷酸化底物的丝氨酸和苏氨酸残基。据认为，所有的真核细胞中

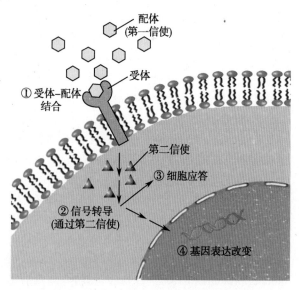

图 15-2 通过第二信使进行信号传递
配体与细胞膜上相应的受体结合后，会通过细胞内产生的第二信使继续进行信号传递。一部分第二信使调节细胞质的各种生化反应，导致快速的细胞应答；另一部分第二信使进入细胞核，通过改变基因的表达而导致慢速长效的细胞生理变化

都有 PKA，而且 C 亚基的底物似乎也没有种属和细胞的专一性。那么，各种细胞所特有的 cAMP 作用是如何实现的呢？现在对此有两点可能的解释：① PKA 有 I 型和 II 型两种异构体，它们的差别在于 R 亚基有所不同。因为不同的 R 亚基存在于胞内的不同局部区域，所以解离下来的 C 亚基就能够使存在于该区域的不同底物被磷酸化。②针对造成 cAMP 浓度变化的刺激，细胞会做出何种应答反应，看来取决于 PKA 的底物，即各种胞内预先存有种类和数量各不相同的 PKA 底物，在不同的情况下，cAMP 的作用有所不同，使得底物下游的各条信号转导通路也不同。

2. 钙离子 在处于静息期的胞内，游离钙离子的浓度是 10^{-8}～10^{-7}mol/L，保持在很低水平，而胞外的钙离子浓度是 10^{-3}mol/L。这样，胞内外的钙离子浓度存在 10^4～10^5 倍的梯度。在信号刺激后，胞内游离钙离子的浓度上升到 10^{-6}mol/L 的水平。造成这种上升的原因是胞内储存的钙离子被释放，以及胞外的钙离子流入细胞。只有在细胞膜上的钙通道被打开，或者细胞被激活时，胞内的钙离子浓度才会瞬时上升。

胞内的钙离子必须与蛋白质结合才能发挥作用。胞内有各种各样能够与钙离子结合的蛋白质，1953 年发现的钙调蛋白（calmodulin，CaM）被认为

是与钙离子相互作用的主要蛋白质。每一个分子的钙调蛋白可以结合 4 个钙离子。一旦二者结合，就会引起钙调蛋白构象的改变，从而影响钙调蛋白的功能。

3. 肌醇磷脂　肌醇磷脂主要有三类：磷脂酰肌醇（PI）、磷脂酰肌醇 -4- 磷酸（phosphatidylinositol-4-phosphate，PIP）和磷脂酰肌醇 -4，5- 二磷酸（phosphatidylinositol-4，5-bisphosphate，PIP₂）。PIP 和 PIP₂ 占全部磷脂质不到 1%，它们的代谢对细胞膜附近的信号转导系统起着重要作用。在接受化学信号后，PLC 激活，将 PIP₂ 水解，生成 DAG 和 IP₃。IP₃ 与钙通道上的受体结合，将钙库中的钙离子释放到细胞质。IP₃ 进一步代谢为 IP₄（肌醇 -1，3，4，5- 四磷酸），它作用于细胞膜，引起胞外的钙离子内流，使得钙库中的钙离子浓度维持在高水平。

此外，PIP₂ 的其中一个分解产物 DAG 可以激活依赖于钙离子和（或）磷脂质的 PKC。PKC 在微量的钙离子介导下，与细胞膜上的磷脂酰丝氨酸（phosphatidylserine，PS）结合，形成钙离子 -PS- 酶三元复合物。DAG 结合在这个复合物上明显地增强了 PKC 的活性。因此，DAG、cAMP 和钙离子三者连续地作为第二信使起作用。作为第二信使的 DAG 的主要功能是激活 PKC。此外，它还可以被脂酶分解为花生四烯酸而游离出来，以及引起 PI 专一的 PLC 和 PLA₂ 活化，降低细胞膜流动性等。

如上所述，担负信号转导功能的信号转导系统一般可以概括为四个组分：检测器——信号的接受和检出，这是受体的主要任务；效应器——使信号产生最终的效果，例如腺苷酸环化酶或磷脂酶 C 等可以起到这种作用；转换器——控制着信号的时间和空间。例如 G 蛋白，它决定了 GTP 水解的速度，还决定了效应物的被激活时间。其结果不仅使输入的信号被大大地放大了，还起到信号计时器的作用；调谐器——它修饰信号转导通路的成员（如磷酸化），协调多条信号转导通路的相互关系，也是在配体存在的情况下使信号转导通路保持连续畅通的要素。

四、信号转导系统具有鲜明的自我特性

与细胞中其他生物反应通路相比，信号转导通路要复杂得多，主要表现在：①人们可以通过示踪技术检测出代谢底物化学转化的连续步骤，但是不能够直接用这种方法来研究信号转导，因为在信号转导通路中输入信号的化学结构与靶分子的结构一般是没有关系的。实际上，在信号转导通路中，

信号最终控制的是一种反应，或者说是一种响应；②与代谢反应等不同，信号的化学结构并不对其下游的过程产生影响，而代谢底物或者基因转录调控因子的构象会影响各自相关通路的进行；③与依赖模板的反应，如基因转录和 DNA 复制不同，在信号转导通路中不存在对全过程的进行和结局起操纵作用的模板；④其他通路常常是由线性排列的方式组成，即一个反应接着另一个反应，沿着既定的方向依次进行，直到终止。可以说，它们是直通式的、纵向交流的。而信号转导通路是非线性排列的，实际上，许多信号转导通路可以通过一系列的蛋白质与蛋白质相互作用形成一个网络。它们是全方位交流的。

一般而言，信号转导通路具有以下特性：

1. 信号转导分子存在的暂时性　对细胞的刺激不能持续不断地进行，否则细胞没有时间去思考该如何响应，因此许多信号蛋白质的半衰期都很短。如 c-fos 基因表达在刺激后 2 小时就停止，jun-B 和 erg-1 的表达在刺激后 14 小时停止，c-jun 则在 6 小时。尽管如此，这些基因产物的作用时间却是很长的。如 c-fos 诱导的与 AP-1 结合的活性可以持续 6 小时以上。

2. 信号转导分子活性变化的可逆性　被激活的各种信号转导分子在完成任务后又恢复静息状态，准备接受下一波的刺激，它们不会总处在兴奋状态。

3. 信号转导分子激活机制的类同性　例如，c-fos 的激活需要其丝氨酸和苏氨酸残基的磷酸化，JAK 的激活需要其酪氨酸残基的磷酸化，在传递完信息后又都要去磷酸化。可见，磷酸化和去磷酸化是绝大多数信号分子可逆地激活的共同机制。

4. 信号转导通路的连贯性　信号转导通路上的各个反应相互衔接，形成一个级联反应过程，有序地依次进行，直至完成。其间任何步骤的中断或者出错，都将给细胞乃至机体带来重大的灾难性后果。

5. 作用—过性与效果永久性的有机统一　信号转导持续的时间不会很长，通常以分钟或小时来计算，但是刺激经由信号转导通路所造成的效果，例如细胞增殖、分裂、分化、成熟、恶变、转化、自我凋亡等，却往往是牵一发而动全身，一去不回头的。由此可见，信号转导过程一定要受到严格的调控控制，否则会给细胞乃至机体带来严重的后果。

6. 网络化和专一性　细胞各条信号转导通路相互沟通，相互串连，相互影响，相互制约，相互协

调，相互作用，形成一张巨大的、错综复杂的网络。这样，细胞才能够对各种刺激做出迅速而准确地响应，才能应对环境的变化而变化。但同时，不同的刺激所导致的细胞反应又是迥然各异的。这说明，信号转导具有高度的专一性。

第二节 信号网络的运作模式

在上一节中简要叙述了构成细胞信号转导网络的各种要素，这些要素包括纷繁众多的蛋白质、激素、脂类以及金属离子。那么，它们是如何进行组织交流，以实现信号网络的正常运作的呢？在第二节中，将阐述信号网络的运作模式，但本节也不对单个信号通路进行详细介绍，读者可以通过阅读相关文献和书籍方便地获取这方面的知识，本节仍然从宏观和整体的观点展开叙述。

一、信号网络的调控具有高度动态性

细胞信号网络的最大特点是动态性，即无数个信号分子通过交互对话，对信息进行交换、分选、整合和传递，实现信息的动态调控。网络的动态性在肿瘤治疗中体现得特别明显。在以往的肿瘤治疗策略中，科学家"瞄准"的是某一个通路的靶分子，以此开发出针对性的靶向药物。但是由于这些分子不停地和上下游分子以及其他通路的相关分子发生相互作用，它们表达量或活性的改变很快会被补偿或掩盖（见（二）"信号网络的适应性"），因此对整个网络的影响微乎其微，这是单靶点药物治疗效果欠佳的一个重要原因。基于信号网络的动态调控性质，目前肿瘤治疗的思维已经从"瞄准静态靶（fixed target）"向"瞄准移动靶（moving target）"方向转变，即着眼于多个靶位点和信号通路，整体调控整个信号转导网络的动态平衡（homeostasis），以实现更好的临床治疗效果。

（一）信号在传递中要经历分选和整合

受体很少直接作用于它们所调控的细胞生理进程，相反，它们通过激发一系列包含有中间媒介蛋白和小分子的调控事件来发挥作用。采用多步骤信号通路的方式使得细胞能够放大信号、调控信号动力学、插入控制节点、整合多个信号以及把信号导入不同的效应蛋白。

分支的通路赋予细胞整合多个输入信号的能力，并能把信息导向到正确的调控节点上。分支可以是发散的（divergent），即一个信号通路分支控制不止一个的进程；也可以是汇聚的（convergent），即

多个信号调控共同的末端节点（图15-3）。在多细胞生物中，发散的分支使得一个单一的激素受体能够在不同的细胞和组织中，启动细胞种类特异性的应答模式。发散的信号还使得一个受体能以不同量级的强度定性地调控不同的细胞反应，这些特点都依赖于在中间步骤传递时信号的放大。

反之，汇聚的分支指的是好几个受体激活一个相同的通路，产生相同的调控反应。这种信号传递的方式使得多个刺激性的和抑制性的输入信号进行整合，协同调控受体下游的共同通路。在一个靶细胞中，几个不同的激素受体经常引发相似的或是

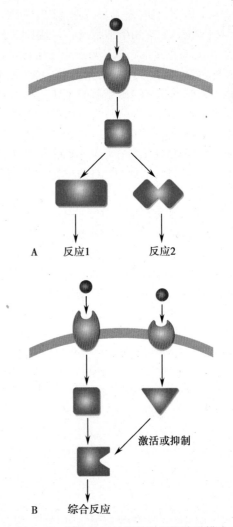

图 15-3 细胞信号的发散及汇聚传递模式

信号的发散或汇聚（"交叉对话"）可发生在一条通路的多个节点上，从而能协调各种细胞反应并节约所需转导元件的数量。A. 来自相同配体的信号，可发散激活各种不同的效应器，导致多样化的细胞应答；B. 来自各种非相关受体的信号，可以在细胞内收敛成激活一个共同的效应器的信号，从而引起细胞生理、生化反应和细胞行为的改变

重叠的信号模式,就是因为有汇聚分支的存在。

细胞中交错的汇聚和发散信号通路构成了信号网络,对多个输入信号产生协同应答。这些通路通常非常复杂,其构成元素和网络地图的拓扑形态千变万化。信号网络同时具有空间复杂性,其组成成分定位在不同的亚细胞结构上。信号网络的复杂性和适应性造就了它在整个细胞层面上的动态性,因此研究者几乎不可能靠直观和推断的方法来把握网络的实时变化。信号网络类似于多个大型计算机进行联网,因此近年来越来越多的研究者开始运用计算工具来理解细胞的信息流和调控机制。许多信号的相互作用仅发生在两个或三个蛋白之间,这种运作模式类似于传统的计算逻辑环路,因此相关的计算理论和经验有助于理解生物的信号功能。

尽管细胞信号网络非常复杂,但是它可以简化视为是由若干个功能性的模块所构成的(图15-4)。所谓"模块",这里指的是通过已知方式进行信号传递的一组蛋白质,例如单聚和异源三聚化的G蛋白、MAPK级联通路、酪氨酸激酶受体及其结合蛋白、Ca^{2+}的释放和摄取等。一个细胞信号模块就好像是电子设备上的一个整合回路,它的功能已知,但是它的确切组成元件可以被改变,以在另一个装置中发挥类似作用。模块化组成的概念有利于定性和定量地理解信号网络。尽管每一个模块在种系发生、发育及生理上都有很大不同,但是只要掌握这些模块基本的功能,就能去追踪它们在各条通路中所扮演的角色。最后,一旦所有模块组装的结构模式图得以绘制,还能从进化的角度去理解信号网络的演变。

(二)信号网络具有高度的适应性

细胞信号通路的一个共同特点是对进入信号的高度适应性(adaptation)。细胞不停地调控它们对信号的敏感性,以保持它们对信号变化的探测能力。例如,当细胞暴露在一个持续性的输入信号刺激中时,它会启动脱敏过程,把应答敏感度降低。当刺激消除,这个脱敏状态仍继续保持,但是敏感度会缓慢地恢复到正常水平。类似的,强直性刺激的清除会超敏化信号系统。

适应性随着进入信号强度和持续时间的变化而变化。细胞之所以有这种能力,是因为适应性由一系列独立的机制构成,每一个机制都有自己的敏感性和动力学参数。适应性的一个非常好的例子是G蛋白通路。如图15-5所示,适应性的最早期一个步骤是G蛋白偶联受体激酶(G protein-coupled receptor kinases,GRKs)选择性地识别受体的配体激活构象,使得受体磷酸化。磷酸化抑制了受体刺激G蛋白活化的能力,并促进了β-arrestin的结合,而β-arrestin进一步抑制G蛋白活化。另外,β-arrestin的结合导致受体经内吞作用从细胞表面移走。内吞同时也是受体蛋白水解作用的第一步。伴随着这些直接的效应,许多受体基因的转录受到反馈抑制,从而受体自身的表达下降,整个信号强度也随之下降。

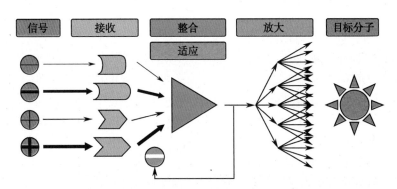

图15-4 细胞信号转导网络的模块化组成

生物大分子如蛋白质之间常常发生非常紧密的相互作用,并形成具有明确空间形态的复合物。这种由许多分子相互结合形成的,有着稳定结构和功能的复合体,称为"模块"(module)。模块有两个显著特征:模块内的分子与分子间有着直接的相互作用;模块与模块或模块与非模块之间有着清晰的边界。目前发现信号转导网络都有着类似的构成方式:首先形成许多紧密连接的小型模块,然后这些小型模块依照一种等级的(hierarchical)方式,结成一些相对松散的大单元。细胞内的模块并不是固定不变的"积木块"。它们通常在某个时空状态下聚合,以完成特定的功能,然后再解离。此外,一种蛋白质常常可以参与几个不同功能的模块的构成。因此,细胞内的模块是高度可塑、时空依赖的功能复合体

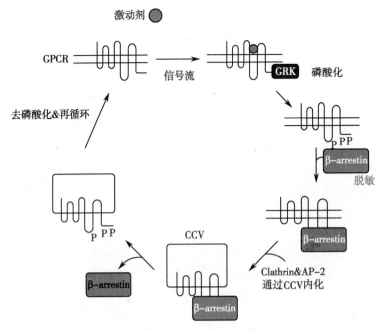

图 15-5　β-arrestin 介导的 G 蛋白通路的适应性

激动剂通过与 GPCR 的结合，将信号传导到异三聚体 G 蛋白上。持续的刺激导致 GRKs 将受体磷酸化，同时也使第二信使激活的激酶及其他一些底物发生磷酸化。然后，胞质中的 β-arrestin 与磷酸化的受体相互作用，导致 G 蛋白与 GPCR 解偶联。β-arrestin 也可与网格蛋白和网格蛋白连接子复合物 AP-2 等内吞作用相关的蛋白相互作用，导致受体固定在网格蛋白包被小窝中。根据亲和力的不同，β-arrestin 可能会在网格蛋白包被小泡（CCV）从质膜上收缩脱落之前，或稍后的细胞内转运的阶段从 GPCR 上分离下来。β-arrestin 束缚于网格蛋白包被小泡的受体上，也可能为 GPCR 激活胞内 ERK1/2、JNK3 和 p38 MAPK 提供连接子或支架。在 β-arrestin 释放以后，GPCR 被磷酸酶去磷酸化，回归到质膜上为下一轮的刺激反应所循环利用

由此可见，刺激会引发多个适应性的过程，包括从即时的（磷酸化和 β-arrestin 的结合）到延时的（转录调控），以及可逆的和不可逆的事件。许多 GPCR 都有这样的适应性机制，而且细胞利用这样的机制来控制从一个受体引发的多重输出信号。适应性的速度、程度和可逆性受到细胞发育程序的选择性控制。

一旦反馈起始，细胞可以通过改变通路上的"节点"来定性地和定量地改变适应性的模式。在一个线性的通路中，改变这些节点会使适应性的动力学和程度发生变化。而在分叉的通路中，改变这些节点决定了适应性是仅对一个输入信号负责还是对多个相似的输入信号进行整合。如果受体激活直接导致它的脱敏化，或者非分支通路的一个下游事件激发了脱敏化，那么仅仅是由那个受体启动的信号会产生变化。受体选择性的适应称之为"同源性的适应"（homologous adaptation）。

此外，反馈控制也可以以汇聚收敛的方式综合从多个受体传递而来的信号，调控下游通路。这种"异源性的适应"（heterologous adaptation）调控了所有作用于一个特定节点上的输入信号。例如，cAMP 和 Ca^{2+}/DAG 分别激活了 PKA 和 PKC，它们又都能磷酸化 GPCR。类似于 GRKs，这些激酶可以减弱受体活性以及促进 β-arrestin 的结合。

细胞也可以因为稳态的因素来改变它们对进入信号的反应，这些因素包括细胞周期的时相、代谢状态或是细胞活动的其他方面。而且，在不同的细胞中，在同一个细胞的不同通路中，或是在细胞生命周期的不同处境中，所有这些适应性过程的强度和程度都会发生变化。

（三）信号通过分子门闩结构实现自我抑制

有些信号传递蛋白具有一种可逆的"门闩"结构，在静息态时起到自我抑制（autoinhibition）的作用。它们使用的是一种分子内部结构域之间的相互作用机制。当一个上游信号，比如配体结合或磷酸化事件发生之后，就会导致信号传递蛋白内部结

构域之间的相互作用不稳定，减弱自我抑制作用，并将信号传递给下游。从能量的角度来看，静息态的信号传递蛋白多数情况下处于自我抑制状态，只有当抑制作用减弱时，它们才会转变为激活态的信号传递蛋白。

以人体主要的原癌基因 *Vav* 为例，该基因能将细胞表面受体接收到的信号转移至胞内。在 Vav 蛋白信号传递过程中就存在自我抑制作用。一个酸性螺旋结构区域（名为 Ac）与 Vav Dbl 同源蛋白（DH）的鸟嘌呤核苷酸交换因子（guanine nucleotide exchange factor, GEF）底物结合位点结合，起到了类似于"门闩"的作用，即自我抑制（图 15-6）。而在激活状态下，该 Ac 区域会被取代，不过在没有任何上游信号的情况下，该取代过程很慢，需要花费数微秒至数毫秒。但是如果 Ac 区域中第 174 位的酪氨酸（Tyr174）被上游的激酶磷酸化修饰，就会使 Ac 区域与底物结合位点迅速分离，从而把该蛋白转变为激活态。不过令人惊奇的是，在 Vav DH 蛋白的抑制状态中，Tyr174 位点是不可及的，因此处于激活态的蛋白数量有限，这也限制了蛋白磷酸化的速率，同时抑制了它们激活下游 GEF 信号通路的能力。Ac 区域一旦被磷酸化修饰就会丧失稳定的二级结构，变得非常"柔韧"，极富可塑性。Vav 蛋白中的 Ac 区域实际上就是一种蛋白质"内在的不稳定区域"，这些区域在进化过程中没有进化出稳定的结构，因此非常适合进行信号传递工作。

（四）不稳定的紊乱区域位于动态开关之中

在人类基因组中，大部分外显子都携带有标签氨基酸（signature amino acid）的编码信息。这些序列都属于紊乱序列，在信号传递过程中起着改变动力学的作用。通过负向选择机制（negative design，生物体在进化过程中会尽量避免发生某些事件，这被称为负向选择），这些不稳定的紊乱区域保持了能借助多种构象与多个识别位点发生相互作用的功能。有一些固有的不稳定区域（intrinsically disordered region, IDR）本身就具有分子识别特征。某些 IDR 区域，比如前文所述的 Vav Ac 结构域在一定的情况下也能以一种稳定的二级结构与其他蛋白发生相互作用，然后再转变成不稳定状态或者再与另一个配体结合。这些 IDR 区域的亲和力是由熵（entropy，即该区域在与配体结合过程中有序化的难度）与焓（enthalpy，即该区域形成的最佳结合状态）之间的竞争平衡关系所决定的。这些 IDR 区域除了具有可延展性之外还具有几何学上的可塑性，因此它们才能够进行转变，起到长度可变的

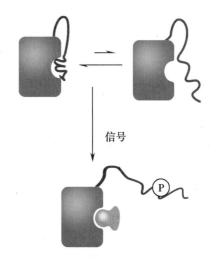

图 15-6　分子内的自我抑制机制

分子内自我抑制机制在蛋白的下游靶分子作用位点被"堵塞"时会起作用。上游信号分子，比如磷酸化信号可以"打开"自我抑制结构域

动力学纽带作用。IDR 区域能与多个配体结合的能力使得它们能在信号传递过程当中起到多方面的作用，比如 cyclin、p21 和 p27 就含有 IDR 区域，该 IDR 区域可以发挥长距离作用将 Cdk 和 cyclin A 桥接起来。磁共振研究发现，IDR 结合过程是分步进行的，在结合过程中以类似于"飞蝇钓"（fly-casting，一种钓鱼方法）的方式搜寻配体目标，这就解释了为何在蛋白发生相互作用初期会出现多种亲和力不强的结合配对方式（图 15-7）。找到合适目标之后，就会同时采用多种相互作用，以多价体式的结合（multivalent binding）方式形成尼龙搭扣那样紧密、牢固的结合。在这种 IDR 区域与配体结合的同时自身发生折叠（从不稳定的紊乱状态变成稳定状态）的过程中整个蛋白的熵也会增加。在另一种多价结合过程（Cdk 蛋白抑制剂 Sic1 被它的受体 Cdc4 识别的过程）中，Sic1 蛋白上的多个不同结合位点都可以与其受体蛋白上的同一位点结合，整个过程就是一个动力学平衡不断被打破又恢复

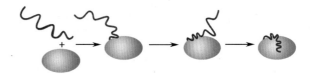

图 15-7　IDR 区域通过"飞蝇钓"分步与靶分子结合的方式

在结合的初期，IDR 区域处于部分折叠状态，导致与靶分子仅在有限的几个部位发生接触。尽管此时的结合微弱且不牢固，却能使 IDR 区域逐渐折叠成完全成熟的构象并最终和靶分子牢固地结合

平衡的过程（图 15-8）。在这种情况下，Sic1 蛋白上每一个结合位点与受体蛋白结合时的作用力都非常弱，这使得受体蛋白一直处于活化状态。根据上面所述可以发现，在任何信号通路中蛋白间发生的相互作用都是可以通过各种动力学不稳定的结构域调控的。

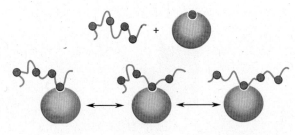

图 15-8　含有多个结合位点的 IDR 区域的多价结合方式
在某些情况下，多价结合方式是通过含有多个结合位点（小红圆圈）的 IDR 区域实现的，这些结合位点都能与靶分子结合

二、蛋白质在信号传递过程中经历多种修饰模式

细胞信号系统几乎用一切想象得到的分子手段来调控信号蛋白的活性，但大多数可归结为变构或共价修饰。变构效应指的是当一个分子以非共价的方式结合到靶蛋白时，可以改变这个蛋白的构象。因为一个蛋白的活性和构象密切相关，因此任何构象的改变都将导致靶蛋白活性的变化。任何分子都有可能具有变构效应，如质子或 Ca^{2+}、小的有机分子和蛋白。变构调控可以是抑制性的或刺激性的。

蛋白质化学结构的共价修饰也常常用来调控它的活性。蛋白质化学结构的变化改变了它的构象及活性。大多数调控性的共价修饰是可逆的。经典的和最常见的共价修饰是磷酸化，这个过程由激酶完成，当信号需要关闭时，磷蛋白磷酸酶会出现，催化磷酸基团的水解，使蛋白恢复静息状态。

据统计，目前已鉴定出超过 200 种的蛋白质修饰方式，并且与基因组和蛋白质组序列进行了比对和相契，还有更多的修饰方式通过高灵敏质谱分析法不断地被鉴别。大多数真核细胞蛋白质会经历一种或多种修饰。较为稳定的修饰，比如形成二硫键、糖基化（glycosylation）、脂质化（lipidation）和生物素化（biotinylation），对于新合成的蛋白质形成正确的空间结构和功能状态是必不可少的。许多其他的共价修饰是短暂存在的，它们在调节蛋白质的功能方面具有重要作用。蛋白质可以在多个位点被修饰，而一个残基可以被多种方式修饰，这大大增加了多重修饰的复杂性（图 15-9）。此外，当蛋白质的残基进行某种修饰时，其他不同的修饰方式会在该位点上竞争（图 15-10），使得该位点最终只能进行一种修饰。同一位点的竞争性修饰不仅增加了修饰的多元化，而且降低了非必须修饰的程度，使得信号传导变得更加敏感。

在一个蛋白质上的多个位点修饰，彼此会发生频繁的作用和影响。不同位点的修饰是独立的，相互之间并不依赖，并且每一种修饰都能够充分地实现最大程度的信号输出。这种情况下，每一种修饰都相当于一个简单的开关转换。或者，两个或多个位点的修饰相互协同，加强信号传递，达到复合开关的效果。在空间上，为了发挥协同或拮抗的作用，不同的修饰位点往往汇聚在特定蛋白的一个小型结构域中。这种空间上的靠近促进了不同修饰方式之间短程的信息互动和交流。除了邻近的影响，各种修饰位点也可以散布在蛋白质的不同区域，促进长程相互作用。

磷酸化和去磷酸化在全章中已散在提及，下面简要介绍信号传递过程中的其他几种常见的蛋白质修饰模式。

（一）乙酰化通常导致基因活化

染色质中最基本的重复单位就是核小体核心颗粒，它是由 147bp 的 DNA 围绕组蛋白八聚体而

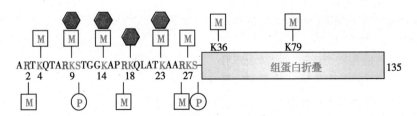

图 15-9　组蛋白 H3 的多位点修饰
组蛋白 H3 包括一个灵活的 N- 端尾巴和一个 C- 端的组蛋白折叠结构域。翻译后修饰由带颜色的字母标记：椭圆形 P，磷酸化；六边形 A，乙酰化；五角形 U，泛素化；五角形 S，SUMO 化修饰；正方形 M，甲基化

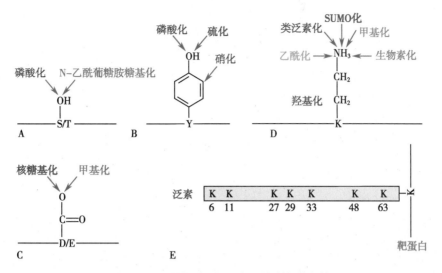

图 15-10　蛋白质同一位点上的竞争性修饰

A. 丝氨酸（S）或苏氨酸（T）位点能被磷酸化或糖基化；B. 酪氨酸（Y）的羟基能被磷酸化或硫酸化，而芳香基可以被硝酸化；C. 天冬氨酸（D）和谷氨酸（E）的羧基能被 ADP 核糖基化或甲基化；D. 赖氨酸（K）残基能被羟基化、甲基化、乙酰化或生物素化，也能被泛素蛋白和泛素类似蛋白泛素化；E. 泛素蛋白通过异肽键与目标蛋白结合，泛素蛋白的 7 个赖氨酸残基都可以被泛素化

形成的。核小体其实就是一个包装排列布置，即把一段大约长 2m 的 DNA 压缩入只有一个 10μm 直径的胞核内，而且核小体也是一个动态结构，涉及了许多细胞过程。例如，核小体能被染色质修饰酶作用而发生翻译后修饰，染色质也能由染色质改造酶类来介导其结构重建。组蛋白的翻译后修饰包括乙酰化、磷酸化、甲基化、泛素化及 ADP- 核糖基化等，并常发生在未组织的组蛋白尾部。

组蛋白乙酰化状态呈多样性，特定基因部位的组蛋白乙酰化以位点特异方式进行。组蛋白乙酰化和去乙酰化之间的平衡主要由组蛋白乙酰化酶（histone acetylases，HATs）和组蛋白去乙酰化酶（Histone deacetylases，HDACs）催化完成。HATs 通过在组蛋白的 N 端赖氨酸残基上引入疏水的乙酰基，使 DNA 与组蛋白间的静电引力和空间位阻增大，两者间的相互作用减弱，DNA 易于解聚，染色质呈转录活性结构，因此有利于转录因子与 DNA 模板相结合，进而激活基因转录。相反，HDACs 使去乙酰化后带正电的组蛋白与带负电的 DNA 紧密结合，染色质呈致密卷曲的阻抑结构，从而抑制基因转录。乙酰化酶家族可作为辅激活因子调控转录，调控细胞周期，参与 DNA 损伤修复。去乙酰化酶家族则和染色体易位、转录调控、基因沉默、细胞周期、细胞分化和增殖以及细胞凋亡相关。

HATs 和 HDACs 除调控组蛋白八聚体外，也可调控多种转录因子、cyclin 以及信号级联分子等

非组蛋白的乙酰化。HDACs 可以严格调控 p53 乙酰化，用乙酰化去乙酰化酶抑制剂 Trichostatin A（TSA）处理后，胞内乙酰化 p53 的比例显著增高。近来人们纯化出脱乙酰化复合物中 p53 的靶蛋白 PID，PID 的表达明显抑制 p53 依赖的转录激活，p53 373/382 位点赖氨酸乙酰化可以诱导 p21 的表达。p21 是分化相关的基因，阻断 Cdk 活性，对细胞生长阻滞发挥重要作用，组蛋白乙酰化酶抑制剂 suberoylanilide Hydroxamic Acid（SAHA）诱导 p21 基因相关的染色质乙酰化组蛋白累积，并与转录增加相关。p27 是胞内广泛的调控细胞周期并抑制细胞分裂的重要因子，组蛋白去乙酰化酶抑制剂所介导的细胞周期 G 期阻滞与胞内 p27 表达增加密切有关。p27 作为 Cdk 抑制因子，参与了细胞周期的负性调控，在多种肿瘤胞内 p27 蛋白低水平表达，且错位分布于细胞核外。p27 被认为是人类多种肿瘤独立的预后因子和未来可能的肿瘤治疗靶点。p27 蛋白作为一种抑癌基因，在肿瘤胞内很少存在突变和甲基化，说明乙酰化修饰可能参与调控 p27 的生物学活性，而且已有研究也证实组蛋白去乙酰化酶抑制剂参与 p27 蛋白的表达调控。可见，通过改变组蛋白乙酰化修饰来调控 p27 蛋白表达和分布可能成为未来肿瘤治疗的潜在思路。

靶基因的启动子区 SP1 位点对 HDACs 抑制剂的诱导对上述基因转录的效应起重要作用，组蛋白去乙酰化酶抑制剂 apicidin 可以通过 SP1 位点诱导

cyclin E 表达。SP1 含有 HDACs 募集转录复合物结合位点，正常情况下抑制基因转录，HDACs 抑制剂解除抑制，转而激活这些静止基因转录，有助于转化细胞的生长阻滞、分化和凋亡。胞内乙酰化与去乙酰化平衡动态调控靶基因的稳定表达，从而维持细胞的正常生理和生化过程，而在多种肿瘤中均涉及组蛋白去乙酰化酶活性异常，组蛋白过度去乙酰化引起抑癌基因表达抑制或癌基因激活和过度表达，导致肿瘤发生。目前的研究证实，在肿瘤细胞中组蛋白大多数呈低乙酰化状态，而组蛋白的乙酰化状态的失衡与肿瘤的发生密切相关，组蛋白乙酰化的失衡可以导致染色质重构，进而导致调控细胞周期进程、分化和凋亡的基因转录失调。

（二）甲基化可以使基因激活或失活

蛋白质的甲基化可以发生在许多残基上，包括精氨酸、赖氨酸、组氨酸、丙氨酸、缬氨酸、天冬氨酸、谷氨酸、谷氨酰胺以及羧基，其中最常见的是精氨酸和赖氨酸的甲基化。执行修饰功能的是一个称为甲基转移酶的蛋白家族，其成员利用 S-腺苷甲硫氨酸作为底物来转移甲基基团。最初人们认为甲基化是不可逆的，但是最近的研究显示情况并不是这样。一个名为 LSD1 的酶具有赖氨酸去甲基酶活性，可以把组蛋白 H3 的第 4 位赖氨酸上的甲基去除。

精氨酸的甲基化通常由蛋白精氨酸甲基转移酶（protein arginine methyltransferases，PRMTs）完成。PRMTs 在许多组织里广泛存在，并通过选择性剪接获得特异性，它们通常把那些富含甘氨酸和精氨酸的蛋白质作为作用靶点。精氨酸的甲基化在一系列的生理进程中发挥作用，包括转录调控、RNA 加工、信号转导、DNA 修复、细胞类型分化、基因组稳定性以及肿瘤发生等。虽然一般认为 PRMTs 是非常特异的，但是有研究显示，底物蛋白中相同的精氨酸残基可以同时被 I 型和 II 型 PRMTs 甲基化。此外，SmB 和 SmB′ 是两个核心小核糖核蛋白（core small nuclear ribonuleoproteins），它们既可以对称性地被 PRMT5 甲基化，也可以非对称性地被共激活子相关的精氨酸甲基化转移酶 1（coactivator-associated arginine methyltransferase 1，CARM1）甲基化。

赖氨酸的甲基化以相似的机制进行。此时，组蛋白甲基转移酶（histone methyltransferases，HMTs）负责把 S-腺苷甲硫氨酸的甲基转移到赖氨酸残基上。赖氨酸可以被单甲基化、双甲基化和三甲基化。组蛋白赖氨酸的甲基化位点不是随机的，

而是具有高度特异性的。其他一些非组蛋白蛋白质，例如肿瘤抑制蛋白 p53、细胞色素 C、钙调蛋白以及 Rubisco 的大亚基，也含有甲基化的赖氨酸。

如前所述，染色质的结构在控制基因表达方面扮演了关键角色。染色质的基本重复单位是核小体，组蛋白的 N 端尾巴暴露在核小体之外，可以经历许多转录后修饰，例如乙酰化、磷酸化、泛素化以及精氨酸和赖氨酸的甲基化。这些修饰会导致染色质结构发生重建（remodeling），从而决定基因转录的活跃状态。乙酰化是最早一个和活跃转录相联系的修饰，随后研究者发现组蛋白 H3 的磷酸化和乙酰化相互配合，激活转录。而 H3 的 Lys-4 和 Arg-17 甲基化以及 H4 的 Arg-3 甲基化，同样认为是转录激活的标志。相反，H3 的 Lys-9 甲基化，则认为是导致了基因沉默。

特别值得一提的是，PRMTs 在核受体介导的转录激活中发挥了重要作用。通常情况下，经激素激活的核受体结合到特异性的激素应答增强子元件（hormone-responsive enhancer element，HRE）序列上，并招募不同的共激活子（coactivator）复合物。其中，SWI/SNF 共激活子复合物水解 ATP 产生能量，促使染色质的结构发生重建。p160 共激活子复合物则通过 p160 蛋白（GRIP1 或 SRC-1）锚定在核受体上，并含有组蛋白乙酰转移酶（histone acetyltransferases，HATs）CBP/p300 以及 pCAF。该组复合物同时也包括 PRMT1 和 CARM1。CARM1 可以和 SWI/SNF 蛋白相互作用，协调这两大类复合物的活性。最后，TRAP/DRIP 复合物帮助招募并激活 RNA 聚合酶 II 以及相关的基础转录机器（包括基础转录因子 TFIIB 和 TBP，TBP 会结合到启动子的 TATA 框）。整个流程见图 15-11。由此可见，基因的转录调控是一个多么精细复杂的事件。

（三）泛素化介导了蛋白的降解

另一个重要的调控蛋白功能的机制是泛素（ubiquitin）所介导的共价修饰。泛素是泛素样（ubiquitin-like，Ubl）蛋白家族的一个成员，含有 76 个氨基酸残基，序列和结构在所有生物种属中高度保守。除了通常认为的启动蛋白降解的功能以外，泛素修饰在信号转导中也发挥了重要作用。

Ubl 蛋白通常通过异构肽键和其底物蛋白偶合，这个过程需要 E1、E2 和 E3 蛋白的参与。若干个 Ubl 蛋白可依次连接到同一个底物上，形成一条多泛素的链。无论是单泛素化还是多泛素化，都可以改变蛋白的行为并引发下游的信号。

泛素蛋白自身的赖氨酸残基（特别是 K48 和

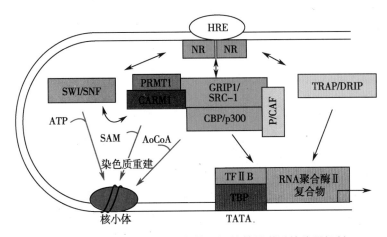

图 15-11 PRMTs 和核受体协同调控转录激活的分子机制

激素激活的核受体（NR）与 DNA 上特异的激素效应增强子应答元件（HRE）序列结合并招募不同的转录共激活因子复合物，以帮助染色体结构重建及招募并激活 RNA 聚合酶Ⅱ复合体及其关联的通用转录因子（包括通用转录因子 TFⅡB 和 TBP，TBP 结合到基因启动子区的 TATA 框上）。SWI/SNF 转录共激活因子复合体执行 ATP 依赖的染色体重构的功能。p160 辅激活物复合体包含有组蛋白乙酰转移酶（CBP 或 p300 及 pCAF）和组蛋白甲基化的蛋白精氨酸甲基转移酶（PRMT1 和 CARM1），通过 p160 蛋白（GRIP1 或 SRC-1）锚定在核受体上。CARM1 也可与 SWI/SNF 复合体结合，可能起到协调这两个复合体活性的作用。TRAP/DRIP 复合物（也称中介体复合物）可以通过与 RNA 聚合酶Ⅱ的 CTD（RNA 聚合酶Ⅱ最大亚基羧基端结构域）结合促进 RNA 聚合酶Ⅱ的富集和激活。黑色双向箭头：表示转录共激活因子的招募；黑色单头箭头：表示转录共激活因子对通用转录因子的招募；蓝色箭头：表示组蛋白酶和其他蛋白的酶修饰

K63）发生泛素化，往往导致多泛素链的形成。K48位所添加的多个泛素，通常引导蛋白进入蛋白酶体降解；而如果是在 K63 位添加泛素，激发的是信号传递而不是蛋白降解。和蛋白结合的泛素可以被多个泛素结合域所识别，包括 UIM（ubiquitin-interacting motif）、UBA（ubiquitin association）以及特定的锌指结构域。在靶蛋白中，这些结构域可以作为泛素的受体发挥作用。

（四）SUMO 化参与调控转录进程

SUMO 化（SUMOylation）修饰是最近才发现的一种蛋白修饰方式，指的是小的泛素样修饰因子（small ubiquitin-like modifier，SUMO）共价连接到其蛋白底物上。哺乳动物的 SUMO 家族包含有四个成员，即 SUMO-1，-2，-3，-4。SUMO 化和泛素化的修饰步骤有相似之处，但所使用的酶不同。目前，有学者已从人体和酵母中分离出了 SUMO 特异性活化酶 E1，并发现它是由蛋白 Aos1（SAE1）和 Uba2（SAE2）组成的异二聚体。SUMO 只有一种 E2 类型的变构酶 -UBC9，这种酶只对 SUMO 发挥作用，而不为泛素化所用。和泛素化不同，没有E3 连接酶，SUMO 化在体外仍然可以发生。但是，SUMO E3 连接酶能促进 SUMO 化的效率和提高底物特异性。SUMO E3 连接酶包括 PIAS（the protein inhibitor of activated STAT family）、Pc2 以及 Ran 结合蛋白 2（Ran binding protein 2，RanBP2）。

SUMO 化最重要的功能是调节转录，它的调节效应可以是正向的也可以是反向的，但一般表现为转录抑制。SUMO 化能发生在不同的转录机器组件中，包括转录因子本身、转录共调节因子以及染色质重建蛋白；它也能发生在转录的不同阶段，包括转录因子与 DNA 的结合、转录因子的亚细胞定位、转录因子与共调节因子的相互作用以及染色质的结构。

目前已经知道，包括细胞因子和生长因子在内的细胞外刺激会诱发基因表达的快速变化，从而调节细胞功能。接下来的一个重要问题是，细胞外信号如何快速地动员 SUMO 化系统，进而调节特异性基因在核内的表达。SUMO E3 连接酶的作用是促进 SUMO 化的效率和底物特异性。最近的研究显示，SUMO E3 连接酶的细胞亚定位直接影响到 SUMO 化修饰的精细调节（图 15-12）。PIAS1 E3 连接酶位于细胞核内，它能通过配体刺激效应调节许多转录因子的活性，包括 NF-κB、STAT1 和 PPARγ。去除 PIAS1 不会影响细胞整体的 SUMO

化，并且 PIAS1 负向调控一系列 NF-κB 或 STAT1 下游靶基因的转录激活。当细胞发生炎症反应时，炎性刺激因子（比如 TNFα 和 LPS）可以快速磷酸化 PIAS1 的 Ser90 残基。PIAS1 Ser90 的磷酸化并不会影响到它自身的 SUMO 连接酶活性，但能把 PIAS1 导向到其应答性基因的启动子上，从而抑制炎性基因的表达。负责磷酸化 PIAS1 Ser90 的激酶是 IKKα，并且 IKKα 磷酸化 PIAS1 Ser90 的能力依赖于 PIAS1 的 SUMO 连接酶活性。因此，SUMO 化程度的提高能进一步增强 IKKα 所介导的 PIAS1 磷酸化。据此，IKKα 的 SUMO 化和（或）PIAS1 很有可能促进了 IKKα 作用于 PIAS1 的激酶活性，形成一个正反馈调节环路。综上所述，细胞外的刺激信号通过把 SUMO E3 连接酶导向到基因启动子上来调节核内基因的转录。

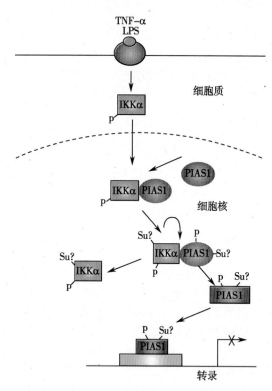

图 15-12 SUMO E3 连接酶招募至基因启动子上抑制转录的信号通路

在 TNFα 诱导下，IKKα 可磷酸化 PIAS1 蛋白，从而促进 PIAS1 与 NF-κB 靶基因的结合，抑制了 NF-κB 的转录活性；也有研究认为，PIAS1 能与 NF-κB 家族成员 p65 的转录激活结构域（transactivation domain, TAD）发生相互作用，阻断 NF-κB p65 与 DNA 的作用，同样抑制了 NF-κB 介导的相关基因的转录。在这种情况下，PIAS1 对 NF-κB 的转录抑制似乎是依靠蛋白质间的相互作用，而不是影响 p65 的 SUMO 化。PIAS1 通过不同作用机制抑制 NF-κB 的活性，表明其在 NF-κB 通路中担任了相当重要的角色

许多转录后修饰可以通过交叉对话来调控 SUMO 化修饰。例如，磷酸化通过一个名为 PDSM（phosphorylation-dependent sumoylation motif）的结构域来调控 SUMO 的共价连接。PDSM 结构域包含有一个 SUMO 吻合位点和一个邻近的脯氨酸导向性磷酸化位点（ψKxExxSP，其中 ψ 代表大的疏水性残基，x 是任意氨基酸），它能调控多种转录因子的磷酸化依赖性的 SUMO 化修饰，从而形成了一个磷酸化 - SUMO 化的转换开关。另外，SUMO 是连接到底物的赖氨酸残基上的，而这些赖氨酸残基同时也是许多转录后修饰（包括泛素化、乙酰化及甲基化）的靶点。在一些蛋白质中，泛素化、乙酰化和 SUMO 化可以发生在同一个赖氨酸残基上。如前所述，SUMO 化和泛素化在同一个赖氨酸残基上的竞争调控了 IκB 的稳定性。但是需要强调的是，SUMO 化和泛素化并不总是相互竞争。在某些情况下，SUMO 化甚至是泛素连接酶的识别信号。至于 SUMO 化和乙酰化之间的相互作用，则多见于 MEF2、组蛋白以及 HIC1（hypermethylated in cancer 1）。对于 MEF2，SUMO 化和乙酰化之间的转换受到磷酸化的调控。由此可见，信号间的交互对话深刻地影响了蛋白质 SUMO 化的调控。

（五）羟基化参与蛋白质的分泌

添加羟基到脯氨酸残基上是分泌型蛋白和细胞氧传感结构常见的一种修饰方式。脯氨酸的羟基化是由含有脯氨酸羟基化结构域的脯氨酸羟化酶家族催化完成的。但是如何将羟基转移或者由哪种酶来催化这种反应，目前还不清楚。HIF-1α（hypoxia inducible factor-1α）的羟基化可以被 pVHL 肿瘤抑制蛋白所识别，然而这是否是常规的脯氨酸羟基识别区域还没有定论。

如上所述，多位点、多形式的蛋白修饰在氨基酸序列之外形成了一个额外的分子信息流，通过组合的、协同的程序共同调控蛋白质的功能和生理进程。这种调控程序是动态的，意即许多修饰具有可逆性，而且不同的修饰事件会持续、有序地出现。多位点修饰促进了在不同修饰位点上发生的协同或拮抗作用，从而实现分子间组合的信号输出。

第三节 信号转导异常与疾病

传统观念认为，疾病是由物理、化学、生物及遗传因素等所致的机体生理功能障碍。随着生物学和医学研究地不断深入，人们对疾病发生的机制

有了新的理解，即几乎所有的疾病都或多或少地与细胞信号转导过程异常有关。换言之，上述致病因素多是通过细胞信号转导的途径最终导致疾病的发生的。因此，要想更加有效地防病治病，就不能不对细胞信号转导的基本理论及其与疾病的关系进行全面系统地了解。本节将对这方面的知识及最新研究进展做一个简单介绍。

一、与疾病发生可归结为细胞信号转导发生异常

细胞信号转导异常涉及受体、胞内信号转导分子及转录因子等多个环节。细胞信号转导系统的某个环节可因原发性障碍而引起疾病，也可继发于某种疾病或病理过程而使细胞信号转导系统发生改变，其功能紊乱又促进了疾病的进一步发展。

（一）信号分子在数量和功能上发生异常

信号分子（这里主要指胞外的化学信号分子）的异常可以表现为其量的过多、过少或其结构功能上的异常。典型的例子是胰岛素分泌过少所致的 I 型糖尿病，以及生长激素过多所致的肢端肥大症，它们由于信号分子的异常在临床上通过常规的生化分析通常都可以检测出来，因此，其所导致的疾病相对容易控制，本节不做重点介绍。

（二）受体异常的表现形式多变

1. **受体数量和结构的改变** 不管是膜上、胞质或核内，受体多为蛋白质。一方面，由于蛋白质本身在组装、定位过程中受到许多因素的影响，因此受体的数目通常不稳定，且易降解。另一方面，因受体基因拷贝数增加或异常高表达，受体数量可以增加，这在肿瘤细胞中较常见。有时，受体数量没有改变，但结构不正常，导致其与配体结合发生障碍，进而靶细胞对配体刺激的反应性减弱或消失。这些情况均可导致细胞信号转导异常，进一步影响疾病的发生和发展。

2. **自身免疫性受体病** 这是一类由于体内产生抗受体的自身抗体所引起的疾病，该抗体促使细胞对配体的反应性增强，或因阻断性抗体干扰配体与受体的结合，导致细胞反应性降低。在正常情况下，机体不会对自身细胞的受体产生抗体，但在某些特殊情况下，这种现象也会发生。例如：①受体分子一级结构改变。②交叉抗原分子的模拟作用。所谓交叉抗原的模拟作用是指受体与某些外来抗原有同样的抗原决定簇，机体对这些外来抗原产生的抗体，同时具有抗受体的作用。③抗独特型抗原抗体的产生。抗体之所以能与抗原结合，在于结合

的部位存在独特的氨基酸序列。因此，这些抗体本身也有抗原性质，人们称这样的抗原为独特型抗原。当体内免疫活性细胞对这样的抗原产生抗体时，这类抗体称为抗独特型抗原抗体。

3. **继发性受体异常** 继发性受体异常是指因配体含量、pH、磷脂膜及细胞合成与分解蛋白质能力等变化引起受体数量及亲和力发生继发性改变。其中有的是损伤性变化，如磷脂膜分解引起受体功能降低；有的是代偿性调控，如配体含量增高引起的受体脱敏，以减轻配体对细胞的过度刺激。继发性受体异常又可进一步影响疾病进程。

4. **受体后信号转导异常** 细胞信号转导是一个错综复杂的网络系统，因此即使作为信息源头的信号分子和受体都正常，也不能保证信号通路就会畅通无阻。从理论上讲，受体后的下游通路任何一个环节出现异常，都会影响信号的传递，使细胞的正常生理活动受到不同程度的影响，继而产生疾病。当然，信号转导网络具有很强的互补性和代偿性，个别分支的异常可由其他通路代替，不一定出现临床症状。

二、胰岛素抵抗的信号通路在代谢综合征中扮演了关键角色

随着现代社会人们饮食和起居习惯的改变，代谢综合征（metabolic syndrome，MS）的发生越来越常见，已经成为了全球公共卫生系统所面临的一个严峻挑战。患有 MS 的患者显现一种或多种代谢异常表征，包括肥胖、高甘油三酯血症、葡萄糖耐受不良、胆结石、高血压以及非酒精性脂肪肝等。早在 20 多年以前，研究者就认识到胰岛素抵抗（insulin resistance，IR）在 MS 的发生发展中起了决定性的作用。那么，IR 是如何产生的？又和哪些信号转导通路异常相关？本文将对这些重点问题进行介绍。

（一）胰岛素信号通路发生障碍导致 IR

IR 在临床上指的是胰岛素失去了维持血糖稳态的功能，因此可以用多种测量葡萄糖和胰岛素的方法来评估 IR 的严重程度，其中又以高胰岛素 - 正葡萄糖钳夹（hyperinsulinemic euglycemic clamp）技术为"金标准"。但是 IR 的临床定义忽略了一个事实，那就是除了调控葡萄糖代谢以外，胰岛素还参与了其他很多的生理进程。另外，并不是所有被胰岛素调控的进程在发生 IR 时都对胰岛素脱敏，因此 IR 的临床定义只是一个狭义的范畴。

在分子水平上，IR 指的是胰岛素信号通路发生

障碍。在此将讨论该通路的几个重要节点以及受胰岛素调控的两个转录因子——分叉头框家族转录因子1(forkhead box-containing protein O subfamily-1,Foxo1)和固醇调控元件结合蛋白-1c(sterol regulatory element binding protein-1c,Srebp-1c)。

1. 胰岛素作用的信号转导通路 胰岛素从血中到达靶细胞后,首先结合并激活其相应的受体,即胰岛素受体。胰岛素受体是一种穿膜酪氨酸蛋白激酶,镶嵌在膜的脂双层分子中。激活的胰岛素受体紧接着磷酸化其底物:胰岛素受体底物-1(insulin receptor substrate-1,IRS-1)和胰岛素受体底物-2(insulin receptor substrate-1,IRS-2)。这些起始事件接下来激发一系列复杂的级联反应,其中一条主要支路是激活 MAPK,最终导致细胞的分裂增殖。另一条主要支路是激活磷酸肌醇3激酶(phosphatidylinositol 3-kinase,PI3K)的 Ⅰa 亚型,继而活化 Akt 激酶和非典型性蛋白激酶 C(atypical protein kinase C,APKC)。APKC 有若干种亚型,主要包括 APKCλ 和 APKCζ。该支路介导了胰岛素的大部分生理功能。

Akt 紧接着磷酸化 Foxo1 的第24位苏氨酸残基、第256位丝氨酸残基以及第319位的丝氨酸残基,导致 Foxo1 失活,并从核内移出进入降解程序。胰岛素也可以通过乙酰化来直接调控 Foxo1,或是通过调控 Foxo1 的转录共激活因子——过氧化物酶体增殖子激活受体γ共激活因子1α(peroxisome proliferator-activated receptor γ coactivator 1α,PGC-1α)来间接影响 Foxo1。当胰岛素缺乏时,Foxo1 可以通过结合到其靶基因启动子上的胰岛素反应元件区(insulin response elements,IREs)来直接激活转录,或是通过共激活其他转录因子来间接激活转录。有关胰岛素信号级联通路见图 15-13。

2. 转录因子 Foxo1 与糖脂代谢 Foxo1 能够激活一系列基因的表达,包括参与肝糖异生的关键性的酶,例如葡萄糖-6-磷酸酶(glucose-6-phospha-tase,G6pc)和磷酸烯醇式丙酮酸羧激酶(phosphoe-nolpyruvate carboxykinase,Pck1)。因此,Foxo1 的活化会提高空腹血糖的水平,损害葡萄糖耐受性。相反,如果下调 Foxo1,肝糖异生基因的表达和血糖浓度也随之下降。在脂代谢方面,Foxo1 能调控微粒体甘油三酯转运蛋白(microsomal triglyceride transfer protein,Mttp)的表达,而 Mttp 促进了载脂蛋白 B(apolipoprotein B,ApoB)的脂化,最终导致极低密度脂蛋白(very low-density lipoprotein,VLDL)的分泌。由此可见,Foxo1 的持续活化提高了 ApoB 的分泌,而下调 Foxo1 有助于降低 ApoB 的水平。最后,Foxo1 促进了胆固醇流出调控蛋白(cholesterol efflux transporters)Abcg5 和 Abcg8 的表达。这两个转运蛋白能形成异二聚体,定位于肝细胞的微管膜上,调控胆固醇汇入胆汁的流量。

3. 转录因子 Srebp-1 与脂肪合成的调控机制 Srebp-1c 是一个调控脂质合成的转录因子,在

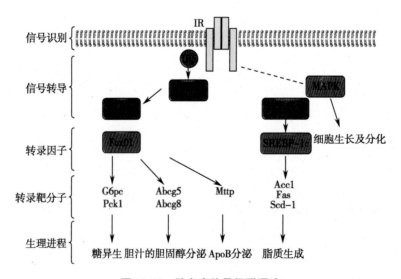

图 15-13 胰岛素信号级联通路
胰岛素与其受体结合后,通过磷酸化胰岛素受体底物激活 PI3K,引发一系列复杂的信号级联事件。这些信号通路的重要节点是两个转录因子,即 FoxO1 和 Srebp-1c,前者负责激活下游的代谢生理进程,包括肝脏糖异生、胆汁的胆固醇分泌以及 ApoB 的分泌;后者则通过提高 Acc1、Fas 和 Scd-1 的表达增加脂质生成

肝脏中，主要调控脂肪酸和甘油三酯的合成以及葡萄糖代谢，是胰岛素和葡萄糖调控脂肪合成信号途径中的一个介导分子。目前调控 Srebp-1c 的信号转导通路还不是很清楚。有研究报告提示，IRS-1 在激活 Srebp-1c 方面比 IRS-2 更为重要。肝脏特异性缺失 PI3K 的小鼠，其 Srebp-1c 和脂肪酸合成酶（fatty acid synthase，FAS）的表达量降低，同时血清和肝脏的甘油三酯含量也下降，提示 PI3K 在调控 Srebp-1c 中起了一定作用。更进一步的研究显示，如果在这些基因敲除小鼠中重建 APKCλ 的表达，能提高 Srebp-1c 的水平，而重建 PI3K 的另一个主要靶分子 Akt，却没有此效果。反之，敲除 APKCλ 能降低 Srebp-1c 的水平以及甘油三酯在肝脏的堆积。至此，研究者认为胰岛素是通过一条涵盖了 IRS-1、PI3K 以及 APKCλ 的信号通路来激活 Srebp-1c。

胰岛素刺激 Srebp-1c 的转录和成熟，并可以进一步通过磷酸化和泛素化来调控 Srebp-1c。Srebp-1c 继而促进了单不饱和脂肪酸合成中所需的所有基因的表达。与之相印证，缺失 Srebp-1c 的小鼠丧失了对胰岛素的脂肪合成反应性，而过表达 Srebp-1c 的小鼠中，脂肪合成基因的表达增加，肝脏甘油三酯的含量也提高了。而且在瘦素（leptin）缺失合并严重脂肪肝的 ob/ob 小鼠中，敲除 Srebp-1c 能显著降低脂肪合成基因的表达以及肝脏甘油三酯的堆积。所有这些研究结果都说明，Srebp-1c 对脂肪肝的发生发展而言是必不可缺的。

（二）IR 影响多条代谢信号通路

为了更好地研究 IR 在整体动物水平上对代谢的影响，研究者采用 cre/LoxP 系统构建了肝脏胰岛素受体敲除（liver insulin receptor knockout，LIRKO）小鼠。这些小鼠肝脏 95% 以上的胰岛素受体缺失，显示出完全的 IR 症状，包括肝糖异生的基因表达量提高，肝脏葡萄糖输出增加，明显的葡萄糖耐受不良以及高血糖，因此是研究 IR 的一个非常良好的动物模型。

1. IR 与胆固醇代谢 LIRKO 小鼠的血清胆固醇水平正常，但是胆固醇的组成分布具有致动脉粥样硬化的倾向性，例如"坏的"VLDL 胆固醇提高而"好的"高密度脂蛋白（high-density lipoprotein，HDL）胆固醇降低，这和人类发生 MS 时血脂异常的特点相似。HDL 胆固醇降低的分子机制还不清楚，但是 VLDL 胆固醇的升高部分是由于 ApoB 分泌的增加，从而组装出更多的 VLDL 颗粒。在正常情况下，胰岛素促进 ApoB 的降解，而且抑制

Foxo1 介导的 Mttp 的转录，从而抑制 ApoB 的分泌。因此胰岛素信号通路在 LIRKO 小鼠中缺失导致 ApoB 分泌的上升是合乎情理的。另外，用致动脉粥样硬化的饲料喂养 LIRKO 小鼠，小鼠的 LDL 受体表达量降低，导致 LDL 清除的减慢以及高胆固醇血症，3～4 个月后 100% 的 LIRKO 小鼠会得动脉粥样硬化，而对照小鼠依然健康，说明模型小鼠对动脉粥样硬化高度敏感。

2. IR 与糖脂代谢 糖脂代谢的研究可以用另一种发生肝脏 IR 的小鼠模型来进行，此小鼠肝脏的 IRS-1 和 IRS-2 被敲除，称为 LIRS1, 2DKO 小鼠。首先该小鼠的 G6pc 和 Pck1 的表达量提高，并患有高血糖和高胰岛素血症。如果把 LIRS1, 2DKO 小鼠肝脏的 Foxo1 基因敲除，能降低肝糖异生基因的表达以及空腹血糖和胰岛素的水平，再次印证了 Foxo1 对 MS 发生的重要性。

MS 发生时，Srebp-1c 的表达、脂肪合成、甘油三酯的分泌以及肝脏甘油三酯的含量都会上升。然而，这些 MS 的表征在胰岛素受体缺陷的患者和小鼠模型中并不显现。LIRKO 小鼠的 VLDL 和甘油三酯的分泌量降低了 50%，即使在 ApoB 分泌增加时也是如此。甘油三酯和 ApoB 分泌的解偶联导致了 VLDL 颗粒含有更多的胆固醇，因此也更容易致动脉粥样硬化。类似的，LIRS1, 2DKO 小鼠的 VLDL 和甘油三酯的分泌量也降低了 50%，而且两种小鼠模型的血清甘油三酯含量都下降了 50%。和这些变化相一致，两种小鼠模型中，Srebp-1c 的表达降低了两倍多，脂肪合成酶的表达量也下降，并且肝脏甘油三酯含量正常。与之相类似，胰岛素受体突变的患者，其血清甘油三酯水平降低，VLDL 颗粒更富含胆固醇，而且他们的脂肪合成以及肝脏甘油三酯含量并没有上升。

对于为什么高甘油三酯血症和脂肪肝在 MS 中出现，却在胰岛素受体突变的小鼠和人群中缺失，目前至少有两种解释。首先，MS 中的 IR 可能是由于胰岛素信号通路下游组分发生缺陷所致，而非胰岛素受体本身（受体后信号转导异常）。这就造成了 IR 在基本机制上存在不同类型。如果是胰岛素受体自身缺陷所致的 IR，称为"完全的 IR"，这时所有通路对胰岛素的反应性都将消失，正如在 LIRKO 小鼠肝脏中所观测到的表型。反之，如果是胰岛素信号级联通路的远端缺陷所致的 IR，称之为"特异性的 IR"，也就是仅一部分受影响的通路分支丧失了对胰岛素的敏感性。目前认为 MS 中的 IR 类型应归为后者，即通路特异性的，因为

虽然 Akt/Foxo1 通路对胰岛素抵抗,但是 APKCλ/Srebp-1c 通路依然对胰岛素敏感。因此,胰岛素不再能抑制 Foxo1、肝糖异生的酶、Mttp、Abcg5 和 Abcg8,但是仍然能刺激 Srebp-1c 和脂肪合成的酶。通过这个模型的解释,就能够明白,在 MS 时发生的高胰岛素血症最大限度地刺激了 Srebp-1c 和脂肪合成,从而导致了高甘油三酯血症和脂肪肝。与此一致,Akt 缺陷的患者会得高甘油三酯血症和脂肪肝,而胰岛素受体缺陷的患者不会。

另一方面,多种环境和遗传因素的交互影响才最终导致了 MS 的发生,这些因素可独立于 IR 之外起作用。例如,不仅仅是胰岛素能调控 Srebp-1c,其他膳食成分,包括碳水化合物和多不饱和脂肪酸,以及诸如内源性大麻素(endocannabinoids)和瘦素之类的激素也能调控它。因此,和胰岛素无关的激素和代谢因子能独立于 IR,造成 MS 中所见的 Srebp-1c 表达提高、高甘油三酯血症以及脂肪肝。

三、炎性信号通路在肿瘤发生发展中起了关键作用

伟大的德国病理学家 Rudolph Virchow(1821～1902)曾经做过评论:"以慢性炎症为表现形式的慢性刺激是引发肿瘤的一个关键性的起始事件。"炎症是机体应对有害刺激而产生的复杂的生物学反应,主要特征有发热、疼痛和红肿。炎症可划分为两个阶段——急性的和慢性的。急性炎症是炎症的起始阶段,由活化的免疫系统所介导。它能帮助机体清除感染,持续的时间短,通常被认为是治疗性的炎症。如果炎症持续了很长一段时间,那么就进入了第二阶段,也就是慢性炎症。慢性炎症对机体的健康危害很大,除了诱发肿瘤以外,它还是导致心血管疾病、糖尿病、肥胖、肺部疾病以及神经系统疾病的独立风险因素。在参与了肿瘤发生的炎性通路中,NF-κB 以及信号传感器及转录活化因子 3(signal transducers and activators of transcription 3,STAT3)这两个转录因子起了重要作用,并且被认为是肿瘤预防和治疗的靶位点。

(一)NF-κB 和 STAT3 是重要的炎性转录因子

NF-κB 发现于 1986 年,是一个能结合到 B 细胞免疫球蛋白 κ 轻链增强子序列的核因子,广泛分布于所有的细胞类型中。静息态时,p50、p65 和 IκBα 三个蛋白成分组成异源三聚体,停留在胞质中,构成了 NF-κB 的非活化形式(图 15-14)。而一旦给激活,NF-κB 的抑制性组分 IκBα 就会被磷酸化,继而由泛素化降解途径清除掉。然后 p50 和 p65"获得了自由",转位到细胞核内,结合到靶基因启动子的特异性序列上并开启转录。对 IκBα 进行磷酸化的激酶,称为 IκBα 激酶或 IKK。NF-κB 能够调控大量的基因产物,这些产物继而参与到炎症、细胞生存与增殖、侵袭、血管新生以及转移等生理进程中去。

STAT3 是另一个重要的转录因子,它通常定位于胞质中。当感受到炎性刺激(如 IL-6)和生长因子(如 EGF)存在时,STAT3 会依次进行连续的酪氨酸磷酸化、同源二聚化、核转位、DNA 结合乃至基因转录。研究者已陆续发现了一些对 STAT3 进行磷酸化的激酶(如 Janus-activated kinase 1, 2, 3)和对它进行去磷酸化的蛋白磷酸酶。而 STAT3 激活后,它就能调控一系列与细胞生存(如 Bcl-xL)、增殖(如 cyclin D1)以及血管新生(如血管内皮生长因子(vascular endothelial growth factor,VEGF))相关的基因的表达。

(二)NF-κB/STAT3 介导了炎性通路与肿瘤的发生

1. 炎症作为肿瘤发生的先导事件 大多数肿瘤,特别是实体瘤,在发生之前总会伴随着炎症。例如,吸烟的人群会得支气管炎,其中又有 15%～20% 的人会发展成肺癌。同样,患有结肠炎的人得结肠癌的风险性很高。幽门螺旋杆菌感染会诱发胃炎,如果迁延不愈会发展成胃癌。

在发生支气管炎、结肠炎、宫颈炎、胃炎和肝炎等炎症时,炎性细胞因子在 NF-κB 通路的调控下大量表达,这些因子包括 TNF、IL-1、IL-6、环氧合酶 -2(cyclooxygenase-2,COX-2)以及 5- 脂 - 加氧酶(5-lipo-oxygenase)。已知在结肠炎、支气管炎和胃炎患者中,COX-2 的表达量急剧增加。而在头颈部鳞状细胞癌中,TNF 过表达并介导了肿瘤细胞的增殖。TNF 的表达以及它的促增殖效应同样能在淋巴癌、急性髓细胞样白血病以及恶性胶质瘤中检测到。至于 IL-6,它能通过激活 STAT3 通路促进多种骨髓瘤细胞的增殖。

炎性细胞表达活化的 NF-κB 并分泌各种炎性细胞因子,这些细胞往往参与了肿瘤的发生发展进程。例如,通过非实质细胞(主要指的是枯否细胞和内皮细胞)去抑制 TNF 的产生,就能阻止肝细胞和早期肿瘤中 NF-κB 的活化,并降低肿瘤的多样性。而如果从骨髓瘤细胞中敲除掉 IKKβ,NF-κB 的活化和炎性细胞因子的表达就会被抑制,最终肿瘤的体积明显缩小。

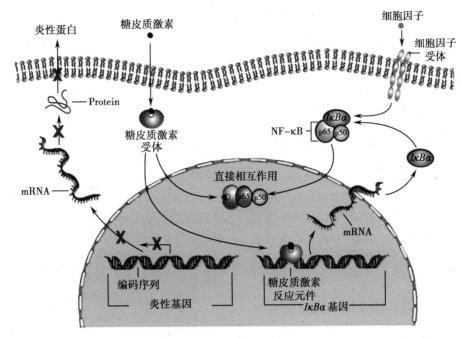

图 15-14 NF-κB 信号通路

在正常情况下，NF-κB 位于细胞胞质内，一般由两个功能亚单位（即 p65 和 p50）所组成，同时与其天然性的抑制因子 IκBα 和 IκBβ 结合在一起。后者阻止 NF-κB 进入细胞核，调控相关的靶基因。一旦细胞受到刺激（感染、氧化和抗原等），IκB 被磷酸化并发生泛素化降解，使得 NF-κB 激活，转位到细胞核，刺激炎性靶基因的表达。后者可产生大量的炎性细胞因子（如 IL-1b 和 TNFα），引起炎症反应的发生，同时这些基因的产物会进一步激活 NF-κB，从而扩大局部的异常炎症反应。值得注意的是，糖皮质激素可通过结合糖皮质激素受体，增加 IκB 的转录和表达，抑制 NF-κB 的活化，起到抑制异常炎症反应的作用

2. NF-κB/STAT3 在肿瘤细胞中的持续活化　在一系列的实体瘤和血液肿瘤细胞株中，NF-κB 是处于持续活化状态的。目前研究者提出了很多机制来解释这种现象，包括生长因子受体过表达、IκBα 发生突变而不能和 NF-κB 结合、ras 蛋白的持续激活、IκBα 发生高度的蛋白水解倾向性以及炎性细胞因子的自分泌等。在大多数的肿瘤细胞里，持续活化的 NF-κB 导致了细胞的过度增殖，因为抑制 NF-κB，增殖也就随之消失。更严重的是，NF-κB 的持续活化还和肿瘤细胞的放疗 / 化疗抗性有关。类似的，在多种肿瘤细胞株中也发现了 STAT3 的持续活化，并介导了这些细胞的增殖。

在临床上，目前也已发现许多的肿瘤患者标本中存在 NF-κB 和 STAT3 的持续活化现象，包括骨髓瘤患者的 CD$_{134}$+ 细胞、肺癌、胰腺癌等。

3. NF-κB/STAT3 与肿瘤基因表达的正相关性　NF-κB 不但在免疫应答和炎症反应中扮演了重要角色，它还调控了很多和肿瘤发生相关的基因的表达，这些基因广泛参与了肿瘤发生的各个环节，包括细胞存活、增殖、侵袭、血管新生以及转移等。

受到 NF-κB 调控，并介导了肿瘤细胞生存的基因包括：cFLIP、Bcl-xL、Bcl-2、XIAP、c-IAP1、c-IAP2 以及生存素（survivin），所有这些基因负调控凋亡进程。NF-κB 调控的增殖相关基因包括：cyclin D1、c-myc 以及 COX-2。而其他一些与侵袭、血管新生、转移密切相关的基因，如基质金属蛋白酶 -9（matrix metalloproteinase-9，MMP-9）、VEGF、CXCR4 以及 TWIST，也受到 NF-κB 的调控。STAT3 则可以调控 Bcl-xL、Mcl-1、生存素、cyclin D1、VEGF 以及 TWIST 的表达。NF-κB 和 STAT3 还可以调控大多数的炎性基因和细胞表面黏附分子，包括 TNF、RANKL、IL-1、IL-6、IL-8、细胞间黏附分子 -1（intercellular adhesion molecule-1）、ELAM-1 以及血管细胞黏附分子 -1（vascular cell adhesion molecule-1，VCAM-1）。由此可看出，NF-κB 和 STAT3 所调控的基因确实参与了肿瘤发生的各个环节。

4. 抑制炎性通路的意义和价值　由于 NF-κB 和 STAT3 信号通路在肿瘤发生发展过程中起了重要作用，并且导致肿瘤细胞对现有的治疗手段产

生抗性，因此抑制这两条通路具有重大的治疗意义。目前已经开发出好几种针对 NF-κB 和 STAT3 的药物，其中一些是根据经典的"封闭靶位点"的思路设计合成，另一些则是从具有抗炎活性的天然产物中提取。例如，一种来源于 p65 磷酸化区域的小肽能阻止 NF-κB 的活化，增强了化疗药物的效果。而另一些作为 NF-κB 抑制子的蛋白酶体抑制剂，当和化疗药物联用时，能明显增强药物对骨髓瘤的治疗效果。体外细胞实验证明，Velcade 作为一种蛋白酶体抑制剂，能抑制多种骨髓瘤细胞的 NF-κB 活化。Thalidomide 同样能抑制 NF-κB 的活化以及肿瘤细胞株的生长。但是，目前还没有有关 Velcade 和 Thalidomide 在临床上治疗肿瘤患者的报道。

四、信号通路在药物设计中具有巨大的应用价值

细胞信号转导的研究对药物开发过程产生了深远的影响，它是理解了胞内信号和信息是如何流动的，并且通过推理知道如何操纵这些流动进程来改变细胞的生理。如上所述，胞内信息的有序流动依赖于无数个通路"节点"蛋白质之间的相互作用。因此对于药物设计而言，研究者的着眼点是调控靶蛋白的功能以及它和上下游伴侣蛋白之间的关系，而不是改变蛋白本身的氨基酸序列。

信号转导网络里最常见的调控手段是激酶和磷酸酶掌控下的磷酸化与去磷酸化，因此这两大类酶系家族也就成为了药物设计的重要靶点。蛋白激酶催化靶蛋白上的丝氨酸、苏氨酸以及酪氨酸残基的磷酸化，导致靶蛋白构象的改变并和不同的伴侣蛋白发生相互作用，这往往导致一条或若干条通路的激活。相反，磷酸酶催化蛋白的去磷酸化，从而关闭某些通路。

值得注意的是，这两大类酶系发挥作用的机制是迥然不同的。激酶在靠近催化部位的位置上有一个保守的 ATP 结合位点，因为激酶需要 ATP 提供能量，把一个磷酸根基团转移到蛋白质上，同时产生 ADP。而磷酸酶的作用不需要 ATP，它只是简单地把磷酸根 - 蛋白之间的键断裂开，产生无机的磷酸盐。

蛋白质的可逆磷酸化在信号转导系统中占据了中心位置，是调控大多数细胞生理功能的重要机制。很多人类疾病是因为蛋白激酶和磷酸酶发生突变、过表达和功能异常，并影响到它们的调控子和效应子所致。以上面探讨过的胰岛素信号通路

为例：胰岛素首先结合到细胞膜上的胰岛素酪氨酸激酶受体，导致受体激酶的自磷酸化作用，并磷酸化其他蛋白底物，从而激活一系列的级联反应。当信号需要关闭时，胰岛素受体的磷酸化被蛋白酪氨酸磷酸酶（protein tyrosine phosphatases，PTPs）所逆转，其中起重要作用的是 PTP1B。

有趣的是，PTP1B 也参与调控瘦素信号通路，而瘦素抵抗（leptin resistance）是肥胖的一个生理性标志。因此，PTP1B 被认为是胰岛素和瘦素通路的一个负向调控子。药物设计者认为，PTP1B 的抑制剂能恢复机体对胰岛素和瘦素的敏感性，因而能对 II 型糖尿病和肥胖起到治疗效果。目前有好几家药厂和生物技术公司在 PTP1B 抑制剂的开发上展开竞争。他们针对 PTP1B 的 X 射线结构，对化合物文库进行高通量筛选，并对筛选得到的候选化合物经过药物样的结构优化。研究显示，PTP1B 的抑制剂能提高 C_2C_{12} 肌细胞的葡萄糖摄取（glucose uptake）能力，口服后能剂量依赖性地降低糖尿病小鼠（db/db）的血糖和胰岛素水平，且没有毒性迹象。目前研究者已经把最有前景的一批 PTP1B 抑制剂纳入临床试验，以评估它们对糖尿病和肥胖患者的治疗效果。

胰岛素 /PTP1B 的例子说明，如果疾病是因为某些通路的下调或关闭所导致，那么封闭相关的磷酸酶可以重新刺激这些信号级联通路，从而模仿或取代那些对健康有益的分泌性蛋白质。相反，如果疾病是由于通路的激活所导致（如图 15-15 所示的 MAP 激酶级联反应），那么就应该去抑制活化这些通路的激酶。这种情况在肿瘤、炎症以及凋亡相关的失调中尤为多见。在最近五年里，药物学家已在寻找选择性的激酶抑制剂方面投入了大量的精力。一个标志性的成功案例是 Glivec（中文名译为格列卫），它是 Bcr-Abl 酪氨酸激酶的特异性抑制剂，于 2001 年 5 月批准用于临床上对慢性髓细胞样白血病的治疗。

人类基因组编码大约 500 种不同的激酶，它们直接或间接地控制大多数的细胞进程。因此，激酶确实是药物设计的理想靶标。但是研究者必须回答两个重大问题：①什么激酶对应什么疾病？②如何针对特异性的激酶设计选择性的抑制剂？

（一）激酶和疾病之间存在对应性

对于药物设计而言，验证那些真正对疾病"负责"的激酶，或者说和疾病具有因果关系的激酶至关重要，因为这直接关系到据此设计的激酶抑制剂是否能在 II 期临床试验中显效，同时这也是后基因

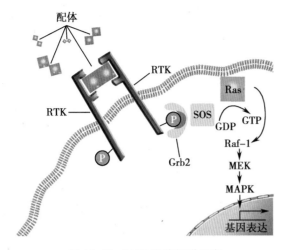

图 15-15　MAP 激酶级联反应

胞外配体结合并激活 RTK 后，RTK 上的酪氨酸残基被磷酸化，然后生长因子结合蛋白通过 SH2 结构域与上游蛋白的磷酸化酪氨酸残基特异性结合，并通过 SH3 结构域与另一种称为鸟苷酸释放因子（guanine nucleotide exchange factors，GRFs）的蛋白 SOS 形成复合物。SOS 蛋白是 Ras 的鸟苷酸解离刺激因子（guanine dissociation stimulator，GDS），因此复合物使 GDP•Ras 转化为激活型的 GTP•Ras。当 Ras 激活后，位于胞质中的 Raf-1 蛋白转位到质膜胞内侧并与 Ras 结合，进而 Ras 使 Raf-1 活化。活化的 Raf-1 选择性地磷酸化并激活 MEK，后者是激活 MAPK 中 ERK 亚族（ERK1 和 ERK2）的双特异性激酶。一旦整条通路被激活，位于信号转导最末端的 ERK1 和 ERK2 会转位至细胞核，并通过核转录因子的磷酸化作用来调节基因的表达

组的药物设计最具有挑战性的课题。进一步深入研究信号转导机制当然是一个良好的开端，通常得到的研究结果还需要在基因敲除动物实验和（或）药理学实验中进行验证。但是，这些研究手段还不令人满意，基于化学遗传学的新型研究方法正在涌现出来。例如，利用类似物敏感性的激酶等位基因（analog-sensitive kinase allele，ASKA）技术，药物学家对动物体内的激酶进行改造，得到仍具有完好功能的激酶突变体，这些突变体可被化学改良过的抑制剂所抑制。在正式的药物化学研究之前，药物学家可以研究这种基因敲入（knock-in）动物特异性的体内反应，从而确定导致特定疾病的激酶。这种携带有功能完好的，能被特异性及药物性抑制的激酶靶点的动物还能提供其他一些重要的信息，例如新底物的鉴定和生物标志物的发现等。由此可见，多学科（包括化学、结构生物学、分子生物学、遗传学和药理学）的交叉融合提供了新的研究工具，有力地推动了药物设计的向前发展。

（二）设计选择性的激酶抑制剂具有广阔前景

除了激酶的选择以外，另一个挑战就是设计选择性的抑制剂。目前大多数的激酶抑制剂是 ATP 竞争性的，即它们结合到激酶的 ATP 结合区域，从而阻碍了 ATP 的结合，导致激酶不能发挥作用。但是 ATP 结合区域的氨基酸序列在所有激酶中都是高度保守的，因此按这种思路设计的激酶抑制剂的选择性就很差（典型例子是 staurosporine，十字孢碱）。为了设计选择性的 ATP 竞争性抑制剂，首先要从激酶特异性的序列和 3D 结构中找到各个激酶所特有的骨架成分，然后用合理的替代实现选择性。目前生物信息学、晶体学以及高通量蛋白结构预测技术的飞速发展，使得研究人员可以在全基因组所编码的激酶范围内设计针对单个激酶的选择性抑制剂。

（三）非 ATP 竞争性抑制剂的设计是另一个可选方案

另一个有前景的药物设计思路是针对催化部位寻找非竞争性的抑制剂，因为催化部位在各激酶中具有特异性。目前还没有成熟的策略去进行此类设计，因此高通量筛选化合物文库成为一种比较可行的方法。Serono 药物研究所筛选了 5 万个化合物，找到了一批 MEK 的抑制物作为有前景的抗癌药物，其中命名为 AS701173 的化合物显示出了最高活性。它的 IC50 为 30nmol/L，其抑制效应和 ATP 浓度无关，因此是一个典型的非 ATP 竞争性抑制剂。并且这个化合物具有很高的选择性，在受检的 40 种激酶中，它只抑制 MEK，在浓度为 10μmol/L 时对其他激酶的抑制不超过 20%。目前这个化合物已经在体外肿瘤细胞增殖实验和体内肿瘤模型中显示出了很好的抗癌活性。

现代细胞信号转导研究面临新的挑战。对于现代信号转导研究领域而言，每天都会有新的信号蛋白和调控机制涌现出来，因此一个重大挑战是阐明细胞如何组织这些蛋白和它们的相互作用，去创建一个适应性的信息处理网络。细胞是如何使用简单的化学反应来分选和整合多个瞬时同步化的输入信号的？又是如何把这些信息导入到不同的效应器？还有，细胞在生长和代谢活性的层面上是如何诠释输入信号的？原则上，这三个研究领域将帮助人们去理解整合的细胞信号网络。

首先，需要实时的、非干扰性的生物传感器去测量细胞间的信号反应。目前大多数的传感器运用荧光技术和信号结合蛋白结构域的组合，通过产生快速可视化的结果进行测量。对于许多通路，胞

内的反应可以在亚秒级的尺度上得以检测。未来还需要更多、更好和更快的传感器以及可以在单细胞和亚细胞分辨尺度上工作的传感器。

目前操纵信号网络的能力在飞速发展，但是还不够。可以通过过表达、敲除以及下调基因的手段来操控信号网络，但是信号通路是高度适应性的，因此往往阻碍研究者试图对它们进行控制的努力。人们仍然需要能在胞内快速起作用的化学调控物，而基于结构的药物设计将会是一个重要的应对策略。

最后，对信号网络行为的解析能力依赖于研究者定量化地对信号进行测量和解读的能力。只有建立清晰的、定量化的模型，人们才有可能恰如其分地描述如此复杂的系统。需要计算模型和对信号网络的模拟，而这需要建立在对网络动态性的理论理解和更好的算法工具创新上。

（刘　畅）

参 考 文 献

1. 姜勇，罗深秋. 细胞信号转导的分子基础与功能调控. 北京：科学出版社，2005

2. 卢建，余应年，徐仁宝. 受体、信号转导系统与疾病. 济南：山东科学技术出版社，1999

3. 孙大业，郭艳林，马力耕. 细胞信号转导. 北京：科学出版社，1998

4. Lewin B，Cassimeris L，Lingappa VR，et al. Sudbury：Jones and Bartlett Publishers，2007

5. Smock RG，Gierasch LM. Sending signals dynamically. Science，2009，324：198-203

6. Bannister AJ，Miska EA. Regulation of gene expression by transcription factor acetylation. Cell Mol Life Sci，2000，57：1184-1192

7. Lee DY，Teyssier C，Strahl BD，et al. Role of protein methylation in regulation of transcription. Endocr Rev，2005，26：147-170

8. Liu B，Shuai K. Regulation of the SUMOylation system in gene expression. Curr Opin Cell Biol，2008，20：288-293

9. Haas JT，Biddinger SB. Dissecting the role of insulin resistance in the metabolic syndrome. Curr Opin Lipidol，2009，20：206-210

10. Aggarwal BB，Vijayalekshmi RV，Sung B. Targeting inflammatory pathways for prevention and therapy of cancer：short-term friend，long-term foe. Clin Cancer Res，2009，15：425-430

11. Halazy S. Signal transduction：an exciting field of investigation for small molecule drug discovery. Molecules，2003，8：349-358

12. Yang XJ. Multisite protein modification and intramolecular signaling. Oncogene，2005，24：1653-1662

第十六章　细胞力学生物学

提　要

细胞力学生物学是研究力学环境（刺激）对细胞结构和功能的影响，探讨细胞的力学信号感受和效应机制，阐明力学因素如何产生生物学效应而导致细胞形态和功能变化。本章介绍了细胞力学生物学基本概念、实验模型与技术以及血管内皮细胞、平滑肌细胞、骨细胞和干细胞力学生物学研究进展。

第一节　力学生物学的基本概念

人体是处于力学环境之中，生命活动是物质的运动。人体各系统，如循环系统、运动系统、消化系统、呼吸系统和泌尿系统等的生理活动均受力学因素的影响，都遵循力学规律。

力是使物体变形和运动（或改变运动状态）的一种机械作用。人对力的认识最初来自肌肉紧张造成的感觉，手指用力可以掰开瓜果（变形），腿部用力可以推动石块（运动）。通常把力的前一种作用称为力的变形效应，由于变形发生在物体内部，又称为内效应；而力的后一种作用称为力的运动效应，由于是物体的外在表现，故又称为外效应。

在人体内广泛存在力对介质、组织和器官的运动效应，如心的收缩力驱动血液在血管内流动；肋间肌和膈肌的收缩力引起的呼吸运动；消化道蠕动的交替性收缩和舒张力促使食物的运送和废物的排出；骨骼肌的收缩力导致骨以关节为支点的运动等都是力的运动效应。

在人体内也广泛存在力对组织和细胞的变形效应，如腿部的静脉因血液的重力作用发生扩张变形；将动脉沿横截面剪断，动脉立即发生轴向收缩等。机体组织细胞的变形效应不仅仅局限在形态变化上，而且还可导致复杂的生理功能变化。当血管内皮细胞（endothelial cells, ECs）和血管平滑肌细胞（vascular smooth muscle cells, VSMCs）承受异常的血流动力学因素作用后，都可能引起包括细胞膜受体、信号蛋白激酶、细胞因子和细胞外基质等活性物质的变化，诱导细胞去分化、迁移、肥大、增殖和凋亡等，导致血管重建（remodeling）。这些活动与心血管病的发生和发展有密切关系。

力作用在一定的受力面上，力（F）和截面积（A）之比，称为该物体所受的平均应力（F/A）。当物体受应力（stress）作用后，其长度、形状或体积发生变化，这种变化与其原来的长度、形状或体积之比，称为应变（strain）。

应力作用于固体上，固体会产生 3 种不同的应变。压应力使固体产生压应变，张应力引起张应变，切应力引起切应变（图 16-1）。

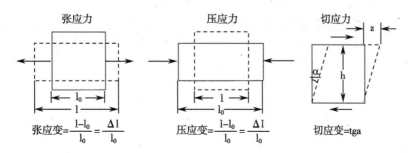

$$\text{张应变}=\frac{l-l_0}{l_0}=\frac{\Delta l}{l_0} \qquad \text{压应变}=\frac{l-l_0}{l_0}=\frac{\Delta l}{l_0} \qquad \text{切应变}=tg\alpha$$

图 16-1　固体在不同应力作用下的应变

切应力（或称剪切应力, shear strees）是与作用面相平行的应力, 在切应力作用下固体产生切应变, 在一定限度内, 其数值与切应力有正比关系, 即:

$$\tau \propto \tan\alpha\,(\tan\alpha = x/h) \qquad (16\text{-}1)$$

$$\tau = G\tan\alpha \qquad (16\text{-}2)$$

式中 τ 为切应力, α 为顶角, x 为位移, h 为横向长度, 比例常数 G 是固体的钢性模量, 也称为切变模量。

流体与固体不同, 流体切应力即为流体流经物体表面产生的每单位面积的摩擦力。它与物体表面平行, 与流体的黏度和速率成正比。

$$\tau \propto V/B,\ \tau = \mu \cdot V/B \qquad (16\text{-}3)$$

式中 τ 为切应力, V/B 为速率, 也称为切变率, μ 是液体黏滞系数。

了解上述的一些力学基本概念, 将有助于我们理解生物体的受力状态以及力对生物体的作用。

生物力学（biomechanics）是研究生命体运动和变形的学科, 通过生物学与力学原理方法的有机结合, 认识生命过程的规律, 解决生命与健康领域的科学问题。现代生物力学就是对生命过程中的力学因素及其作用进行定量的研究。现代生物力学之父冯元桢（Y.C. Fung）先生在谈及生物力学对健康科学有何贡献时认为, "绝大多数生物力学工作的目的是为了丰富生命系统的基本知识并对其进行某种人为干预"。20 世纪 90 年代初, 他又提出了著名的"应力 - 生长"学说, 即包括细胞和细胞外基质生长和吸收在内的活组织（器官）的重建过程是和组织内的应力状态密切相关的。这一学说已成为指导生物力学研究的理论基础。

近十多年来, 随着生物力学研究深入到细胞分子水平, 生物力学学科自身也在不断发展, 逐渐形成了一个新兴的交叉学科领域"力学生物学（mechanobiology）"。力学生物学是研究力学环境（刺激）对生物体健康、疾病或损伤的影响, 研究生物体的力学信号感受和响应机制, 阐明机体的力学过程与生物学过程如生长、重建、适应性变化和修复等之间的相互关系, 从而发展有疗效的或有诊断意义的新技术, 促进生物医学基础与临床研究的发展。力学生物学研究不仅对于揭示正常机体生长、发育和衰老的生物力学机制和自然规律, 而且对于阐明机体疾病的发病机制以及提供诊断、治疗的一些基本原理包括新型药物和新技术的研发都将有重要的理论和实际意义。

第二节　细胞力学生物学研究的基本模型与技术

一、细胞切应力加载模型

平行平板流动腔是最常用的离体细胞切应力加载模型。平行平板流动腔系统包括 3 个部分: ①平行平板流动腔; ②液体灌流系统; ③温度及 pH 控制装置。液体灌流系统包括上下贮液瓶、恒流泵, 及将上下贮液瓶、恒流泵与平行平板流动腔相连的硅胶管。实验时, 整个装置置于 37℃ 的细胞培养箱内以维持温度恒定。液体 pH 值的恒定有赖于二元混合气（5% CO_2 + 95% Air）的维持（图 16-2）。

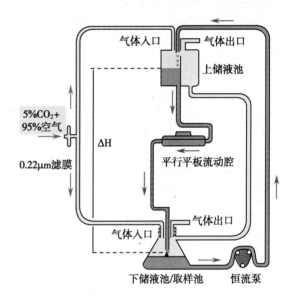

图 16-2　平行平板流动腔系统模式图

该系统的核心部分是平行平板流动腔, 其高度远小于长度和宽度。液体流经流动腔的切应力大小, 采用下式进行计算:

$$\tau = 6\mu Q/wh^2 \qquad (16\text{-}4)$$

式中, τ 为壁切应力, Q 为流量, μ 为液体黏度, w 和 h 分别代表流动腔的宽和高。实验中所用的流体均为含 1% 胎牛血清的 M199 培养基, μ 为 $0.828\,\text{g/cm}^2$。Q 值由流量仪读出。这样, 切应力大小就可以通过改变上、下贮液瓶之间的高度来调节, 由不同高度的静水压提供一定的切应力, 使种植在流动室内的细胞受到层流切应力作用。运用脉动泵, 或者也可以通过改变流动腔的形状, 可以形成脉动切应力, 或者切应力梯度, 或扰动切应力。

国内学者建立了 ECs 与 VSMCs 联合培养模

型及用于联合培养的平行平板流动腔。VSMCs 与 ECs 分别种植在联合培养杯底多孔聚对苯二甲酸乙二酯（polyethylene terephthalate，PET）膜的上（内）面和下（外）面，PET 膜厚 10μm，有 160 万个 /cm²，直径为 0.4μm 的微孔。VSMCs 的突起与 ECs 可通过小孔直接接触，膜两侧的培养液也可通过小孔互相沟通。也就是说，这种 PET 膜类似于体内血管壁的内弹力膜，提供了 ECs 和 VSMCs 紧密相互作用的结构条件，更好地模拟了这两种细胞的在体解剖关系（图 16-3）。

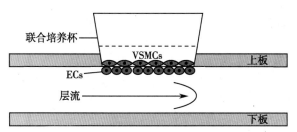

图 16-3　ECs 与 VSMCs 联合培养平行平板流动腔模式图
ECs 与 VSMCs 联合培养模型及用于联合培养的平行平板流动腔的剖面。平行平板流动腔由上板和下板组成。在上板的中央开孔，将联合培养杯十分紧密地置于其中，且杯底完全与上板下面在同一平面。联合培养杯底 PET 膜的上面种植 VSMCs，其下面种植 ECs，加载流体后，ECs 将承载流体切应力

除此之外，也有学者应用锥板流动装置对细胞施加切应力，研究流体切应力对细胞黏附特性的影响。

二、细胞张应变（牵张）加载模型

细胞张应变加载模型的基本原理是将所研究的细胞培养在基底弹性膜上，再将应力作用于弹性膜。细胞贴壁生长，应力可通过弹性膜传递给细胞，从而达到对细胞施加张应变的目的。目前，已商品化并应用较广的是一种真空负压加载装置，即 Flexercell 细胞张应变加载系统（图 16-4）。该系统由计算机与控制器、真空泵和实验部分组成。实验部分包括培养基台与气体密封垫以及特制的 Flexercell 六孔培养板，其大小形状同普通六孔细胞培养板，唯其底是可变形的硅胶膜。该系统的基本工作原理：细胞种植于 Flexercell 培养板内的硅胶膜上，将种植了细胞的培养板紧密放置于可抽真空的培养基台上（同时可放置 4 块培养板），基台上有 24 个与六孔培养板的孔匹配的加载柱（其直径略小于六孔培养板的孔径），启动连接基台的真空

泵，从基台下方抽吸真空使培养板底的硅胶膜沿加载柱与培养板之间的缝隙向下发生形变，使种植于在硅胶膜上的细胞随之也发生形变（图 16-4），通过计算机控制真空阀开闭的幅度与频率，达到对种植在硅胶膜上的细胞施加可设定幅度、频率和作用时间的周期性牵张的目的。

三、微管吸吮技术

微管吸吮技术（micropipette aspiration technique，MAT）通过测量一定负压作用下细胞变形的动力学过程来研究细胞的力学性质。后来，该技术逐渐被拓展到分子生物力学研究领域，其工作原理是采用微管吸吮方法捕获分别表征特异性相互作用分子的细胞或小球，通过压电晶体驱动器操控微管，实现两细胞或小球间靠近 - 接触 - 回拉的动力学循环，记录回拉过程中细胞变形与否、变形大小和解离时间长短等信息来研究分子间相互作用的动力学性质。

四、原子力显微镜技术

原子力显微镜技术（atomic force microscopy，AFM）是在扫描隧道显微镜技术基础上发展而来的。AFM 系统主要由弹性微悬臂梁探针、样品池及其操控单元和光学位移检测单元等部分组成。AFM 通过扫描探针与样品表面原子相互作用而成像。它采用带有针尖的微悬臂进行扫描，针尖顶部最外层原子与样品表面原子之间的相互作用力使微悬臂发生形变或改变运动状态。一束激光经由微悬臂的光滑背面反射到位置灵敏探测器上，检测微悬臂的偏转以获得样品形貌和作用力等信息。AFM 作为研究活细胞微观结构和细胞力学的有力工具，已较多地应用于生物活样本的研究。

五、磁扭转细胞测量术

磁扭转细胞测量术（magnetic twisting cytometry，MTC）是利用细胞的胞吞作用，将包被了配体的铁磁性小珠用微注射方法导入细胞内部与细胞骨架结合，或是通过配体包被的修饰铁磁小珠连接至特定的细胞表面受体。然后，给细胞施加可控的外加磁场，通过记录磁珠在磁场作用下扭矩和相应的角旋转大小（图 16-5），这两者的关系可以通过一个时间参数方程得到，而扭矩场强度则作为主要的初始数据并通过引入不同的参数，可以间接得到细胞力学加载的大小等。该技术主要用于测量配体与受体直接的黏附力，寻找细胞表面受体与细胞骨架

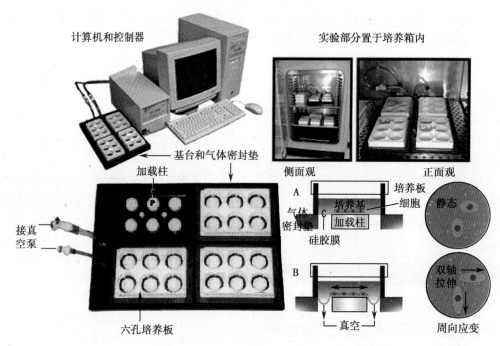

图 16-4 Flexercell 细胞张应变加载系统及工作原理图

左上图示该系统各部分实物；右上图为该系统实验部分在细胞培养箱内的情形；左下图为该系统实验部分放大，示基台以及置于基台的 Flexercell 六孔培养板；右下图为基台与六孔培养板的剖面图，A. 示静态情况下基台之上的六孔培养板基底的硅胶膜与黏附与其上的细胞无变形；B. 示抽吸真空使培养板底的硅胶膜向下发生形变而拉伸，致黏附其上的细胞随之发生双向拉伸变形（修改自：Flexcell 国际公司 Flexercell 4000T 细胞张应变加载系统使用手册，2003）

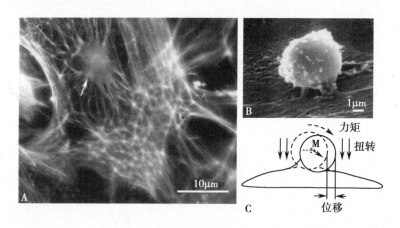

图 16-5 磁扭转细胞测量术工作原理

A. 亚铁磁珠（箭头）通过细胞黏附分子（整合素）与人气道平滑肌细胞的 actin 细胞骨架（鬼笔环肽染色）结合；B. 细胞表面磁珠的扫描电镜图；C. 磁场施加一个扭矩引导磁珠旋转并位移，M 表示磁珠的运动方向（引自：Fabry B，2001）

之间的力学关系，测量细胞骨架的机械力性质如硬度、剪切模量和黏度等。

第三节 血管细胞力学生物学

　　心血管系就可以视为是一个以心（机械泵）为中心的力学系统。血液循环过程包含着血液流动、血细胞和血管的变形、血液和血管的相互作用等，其中均蕴藏着丰富的力学规律。临床研究也表明，动脉粥样硬化好发于动脉的分叉和弯曲处，而这些部位恰恰是血流紊乱的区域，血管受到低切应力或扰动切应力等异常血流动力学因素作用。很显然，力学因素对心血管系统的生理病理过程的作用是直接和明显的。ECs 和 VSMCs 是血管壁的主要细胞成分，在血管的生理病理活动中扮演极为重要的角色。血管壁细胞的生物学行为受生物、化学和物理等多种体内外因素的影响，其中力学因素的影响及其机制就是细胞力学生物学需要深入探讨的重要科学问题。

在心血管系统中，左心室射出的脉动血流可对血管壁产生3种主要力学刺激：①由血液流动时与血管壁产生的摩擦力，即方向沿血管长轴的切应力（shear stress）；②由血流脉动产生的作用于血管壁上的周期性周向张应力（circumferential stress），即周期性牵张（cyclic stretch），血管相应的变形为周期性张应变；③由血流静水压力产生的作用于血管壁上的压力（normal stress）。普遍认为，ECs 以承受切应力为主，也受周期性牵张的影响，VSMCs 则主要受周期性牵张的影响。血流自身的静压力对细胞也许有影响，但在考虑切应力和周期性牵张为主要作用时，一般对它不做进一步的讨论。

一、内皮细胞具有力学感受器

细胞要对力的作用做出响应，必须表达特异的力学传感器，感受力学信号并将它转换成生物化学信号。研究细胞力学信号的感受和响应机制，阐明力学因素如何产生生物学效应而导致细胞形态和功能变化，也正是细胞力学生物学研究的主要内容和目的。以研究较多的血管 ECs 为例，细胞有许多特异的力学传感器，具有感受切应力的功能，包括离子通道、整合素（integrin）、受体酪氨酸激酶（receptor Tyr kinase）、原始纤毛（primary cilia）、G 蛋白异源三聚体（heterotrimeric G protein）、血小板/内皮细胞黏附分子 1（platelet/endothelial cell-adhesion molecule，PECAM1）和血管内皮钙黏着蛋白（vascular endothelial（VE）-cadherin 等。

1. 细胞（管）腔面膜蛋白 位于细胞（管）腔面的膜成分可直接感受流体切应力。血流诱导细胞膜的流动性增加，激活整合素和 G 蛋白异源三聚体等膜蛋白。脂质双分子层上的力学敏感离子通道也可被牵张力控制。在流体切应力或牵张力的作用下，膜流动性改变和离子通道可激活下游信号通路，引起细胞力学生物学响应。此外，细胞腔面的多糖-蛋白复合物也参与了力学信号传导。

2. 细胞骨架 细胞骨架（cytoskeleton）在 ECs 切应力的响应中起重要作用。微管（microtubule）、肌动蛋白（actin）和中间纤维（intermediate filament）与细胞的不同区域有物理连接，可将力从其受力的顶端结构域传到侧端或基底端的结构域。然而，确认细胞骨架本身就是一种流体切应力直接的力学传感器尚缺少更多的证据。有最新的研究报道，细胞核骨架蛋白也有可能感受力学刺激。

3. 黏附受体 一种由 PECAM1、VE-钙黏着蛋白、受体酪氨酸激酶和血管内皮生长因子受体 2（vascular endothelial growth factor receptor 2（VEGFR2，亦称 FLK1 或 KDR）组成的蛋白质复合物能够介导对血流的多种响应，进一步验证了力能够传导到细胞中的侧端结构。

4. 原始纤毛 许多类型的细胞都具有一种顶端原始纤毛，由长几微米的微管蛋白棒构成。原始纤毛在肾上皮细胞可感受低水平的应力。骨细胞和成骨细胞也具有原始纤毛。ECs 是否存在原始纤毛尚有争议。在动脉极少看到原始纤毛。在培养的 ECs 可见到原始纤毛，但在流体切应力作用下就很快分解。然而，最近的研究发现，在体内血管易患动脉粥样硬化的区域，有一些 ECs 存在原始纤毛，提示原始纤毛能够感知动脉的这些区域存在低切应力。

二、力学因素调控血管内皮细胞的形态与功能

ECs 作为血液与血管壁的可通透性屏障，具有细胞的迁移、增殖和凋亡以及十分活跃的代谢与内分泌功能，产生、分泌和代谢血管活性物质，参与调控 VSMCs 的功能，以维持正常血管结构和功能的稳定。ECs 的管腔面与血流直接接触，受到流体切应力和周期性牵张的直接作用。除了通过化学配体对 ECs 进行调控以外，ECs 对力学刺激也做出响应。ECs 可感受流体切应力和周期性牵张刺激，将力学信号转导（mechanotransduction）为生物化学信号，激活细胞内的信号通路，从而改变基因和蛋白质表达，进而调控细胞的形态与功能（图16-6）。

1. 切应力对 ECs 形态的影响 细胞骨架肌动蛋白（actin）、微管蛋白（tubulin）和波形蛋白（vimentin）进行三重染色结果表明，静止状态下，ECs 和细胞骨架纤维是随机定向排列。当具有明确方向的切应力持续作用于 ECs，细胞骨架纤维经过重建变得有序，与流体切应力的方向一致，细胞的排列也与流体切应力的方向一致（图16-7）。持续的切应力对细胞骨架纤维和细胞排列的影响伴随着应力纤维（stress fiber）的变厚以及细胞力学刚度增加。然而，这种细胞骨架有序重建在扰动流作用中未见到。在扰动流作用下，细胞骨架纤维和细胞排列均表现出与静止状态下类似的随机定向排列。在其

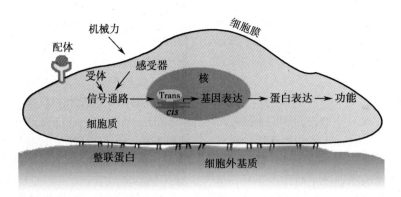

图 16-6　ECs 力学响应示意图

细胞黏附于细胞外基质，细胞的力学感受器感受力学刺激，细胞的受体与化学的配体结合，力学及化学的信号经信号转导及一系列信号通路导致细胞的基因和蛋白质表达，进而调控细胞的形态与功能（引自：Chien S，2007）

有不同梯度的切应力作用下，ECs 排列紊乱，无规律可循。但是，在相对较小的切应力梯度作用下，细胞容易被拉伸，细胞形状趋向于伸长，而较大切应力梯度作用下，细胞形状则趋向于圆形。

2. 切应力对 ECs 增殖的影响　采用 DNA 微阵列的方法，研究培养的人主动脉直部的 ECs 在 12dyn/cm² 正常稳态切应力作用后的基因表达谱。

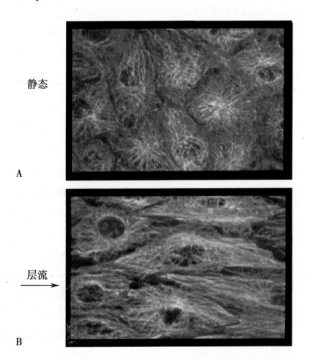

图 16-7　层流切应力对 ECs 细胞骨架和细胞排列的影响

细胞骨架三重染色，肌动蛋白用异硫氰酸荧光共轭鬼笔环肽染色（伪蓝色），微管用单克隆抗 β- 微管蛋白（绿色），中间纤维用多克隆抗波形蛋白（红色）。A. 静态对照；B. 12dyn/cm² 层流切应力加载 24h，箭头示流体方向（引自：Chien S，2007）

与静止状态的 ECs 相比，ECs 在 24h 切应力作用后，与细胞增殖和炎症相关的几个基因表达下调，涉及 ECs 存活、血管新生和血管重建的基因显著上调。稳态切应力抑制 ECs 生长的机制研究表明，牛主动脉 ECs 稳态切应力作用后，其肿瘤抑制蛋白 p53、生长停滞蛋白 GADD45 和 p21^{cip1} 表达增加，使视网膜母细胞瘤基因产物磷酸化减少，导致细胞周期的停止。动脉的直部区域的稳态切应力可抑制 ECs 增殖，从而起防护动脉粥样硬化的功能。然而，在动脉分叉或弯曲处，血流呈扰动流，承受扰动切应力的作用。体外实验表明，在扰动的切应力下，ECs 增殖功能明显增强，这一响应与细胞增殖相关的信号分子，如胞外信号调节蛋白激酶（extracellular signal-regulated protein kinase，ERK）的激活有关。

3. 切应力对 ECs 迁移的影响　体内与体外的研究都表明，切应力能调节 ECs 的迁移。流体切应力能够调节迁移的各个步骤，包括前端的延伸，片状伪足与基质的黏附和尾部黏附点的释放。在大血管处，血流切应力对 ECs 迁移的影响比化学趋化因子的作用更明显。在微循环系统中，切应力能够使血管形成过程中的 ECs 定向迁移。

切应力诱导 ECs 沿着力的方向排列和应力纤维的形成已经被广泛报道。在体外培养的未融合细胞，通过 GFP-actin 的显微慢频摄像技术发现，在数秒到数分钟内，切应力诱导细胞周围的片状伪足形成而未显著地改变肌动蛋白应力纤维的结构。而这种早期的片状伪足的形成是否是由于切应力诱导的细胞膜的变形或者激活了某种信号分子，目前依然不清楚。切应力作用数分钟后，能够观察到沿流体方向的稳定的片状伪足突触和肌动蛋白的聚集。该现象可能是通过 Rho、GTPases 等信号分子调节的。切应力诱导的 Cdc42 和 Rac 的活化是短暂的和沿着流体的方向极性分布的。虽然 Rac、Cdc42 和 PI3K 都调节了细胞迁移的速度，但是在 ECs 的方向性迁移中起作用的是 Rac，而不是 Cdc42 和 PI3K。抑制了 Rho 的活性能消除流体作用下的迁移的方向性，但能够提高迁移的速度，这可能是因为减弱细胞和细胞外基质（extracellular matrix，ECM）之间的黏附能力。

ECs 的管腔面与血流直接接触，受到流体切应力的作用，其基底面又与 VSMCs 相邻，VSMCs 与 ECs 的功能相互影响。因此，研究 ECs 的迁移行为，应该考虑相关的力学因素及 VSMCs 的影响。应用 ECs 与 VSMCs 联合培养的平行平板流动腔模型研究切应力与 VSMCs 对 ECs 迁移的影响。结果表明，正常水平的切应力和 VSMCs 都可以通过激活 ECs 的组蛋白去乙酰化酶 6（histone deacetylase，HDAC6）的表达，并进一步降低微管骨架聚合水平，促进 ECs 的迁移。当正常水平的切应力和 VSMCs 同时作用于 ECs 时，由于切应力抑制了 VSMCs 分泌结缔组织生长因子（connective tissues growth factor，CTGF），从而降低 VSMCs 对 ECs 迁移的诱导。因此，当正常生理水平的切应力和 VSMCs 这两种因素同时存在时并未明显提高 ECs 迁移能力。研究提示，ECs 与 VSMCs 联合培养同时承受正常水平切应力是一种接近体内生理状态的模式。在这种状态下，正常生理水平的切应力和 VSMCs 调控 ECs 迁移能力保持在一个合适的水平，以维持血管结构和功能的稳定，这对于血管壁也是一种保护作用。

在切应力调控血管重建这一复杂过程中，血管细胞 - 细胞间信息交流时血小板源性生长因子（platelet-derived growth factor BB，PDGF-BB）和转化生长因子 β1（transforming growth factor beta1，TGFβ1）具有不同的作用。研究表明，低切应力直接作用于 ECs，增加其合成、释放 PDGF-BB 和 TGFβ，而增加的 PDGF-BB 和 TGFβ1 具有不同生物功能。ECs 释放的 PDGF-BB 参与了 ECs 自身增殖、迁移以及细胞内多种信号转导分子的调控；同时，通过旁分泌作用调节与其相邻的 VSMCs 的 PDGF-BB 和 TGFβ1 合成以及细胞增殖、迁移和多种细胞内信号转导分子激活。ECs 释放的 TGFβ1 参与了 ECs 自身增殖和迁移的调控，对 VSMCs 无明显作用。此外，VSMCs 合成的 PDGF-BB 和 TGFβ1 可以通过旁分泌作用反馈调节了 ECs 功能。在切应力调控血管重建这一复杂的力学生物学过程中，VSMCs 与 ECs 的相互影响是十分重要的，其机制也将会在今后的研究中得到进一步的阐明。

4. 周期性牵张对 ECs 应力纤维重建的影响　单轴牵张和双轴牵张可导致牛主动脉 ECs 应力纤维的量增加，但是它们对应力纤维排列方向的影响不同。单轴牵拉 6 小时导致应力纤维的排列方向垂直于牵拉的方向，而双轴牵拉未能使应力纤维的排列具有特殊的方向性（图 16-8）。

周期性牵张的幅度与应力纤维排列方向的变化有关。单轴牵拉幅度小于 3% 对其无显著作用，单轴牵拉幅度进一步增加，应力纤维排列方向与加载方向垂直的一致性也增加。在 10% 的单轴牵拉时，应力纤维排列的方向几乎完全与加载方向垂直。众所周知，小 GTPase Rho 的激活引起细胞收缩和应力纤维的组装。Rho 的下游效应分子是 Rho 激酶和 mDia。在 Rho、Rho 激酶和 mDia 活性抑制后，10% 的单轴牵拉导致了应力纤维排列方向平行于牵拉方向。这些结果表明，在正常细胞中，Rho 信号通路在周期性牵张诱导的应力纤维排列

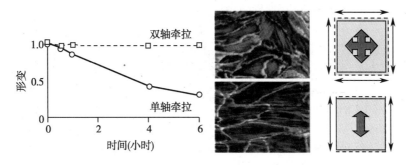

图 16-8　单轴和双轴周期性牵张对 ECs 应力纤维排列方向的影响
牛主动脉 ECs F-actin 和 β-catenin 双标染色分别示应力纤维和细胞轮廓；图右侧
箭头分别示单轴和双轴牵张的方向（引自：Chien S，2007）

方向中起关键作用。ECs 在周期性张应变条件下的力学生物学响应研究，相对于 ECs 对流体切应力的响应研究尚属薄弱。

三、力学因素调控血管平滑肌细胞的形态与功能

VSMCs 位于血管中膜，是决定血管结构和功能的重要因素。在心血管疾病状态下，血管的结构和功能均会发生明显变化，即血管重建，如高血压和动脉粥样硬化时血管壁均增厚，ECM 如胶原沉积增加，血管壁顺应性下降，管腔变窄。VSMCs 具有收缩与舒张及分泌 ECM 的功能，作为主要参与者在血管重建中起重要作用。

VSMCs 其主要承受周期性牵张作用。周期性牵张加载由频率、幅度和时间 3 个要素构成。因此，研究机械牵张 VSMCs 功能的影响，设计实验时应该全面考虑周期性牵张加载这三个要素。

1. **周期性牵张对 VSMCs 分化的影响** VSMCs 表型具有多样性和可变性的特点，其分化呈可逆状态。根据 VSMCs 结构和功能的不同，可以人为地将其分为收缩型（分化型, differentiated VSMCs）和合成型（未分化或去分化型, dedifferentiated VSMCs）两种表型。正常成人动脉的 VSMCs 以收缩表型为主，主要功能是维持血管的弹性和收缩血管，增殖、迁移能力差或无。合成表型属于不成熟类型，分化程度低或未分化，增殖、迁移、合成和分泌基质蛋白能力强。当血管受到损伤或体外培养的 VSMCs 受包括力学刺激在内的各种因子刺激时，VSMCs 能从收缩型转化为合成型并获得增殖能力，这个过程称为表型转化（phenotypic transformation）。由 VSMCs 表型转化所引发的细胞增殖、迁移与 ECM 异常增加，导致血管重建是血管病变发生发展的根本原因之一。

血管生理范围内的周期性牵张是维持 VSMCs 处于分化状态的重要调控因素。当 VSMCs 的受力发生改变，如高血压、动脉粥样硬化、静脉旁路移植和血管内放置支架等情况下，VSMCs 去分化转变为合成表型，VSMCs 增殖、凋亡、迁移导致了内膜新生和血管壁肥厚，同样的现象也见于体外培养的血管。应用 Flexcell 细胞应变系统，对培养的 VSMCs 施加生理范围的周期性牵张能够抑制细胞的增殖，诱导分化使细胞呈收缩表型，表现为 VSMCs 分化标志，如 h-caldesmon、α-actin、calponin、SM22、α 和 β tropmyosins 以及 VSMCs 肌球蛋白重链（SM-MHC）的表达增高。由此可见，

周期性牵张在促进 VSMCs 分化，维持血管形态结构和功能的稳定方面起重要作用。

对体外培养 VSMCs 施加不同频率相同幅度的周期性牵张，观察不同频率的周期性牵张对 VSMCs 排列和表型转化的影响及其机制。结果表明，不同频率的周期性牵张可以诱导体外培养的合成表型的 VSMCs 转化为收缩表型，其中以 1Hz 的机械牵张作用最强。研究显示，周期性牵张可激活细胞膜上的整合素、受体酪氨酸激酶、离子通道、蛋白多糖等机械感受器，进而活化细胞内的 MAPK、PI3-K/Akt、Notch、Rho 家族相关激酶和 STAT 等多种信号通路，影响不同的下游基因表达和蛋白的合成，调控 VSMCs 的分化。这个过程与 p38 信号通路和 Rho-GDIα 调节因子密切相关。这些研究结果提示，在体情况下血管应有其最适频率，防止 VSMCs 由收缩表型向合成表型过度转化，以维持血管结构和功能的稳定。此外，在血管组织工程的种子细胞种植过程，可以通过对其施加一定频率的周期性牵张，以调节 VSMCs 的表型转化，提高种植效果。

2. **周期性牵张对 VSMCs 迁移的影响** VSMCs 从血管中膜迁移到内膜，进而增殖并分泌 ECM 参与新生内膜的形成是动脉粥样硬化、血管成型术和支架内再狭窄（in-stent restenosis）以及静脉旁路移植后阻塞等临床常见血管病变的共同病理表现之一。机械应力和生长因子等多种生化与物理刺激均影响 VSMCs 迁移。探讨 VSMCs 迁移的力学生物学机制对于理解心血管疾病的发病机制有重要的理论和实际意义。

对 VSMCs 施加 1Hz 频率，不同幅度的周期性牵张，观察周期性张应变对 VSMCs 迁移影响。实验结果显示，5% 幅度的低张应变（近生理状态）刺激下，VSMCs 迁移能力接近于其静止状态，而 15% 幅度高张应变（近病理状态）则显著促进了 VSMCs 迁移。结果表明，近病理条件的高张应变具有与某些强力的趋化因子相同的作用，增强了 VSMCs 的迁移能力。

Akt 是 PI3K-Akt 信号传导通路中的重要信号分子，包括生长因子在内的多种刺激能够激活 VSMCs 的 PI3K，提高细胞内（3, 4, 5）3 磷酸磷脂酰肌醇含量，然后活化 Akt，进而活化其下游的一系列效应分子如葡萄糖合成激酶（GSK3）、S6Ks、Bad、FOXOS、mTOR（the mammalian target of rapamycin）等，参与调控细胞的迁移、增殖和凋亡等。PI3K-Akt 信号传导通路在 VSMCs 的增殖、凋亡和迁移等方面

起着重要作用。培养的大鼠主动脉 VSMCs 分别施加 5% 和 15% 的张应变（1Hz 频率）。在周期性张应变刺激下，细胞的 Akt 瞬时反应，受力 10 分钟时即达到磷酸化水平的峰值，且 Akt 的活化是张应变作用时间和强度依赖的。与低张应变比较，高张应变条件下 VSMCs 的 Akt 活化程度更高。可见，VSMCs 的迁移能力与细胞的 Akt 磷酸化水平均受机械牵张的调控，高张应变诱导 VSMC 迁移，促进 Akt 的磷酸化。同时，抑制剂 wortmannin 阻断了 Akt 磷酸化并一定程度上抑制了高张应变诱导的 VSMCs 迁移。这一结果有力地证明了在机械牵张条件下，VSMCs 迁移与细胞的 Akt 活化存在密切的相关性。

细胞迁移与细胞骨架相关，细胞骨架除提供维持细胞形状和细胞极性所需的结构网架外，其具有的动力学特征还可以提供细胞移动所需的趋动力。VSMCs 的细胞骨架主要是由肌动蛋白和少量波形蛋白聚集形成的蛋白纤维交织而成的立体网格结构，其中肌动蛋白在细胞迁移中起关键作用。为了进一步研究机械牵张、Akt 活化和 VSMCs 迁移之间的关系，采用免疫荧光技术检测 VSMCs 在不同幅度机械牵张条件下肌动蛋白 F-actin 的排列变化，并使用 PI3K 的不可逆抑制剂 wortmannin 验证 Akt 的磷酸化是否影响 F-actin 的重组。与 5% 低张应变相比，15% 高张应变能诱导 VSMCs 的 F-actin 重组，促进长形、无分支肌丝成簇排列，而抑制剂 wortmannin 能有效抑制高张应变诱导的 F-actin 重组（图 16-9）。这一结果表明，Akt 的磷酸化参与了机械牵张条件下 VSMCs 肌动蛋白骨架重组的调控。

已有研究表明，机械牵张能够激活细胞表面一些生长因子受体，如 PDGF。PI3K 是脂质激酶家族成员，能够被多种上游信号分子激活，包括 PDGF 和 IGF 等，PI3K 调节多种下游效应蛋白如 Akt 的活性。Akt 作为细胞中重要的信号分子，在许多生理过程中均发挥重要作用。上述实验结果表明，周期性牵张诱导了 Akt 活化，Akt 可经由肌动蛋白重组在张应变诱导的 VSMCs 迁移中发挥作用，促进了 VSMCs 迁移。也有研究证实，周期性牵张刺激下，大鼠 VSMCs 的 p38 经由 PKC ras/rac 信号传导途径迅速活化，参与调控 VSMCs 的迁移与增殖。

Rab 蛋白是小 GTP 结合蛋白，为 Ras 超家族

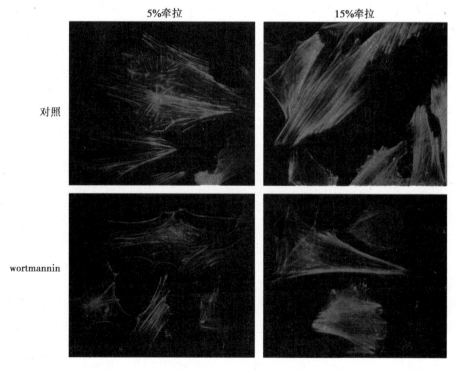

图 16-9 周期性牵张对 VSMCs F-actin 重组的影响

F-actin 罗丹明标记的鬼笔环肽染色。图示在 15% 高张应变条件下，VSMCs 的 F-actin 肌丝较长，多为无分支，成束状排列；而 5% 低张应变条件下，VSMCs 的 F-actin 肌丝排列杂乱无序。Wortmannin 预孵育后，在高低张应变条件下，细胞中 F-actin 肌丝排列均呈现无序状态，长形成簇肌丝较少

成员。它最早在芽殖酵母中被发现，与细胞分泌有关。后来，在大鼠大脑中发现基因同源的类似物，即被命名为 Rab（Ras-like in rat brain）。最新的研究表明，在体外模拟高血压动脉的力学环境，即在15% 高张应变（病理性张应变）条件下，VSMCs 旁分泌 Ang-Ⅱ上调 ECs 的 Rab28 表达；而抑制 ECs 的 Rab28 表达将导致其增殖下调，凋亡上调，迁移能力增强；抑制 VSMCs 的 Rab28 表达则仅导致其迁移能力减弱，对其增殖和凋亡无明显影响。Ang-Ⅱ刺激将导致 ECs 的 Rab28 和 NF-κB 转运入核，且 Rab28 和 NF-κB 在细胞质和细胞核均存在共定位。抑制 Rab28 表达引起 NF-κB 活化降低；而抑制 NF-κB 活化则导致 Rab28 表达下调，两者之间可能存在正反馈作用。Rab28 可能通过帮助 NF-κB 进入细胞核而参与 ECs 的功能调节。

在正常条件下，血流动力学因素可调节血管 ECs 和 VSMCs 的结构和功能，使血管功能最优化，以适应血压和血流的变化。血流切应力流或周期性牵张刺激导致细胞适应性响应，引起细胞结构重建，使细胞压力或张力变化最小化，改变细胞信号通路和基因表达，进而调控细胞功能，以维持血管的稳态。然而，在血管分叉或弯曲等几何结构复杂的区域，存在扰动的力学因素，这种细胞稳态的力学反馈调控机制不能起有效作用。因此，这些区域处于病理条件之下，如再与吸烟、肥胖、高血糖等其他危险因子叠加，即易患动脉粥样硬化等血管疾病。因此，深入开展心血管疾病血管重建的细胞力学生物学机制研究，将为有效防治心血管疾病提供力学生物学新的理论和实验依据。

第四节　骨细胞力学生物学

骨骼是人体承担力学载荷的主要结构，骨的生长、发育和重建受力学因素至关重要的影响。正常骨组织依靠骨重建的动态平衡来维持自身结构和功能的完整性。在力学环境变化、年龄增长和雌激素缺乏等因素作用下，骨吸收超过骨形成，骨重建的平衡被打破，最终导致骨质疏松形成，例如太空飞行的失重环境可导致人下肢骨质丢失率可达每月 1.6%。在老年、绝经妇女和航天等不同原因的骨质疏松发生机制及防治研究中，骨细胞力学生物学的重要性已备受关注。

一、骨组织承受力学载荷

骨组织的主要细胞成分包括骨细胞（osteocyte）、成骨细胞（osteoblast）和破骨细胞（osteoclast）等。骨细胞存在于骨基质内，其余细胞均位于骨组织表面。骨细胞位于骨陷窝（bone lacuna），在骨单位（osteon）内围绕哈佛管（Haversian canal）排列。骨细胞是骨组织中数量最多的细胞，它有许多突起，深入矿化基质的骨小管（canaliculus）内，突起长约 15mm，能穿过骨小管与相邻细胞的突起相接触。每个骨细胞与多个细胞相连，最多可达 12 个，2 个相接触的突起构成缝隙连接，信号分子可以通过缝隙连接在细胞间传递（图 16-10）。所有的骨细胞与骨内、外膜上的成骨细胞通过缝隙连接构成复杂的网状结构，局部的物理和化学信号能迅速传递到整个骨组织。

骨细胞被认为是骨组织中的主要力学感受器。骨细胞及其突起位于充满液体的骨陷窝和骨小管网络中，对组织液的静水压和流动产生的切应力极为敏感。有研究认为，骨的力学载荷导致的压力梯度引起骨质内组织液流动，其中扰动流对骨细胞产生的切应力在 0.8～3Pa 之间，而产生的静水压大约是血管系的 40 倍。正常生理的力学载荷导致人或动物活体整骨的应变范围在 0.04%～0.3%，但一般很少超过 0.1%，这一水平的应变不能刺激骨细胞。也就是说，骨细胞不直接对骨组织的机械应变做出响应，而是对由载荷引起的骨组织内的液体流动间接做出响应。此外，在骨髓腔和骨髓间隙中的骨髓源性的骨原细胞（osteoprogenitor cell）也承受组织液流动切应力和静水压，而在间充质软组织，如血管中潜在的骨原细胞则承受力学牵张力（图 16-10）。

骨细胞感知力学刺激后，将力学信号转导为细胞内级联放大的化学信号，导致细胞基因表达变化，出现细胞的一系列适应性反应。目前有关骨细胞的力学感知和转导机制尚未完全了解。

二、骨细胞具有力学感受器

骨细胞与其他细胞一样能通过各种力学感受器和信号机制对机械力作出响应。

1. **离子通道**　细胞膜上两种主要的钙离子通道是应力敏感型钙离子通道和 L 型电压依赖性钙离子通道。应力敏感型离子通道可被流体切应力直接激活，从而引起胞外钙离子内流，迅速增加胞内的钙离子浓度。细胞内钙离子浓度的峰值大小以及对切应力响应的细胞数与流体切应力的大小与刺激频率有关。L 型电压依赖性钙离子通道由流体流动造成的流动电势直接激活。

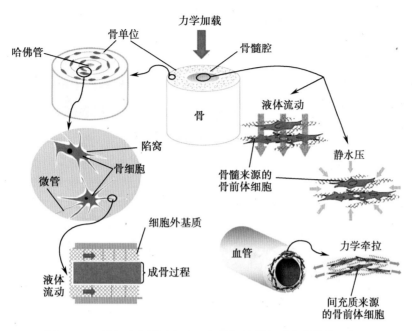

图 16-10 骨细胞和骨原细胞解剖位置及所承受力学载荷示意图
左侧图示骨的分级结构及骨细胞在骨组织中的结构；右侧图示在骨及其他间充
质组织（右下角）中的骨原细胞所承受的力学载荷（引自：Chen JH，2010）

2. **整合素与细胞骨架** 整合素是位于细胞表面的一大类穿膜受体蛋白，其细胞外结构域与其相应的 ECM 蛋白结合，它的胞内结构域不仅与骨架蛋白相互作用，而且和 FAs 中的信号分子相互作用。这样，整合素把细胞内外联系起来，成为细胞内外信息传递的桥梁。各种力学信号通过一种整合素依赖的方式激活细胞内的信号通路。因此，整合素 - 细胞骨架复合体被认为是细胞主要的力学信号转导位点。

3. **缝隙连接** 在骨细胞突起的末端以及骨细胞和成骨细胞之间存在缝隙连接，它为骨细胞以及骨细胞与成骨细胞之间建立了直接的细胞 - 细胞间通信。连接子（connexon）从中起重要作用。当成骨细胞受到力学刺激时，缝隙连接子磷酸化和功能受力学因子调节，并在骨基质蛋白基因表达中起作用。

4. **原始纤毛** 原始纤毛的功能已成为当前细胞和分子生物学的热点问题。原始纤毛以微管为轴丝包绕纤毛状质膜组成，纤毛的质膜与细胞质膜不同，但相连续。原始纤毛作为一种细胞的外伸，被认为是一种力学感受器。纤毛任何小的偏转或摆动即可导致其基底部大的形变（应变），而触发细胞的力学响应。骨细胞已确认具有原始纤毛，而且有证据表明，骨细胞和成骨细胞通过原始纤毛感受液体流动。

三、力学因素在骨重建中具有重要作用

骨重建（bone remodeling）指一种持续进行的新骨替代旧骨的过程，其作用在于维持骨的力学性质，防止骨组织内由微损伤或微裂痕的积累而导致的骨结构被破坏。骨重建是破骨细胞和成骨细胞相互作用的过程。该过程起始于静止的骨表面出现破骨细胞，它们附着在骨组织基质上，在骨与破骨细胞的交界处形成有皱褶的边界，构成一个隔离的微环境。破骨细胞酸化这个微环境，并且分解骨的有机和无机成分。骨吸收过程停止时，成骨细胞即在同一区域出现，它们来自于骨髓、骨膜和软组织中的骨髓基质干细胞，分泌形成类骨质（osteoid），并通过矿化形成新骨。

力学因素在骨重建中起着重要作用。机械载荷诸如压缩力、张力或流体切应力施加于长骨，或髓内压变化促进骨髓和骨小管中的液体流动，在骨皮质启动了新的骨形成。在骨皮质内侧，位于骨内膜（endosteum）的前成骨细胞（preosteoblast）以及从骨髓腔的骨原细胞新分化的成骨细胞参与了皮质骨内表面的骨形成。骨皮质中间的骨单位中也有可以分化为成骨细胞的骨原细胞，力学载荷增加了重建骨单位中的压力和液体流动可诱导它们参与皮质骨内的骨重建。在骨皮质外侧，骨外膜（periosteum）中的骨原细胞来源的成骨细胞参与了

骨膜内成骨。成骨细胞产生类骨质填充在成骨细胞之间，逐渐将成骨细胞包埋。成骨细胞被埋入类骨质后即改称为骨细胞。

骨细胞通过可溶性自分泌和旁分泌信号分子把信号传到其他细胞和细胞-细胞间的直接接触调节骨重建。现有研究已确认一些信号分子如骨钙蛋白（osteocalcin）、骨桥蛋白（osteopontin，OPN）、前列腺素（prostaglandin，PGE₂）、一氧化氮（nitric oxide，NO）、NF-kB 受体激活剂配体（receptor activator of nuclear factor kappa B ligand，RANKL）和骨保护素（osteoprotegerin，OPG）等均涉及骨重建的力学调控（16-11）。

研究报道，当 OPG 阻断破骨细胞发生并减少已有破骨细胞存活时，RANKL 刺激破骨细胞前体变为破骨细胞。RANKL/OPG 比例决定骨的再吸收，当骨细胞承受扰动流刺激，RANKL/OPG 比例减少，与骨细胞直接接触的破骨细胞形成就被抑制，提示骨细胞在生理性力学刺激下通过 RANKL

和 OPG 可防止骨的再吸收。有研究表明，Sost 基因编码的硬化蛋白（sclerostin）是另一个重要的骨重建力学调节蛋白。它主要在成体骨表达，通过阻断 Wnt 信号通路抑制骨形成。在体大鼠和小鼠尺骨周期性加载后，Sost 和硬化蛋白表达减少且其水平与载荷的水平成比例。尾部悬吊小鼠的 Sost 表达增加；尾部悬吊骨细胞转基因小鼠的硬化蛋白 mRNA 未增加，而在野生型小鼠却显著增加。有研究表明，流体加载使骨细胞 Wnt3α 基因表达上调。这些研究提示，骨细胞可以通过 Wnt 依赖机制调节力学加载诱导的骨重建。

骨力学生物学从著名的 Wolff 定律和组织水平研究到细胞分子水平的研究进展，为我们提供了机械力调控骨形成和再吸收的一些新的基本认识。然而，骨细胞的力学信号感受和转导的分子机制、骨细胞-细胞间的直接接触在骨细胞力学感知中的作用以及多因素微环境的整合影响等将成为骨细胞力学生物学今后研究重要领域。

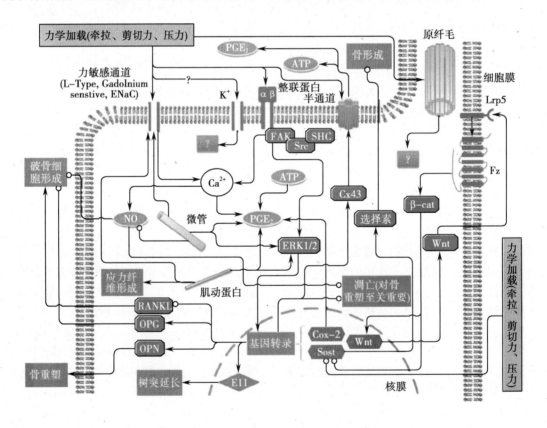

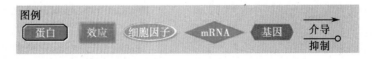

图 16-11 骨细胞力学生物学-感受器、信号通路和响应示意图
（引自：Chen JH, 2010）

第五节　干细胞力学生物学

干细胞（stem cell）具有自我更新和多样性分化潜能，在再生医学和发育生物学研究中有很大的应用前景。多能胚胎干细胞（embryonic stem cells，ESCs）早已能从胚胎分离。组织特异的成体干细胞也已经可以从许多物种的各种成体组织分离。科学家已可从成体细胞中诱导多能干细胞（induced pluripotent stem cells，iPSCs）。然而，为将干细胞应用在治疗和科学研究领域，深入了解和精确控制干细胞的生物学行为已成为具有挑战性的关键科学问题。

干细胞分化受到细胞所处的微环境中的多种因素的调控，其中物理因素影响也不可忽视。研究力学因素对干细胞生物学行为的影响及其机制对干细胞研究具有重要意义。

一、细胞外基质和细胞骨架参与干细胞分化

干细胞的增殖、凋亡或分化为不同的细胞需要

复杂的细胞外和细胞内信号网络调控。细胞骨架不仅对细胞起到支持作用，它们还通过细胞-ECM和细胞-细胞黏附将机械张力传递给其他细胞，介导不同类型的机械信号，在细胞分化中扮演重要的调节角色。在干细胞分化中，细胞经历了细胞骨架蛋白表达和空间分布的许多形态学差异变化。细胞骨架成分，尤其是肌动蛋白与其下游分子在干细胞分化中有很强的影响，早期的细胞骨架重组对细胞长期的功能有很大的作用。肌动蛋白细胞骨架通过细胞形状、骨架张力以及 Rho 与 Rho 蛋白激酶（Rho-associated coiled-coil containing protein kinase，ROCK）信号机制可明显地诱导人间充质干细胞（human mesenchymal stem cells，hMSCs）向成骨细胞分化。机械力如流体切应力和周期性牵张均可以通过 Rho-ROCK 信号通路改变细胞骨架装配和方向对细胞的生长和命运转换（fate switching）产生重要影响（图 16-12）。

干细胞的分化趋向除了与其 ECM 微环境的化学因素如各种生长因子有关外，还与 ECM 的力学性质、在微纳米尺度的几何形状以及从 ECM 向细

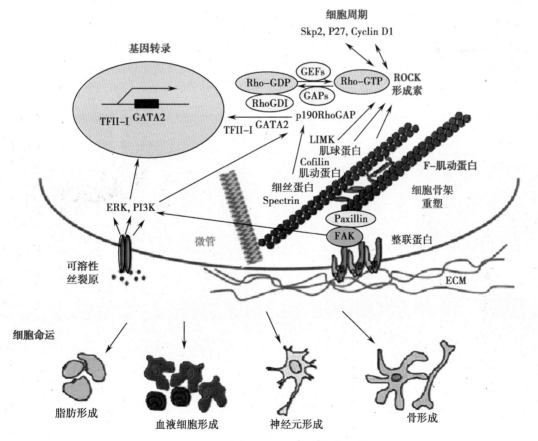

图 16-12　细胞骨架影响干细胞分化示意图
（引自：Mammoto A，2009）

胞传递的力学信号等物理因素有密切的关系。在干细胞发育和它的终生均要接受许多物理信号，如张力、压缩、切变、渗透和流体切应力，经常出现干细胞与 ECM 的生物力学相互作用。ECM 的张力可通过黏着斑诱导细胞核与细胞骨架牵张，ECM 的压缩能显著改变局部电荷密度和离子浓度，潜在地激活敏感离子通道的渗透性。这些力学刺激可独立地显著影响在体和离体干细胞的生长和分化。

细胞的形状影响细胞的生长和分化。与标准的 2D 培养系统相比，在 3D 培养系统，细胞一般多被诱导为圆形或球形。例如，生长在 2D 培养系统的软骨细胞呈伸长形状导致去分化成为成纤维细胞表型，而用球状培养器或包裹在凝胶中保持 3D 形状培养，它们仍保持正常的表型。因此，诱导成体或胚胎干细胞分化成软骨细胞需要一个能保持它们圆形相比形状的培养环境。直接比较细胞和细胞核的形状发现，骨髓干细胞核的形状越圆，其软骨发生的分子标志物表达越多。细胞形状影响细胞生长和分化的确切机制尚不清楚，有研究认为 Rho/Rock 信号通路调节了 F-actin 细胞骨架的构型，改变了细胞的力学性质，对细胞的生长和分化产生了影响。

ECM 的力学刚度（stiffness）影响细胞的生长和分化。细胞通过调节细胞骨架的聚合和交联，改变其内部的刚度，以适应其 ECM 的顺应性。在

组织重建时，这一响应可以改变细胞的形态和基因表达。ECM 和细胞骨架的力学特性可以调节各种干细胞的生长和分化。细胞黏着斑生长与细胞骨架构建随基质刚度增加而增加，间充质干细胞（mesenchymal stem cells，MSCs）在神经组织的软凝胶（1kPa）上细胞黏着斑呈不易见的点状；在较硬的肌原性凝胶（11kPa）上黏着斑呈明显点状；在最硬的成骨质凝胶（34kPa）上黏着斑呈细长状，比细胞在玻璃上生长更向细胞周边分布。F-actin 构建的应力纤维也有相同趋势，随基质刚度的增加而逐渐增加（图 16-13）。

MSCs 在具有脑组织弹性松软的 ECM 凝胶上分化为神经元，在中等刚度的 ECM 基质上可分化为肌细胞，而在具有类骨质刚度的 ECM 上可分化为骨细胞。神经干细胞在与神经组织相同刚度的软凝胶上向神经元分化，在较硬的凝胶上则向神经胶质细胞分化。

ECM 的纳米拓扑结构影响干细胞的生长和分化。ECM 在纳米尺度上改变其几何形态和尺寸特征可对干细胞的黏附、增殖和迁移产生显著影响，其机制尚未完全了解。细胞可以改变其铺展的程度，通过改变整合素和其他细胞黏附分子的聚集以及细胞骨架的结构，改变黏着斑的尺寸、数量和分布特征以适应基质在单细胞尺度特征上的变化。而后，这些变化进一步影响细胞骨架张力以及力学与其他分子信号的传递和转导。

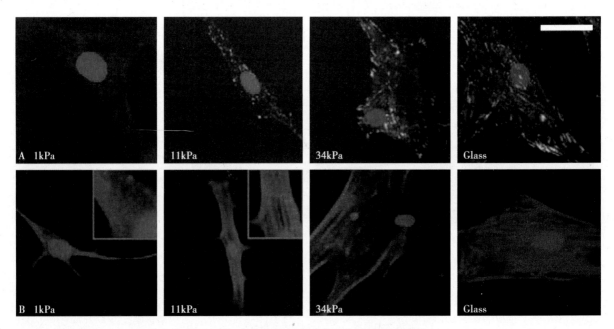

图 16-13　基质刚度对间充质干细胞分化的影响

A. Paxillin 标记的细胞黏着斑生长随基质刚度增加而逐渐增加；B. F-actin 构建的应力纤维也随基质刚度的增加而逐渐增加（引自：Engler AJ, 2006）

二、力学加载调控干细胞分化

如前所述,机体的细胞、组织和器官无论是在其发育阶段还是其终生都要持续承受各种力学刺激,如重力、运动、血流和其他物理过程力的作用。力学因素与细胞间的相互作用对于机体健康以及疾病状态如动脉粥样硬化和骨质疏松都是至关重要的。力学因素也可以显著影响机体发育过程,在调控干细胞分化趋向和命运中起重要作用。组织细胞的简单力学加载可导致复杂的物理微环境变化,包括随时间变化的应力、应变、液体流动和压力以及一些其他潜在的生物物理变化如渗透压和电场。这些微环境的变化又可明显改变细胞力学或渗透压敏感离子通道、细胞骨架张力、ECM 蛋白结构和生长因子及细胞激酶的活性,从而影响细胞的结构和功能。

1. 周期性牵张对干细胞分化的影响 将 MSCs 培养在用蛋白包被的可变形膜上,对其施加 5% 或 10% 周期性单轴牵张,结果细胞趋向为肌原性表型,平滑肌标志物 actin 表达显著。然而,1% 或 15% 幅度的加载却减少了平滑肌标志物的表达,也未能诱导细胞呈肌原性表型,提示周期性牵张的幅度在干细胞分化中起重要作用。体外对 MSCs 施加双轴的周期性牵张可诱导其成骨性分化,特征性成骨标志物如 Runx2、osrerix 和碱性磷酸酶表达以及钙沉积增加。周期性牵张可诱导大鼠 ESCs 向 VSMCs 分化。对 Flk-1 阳性的胚胎干细胞施加周期性牵张(4%～12% 幅度、1Hz 频率、24 小时)能显著促进细胞增殖,使细胞排列方向垂直于牵张方向,VSMCs 表型分子在基因和蛋白水平的表达均呈剂量依赖性增加。

用软光刻技术在弹性基底膜上制作许多平行的微沟。这一拓扑结构可使种植与其上的 MSCs 平行于牵张轴,以模拟在体 VSMCs 排列状态。然后,对 MSCs 施加 5% 幅度的单轴牵张(1Hz,2～4 天),DNA 微芯片分析发现,细胞整体基因表达变化,包括平滑肌标志物 colponin 1 表达增加,软骨基质标志物表达减少及 Jagged 1 信号分子下调。同时,单轴牵张促进了 MSCs 增殖。然而,当基底膜微图形使细胞排列方向垂直于牵张轴时,细胞一些基因表达的变化减少了,但 MSCs 的增殖却未被影响。结果表明,周期性力学牵张在 MSCs 分化中起重要作用,且力学转导的作用依赖于细胞排列方向与牵张方向的关系。这种细胞对各向异性力学环境的不同的响应特性,在心血管发育、血管重建和组织工程研究中均有重要意义。

2. 流体切应力对干细胞分化的影响 流体切应力对干细胞分化的影响研究主要集中在 ECs 和成骨细胞分化上。在流体切应力对 ECs 分化影响的研究中,内皮祖细胞(endothelial progenitor cells,EPCs)的分化又是备受关注的重要问题。EPCs 是成熟 ECs 的前体细胞,亦称成血管母细胞(angioblast),具有增殖、迁移并进一步分化为成熟 ECs 的特性。EPCs 是干细胞分化成熟过程中的一个阶段。EPCs 能在一定条件下,在机体的缺血区、组织损伤部位形成新生血管,促进创伤修复和血流恢复。因此,EPCs 在心肌梗死或肢体缺血治疗、基因工程载体以及构建组织工程血管等方面有很好的潜在应用前景。

当 EPCs 定位于损伤内膜处后,将受流体切应力的影响。体外实验证明,流体切应力是影响 EPCs 分化的一个重要因素。流体切应力可以诱导 EPCs 和 Flk-1 阳性胚胎干细胞向血管 ECs 分化。当 EPCs 迁移定位于损伤内膜后,EPCs 除与血流直接接触外,还与中膜 VSMCs 相接触。应用 EPCs 和 VSMCs 联合培养流动腔模型,可以更好地模拟在体条件下这两种细胞的位置关系,且可以对 EPCs 侧施加一定大小的流体切应力,更好地模拟了体内 EPCs 所处的生理环境。EPCs 和 VSMCs 联合培养流动腔模型研究显示,在联合培养施加流体切应力的条件下,长梭形 EPCs 的数量明显增加;ECs 标志物 CD31 和 vWF 的表达显著上调,同时祖细胞标志物 CD133 和 CD34 的表达显著下调。流体切应力和 VSMCs 分别都可以不同程度地促进 EPCs 分化,而且切应力促进 EPCs 分化的效率比 VSMCs 强。流体切应力和 VSMCs 协同作用促进 EPCs 分化的效果比其中任一单因素的影响都要显著。进一步研究证明,组蛋白去乙酰化酶 SIRT1 参与了切应力诱导的人脐血来源 EPCs 向 ECs 分化,且 PI3k/Akt-SIRT1-ac-H3 信号通路在其中起重要调节作用。

miRNAs 是在真核生物中发现的一类内源性的具有调控功能的高度保守的非编码 RNA。miRNAs 通过降解靶 mRNA 或者阻遏靶 mRNA 的翻译发挥作用,在细胞的增殖、迁移、凋亡、衰老和分化等生物学行为调控中均发挥重要作用。miRNAs 有可能成为心血管新的调控靶标和潜在的生物标志物(biomarker)。最新研究发现,miRNA16 在早期 EPCs 和晚期 EPCs 的表达存在差异;miRNA107 可通过其靶基因 HIF-1β 部分地抑制大鼠 EPCs 向

ECs 分化，而特异性地去除骨髓 EPCs 的 Dicer 酶，减少了循环 EPCs 的数目，抑制了肿瘤新生血管的生长。既然，miRNA 在 EPCs 有表达且功能重要。那么，在切应力条件下，miRNAs 在 EPCs 分化中有何调控作用及其机制就成为血管细胞力学生物学研究拟解决的又一重要科学问题。

已有的研究证明，流体切应力也是干细胞向成骨细胞分化的重要影响因素。培养在灌流系统中的 MSCs 可增加其成骨潜能。与静态培养并用骨分化促进剂地塞米松处理相比较，大鼠骨髓间质细胞较长时间（16 天）置于恒流灌注（1ml/min）反应器中可显著增加其基质矿化。而且，长时间（1～20 天）切应力加载对干细胞成骨分化有持续地影响。与静态培养或恒定切应力加载相比，以脉动流平行平板流动腔产生的间断切应力刺激大鼠骨髓间质细胞 ERK 和 p38 磷酸化、PGE_2、COX-2 和 VEGF 上调，而细胞先给予 24 小时或更短时间的切应力加载，然后在移至静态培养 13 天，细胞的骨相关蛋白如 OPN、OCN 的 mRNA 表达依然上调。同样，在旋转反应器中，种植在聚乳酸支架上的人骨髓 MSCs 向内生长和成骨分化增加。与静态培养相比较，动态培养 3 周后，促进细胞碱性磷酸酶活性，增加 10 倍的钙含量，上调成骨标志基因如 COL1A1、BMP2、ON、RUNX2 和 OSX 表达。

流体切应力诱导干细胞分化的机制是多方面的，包括整合素介导的信号网络、细胞膜的流动性、离子通道、G 蛋白偶联受体、内皮黏多糖层及原始纤毛等。深入了解干细胞分化的力学生物学机制，以精确控制干细胞的生物学行为将成为今后研究关注的重要科学问题。

当前，生命科学和医学基础研究的发展趋势之一就是越来越认识到物理因素，尤其是力学因素和调控规律在生命活动和疾病发生发展中扮演着十分重要的角色。后基因组时代的生命活动和重大疾病研究，将在传统生物医学的基础上，多学科综合交叉，深入开展细胞力学生物学研究，探讨生命现象的动力学行为，从而为更好地阐明生命科学和健康领域的重大科学问题提供细胞生物学基础，可望为防治疾病和提高人类健康水平提供重要突破。

（姜宗来）

参 考 文 献

1. Fung YC. Biomechanics: motion, flow, stress and growth. New York: Springer-Verlag Inc, 1990: 499-546

2. Wang HQ, Huang LX, Qu MJ, et al. Shear stress protects against endothelial regulation of vascular smooth muscle cell migration in a coculture system. Endothelium, 2006, 13: 171-180

3. Fabry B, Maksym GN, Butler JP, et al. Scaling the microrheology of live cells. Phys Rew Lett, 2001, 87: 148102

4. Hahn C, Schwartz MA. Mechanotransduction in vascular physiology and atherogenesis. Nat Rev Mol Cell Biol, 2009, 10: 53-62

5. Chien S. Mechanotransduction and endothelial cell homoestasis: the wisdom of the cell. Am J Physiol Heart Circ Physiol, 2007, 292: 1209-1224

6. Wang YH, Yan ZQ, Qi YX, et al. Normal shear stress and smooth muscle cells modulate migration of endothelial cells through histone deacetylase 6 activation and tubulin acetylation. Ann Biomed Eng, 2010, 38: 729-737

7. Qi YX, Jiang J, Jiang XH, et al. Paracrine control of PDGF-BB and TGFβ1 on cross-talk between endothelial cells and vascular smooth muscle cells during low shear stress induced vascular remodeling. PNAS, 2011, 108: 1908-1913

8. Qu MJ, Liu B, Wang HQ, et al. Frequency-dependent phenotype modulation of vascular smooth muscle cells under cyclic mechanical strain. J Vasc Res, 2007, 44: 345-353

9. Jiang J, Qi YX, Zhang P, et al. Involvement of Rab28 in NF-κB nuclear transport in endothelial cells. PLoS One, 2013, 8: e56076

10. Chen JH, Liu C, You L, et al. Boning up on Wolff's law: mechanical regulation of the cell that make and maintain bone. J Biomech, 2010, 43: 108-118

11. Jacobs CR, Temiyasathit S, Castillo AB. Osteocyte mechanobiology and pericellular mechanics. Annu Rev Biomed Eng, 2010, 12: 369-400

12. Treiser MD, Yang EH, Gordonov S, et al. Cytoskeleton-based forecasting of sem cell lineage fates. PANS, 2010, 107: 610-615

13. Mammoto A, Ingber DE. Cytoskeletal control of growth and cell fate switching. Curr Opin Cell Biol,

2009，21：864-870

14. Guliak F，Cohen DM，Estes BT，et al. Control of stem cell fate by physical interaction with the extracellular matrix. Cell Stem Cell，2009，5：17-26

15. Engler AJ，Sen S，Sweeney HL，et al. Matrix elasticity directs stem cell lineage specification. Cell，2006，126：677-689

16. Cheng BB，Yan ZQ，Yao QP，et al. Association of SIRT1 expression with shear stress induced endothelial progenitor cell differentiation. J Cell Biochem，2012，113：3663-3671

17. Plummer PN，Freeman R，Taft RJ，et al. Micrornas regulate tumor angiogenesis modulated by endothelial progenitor cells. Cancer Res，2013，73：341-352

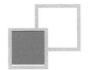

第四篇

特殊类型细胞及再生医学基础

第十七章 生殖细胞发生特点及其生物学意义

提要

生殖细胞是动物机体内一种特殊分化细胞，是个体发生的基础。成熟生殖细胞又称配子，可分两类，即雄性的精子与雌性的卵子，分别在睾丸和卵巢中发生。精卵融合的过程称为受精，受精是两性配子之间相互识别、融合并启动分化发育的复杂过程。在细胞与分子水平上阐明生殖细胞发生特点，有利于更好地了解其生物学意义，有助于研发理想的节育方法和提高不育症的诊断与治疗。

第一节 生殖细胞的起源与发生

一、原始生殖细胞起源于靠近尿囊基部卵黄囊背侧的内胚层

生殖细胞来源于原始生殖细胞（primordial germ cells，PGCs），在胚胎和个体发育过程中，PGCs 经过不断增殖、分化、发育为成体动物器官中的精子或卵子。目前对各种脊椎和无脊椎动物精子和卵子发生的生理学特性有深入研究，但对生殖细胞的祖细胞——原始生殖细胞研究相对较少。

（一）PGCs 起源经历了谱系限定

高等动物和人类原始生殖细胞起源于胚外内胚层（extraembryonic endoderm）或上胚层（epiblast）。在上胚层中，能发育为原始生殖细胞的细胞起初与其他细胞没有本质区别，但向生殖细胞系发育的上胚层能接受其周围组织和细胞的多种信号，如：骨形态生成蛋白 4 和 8b（BMP4、BMP8b）、转化生长因子 β（TGF-β）都在胚外外胚层（extraembryonic ectoderm）靠近 PGCs 发生的上胚层区域表达。研究发现，在内脏内胚层和外胚层表达的 WNT 信号对 PGCs 形成是必需的，但重组 WNT 蛋白不能单独诱导培养时外胚层 PGCs 形成，只有 BMP 存在时才可以，表明 WNT 可能通过调节外胚层细胞对 BMP 的反应，促进形成 PGCs。在 PGC 前体细胞中，Prdm1（PR-domain containing protein 1，也称为 Blimp1）与 Prdm14 表达，Prdm1 抑制体细胞转录，促进生殖细胞系分化；Prdm14 不依赖 Prdm1 激活

全能型基因，更多 PGCs 起源需进一步深入研究。

在高等动物早期胚胎发育中，原始生殖细胞聚集，形成携母源卵细胞的特殊细胞质——生殖质、极性胞质和极性颗粒等生殖细胞决定子。研究表明，果蝇有其特有的生殖细胞决定子 Mvh（mouse vasa-homolog），但在小鼠中其同系物（homolog）并不在早期生殖系决定中起作用，直到 PGCs 迁移至生殖嵴中都没有检测到。

当前对生殖细胞命运决定的机制尚不清楚，但已知道赋予 PGCs 特定命运的一些特性仍是保守的：一是 PGCs 中体细胞分化程序被抑制；二是哺乳动物生殖细胞需要有特化的转录活性。

在小鼠胚胎中，Blimp1 基因对 PGCs 形成是必需的。在 E6.25 天胚胎（原条期阶段，pre-primitive streak stage）后侧的邻近上胚层的少量细胞中首先表现出 Blimp1 阳性。这些细胞在数量上增加，形成一簇强碱性磷酸酶活性的细胞，Stella（也就是 Primordial germ cell 7，Pgc7/developmental pluripotency-associated 3，Dppa3）和 Hox 基因（Homeobox genes）被阻止。所有的 Blimp1 阳性 PGC 前体细胞最初都表达 Hox 基因和抑制 Sox2。E6.5 天（原条早期，early streak stage），Prdm14 首先在 Blimp1 阳性细胞核及之后的 PGCs 细胞中表达。然而 E6.75 天后，Blimp1 阳性细胞开始表达 Sox2 和 Stella，而抑制 Hox 基因表达。在小鼠胚胎 E7.25 天，首先成为可辨认的 PGCs 是一簇约 40 个细胞，出现在原始尿囊基部，与胚外中胚层分开完成谱系限定。在 PGCs 的起源和特化的过程中，更多的转录调节因子见图 17-1。

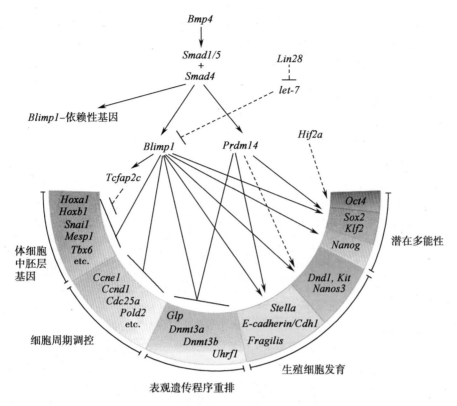

图 17-1　原始生殖细胞特化的转录调节

（二）PGCs 的迁移受多种相关因子调控

在 E7～E7.5 天时，PGCs 首先被发现位于将要形成的尾肠（forming hindgut）区域，E7.5 天位于尿囊基部，E8.0 天将要形成尾肠的内胚层内陷，PGCs 进入胚内，E9.0 天埋于尾肠壁包围，此阶段 PGCs 是一个被动迁移。到 E9.5 天，PGCs 开始离开尾肠，E10.5 天通过背肠系膜（dorsal mesentery）迁移到生殖嵴中。在胚胎 E11.5 天，几乎所有 PGCs 都到达生殖嵴，开始相互凝集。停止迁移的相关机制目前尚不清楚，可能生殖嵴体细胞有一个新信号或通过 PGCs 相互凝集产生内在信息，因为到达生殖嵴的生殖细胞能在通过第一次减数分裂的时候产生一种生殖细胞特异的核抗原，但其功能尚不清楚。

PGCs 迁移过程中，表达多种标志物，如组织非特异性碱性磷酸酶（tissue non-specific alkaline phosphatase，TNAP）、Frigilis、Stella、Oct4、酪氨酸激酶受体、c-kit。研究表明，Frigilis 是由干扰素介导的细胞表面穿膜蛋白，促进原始生殖细胞形成和同型聚集。*Frigilis* 是标志原始生殖细胞发生的第一个基因。*Stella* 参与染色体构成和 RNA 加工，是新生 PGCs 定型在生殖细胞系表达的第一个基因。与周围体细胞相比，PGCs 稳定高表达 Frigilis；新

生 PGCs 表达 Stella，同时高表达 Frigilis，而不表达 Hoxb1；不表达或低表达 Frigilis 的细胞检测不到 Stella。Stella 表达与 PGCs 生成直接相关，推测其可能是维持细胞多能性的关键基因。Oct4 是一种属于 POU 家族的转录因子，*Oct4* 基因所表达的蛋白是一个细胞全能性的标志，也是维持细胞多能性的一个重要转录因子，在早期胚胎发育及原始生殖细胞中起重要作用。

在迁移过程中，PGCs 与不断改变的环境相互作用，能根据遇到的不同细胞群体或细胞外基质分子改变自身的黏连性质。PGCs 在 E9.5 天离开尾肠时，立即伸展丝足（filopodia）与其他细胞相互连接，filopodia 可能参与调节 PGCs 的迁移。这些细胞外基质为细胞迁移提供支架，还包括纤连蛋白（fibronectin，FN）和层黏连蛋白（laminin，LN）。在胚胎 E10.5 天，PGCs 离开背肠系膜，聚集在体腔上皮细胞的 LN，然后生殖腺开始形成，PGC 通过 LN 聚集在一起。PGCs 与细胞外基质相互作用强度影响其迁移速度。有许多与原始生殖细胞迁移相关基因、生殖细胞特异性基因等功能尚不清楚。

（三）PGCs 发育过程中伴随性别分化

PGCs 迁移过程也是其发育的过程，大致经历了谱系限定、特化为原始生殖细胞、定位于生殖嵴

中。在整个发育过程中,PGCs 完成体细胞程序的抑制(repression of somatic program)、潜在多能性的再获取、组蛋白修饰的动态改变、X 染色体的再激活、全基因组的 DNA 甲基化、印迹消除、性别分化等多种复杂的过程,见图 17-2。有研究显示,microRNAs(miRNAs)在整个生殖细胞发育过程中主要调节 mRNA 表达,直接影响特异性蛋白质的表达,是重要的调节因素之一。

PGCs 成活与增殖被精确调控,从 E8.5 天 100 个细胞增殖到胚胎 E11.5 天 3000 个细胞,PGCs 数目增殖 30 倍。PGCs 在增殖期发生一件重要事件,

雌雄的表观遗传程序重排,最可能是全基因组的 DNA 甲基化(图 17-3)。这个阶段尽管有男性特异性基因表达,但雌雄生殖腺没有形态上差异。睾丸决定因子 SRY 在胚胎 E10.5 天表达,可见的形态差异出现在胚胎 E12.5 天,男性生殖腺呈束排列,雌性生殖腺无规则排列。

性别发生分化后,雄性生殖细胞进入细胞周期 G₀ 期,而雌性生殖细胞则开始减数分裂形成卵原细胞,后停止于减数分裂前期 I。出生后性成熟时,雄性生殖细胞恢复有丝分裂,形成睾丸精原干细胞,进一步减数分裂形成成熟精子;卵原细胞恢

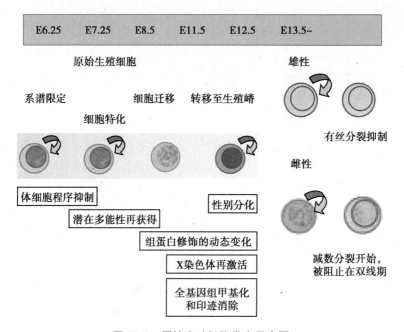

图 17-2 原始生殖细胞发育示意图

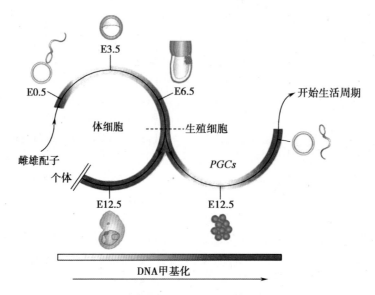

图 17-3 胚胎发育期间的 DNA 甲基化水平示意图

复减数分裂后,产生成熟卵子。

(四) PGCs 的凋亡

原始生殖细胞并不是全部都能达到生殖嵴,在迁移过程中,PGCs 的总体数目是增加的,也存在一些发育或迁移异常的 PDCs,机体存在复杂精致的调节途径,诱导正常或异常的 PGCs 进入凋亡途径。有研究显示雌性鼠从 PGCs 迁移到最终形成原始卵泡约有 70% 凋亡。

调节 PGCs 凋亡的内源性调控因子有 Bax、Bak、Bad、Bim、Caspase 3,外源性凋亡调节因子有 Fas 和 Caspase 8,生殖细胞凋亡与否取决于存活因子(Bcl-x)与凋亡因子(Bak)的平衡。在孕早期 BMP4 对 PGCs 呈负调节作用,促进 PGC 凋亡。而 Fragilis 可延长 PGC 有丝分裂周期起到抗 PGC 增殖的作用,Kit 配体能阻止 PGC 凋亡。

二、原始生殖细胞经过细胞分裂、分化形成精子或卵子

生殖细胞发生包括原始性腺分化、原始生殖细胞增殖与分化等,经过减数分裂,最终产生精子或卵子的过程。

(一) 原始性腺分化出原始生殖细胞

胚胎时期原始性腺是中性的,既能分化成女性性腺,也能分化成男性性腺。人类性腺处于未分化状态持续到受精后 42 天,胚胎第 7 周时,原始性腺开始向睾丸或卵巢分化,主要取决于受精卵细胞中的 Y 染色体。如果有 Y 染色体,原始性腺向睾丸发育;没有 Y 染色体,则向卵巢发育。

原始性腺向睾丸分化是由于睾丸决定因子(testis determining factor, TDF)存在。1990 年,Sinelar 等分离出一种 *SRY*(sex-determining region Y)基因,一种单拷贝基因。人 *SRY* 基因位于 Y 染色体短臂上,编码一种含 204 个氨基酸残基的蛋白,中心部分有能与 DNA 结合的 HMG(high mobility group)家族区,HMG 区含 72~83 个氨基酸残基。到目前为止,*SRY* 被认为是最符合 TDF 的候选基因。

原始性索与生殖上皮脱离,与原始生殖细胞结合形成睾丸索。胚胎第 8 周时,睾丸索与生殖上皮之间出现一层很厚的纤维被膜,即为白膜。白膜出现是原始生殖腺向睾丸发育的一个重要标志。睾丸不断增大,与退化中的中肾分开,并出现自己的系膜——睾丸系膜。白膜在睾丸后缘增厚形成睾丸纵隔。睾丸纵隔内结缔组织深入到睾丸索之间形成睾丸小隔,把睾丸分隔成 200 多个小叶,每个小叶内睾丸索分化成 1~4 条生精小管。生精小管

在出生时还是实心细胞索,由精原细胞和支持细胞构成,直至青春期前才产生管腔,开始精子发生。

在 XX 胚胎,PDCs 继续增殖到约 E13.5 天,数量达到约 25 000 个。卵原细胞来自于 PDCs 细胞,在胚胎时期就已开始进行减数分裂,而完成减数分裂是直到与精子受精后,排出第二极体。

从 PGCs 到原始生殖细胞是一个相当复杂的过程,受多种内在和外在因子调节。研究显示小鼠雌性 PGCs 中,视黄酸基因 8(retinoic acid gene 8, Stra8)表达,及来自中肾的视黄酸都能诱导减数分裂。在发育期间,视黄酸信号有更多的作用,可能在使 PGCs 表达 Stra8 和 PGCs 适时进入减数分裂的分子机制中起重要作用。最近研究显示在 PGC 发育期间,PRC1(polycomb repressive complex 1)基因剂量相当重要,可能在雌性 PGCs 性别分化中对抗外在视黄酸信号起重要作用。更多调节机制有待进一步研究。

(二) 原始生殖细胞分裂形成精子或卵子

人精子发生经历原始生殖细胞、精原细胞(spermatogonium)、前细线期精母细胞(preleptotene spermatocyte)、双线期精母细胞(diplotene spermatocyte)、圆形精子细胞(round spermatid)、长形精子细胞(elongating spermatid)、延长的精子细胞(elongated spermatid),最后形成精子进入生精小管(seminferous tubule lumen)(图 17-4)。人卵子发生经过原始生殖细胞、卵原细胞(oogonia)、卵母细胞(oocytes)和卵子(eggs)发育过程。原始生殖细胞经大量增殖后,分化为精原细胞或卵原细胞,后两者分别经减数分裂,形成成熟配子。

生殖细胞有两个重要的命运决定选择:一是生殖细胞怎样被调控进入减数分裂周期,形成精子或卵细胞;另一个是性别命运的决定。一个简单的决定,生殖细胞便可进入男性特异性减数分裂开始精子发生或进入女性特异性减数分裂开始卵子发生。

减数分裂是一个复杂的调控过程,涉及多种调节因子。减数分裂一个主要特征是在 S 期染色体复制,之后连续二次分裂产生单倍体配子。减数分裂组合型调控对染色体分离是至关重要的,相关蛋白的鉴定与特征对我们理解染色体数怎么减半是重要的。一个主要的细胞分裂调控机制是纺锤体组装的检验点(spindle assembly checkpoint, SAC),其监控染色体不在纺锤丝上,阻止其进入后期。SAC 蛋白在阻止 cyclin B 降解中起重要作用。Mph1 蛋白激酶是 SAC 激酶 Mps1 家族成员,在减数第一次分裂时同源染色体的分离是必需的。磷

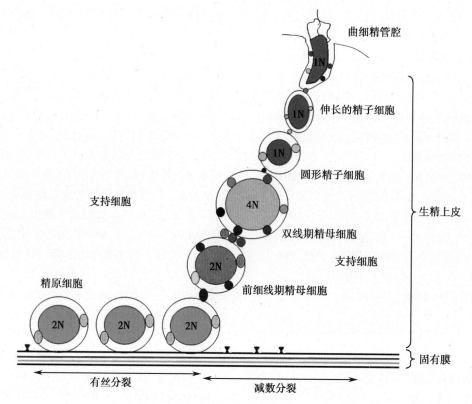

图 17-4 精子发生经历的各级细胞过程

酸化和蛋白激酶在减数分裂时保证染色体分离中起重要作用。

在减数分裂中可能存在很多调节分子，有待进一步阐明。如在调节男性生殖细胞进行有丝分裂还是减数分裂过程中哪些基因或蛋白起作用？细胞骨架在减数分裂中的作用？生殖激素在调节细胞减数分裂过程中分子机制是什么？哪些因素能够影响生殖细胞的减数分裂？调节卵子发生的具体分子机制是什么？等很多问题都有待于进一步深入研究。

三、生殖细胞有其特殊的形态与结构

生殖细胞作为一种特殊分化细胞，是个体发育的基础，有其特殊的结构和功能。

（一）精子的独特形态保证其运动能力

正常精子形似蝌蚪，约 60μm，在光镜下分精子头部、颈部和尾部。头部主要由核、顶体及后顶体鞘组成，尾部又称鞭毛。精子头部主要是精子核，为双层核膜围绕，核膜前区覆盖核大部分，无核孔，紧贴染色质。靠近核膜外层有一连续的致密带，称基底板，为精子尾部固着头部之处。精子核主要由 DNA 和核蛋白组成，人精子核蛋白富于二硫键和精氨酸，大部分以半胱氨酸形式存在，对精子有保护作用。顶体（acrosome）位于精子核膜与质膜之间，覆盖细胞核前的帽形结构。顶体可分为顶体前区和赤道部两部分，顶体内存在许多酸性水解酶，当精子获能和发生顶体反应（acrosome reaction）时释放其中水解酶，溶解透明带使精子进入卵子内。顶体尾侧处细胞质局部浓缩，形成一薄层致密带，紧贴于精子膜下，使精子膜增厚，称为顶体后环（postacrosomal ring）。受精时，覆盖于此处的膜首先与卵膜融合，为精卵识别的部位。精子颈部很短，位于头和尾之间，由前端小头、后端节柱和中央中心粒组成。精子尾部又称为鞭毛，长约 55μm，分为中段、主段和末段。

（二）卵子的独特结构保证其受精功能

人卵子呈球形，直径约 135μm，胞质较多。刚排出的卵子，含少量卵黄质，为新个体提供最初的营养。成熟卵外是质膜，由卵母细胞和卵泡细胞分泌物共同组成，为糖蛋白。从卵母细胞发育之初开始迅速大量积累营养物质，主要是卵黄颗粒。成熟卵中主要分布在卵子皮质内，呈一种平行双层膜围有一腔或池的膜性器官，膜上有许多孔，其结构与核孔十分相似。卵母细胞皮质中有一种特殊颗粒，称为皮质（cortex）颗粒，主要成分为黏多糖和蛋白质。当精子激活卵子时，皮质颗粒释放，产生

皮质反应，使卵膜发生物理化学性质改变，阻止多精子受精。皮质的重要性还表现在具有选择通透性，以调节卵母细胞与周围环境的相互作用。

卵子外面包着一层透明带，透明带外有一层颗粒细胞，呈放射状排列，称为放射冠（corona radiata）。透明带（zona pellucida，ZP）是在初级卵泡，卵母细胞和卵泡细胞之间出现一层半透明的糖蛋白结构，是卵泡细胞和初级卵母细胞共同分泌形成的，对精卵识别、结合、穿透过程及阻止多精子受精和保护着床前胚胎等方面起关键作用，其结构、组成及功能详见第三节。

第二节　精子的发生、成熟与调控

人青春期时，在激素作用下睾丸开始产生精子。离开睾丸的精子并不具备运动和受精能力，只有在附睾、女性生殖道及子宫内运行过程中逐渐获得运动和受精能力，达到功能上最终成熟。精子发生、成熟、运行、获能受多种因素影响。精子在发生过程中保持数量恒定，一方面取决于生精细胞增殖与分化程度，另一方面可能取决于生精细胞的凋亡程度，生精细胞凋亡在精子发生各个阶段均有发生。

一、精子发生受多种生化因子调节

精子发生除形态演变外，还发生一系列生化和代谢改变，并受激素、基因等多种因素调节。

（一）多种蛋白质参与精子细胞形态变化过程

精子在形成阶段，核蛋白类型从组蛋白逐渐被富含精氨酸和胱氨酸的鱼精蛋白所取代。精原细胞、精母细胞和早期精子细胞内，核蛋白为富含赖氨酸型的组蛋白。当圆形精子细胞伸长时组蛋白被新合成的过渡蛋白（transition protein，TP）所取代，至晚期精子细胞阶段，过渡蛋白被新合成的富含精氨酸的鱼精蛋白所取代。由于组蛋白结合 DNA 所形成的结构体积大，取代的结果导致生精过程中细胞核逐渐浓缩。在精子发生、成熟、转运和获能过程中，精子携带的遗传基因在新的碱性蛋白质保护下，紧密浓缩，抑制精细胞基因表达，使之更加稳定。

（二）精子蛋白质及核酸的代谢发生改变

各级生精细胞合成蛋白质的强度依次为：初级精母细胞 > 精原细胞 > 次级精母细胞 > 早期精子细胞，晚期精子细胞几乎无蛋白质合成。精子细胞早期有低水平 RNA 合成，中期精子细胞就不再合成。DNA 在精子细胞有丝分裂过程中合成，细线期初级精母细胞后不再合成 DNA。成熟精子既不生长也不分裂，仅含有单倍体量 DNA。葡萄糖对精子发生过程中的蛋白质合成系统有保护作用，能减轻温度对睾丸蛋白质合成的破坏作用。各级生精细胞均含丰富脂类，尤以精原细胞及早期初级精母细胞中为多。

（三）多种激素调控精子发生

精子发生在 FSH、LH 与雄激素三者相互配合调控下进行，三者失调可干扰精子发生、运输及精子在附睾中成熟，降低其活力。LH 和 FSH 通过其在睾丸内特异受体将激素信息传递到细胞内，促进细胞活动。LH 受体定位在睾丸间质细胞（Leydig cell）膜上，LH 刺激间质细胞启动雄激素合成，雄激素是精子发生调节中最重要的激素，通过其受体调控精子发生，作用到睾丸内管周收缩细胞（peritubular contractile cell）和支持细胞（Sertoli cell）上，通过调节蛋白实现对支持细胞的双重调节。

支持细胞是男性体内唯一表达 FSH 受体的细胞，FSH 是启动精子发生的重要因子，可能是促进支持细胞生成雄激素结合蛋白（androgen binding protein，ABP）、运铁蛋白、离子载体蛋白等精子发生必需的物质。雄激素结合蛋白与雄激素结合形成复合物，复合物一旦合成则促进 ABP 不断生成，产生有利于精子发生的条件，从而启动精子发生。支持细胞本身还能产生雌激素受体，雌激素能阻止间质前体细胞增殖。适量雌激素对精子发生有刺激作用。

（四）精子发生过程的基因调控

精子发生受多种基因调控。人类 Y 染色体长臂上存在精子发生必需基因，称为 AZF（azoospermia factor）基因家族，分别被称为 AZFa、AZFb、AZFc、AZFd，其功能是编码 RNA 结合蛋白，参与正常精子发生。AZFa 缺失精子发生阻滞在青春期前阶段，表现为唯支持细胞综合征（sertoli-cell-only syndrome，SCOS）和小睾丸。AZFb 缺失精子发生阻滞在减数分裂前或减数分裂期间。AZFc 含无精子缺失基因（deleted in azoospermia，DAZ）家族。DAZ 基因定位于 AZFc 区域内，存在于晚期细胞及精子尾部。参与精子发生基因远不止 AZF 基因，目前已知有 RBM 和 SRGP 等。

表观遗传修饰在精子发生过程中起重要调节作用，具有严格的时、空表达特征，其中组蛋白甲基化和乙酰化是主要研究热点。组蛋白甲基化的功能主要体现在异染色体形成、记忆印记、X 染色体失活和转录调控等方面。精子发生过程中组蛋白甲基化是由组蛋白甲基化转移酶（HMT）催化，组蛋白 H3 第 4、9、27、36 及 H4 第 20 位赖氨酸是其甲基化的常见位点。精子发生过程中，H3K4、H3K9 或 H3K27 单甲基化、二甲基化和三甲基化修饰表现为严密调控下的暂时性表达，以确保精子发生的正确进行。H3K4 甲基化水平在精原干细胞阶段最高，是干细胞转变为精母细胞所必不可少的；与此相反，H3K9 和 H3K27 甲基化水平在减数分裂过程中增加，并一直持续到减数分裂完成。组蛋白甲基化过程中，H3 第 2、17、26 及 H4 第 3 位精氨酸也是甲基化的常见位点，催化精氨酸甲基化的酶属于蛋白质精氨酸甲基转移酶（protein arginine methyltransferase，PRMT）家族，主要功能是催化甲基从 S- 腺苷甲硫氨酸向精氨酸中胍 5 氮转移。组蛋白赖氨酸残基乙酰化受组蛋白乙酰化酶（histone acetyltransferases，HATs）和组蛋白去乙酰化酶（histone deacetylases，HDACs）动态调控，对精子发生至关重要。组蛋白乙酰化会使染色质松弛，以促进聚合酶 II 对基因的转录，而去乙酰作用与基因沉默有关。精子发生过程中，组蛋白 H3 和 H4 乙酰化水平在干细胞阶段都比较高；许多物种核心组蛋白 H4 都被高度乙酰化，是组蛋白被鱼精蛋白转换的先决条件，高度乙酰化促使核小体形成一个比较宽松的结构，使其容易移除组蛋白而结合过渡蛋白，随后再被鱼精蛋白替代。精子发生过程中组蛋白甲基化和乙酰化密切相关，均与基因转录活性有关，协同促使精子发生。甲基化存在于整个转录起始过程，甲基化的发生常与转录基因的起始激活、起始复合物形成和结束阶段相关联，而乙酰化仅与基因转录的起始激活有关。

越来越多研究显示小 RNAs 对正常精子发生是必需的。如缺乏合成 siRNA（small interfering RNA）及 miRNA（microRNA，miRNA）所需的 Dicer 小鼠，会产生异常伸长精子，导致雄性不育。近来常用 siRNA 的 RNAi 技术有效抑制精子发生相关基因的表达，从而研究该基因相关功能。如体内实验 siRNA 靶向阻断小鼠雄激素受体导致 FGF2 的表达下降，证明睾酮对 FGF2 有调节作用。miRNA 在精子发生过程的作用尚不清楚，但有研究显示 miRNAs 可能参与精子发生中减数分裂阶段的基因表达。

小 RNAs 在雄性避孕、治疗不育及睾丸癌中有潜在应用价值。体内研究表明，RNAi 能有效作用于雄性生殖细胞有丝分裂、减数分裂及单倍体细胞阶段，故可通过直接向睾丸中注射人工合成的 siRNAs 来降低正常精子发生基因的表达来实现雄性避孕。体内 RNAi 治疗男性不育，降低或去除疾病基因的表达。

精子发生受多种因素调节，但哪些精原细胞进行减数分裂产生精子，哪些进行有丝分裂更新精原细胞，是一个复杂的调控过程。只有维持精原干细胞（spermatogonial stem cells，SSC）自我更新与分化平衡，才能保证每天产生数以百万计的精子。不育可能源于若干基因功能受损、作用环境改变或相互作用均势失衡，而非单一基因功能缺损，进一步精子发生相关分子机制研究有助于不育机制的探索。

二、附睾精子获得运动能力受到精密调控

精子在附睾转运过程中，经历一系列形态结构、生化代谢和生理功能变化，最终获得运动和受精能力，称为附睾精子成熟。

（一）精子在附睾中发生形态和生化的变化，获得运动能力

1. 附睾精子发生形态结构、生化变化

（1）精子膜成熟变化：精子在附睾移行过程中，膜发生一系列成熟变化，包括：

1）精子膜通透性改变：随着在附睾中成熟，精子逐步获得排钠能力。同时精子膜对钾离子通透性明显增加，造成钾离子内流，使精子内钾离子浓度明显高于精子外附睾液内钾离子浓度。精子膜通透性改变，不仅影响精子内离子浓度，也影响精子酶活力及其代谢，对附睾精子运动发育和运动能力维持有重要意义。

2）精子膜蛋白改变：睾丸精子质膜上有吸附蛋白，也有整联蛋白。精子成熟时，这些蛋白在质膜中的位置发生改变，或被遮蔽，或被附睾蛋白逐步替代。高分子量蛋白质逐渐消失，低分子量蛋白质逐渐增多；低糖基化转为高糖基化，-SH 氧化为二硫键等。

3）精子膜电荷改变：附睾上皮能分泌唾液酸，是一种带负电荷的酸性糖蛋白，精子膜表面均带有负电荷，可阻止精子间相互凝集；精子膜表面存在一些特异性抗原，唾液酸糖蛋白能遮盖这些抗原，避免精子在男性生殖道内和进入女性生殖道后被免疫活性细胞所识别和吞噬。精子在附睾运行过程中膜唾液酸量逐渐减少，为精子在女性生殖道获能及精卵结合做必要准备；表面呈低负电荷的精子膜容易和卵子相识别，加速受精过程。

4）精子膜糖基改变：精子成熟后，一些表面糖蛋白（包括膜整联蛋白和膜吸附蛋白）位于整个精子头部，而其他蛋白则局限于头部顶体或顶体后区。一部分糖蛋白和多聚肽类可使精子膜稳定，避免精子在未成熟前发生顶体反应。另一些蛋白则介导精子与透明带相互作用或介导精子与卵子质膜融合。精子尾部质膜也吸附和（或）整合若干种特殊糖蛋白和多肽，防止精子在成熟前发生超激活运动。

5）精子膜抗原分布类型改变：精子膜表面原有一些抗原消失、一些新抗原出现，并出现抗原移位现象。如与精卵识别有关的膜蛋白分子 pH-20、pH-30 和半乳糖酰基转移酶（GT），从分布于整个精子头部开始移向精子顶体后区。

6）精子膜凝集素受体改变：凝集素是一种能特异识别糖基并与之可逆结合且引起靶细胞凝集的非免疫球蛋白性蛋白质。凝集素受体变化主要集中在精子顶体区，在获能及精卵识别中起重要作用。附睾上皮分泌物覆盖凝集素受体从而使凝集素不能识别；使精子膜糖蛋白重新分布。

7）精子膜成分及膜脂流动性改变：精子膜脂流动性下降，主要由于从附睾头部至附睾尾部，新成分插入或原有成分丢失，其组成和结构发生变化。在精子膜上膜脂总量逐渐减少，且随着膜脂成分改变造成精子膜脂流动性随精子成熟而下降。附睾具有高速合成及转运胆固醇至成熟精子质膜能力，有稳定精子膜作用，有利于精子在雌性生殖道经过各种不利环境。

（2）精子核的成熟变化：精子核 DNA 与鱼精蛋白结合越来越紧密，对 DNA 有保护作用。精子核蛋白二硫键增加，其广泛交联构成精子头部刚性，有利于精子通过相对坚韧的透明带，对精子核和基因起保护作用。

（3）精子鞭毛锌成分变化：外周致密纤维形成于精子细胞，锌被大量摄入，主要位于鞭毛，集中于外周致密纤维，锌和半胱氨酸巯基相连形成复合物，能防止巯基氧化成二硫键。

（4）精子形态结构变化：包括精子胞质小滴移行、胞质进一步减少及精子顶体改变。睾丸精子胞质小滴主要位于精子中段近端，接近精子头部。胞质脂滴从精子颈部移向精子尾部中段，绝大部分精子胞质脂滴在附睾尾部丧失。

2. 精子在附睾中获得运动能力 精子在附睾移行过程中运动方式有规则性改变，先出现不运动或原地摆动，然后不定向运动，最后才有快速前向运动。附睾精子前向运动能力获得主要与下列因素有关：

（1）精子结构因素：精子多种结构二硫键增加与附睾精子运动有关。从附睾头部到尾部成熟过程中，外周致密纤维上巯基逐渐被氧化成二硫键可使其更稳定，有利于精子运动。外周致密纤维与精子尾部被动弹性回缩有关。膜结构变化所造成的膜渗透性及通透性改变可引起精子内代谢物质，特别是一些离子成分改变，调节附睾精子运动发育。

（2）精子能量系统发育：LDH-X 是精子线粒体中的特异酶，是精子能源供给主要酶系之一，其活性一定程度上反映精子线粒体功能。肉碱在精子线粒体脂肪酸 β- 氧化过程中有重要作用，携带脂肪酰基通过线粒体膜，反应生成的乙酰辅酶 A 进入三羧酸循环，产生 ATP 供精子运动所需。精子运动依赖于精子代谢过程中 ATP 产生能力和对 ATP 有效利用能力。附睾精子在头 - 体 - 尾运行过程中，产生 ATP 的数量逐渐增加，为附睾精子运动能力获得和发展提供充分的物质保障。

（3）精子信使系统对附睾精子运动发育的作用：Ca^{2+} 通过对鞭毛轴丝和钙调蛋白的作用来影响精子运动。钙调蛋白是精子重要的酸性糖蛋白，在 Ca^{2+} 存在条件下参与精子鞭毛微管组装和去组装，激活磷酸二酯酶活性，加速对 cAMP 分解。附睾液中 ATP 能使细胞外无钙环境造成的制动精子出现运动，作用机制可能是通过与精子膜 G 蛋白偶联受体调节 IP3 通路，刺激精子钙库中 Ca^{2+} 释放，引起精子内 Ca^{2+} 重新分布，调节精子运动。细胞信使相互间存在着密切关系，发挥整体调控作用。另外，钙离子等还能通过改变精子内 pH 值调控精子运动。

（4）前向运动蛋白对精子前向运动的调节：前向运动蛋白（forward motility protein）由附睾上皮细胞分泌，为分子量 3.7kDa 酸性糖蛋白，当与附睾中精子表面的前向运动蛋白受体结合后，促进精子产生前向运动。前向运动蛋白中含有甘露糖与葡萄糖，其糖基具有重要作用。

3. 附睾精子受精能力的获得 获得受精能力是附睾精子成熟的核心，表现在精子对卵丘细胞层的穿越作用。精子膜表面 PH-20 蛋白具有透明质酸酶活性，使卵丘细胞很快散开。该蛋白在精子发生过程中形成，分布于精子头部，但在附睾精子成熟过程中定位发生变化，主要位于精子头后部质膜和顶体内膜，其重新分布在受精起始阶段有重要作用。

精子对透明带识别和黏附能力是在附睾中发育的。有学者将小鼠和羊附睾头部精子与同种卵细胞孵育，发现均不能固定于透明带，而附睾尾部精子却能较好地固定于透明带，可能与附睾头部上皮细胞分泌酸性糖蛋白有关。

附睾分泌蛋白 HE1～HE6 可能与精子成熟及精子受精能力获得有关。HE1 聚集于附睾尾部液中，与胆固醇转移有关，被认为是一种"去获能因子"，使精子在附睾运行和储存过程中维持精子膜胆固醇数量，而在进入女性生殖道获能过程中，胆固醇从精子膜上漏出，增加质膜流动性；HE2 是附睾近端分泌的一种人类特异的蛋白，可能与配子融合有关；HE3 可能是附睾远端的分泌性糖蛋白，覆盖于精子表面保护精子和附睾上皮不受白细胞或顶体蛋白酶损伤；HE4 是一种小酸性分泌蛋白，可能是精子一种去能因子，与获能和受精有关；HE5 是一种分泌性糖蛋白，与淋巴细胞 CD52 是同一物质，大鼠 CD52 是一种完整的精子膜糖蛋白，发生于远端附睾精子表面，CD52 抗原可能与附睾精子成熟有关。

精子在附睾成熟能促进精子获得前向运动能力；掩盖精卵识别和融合有关膜结构，起保护作用；稳定顶体区膜结构，抑制过早顶体反应；精子表面覆盖一层带负电荷蛋白质，可使精子因同性相斥而不致凝集成团；遮盖精子表面抗原，以免精子被识别和破坏。

（二）附睾精子成熟受多种因素调控

1. 附睾微环境的调控作用 附睾是盘曲而细长的上皮管道，精子进入附睾后，大约要经过14天才能到达尾部，期间附睾精子发生一系列成熟变化，与附睾微环境密切相关。附睾上皮由主细胞、基细胞、顶细胞、狭窄细胞、亮细胞和晕细胞等组成，各段细胞分布不同，功能复杂，构筑附睾精子成熟的微环境。

附睾上皮细胞能合成和分泌多种蛋白质，一部分与附睾精子蛋白质相互作用，改变精子膜渗透性；一部分具有特殊功能，如附睾头部上皮细胞分泌的附睾糖蛋白与附睾未成熟精子一起孵育，能诱发近侧附睾头部精子的活动能力。附睾上皮细胞还分泌小分子有机物，如附睾上皮能将卵磷脂转变为甘油磷酸胆碱（GPC），GPC 被认为是附睾精子成熟因子之一。附睾上皮细胞有吸收和离子转运功能，为精子成熟创造一个良好的液态环境。

2. 激素对附睾中精子的调控 附睾精子成熟有赖于雄激素，其来源于循环库与附睾管腔液。附睾头部管腔液中雄激素浓度很高，为同部位血管中雄激素浓度的 50～60 倍。双氢睾酮对附睾上皮细胞生长分化、合成和分泌蛋白质、系列转运功能，对附睾精子运动能力获得和受精能力的发育均起重要作用。雄激素在芳香化酶作用下形成雌激素。附睾的睾丸输出小管有大量雌激素受体（ER）表达，雌激素受体敲除后严重干扰附睾头部睾丸输出小管重吸收功能，无法吸收水分，使附睾精子密度明显降低，附睾精子成熟因子被稀释，影响附睾精子成熟。

3. 附睾精子成熟的基因调控 附睾上皮细胞能向附睾腔内分泌多种特异性蛋白质，直接参与附睾管腔内精子成熟所需的微环境形成。附睾基因对附睾精子成熟起重要调控作用。附睾基因表达主要特点为：附睾高度特异性基因，如 *SC-342*、*GPX5* 和 *HE6* 等，在附睾功能中起重要作用。基因区域性表达反映不同基因的功能差异：如 *B/C*、*HE2*、*EAPI*、*GPXS*、*CRES*、*SC-384*、*SC-513* 仅在附睾头部表达；*HE4*、*HE1*、*HE5*、*O/E*、*SC-177*、*SC-461* 仅在附睾尾部表达；一些基因则表达于附睾全长。附睾近段特异性表达的基因可能主要与精子早期成熟有关，而附睾远段特异性表达的基因可能参与精子晚期成熟及精子储存时的功能维持。

三、精子在受精前需要经历的过程与获能

（一）精子穿过子宫到达输卵管壶腹部

精液射入阴道后即存留在后穹隆精液池中，液化后精子游出。精液呈碱性，阴道液呈酸性，大部分精子在阴道酸性环境中死亡。宫颈外口通常朝向后穹隆，可接触精液池。精子凭借其尾部运动，快速穿过子宫颈管，进入宫颈黏液。宫颈黏液水合程度影响精子穿透性，对形态正常精子和高活力精子是一种流体，是选择精子的一种方式。

凭借精液中前列腺素（prostaglandin，PG）刺激子宫收缩，子宫肌收缩可牵引精子和水化的宫颈黏液进入子宫，将精子吸入宫腔并促使精子向输卵管方向运动。精子通过子宫输卵管接合处进入输卵管后，被阻留在输卵管峡部。雌激素可使输卵管峡部分泌物增多，并使输卵管发生由内向外逆蠕动，将峡部分泌物和精子一起运向壶腹部。

精子在受精准备时进行两次变化：超激活和获能。由于从输卵管峡部到壶腹部，黏膜壁增加高度和分支，超激活能够赋予精子更大的灵活性。为朝向卵子运动，精子有一个特殊机制，对趋化因

子（chemotactic factors）反应，诱导钙离子变化和 cAMP 信号级联反应，使精子快速向卵子运动。

（二）精子获能中发生多种生化、代谢及运动变化

精子进入女性生殖道后，发生一系列生物化学和功能修饰，解除去能因子对精子受精能力的抑制，最终获得受精能力，称为精子获能。碳酸氢钠是精子获能主要成分，蛋白水解酶和高浓度离子是精子获能的关键。精浆中有一类能抑制精子获能的物质，并能使已获能的精子去能，称去能因子（decapacitation factor，DF）。去能因子主要由附属性腺或附睾分泌的小分子肽或大分子糖蛋白，附着在精子表面，其作用是和精子顶体膜呈可逆结合，可掩盖精子膜上的卵子结合位点。可能的去能因子包括转谷氨酰胺酶和 Ca^{2+} 转运抑制蛋白，其功能可能是抑制精子获能及其活力。

获能本质是暴露精子膜表面卵子识别结合因子，解除对顶体反应的抑制，始于子宫内，完成于输卵管。精子获能主要表现为三个方面的能力：①精子具有结合卵细胞透明带并发生顶体反应的能力；②精子的超激活运动（hyperactivated motility，HAM）有利于精子进入卵细胞的能力；③与卵细胞融合的能力。精子获能发生一系列变化，主要表现在精子膜、代谢方式和运动三个方面。

1. 精子膜变化　获能后精子膜流动性显著增加，获能过程中，去除吸附在精子表面的精浆蛋白 / 糖蛋白，同时精子局部质膜失去胆固醇。获能时能量代谢和脂类代谢活化，生成大量自由基，适量自由基能改变精子膜流动性。获能精子膜流动性有区域性差异，其中以顶体后区膜流动性最大，而该区域被认为是精卵结合区，有利于精卵结合。

射出的精子表面有一些蛋白质可稳定精子膜，获能过程中，去除这些稳定蛋白质，使一些与精卵识别有关的蛋白质（受体）暴露或被重新分布，如精子膜蛋白 PH-20，获能前位于顶体后区的质膜，获能后该蛋白则主要位于顶体内膜，精子膜蛋白 PH-20 主动移位现象与精卵识别作用有关。

2. 精子代谢方式变化　获能精子以葡萄糖为主要能源，能量代谢明显增强。获能精子顶体结构不发生明显变化，但随着获能进程顶体酶原逐渐激活为顶体酶。由于钙离子内流和活性氧（ROS）产生激活腺苷酸环化酶，引起精子内 cAMP 水平升高、细胞内 pH 升高和蛋白酪氨酸磷酸化，诱发和维持精子活力。

3. 精子运动变化　获能精子运动类型发生显著改变，表现为一种强有力的、头部侧摆幅度和频率明显增加、尾部呈"鞭打样"不对称运动，称为超激活运动。

超激活运动可能机制为：超激活运动启动和维持需胞外 Ca^{2+} 存在；精子局部含 G 蛋白和蛋白激酶，激活 Ca^{2+} 通道，引起 Ca^{2+} 内流。进入胞内 Ca^{2+} 激活腺苷酸环化酶（AC），从而激发 cAMP- 蛋白激酶的级联反应；被激活的 G 蛋白也激活 Na^+/H^+ 通道（反转运子），导致胞内 pH 升高；胞内 Ca^{2+}、H^+ 和 cAMP 调节精子尾部 Mg^{2+} 水平影响鞭毛轴丝硬度。

超激活生理意义：①有利于精子通过输卵管黏稠介质和穿越放射冠黏性基质，使精子顺利地在输卵管中运行。②超激活精子强有力的鞭打运动赋予精子穿越放射冠和透明带的力学基础。③精子超激活发生率与 IVF 呈高度正相关。

（三）精子获能受多种因素调节

精浆中有防止精子过早发生获能的去获能因子，包被在精子表面，精子在获能过程中被自动移除。常见的去获能因子，如 Gly-codelin-S 是人精浆中的一种糖蛋白，能阻碍白蛋白和环糊精诱导胆固醇的流失，从而抑制精子获能。

精子获能与信号转导调控有关，受外在和内在多种因素调节。外在调控因子包括胆固醇受体，如白蛋白、碳酸氢盐、钙离子等，这些信号分子通过激活蛋白激酶 A（PKA）和蛋白酪氨酸激酶（PTK）途径来调节获能。

早期研究发现获能精子细胞膜表面胆固醇外流，导致胆固醇 / 磷脂的比例下降及膜流动性升高，膜表面蛋白质重组，质膜离子通道的改变影响细胞内外离子分布，精子细胞体积发生改变。胆固醇流失不仅能通过环腺苷酸 / 蛋白激酶（cAMP/PKA）途径增加蛋白酪氨酸磷酸化，还能间接调节顶体反应。

研究发现，HCO_3^- 在精子获能中起信号转导作用。HCO_3^- 能通过非依赖性的方式直接刺激可溶性腺苷酸环化酶（sAC），sAC 是一种非跨膜蛋白，与经典的 G 蛋白信号途径不同，是精子获能过程中蛋白质发生酪氨酸磷酸化所必需的，而不影响精子超激活运动和顶体反应（图 17-5）。

钙离子是精子获能过程中重要的调节因子，不仅能作为第二信使，也可以作为第一信使。如 CatSper 家族蛋白是精子鞭毛膜上特异表达的离子通道，有研究显示钙离子进入精子引起去极化和精子超激活运动是必不可少的。

精子是高度分化的细胞，几乎不发生基因转

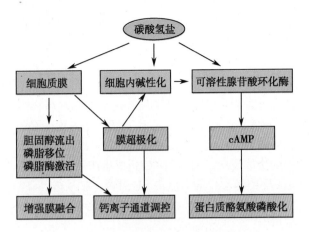

图 17-5 精子获能中碳酸盐功能的模式图

录和翻译，因此翻译后的修饰过程对精子功能尤为重要。研究表明多种蛋白质在精子获能中发生酪氨酸磷酸化，该磷酸化增加时受 PKA/cAMP 信号调节。在精子内 PKA 通过调节亚基与 AKAPs（A-kinase anchoring proteins）连接实现定位，而 AKAPs 又能将蛋白激酶、磷酸酶和它们的靶蛋白固定在一个区域内，以此实现对蛋白磷酸化的调节，实现精子获能。

获能是受精的基础，受多种因素调控。虽然目前对精子获能的研究取得了一些进展，但仍有不少问题没有阐明，且目前有关获能机制的研究集中在体外，是否能够反映精子在体内复杂多变的环境有待于进一步验证。

四、生精细胞凋亡维持精子的质量与数量

（一）生精细胞凋亡维持精子数量稳定

精子数量除取决于生精细胞增殖分化外，也取决于生精细胞凋亡。若凋亡过度，引起少精症甚至无精症；凋亡不足导致多精症。在精子发生过程中，如性激素降低、温度升高或毒物接触等情况，凋亡细胞尤其凋亡的原始生殖细胞数目将增多。生精细胞凋亡维持成熟精子质量和数量，还能维持生精细胞与支持细胞数量上平衡，有利于保证支持细胞营养、保护调节最适当数量的生精细胞。

（二）生精细胞凋亡受多种因素影响

1. 激素的调节作用 GnRH、FSH、LH 和雄激素是生精细胞正常分化所必需的因子。GnRH 也从多个方面影响性激素依赖器官细胞凋亡程度，包括对垂体促性腺激素分泌调控，对睾丸生精细胞和激素合成的直接作用及对性激素作用靶器官的直接作用。FSH 对生精细胞凋亡调控可能与支持细

胞和睾酮有关，与支持细胞上丰富的 FSH 受体结合，使其 cAMP 的合成增加；睾酮可能增加 FSH 对生精细胞凋亡的调控，且通过抑制支持细胞凋亡发挥其对 FSH 效应的影响。生精上皮中粗线期精母细胞对 FSH 的缺乏最敏感，其凋亡最为多见。

绒毛膜促性腺激素（hCG）、糖皮质激素等对精子发生都有一定的调控作用，hCG 可有效抑制睾丸生精细胞和间质细胞的凋亡，并与 Bcl-2 mRNA 表达有明显的剂量依赖关系。糖皮质激素能诱导大鼠睾丸未成熟型和成熟型间质细胞的凋亡，而对前体型间质细胞无作用。激素对生精细胞的影响既可以是直接的也可以是间接的，且同一种激素对生精细胞凋亡的作用是促进还是抑制有时与其浓度有关。

2. 生精细胞凋亡的基因调控 Fas/FasL 系统在生殖细胞凋亡中起重要作用。Fas 定位在睾丸生精细胞，而 FasL 在支持细胞中大量表达。在生精细胞凋亡过程中，Fas 是一种穿膜受体蛋白，其上存在"死亡蛋白"，通过与穿膜受体蛋白——FasL作用激发凋亡发生。睾丸支持细胞可表达 FasL，若生精细胞表达 Fas，Fas 和 FasL 结合数小时便可诱发表达 Fas 靶细胞凋亡。

Bcl-2 基因家族包括凋亡诱导因子 *Bax*、*Bak*、*Bcl-xs*、*Bad*、*Bok* 等和凋亡抑制因子 *Bcl-2*、*Bcl-xl*、*Bcl-w* 等，其中以 *Bcl-2* 为细胞生存基因的代表。*Bcl-2* 基因产物不能直接促进生精上皮增殖，但能延长生精细胞生存期限，对生精细胞凋亡起负调控作用，是凋亡抑制基因。有研究表明 Bcl-2 蛋白主要分布于生精细胞线粒体，可能通过阻止细胞内钙离子的流动，干扰过氧化物的产生和脂膜的过氧化而抑制细胞的凋亡。*Bcl-xl* 基因可抑制睾丸生精细胞凋亡，与 Bad 结合形成异源二聚体，可导致生精细胞凋亡。

p53 是一种抑癌基因，可诱导自发性和损伤性生精细胞的凋亡，具体过程包括活化与氧化还原作用相关基因，产生活性氧，氧化降解线粒体组分，使凋亡诱导因子从线粒体释放至胞质活化 Caspases。*Hsp70* 基因家族与生精细胞凋亡有关，已知热休克时可以诱导 *Hsp70* 基因的表达而限制细胞凋亡。*Hsp70* 基因的激活是靠一种热休克转录因子（HSF1）与 *Hsp70* DNA 序列上的调控元件（heat shock regulatory element，HSE）相结合而导致。活性 HSF1 因子在没有热休克蛋白存在的情况下，对精子发生具有双重作用：一方面促进粗线期精母细胞的凋亡，另一方面也能保护某些未成熟的生

精细胞免受凋亡，其具体机制有待进一步研究。

睾丸生精细胞凋亡是一个多基因调控过程，各基因相互作用决定细胞生存与死亡。但目前很多问题尚不清楚，如：生精细胞为什么在精子发生中有四分之三以上会凋亡？支持细胞在生精细胞凋亡中起到什么作用？凋亡的生精细胞是怎样被清除的？其分子机制是什么？均有待从分子水平上进一步研究。

第三节 卵子的发生、排卵与调控

一、卵泡组装与发育产生成熟的卵子

（一）卵泡发育起始于原始卵泡

胚胎时期卵泡是由原始生殖细胞及周围卵泡细胞组成。关于卵泡细胞起源仍有争议，多数认为卵泡来自于生殖腺嵴表面的体腔上皮。在原始生殖细胞迁移至生殖腺嵴时，表面上皮向其深部间充质增生，形成初级性索。第 10 周时，初级性索退化，生殖腺嵴表面上皮向其深部间充质增生，形成新的性索，称次级性索（secondary sex cord）或皮质索（cortical cord），将原始生殖细胞包入索内。至第16 周，细胞索断离细胞团，细胞团外周一层扁平细胞分化为卵泡细胞（follicular cell），中央为原始生殖细胞来源的卵原细胞或初级卵母细胞，至此原始卵泡形成。

卵巢生物学的两个重要过程是原始卵泡在发育中的组装、后续原始卵泡到初级卵泡的发育与转变。卵巢中基本功能单元是卵泡，由未分化的体细胞（somatic cells）和卵母细胞（developing oocyte）组成。在卵泡中有两种体细胞类型是膜细胞（theca cells）和颗粒细胞（granulosa cells），包含多种激素的作用位点，这些激素能促进卵泡发育的复杂调控。

原始卵泡组装在妊娠晚期开始，来自卵巢新增殖的生殖细胞簇。同时卵母细胞相互分离，被来自卵巢间质或体腔上皮的预颗粒（pre-granulosa）包裹，此时原始卵泡不发育，直到单个卵泡转变成初级卵泡才开始发育。一个初级卵泡包含大量卵母细胞和多层增殖的立方形颗粒细胞（granulosa cells）。原始卵泡出生后不再增殖，是唯一产生生殖配子的资源。

生殖细胞定位后，生殖细胞快速增殖开始。之后细胞进入减数分裂，成为卵母细胞，被阻止在前期Ⅰ双线期，直到排卵前才能完成减数分裂。卵

组装是原始卵泡形成的过程，除与雌激素、孕酮等有关外，还与局部旁分泌和自分泌因素有关，一些局部因子能促进原始卵泡向初级卵泡转变，包括生长因子，如 kit 配体（kit-ligand）、白血病抑制因子（leukemia inhibitory factor）等。

卵泡发育分为 4 个阶段：原始卵泡、初级卵泡（primary follicle）、次级卵泡、成熟卵泡。初级卵泡和次级卵泡合称为生长卵泡，卵泡发育是卵细胞和卵泡细胞共同发育的结果。初级卵泡发育来源于原始卵泡，一般指多个立方体状的颗粒细胞以单层方式包围一个卵母细胞。次级卵泡发育开始于第二层颗粒细胞的出现，称为初级到次级卵泡的转变。此时卵泡体积更大，细胞增至 6～12 层，细胞间出现一些不规则腔隙，并逐渐合并成一个半月形腔，称为卵泡腔，腔内充满卵泡液。卵泡液是由卵泡细胞分泌和卵泡膜血管渗出液组成，卵泡液除含有一般营养成分外，还有卵泡分泌的类固醇激素和多种生物活性物质，对卵泡发育成熟有重要影响。随着卵泡液增多及卵泡腔扩大，卵母细胞居于卵泡一侧，并与其周围颗粒细胞一起突向卵泡腔，形成卵丘（cumulus）。紧贴透明带的一层柱状卵泡细胞呈放射状排列，称放射冠。分布在卵泡腔周边的卵泡细胞较小，构成卵泡壁，称为颗粒层。在卵泡生长过程中，卵泡膜分化为内、外两层。内膜层含有较多的多边形或梭形膜细胞及丰富的毛细血管，膜细胞有分泌类固醇激素细胞的结构特征。外膜层主要由结缔组织构成，胶原纤维较多，并含有平滑肌纤维。具有卵泡腔的次级卵泡和成熟卵泡又称为囊状卵泡（图 17-6）。

（二）卵原细胞完成减数分裂产生卵子

成熟卵泡是卵泡发育的最后阶段，直径可达20mm，卵泡腔很大，颗粒层甚薄，颗粒细胞也不再增殖。此时初级卵母细胞恢复减数分裂，在排卵前36～48 小时完成减数第一次分裂，产生 1 个次级卵母细胞和 1 个很小的第一极体。次级卵母细胞随即进入减数第二次分裂，停止于分裂中期。每个月经周期，可有若干个原始卵泡生长发育，通常只有 1 个卵泡发育成熟并排卵。

原始卵泡在卵巢中数量最多，位于卵巢的皮质浅层，体积小，直径 55～57μm，是处于静止状态的卵泡。卵泡中央是一个初级卵母细胞，周围是一层扁平的卵泡细胞。当形成初级卵泡时，初级卵母细胞和卵泡细胞之间出现透明带。初级卵母细胞经过生长和发育，积累各种营养物质，合成和储备胚胎早期发育所需的发育信息。

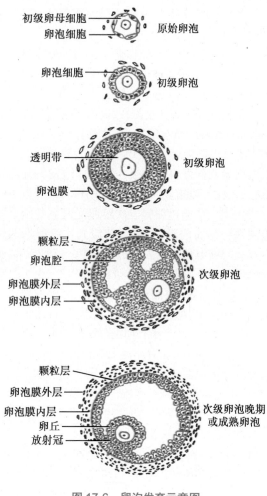

图 17-6　卵泡发育示意图

卵母细胞减数分裂恢复可能有以下两种途径：一是诱导卵丘扩展使颗粒细胞与卵母细胞的间隙连接中断，使抑制减数分裂的物质向卵母细胞输入中断，恢复减数分裂。二是诱导卵丘细胞产生一些刺激因子，克服抑制物质的作用促使减数分裂恢复。启动卵母细胞成熟的信号多为膜信号，其转导信号作用于膜受体上，在 G 蛋白的介导下，引起细胞内第二信使浓度变化，再由第二信使作用于不同的靶酶，通过一系列的级联放大反应，最终使某些蛋白质磷酸化来实现对细胞功能的调节。三种第二信使，cAMP、IP3、DAG，分别激活各自特异的蛋白激酶 A、钙 - 钙调蛋白 - 钙调蛋白依赖的蛋白激酶 Ⅱ、蛋白激酶 C，形成三条通路最终调控一系列功能性蛋白的合成或降解，诱导细胞功能的改变。

二、卵子成熟受多种因素影响

（一）卵细胞发生一系列变化形成卵子

卵子成熟（oocyte maturation）是卵细胞成为卵子的过程，即卵细胞受某些内源因子的刺激，经历一系列变化，包括卵表、卵质和卵核变化，成为具有接纳精子、进行雌雄两性原核结合和发育为正常个体等能力的功能卵的过程。大致可分为卵表成熟、卵质成熟、卵核成熟三个过程，相互之间有一定的制约关系。卵核成熟之前，卵母细胞都需经过减数分裂使染色体数目减半，卵表成熟、卵质成熟和卵核成熟并不同步。

卵子成熟是一个需要能量的代谢过程，缺氧情况下，卵子成熟无法启动。卵母细胞以糖作为能源，乳酸对深埋于卵泡中的缺氧的卵母细胞是必不可少的。在成熟早期阶段，卵内大量合成组蛋白并从卵质转移至发生泡，以供受精后快速分裂的子细胞使用。在促性腺激素作用下，卵子成熟过程和排卵过程往往是同步的，但它们之间并无相关性，是两个完全独立的过程。

（二）多种分子参与调节卵子成熟

卵泡液微环境调节卵母细胞的发育，主要包括激素、细胞因子等。卵细胞成熟过程及排卵由来自垂体产生的 LH 峰触发，LH 刺激 cAMP，cAMP 增加可促进蛋白质合成和激素的分泌。cAMP 对卵子的成熟起双相作用，即持续基础水平的 cAMP 使减数分裂停止，而在 LH 刺激下升高的 cAMP 促进卵子减数分裂，使之进一步成熟。在卵泡晚期，那些体积较大，卵泡液中 FSH 和 E_2 水平高的卵泡为优势卵泡。晚期大卵泡中孕酮浓度升高，卵泡液中高 E_2、P 和低 E_2/ 睾酮是排卵前卵泡特征。卵泡液中存在多种细胞因子，如白血病抑制因子（LIF）、胰岛素样生长因子（IGF）、白细胞介素（IL）、血管内皮生长因子（VEGF）等。有研究显示卵泡液中 LIF 与孕酮有明显的正相关性，表明卵巢激素与 LIF 之间可能有调节关系。

早期观察发现从卵泡分离出来的卵子可自然成熟，提示卵泡中某些成分可抑制卵子成熟。进一步研究发现，颗粒细胞对卵子成熟有抑制作用，并从颗粒细胞中提取出卵子成熟抑制因子（oocyte maturation inhibitor，OMI）。研究表明，OMI 不仅抑制垂体释放 FSH，还能抑制卵子成熟。OMI 不直接作用于卵子，而通过卵丘细胞介导发挥作用，因 OMI 只能抑制含有完整卵丘细胞的卵子，而不能抑制去卵丘卵子的减数分裂。随着卵泡发育成熟，卵泡液中的 OMI 含量逐渐减少，有利于卵母细胞的最终成熟。成熟促进因子（maturation promoting factor，MPF）是由卵母细胞产生的一种蛋白质复合物，触发初级卵母细胞从减数第一次分裂前期进入中期。

卵母细胞成熟和早期胚胎发育需要细胞周期进行与发育程序的精密协调。细胞周期蛋白 B 在这个过程中起重要作用,其积累和降解通过主要的细胞周期激酶 CDK1 激活和失活驱使着细胞周期的进行(图 17-7)。减数分裂的恢复与调节周期素依赖性蛋白激酶(cyclin-dependent kinase 1, CDK1)活性密切相关。前期 I 阻止依赖于 CDK1 的磷酸化和后期促进复合体 APC-CDH1 介导的细胞周期蛋白 B(cyclin B)水平的调节。前期 I 阻止的维持通过内源性的 cAMP 激活 PKA 调节,依次使核激酶 WEE2 磷酸化。这两种联用的效果维持低水平的 CDK1 活性,不能启动减数分裂开始。在颗粒细胞中 LH 触发表皮生长因子样因子(epidermal growth factor-like factors)合成并导致减少 cGMP 从卵丘细胞通过间隙联结到卵母细胞的转移。cGMP 抑制卵母细胞磷酸二酯酶 3A(PDE3A)和卵母细胞中 cGMP 降低导致 PDE3A 活性增加。接着卵母细胞中 cAMP 降低,通过降低 WEE2 和 CDC25B 的磷酸化诱发卵母细胞成熟,直接的结果是 CDC25B 进入细胞核。CDK1 被激活促进 WEE2 从细胞核中移出,同时提供了一个阳性放大机制,其他蛋白激酶也参与到减数分裂的恢复中。

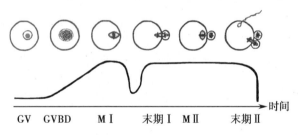

图 17-7 卵母细胞成熟过程中细胞周期蛋白 B 水平的变化

依赖于组蛋白修饰的减数分裂在哺乳动物卵母细胞发育中起决定性作用。在哺乳动物卵母细胞成熟过程中,动态组蛋白乙酰化,暂时的和空间上的组蛋白 H3 的磷酸化,持续的组蛋白甲基化,调节着减数分裂的恢复及卵母细胞的成熟。排卵前的颗粒细胞和卵丘细胞中 EGF(epidermal growth factor)样因子,如 amphiregulin(AREG),由 LH 和激活的 RGF 受体途径诱导,影响排卵。有研究表明 NRG1 基因(neuregulin gene)在颗粒细胞表达,可能参与调节孕酮的表达,参与卵母细胞的成熟。NRG1 途径可能有两个作用:一是增强 AREG 诱导颗粒细胞的孕酮产生;二是通过卵丘细胞依赖性的机制调节卵母细胞成熟。

(三)透明带是卵细胞外表面一层重要的含糖蛋白的嗜酸性膜

1. **透明带的形态、组成和结构** 透明带是一层包绕卵母细胞厚 15~18μm 的外壳,分内、外两层,外层有孔,内层分子排列紧密。ZP 是由 ZP1、ZP2 和 ZP3 三个家族糖蛋白构成,3 种糖蛋白构成网状结构,每 140nm 周期性分布着一个 ZP2-ZP3 异二聚体,纤维之间由 ZP1 交联成三维网状,形成透明带的立体结构(图 17-8)。ZP3 是精子初级受体,与顶体完整的精子结合,诱导顶体反应;ZP2 是精子次级受体,与已发生顶体反应的精子结合;ZP1 只起连接 ZP2 和 ZP3 作用。

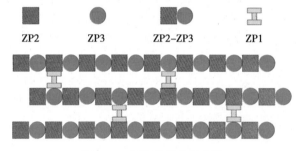

图 17-8 透明带结构模式图

研究表明,mZP3$^{-/-}$ 个体能够合成 mZP1 和 mZP2,但卵细胞外面缺少结构完整的透明带,雌性小鼠不育。mZP3$^{+/-}$ 个体合成 mZP3 数量低于野生型个体,且 ZP 约是野生型 ZP 厚度一半,该雌性小鼠仍具生育能力。人的 ZP 也是由三种糖蛋白构成,其中 ZP1 蛋白 90~110kDa,ZP2 蛋白 65~85kDa,ZP3 蛋白 57~73kDa。

MJ Ringuette(1986)用多克隆抗血清筛选小鼠卵巢表达文库,确定编码小鼠 ZP3 蛋白 cDNA,而后由 J Dean 和同事们确定小鼠 ZP3 蛋白的氨基酸序列。编码人 ZP3 基因是单拷贝基因,包括 8 个外显子,约 18.3kb,缺少 poly(A)尾的人 ZP3 mRNA 长度约为 1.3kb,开放阅读框架长为 1272bp,编码 424 个氨基酸 ZP3。ZP3 主链包括 4 个 N- 连接糖基化位点,60 个 O- 连接糖基化位点。

2. **透明带生物学功能** 精子必须首先穿过透明带才能和卵细胞结合。ZP 在受精过程中有重要作用,概括为以下几方面:

(1)精卵识别和结合:哺乳动物精卵识别和结合依赖于精子表面糖蛋白与透明带糖蛋白的作用。ZP3 是决定精卵特异性识别的主要成分,为精子第一受体。以 ZP3 抗体预先处理卵或以 ZP3 先处理精子均能有效地阻断精卵结合。ZP3 功能区主要是其糖链部分,在体外精卵结合实验中,单糖、二糖和糖蛋白复合物能够结合卵细胞,抑制精卵结合。

顶体完整精子能识别和结合 ZP3 特异性 O-(丝氨酸/苏氨酸)连接寡糖链。小鼠精子识别的是 ZP3 糖链 C 端 5 个丝氨酸位点中的 2 个位点(丝氨酸 332 和 334),该区域由 mZP3 基因第 7 个外显子编码。若丝氨酸 -332 和 -334 位点发生变异,导致 mZP3 失活,不能结合精子。在 5 个丝氨酸位点中,小鼠和人仅这两个丝氨酸位点是相同的。在小鼠中,mZP3 的 O- 连接寡糖链末端的半乳糖残基和 β 链末端 GlcNAc 残基起关键作用;在人类可能是 ZP3 糖链末端甘露糖残基发挥主要作用。

(2)诱导顶体反应:顶体反应是获能精子发生的细胞外吐作用。顶体反应时首先是精子质膜和外顶体膜在多处发生融合,发生囊泡化,使顶体内的物质发生胞吐作用,释放出顶体内容物并暴露内顶体膜。只有发生了顶体反应的精子才能穿透 ZP 和卵细胞质膜融合(图 17-9)。

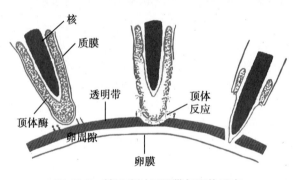

图 17-9　精子穿过透明带与顶体反应

ZP3 诱导顶体反应可能依赖于 ZP3 和精子表面结合蛋白之间相互作用,ZP3 通过聚集精子表面分子,激活顶体外吐。ZP 诱导顶体反应与精子穿越透明带之间有高度相关性,用 ZP3 检测精子顶体反应,有助于评价不育男性精子结合透明带能力。

(3)阻止多精子受精:当精卵膜融合后,卵细胞皮质释放的酶类可修饰透明带,使透明带变性,称为透明带反应。透明带这种变化形成了阻止多精子受精的屏障。皮质颗粒是圆形膜被细胞器,位于卵细胞质膜下,直径在 0.1~1μm 之间,是膜结合的溶酶体样细胞器。皮质颗粒含水解酶类及糖蛋白,受精后可见卵细胞胞质的皮质颗粒边移并以胞吐方式释放,囊泡内酶可改变透明带结构,使其不再被精子穿过和去除精子受体。释放出的糖蛋白与卵膜融合后改变卵膜性质,形成受精屏障

(fertilization envelope),使其不再与精子融合,也叫卵膜阻断(egg plasma membrane block)。

精卵结合后,皮质颗粒释放糖苷酶及其他蛋白酶,裂解 ZP3,使 ZP3 分子构象发生变化,失去作为精子受体的活性,使后来的精子不能识别,防止多精子受精。如受精后,ZP2 被皮质囊泡中一种蛋白酶切割,但仍借助分子内的二硫键共价连接到一起;ZP3 糖链通过 N- 乙酰葡萄糖胺酶被修饰,失去作为精子受体和诱导顶体反应活性。

(4)保护着床前胚胎:受精后 ZP 结构仍完整,有利于保护胚胎顺利通过输卵管腔进入子宫腔。进入子宫腔后,在化学性修饰与胚胎生长机械性压力共同作用下,使胚胎能从透明带中释放出来,从而有效着床。若 ZP 受损或过早脱落会导致胚胎死亡。

3. 透明带反应分子机制　Ca²⁺ 和 DAG 可能共同参与正常情况下皮质囊泡释放,诱发透明带反应。细胞内游离 Ca²⁺ 升高可能是通过 IP3 介导途径来驱动。在卵细胞中,受精作用使 PIP2 分解为 IP3 和 DAG,IP3 导致细胞内 Ca²⁺ 释放,Ca²⁺ 是皮质囊泡释放所必需。给卵细胞显微注射 IP3 可引起细胞内 Ca²⁺ 瞬间升高、皮质囊泡释放和 ZP2 修饰。用外源 DAG 处理小鼠卵细胞能引起皮质囊泡释放、ZP2 修饰。单独使用 DAG 类似物——佛波醇酯,并不能引起全部的透明带反应。钙结合蛋白在囊泡分泌时结合在分泌囊泡膜上,且囊泡分泌对钙调蛋白抑制物和抗体非常敏感。体外实验发现,抗钙调蛋白抗体和抗钙调蛋白激动剂能抑制海胆卵细胞皮质囊泡和质膜融合。

三、激素在排卵调控与卵细胞运输中起重要作用

(一)排卵是一个复杂的过程

排卵(ovulation)指突于卵巢表面的成熟卵泡发生破裂,包围有卵丘细胞的卵母细胞随卵泡液排出的过程。排卵受多重信号调节,包括内分泌激素、免疫和代谢信号调节,其分子机制包括细胞内信号、基因调控和组织结构的重塑。多数关键的排卵调节因子通过连接和环绕卵母细胞的卵丘复合体来起作用。为了准备排卵,卵巢进行了一系列的严密的调控事件。排卵前期小卵泡必需成熟,在此期间,卵母细胞、颗粒细胞和卵泡膜细胞(theca cells)获得特殊的功能特征,卵母细胞可进行减数分裂,颗粒细胞通过 LH 受体获得对 LH 的反应能力,卵泡膜细胞开始合成并增加雄激素的

量，可作为芳香化酶的底物。很多事件被卵泡微环境的限制，环绕的间隔允许卵丘-卵母细胞从破裂的卵泡中排出。

基因控制卵丘细胞膨胀。卵丘细胞环绕卵母细胞和基质，其基质的形成至少包含三种组分：透明质酸（hyaluronic acid，HA）和至少两个 HA-凝结蛋白，TSG-6（tumor-necrosis factor-stimulated gene）和 ITI（inter-a-trypsin inhibitor）。卵丘膨胀由 LH 峰和依赖性的特殊基因的诱导，这些基因包括 COX-2（cyclooxygenase-2）、HAS-2（HA synthase-2）、TSG-6。在 COX-2 小鼠，外源性加入 PGE2（prostaglandin E2）能恢复卵丘膨胀和排卵，提示前列腺素及其相关信号途径对卵丘膨胀和排卵是必需的。PGE2 作用的靶点是 TSG6，在 COX-2 敲除小鼠卵丘细胞（而不是颗粒细胞）TSG6 选择性地表达降低。因此，PGE2 可能调节卵丘微环境 TSG-6 的表达，TSG-6 在基质膨胀中起重要的作用。在可视的基质膨胀之前，TSG-6 和 HA 已表达若干小时。这些分子的存在对基质形成和卵丘细胞离开卵母细胞仍然不足，其他关键的组分可能还有 IαI。在 IαI 缺失的小鼠增加血清排卵就能恢复。HA、IαI、COX-2/PGE2 诱导的基因产物对 COC（cumulus-oocyte complexes）或卵丘细胞分化都是必需的，缺少任何一个因子都会妨碍膨胀。通过 LH 诱导的 *HAS-2*、*COX-2* 和 *TSG-6* 基因表达可能通过卵丘细胞上的 LH 受体直接或可能通过卵泡上的其他信号途径间接激活这些分子机制。

卵泡膜细胞的特殊的排卵作用尚不确定，然而 MMP2（matrix metalloproteinase）在窦前卵泡（preantral follicle）、排卵前和正在排卵的卵泡的卵巢间质细胞中特异性表达，可能在排卵中起重要作用。

颗粒细胞上的黄体化调节基因。LH 受体是排卵和黄体化必需的，颗粒细胞上的 LH 诱导转录因子包括 Egr-1（early growth regulatory factor-1）、C/EBPβ（CAAT enhancer binding protein beta）、PR（progesterone receptor）。PR 是细胞核受体家族成员，调节生殖组织中的多种功能。在卵巢中，LH 快速选择性诱导排卵前腔壁颗粒细胞（mural granulosa cells）上 PR 表达，其作用机制尚不清楚。颗粒细胞和卵丘细胞上 LH 诱导 ADAMTS-1 选择性表达，卵巢对 hCG 达排卵剂量后 8～12 小时其 mRNA 和蛋白表达达到高峰。这个峰在 PR 表达的峰之后，但在排卵之前，在小鼠通常在排卵激素暴露后的 14～16 小时能检测到。在辅助生殖技术中，

控制性超排卵（controlled ovarian hyperstimulation，COH）应用广泛。

排卵调控至少有两种模型，第一个模型是以血管紧张素Ⅱ浓度在卵巢中局部浓度区域化为基础的，血管紧张素Ⅱ受体 2（angiotensin Ⅱ receptor type 2，AT2）特异地定位在闭锁卵泡上。如果一个区域的血管紧张素Ⅱ浓度比卵巢其他地方高，这个区域血流选择性地受限制。第二个模型是在卵巢有一个抵抗 AT1 介导血管收缩的代偿机制，在生理条件下能维持卵巢正常血流，但不能抵消过量血管紧张素Ⅱ的作用。NO 可能参与这个代偿性机制，因 NOS 与 AT1 都定位在膜细胞层和卵巢间质，血管紧张素Ⅱ能通过 AT1 刺激卵巢 NO 产生。从闭锁卵泡向正常排卵前卵泡的转变过程中，卵巢血流重新分布，这个在环绕排卵卵泡和其卵泡中血流重新分布和增加，被认为在排卵和直到卵泡破裂过程中是非常重要的。卵泡破裂是包含胶原酶在内的一系列蛋白水解酶与部分调节因子共同作用完成的。

（二）雌激素调节卵细胞在输卵管中的运输

排出的卵子约 200μm 大小，被许多颗粒细胞包围。排卵时，输卵管-卵巢韧带平滑肌收缩牵引，使伞端与卵巢靠近；卵巢冠中一层肌肉收缩，将卵巢提高，使其接近伞端，伞端在卵巢表面前后摆动，加上伞端上皮细胞纤毛活动和液体流动，将卵细胞捡拾进输卵管，然后在输卵管肌肉与纤毛活动作用下，将卵细胞输送到峡部与壶腹部交界部位等待受精。

卵子在输卵管运输依赖于卵巢激素水平与交配关联信号。雌激素能与受体结合，改变靶器官基因表达和蛋白合成；雌激素诱导磷酸化对卵细胞运输是必需的，雌激素能通过输卵管内基因途径诱导加速卵细胞运输。

第四节　受　精

一、多种蛋白质参与精子-卵子识别

卵子 ZP3 与精子质膜上特异受体结合后，形成受体-配体复合物，使精子附着在透明带上以激发精子发生顶体反应。顶体反应发生后，精子表面与 ZP3 结合的卵子结合蛋白受体随之丢失，然后透明带与精子通过 ZP2 发生次级识别。

精子头部质膜表面和透明带糖基互补配对是构成同种精卵特异性结合的分子基础，精子膜表面

存在相应与卵子透明带表面的互补结构，称为精子膜透明带结合蛋白。参与精子-卵子初级识别和次级识别的主要卵子结合蛋白包括：β-1，4-半乳糖苷转移酶、SP56、P95 和 PH-20。

（一）β-1，4-半乳糖苷转移酶促进精卵间相互黏附

β-1，4-半乳糖基转移酶（β-1,4 galactosyl transferase，GalTase）催化和转移半乳糖基至糖链末端 N-乙酰葡萄糖胺的糖基上。精子膜上 GalTase 被认为是透明带初级受体，以凝集素样方式结合 mZP3 寡糖，促进精卵相互黏附。精子头部膜表面有 GalTase 定位，且只能选择性识别和结合 ZP3。实验表明，用 GalTase 抗体、GalTase 抑制剂或纯化 GalTase 分别处理精子，均能阻止精卵结合。抗 GalTase 抗体结合于精子膜 GalTase 后，能诱导精子顶体反应。皮质颗粒释放 N-乙酰葡萄糖胺糖苷酶修饰 ZP3 分子结合 GalTase 位点，避免多精子受精。目前对精子膜 GalTase 精确定位、种族特异性、组织特异性及诱导顶体反应程度等方面还未能阐明。

（二）SP56 是精子膜表面的一种外周膜蛋白

SP56 为小鼠精子表面分子质量为 56kDa 外周膜蛋白，定位在顶体完整精子头部质膜上。纯化 SP56 可与小鼠卵子结合，抑制精子-卵子结合。SP56 具有组织特异性，为睾丸组织所特有，其 mRNA 仅存在于精子细胞，为生殖细胞所特有，是 mZP3 特异性膜结合位点，与 mZP3 的 O-连接寡糖链相识别和特异性结合。

（三）透明带受体激酶具有酪氨酸激酶活性

透明带受体激酶（zona receptor kinase，ZRK）是一个穿膜受体，分子量为 95kDa，又称 P95，具有酪氨酸激酶活性，可被溶解的透明带激活。P95 是小鼠精子膜 mZP3 的结合蛋白，ZP3 能使精子膜表面 P95 分子集中分布，结合后诱导顶体反应。酪氨酸磷酸化是精子受精所必需的，抑制酪氨酸蛋白激酶活性即可阻止顶体反应，从而阻断受精。

（四）PH-20 是精子 ZP2 结合蛋白的主要候选分子之一

PH-20 是糖基磷脂酰肌醇（glycosyl phosphatidylinositol，GPI）锚定的质膜蛋白。精子成熟过程中其位置发生变化：睾丸精子 PH-20 均匀分布于整个精子头部表面；附睾尾部精子 PH-20 迁移到顶体后区质膜表面和顶体内膜腔面。PH-20 抗体能抑制精子与透明带之间次级结合。

ZP2 只与顶体反应精子结合，结合部位为暴露的顶体内膜。ZP2 结合精子，使已发生顶体反应的精子不从透明带上脱落，以使精子能顺利穿越透明带。ZP2 结合的精子膜蛋白尚无定论，目前认为顶体内膜的顶体酶原和 PH-20 被认为是精子 ZP2 结合蛋白的主要候选分子。

（五）顶体酶原裂解产生具有酶活性的顶体酶

顶体酶原（proacrosin）是一种丝氨酸蛋白激酶，位于顶体内、外膜上，可能是一种次级卵母细胞结合蛋白。随着顶体反应，顶体酶原被活化，裂解产生具有酶活性的顶体酶，与 ZP2 发生次级识别。精子与卵子识别十分复杂，透明带分子中多种糖基可能同时识别、结合多个精子蛋白而启动精卵结合。

二、顶体反应是受精过程中的重要环节

（一）顶体反应是一种特殊的细胞胞吐过程

顶体反应是指获能精子穿透卵细胞卵丘、放射冠和透明带之前或穿透这些结构期间，顶体发生的系列变化，溶解卵细胞周围放射冠和 ZP，继而穿过 ZP 的过程。随之顶体破裂，内容物释放，顶体内膜完全暴露。顶体反应是一种特殊的细胞胞吐过程，是受精过程中极重要环节，发生顶体反应精子才能与卵子结合（图 17-9），至少具有双重功能：①使精子穿过透明带；②精子质膜与卵子质膜融合的必要前提。

（二）顶体反应包括多种生物化学变化

精子在接触透明带前，孕酮启动精子顶体反应，而获能精子结合透明带后，启动其顶体反应的是 ZP3。顶体反应机制主要有：

1. **孕酮诱导顶体反应** 精子在受精前，必须穿过卵丘细胞及其胞外基质。胞外基质可引起精子顶体膜发生改变，并协同 ZP 促进获能精子完成顶体反应。精子首先接触孕酮，然后暴露可溶性 ZP 蛋白。同时精子膜 PIP2 降解与顶体反应率升高和 DAG 产生相一致，孕酮在顶体反应中起到"预先激发作用"。

精子质膜表面存在着 3 类孕酮受体：第一类是 Ca^{2+} 通道，即 PR1；第二类是酪氨酸激酶偶联受体，即 PR2；第三类是 GABAA/Cl 受体，即 PR3。孕酮通过上述 3 类受体介导，并参与顶体反应早期若干离子穿膜运动。孕酮可诱发获能精子发生顶体反应，而对未获能精子无此作用，可作为一种探针鉴别精子是否获能。

孕酮能在数秒内启动绝大多数精子 $[Ca^{2+}]i$ 第一次升高，20 秒左右使精子 $[Ca^{2+}]i$ 达最高峰，诱

导精子获能。获能只需 nM 水平 $[Ca^{2+}]i$，顶体反应所需 $[Ca^{2+}]i$ 达 μm 级。孕酮诱导精子 $[Ca^{2+}]i$ 第一次升高至峰值时，足以诱导精子获能，但不能使精子发生顶体反应。精子 $[Ca^{2+}]i$ 第一次升高后，通过以下两条途径放大其效应。其一为 cAMP 途径：升高的 $[Ca^{2+}]i$ 活化腺苷酸环化酶或抑制磷酸二酯酶，使精子内 cAMP 水平增加；后者作用于精子顶体膜 cAMP 依赖性 Ca^{2+} 通道，导致精子顶体内钙池释放 Ca^{2+} 至胞质，进一步升高精子 $[Ca^{2+}]i$。其二为 DAG-IP3 途径：当精子 $[Ca^{2+}]i$ 升高至一定水平后，精子膜 PI-PLC 被激活，其水解精子膜磷脂酰肌醇生成 DAG 和 IP3；DAG 活化精子膜蛋白激酶 C，使精子膜上的电压依赖性 Ca^{2+} 通道磷酸化并开放。IP3 与精子顶体外膜上的特异性受体结合，开放 IP3 敏感性 Ca^{2+} 通道，诱发顶体大量释放 Ca^{2+}。总之，孕酮与精子膜 PR1 结合，导致第一次精子 $[Ca^{2+}]i$ 升高，升高的 $[Ca^{2+}]i$ 能进一步诱发第二次 $[Ca^{2+}]i$ 升高，孕酮和 PR1 结合导致 $[Ca^{2+}]i$ 高与精子顶体反应有关。精子膜受体 PR1 可能是配体门控型 Ca^{2+} 通道的一部分，其开放和关闭与 G 蛋白、酪氨酸蛋白激酶无关。

孕酮还与精子膜 PR2 结合，引起精子膜 94kDa 蛋白酪氨酸残基磷酸化。94kDa 蛋白是精子特异蛋白，位于精子顶体区，不仅是 PR2 中酪氨酸蛋白激酶底物，也是透明带 ZP3 受体。PR2 调节顶体反应可能机制为：精子膜 94kDa 蛋白酪氨酸残基磷酸化使膜电压依赖性 Ca^{2+} 通道开放，促进 Ca^{2+} 内流；此外，PTK 与 Ca^{2+} 一样也能激活 PI-PLC，使磷脂酰肌醇水解为 DAG 和 IP3，后者能导致 Ca^{2+} 内流和顶体内 Ca^{2+} 释放，甚至 PTK 还能直接活化顶体膜 IP3 门控 Ca^{2+} 通道，使其开放、释放 Ca^{2+} 于胞质内。孕酮和 PR2 结合导致 $[Ca^{2+}]i$ 升高，被认为与精子顶体反应直接相关。

精子顶体区质膜上存在 GABA-A 受体 α 亚单位，有孕酮结合位点，可能 GABA-A 受体与精子膜的某些孕酮受体是同一复合体。研究表明，Ca^{2+} 通道拮抗剂能在体外抑制 GABA-A 诱发的精子顶体反应；Ca^{2+} 通道激动剂刺激顶体反应，其作用与孕酮具有相加效应；GABA-A 受体激活与 Ca^{2+} 通道有关。孕酮结合 PR3 后，触发 Cl^- 外流，使精子膜超极化，导致依赖超级化的 H^+ 外流，同时 Cl^- 和 HCO_3^- 协同运输造成 HCO_3^- 内流，使精子内 pH 升高，进而激活膜 Ca^{2+} 通道，与 Ca^{2+} 内流有关，可能 Cl^- 外流导致精子膜去极化，而膜去极化引发电压依赖性钙通道开放，促使 Ca^{2+} 内流。酪氨酸激酶

抑制剂能显著抑制孕酮诱导的 Cl^- 外流，精子膜 GABA-A 受体还可能和酪氨酸激酶相偶联，当酪氨酸激酶激活后，不但能造成精子第二次 $[Ca^{2+}]i$ 升高，还会引起 Cl^- 外流。

孕酮作用于精子膜上的 PR1、PR2 和 PR3，引发精子 $[Ca^{2+}]i$ 双相升高和 Cl^- 外流，是孕酮诱导精子顶体反应的基本因素和必要条件。一般认为精子内 Ca^{2+} 主要通过以下途径发挥作用：① Ca^{2+} 及活化 PTK 能激活精子膜的 PKC 和 PLA2，PLA2 使 PIP2 裂解，生成大量溶血性卵磷脂，增加精子膜、顶体内外膜的流动性，使精子质膜和顶体膜易于融合。同时 PIP2 裂解使存在于精子质膜和顶体膜之间、顶体后区致密鞘与精子质膜之间的多聚性 -F- 肌动蛋白单体化，减少精子质膜和顶体膜融合阻力。② Ca^{2+} 直接结合于顶体外膜，中和其磷脂极性端负电荷，利于精子膜和顶体外膜融合。③ Ca^{2+} 作用于膜融合相关蛋白，使其构象变化，促进膜融合。

2. ZP3 诱导顶体反应　ZP3 是顶体反应最重要的诱导剂，与精子质膜上受体（RZP）结合引起顶体反应。获能精子质膜通过胆固醇外流和获能因子去除，可使 RZP 在膜内自由流动。精子膜上至少有两类 RZP 受体，一类是激活磷酸脂酶 C（PLC）Gi 蛋白偶联受体；另一类是与 PLCγ 偶联的蛋白酪氨酸激酶（PTK）受体。ZP3 通过以下途径诱导精子顶体反应。

（1）激活 G 蛋白偶联受体：ZP3 与 Gi 蛋白偶联受体结合，激活腺苷酸环化酶（AC），提高胞内 cAMP 水平，进而 cAMP 刺激蛋白激酶 A（PKA）。活化 PKA 使蛋白酪氨酸磷酸化，同时作用于顶体外膜上电压依赖 Ca^{2+} 通道，使顶体钙库的钙释放，诱发顶体反应。另一种观点认为：G 蛋白通过磷酸肌醇（PI）级联反应，即 G 蛋白激活 PLC，活化的 PLC 催化 PIP2 降解为 IP3 和 DAG，增加胞内 Ca^{2+} 浓度。DAG 和 IP3 进一步使 PKC 转移定位到质膜并被激活。

（2）激活甘氨酸受体 /Cl^- 通道：精子头部质膜上存在甘氨酸受体 /Cl^- 通道复合物，参与 ZP3 诱导顶体反应。活化的甘氨酸受体 /Cl^- 通道会导致 Cl^- 外流，Cl^- 外流是 ZP3 诱导精子发生顶体反应的基本因素之一。

（3）T 型 Ca^{2+} 通道开放：当 ZP3 结合精子膜后，导致精子膜去极化，激活 T 型 Ca^{2+} 通道，造成胞外 Ca^{2+} 内流，精子内 $[Ca^{2+}]i$ 升高，及精子内碱性环境，会进一步诱发精子内钙池持续释放 $[Ca^{2+}]i$，使精子 $[Ca^{2+}]i$ 再次稳定升高。

三、精子与卵子融合形成受精卵

（一）精卵借助融合蛋白完成黏附和融合

精子头部顶体前方细胞膜称为前顶体区，其上蛋白质与精子识别卵子引起顶体反应有关。精子头部非顶体区的细胞膜称为后顶体区，在前顶体区和后顶体区之间的部分称为赤道区（equatorial region），赤道区细胞膜上有与卵膜融合的融合蛋白。

卵细胞膜分为两种表面区域：一是无微绒毛区域，专指减数分裂纺锤体外侧区域；一是富含微绒毛区域，除减数分裂纺锤体外侧区的其他全部区域，已知精卵融合主要发生在该区域，在缺少微绒毛区域精卵很少融合。

顶体反应导致精子头部前顶体区细胞膜脱落，暴露出一层新的膜表面——顶体内膜（inner acrosomal membrane）。后顶体膜保留下来，赤道区细胞膜结构发生相应变化，以适应即将发生的膜融合。当精子接触到卵细胞膜上微绒毛顶端时，周围微绒毛会快速伸长和聚集到精子上，把精子牢牢抓住，促进与卵母细胞融合。精卵膜融合首先从赤道段细胞膜开始，精子膜结合到卵母细胞膜上，最后精子核进入卵母细胞质中，二者融合为一体（图17-10）。

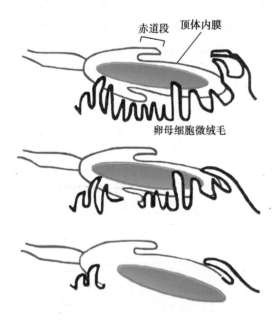

图 17-10 精子膜与卵母细胞膜融合

（二）精子膜上有精卵融合相关的蛋白质分子

1. 去整联蛋白金属蛋白酶蛋白家族 精子膜上去整联蛋白金属蛋白酶结构域蛋白家族（family of protein with a disintegrin and metalloproteinase domain，ADAM），包含 α 受精蛋白（fertilin α），β 受精蛋白（fertilin β）和富半胱氨酸睾蛋白（cyritestin），分别被称为 ADAM1、ADAM2 和 ADAM3，都含有一个去整联蛋白和金属蛋白酶结构域。β 受精蛋白还被称为 PH-30，α 受精蛋白有一个氨基酸序列称为融合肽，与去整联蛋白结构域一起能够与卵母细胞上整联蛋白相结合，该融合肽具有以下特征：①有膜结合亚基；②有强疏水性。ADAM 可能在精卵黏附和融合中起重要作用。

受精蛋白，由 ADAM1 和 ADAM2 两个亚基组成的蛋白质复合体（图17-11），有一般细胞分泌的黏着蛋白特性，富含精氨酸（R）- 甘氨酸（G）- 天冬氨酸（D）。受精蛋白 N 末端是公认的整联蛋白结合域，能结合到卵母细胞膜内整联蛋白上，帮助精子黏附于卵母细胞膜上，准备融合。缺乏 ADAM1b 突变雄性小鼠能生育，但其附睾精子表现出细胞表面 ADAM2 严重减少。ADAM1b 和 ADAM2 在精子表面出现依赖于在睾丸精子上 ADAM1b/ADAM2 受精蛋白的大量形成。体外实验显示缺乏受精蛋白精子能受精，但效率极差，提示其可能与其他蛋白质共同调节精卵的黏附和融合。

2. Izumo Izumo 是第一个被发现的精子相关精卵融合因子，是免疫球蛋白超家族的一个成员，存在于人精子中，抗 Izumo 抗体能阻止精卵融合。文献报道：Izumo$^{-/-}$ 小鼠是健康的但雄性不育，能产生表面正常精子，能结合和穿透透明带，但不能与卵融合。实验表明：完成顶体反应的 Izumo$^{-/-}$ 精子不能与卵细胞融合，而通过单精子胞质内注射（intracytoplasmic sperm injection，ICSI），使 Izumo$^{-/-}$ 精子绕过融合过程直接进入胞质中，此时卵细胞能被成功激活，受精卵正常移植，胚胎能正常发育，结果与野生型的精子受精结果基本一致。

3. 附睾蛋白 De 精子在附睾中成熟期间，附睾蛋白 De（epididymal protein，De）与精子表面相结合，是一个参与融合的候选分子。附睾蛋白 De 是一个 37kDa 糖蛋白，由附睾上皮细胞合成并分泌，又称为富含半胱氨酸的分泌蛋白 1（cysteine-rich secretory protein 1，CRISP1）。附睾蛋白 De 可能与卵母细胞上相关结合位点相互作用，但其上缺少去整联蛋白结构域，可能与去整联蛋白 - 整联蛋白相互作用机制无关。

（三）卵细胞膜上有精卵融合相关的蛋白质分子

1. 整联蛋白 整联蛋白（Integrin）是公认的精子 ADAM 在卵母细胞膜上的受体，是精卵结合的主要候选蛋白。整联蛋白家族中第一个受到重视的成员是 α6β1，GoH3 作为抗 α6 整联蛋白亚基的

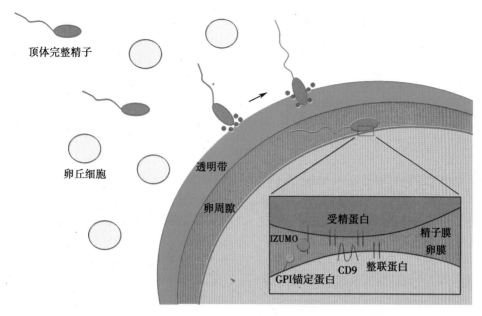

图 17-11 引发受精的事件及精卵融合相关候选分子

功能性抗体，能阻断精卵黏附和膜融合。来自于受精蛋白β去整联蛋白结构域部分或全部序列多个肽能与α6β1整联蛋白相结合。整联蛋白作为受体与去整联蛋白相互作用，是精卵相互作用的执行者。

2. 四次穿膜蛋白CD9 卵母细胞膜上CD9是广泛存在的四次穿膜蛋白家族（tetraspanin or transmembrane four superfamily protein）的一种，其分子有4个穿膜区、大小2个胞外环。四次穿膜蛋白的功能域还不清楚，一些报道显示能与整联蛋白、免疫球蛋白、蛋白聚糖、补体调节蛋白（complement regulatory protein）、生长因子受体等相互作用。MS Chen等（1999）首次发现抗CD9抗体能抑制体外精卵黏附和融合。CD9在小鼠卵母细胞表面大量表达，除没有微绒毛区域外，分布于几乎整个卵子表面。CD9分布区域与α6整联蛋白区域一致，整联蛋白作为受精蛋白受体，可能与精子表面CD9相互作用。

从缺乏CD9小鼠体内取出的卵细胞与精子融合能力严重损害，如将野生型CD9 mRNA注射到卵母细胞中，则精卵融合能力可得到恢复。CD9功能区包括大的胞外环（第二个环），该区域特定的氨基酸序列SFQ被认为CD9在精卵融合中的激活位点。若174氨基酸残基（F-A）发生点突变或者173-175（SFQ-AAA）发生突变，将严重降低精卵黏附能力。

3. CD81 CD81在卵细胞表面表达，与富含

四次穿膜蛋白相联系。CD81基因缺失导致雌性不育，体外受精表明这种不育确实是由精卵不能融合所致。CD9$^{-/-}$小鼠的生育能力被削弱，而CD9$^{-/-}$和CD81$^{-/-}$双基因敲除小鼠是完全不育的，提示CD9和CD81在精卵融合过程中执行相互补充的作用。

4. 糖基磷脂酰肌醇锚定蛋白 卵母细胞膜上糖基磷脂酰肌醇锚定蛋白（glycosylphosphatidylinositol-anchored protein，GPI-AP）对精卵黏附是必需的。GPI-AP是一个不同功能亚基组成的蛋白质聚集体，包括支持分子、受体、补体调节物（complement regulator）、酶和信号分子，除C端连接脂质外，在质膜中都有一个富含胆固醇和鞘脂类的微结构域。用磷脂酰肌醇-磷脂酶C（phosphatidyl inositol-specific phospholipase C，PI-PLC）处理小鼠卵母细胞会释放两个GPI-AP，导致精卵黏附减弱，严重阻止精卵融合。

参与精卵黏附和膜融合的相关蛋白分子可能还有很多，将来进一步的研究可能会有更多的机制。

四、精卵膜融合后卵子被活化

精卵膜融合后，精子核进入卵子，"唤醒"处于代谢休眠状态的卵子，使卵细胞活化，重新进入代谢活跃状态，导致分化和新个体形成，这种对卵子唤醒作用称为卵子活化（activation）。

（一）精子核进入卵子激活处于代谢休眠状态的卵子

卵子活化最显著特征是：卵母细胞[Ca^{2+}]i升

高、皮质颗粒释放、减数第二次分裂继续进行，产生第二极体。

1. 卵母细胞[Ca²⁺]i升高 精卵膜融合使卵细胞内游离 Ca^{2+} 浓度增加，并以 Ca^{2+} 波形式传播。第一次 Ca^{2+} 波出现后有一连串 Ca^{2+} 振荡，且反复出现，使 Ca^{2+} 波持续达数小时，原核形成后消失。Ca^{2+} 波出现和维持是卵子活化的物质基础。卵母细胞内游离 Ca^{2+} 浓度升高介导卵母细胞的皮质颗粒释放，导致细胞生长抑制因子（cytostatic factor, CSF）活性消失。CSF 活性消失引起 cyclin B 去磷酸化以及降解，随之 MPF 活性消失，磷酸酶活性增强，去磷酸化反应过程加强，诱导卵母细胞由 M 期向间期方向转化，使休止于减数第二次分裂中期的卵母细胞恢复分裂，完成减数第二次分裂并启动胚胎早期发育程序（图 17-12）。

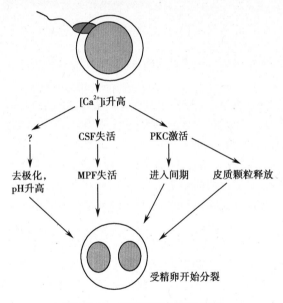

图 17-12 卵子活化机制示意图

2. 皮质颗粒释放 皮质颗粒在卵母细胞和透明带两处阻止多精子受精。首先，颗粒囊泡外膜与卵细胞膜融合立刻改变卵细胞膜构成，使其对精子无亲和力。其次，在 Ca^{2+} 波作用下，皮质颗粒释放其内含物至卵周隙，一方面产生游离的、能膨胀的凝胶状物质，另一方面囊泡中的颗粒释放到卵细胞外间隙，其中糖苷酶降解 ZP3 为 ZP3f，ZP3f 缺少糖基，精子膜表面受体无法识别；并有蛋白酶降解 ZP2 为 ZP2f，ZP2f 不能与顶体反应精子结合，使多余的精子不能进入，避免多精子受精。

3. 代谢活化 $[Ca^{2+}]i$ 升高及细胞内 pH 升高，使储存在核糖体蛋白颗粒中的 mRNA 释放，并有新蛋白表达，如大量组蛋白在此时生成，为卵裂过程中染色体复制做准备。

4. 线粒体和中心体变化 精卵膜融合时，精子线粒体随精子核一起进入卵母细胞，但精子线粒体迅速消失，只有卵母细胞的线粒体存活。受精前，卵内线粒体分布均匀；受精后，线粒体先是位于雌原核周围，纺锤体形成时则位于纺锤体两极。

（二）卵子活化有两种学说

卵子活化机制仍未完全阐明，主要有两种学说：受体学说和融合学说。

1. 受体学说 认为精卵膜融合时，精子表面配基结合并激活卵母细胞相应受体，生成第二信使，第二信使触发胞内级联放大反应。主要包括 G 蛋白及其偶联受体介导穿膜信号转导学说、整联蛋白介导信号转导学说、酪氨酸蛋白激酶受体介导穿膜信号转导学说。

（1）G 蛋白及其偶联受体介导穿膜信号转导模型：精卵膜融合时，精子膜上配基与卵母细胞膜表面相应精子受体结合，激活与其偶联的 G 蛋白，PLC 活化；通过 IP3 及 DAG 导致 Ca^{2+} 从内质网释放入胞质，卵细胞内游离 $[Ca^{2+}]i$ 快速升高。同时，脂溶性 DAG 整合于卵膜中，激活 PKC，催化卵母细胞内多种特异性底物磷酸化，包括细胞膜上离子通道，由此卵子活化。

（2）整联蛋白介导信号转导模型：精卵膜融合可能是卵细胞膜上整联蛋白与精子膜上受精素相互作用的结果，卵子活化可能由整联蛋白介导信号转导系统启动。当整联蛋白介导信号转导途径被激活后，可活化多条细胞内信号转导途径，包括导致细胞内游离 Ca^{2+} 浓度升高；使胞内 pH 升高；激活黏附蛋白激酶（FAK）、整联蛋白相关激酶（ILK）等酪氨酸蛋白激酶；激活 PKC；MAPK 和 JNK 通路被激活等。故整联蛋白介导信号转导途径可能参与细胞骨架重构、基因表达调节，在受精、细胞增殖和分化等过程发挥重要作用。

（3）酪氨酸蛋白激酶受体介导的穿膜信号转导模型：酪氨酸激酶抑制剂能特异性阻断海胆卵子受精的原核形成、DNA 合成和卵裂。小鼠卵子活化后发生一系列蛋白酪氨酸残基磷酸化。酪氨酸蛋白激酶受体介导信号转导可能参与哺乳动物卵子活化，但至今仍不清楚酪氨酸激酶受体介导穿膜信号转导系统在卵子活化中所扮演的角色。

2. 融合学说 认为精子内存在某种可溶性因子，在精卵膜融合时，进入卵母细胞内作用于卵母细胞内靶结构，随之卵子活化。

研究发现海胆精卵膜融合至卵母细胞 $[Ca^{2+}]i$

升高、皮质颗粒释放有 10～15 秒间隙；海胆精子提取物可直接诱导卵母细胞[Ca²⁺]i 升高和皮质颗粒释放。进一步研究发现，豚鼠、兔、牛精子可溶性抽提物注入相应卵细胞胞质内，均能导致卵膜去极化、[Ca²⁺]i 升高、皮质颗粒释放和卵裂。若将公牛精子可溶性抽提物注入小鼠卵母细胞内，也能诱导相似于公牛卵母细胞的反应，进一步证明精子进入卵子的可溶性蛋白因子是精子所特有。

研究表明，从豚鼠精子分离得到一种能诱导豚鼠卵母细胞产生[Ca²⁺]i 的蛋白质，分子量为 33kDa，是葡萄糖胺 -6- 磷酸酶的同工酶，位于精子顶体附近，可能精卵膜融合时被带入卵母细胞内。但精子抽提物注入量可能远高于受精时单个精子注入的可溶性因子量；精子抽提物注入实验结果稳定性差。有研究还表明，仅将精子核注入卵子也可激活卵子，说明除胞质中有激活卵子信号外，胞核也含有卵子活化物质。

受体学说和融合学说有各自的实验证据，也有各自无法解释的问题。受精时，卵子活化可能有受体参加，也可能同时有精子内可溶性蛋白参与。哺乳动物卵细胞在受精之后被内源性钙离子震荡激活，有研究显示精子特异性的磷脂酶Cζ（phospholipase C zeta, PLCζ）能随着精卵膜融合进入卵细胞，在激活卵细胞过程中起重要作用。目前认为 PLCζ 负责激活哺乳动物卵的生理性因素（physiological agent），可能做为激活卵能力的新的诊断标志，也可作为某些不育男性的可能的治疗模式。

关于 PLCζ 的作用机制、细胞定位和潜在的作用目前已有一些研究。PLCζ 具有催化 X 和 Y 的催化结构域，形成活性位点的特性。所有的活性位点都是保守的，其突变可能导致钙离子诱导能力的缺失。PLCζ 活性位点主要负责靶向作用于 PIP2（Phosphatidylinositol 4, 5-bisphosphate），促使 IP3 调节 Ca²⁺ 释放。与其他 PLC 亚型（isoform）相比，PLCζ 表现为对 Ca²⁺ 高度敏感性，这可以解释为什么 PLCζ 在卵细胞质中促使 IP3 产生和钙离子释放比其他 PLCs 更有效。可能调节其活性的 PLCζ 的非催化区域是 X 和 Y 催化区域之间的片段，称 X-Y 联结子（X-Y linker），靠近活性位点，可能与催化活性有关，或结合 PIP2。

受精后，在原核（pronuclei）形成时，钙离子震荡停止，而在随后的小鼠合子有丝分裂时观察到钙离子震荡。这个细胞周期的终止与恢复可能的解释是由于核定位信号区（nuclear localization signal,

NLS），PLCζ 在分裂间期定位在原核，导致随着原核膜破裂钙离子震荡停止得到恢复。PLCζ 在精子核中可能也起重要作用。PLCζ 在精子的定位鉴定可以帮助证实其在精子的功能。前期小鼠精子免疫荧光研究发现，PLCζ 定位在精子头部的核鞘（perinuclear theca）。随后的研究发现 PLCζ 定位在非获能精子的后顶体和赤道区域，有研究显示 PLCζRNA 转录本在人精子中表达。精子 PLCζ 功能异常不能诱发卵激活，导致男性不育。

（三）精卵核融合完成受精

1. 雄原核的形成　受精后，精子核直接进入卵子内，在类固醇激素调控下，卵子内的雄原核生长因子和 MPGF，使精子解聚；同时精子和卵细胞膜融合几小时后，卵细胞质中谷胱甘肽破坏精蛋白二硫键，精子核膜解体，核质使精蛋白被组蛋白替代，精子头部膨胀高度浓缩染色质肿胀、解聚，核膜形成，形成雄原核。

2. 雌原核的形成　精子和卵子融合抑制细胞中期促动因子，使卵母细胞排出第二极体。卵细胞染色质松散分开，在松散染色质周围出现一些小囊泡，逐渐融合形成一种双层膜结构，将染色质包被，形成一个个染色体泡，然后融合在一起，形成形态不规则的雌原核，最后转变为球形雌原核。

3. 两性原核的融合　雌雄原核大小相似，在卵子微丝和微管作用下，雌原核、雄原核相互靠近，接触处原核膜呈指状，相互交错对插并完全融合；随后，染色体浓缩，原核膜破裂、消失，精卵染色体组合在一起，形成合子染色体组，定位于纺锤体上。精卵核膜融合后细胞内含物混合，这一过程主要由脂类物质自发完成，随之精卵合为一体，此时细胞即为受精卵，受精至此完成（图 17-13）。

第五节　卵裂及胚泡形成

一、受精卵经过多次细胞分裂形成胚泡

从受精到植入前胚胎发育分为四个部分：受精、细胞分裂、桑椹胚（morula）、胚泡形成（blastocyst formation）。受精卵形成后开始卵裂；卵裂产生的细胞称卵裂球（blastomere）。卵裂特点是分裂间期短，速度快，整个卵裂球体积并不增大，连续分裂后每一个细胞的胞质体积逐渐变小；细胞核体积不变，核质比从小变大。受精卵是全能性细胞，一般认为经过卵裂，等能的细胞核处于不同细胞质影响下，不同卵质激发核中不同的基因活动，卵裂是胚

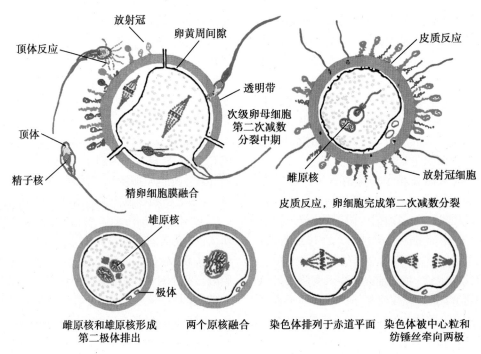

图 17-13 受精过程模式图

胎正常发育的基础。

经不断分裂形成由一团卵裂球组成的桑椹胚，其外周包有透明带，卵裂后期形成具有腔隙（胚泡腔）的胚泡，胚泡内的腔称为囊胚腔，外层细胞呈扁平状为细胞滋养层构成胚泡壁。胚泡中内细胞群逐步形成三个胚层结构的胚胎，在胚胎表面的细胞层是外胚层，陷入里面的细胞层是内胚层，夹在两层之间的细胞层是中胚层。胚层建立是形态发生的结果，而形态发生基础是细胞分化。在此后发育中，三个胚层细胞继续发生一系列时空变化，形成各种器官的原基，进而发育成为具有完整器官系统的新个体。

二、胚胎发育是一个复杂的过程

卵裂是一个复杂的过程，包括基因表达程序重排、连续细胞分裂、有丝分裂染色体分离、胚胎基因组激活等，但确切机制尚不清楚。部分研究显示，卵细胞内母体因子（maternal factors）在卵子发生期间，由母体效应基因（maternal-effect genes）编码积累，能够激活胚胎基因组，在早期胚胎发育卵裂期和胚胎细胞系初始确立中起重要作用。母源和合子表观遗传因子在植入前胚胎发育阶段起重要作用，该时期基因表达、染色质和核心组蛋白都发生较大变化，因此早期胚胎发育有其独有的特征，与其发育能力相一致。父源性基因在胚胎发育卵裂期激活需要去甲基化过程，但详细机制尚不清楚。

早期卵裂是一个不对称分裂过程，包括多个基因表达调控、离子通道与信号转导、胞质分裂、蛋白调控等。后续胚胎植入，包括游离胚泡定位、黏附和侵入及胎盘形成等是一个复杂生理过程，胚胎发生一系列形态学变化，也发生一系列细胞与分子生物学事件，可参考发育生物学或最新文献。

（刘睿智）

参 考 文 献

1. 乔江丽，赵恩锋，彭红梅. 人类原始生殖细胞的起源、迁移、增殖及凋亡过程. 解剖学进展，2012，18：91-96
2. 曹兴午，李翠英，袁长巍. 精子发生中生精细胞凋亡的基因调控. 中国男科学杂志，2011，25：63-66
3. Burgess DR. Cytokinesis and the establishment of early embryonic cell polarity. Biochem Soc Trans, 2008, 36: 384-386
4. Calvel P, Rolland AD, Jégou B, et al. Testicular postgenomics: targeting the regulation of spermatogenesis. Philos Trans R Soc Lond B Biol Sci, 2010, 365: 1481-1500

5. Tam PP，Loebel DA. Specifying mouse embryonic germ cells. Cell，2009，137：398-400

6. Suarez SS，Pacey AA. Sperm transport in the female reproductive tract. Hum Reprod Update，2006，12：23-37

7. Saitou M，Yamaji M. Primordial germ cells in mice. Cold Spring Harb Perspect Biol，2012，4（11）. pii: a008375

8. Yokobayashi S，Liang CY，Kohler H，et al. PRC1 coordinates timing of sexual differentiation of female primordial germ cells. Nature，2013，495：236-240

9. Gaplovska-Kysela K，Sevcovicova A. Phosphorylation：a key regulator of meiosis. Cell Cycle，2013，12：716

10. Banisch TU，Goudarzi M，Raz E. Small RNAs in germ cell development. Curr Top Dev Biol，2012；99：79-113

11. Kashir J，Heindryckx B，Jones C，et al. Oocyte activation，phospholipase C zeta and human infertility. Hum Reprod Update，2010，16：690-703

12. Nomikos M，Yu Y，Elgmati K，et al. Phospholipase Cζ rescues oocyte activation in a male factor infertility. Fertil Steril，2013，99：76-85

13. Akison LK，Robker RL. The critical roles of progesterone receptor（PGR）in ovulation，oocyte developmental competence and oviductal transport in mammalian reproduction. Reprod Domest Anim，2012，47 Suppl 4：288-296

14. Noma N，Kawashima I，Fan HY，et al. LH-induced neuregulin 1（NRG1）type Ⅲ transcripts control granulosa cell differentiation and oocyte maturation. Mol Endocrinol，2011，25：104-116

15. Russell DL，Robker RL. Molecular mechanisms of ovulation：co-ordination through the cumulus complex. Hum Reprod Update，2007，13：289-312

16. Gu L，Wang Q，Sun QY. Histone modifications during mammalian oocyte maturation：dynamics，regulation and functions. Cell Cycle，2010，9：1942-1950

17. Kubiak JZ. Mouse development，results and problems in cell differentiation 55，DOI 10.1007/978-3-642-30406-4_4，Berlin：Springer-Verlag，2012：69-91

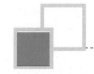

第十八章　干细胞与组织的维持、再生和修复

提　要

　　自20世纪90年代以来,随着细胞生物学和分子生物学等基础学科的迅猛发展,干细胞的理论和技术已快速进入组织维持和再生的研究中,在现代医学的基础研究与临床应用中也日渐深入。干细胞是具有"无限"增殖能力和多向分化潜能的细胞,存在于发育期胚胎和成体多种组织器官中。干细胞除了具有一般细胞的基本生命特征外,还表现出一些特殊的生物学行为,包括非对称分裂、多向分化潜能、表达特征性基因产物、特定条件下的可塑性等。对干细胞生物学特性和功能行为的调控机制研究,包括胚胎干细胞"干性"的分子机制研究以及微环境中调控干细胞功能的重要信号途径的剖析等正逐步深入。干细胞基因表达的调控通常是在外源分子、细胞内信号途径、转录因子三种水平实现的;此外,表观遗传修饰和转录因子之间复杂的调控网络也参与其中,从而使得细胞内某些功能基因被选择性激活或抑制,共同调控干细胞的分化和发育。干细胞基础生物学研究的长足进步,将会对细胞生物学和发育生物学的发展带来新的冲击和变革;肿瘤、退行性疾病、先天畸形以及机体的衰老也都与干细胞的生物学行为改变密切相关。细胞重编程和iPS技术的建立,使得干细胞研究进入了一个全新的发展时期,以干细胞为工程材料的组织工程与细胞治疗,特别是造血干细胞、间充质干细胞、神经干细胞移植等临床治疗尝试已经显示了良好的潜在应用前景,但干细胞治疗真正进入临床还有赖于干细胞生物学研究的进步,包括对干细胞增殖动力学的研究,对干细胞分化机制的详细诠释,以及干细胞体外培养体系的建立与优化等,这些也将从整体水平上提升干细胞维持组织再生和修复的研究水平。

第一节　干细胞基础生物学

　　干细胞研究是当今生命科学领域的热点,其核心科学问题与生命的起源与进化、个体的发育与维持、人类的衰老与疾病、组织器官的再生与修复等问题息息相关。干细胞技术也是生物高新技术的前沿领域之一,其分离富集方法和定向分化诱导技术能为组织工程、器官移植等提供关键的技术平台。以干细胞为中心的再生治疗(regenerative therapy)或替代治疗(reparative therapy)将为多种慢性或退行性疾病的治疗与康复带来新的希望。

一、干细胞是具有自我更新和分化潜能的未分化或低分化细胞

　　干细胞是高等多细胞生物体内具有自我更新(self-renewal)及多向分化潜能(pluripotency)的未分化或低分化的细胞。干细胞自我更新是指其具有"无限"的增殖能力,能够通过对称分裂(symmetric division)产生与母代细胞完全相同的子代细胞,以维持该干细胞种群;干细胞多向分化潜能是指其能分化成为不同表型(phenotype)的成熟细胞。例如,胚胎干细胞可以分化为个体的所有成熟细胞类型;组织干细胞在生物体的一生中都具有自我更新能力,但是其多向分化能力不及胚胎干细胞,只能分化为特定谱系(lineage)的一种或数种成熟细胞(somatic cell)或终末分化细胞(terminally differentiated cell)。

　　除了与体细胞相同的对称分裂以外,干细胞还能通过独特的非对称分裂(asymmetric division)方式进行增殖。非对称分裂产生两个子代细胞,一个与母代细胞完全相同,另外一个是分化细胞。该分裂方式的机制目前尚不明确,推测可能当干细胞进入分化程序以后,首先要经过一个短暂的增殖期,

产生过渡放大细胞（transit amplifying cell, TAC）。过渡放大细胞再经过若干次分裂，最终成为分化细胞（图18-1）。过渡放大细胞的产生可以使干细胞通过较少次数的分裂而产生较多的分化细胞。

（一）干细胞具有强大的自我更新能力

胚胎干细胞和某些组织干细胞的分裂增殖能力非常旺盛，胚胎干细胞的分裂尤其活跃。胚胎干细胞能够在体外环境连续增殖一年而仍然保持良好的未分化状态，但是，绝大多数组织干细胞在体外的增殖能力有限，它们在快速增殖以后常进入静息状态，例如成人心肌干细胞、肝干细胞和神经干细胞通常处于静息状态，这种独特的增殖方式使组织干细胞具有维持整个生命周期中组织的稳态平衡与再生的潜能。目前评价组织干细胞自我更新能力的方法是通过体内实验观察组织干细胞的增殖状况，例如用长期重建实验（long-term repopulating assay, LTRA）来观察造血干细胞（hematopoietic stem cell, HSC）的自我更新能力。

（二）多向分化潜能是干细胞的主要特征之一

干细胞经过分化进程逐渐变为具有特殊功能的终末分化细胞，与此同时干细胞的多向分化潜能也逐渐丧失。例如，胚泡（blastocyst）的多能胚胎干细胞可以产生具有多分化潜能的各胚层干细胞，然后胚层干细胞再分化为成熟组织细胞。在上述分化进程中，干细胞的分化谱逐渐"缩窄"，即只能分化成为种类越来越少的功能细胞。目前已经鉴定了一些调控干细胞分化的外源性和内源性信号分子，其中，外源性信号包括其他细胞产生的化学信号以及干细胞微环境中存在的某些分子；内源性信号主要包括某些重要的转录因子。这些调控因子通过关闭或者开启干细胞某些重要基因的表达，最终调控干细胞的分化进程。

（三）干细胞具有未分化或低分化特性

干细胞通常不具备特殊的形态特征，因此难以用常规的形态学方法加以鉴别。干细胞也不能执行分化细胞的特定功能，例如心肌干细胞不具备心肌细胞的收缩功能，造血干细胞无法像红细胞一样携带氧分子。但是，干细胞（尤其是组织干细胞）的重要作用是作为成体组织细胞的储备库，某些特定条件可以诱导组织干细胞进一步分化为成熟细胞或终末分化细胞，执行特定组织细胞的功能。

二、干细胞的不同来源和组织类型决定其独特的生物学特征

（一）对干细胞有不同的分类方法

按分化潜能的不同，干细胞可以分为全能、多能和单能干细胞。全能干细胞（totipotent stem cell）是指能够形成整个机体所有的组织细胞和胚外组织的干细胞，例如受精卵和早期胚胎细胞，它们可以分化为组成个体的所有细胞类型（包括外胚层、中胚层和内胚层来源的细胞）及胎膜；多能干细胞（pluripotent stem cell 或 multipotent stem cell）是能够分化形成多种细胞类型的干细胞，具有多系分化特征，例如造血干细胞能分化形成单核/巨噬细胞、红细胞、淋巴细胞、血小板等，间充质干细胞能分化为骨细胞、软骨细胞、脂肪细胞等；单能干细

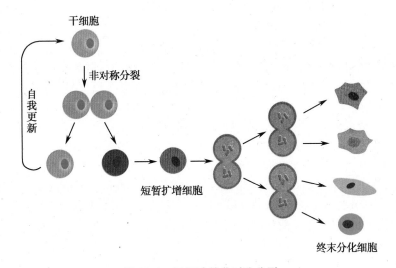

图18-1 干细胞的非对称分裂

干细胞具有独特的增殖方式，即非对称分裂（asymmetric division）。干细胞通过非对称分裂产生一个与母代细胞完全相同的子代细胞，以保持干细胞稳定；同时还产生过渡放大细胞（TA细胞），再由过渡放大细胞经过若干次分裂，最终产生分化细胞

胞（unipotent stem cell）通常指特定谱系的干细胞，它们仅产生一种类型的分化细胞，例如表皮干细胞只能分化成为皮肤表皮的角质形成细胞，心肌干细胞只能发育为心肌细胞。

根据所处的发育阶段和发生学来源的不同，干细胞可以分为：胚胎干细胞（embryonic stem cell，ESC）、组织干细胞（tissue-specific stem cell，TSC）和生殖干细胞（germline stem cell，GSC），最近有研究者还提出了肿瘤干细胞（cancer stem cell，CSC）的概念。组织干细胞也被称为成体干细胞（adult stem cell 或 somatic stem cell）。

（二）干细胞的分化特性与其来源有关

目前认为胚胎干细胞泛指胚胎发育早期的原始细胞，其获取主要经由内细胞团（inner cell mass，ICM）和生殖嵴（genital ridge）两条途径。

小鼠和人类的胚胎干细胞可以分化形成胚层干细胞，包括外胚层（epiderm）、中胚层（mesoderm）和内胚层（endoderm）细胞。外胚层细胞形成神经组织和皮肤的表皮，中胚层形成结缔组织、骨髓、血液细胞、肌肉组织、软骨与骨组织等，内胚层形成肺、肝、胰腺、消化道的上皮组织等。内细胞团以外的胚外细胞团则分化形成滋养层（trophoblast）干细胞，后者可以分化为组成滋养层的所有细胞类型，参与胎盘与胎膜的形成。

组织干细胞的起源目前尚无定论，某些组织和器官是否存在组织干细胞还存在争议。一般认为，组织干细胞来源于胚胎期不同发育阶段的干细胞，在胚层细胞分化以后形成。目前研究较为明确的是造血干细胞和神经干细胞的起源。

1. **造血干细胞** 小鼠造血系统发育的第一个部位是胚外卵黄囊（yolk sac），随后是胚内的主动脉-性腺-中肾区（aorta-gonad-mesonephros，AGM），然后逐渐移位到胚胎期肝脏、骨髓，最后发育为成体造血系统。

2. **神经干细胞** 神经干细胞出现在原肠胚期，胚胎外胚层形成神经组织以后。外胚层中轴部分在脊索（notochord）的诱导下增厚形成神经板（neural plate），再分化形成神经管（neural tube），神经管的神经上皮增殖、迁移、分化为神经元和神经胶质细胞。胚胎期神经上皮可以产生放射状神经胶质（radial glia），随后形成室周星形胶质细胞，这些细胞是胚胎期和成体中枢神经系统的神经干细胞。神经干细胞的发育还具有时序性和空间性的特点：从不同神经区域分离的神经干细胞能分化产生对应神经区域的子代细胞，同时早期神经干细胞更倾

向分化为神经元，而发育晚期的神经干细胞则优先分化为胶质细胞。

三、干细胞表达特征基因产物并具有增殖和分化潜能

（一）胚胎干细胞表达特征性的基因产物和表面分子

胚胎干细胞呈正常的二倍体核型（diploid karyotype），除核质比例较高外，并无特殊的形态学特点。胚胎干细胞存在一些特征性细胞表面标志物（基因产物和表面分子），这些标志物高表达于未分化胚胎干细胞，当胚胎干细胞分化时，这些表面分子的表达迅速降低甚至消失。胚胎干细胞常见的特征性基因产物和表面标记分子主要包括：

1. **特征性基因产物** 人胚胎干细胞（human embryonic stem cell，hESC）的特征性基因产物包括：阶段特异性胚胎抗原（stage-specific embryonic antigen，SSEA）SSEA-3、SSEA-4、肿瘤识别抗原（tumor-recognition antigen，TRA，也称硫酸角质素相关抗原）TRA-1-60、TRA-1-81 以及碱性磷酸酶和端粒酶等。此外，簇分化（cluster of differentiation）抗原 CD90、CD133、CD117 也是 hESC 的重要标志物。小鼠与人类 ESC 细胞表达的基因标志物重叠和交叉较少，例如小鼠胚胎干细胞只表达 SSEA-1 抗原，并不表达 SSEA-3 和 SSEA-4。这种基因标志物表达的不一致，可能是由于不同种属 ESC 细胞分化的复杂性所致。

2. **整联蛋白** 整联蛋白（integrin）属整合蛋白家族，是细胞外基质的受体蛋白，整联蛋白通过与细胞外基质的连接，有助于使干细胞定位于细胞外基质中。hESC 高表达整联蛋白：体外培养 hESC，整联蛋白 α6 和 β1 有较高的表达水平，整联蛋白 α2、α1-3 也有一定程度表达，另外 hESC 还通过连接蛋白 43（connexin 43）紧密连接干细胞。在小鼠胚胎发育早期（2～4 细胞阶段），层黏连蛋白（laminin）出现高表达。

3. **转录因子** 胚胎干细胞还表达一些特异性转录因子（transcription factor），也能用于识别和鉴定胚胎干细胞。例如含有转录因子 Oct3/4 在早期胚胎及多能干细胞中高表达，对于维持胚胎干细胞多向分化潜能和自我更新发挥重要作用，细胞一旦分化，Oct3/4 的表达迅速下降，因此 Oct3/4 是未分化 ESC 细胞特征性的转录因子。此外，ESC 表达的其他重要转录因子还包括 Nanog、Sox-2、cripto 等（详见本章第二节）。

（二）胚胎干细胞可以诱导分化为任何一种成体组织细胞

胚胎干细胞具有多向分化潜能和强大的增殖能力，在不同的诱导条件下，可以分化为组成机体的任何一种组织细胞，将 ESC 来源的组织细胞移植并整合入受体组织，可以替代受损组织的部分生理功能。目前 ESC 细胞向胰岛素分泌细胞、神经元、心肌细胞等终末细胞的诱导分化已经取得成功。例如将 ESC 来源的胶质干细胞移植到髓鞘发育缺陷的大鼠，可以分化为髓鞘少突胶质细胞及星形胶质细胞，修复发育缺陷的髓鞘。在大鼠脑内移植入小鼠 ESC 来源的神经干细胞后，移植细胞可以向神经元、神经胶质细胞、少突胶质细胞（oligodendrocyte）分化。

（三）组织干细胞具有组织定向分化能力和特定组织定居能力

组织干细胞具备以下三个重要的生物学特征：①自我更新能力。为有效地维持群体数量和功能的稳定性，组织干细胞可通过分裂增殖，产生与其完全相同的子代细胞；②谱系定向分化（lineage-specific differentiation）能力。绝大多数组织干细胞具有一定的多能分化特性，能够分化为特定组织中的多种细胞类型。因此，组织干细胞通过向专能祖细胞——终末分化细胞的分化，最终获得特定组织细胞形态、表型和功能特征；③在特定组织定居或归巢（homing）的能力。组织干细胞能够对组织再生的特异刺激和信号分子产生应答，并由此向特定类型的组织细胞分化，最终替代受损细胞或死亡细胞的功能。

组织干细胞的概念最早因造血干细胞的发现而提出。1960 年，研究者发现骨髓中存在一群特殊的细胞，在特定的环境因素作用下，能够诱导分化成所有血液细胞，并重建血液系统，造血干细胞也因此成为最早被认识和鉴定的组织干细胞。随后，间充质干细胞（mesenchymal stem cell）、毛囊干细胞（hair follicle stem cell）、心肌干细胞（cardiomyogenic stem cell）、肝干细胞（liver stem cell）等相继被分离和鉴定出来。组织干细胞的生化特性与所处组织的类型密切相关，因此，不同类型的组织干细胞均表达相应特异性的细胞表面分子，可用于鉴定组织干细胞。如研究最早的造血干细胞表面富含 Ly6A/E（又称为干细胞抗原 1，stem cell antigen 1，Sca-1），CD34 和 CD133 分子；而神经干细胞则特异性表达Ⅵ型中间丝蛋白（nestin）、CD133 和 CD24；骨髓间充质细胞高表达 CD29、

CD44、CD166，在体外培养环境中可以分化为骨细胞（osteocyte）、脂肪细胞（adipocyte）、软骨细胞（chondrocyte）和肌细胞（myocyte）等；体外培养的 CD133$^+$/CD24$^+$ 细胞则可以进一步分化为神经元、星形胶质细胞和少突胶质细胞。尽管如此，对组织干细胞表达特异分子的研究还有待深入。受技术手段和研究方法所限，目前并不能采用各胚层和各种组织干细胞的特异标志物完全分离和鉴定不同来源的组织干细胞。

（四）生殖干细胞维持了生物种代间的延续性

一般认为生殖干细胞（germline stem cell，GSC）起源于原始生殖细胞（primordial germ cell，PGC），是形成成熟配子（精子或卵子）的前体细胞。雄性和雌性哺乳动物的生殖干细胞分别称为精原干细胞（spermatogonial stem cell，SSC）和卵原细胞（oogonium），二者的分化过程是不同的。出生后 SSC 在睾丸内存在，并在雄性哺乳动物一生中不断增殖并分化形成精子。而哺乳动物卵子的发育主要在胎儿期，由原始生殖细胞分化为雌性生殖干细胞（卵原细胞），并在出生前终止于减数分裂前期。因此通常认为雌性动物出生时即具有全部数量的卵母细胞，出生后并不存在生殖干细胞。但近来研究发现，有极少数量的 GSC 存在于成年雌性哺乳动物卵巢中，不过其数量并不足以导致卵巢滤泡的迅速再生，因此其生物学意义还有待深入研究。

根据其来源不同，生殖干细胞可以分为胚胎来源的胚胎生殖细胞和成体组织来源的生殖干细胞。胚胎生殖细胞是经胚胎生殖嵴原始生殖细胞培养分化而来；成体生殖干细胞主要包括精原干细胞、雌性生殖干细胞（卵原细胞）和睾丸内的多潜能生殖干细胞等。成体生殖干细胞，尤其是睾丸内多潜能生殖干细胞可从正常成体睾丸组织中获取，并具有多向分化潜能，能向组成机体的三种胚层细胞分化，包括分化为传递遗传信息的配子。由于 GSC 具有多向分化潜能，同时可以避免胚胎干细胞的伦理和免疫排斥问题，具有潜在的应用前景。

四、组织干细胞具有分化的可塑性

传统干细胞发育理论认为，组织干细胞是胚胎发育至原肠胚形成（gastrulation）以后才出现的，组织干细胞并不具备全能分化能力，而只具有向特定组织有限分化的能力，因此只能分化为所在组织的特定细胞类型。但近来的实验研究表明，组织干细胞具备跨谱系甚至跨胚层分化的潜能，如在某些情况下，肌肉干细胞、神经干细胞也可以向血液细

胞分化，骨髓间充质干细胞可以跨胚层向肝脏、心脏、胰腺或神经系统的细胞分化。此种特性被称为组织干细胞的可塑性（plasticity），其可能的机制包括：

1. **组织干细胞本身的多向分化潜能** 一般认为，大多数组织中均定居着具有单向或多向分化潜能的组织干细胞，而组织干细胞是来源于胚胎发育不同时期的干细胞。某些干细胞在个体的器官和组织发生过程中，可能先后离开所在群体的分化、增殖进程并发生迁移，最终在特定器官或器官雏形中的某个位置定居，其干细胞特性依然保留，形成组织干细胞。组织干细胞在正常组织微环境下多处于静息状态，一旦所定居的组织需要再生或修复，其所处特定微环境发生变化，组织干细胞便被激活并分化成所需的功能细胞。

2. **组织干细胞的转分化和去分化** 组织干细胞的转分化（transdifferentiation）是指通过活化其他潜在的分化程序，改变了组织干细胞特定谱系分化的进程。造血干细胞向非造血组织细胞分化，肌肉干细胞向成骨细胞分化，神经干细胞向血液系统细胞分化，都属于组织干细胞转分化。去分化（dedifferentiation）则指分化成熟的细胞先逆向分化为相对原始的细胞，再向新的细胞谱系进行分化的过程。例如，两栖类生物蝾螈伤口切除边缘的分化成熟细胞能够逆分化成原始细胞，再形成新生的组织干细胞，最后分化为被切除的肢体和尾巴。但是正常生理状态下，成年哺乳动物体内较少发生组织干细胞的转分化或去分化，其分子机制也还有待进一步研究。

3. **组织干细胞的多样性** 特定组织中可能存在其他谱系来源的组织干细胞，如存在于骨髓或肌肉的 SP 细胞（side population cell）可能是一种组织干细胞群体，包括了造血干细胞、内皮祖细胞（endothelial progenitor cell）、间充质干细胞和肌肉干细胞等多种组织干细胞。另外，造血干细胞可以随着血液循环被一些组织器官如肌肉和脾脏等摄取并定居于该区域，因此造血干细胞不仅在骨髓中存在。可能在特定组织中存在其他谱系来源的组织干细胞，在一定条件下能够按照自己的定向需要，分化为与该特定组织不同的其他类型细胞。

4. **细胞融合** 一种细胞可以通过与其他细胞的相互融合而表现出另一种细胞的生物学特性。在体外培养条件下，成年哺乳动物细胞存在细胞融合（cell fusion）现象，组织干细胞也具有此特性。因此，当一种组织中含有其他类型的组织干细胞时，不同的组织干细胞可以通过细胞融合而表现出与该组织类型不同的细胞特性。例如体外培养的胚胎干细胞能够自发地与神经干细胞融合，并且还能将供体细胞的分子标志物转移至融合细胞中；成肌细胞与破骨细胞融合后可形成多核的骨骼肌纤维；感染 HIV 的 T 细胞能与靶细胞融合，两种细胞融合后，使得 HIV 病毒能够进入靶细胞。不过，由于体内细胞自然融合的发生几率较低，因此其对于组织干细胞可塑性的影响还需要深入研究。

目前有关组织干细胞可塑性的研究还不够深入，还缺乏成熟的组织干细胞的分离、纯化和功能鉴定的技术手段，也还未在体外建立维持组织干细胞未分化状态的模型。因此，上述组织细胞"可塑性"的机制多处于理论探讨和假说阶段，存在诸多争议，组织干细胞可塑性的机制及其生物学意义还有待进一步研究。目前通常认为，干细胞的去分化和（或）转分化调控与干细胞重编程以及可诱导多能干细胞的调控机制可能存在一定的相似性（详见本章第三节）。

五、干细胞微环境是干细胞维持自我更新和分化潜能的重要居所

在胚胎发育和组织再生的过程中，干细胞不断自我更新以维持稳定的细胞数目，并进一步分化为成熟细胞。个体出生以后，组织干细胞（包括生殖干细胞）生活的特殊微环境称为干细胞微环境（microenvironment），又称为干细胞巢（stem cell niche）。不同组织类型的"干细胞微环境"，其组成及定位不同。

（一）干细胞微环境保障干细胞执行正常的生理功能

1978 年 Schofield R 首次提出了干细胞微环境这一概念，并主要描述了一种支持干细胞的局部微构筑，随后体外共培养实验和骨髓移植实验证实了"干细胞需要特殊的环境才能执行正常生理功能"这一假说。如果将造血干细胞从其正常栖息的微环境中分离，它们可能会丧失自我更新的能力。此外，干细胞微环境还具有调控干细胞分化的重要作用，例如，不同信号分子构成的微环境可以诱导干细胞向不同谱系组织细胞分化。

哺乳动物组织干细胞栖息地解剖结构复杂、细胞种类众多，因此对其微环境的精确定位较为困难。但是，在一些重要的模式生物例如果蝇（Drosophila）和线虫（C. elegans），干细胞和干细胞

微环境相互关系的研究取得了一些重要的发现，目前已经明确，果蝇卵巢干细胞微环境位于卵巢的前侧，即与生殖干细胞邻近的生殖腺端（germania tip），果蝇精巢干细胞微环境定位于精巢中心的顶端（图 18-2）。

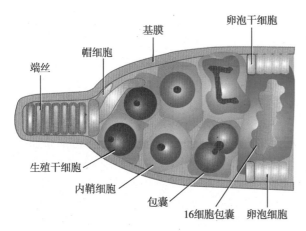

图 18-2　果蝇卵巢生殖干细胞微环境

成年果蝇卵巢中，生殖干细胞（germline stem cell，GSC）位于卵巢原卵区的顶部，并被三种不同的基质细胞群所包绕：帽细胞（cap cell）、端丝（terminal filament）以及内鞘细胞（inner sheath cell）。这三种基质细胞以及基膜共同构成 GSC 微环境，帽细胞通过 E-cadherin 介导的紧密连接将 GSC 固定在微环境中，其他基质细胞产生的细胞信号分子如 BMP、Notch 等共同调控 GSC 的生长和分化

（二）干细胞微环境由细胞外基质、信号分子和黏附分子等组成

　　干细胞微环境描述的是一种结构与功能的统一体，一般认为，其主要组成成分包括干细胞本身、与干细胞相互作用的支持细胞、维持干细胞微环境所需的细胞外基质等，也有人认为还包括同巢共存的其他种类干细胞。上述成分在不同的干细胞微环境中有一定差异，但是各种组织干细胞微环境的多样性恰好说明了干细胞微环境调控的复杂性。而且干细胞微环境始终处于一种动态平衡中，微环境中多种信号的交叉、协同和整合，对干细胞种群的数量和生物学功能进行精密调控。

　　1. 信号分子　干细胞与微环境的信息交流对于干细胞行使正常功能、维持一定的自我更新速率具有关键的调节作用。某些在细胞间和细胞内传递信息的化学分子，例如激素、神经递质、生长因子等，被统称为信号分子，它们的主要功能是同靶细胞受体结合，传递信息，调控靶细胞的生理功能。干细胞微环境中存在许多信号分子，它们能够以自分泌（autocrine）（自身分泌调节自身细胞类群）

或者旁分泌（paracrine）（弥散在微环境中影响其他细胞类群）的形式影响干细胞的增殖与分化。哺乳动物干细胞微环境中的信号分子相似性较高，但是相同信号分子对不同组织干细胞的增殖分化调控可能不同，例如 Wnt 信号可以促进造血干细胞的增殖和自我更新，但同一 Wnt 信号却能促进毛囊干细胞的分化。另外，存在于干细胞微环境中的一些小分子和离子对干细胞的功能也具有重要的调节作用，例如骨髓造血微环境中局部高浓度的钙离子有助于造血干细胞的定位。

　　2. 细胞黏附分子　细胞黏附是细胞间信息交流的一种形式，执行信息交流的可溶性递质被称为细胞黏附分子（cell adhesion molecule，CAM）。CAM 通过识别与其黏附的特异性受体而发生相互黏附，参与细胞与细胞或者细胞与细胞外基质的相互作用。干细胞微环境的支持结构或者基底层的黏附分子也是调节干细胞功能的关键因素，这些细胞黏附分子使干细胞定居于微环境中，接受信号分子的调节。黏着连接（adhesion junction）通过钙黏蛋白的相互作用形成细胞 - 细胞连接，对于果蝇卵巢生殖干细胞、造血干细胞的定位和锚着都有重要作用。整联蛋白是另外一种重要的细胞黏附分子，例如整联蛋白 α6 在表皮角质细胞高表达、整联蛋白 β1 则在造血干细胞和表皮干细胞高表达。

　　3. 细胞外基质　干细胞微环境中的细胞外基质（extracellular matrix）和组分对干细胞的可塑性及干细胞正常功能的维持提供了重要保障，并且可以直接影响干细胞的分化方向。例如在体外培养的骨髓间充质干细胞环境中加入脑组织发育相关的胶原，能够促进骨髓间充质干细胞向神经元分化，而在正常情况下，骨髓间充质干细胞优先向骨细胞或脂肪细胞分化。

　　4. 空间构筑　干细胞与邻近支持细胞及细胞外基质构成的三维空间结构对于保持适宜的干细胞数目具有重要意义，同时干细胞通过细胞黏附分子与微环境支持结构的极性黏附，对干细胞的定向分化也发挥了重要作用。例如在黑腹果蝇（*D. Melanogaster*）卵巢和精巢中，每种生殖细胞的有丝分裂纺锤体一端均定位于干细胞微环境中的支持细胞，以确保干细胞非对称分裂后形成的子代干细胞能够继续定位于该干细胞微环境中，而分化细胞则位于微环境外，规避干细胞自我更新信号的调控并开始进一步分化。此外哺乳动物上皮干细胞、成肌细胞微环境也具有类似的、与干细胞定向分化相关的空间结构。

六、干细胞研究的发展进程

1896 年 EB Wilson 在关于蠕虫发育的研究论文中,最早使用了"干细胞"一词,但是干细胞基础和应用的深入研究,则主要发生在最近几十年。1958 年,Leroy C. Stevens 把小鼠的早期胚胎移植到同品系小鼠的精巢或肾脏被膜下,获得了畸胎瘤干细胞(teratocarcinoma stem cell)或胚胎癌性细胞(embryonic carcinoma cell,EC 细胞)。1977 年 Brigid Hogan 从恶性畸胎瘤组织中成功分离并建立了胚胎癌细胞系。1981 年英国剑桥大学的 Martin Evans 和 Matthew Kaufman 以及加州大学旧金山分校的 Gail R. Martin 首次在延缓着床的小鼠胚胎中发现 ESC 细胞,建立了从发育早期小鼠胚胎中分离胚胎干细胞的方法。由这些细胞产生的细胞系具有正常的二倍体核型,并像原始生殖细胞一样产生具有三胚层结构的胚状体(embryoid body,EB),将 ESC 细胞注入小鼠,能诱导形成畸胎瘤。随后,Gail R. Martin 和 Helena R. Axelrod 改进了 ESC 细胞的体外培养方法,使 ES 细胞既能培养传代,又能保持未分化状态及多向分化潜能。Elizabeth J. Robertson 则对不同品系和携带不同遗传性疾病的小鼠进行了 ES 细胞建系和体外长期培养实验,为 ESC 细胞的体外培养提供了可靠的研究基础。1984 年 Allan Bradley 将胚胎来源的 EC 细胞注入小鼠囊胚产生了嵌合鼠(chimera)。1992 年 Brigid Hogan 从小鼠的原始生殖细胞分离获得了小鼠胚胎生殖细胞(embryonic germ cell)。1994 年 Ariff Bongso 将来源于人输卵管上皮细胞饲养层的原核期胚胎发育至胚泡后,添加人白血病抑制因子(leukemia inhibiting factor,LIF),获得了增殖传代的类人 ESC 细胞克隆,对干细胞的研究起了划时代的作用。同年 John Dick 实验室首次发现急性髓样白血病患者体内存在肿瘤干细胞。1995 年 James A. Thomson 从恒河猴的囊胚分离并建立 ESC 细胞系,这是第一个成功建系的灵长类动物的胚胎干细胞,并且在恒河猴 ESC 细胞的培养中发现了饲养细胞及白血病抑制因子的重要作用,为人类 ESC 细胞系的建立奠定了基础。1996 年 Ian Wilmut 采用正常培养的乳腺细胞核导入去核的绵羊卵细胞,培育出世界上第一只克隆羊,标志着体细胞核转移(somatic cell nuclear transfer,SCNT)技术取得了重要突破。1998 年 Wisconsin 大学的 James A Thomson 和 Johns Hopkins 大学的 John D Gearhart 分别从人胚胎组织中成功分离并培养了干细胞。人类胚胎干细胞的成功分离和培养,为研究体外受精提供了重要的生殖细胞来源。2006 和 2007 年 Shinya Yamanaka 与 James A Thomson 等将小鼠和人类的某些体细胞诱导重编程(reprogramming)成为类胚胎干细胞的多能干胞,并进行了生物学鉴定,这种新类型的干细胞称为诱导多能干细胞(induced pluripotent stem cell,iPS),这一具有突破性意义的新技术为从体细胞获得多向分化潜能干细胞,以用于干细胞研究及临床治疗提供了关键的细胞来源,同时很好地绕开了胚胎干细胞研究一直面临的伦理、法律和异体免疫排斥等诸多障碍,堪称干细胞研究领域的里程碑式的重大发现。2008 年 10 月德国研究者 Sabine Conrad 体外成功培养成年男子睾丸生殖细胞,并加入 LIF 等因子诱导形成多能干细胞。2009 年 3 月 Andras Nagy 和 Keisuke Kaji 采用了一种新型技术从正常成体细胞获得多能干细胞,这一新型基因捕获技术将 c-Myc、Klf4、Oct3/4 和 Sox-2 四种转录因子导入细胞并将细胞重编程为多能干细胞,该技术不采用病毒载体,被称为"piggyBac(PB)转座子"方法。2010 年 12 月美国 Scripps 研究所 Sheng Ding 采用化学小分子混合物联合转录因子 Oct-4,成功地将人表皮角质细胞(keratinocyte)诱导为 iPS 细胞。干细胞研究的长足进展,也反映在近年来诺贝尔奖的授奖情况:Mario Capecchi、Martin Evans 和 Olive Smithies 在胚胎干细胞 DNA 重组的突破性发现和"基因靶向"技术方面的突出贡献,获得了 2007 年诺贝尔生理医学奖;2012 年 John B. Gurdon 和 Shinya Yamanaka 因发现"体细胞经重编程后可转化为诱导多能干细胞(iPSC)"获得了 2012 年诺贝尔生理医学奖。John B. Gurdon 首次证实已分化细胞可通过核移植技术将其转化为多能干细胞,Shinya Yamanaka 则率先报道了采用体细胞重编程技术诱导产生多能干细胞的研究。

第二节 干细胞"干性"的调节机制

一、维持干细胞"干性"的主要调节因子及研究现状

干细胞的"干性"(stemness)是指干细胞未分化的特性,即干细胞能够维持自我更新和多向分化的潜能。干细胞经过自我更新可以形成与母代细胞完全相同的细胞,同时干细胞也具有分化为多种终末细胞的能力。目前对胚胎干细胞"干性"的研

究较为深入，胚胎干细胞主要通过细胞外信号分子调控细胞内一些重要的转录因子，促进细胞增殖，抑制细胞分化，以维持胚胎干细胞的未分化状态。目前已知的细胞外因子主要包括白血病抑制因子 LIF、BMP-4 等，细胞内重要的转录因子包括 STAT3、Oct3/4、Sox-2 和 Nanog 等。

（一）LIF 是保持小鼠胚胎干细胞干性的重要细胞因子

早期研究证明，将小鼠胚胎干细胞（ES）培养于用放射性核素照射后失去增殖能力的小鼠成纤维细胞上，可以成功建立体外 ES 培养系统。随后研究发现，如果没有这一层称为滋养细胞（feeder cell）的成纤维细胞，小鼠胚胎干细胞将难以保持未分化状态，提示成纤维细胞分泌的某种细胞因子可以有效地促进 ES 细胞自我更新和（或）同时抑制 ES 细胞的分化。1988 年，Austin Smith 成功鉴定出成纤维细胞分泌的 LIF 是保持 ES 细胞干性的重要细胞因子。LIF 也称为分化抑制因子（differentiation inhibitor activity，DIA），属于 IL-6 超家族成员，可以活化细胞内重要的信号转导分子——信号转导及转录激活蛋白（signal transducer and activator of transcription，STAT），影响细胞增殖或细胞周期进程，使 ES 细胞保持未分化状态。

LIF 受体属于 I 类细胞因子受体。高亲和力的 LIF 受体主要包括 gp130 和 LIFRβ 的异二聚体，穿膜糖蛋白 gp130 是 LIF 信号传递的共用关键分子，gp130 主要通过下游 JAK-STAT 分子进行细胞内信号传递过程。LIF 结合于细胞膜上，引发了 gp130 在局部的聚集，而后活化受体相关的激酶 Janus 家族 JAK，促使 STAT 进入细胞核，与特定基因的调控区域结合，调控重要基因的转录与表达。

目前研究还发现，LIF 并不是维持胚胎干细胞干性的唯一外源细胞因子，其他一些重要的细胞因子也参与维系干细胞的未分化状态，例如 BMP-4、Wnt 信号分子等。通常情况下，这些细胞因子通过激活相关的信号通路发生协同作用，或者以细胞内效应分子交互作用的形式影响调控细胞增殖和分化的关键基因。例如 LIF 激活的 STAT3 就可以和 c-Myc、Oct3/4 等相互协调，调控细胞周期的一些关键基因表达，保持干细胞的未分化状态。目前将维持 ES 细胞干性的其他重要因子统称为胚胎干细胞自我更新因子（ES cell renewal factor，ESRF）。

（二）其他重要的转录因子参与维系干细胞的未分化状态

真核生物调控基因表达的一种重要方式是通过转录因子调控。细胞外信号分子例如 LIF 等作用于干细胞以后，通过细胞内信号途径的逐级放大，以转录因子作为信号传递的中间体，与特定基因的重要调控区结合，激活某些关键基因的转录，从而调控细胞增殖与分化的平衡，维持干细胞的未分化状态（图 18-3）。

1. Oct3/4　最早被称为 Oct-3 或 Oct-4，现统一命名为 Oct3/4，由 Pou5f1 基因编码，属于 POU 家族 V 型转录因子。Oct3/4 只在未分化 ES 细胞特异表达，细胞一旦分化，其表达量迅速下降，提示该转录因子是调控 ES 细胞增殖与分化的关键调控因子。POU 家族转录因子能与细胞内特定基因调控区保守的八聚核苷酸（octamer）ATGC（A/T）AAT 结合域特异结合，其主要功能是建立胚泡期内细胞团（ICM）适当的分化潜能。

胚胎期 Oct3/4 的表达局限于全能干细胞和多能干细胞中，例如受精卵、胚泡细胞、胚泡期内细胞团等可以检测到高水平 Oct3/4 表达，但在已分化的滋养层细胞中其表达水平迅速下降，Oct3/4 的上述表达特性提示其为维持干细胞未分化状态的一种重要转录因子。

2. STAT3　信号转导及转录激活蛋白（STAT）属于中晚期转录因子家族（latent transcription factors），目前已经成功鉴定了小鼠体内 7 种主要的 STAT 蛋白。除了 STAT4 主要表达于骨髓和睾丸以外，其他 STAT 分子在许多组织细胞内普遍表达。LIF 与细胞结合以后主要活化 STAT3 分子，STAT3 是细胞核内重要的转录调控因子之一，但是 STAT3 在不同组织类型的多能干细胞中，功能比较复杂。例如小鼠和人的一些 EC 细胞系的增殖不需要 LIF-STAT 信号，提示除了 LIF-STAT 信号途径以外，其他一些重要的转录因子也参与维持了干细胞的未分化特性。

3. Nanog　Nanog 是最近鉴定的维持干细胞未分化状态的重要转录因子，特异性表达于 ES 细胞、胚泡期内细胞团或原始生殖细胞。体外培养的未分化 ES 细胞、EC/EG 细胞系高表达 Nanog 分子。Nanog 编码 NK2- 家族的同源异形框（homeobox）转录因子，在缺乏 LIF 外源信号作用下，可以维持小鼠 ES 细胞未分化状态。此外，Nanog 的表达不受 STAT3 的直接调控，而且也不能完全替代 Oct3/4 的功能，其作用机制还有待阐明。

4. Sox-2　Sox（Sry-related HMG box-containing）属于 Sry- 相关转录因子家族的成员，通过 79 个氨基酸的 HMG（high mobility domain）结构域结合

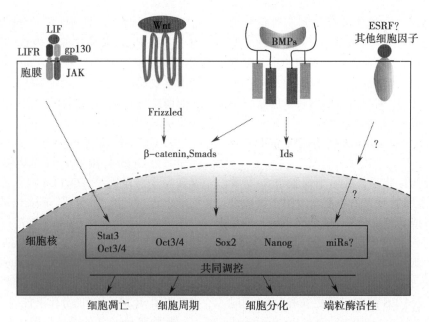

图18-3 维持胚胎干细胞干性的主要调控因子

小鼠ES细胞"干性"的维持主要在三种水平上进行：第一是外源重要信号分子如LIF或BMP等，第二是转录调节因子主要包括Oct3/4、Nanog、Sox-2，第三是调控细胞生命活动（细胞周期、端粒酶活性、细胞凋亡或分化等）的重要基因

靶基因启动子区，和Oct-3/4相互协同调控下游靶基因，例如成纤维细胞生长因子4（FGF4）和未分化胚胎细胞转录因子1（undifferentiated embryonic cell transcription factor 1，UTF1）等，维持干细胞干性。Sox-2与Oct3/4共表达于胚泡期内细胞团、ES细胞、EC细胞以及生殖干细胞等，可以作为Oct3/4的协同分子，参与下游靶基因的转录调控。此外，Sox-2的表达还受到Oct3/4和Sox-2自身表达水平的调控，能够以正反馈调控机制参与ES细胞"干性"的维持。

二、细胞内复杂的协同反馈调控网络有助于维持干细胞的"干性"

转录因子通常特异性地结合于基因转录起始位点上游的启动子区来调控基因的转录。ES细胞通过细胞内一些重要的转录因子调控细胞的增殖和分化，维持其未分化特性。

2005年Laurie A. Boyer采用染色质免疫沉淀（chromatin immunoprecipitation，ChIP）结合启动子区芯片分析的技术，系统分析了重要的转录因子调控ES细胞的靶基因群。实验发现转录因子Nanog、Oct3/4以及Sox-2的作用并不是简单线性、互不关联的，而是以一种复杂的、协同反馈调控网络的形式，共同调控维系干细胞"干性"的靶基因群。

首先，Nanog、Oct3/4以及Sox-2在相同靶基因启动子区重叠出现的几率非常高。在50%以上的Oct3/4结合靶基因启动子区，同时结合有Sox-2；在>90%的Oct3/4和Sox-2结合区，同时结合有Nanog；在未分化的ES细胞共有超过350种靶基因同时被上述三种转录因子协同调控。此外，Nanog、Oct3/4以及Sox-2还分别与各自的启动子结合，形成交互作用的自我调控网络，维持干细胞的未分化特性。例如下游靶基因*FGF4*、*Nanog*以及*Zfp42/Rex1*可以同时接受Oct3/4和Sox-2的调控，转录因子之间还可以形成转录调控复合物，例如Nanog可以形成同源二聚体，Oct3/4-Sox-2、Oct3/4-Nanog、Nanog-Sal14等可以形成异源二聚体，共同调控下游靶基因的表达。

此外，Nanog、Oct3/4以及Sox-2三种转录因子还存在自身负反馈调控机制，例如Oct3/4可以直接与*Nanog*启动子结合，调控Nanog的表达；Oct3/4的表达水平异常升高时，却可以抑制*Nanog*启动子的活性。这种复杂的调控网络有助于Oct3/4的表达水平保持稳定，进而维持ES细胞的"干性"特征。

三、细胞外信号分子通过胞内重要的信号途径调控干细胞的"干性"

干细胞自我更新和分化潜能的维持是由干细胞微环境中的胞外信号分子通过细胞内的信号途

径调控的,干细胞增殖与分化平衡的维持对于保持机体内环境的稳态平衡十分必要。因此认识干细胞分化过程中的一些重要信号途径,将有助于了解干细胞发育的分子机制,并为将来可能开发的新型干细胞治疗技术提供理论支持。

(一)Wnt 是干细胞正常分化与增殖所需的重要细胞因子

1. **配体、受体和 Wnt 信号传递过程** 对 Wnt 信号通路的研究始于 20 世纪 80 年代初,首先发现果蝇的 *wingless* 和小鼠的 *Int1* 基因产物同属进化上高度保守的细胞因子家族。"Wnt"基因的命名就是来源于 Wingless 和 Int1 两词的融合。Wnt 是调控胚胎正常发育和维持成体干细胞稳态平衡的重要细胞因子,在进化上高度保守,目前已经在线虫、果蝇、高等脊椎动物中发现了 Wnt 信号的存在。

Wnt 信号通路是目前已知最复杂的信号途径之一,主要包括四种传递方式,其中 Wnt/β-catenin 经典通路是所有 Wnt 信号途径中研究最为透彻的,其对干细胞分化的调控作用也受到广泛关注。在经典途径信号传递过程中,Wnt 信号首先与靶细胞表面受体 Frizzled 家族及共受体 LRP5/6 结合,通过 Dishevelled 蛋白拮抗 β-catenin 降解复合物 APC-Axin 的形成,进而阻断 β-catenin 磷酸化和泛素化,引起 β-catenin 分子在细胞内集聚,并与转录因子 Tcf-4/Lef 结合形成转录复合物转运入核,启动下游靶基因例如 *c-Myc*、*cyclin D1*、*AP-1* 等的转录和表达,调控细胞的增殖和分化。

2. **Wnt 信号在干细胞发育中的重要作用**

(1)Wnt 信号经典通路调控干细胞的自我更新与增殖:Wnt 或 β-catenin 过表达可以抑制胚胎干细胞向神经干细胞的分化,并保持胚胎干细胞的未分化状态。此外,Wnt 还可以调控小肠干细胞、皮肤干细胞和造血干细胞的增殖。

(2)Wnt 信号在神经系统发育中的重要作用:Wnt 信号不但参与神经干细胞的自我更新和增殖,还可以调控神经干细胞的分化进程。Wnt 信号调控神经干细胞分化的方式比较复杂,在胚胎发育早期,Wnt 信号可以抑制胚胎干细胞向神经干细胞的分化,但在随后的神经干细胞分化过程中,Wnt 或 β-catenin 的持续活化却能有效促进早期神经嵴干细胞向感觉神经元的定向分化。此外,不同区域的神经干细胞对 Wnt 信号的应答方式不同,并且不同分化阶段的神经干细胞对 Wnt 信号也可以产生完全不同的应答。

(3)Wnt 信号途径对造血干细胞的诱导分化:

Wnt/β-catenin 信号途径的重要分子例如 β-catenin、GSK3β、Axin 和 TCF4 等参与造血干细胞的生成,Wnt 信号的活化能激活造血干细胞的自我更新。Wnt 还与其他信号分子例如 BMP、Notch 等协同作用,促进小鼠造血干细胞增殖并维持其干性。骨髓造血干细胞微环境中的 Wnt 信号,可以协同调控造血干细胞的定位、增殖和分化。

(二)TGF-β/BMP 信号在干细胞的发育中起重要作用

1. **配体、受体和 TGF-β/BMP 信号传递过程** 目前已经鉴定了 30 余种转化生长因子,包括 TGF-β、BMP、激活素(activin)、抑制素(inhibitin)等,他们组成了哺乳动物细胞的 TGF-β 超家族,通过受体介导的细胞内信号传递影响靶基因的转录和表达,调控干细胞的增殖与分化。TGF-β 家族的细胞膜受体是穿膜的丝氨酸 - 苏氨酸蛋白激酶(serine/threonine-protein kinase),分为 I 型和 II 型受体。TGF-β 首先与 II 型受体的胞外区结合,导致受体分子空间构象改变,进而引起 I 型受体磷酸化、活化,磷酸化的 I 型受体依次使细胞内的底物信号蛋白 Smad 磷酸化,Smad 蛋白形成复合物后转移到细胞核内,与特异的 DNA 序列结合,或与其他 DNA 结合蛋白相互作用,募集转录共激活或共抑制因子调控靶基因的表达。

骨形态发生蛋白(bone morphogenetic protein,BMP)是 TGF-β 超家族中最大的亚家族成员,目前至少有 20 多种 BMP 已被确认。哺乳动物有 3 种 BMP I 型受体(Alk2、3、6)和 3 种 BMP II 型受体(BMPR-II、ActR-IIA 和 ActR-IIB),BMP 与细胞膜上不同的受体结合,引起细胞对 BMP 信号的不同反应。BMP 主要有两种信号传递通路,一种是经典的 TGF-β/BMP 信号途径,Id(inhibitor of differentiation 或 inhibitor of DNA binding)是 BMP 调控的重要靶基因,其可以作为负向或正向调控因子来调控干细胞的分化。BMP 另外一条信号旁路则是由 TGF-β 活化的酪氨酸激酶(TAK1)所介导,通过活化促分裂原活化的蛋白激酶(mitogen-activated protein kinase,MAPK),将 BMP 和 Wnt 信号交互联结,协同调节这两种信号通路。

2. **TGF-β 家族在干细胞发育中起重要作用**

(1)TGF-β 家族调控胚胎干细胞的增殖与分化:TGF-β 维系胚胎干细胞的未分化特性,同时也是决定起始分化阶段 ES 细胞向何种胚层定向发育的调控因子。未分化 ES 细胞特异性表达 Nodal 和 Activin 受体,可以和 Wnt 信号协同保持 ES 细胞的未分化特性，而 BMP，特别是 BMP-4 与 LIF 互为制约因子，通过抑制 ES 细胞向神经干细胞的定向分化，间接维持 ES 的干性。此外，Activin 或 TGF-β 可以诱导 ES 细胞定向分化为中胚层细胞，BMP 则诱导 ES 向中、内胚层和滋养层细胞分化。

（2）对造血干细胞分化的影响：TGF-β 抑制发育早期多能造血干细胞的增殖，但对发育晚期造血祖细胞的调控作用较复杂，通常与其他因子共同调控造血祖细胞的分化进程。TGF-β 对造血干细胞分化调控的复杂性，主要是由于其活化的受体分子、活化的 Smad 以及组织干细胞分化状态不同所造成的，此外造血干细胞微环境中存在与 TGF-β 相关联的各种细胞因子，它们之间也存在相互协调作用。BMP 信号在胚胎发育早期能诱导造血组织的分化，同时还与其他重要的细胞因子例如 Wnt、Notch 等促进造血干细胞的定向分化。

（3）对间充质干细胞分化的调控：TGF-β 可以抑制间充质干细胞向成肌细胞、成骨细胞、成脂肪细胞分化，保持间充质干细胞的增殖状态。但是 BMP 却具有强大的驱动间充质干细胞向成骨细胞分化的特性，在某些特殊培养条件下，BMP 还可以诱导间充质干细胞向脂肪细胞分化。

（三）Hedgehog 信号通路主要调节神经系统和骨骼的分化发育

1. 配体、受体和 Hedgehog 信号传递过程 哺乳动物细胞主要产生三种分泌性的 HH 蛋白：Sonic、Indian 和 Desert Hedgehog（分别简称为 Shh、Ihh、Dhh）。HH 与受体 Patched（Ptch-1 和 Ptch-2）结合，解除了 Patched 对穿膜蛋白 Smoothened（Smo）的抑制作用，Smo 活化后激活 HH 特异的转录因子 Gli1、Gli2 和 Gli3 并促使其核转位。这些转录因子可以激活一系列下游靶基因的表达，例如 FGF、IGF-2、cyclin D1、Ptch1、Gli1 等。Gli1 对 Hedgehog 信号起正反馈调节作用，而 Ptch1 和 Hip 可以阻断 Hh 对 Smo 的活化，起负反馈作用。

2. Hedgehog 与神经系统的发育 Hh 信号对大脑的分化与发育具有重要的调控作用。在胚胎发育早期，Shh 对中枢神经系统的腹侧定向分化有重要作用：发育早期神经管内 Shh 的浓度差有助于调控神经干细胞的分化命运，参与中枢神经系统的腹侧定向分化。Shh 还通过对多巴胺能和 5- 羟色胺能神经元的定向诱导，影响前脑和中脑神经系统的发育。Shh 信号的缺乏可导致中枢神经系统腹侧定向分化障碍和前脑侧叶的分离障碍，造成前脑发育畸形（也称为 Holoprosencephaly 病）。在胚胎发育晚期和新生儿期，大脑皮质背部、顶盖区、海马和小脑的发育都与 Shh 信号相关。此外，Hh 信号可以维持胚胎期、新生儿期以及成年期大脑神经干细胞的自我更新与增殖。在发育期大脑皮质和前脑的脑室下区，Hh 信号可以增强干细胞的增殖能力，维系神经干细胞微环境的相对稳定。

3. Hedgehog 信号调节骨的生长发育及骨量平衡 Ihh、Shh 对软骨细胞、成骨细胞和破骨细胞都有调节作用，并对骨组织血管的生成及维持有重要意义。软骨细胞的生长发育也需要 Hh 信号：去除 Smo 的软骨细胞增殖明显受到抑制，而 Smo 分子的激活，可以促进软骨细胞的增殖。应用 Hh 蛋白或调节 Hh 的表达可以促进新骨形成，调节骨量平衡，有利于骨折愈合和骨缺损的修复。

（四）Notch 信号分子主要调控小肠干细胞和造血干细胞的分化

1. 配体、受体和 Notch 信号传递过程 Notch 信号参与调控干细胞增殖与分化等多种生理过程。当 Delta（Delta-3）或 Jagged（Jagged 1，2）配体家族与 Notch 受体结合时，促进 γ-secretase 蛋白水解酶活化，释放出 Notch 受体的细胞膜内区（NICD）片段，转移入核并与转录因子 CSL 和 MAML 家族协同分子形成复合物，激活 Hes 的表达，Hes 属于螺旋 - 祥 - 螺旋家族转录因子，可进一步活化下游靶基因的表达，调节干细胞的增殖与分化。

2. Notch 信号与小肠干细胞的分化 Notch 通路的相关分子 Notch1、Delta-1-3 以及 Jagged-1 在小肠干细胞内高表达，Hes1 基因缺陷小鼠或 γ-secretase 抑制剂处理的小肠干细胞增殖受限，而 Notch 信号的过度活化可造成肠道分泌腺的缺失而小肠干细胞增殖过度。通常 Notch 信号与 Wnt 信号协同作用，共同调节小肠干细胞的增殖与分化。

3. Notch 信号参与造血干细胞的分化与发育 早在 10 多年前就发现 Notch 信号与造血系统的发育相关，Notch 作为原癌基因参与了 T- 细胞淋巴瘤的发生。目前的研究表明：Notch 信号的配体 Delta 和 Jagged 可以促进造血干细胞的增殖，Notch 信号的活化或者下游靶基因 Hes-1 的活化都可以提高 HSCs 的自我更新能力。在造血干细胞的骨内膜微环境中，Jagged/Notch 信号对维持 HSC 的适度增殖具有重要作用。Wnt 和 Notch 常作为一对协同调节分子，共同调控 HSC 的细胞数目和分化命运。

（五）Hippo 信号通路是调控器官发育大小的关键信号通路

Hippo 信号通路是最近几年才发现的、调控器官发育大小的关键信号通路，Hippo/YAP 信号通路是一条高度保守的细胞生长抑制信号通路，最早在果蝇体内发现，后续研究证实 Hippo 通路在哺乳动物的发育过程中具有相同的功能。Hippo 的下游效应分子 YAP 或其同源基因 TAE 可被 NF2、Salvador 和激酶 MST1/2、LATS1/2 磷酸化修饰，LATS1/2 磷酸化修饰的 YAP 或 TAE 可转位于细胞质，并与 14-3-3 蛋白相互作用。Hippo 上游分子的功能失活将导致 YAP/TAZ 不能被磷酸化，进而转位于细胞核，诱导调控细胞增殖基因的表达。

1. Hippo 信号在胚胎发育过程中调控细胞的早期命运决定 Hippo 信号的活化调控内细胞团从滋养外胚层的分离过程，抑制细胞的重编程。同时学者还发现，Hippo 下游效应分子 YAP 和 TAZ 在胚胎早期高表达，YAP 基因敲除胚胎在 E8.5 天死亡；Hippo 信号是决定细胞进入分化或者重编程状态的重要关口，胚胎干细胞分化过程中 YAP 在细胞核内的定位以及蛋白表达水平迅速下降，同时伴随 Hippo 信号通路的活化和 YAP 的磷酸化修饰。因此 YAP 增强细胞重编程过程，而 Hippo 信号可以抑制细胞的重编程。

2. Hippo 与 Wnt 信号的交互作用参与结肠癌的发生 在结肠癌细胞的信号调控网络中，YAP1 对 Wnt/β-catenin 的活化起到关键的调控作用。YAP1、转录因子 TBX5 与 β-catenin 形成复合物，并且 Wnt/β-catenin 信号的重要转录共激活因子 TAZ 正是 Hippo 信号通路中的效应分子，Wnt 信号下游许多靶基因的转录都受到 TAZ 的调控。细胞内 Hippo 与 Wnt 信号的交互作用决定了其对 Wnt 信号的反应程度和细胞分化的复杂性。

（六）其他信号分子以网络调控方式调控干细胞的增殖与分化

除了上述信号途径外，还有一些重要的信号分子如 FGF 信号等调控干细胞的增殖和分化。总之，在不同组织干细胞微环境中，没有任何一种信号分子对干细胞的生物学行为呈现单点、一一对应的调控方式，都是通过不同信号分子的协同作用形成了复杂的调控网络，共同调控干细胞的增殖与分化（图 18-4）。

四、干细胞的表观遗传及染色体修饰调控干细胞的分化

Waddington CH 于 1942 年首次提出表观遗传修饰（epigenetic modification）的概念，当时发现从受精卵发育到成熟个体的过程中，组织细胞的基因表达发生了渐进性的、非基因序列的改变。2001 年 Wu C 和 Morris JR 将表观遗传修饰定义为：在编码基因序列不变的情况下，决定基因表达与否并可稳定遗传的调控方式。与经典的孟德尔遗传方式不同，表观遗传修饰不涉及基因序列的改变，而是描述了在某些细胞内和细胞外因素作用下，基因的表达如何发生改变，以及如何影响细胞表型、细胞功能乃至组织器官的发育。由于这种变化没有直接涉及基因的序列信息，因而是"表观"的，称为表观遗传修饰，主要包括染色质结构的改变（组蛋白共价修饰）、DNA 甲基化和 micro RNA 调控等。

1. **染色质结构的改变可以精细调控基因的转录和表达** 染色质是由 DNA 与组蛋白组成的核小体紧密压缩而成，DNA 的复制、修复、转录以及重组过程都与染色体的结构改变相关。染色质的结构还可以通过特异蛋白（如转录因子）的结合、化学修饰或者组蛋白的修饰而发生改变。组蛋白是真核生物染色体的结构蛋白，是一类小分子碱性蛋白质，分为 H1、H2A、H2B、H3 及 H4 五种类型，它们富含带正电荷的碱性氨基酸，能够与 DNA 带负电荷的磷酸基团相互作用。在特定基因的表达调节过程中，组蛋白修饰主要通过将组蛋白修饰酶募集到特定的染色质区域，或者组蛋白修饰酶直接作为转录调节网络的一部分参与组蛋白的共价修饰。组蛋白修饰状态的改变，将引起 DNA 和组蛋白的结合状态发生变化。

胚胎干细胞（ES）核心转录调节网络（core transcriptional regulatory circuitry）的调控就伴随着某些基因区域染色质的聚集、解聚以及共价修饰的改变，例如 ES 细胞与定向分化的神经干细胞相比，染色质的空间结构发生了特征性的动态变化：ES 细胞染色质结构更为紧密，形成更为离散的局部"浓缩"区，而转录活化部位染色质结构区 H3 和 H4 乙酰化修饰水平增加；组蛋白去乙酰化酶 1（histone deacetylase，HDAC1）调控的组蛋白乙酰化状态在 ES 细胞分化过程中处于动态变化，HDAC1 调控组蛋白去乙酰化程度，有助于染色质的浓缩和对基因的转录抑制。

目前的研究表明，几乎所有活化基因的启动子区都与几种主要的组蛋白修饰相关，如 H3K4me3（组蛋白 H3 第四位赖氨酸三甲基化修饰）和 H3K4me2 主要分布在激活基因区域，H3K27me3 则是抑制性染色质区域的标志物，H3K4me3/H3K27me3 两种组蛋白的共价修饰状态，对保持基因的待转录状态非常关键。例如调控干细胞干性的重要转录因子

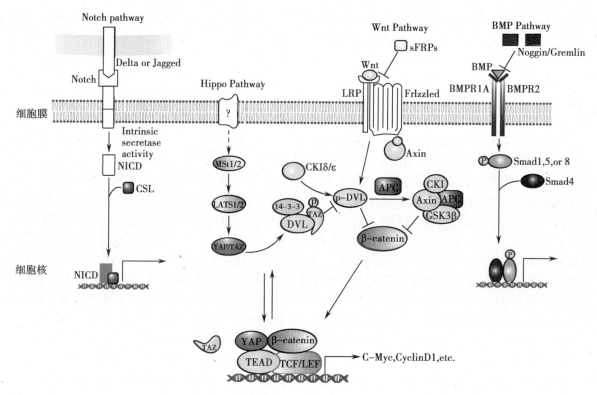

图 18-4　BMP、Wnt/β-catenin、Hippo 和 Notch 信号途径

Notch pathway：Notch 与 Delta 或 Jagged 结合促进 γ-secretase 蛋白水解酶活化，NICD 转移入核与转录因子 CSL 等形成复合物，激活 Hes 的表达，活化下游靶基因的表达。Wnt/β-catenin pathway：Wnt 信号通路的活化，可引起 β-catenin 在细胞内集聚，与转录因子 Tcf-4/Lef 结合形成转录复合物转运入核，启动下游靶基因如 C-Myc、cyclin D1 等的转录和表达，调节细胞生长和分化。BMP pathway：BMP 家族受体是由 I 类受体和 II 类受体组成的丝氨酸 / 苏氨酸蛋白激酶异二聚体复合物，BMP 与受体结合后，首先使 Smad 磷酸化，Smad 蛋白形成复合物，转移到细胞核内，与特异 DNA 序列结合，调节目的基因的转录。Hippo pathway：上游信号作用下，MST1/2 活化并磷酸化修饰 LATS1/2，促进 YAP/TAZ 磷酸化并积聚于胞质中。磷酸化的 YAP/TAZ 与胞质中的 14-3-3 蛋白结合，抑制 YAP/TAZ 的促增殖效应，从而促进细胞凋亡；YAP/TAZ 可被 CK1δ/ε 磷酸化进而泛素化降解。如果 MST1/2-YAP/TAZ 信号被阻断，未被磷酸化修饰的 YAP/TAZ 迁移入核，可与 TEAD 等转录因子结合，促进下游靶基因 CTGF、Cyclin E 的表达，促进细胞增殖。图中仅标明 Wnt 和 Hippo 信号的交互作用：磷酸化的 YAP/TAZ 可与 DVL 结合，抑制 Wnt 信号诱导的 DVL 磷酸化，进而阻断 Wnt 信号通路；如果上游 MST1/2-YAP/TAZ 信号被阻断，YAP/TAZ 迁移入核，可以协同促进 Wnt 下游靶基因的表达。图中未标明 BMP、Wnt 和 Notch 信号的交互作用

Oct3/4、Nanog 以及 Sox-2 在未分化的 ES 细胞中都以 H3K4me3 存在，而一旦 ES 细胞进入分化状态，上述重要的转录因子变为 K4/K27 共价修饰。

因此在不同类型的组织干细胞或干细胞发育的不同阶段，细胞内特征性的组蛋白修饰方式，可以将基因组分割成为活化基因区、抑制基因区以及待活化区域，使基因的转录和表达呈现独特的模式，精细调控干细胞的分化与发育（图 18-5）。

2. DNA 甲基化修饰主要与基因抑制相关　DNA 甲基化修饰是由 DNA 甲基转移酶介导的对 DNA 序列的化学修饰，哺乳动物的 DNA 甲基化修饰主要发生在 CpG 二核苷酸中的胞嘧啶。在哺乳动物基因组序列中，CpG 二核苷酸通常密集成簇分布

于某些区域，这些区域大小为 300～3000bp，被称为"CpG 岛"，CpG 岛差不多有近 70% 分布在基因的启动子区域，CpG 岛的甲基化状态可以直接调控基因的表达。通常 DNA 甲基化能关闭基因的活性，去甲基化则诱导了基因重新活化和表达。

DNA 甲基化对胚胎的正常发育具有重要作用，基因敲除动物模型证实 DNA 甲基转移酶 1（DNA methyltransferase 1，Dnmt1）基因的缺失将导致胚胎死亡，生殖干细胞 Dnmt3a 或 Dnmt3b 的特异性敲除将导致生殖细胞发育缺陷，胚胎宫内死亡。DNA 甲基化还参与调控干细胞的增殖或分化，例如维持干细胞干性的重要转录因子，其活化状态与基因的甲基化修饰状态相关：在未分化 ES 细胞，

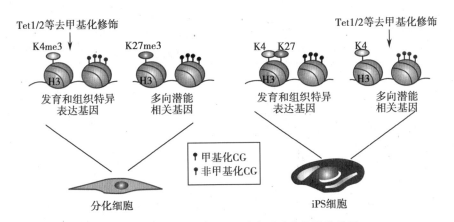

图 18-5　体细胞与多能干细胞表观遗传修饰的差异

在已分化组织细胞中，调控细胞分化的基因和组织特异表达基因多呈现 H3K4me3 和未甲基化修饰，与多能干性相关的基因则被 H3K27me3 和甲基化修饰沉默；多能干细胞中，与多向分化潜能相关的活化基因处于 H3K4me3 和非甲基化修饰，而调控分化的基因为 H3K4me3/H3K27me3 共价修饰状态，组织特异性表达基因完全被甲基化沉默

Nanog 和 *Zfp42/Rex1* 基因启动子区保持去甲基化状态；而在已分化细胞，*Oct3/4* 以及 *Nanog* 基因启动子区呈高甲基化修饰。甲基化修饰通过对特定转录因子和重要基因的转录抑制直接调控 ES 细胞的分化与发育。当需要某些基因保持"沉默"时，它们将迅速被甲基化，若需要恢复转录活性，则被去甲基化。

3. 调控表观修饰和（或）细胞重编程的其他重要相关基因　DNA 甲基化修饰由 DNA 甲基转移酶催化产生，主要产物为 5- 甲基胞嘧啶（5mC），而 DNA 的去甲基化修饰对于某些干性基因的激活和组蛋白修饰的重建同样具有重要作用。近年来研究发现 Tet（ten-eleven translocation）家族是一种重要的 DNA 去甲基化酶，可以催化 5mC 氧化生成 5hmC，其中 Tet3 介导的 5mC 的羟基化对受精过程的 DNA 去甲基化和重编程具有重要作用；Tet1 和 Tet2 被认为参与了 PGC 发育过程以及细胞融合介导的重编程过程。最新研究发现，Tet1 和 5hmC 在 iPS 细胞诱导过程中参与了内源 Oct4 基因的去甲基化和激活，从而调控了体细胞重编程过程。Tet 1 对黑色素瘤、乳腺癌和前列腺癌的发生发展和预后具有重要意义。Tet 1 在前列腺癌和乳腺癌组织的表达下调，如果增强其表达，可以抑制金属蛋白酶家族蛋白 TIMP2 和 TIMP3 的甲基化修饰，抑制肿瘤细胞的侵袭和转移。

异柠檬酸脱氢酶（isocitrate dehydrogenase，IDH）基因的主要生理功能是催化 α- 酮戊二酸转变为 2- 羟基戊二酸，目前已在神经胶质瘤，急性髓性白血病和软骨肉瘤中发现 IDH 基因突变，其主要突变位于 IDH1（R_{132}）或 IDH2（R_{140}，R_{172}）催化活性部位的精氨酸残基。IDH 突变会破坏酶的亲和力，导致酶与底物结合能力降低，并且突变型的 IDH1 还能与野生型 IDH1 竞争底物，阻断 IDH1 的活性。IDH1 突变在 50%～80% 的低分化性神经胶质瘤中被发现，可以诱导神经干细胞分化受阻：胶质细胞谱系分化基因的表观遗传修饰改变为抑制性组蛋白甲基化标志，如 H3K9 甲基化标志物上升，同时 H3K9 去甲基化酶 KDM4C 的表达受到抑制。研究发现，一些新型小分子化合物如选择性作用于 IDH1 R_{132}H 的 AGI-5198 和 IDH2 R_{140}Q 的 AGI-6780 能延缓神经胶质瘤细胞的生长，并可促进胶质细胞分化标志物表达升高。

4. miRNA 的作用　微小 RNA（microRNA，miRNA）是由长度约为 20～23 个核苷酸组成的非编码小 RNA，miRNA 提供了转录后水平调控基因功能的一种重要方式，miRNA 的靶向序列位于基因内或者在基因编码序列之间，通过与靶 mRNA 的互补配对，在转录后水平对基因的表达进行负调控，导致 mRNA 的降解或翻译抑制。

Dicer 和 DGCR8 是产生成熟 miRNA 所必需的蛋白分子，实验证明 *Dicer* 基因缺陷小鼠的 ES 细胞增殖速度减缓，并出现细胞分化障碍：体外诱导分化形成胚状体后，维系干细胞干性的重要分子 Oct3/4 表达仅部分下调，而在典型 ES 细胞分化中出现的内胚层和中胚层标志物表达缺如；*DGCR8* 基因敲除小鼠的 ES 细胞也出现分化障碍，因此 miRNA 对维持 ES 细胞自我更新和多向分化潜能具有重要的调控作用。

miRNA 还通过调控 ES 细胞干性维持因子网络，影响 ES 细胞的分化命运。最近的研究表明，ES 细胞中存在特异表达的 miRNA，如 miR-290 和 miR-320 簇（cluster）分子，这些 miRNA 的表达受到 Sox-2、Oct3/4 以及 Nanog 等重要调控分子的精细调控。另一方面，组织特异性 miRNA 也能反向调节干性因子 Sox-2、Oct3/4 以及 Nanog 的表达，例如 miR-296、miR-134、miR-145 以及 miR-470 可以抑制 ES 细胞中 Sox-2、Oct3/4 以及 Nanog 的表达。ESCC（胚胎干细胞调控型 miRNA）和 let-7 是调控 ES 细胞自我更新、多能干性和分化的重要 miRNA。ESCC 主要表达于 ES 细胞中，对维系 ES 细胞的自我更新和细胞增殖有重要作用，let-7 的表达具有组织特异性与时序性特点，是体细胞表达的主要 miRNA 分子，抑制 ES 细胞增殖，促进其分化。因此 miRNA 是 ES 细胞干性调节网络的重要组成部分，参与调节 ES 细胞的多能干性或定向分化。

非编码 RNA（non-coding RNA）同样可以通过调控细胞的表观修饰状态进而调控干细胞的分化，例如 PiRNAs 可以结合 Piwi 蛋白形成 Piwi-PiRNA 复合物，直接调控组蛋白的修饰和 DNA 甲基化状态；某些长链非编码 RNA（long non-coding RNAs，lncRNAs）可以改变染色体结构，包括染色体间颗粒和核仁结构等调控干细胞的分化。

目前认为，调控 ES 细胞自我更新与多能干性的分子机制非常复杂，miRNA 作为基因调控网络的重要成员之一，参与调节 ES 细胞的增殖和分化。一些特定细胞和组织表达的 miRNA，例如 ES 细胞特异 miRNA 和组织特异 miRNA，能够调节某些关键转录因子和细胞周期蛋白的表达，或者引起重要调节基因的表观遗传修饰改变，进而影响 ES 细胞的分化命运。此外，miRNA 还参与调控体细胞重编程（iPS）过程，miRNA 调控 iPS 的研究将有助于加深对 iPS 分子机制的认识。

干细胞的分化常伴随着明显的细胞形态和功能的改变，这在很大程度上是由于不同的基因表达模式所决定的。表观遗传修饰以及这些修饰方式与维系干细胞未分化特性的重要转录因子之间，存在着相互协调和相互影响的复杂网络，使得细胞内某些重要功能基因被选择性激活或抑制，共同调控干细胞的分化和发育过程。研究干细胞发育过程的表观遗传机制可为胚胎的正常发育提供分子基础，并且有利于深入了解胚胎发育异常和肿瘤发生的分子机制。

第三节 细胞重编程及诱导多能干细胞

一、体细胞重编程为干细胞和再生医学的研究开辟了全新的领域

传统发育生物学理论认为，细胞在分化进程中逐渐丧失了多向分化潜能，表现出向某一特定谱系细胞分化的趋势，细胞一旦启动分化程序，其分化呈现出单向、不可逆的特点。细胞重新逆转为未分化状态或者转分化为其他谱系细胞的概率非常低。现代细胞生物学实验证明，细胞的这种转分化或者逆分化现象是可能发生的。细胞重编程（reprogramming）能引导体细胞基因表达向胚胎细胞或者其他类型细胞转变。深入研究细胞重编程的发生机制，将有助于人们加深对细胞分化的认识和对细胞表达特殊功能基因的理解，同时细胞重编程是细胞替代治疗（cell replacement therapy）需要解决的第一个关键步骤。最理想的细胞替代治疗策略是用患者自身的体细胞（例如皮肤细胞）经过细胞重编程发生细胞谱系转化，最终顶替病变的组织细胞（例如心肌、胰腺等），从而避免异体细胞移植发生的免疫排斥反应。再有，细胞重编程允许培养病变组织来源细胞，为分析疾病的发生机制及治疗药物的筛选提供了有利的工具。

目前认为，细胞重编程的机制主要为：①细胞重编程的进程可能经历了一种中间细胞状态。处于此期的细胞表现出不完全的多能干性，也即部分重编程，某些"干性"基因启动子区或染色质没有完全解除抑制。可能是由于重编程诱导初期，干性基因的起始表达水平较低，处于分化与多能干性的中间状态，一部分细胞出现了重编程，还有一部分没有完全转化。②调控 ES 细胞分化的染色质修饰蛋白，例如 PcG 蛋白和组蛋白对细胞重编程为多能干细胞具有重要作用。③某些维持干细胞未分化状态的关键基因例如 Oct3/4、Nanog、Sox-2，其启动子区 DNA 甲基化与去甲基化状态对细胞的重编程以及维持细胞的多能干性非常关键。④某些原癌基因，例如 c-Myc 和 Klf4 等虽然并非细胞重编程必需的诱导因子，但可以明显提高重编程的效率和加快重编程进程。⑤细胞融合诱导重编程的重要分子机制还涉及染色质蛋白的交换，目前已经证实蛙卵细胞中一些重要的蛋白是调控重编程所必需的，如果卵细胞与被融合体细胞核进行一些重要

染色质蛋白的交换，那么融合细胞发生完全重编程的可能性大大增加。

二、细胞重编程技术具有重要的理论意义和实用价值

（一）核转移技术是实现体细胞分化逆转的重要手段之一

体细胞核转移技术（SCNT）是将体细胞核导入去核的供卵细胞，形成克隆胚泡，建立胚胎干细胞，最终发育为生物学意义上的成熟个体。1952年 Robert Briggs 和 Thomas J. King 首次成功进行了细胞核转移实验，他们将胚泡期胚胎的细胞核转移到去核的豹蛙体细胞最终发育形成正常的蝌蚪，此后用非洲蛙（*Xenopus laevis*）正常分化的小肠上皮细胞经过去分化处理也能发育为正常的成年蛙。1996年 SCNT 技术发生了突破性进展，Ian Wilmut 采用正常培养的乳腺细胞核导入去核的绵羊卵细胞，培育出世界上第一只克隆羊 Dolly，标志着 SCNT 可以将发育成熟的体细胞完全逆转形成多能干细胞，并最终发育成正常个体。此后在其他哺乳动物例如奶牛、山羊、猫、猪等进行的体细胞克隆实验也取得了成功。

虽然在许多哺乳动物进行的 SCNT 实验获得成功，但是目前仍然没有建立人类体细胞的 SCNT 技术。其原因主要是 SCNT 的技术要求非常高，成功率比较低，另外要求捐献卵子的数量较多，具体实施过程中的可操控性难以掌握。

（二）体细胞与胚胎干细胞融合将表现出多能干性

1976年 Richard A. Miller 和 Frank H. Ruddle 首次证实，将胸腺细胞与胚胎肿瘤细胞融合后，融合细胞可以表现出多能干性，胸腺细胞与小鼠 ES 细胞融合也表现出多向分化潜能，将融合细胞移植到裸鼠体内可以形成畸胎瘤。因此，采用已经建立的人类胚胎干细胞系（hESC）与成体细胞融合，产生的融合细胞将保留干细胞特性，同时具有成体细胞的部分基因型特征。体细胞与 ES 细胞融合后如何产生多能干性的分子机制目前还不明确，推测可能与多能干细胞特异的转录因子 Nanog 有一定关联。

（三）细胞谱系转化打破了传统的细胞单向分化规则

1991年 Harold Weintraub 最早提出了谱系转化（lineage switching）的概念，他在实验中发现如果非肌细胞过表达肌细胞特异性的转录因子——MyoD，可以直接将非肌细胞转化为肌细胞。此外，如果血液细胞过表达某些关键的转录因子，活化或抑制决定细胞谱系分化命运的某些关键基因，同样可以实现血液细胞之间的直接转化，甚至还可以逆转细胞分化的进程。最近有实验证明胰腺外分泌细胞可以直接转化为执行内分泌功能的 β 细胞。在细胞谱系转化的过程中，发现并鉴定将一种细胞类型转化为另一种细胞的特异转录因子是非常关键的，谱系转化为改变细胞分化命运提供了新的手段。由于谱系转化没有经过逆分化和再转分化的过程，而是细胞间的直接转化，所以其通常局限发生在同胚层或同一谱系祖细胞内，例如肝细胞与胆管上皮细胞，脂肪细胞与成骨细胞间等。

（四）联合转录因子诱导多能干细胞是细胞重编程研究最受关注的热点

诱导多能干细胞（induced pluripotent stem cell，iPSC）是将非多能干细胞（例如成体体细胞）通过诱导表达某些特定基因转变为多能干细胞。经过诱导的多能干细胞与自然状态的多能干细胞非常相似，在许多生物学特性方面还与胚胎干细胞一致：如具有自我更新和分化潜能；表达某些特定的干细胞蛋白质；相似的染色质甲基化状态和细胞增殖特性；体外培养形成胚状体；体内移植形成畸胎瘤等。iPSC 的建立被认为是干细胞乃至整个生物学领域划时代的重大发现，除了具有干细胞治疗与再生医学研究领域重要的应用价值以外，也实现了生物发育与疾病发生机制研究方法学的突破（细胞重编程的常用技术方法见图 18-6）。

三、iPS 技术是干细胞研究领域的一项重大技术突破

（一）iPS 技术的建立

2006年日本学者 Yamanaka S 首次报道了 iPS 技术方法，他们首先筛选出了维持胚胎干细胞干性所需的 24 个活跃表达基因，然后在小鼠成纤维细胞中分别转染上述基因，通过筛选最终确定了维持 iPS 状态的四个必需基因：*Oct3/4*、*Sox-2*、*c-Myc* 和 *Klf4*，但是这些 iPS 细胞的 DNA 甲基化状态与自然状态的胚胎干细胞略有不同，而且将其注射入小鼠的早期胚胎不能发育形成嵌合鼠。

2007年同时有三个研究小组建立和发展了细胞重编程技术。美国学者 Jaenisch R、Konrad H 和日本学者 Yamanaka S 同样选择了上述四种基因，在筛选 iPS 克隆时将 Nanog$^+$ 作为筛选标记，最终建立了完整的、真正意义上的细胞重编程技术。经过诱导的 iPS 细胞 DNA 甲基化状态与 ES 细胞完

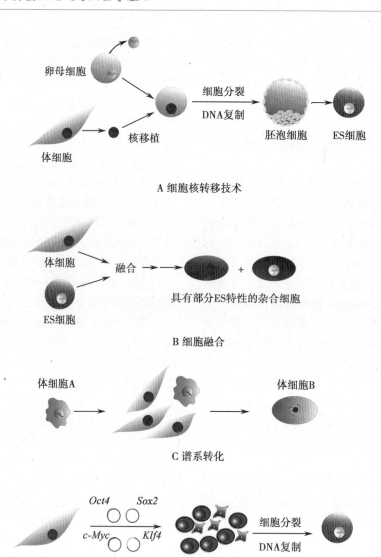

图 18-6 细胞重编程常用的技术方法

A. 体细胞核转移（SCNT）技术：将体细胞核注射入去核的卵细胞，在体外特殊培养条件下，可以产生 ES 细胞。B. 细胞融合：将体细胞与 ES 细胞融合，可以产生杂合细胞，具备多能 ES 细胞的一些生物学特性。C. 谱系转化：例如直接将胰腺细胞转化为肝细胞。在细胞谱系转化的过程中，将一种细胞类型转化为另一种细胞的特异转录因子是非常关键的。D. 诱导多能干细胞（iPS 细胞）：将体细胞通过诱导表达某些特定基因转变为多能干细胞，例如导入 *Oct3/4*、*Sox-2*、*C-Myc* 和 *Klf4* 基因可以将小鼠成纤维细胞转变为多能干细胞

全相同，注入小鼠胚胎能形成嵌合鼠，说明 Nanog 是保持干细胞多向分化潜能的重要决定因子。但是由于细胞转染了 *c-Myc* 这种原癌基因，形成的嵌合鼠有近 20% 发生肿瘤。

2007 年 11 月，James Thomson 以及 Shinya Yamakana 两个研究小组分别报道将人成纤维细胞诱导成为多能干细胞。Yamakana 仍然采用了 *Oct3/4*、*Sox-2*、*C-Myc* 和 *Klf4* 四种基因通过反转录病毒携带进入细胞，而 Thomson 则采用了 *Oct3/4*、*Sox-2*、*Nanog* 和 *Lin28* 以慢病毒载体导入。

（二）iPS 细胞具有和胚胎干细胞相似的生物学特征

1. **细胞生物学特征** iPS 形态与 ES 相似，单个细胞呈圆形，核大，胞质少，形成的细胞克隆也与 ES 细胞相似。iPS 细胞有丝分裂和自我更新特性也与 ES 相同。iPS 细胞表达未分化 ES 细胞特异基因，包括 *Oct3/4*、*Nanog*、*Sox-2*、*hTERT*、*FGF4*、*Rex1* 等，同时还表达 hESC 特异的标志物，例如人 iPS 细胞表达 SSEA-3、SSEA-4、Nanog、TRA-1-60、TRA1-81 等，小鼠来源的 iPS 特异表达 SSEA-1。

2. 多向分化潜能 iPS 细胞可以向神经元或心肌细胞分化：向神经元诱导分化时，能表达 βⅢ-微管蛋白和酪氨酸羟化酶等特异性细胞标志物；诱导分化为心肌细胞，可以出现自发波动，并表达心肌细胞特异蛋白。

3. 表观遗传学特征

（1）启动子区甲基化：在 iPS 细胞中，维系干细胞特性的重要基因如 Oct3/4、Rex1 和 Nanog 等启动子区域呈现去甲基化修饰，说明上述基因的活化可以诱导 iPS 的发生。在 iPS 进程的不同时期，不同功能基因的甲基化修饰状态也不尽相同。例如在 iPS 早期，主要是转录因子 FGF4 和 Polycomb 活化，而在 iPS 诱导晚期，调控干细胞干性的绝大部分相关基因，如 Oct3/4、Nanog、Sox-2 等都出现活化表达。

（2）组蛋白的去甲基化：iPS 细胞中与 Oct3/4、Sox-2 和 Nanog 相关的组蛋白 H3 发生去甲基化改变，提示上述基因的活化参与 iPS 的形成。

（三）iPS 技术将向高转化、高安全性和良好操作性方向发展

iPS 过程所采用的病毒载体系统可以在宿主基因组随机插入目的基因，如果是 c-Myc 的插入可以激活原癌基因的表达，产生的 iPS 细胞可能有致癌的危险性，而如果是其他基因的整合则可能导致宿主某些重要功能基因的失活。为了克服导入载体的安全风险，目前主要采用两种策略来消除或者尽量减少 iPS 过程带来的基因插入突变的风险。第一种策略是在上述四种转录因子基因的两侧引入 LoxP 位点，一旦 iPS 细胞建立成功后，可以采用 Cre 重组酶切除表达盒，从而确保基因组 DNA 中不残留外源病毒 DNA。目前已有研究人员采用这项技术，成功地将帕金森病人来源的成纤维细胞诱导成 iPS 细胞。另外一种策略是采用非整合型基因载体携带转录基因，实现体细胞的逆分化，如腺病毒载体、质粒或者 EB 病毒来源的附加体（episome，能够游离于染色体外进行较长时期的自我复制），上述技术方法的主要缺陷是整合效率较低，诱导产生的 iPS 细胞数量较少，并且诱导的 iPS 细胞基因组内仍然残存了少量的外源 DNA。

piggyBac 方法可以在 iPS 诱导形成后去除整合型载体，更安全地将皮肤成纤维细胞转化为多能干细胞。研究者选择了一种称为 piggyBac 的转座子，piggyBac 转座子可携带基因在染色体 DNA 中游走，利用 piggyBac 转座子携带含有四种转录因子的基因（c-Myc、Klf4、Oct3/4、Sox-2），可以成功地将皮肤成纤维细胞去分化并重编程为 iPS 细胞并去除触发细胞重编程的四种转录因子基因。piggyBac 技术提供了一种不采用病毒载体而实现高效整合的细胞重编程策略。

此外还可以采用化学小分子混合物联合转录因子 Oct3/4，将人表皮角质细胞诱导为 iPS 细胞。这些化学小分子包括 3-磷酸肌醇依赖性蛋白激酶 1（3-phosphoinositide-dependent protein kinase-1）的活化物 PS48、TGFβ 和 MAPK/ERK 信号通路的抑制分子 A-83-01，选择性 TGFβ 受体抑制分子 PD0325901 和组蛋白去乙酰化酶抑制剂丁酸钠（sodium butyrate，NaB）。在这些小分子混合物（cocktail）联合作用下，可以将诱导 iPS 所需的转录因子减少为 Oct3/4 一种，提示化学物质可以调控细胞表观遗传修饰和信号转导通路，提高重编程效率，并且可以替代某些转录因子的功能。

最近几年发展了一些 iPS 的新技术，主要集中于：①基于蛋白质的运载系统：采用带有四种重编程因子的活性重组蛋白融合短肽（如 HIV-TAT 或多型精氨酸短肽）转入细胞。但这种方法的技术缺陷在于重组蛋白的再折叠与复性步骤非常繁琐，并且细胞重编程的效率非常低。②小分子化合物：采用小分子化合物如 2-丙基戊酸（VAP，组蛋白乙酰化转移酶抑制剂）或 5-氮杂胞苷（5-AZA）、钙通道激动剂（BayK8644）等，可以显著提高 iPS 细胞的诱导效率。③基于 RNA 转移的载体导入技术：转录组诱导的表型重塑（transcriptome-induced phenotype remodeling，TIPeR），TIPeR 技术可以将靶细胞内的所有调节因子全部转入受体细胞（recipient cell），再通过在整体基因组水平而不是常规采用的某些关键基因来实现细胞的重编程过程。④采用锌指核酸酶（zinc finger nuclease，ZFN）介导的 DNA 双键断裂反应（double strand break，DSB）技术：DSB 反应是由 ZFN 介导，每一种 ZFN 都包含 DNA 结合域和 DNA 剪切活性部位。在特定基因组靶序列位置引入 DSB，并在断裂部位产生相应的基因修饰来有效提高细胞重编程的效率。⑤采用 TALEN 和 CRISPR 技术来有效提高重编程效率：转录激活因子样效应物核酸酶（transcription activator-like effector，TALEN）是由 TALE 结构域（转录激活因子效应）和 FoKI 核酸内切酶结构域人工融合而成。2013 年 2 月研究者通过 TALEN 方法将体细胞成功诱导为 iPS 细胞，其重编程效率较传统的 ZFN 方法有较大提高，并可用于疾病模型的研究。CRISPR 为规律成簇间隔短回文重复（clustered regularly interspaced short palindromic repeats），是一类广泛分布于细菌基因组中的重复结构，最近研究者采用 CRISPR 方法成功诱导了 iPS 细胞，进一步比较发现 CRISPR 方法与 TALEN 相比较效率更高，操作性更好（iPS 诱导细胞重编程的主要策略见图18-7）。

在体细胞的选择上，目前已经报道从成纤维细胞、人角质形成细胞、小鼠肝细胞、胃肠上皮细胞、皮肤细胞等成功诱导建立了 iPS 细胞。初步研究发现，肝细胞和胃肠上皮细胞较成纤维细胞更容易发生细胞重编程，将皮肤细胞重编程后形成的多能干细胞在体外诱导分化为功能细胞后，已经初步应用于镰刀细胞贫血病和帕金森病的治疗研究。

（四）iPS 技术具有良好的潜在应用前景

1. **用于再生医学的研究** iPS 采用体细胞重编程策略，细胞来源丰富，取材相对容易，并且可以避免采用胚胎干细胞所带来的伦理问题和技术障碍，目前 iPS 应用于基因缺陷性疾病和神经系统退行性疾病的治疗研究已经取得了一些可喜的进展：

（1）采用 iPS 技术进行帕金森病的治疗：美国麻省理工学院的 Marius Wering 将成体皮肤细胞重编程后形成的多能干细胞诱导分化为神经干细胞，并进一步诱导产生多巴胺能神经元，将此多巴胺能神经元移植入大鼠帕金森疾病模型病患处，可以成功表达多巴胺，减轻相应的神经症状。

（2）镰刀细胞贫血病的治疗尝试：Jacob Hanna 采用靶基因矫正的方法对小鼠镰刀细胞贫血病进行了治疗，首先分离表达镰刀型血红蛋白基因的患病小鼠体细胞，经过 Oct3/4、Sox-2、c-Myc 和 Klf4 四种转录因子联合诱导产生 iPS 细胞，进一步采用基因打靶的方式将镰刀型血红蛋白基因替换为编码正常血红蛋白的基因，将此矫正的 iPS 细胞在体外分化为造血干细胞，移植入患病小鼠，在移植鼠外周血中检测到具有正常生理功能的血红蛋白，红细胞数量也逐渐恢复正常。

2. **建立新的疾病模型和药物筛选平台** 分离患者自身的成体细胞，经过 iPS 技术获得疾病相关的 iPS 细胞系，在体外进行疾病的发病机制研究，深入了解疾病发生的分子机制；建立疾病相关的 iPS 细胞系，可以作为新药筛选平台，实现药物的体外高通量、快速筛选。

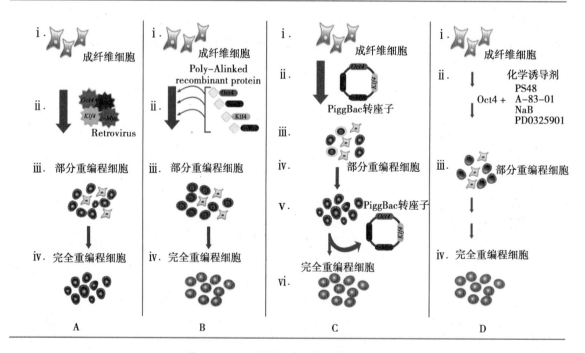

图 18-7 iPS 诱导细胞重编程的主要策略

A. 经典方法：采用病毒载体同时将四种重要的转录因子 Oct3/4，Sox-2，Klf4 和 c-Myc 导入体细胞（如成纤维细胞），但该方法制备的 iPS 细胞残留了病毒基因。B. 重组蛋白策略：采用多聚精氨酸偶联方法，分别将上述转录因子导入细胞。C. piggyBac 转座子插入 / 切除策略：piggyBac 转座子携带含有四种转录因子的基因（c-Myc、Klf4、Oct3/4、Sox-2），将体细胞重编程为 iPS 细胞后，还能通过 piggyBac 转座子去除触发细胞重编程的四种转录因子基因，产生的 iPS 细胞不含任何外源基因。D. 化学小分子混合物联合转录因子策略：Oct3/4 联合 PS48、A-83-01、PD0325901 和 NaB，同样可以诱导体细胞重编程为 iPS 细胞

（1）遗传性肝脏代谢性疾病 iPS 细胞系的建立：目前已有研究报道分别将 A1ATD（α1-抗胰蛋白酶缺乏症）、FH（家族性高胆固醇血症）和 GSD1α（糖原贮积症）患者皮肤成纤维细胞体外诱导形成多能干细胞后，再分化为成熟的肝细胞，同时 iPS 诱导的肝细胞具有和患者相同的遗传背景，即出现与病患细胞相同的病理特征。肝脏遗传性疾病 iPS 细胞系及分化细胞的建立，可以用于治疗药物的早期、安全和快速筛选。

（2）心律失常性右心室心肌病疾病模型的建立：心律失常性右心室心肌病（arrhythmogenic right ventricular dysplasia/cardiomyopathy, ARVD/C）是一种遗传性心脏病，主要表现为右心室病理性脂肪浸润和心肌变性，可导致致死性室性心律失常的发生。目前临床研究发现，超过 50% 的 ARVD/C 患者携带有桥粒基因的突变，其中 plakophilin-2（桥粒斑珠蛋白 -2，PKP2）的基因突变最为常见。研究人员采用 iPS 技术，选取 2 例 ARVD/C 和 PKP2 基因突变患者的成纤维细胞，成功诱导出带有特异基因突变的 iPS 细胞系。其中携带 PKP2 基因突变的 iPS 细胞 plakoglobin（斑珠蛋白）的核转位异常，同时伴随 β-catenin 活性的降低。但这些异常改变还不足以引起 ARVD/C 的特征病理表型。进一步研究发现，心肌细胞能量代谢异常与否是发生 ARVD/C 病理表型的关键。人类胚胎期心肌细胞以葡萄糖为主要能源，而成人心肌细胞则主要用脂肪代谢产能。当诱导心肌细胞的新陈代谢由胚胎期转换成成人期之后，研究者在诱变的心肌细胞中发现 PPAR-γ 的异常活化导致了 ARVD/C 心脏典型病理表型的发生。因此，采用 iPS 技术建立的疾病模型，可以在体外环境下研究患者个体的细胞表型异常，并可以重现成年期代谢异常的疾病模型，同时也为治疗 ARVD/C 提供了新的潜在药物靶点，是疾病模型的一种新突破，被誉为"培养皿内的疾病模型"（disease in a dish）。

（3）神经系统疾病模型的建立：多能干细胞在体外诱导分化为神经干细胞的技术条件比较成熟，而且诱导的 iPS 细胞具有和患者相同的遗传背景，如将脊髓性肌萎缩（spinal muscular atrophy, SMA）的患者体细胞经过重编程获得的 iPS 细胞在体外再分化，可以得到具有 SMA 疾病表型的异常运动神经元。另外从家族性自主神经功能障碍（familial dysautonomia，FD）的患者体细胞重编程获得 iPS 细胞，然后将这些 iPS 细胞诱导分化，可以成功构建体外 FD 的疾病模型。因此可以建立神经系统疾病的 iPS 细胞模型，并且诱导分化产生具有病理性特征的神经元，研究疾病发生的分子机制，高效筛选新型治疗药物。

虽然 iPS 技术为采用患者自身体细胞进行替代治疗以及遗传性疾病的研究提供了突破性的技术手段，但是人 iPS 细胞的应用研究必须解决好以下几方面的问题：

iPS 的安全性问题：理论上讲，安全的 iPS 细胞具有正常的并可稳定传递给子代的遗传学与表观遗传学特征，从而保证细胞行使正常的生理功能。以往研究者的关注点多集中在如何重现 iPS 过程以及提高 iPS 重编程效率上，对其安全性的研究略显滞后。最近对多种广泛采用的 iPS 细胞遗传安全性检测表明，许多成功建立的 iPS 细胞在遗传特征上并不安全，无论采用何种体细胞诱导方式产生的 iPS 细胞都存在着一定程度的遗传或表观遗传异常改变。主要包括染色体异常，基因拷贝数变异，基因的点突变或 DNA 甲基化修饰的异常等，并且这些异常可以发生在 iPS 诱导的不同阶段，例如诱导产生 iPS 细胞的体细胞自身，或诱导过程中采用的一些病毒载体或者诱导因子等，再者 iPS 细胞体外长期培养过程中也容易积累基因变异。因此需要发展一些新型的实验技术手段来检测 iPS 细胞的遗传学和表观遗传学安全性，同时应开发新的 iPS 诱导技术，避免使用可能诱导 iPS 细胞遗传改变的潜在致癌或致突变因子，以获得能够真正应用于临床的、安全的 iPS 细胞。

iPS 用于研究疾病模型应注意的主要问题包括：①要证明培养皿中的疾病模型和患者疾病之间具有临床相关性是非常困难的：与疾病相关的细胞表型特征可能与经 iPS 诱导分化而来的细胞特征有较大差异；②如何确保经 iPS 筛选出来的细胞模型稳定表现出疾病特征性的病理表型；③如何构建出在成年发病或者发病时间较晚的 iPS 疾病模型。因此 iPS 细胞真正用于应用研究还有很多技术障碍，它目前还不能完全取代 ES 细胞和组织特异性干细胞。

第四节　干细胞与疾病的关系

一、肿瘤干细胞假说为肿瘤发生机制的认识提供了新的思路

传统观念认为肿瘤的发生是一种克隆进化疾病（clonal evolution disease）。从生物进化角度来看，肿瘤是由一群基因或表观遗传异质性细胞组成，肿

瘤细胞发生了基因突变或表观遗传性状的改变,细胞获得了无限增殖的能力和恶性转化特征。肿瘤的发生经历了起始(initiation)、积累(accumulation)和促进(promotion)三个阶段。肿瘤细胞首先产生一系列基因突变,包括染色体上多个基因的改变,如原癌基因激活、抑癌基因失活等。在克隆进化过程中,肿瘤细胞常常还产生另外的基因突变,并给予细胞选择性优势,例如细胞生长更快、具有侵袭性和转移特性,肿瘤细胞在形成过程中进行的克隆性选择,使肿瘤更快生长、细胞恶性表型累积。

克隆扩增假说(clonal expansion hypothesis)在许多肿瘤的临床观察中得到了验证,Bert Vogelstein提出的结肠癌发生模型是典型的、研究较为透彻的基因突变积累过程的例子。首先小肠上皮隐窝细胞发生 APC 基因突变导致局部异常隐窝出现,是结肠癌发生的起始事件,在肿瘤细胞基因突变的积累阶段,异常隐窝积累 KRAS 或其他原癌基因突变导致结肠腺瘤的发生,进一步发展出现 Smad2/4 以及 p53 基因突变,最终促进结肠癌的发生。20 世纪 60 年代发现染色体异位和基因融合在白血病和淋巴瘤发生中的重要作用,如急性淋巴细胞性白血病出现费城染色体 t(9;22)(q34;q11)平衡易位,这种易位使 9 号染色体长臂远端的 ABL 原癌基因转移至 22 号染色体 BCR 基因部位,形成 BCR-ABL 融合基因等,都是基因突变或染色体异常导致肿瘤发生的直接证据。

但是基因突变与"克隆扩增"假说并不能圆满解释肿瘤的发生机制。首先,基因突变假说认为突变发生在体细胞,而就肿瘤形成所需要的突变几率而言,体细胞自发突变形成肿瘤的可能性是比较小的;其次,正常机体除了增殖活跃的细胞(例如表皮和肠上皮细胞)以外,大多数体细胞处于相对静止状态,因此,肿瘤的发生还必须突破细胞静止状态的限制,例如逃逸一些细胞周期关键分子的调控等。相反,干细胞具有自我更新和多向分化潜能,其强大的增殖能力可使其作为肿瘤细胞的重要来源,同时它们在体内长期存在,也为基因的突变积累提供了基础。因此,干细胞似乎比体细胞更容易出现基因的积累突变,并且具有较强的克隆扩增能力,是较体细胞更适合的肿瘤起源细胞。这样,"肿瘤起源于干细胞"的假说开始建立(图 18-8)。

(一)肿瘤干细胞可能是肿瘤发生的起源细胞

1. 肿瘤干细胞的发现 1994 年 John Dick 首先发现急性髓样白血病(AML)患者体内存在肿瘤干细胞,虽然这种细胞在外周血中占很少的比例(1/250 000 细胞),但是一旦移植到免疫缺陷小鼠,

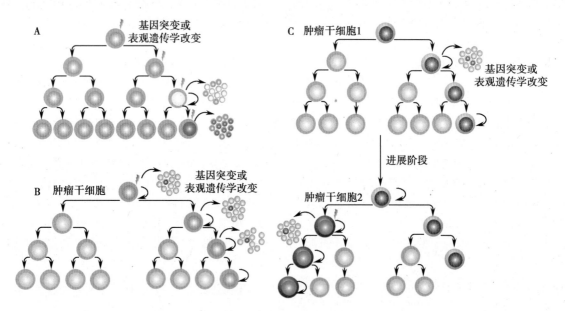

图 18-8 肿瘤发生的克隆进化假说与肿瘤干细胞假说

A."克隆进化"假说认为,肿瘤的起源和发生是体细胞多阶段基因突变积累和演变的过程。肿瘤的发生通常经过了多轮基因突变,并且基因突变形成的肿瘤细胞都具有相似的致癌性。B."肿瘤干细胞"模型认为,肿瘤干细胞具有自我更新和无限的增殖能力,肿瘤干细胞是肿瘤组织中唯一的肿瘤起源细胞。C."肿瘤干细胞"与传统的"克隆进化"假说并不排斥,在肿瘤发生的初始阶段,可能某种肿瘤干细胞(如肿瘤干细胞 1)是诱导肿瘤发生的起源细胞。在肿瘤的进展阶段,由于基因积累突变和克隆进化作用,肿瘤干细胞 1 成为肿瘤干细胞 2,细胞生长更快、具有更强的侵袭性、转移特征和选择性生长优势,成为优势细胞群,最终导致肿瘤的形成

可以诱导 AML 的发生。2003 年 Michael Clarke 和 Peter Dirk 相继证实了乳腺癌干细胞和脑肿瘤干细胞的存在。目前已经在肠道肿瘤、骨肉瘤、肝癌等实体瘤以及血液系统肿瘤中发现了肿瘤干细胞（cancer stem cell，CSC）。"肿瘤干细胞假说"认为，大部分的肿瘤细胞不能维系肿瘤的生物学特征，也不能在身体其他部位形成转移瘤，在肿瘤组织中占很小比例的肿瘤干细胞才是肿瘤发生的起源细胞，能够保持肿瘤细胞的恶性表型。

2. **肿瘤干细胞的概念**　肿瘤干细胞（CSC）也称为肿瘤起源细胞（tumor-initiating cell），是从肿瘤组织中分离或鉴定的少数细胞，具有无限的增殖能力和肿瘤诱生能力，是肿瘤产生的种子细胞。肿瘤干细胞并不完全来源于正常干细胞。根据肿瘤组织不同，肿瘤干细胞可能起源于干细胞、谱系祖细胞或者已部分分化的细胞，其主要生物学特征包括：①选择性诱导肿瘤的发生和细胞的恶性增殖；②通过自我更新产生相同的肿瘤干细胞；③能进一步分化形成成熟的肿瘤子代细胞。

3. **肿瘤干细胞的表面标志物**　目前已经在血液系统肿瘤和一些实体瘤中发现了肿瘤干细胞的特征性标志物。根据上述标志物，从肿瘤组织中分选出的肿瘤干细胞都能在动物模型中新生肿瘤（表 18-1）。

表 18-1　已经鉴定的肿瘤干细胞表面标志物

肿瘤类别	细胞表面标志物
急性髓样白血病	$CD34^+/CD38^-$，$CD123^+$
多发性骨髓瘤	$CD34^-/CD138^-$
结肠癌	$CD133^+/CD44^+/CD166^+$
乳腺癌	$CD44^+/CD24^{-/low}$，$ALDH-1^{high}$
神经系统肿瘤	$CD133^+/BCRP1^+/SSEA-1^+$
肺癌	$CD133^+/ABCG2^{high}$
肝癌	$CD90^+/CD45^-$，$CD133^+$
胰腺癌	$CD133^+/EpCAM^+/CD44^+/CD24^+$
卵巢癌	$CD133^+$
头颈部肿瘤	$CD44^+/Lineage^-$

4. **肿瘤干细胞与正常干细胞的比较**　不同的肿瘤干细胞虽然起源不同，但与正常干细胞比较，有许多的共同属性：

（1）表达一些共同的表面标志物：例如造血干细胞和白血病细胞都表达 CD34 和 CD90，肝脏干细胞和肝癌细胞中都有 CK18 和 CK19 的表达，CD133 和 nestin 是神经干细胞的标志物，同时在脑胶质细胞瘤和脑室膜瘤等常见脑肿瘤中也有表达。

（2）均具有体内组织器官的迁移能力：造血干细胞可以迁移到肝脏并分化为肝细胞，而恶性转移也是多数肿瘤具有的特征。

（3）均具有自我更新能力：正常干细胞的自我更新受到细胞内外信号分子的严密调控，而肿瘤干细胞的增殖不受限制。例如白血病细胞中 BMI1 polycomb 原癌基因及 Wnt 信号效应分子 β-catenin 异常高表达，细胞异常增殖。

（4）采用相似的调控自我更新的信号：例如 Wnt、Notch、BMP、SHH 等信号通路，但肿瘤干细胞的许多信号通路都发生了异常改变。例如 Wnt/β-catenin 信号通路的异常活化是人类白血病干细胞急变期的重要刺激因子，同时也与乳腺癌干细胞的自我更新密切相关。此外，SHH 信号已被证实与白血病干细胞和许多实体肿瘤干细胞的自我更新相关，如乳腺癌、神经胶质母细胞瘤、结肠癌干细胞等。Notch 信号异常活化与结肠癌干细胞、乳腺癌干细胞以及神经胶质母细胞瘤的增殖活化相关。TGF-β、BMP 信号的异常也参与了肿瘤干细胞的异常增殖。

（二）干细胞异常分化和增殖导致肿瘤的发生

1. **干细胞未成熟分化和异常增殖与肿瘤**　肿瘤是一种细胞增殖与分化疾病，即肿瘤细胞是增殖与分化异常的细胞，肿瘤细胞除了具有无限增殖和侵袭转移能力以外，另外一个重要的生物学特征就是低分化或未分化状态。无论肿瘤的组织来源如何，肿瘤总是表现出低于其对应组织的分化程度，因此从细胞分化的角度来看，肿瘤是由分化不完全的细胞所组成的。肿瘤干细胞微环境结构发生改变或破坏，使得分化成熟细胞受到抑制，加上致癌物的作用使分化诱导信号受到干扰，干细胞不能分化成熟或者分化过程发生改变，细胞分化偏差形成肿瘤。实际上肿瘤细胞的许多恶性表型特征，在干细胞未成熟分化阶段也可能出现。肿瘤细胞能够产生胚胎期组织曾经产生过的某些蛋白质，例如造血干细胞和白血病细胞都表达 CD34 和 CD90 分子，肝癌细胞产生的癌胚抗原 AFP 就是胚胎肝组织发育的重要标志物。肿瘤组织分化状态的不同，是由于其含有不同分化程度的干细胞所造成的。高分化状态的肿瘤细胞是干细胞进行一定程度的分化形成的，而低分化肿瘤细胞则由干细胞与部分幼稚分化的子细胞组成（图 18-9）。

2. **肿瘤干细胞微环境与肿瘤干细胞恶性变化**　相对于干细胞微环境，科学家们提出了肿瘤干

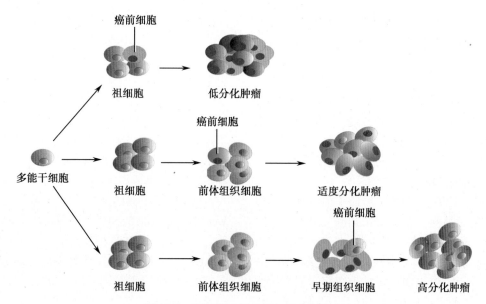

图 18-9　干细胞异常分化与肿瘤的发生

干细胞在从全能干细胞到终末分化细胞的分化过程中，都可能因基因或表观修饰异常出现细胞的分化异常或者受阻，最终产生肿瘤的分化程度是由异常分化细胞自身所处的分化阶段所决定的。因此，从广义上讲，肿瘤是一种分化疾病

细胞微环境的新概念，有人认为它就是干细胞微环境，还有人推测它有两种存在形式：活化型（与肿瘤的发生有关）和静息型（一般的干细胞微环境）。目前对肿瘤干细胞微环境的研究刚刚起步，许多肿瘤干细胞微环境的定位还不清楚，可以肯定的是，肿瘤干细胞微环境中的信号异常活化或者结构改变，是肿瘤干细胞恶性表型的重要刺激因素。

干细胞微环境对维持干细胞的自我更新与分化平衡以及干细胞群体的稳定性是非常关键的。正常情况下，大部分组织干细胞处于静息状态，在接受外来刺激信号以后，干细胞开始增殖和分化。干细胞微环境中 BMP 与 Wnt 信号是一对拮抗与刺激细胞生长的调控分子，BMP 抗生长信号与 Wnt 促生长信号的平衡调控了干细胞增殖与分化的平衡，如果微环境中这种平衡被打破，干细胞将表现为生长不受限制。例如在小肠腺瘤细胞、皮肤毛囊肿瘤细胞和淋巴细胞性白血病细胞，Wnt 信号异常活化，导致效应分子 β-catenin 在细胞核内异常积聚，最终引发调控细胞增殖与分化的下游基因表达失调，而 BMP 信号的缺失也会导致小肠、皮肤或者造血干细胞分化异常形成肿瘤。

肿瘤干细胞微环境与肿瘤的转移和侵袭之间也有密切的关系。正常干细胞微环境的基本功能之一是将干细胞定位于微环境中，接受信号分子的调控。"定位"效应主要通过许多黏附分子介导，例

如含有钙黏蛋白、β-catenin 的黏附复合物等。在造血干细胞的活化与迁移过程中，基质金属蛋白酶9（MMP-9）对细胞外基质成分的水解作用有利于 HSC 的增殖和迁移，而 MMP 家族也是参与肿瘤细胞转移的重要分子。再如整联蛋白对神经干细胞和造血干细胞的迁移有重要作用，但同时也与肿瘤细胞的恶性转移相关。另外一些重要的化学趋化因子和受体例如 CXCR4 和 CCR7 对乳腺癌的恶性转移也有重要作用。

（三）肿瘤干细胞概念为肿瘤发生机制和治疗的研究开辟了新的思路

"肿瘤干细胞"与传统的"克隆进化"假说并不矛盾。首先，"克隆进化"假说提出的基因积累突变最容易发生在机体内长期存在的细胞，而肿瘤干细胞的重要特征之一就是在体内持久栖息，因此成为基因突变发生的首要场所。其次，干细胞的生物学行为受到赖以生存的微环境的严密调控，肿瘤干细胞也不例外。肿瘤发生的克隆扩增过程可能就是通过肿瘤干细胞微环境对肿瘤干细胞实施逐步筛选，最终使肿瘤细胞获得恶性生长表型。第三，肿瘤细胞的异质性可能是同一多能干细胞克隆的不同分化阶段造成的，也可能由于基因的不稳定性或突变，造成肿瘤干细胞与形成的肿瘤细胞基因表达谱的差别。"肿瘤干细胞"与"克隆进化"假说相互补充，更好解释了"克隆进化"假说不能解释的一

些临床现象，例如临床抗肿瘤治疗虽然杀灭了大部分快速增殖的肿瘤细胞却不能根治肿瘤，原因在于肿瘤组织中存在一小部分肿瘤干细胞，而肿瘤干细胞通常是增殖缓慢的细胞，对以肿瘤细胞快速增殖为靶向的治疗方式不敏感，而这为数极少的细胞恰好是肿瘤发生的起源细胞，因此常规治疗难以根治肿瘤。从广义上讲，"肿瘤干细胞"和"克隆进化"假说都支持肿瘤是一种细胞分化疾病。

肿瘤干细胞概念的提出不但加深了人们对肿瘤发生机制的认识，而且对肿瘤的治疗研究也开辟了新的思路。首先，对肿瘤干细胞及其异常微环境研究的深化，将有助于寻找肿瘤治疗新靶点，开发出更加有效的肿瘤治疗药物。例如，大多数肿瘤干细胞端粒酶（TERT）的表达活性异常升高，下调TERT 表达可能成为新的肿瘤治疗靶点；化学趋化因子和受体例如 CXCR4、SDF-1 等在肿瘤干细胞的转移和侵袭中发挥重要作用，CXCR4、SDF-1 的特异性抗体或竞争抑制剂或许也是新的抗肿瘤治疗药物。其次，已经发现肿瘤干细胞存在许多与耐药相关的 ATP 离子通道，根据肿瘤干细胞的上述特性，针对多药耐药基因（MDR）的基因靶向治疗也是今后抗肿瘤药物发展的重要方向。再者，基于肿瘤是一种分化疾病的观点，促进肿瘤细胞的进一步分化将是一种潜在的治疗方式。目前的抗肿瘤治疗，包括化疗和放疗均以快速增殖的肿瘤细胞为靶向，常造成抗肿瘤治疗的耐药发生。而针对肿瘤细胞的分化治疗（包括采用维甲酸、维生素 D 类似物或者 PPARγ 配体拮抗剂等）联合化疗或放疗可以非特异地促进细胞分化，抑制肿瘤细胞增殖，从而延缓肿瘤的耐药发生时间。

肿瘤干细胞假说的提出，掀起了新一轮关于肿瘤发生机制的热议。目前许多学者对肿瘤干细胞假说表示质疑。首先，他们认为肿瘤干细胞研究中通常采用的异种移植方法忽略了微环境对肿瘤细胞生物学行为的影响。微环境对肿瘤干细胞的存活与更新、成瘤性、侵袭性以及分化潜能等都起到了非常重要的作用。由于物种的差异，人类肿瘤细胞的异种移植不一定导致鼠肿瘤的形成，同时小鼠移植人体肿瘤细胞后生成的肿瘤不一定是人的肿瘤干细胞；其次，干细胞在进入分化程序后，首先要经过一个短暂的增殖期，产生过渡放大细胞（TA细胞），由于过渡放大细胞的分裂速度很快，似乎更适合肿瘤细胞恶性增殖的需要，因此肿瘤发生的基因突变到底发生在干细胞水平还是 TA 细胞水平，还需要实验证实；虽然目前报道了不少肿瘤干细胞

标志物和以此建立的分离技术，但是这些标志物其实也是干细胞的标志物，目前还没有发现真正意义上的肿瘤干细胞表面分子，因此肿瘤干细胞的分离还存在技术性困难；甚至有学者认为放 / 化疗治疗过程中，肿瘤细胞的耐药或者肿瘤的复发或许是由于残存的肿瘤细胞发生基因突变所致，并非来源于肿瘤干细胞。最后，由于目前实验技术的有限性，还未能建立完整的肿瘤细胞追踪实验，以证实肿瘤细胞是否全部来自肿瘤干细胞。因此肿瘤干细胞假说的推出，虽然能够对肿瘤的发生机制带来新的思考，但是限于目前知识面和研究手段的局限，还不能回答肿瘤发生的关键性问题，肿瘤的成因尚待深入研究。

二、先天发育畸形与干细胞的发育异常密切相关

（一）先天性角化不良造血功能障碍与造血干细胞异常增殖相关

先天性角化不良（dyskeratosis congenita，DC）是由多基因突变引起的遗传性疾病，涉及全身多个系统的发育异常，典型表现为皮肤、指甲及黏膜的发育异常，常伴随骨髓造血功能障碍。自 1998 年发现第一个基因 DKC1 的突变与 DC 发生相关以来，迄今已报道了 6 个基因的突变与其发生相关，分别是 DKC1、TERC、TERT、NOP10、NHP2 以及 TINF2，前 5 个基因都是编码端粒酶的基因，TINF2 编码端粒 -Shelterin 复合蛋白分子。

目前认为 DC 发生的主要原因是端粒酶或端粒复合体功能缺陷。正常组织端粒的功能与端粒酶的活性相关，如果端粒酶的活性异常增高，将加快端粒的缩短进程，细胞提前衰老，临床表现为早老症状。端粒酶在正常成体组织是静息的，因此端粒的功能缺损只有在端粒酶活性较高的细胞表现明显，特别是某些细胞增殖活跃的组织，细胞衰老效应会更加明显，例如在成年男子生精细胞，活化的淋巴细胞以及表皮细胞等，影响组织器官的正常生理功能，出现明显的脏器功能障碍，出现骨髓、胃肠及皮肤功能受损。大多数 DC 表现的造血功能障碍即是造血干细胞的增殖与分化异常所致：胚胎发育期，干细胞端粒酶活性的受损明显减少了ES 细胞向造血干细胞的分化数量，而造血干细胞端粒的缺失同样导致 HSC 的复制受损，HSC 的细胞数量明显减少，只有更少的细胞分化为髓系及粒系祖细胞，由于 ES 细胞和造血干细胞库的逐层耗竭，最终造成发育成熟的血液细胞数量明显减少，

造血功能障碍（图 18-10）。

（二）儿童先天性巨结肠的发生与肠道神经干细胞的分化与迁移异常相关

胃肠动力障碍性疾病是小儿常见的一种消化道疾病，先天性巨结肠是典型的儿童胃肠功能障碍，也称为 Hirschsprung's disease（HD），基本表现为直肠或远端结肠肠管持续性痉挛，肠段肥厚、扩张，是新生儿期常见的先天性肠道畸形。其主要病理变化是肠壁肌间和黏膜下神经丛内缺乏神经节细胞，因此又称为"无神经节细胞症"（aganglionosis），发病率约为 1/5000。

肠道神经节源自肠道自主神经系统（enteric nervous system，ENS）神经元，ENS 与中枢神经系统相似，富含分泌不同神经递质的神经元。ENS 通过调控肠"蠕动节律"细胞（Cajal 细胞）、肠纵横平滑肌等进行有节律的蠕动，对食物进行消化与吸收，同时维持体液电解质平衡，保障肠道正常的免疫功能。ENS 主要来源于胚胎发育期的迷走神经嵴，在胚胎第 5 周开始沿食管 - 肠管（头→尾）方向迁移。在移行过程中，神经干细胞增殖分化并在肠段局部聚集形成神经丛、神经元，并产生神经胶质，远端结肠、直肠及肛门括约肌是神经干细胞最后移行和分化的部位（约在胚胎发育期第 12 周到达），因此消化道远端神经节细胞的发育需要神经干细胞移行的距离更远，HD 的发生正是由于各种原因导致的神经干细胞迁移过程发生停顿所致。HD 的发生与关键致病基因 Ret（Receptor tyrosine kinase，受体酪氨酸激酶）突变相关。此外，GDNF（Glial cell-line derived neurotrophic factor）、NTN（Neuturin）、EDNRB（Endothelin B receptor）等基因突变也与 HD 的发生相关。这些基因可以影响 ENS 干细胞的增殖、分化与移行。HD 是一种多基因疾病，易感基因与环境因素共同影响了神经嵴细胞的分化、移行与发育。

（三）颅面发育畸形与神经嵴细胞的分化障碍相关

颅面的正常发育需要面颅与脑颅、中枢神经系统、周围神经系统、面部肌肉、结缔组织、血管、皮肤等的发育协调与整合，这一整合过程如果发生障碍，就可能导致颅面部的发育畸形。神经嵴细胞是与颅面正常发育相关的重要细胞，它是早期胚胎发育过程中颅面部的主要来源干细胞，它不仅发育为哺乳动物颅面绝大多数组织细胞，而且还参与面部轮廓的形成。颅面发育畸形主要与颅脑神经嵴细胞的发育、分化和移行异常相关。

脊椎动物的神经发育始于原肠期形成以后，神经板的诱导标志着神经系统的发育开始，发育早期神经板由扁平、单层柱状上皮细胞组成，而后随着

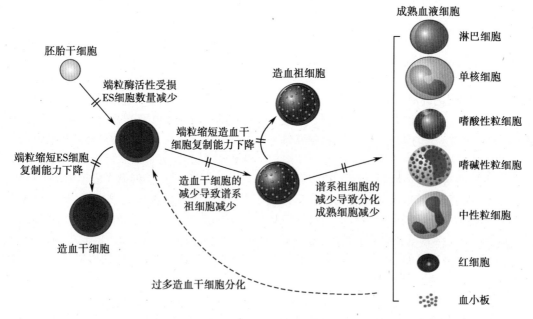

图 18-10 先天性角化不良造血干细胞的增殖分化异常

胚胎发育期，干细胞端粒活性的受损明显减少了 ES 细胞向造血干细胞的分化数量，HSC 数量明显减少，只有更少的细胞分化为造血祖细胞和成熟血液细胞，ES 细胞和造血干细胞库的逐层耗竭，最终造成终末分化的血液细胞数量明显减少，造血功能障碍

胚胎的发育逐渐向身体远端延伸，两侧逐渐卷曲汇合形成神经管，而后逐步发育为脊椎动物的中枢神经系统。在神经板向神经管的发育过程中，神经嵴细胞产生于神经板边缘和非神经外胚层的交界处，其诱导发生与神经板和外胚层组织的接触以及重要信号分子 BMP、Notch 和 Wnt 等诱导相关。面部神经嵴细胞可以分为前脑、中脑、小脑发育相关细胞，这些细胞位于颅面外胚层与中胚层之间，在特定神经区域诱导信号的精细调控下发育为颅面不同区域神经元。目前研究表明，Treacher Collins 综合征与 22q11 缺失综合征等与神经嵴细胞的发育异常相关。

1. Treacher Collins 综合征　也称为颅面部复合裂隙畸形，主要表现为颅面骨发育不全，双眼外眦下移、巨口、面部瘘管及外耳畸形等，形成特征性的鱼面样面容。新生儿发病率约为 1/50 000，为常染色体显性遗传性疾病。目前认为 TCOF1 基因的突变是 Treacher Collins 综合征的主要致病因素。其主要发病机制为：在神经嵴细胞的发育过程中，由于神经板的发育缺陷导致了神经嵴细胞的分化与移行障碍，目前已证实 TCOF1 基因缺陷小鼠胚胎神经嵴细胞缺失，移行至面部的神经嵴细胞数量减少，最终导致颅面的发育畸形。

2. 22q11 缺失综合征　也称为 DiGeorge 综合征，是人染色体 22q11.2 区域杂合性缺失引起的一类颅面发育异常，其发病率约为 1/4000，是最常见的一类染色体微缺失综合征，临床表现包括心脏发育畸形、异常面容、T 细胞缺失和低钙血症。研究表明在 22q11.2 区域缺失的 3MB 基因序列中，TBX1 基因突变是主要的致病因素，TBX1 分子主要由内胚层细胞分泌产生，可以调控咽囊的发育和形成。TBX1 基因突变引起咽囊发育异常，咽弓发育畸形，最终导致颅面发育异常。神经嵴细胞的发育不仅受细胞外源信号分子的诱导调控，同时也受到发育部位邻近区域如外、中、内胚层的相互影响，调控其向特定谱系细胞的定向分化和移行，因此在神经嵴细胞的定向分化过程中，其他胚层的信号分子也具有重要的诱导作用。

胚胎的正常发育过程中，干细胞的增殖与分化是一个受到严密调控的、有序的过程，组织干细胞以及不同分化阶段组织干细胞的特征性基因标志物常表现出时空特异性表达的特点。胚胎干细胞的发育异常可能导致胚胎的发育终止，表现为致死性发育畸形；而组织干细胞的发育异常常表现为各组织干细胞的发育缺陷以及功能障碍。这些发育异常与许多遗传性疾病的发生相关，深入了解干细胞发育异常与先天发育畸形的关系，将有助于研究疾病发生的分子机制，为预防和治疗遗传性疾病提供新的思路。

三、干细胞的衰老与老年疾病和退行性疾病的发生相关

正常成人的衰老是一个较为复杂的生理过程，细胞出现渐进的表型和功能改变，而这些改变又受到组织微环境的影响。在机体衰老过程中，对应激或损伤状态下维持和恢复内环境稳态的能力显著下降，可能与组织干细胞数量的减少和功能衰退密切相关（详见第十一章：细胞衰老的特征性变化及其分子机制）。

第五节　干细胞的治疗研究及其临床应用

一、造血干细胞移植可以治疗多种血液系统疾病

1. 造血干细胞的定位、分化与特征性标志物　参见本书第二十二章：血液细胞的细胞生物学基础概念和应用前景相关内容。

2. 造血干细胞的临床应用　造血干细胞移植（haematopoietic stem cell transplantation，HSCT）通过化学药物或者放射治疗清除患者骨髓，再将健康供者造血干细胞移植入患者体内，重建新的血液系统和免疫系统，达到治愈或者缓解血液系统疾病的目的。按照造血干细胞来源的部位可以分为骨髓移植、外周血干细胞移植和脐带血干细胞移植；按造血干细胞是否来自患者自身可分为自体移植（auto-HSCT）和异基因移植（allo-HSCT）。

目前造血干细胞移植治疗是应用最为广泛和深入的干细胞临床治疗方法之一。造血干细胞移植可以治疗多种血液系统疾病，最常见的包括急性淋巴细胞性白血病、慢性髓性白血病、慢性淋巴细胞性白血病、再生障碍性贫血、多发性骨髓瘤等。此外，还成功用于治疗实体肿瘤（如神经母细胞瘤、Ewing 肉瘤、乳腺癌、肾细胞癌等）、遗传性疾病（如地中海贫血、镰刀细胞性贫血、先天性角化不良）、免疫缺陷病以及自身免疫性疾病。

最早开展 HSCT 的是法国肿瘤学家 Georges Mathé，1959 年他首次尝试采用骨髓移植治疗 6 例受放射线辐射的患者，后来也曾率先采用 HSCT 治

疗恶性淋巴瘤。E. Donnall Thomas 于 1950—1970 年间在 Fred Hutchinson 癌症研究中心采用骨髓来源的干细胞进行 HSCT，Thomas 的开创性研究工作首次证实了输注供者骨髓细胞可以在患者体内重建骨髓的造血功能，并因在造血干细胞移植研究工作中的突出贡献获得诺贝尔生理医学奖。

HSCT 的治疗疗效需要大规模临床试验和长期随访予以证实；受化疗药物及抗生素的影响，HSCT 移植术后并发感染也是亟待解决的重要问题；此外 HSCT 的安全性和供体来源也是今后需要妥善解决的技术难题。

二、间充质干细胞是目前使用最为广泛的组织干细胞

1. 间充质干细胞的特征　间充质干细胞（MSC）主要栖息于骨髓，在其他组织器官例如胎盘、脂肪、脐血和肝脏中也少量存在。骨髓中 MSC 大约占有核细胞总数的 0.001%～0.01%。MSC 是多能组织干细胞，具有自我更新、多向分化潜能以及克隆形成能力，可以分化为中胚层的细胞，包括软骨细胞、脂肪细胞、骨和肌肉细胞等。在一定条件下，MSC 可以形成非中胚层细胞例如神经元和肝细胞，MSC 还提供了造血干细胞生长和分化的支持环境，促进造血系统的发生。

Maureen Owen 和 AJ Friedenstein 最早开展了对 MSC 的分离培养、扩增鉴定以及生物学特征的研究。人 MSC（hMSC）呈纺锤形，为成纤维细胞样细胞（fibroblast-like cell），能黏附于培养塑料表面，在体外培养初始阶段形成克隆，因此早期曾被命名为 CFU-F（成纤维细胞克隆形成单位）。hMSC 的标志物主要包括：$CD73^+$、$CD90^+$、$CD105^+$ 和 $CD45^-$，而小鼠 MSC 的表型特征为：$Sca-1^+$、$CD90^+$ 和 $CD45^-$。不同组织来源的 MSC 分化能力和基因表达有一定的差异，即使是同一组织来源的 MSC 细胞也有形态和细胞表面标志的细微差异，目前 MSC 还没有普遍适用的表面标记分子，hMSC 的鉴定主要依靠体外和体内的功能实验：体外培养条件下，MSC 可以向中胚层类型细胞分化，例如形成骨细胞、脂肪细胞及软骨细胞，而接种于严重联合免疫缺陷（severe combined immunodeficiency，SCID）小鼠皮下形成骨及骨髓造血微环境。

2. 间充质干细胞的应用　MSC 取材容易，来源丰富，是目前使用最为广泛的组织干细胞，其临床应用主要包括以下几方面：①MSC 局部移植治疗：将 MSC 定向分化和扩增以后局部注射，可以治疗缺陷性骨折、骨折不完全愈合的大块骨缺损，也可用于软骨缺失的修补等。②组织器官的系统移植：系统 MSC 移植的一种重要应用方式是采用异源的正常骨髓或者纯化的 MSC 移植治疗严重的骨发育不良。③干细胞的基因治疗：基因修饰的 MSC 可以将目的基因或蛋白递呈入器官或组织，例如表达外源 BMP-2 的 MSC 可成功促进关节软骨和新骨的形成。④组织工程中 MSC 的应用：将分离获得的患者体细胞培养于人工生物支架，诱导分化形成特定组织，可以修复因慢性疾病或肿瘤导致的组织缺损。由于 MSC 体外培养方法相对简单，分化潜能较强，可以采用三维生物支架培养 MSC，分化形成组织器官例如肝脏、心脏等，修复缺陷或病损组织器官，重建器官的生理功能。⑤作为免疫抑制剂应用于器官移植治疗：心脏移植、胰腺移植、移植物抗宿主疾病（graft-versus-host disease，GVHD）、败血症、多发性硬化症（multiple sclerosis）、硬皮病（Scleroderma）、骨关节炎等动物模型采用 MSCs 作为免疫抑制剂，可以明显延缓对移植器官的免疫排斥反应，防止 GVHD 的发生，动物存活时间明显延长，显示出较好的临床应用前景。

体内输注 MSCs 的安全性还有待深入评价，间充质干细胞移植治疗的临床方案也需要进一步优化，包括优化 MSCs 治疗的细胞数，给药方式等。可能还需要进行间充质干细胞移植的个体化治疗尝试。

三、神经干细胞尝试用于帕金森病、阿尔茨海默病及神经系统损伤的治疗

1. 神经干细胞的发现和表面标志物　1992 年 Brent A. Reynolds 和 Samuel Weiss 从成年小鼠侧脑室膜下区分离出能够不断增殖并具有分化潜能的细胞，首先提出了神经干细胞（neural stem cell，NSC）的概念。随后在中枢神经系统的其他部位，例如大脑海马区、大脑皮质、纹状体等相继分离到了可以分化为神经元和神经胶质细胞的神经干细胞。

神经干细胞的特征性表面标志物包括神经元中间丝蛋白（intermediate neurofilament protein），即巢蛋白（nestin），以及波形蛋白（vimentin）、胶质细胞原纤维酸性蛋白（glial fibrillary acidic protein，GFAP）等。nestin 仅在胚胎发育早期的神经上皮表达，出生以后表达停止。一旦神经干细胞分化为神经元和胶质细胞时，nestin 的表达也消失，因此 nestin 被广泛用于神经干细胞的鉴定。

2. 神经干细胞的临床应用

（1）干细胞移植治疗慢性退行性神经疾病：阿尔茨海默病（AD）患者常出现认识和记忆能力的丧失，主要是由于海马、大脑皮质和杏仁体神经退行性病变所致，帕金森病（PD）患者常由于黑质-多巴胺能神经元的丧失引起运动障碍。目前的动物实验表明，神经干细胞移植治疗能够有效促进退行性神经功能的部分恢复和实验动物生理学和行为学功能的恢复。常见的神经干细胞移植方案有：①移植外源性神经干细胞；②以植入神经干细胞为载体导入神经生长因子；③激活内源性神经干细胞增殖分化。目前干细胞移植采用的种子细胞包括ES细胞和iPS细胞，体外ES细胞定向分化为神经干细胞的研究有了一些新的突破，神经干细胞用于治疗神经退行性病变也取得了一些可喜的进展，但是神经退行性病变大脑本身的结构功能和病变局部微环境都发生了改变，神经干细胞的治疗疗效还有待进一步提高。

目前对神经干细胞移植治疗需要深入研究：①如何提高ES细胞或者iPS细胞定向分化为神经干细胞的能力；②鉴定大脑不同功能区特有的神经干细胞表面标志物，发展特定区域神经干细胞的分离技术；③如何避免肿瘤发生或神经元过度生长的潜在危害；④如何抑制神经干细胞移植治疗引发的宿主免疫排斥反应；⑤如何提高植入干细胞的治疗作用和延长存活时间等。

（2）干细胞移植治疗运动神经元退行性疾病：运动神经元退行性疾病（motor neuron diseases，MND）也称为肌萎缩性侧索硬化症，主要表现为进展性的运动神经退化，病变主要累及锥体束上、下神经元，以及脑干运动核和大脑运动皮质，导致渐进性的神经肌肉功能障碍。采用干细胞治疗MND动物模型已证实可以替代变性神经元的功能，如在MND小鼠模型植入人神经干细胞可以改善变性运动神经的功能，延长动物的存活时间。实验还发现，采用多能干细胞或已部分分化的神经干细胞移植都可以明显延缓MND的神经变性进程，恢复损伤运动神经元的部分功能。但是临床治疗的情况相对较复杂，由于病变部位解剖结构复杂，不同损伤区域神经元的功能不同，采用谱系特定分化的神经元和神经胶质干细胞可能较神经干细胞移植治疗更适用于临床。此外，MND的临床治疗还受到移植部位局部微环境的影响，干细胞移植治疗中需要考虑如何创造有利的局部微环境，促进神经轴突的形成与延伸，诱导神经元之间形成正确的关联信息，促进神经-肌肉突触的形成等。

（3）干细胞移植治疗脊髓损伤：干细胞用于脊髓损伤（spinal cord injury，SCI）的治疗策略主要包括神经元替代治疗，神经营养支持以及创造轴突再生的有利条件。细胞替代治疗主要包括替代损伤的神经元及少突胶质细胞。植入干细胞可以在病灶部位定向分化为少突胶质细胞，将裸露的轴突再包裹成髓鞘，还可以替代损伤神经元的功能，其次植入的干细胞还能产生神经营养因子促进受损神经元的修复，而在动物SCI模型采用schwann细胞移植物或者嗅鞘细胞可以创造有利于轴突再生的微环境。

四、肝干细胞是终末期肝病细胞移植的重要种子细胞

1. 肝干细胞的起源和定位 胚胎发育过程中，肝原基（liver bud）起源于前肠内胚层（foregut endoderm），肝脏的器官形成发生在内胚层来源的成肝细胞索侵入到原始横膈间充质过程中。胚胎期和新生儿期肝干细胞位于导管板（ductal plate）内，可以定向分化为肝细胞和胆管上皮细胞。成体肝组织也存在肝干细胞，其位于Hering管区域内。除了肝组织来源以外，一些组织干细胞在体外培养条件下也可以向肝细胞分化，包括造血干细胞、脐带血多能干细胞、骨髓干细胞和间充质干细胞等。

2. 肝干细胞的特征性标志物 人肝干细胞的特征标志物主要包括角蛋白19（cytokeratin 19，CK19）、神经元黏附分子（neural cell adhesion molecule，NCAM）、上皮细胞黏附分子（epithelial cell adhesion molecule，EpCAM）和claudin-3（CLDN-3）。此外，Liv2、Dlk-2、PunCE11、Thy1（CD90）等也被认为是重要的肝干/祖细胞标志物。但目前对肝干细胞的鉴定方法比较单一，对肝干细胞特征性标志物的认识仍不全面。

3. 肝干细胞移植治疗 肝干细胞移植治疗的"种子细胞"包括骨髓造血干细胞、间充质干细胞、脐带血干细胞等。采用间充质干细胞移植治疗肝衰竭小鼠，可以促进小鼠肝细胞再生；用自体来源的$CD133^+$骨髓细胞移植可在患者体内刺激肝细胞再生，恢复受损肝脏的部分功能。但造血干细胞移植治疗肝衰竭的机制尚不明确，骨髓来源细胞是否真正分化为成熟肝细胞还存在争议。采用间充质干细胞移植的初期临床试验表明受损肝细胞的功能有一定恢复，间充质干细胞治疗终末期肝病是一种具有应用前景的治疗尝试。

五、干细胞移植用于急性心肌梗死、缺血性心肌病的细胞替代治疗

心肌细胞属于终末分化细胞，丧失了增殖分化能力，一旦心肌细胞受到不可逆的损伤，细胞坏死引起的炎症反应刺激成纤维细胞活化，在病变部位形成瘢痕，心肌弹性下降，心脏功能降低。因此寻找能够分化为正常心肌细胞的心肌干细胞，以替代或者修复受损组织或器官的生物学功能，成为治疗心脏疾病的一种新策略。

1. **心肌干细胞的发现与鉴定**　心肌干细胞的研究始于 1960 年，当时发现部分严重扩张性心肌病患者的一小部分心脏细胞具有较强的增殖能力，随后证实成年哺乳动物体内存在能增殖分化为心肌细胞的心肌干细胞（cardiac stem cells，CSC），迄今已报道了四群能够分化形成心肌细胞的心肌干细胞，第一群是 C-Kit⁺-CSC，在胚胎发育期该群细胞向心脏的迁移受到 C-Kit 配体以及可溶性干细胞因子（soluble stem cell factor，SCF）的调控。SCF 在胚胎期心脏以及成年心肌成纤维细胞和巨噬细胞中表达，而且在心肌受损时提供了干细胞向病灶部位迁移的信号。第二群 CSC 在心室心尖部密集分布，可以分化为心肌细胞、平滑肌细胞以及内皮细胞。第三群 CSC 表达 ABCG2（ATP-binding cassette subfamily G member 2）和 Sca-1（stem cell antigen 1），但 C-Kit 表达水平较低，因此被称为 side-population 心肌干细胞。而第四群 CSC 高表达 *ISL-1* 基因，对右心室的发育有重要作用，可以分化为成熟心肌细胞。

2. **干细胞移植治疗心脏疾病**　干细胞移植治疗采用的细胞来源包括：骨髓细胞、心肌干细胞、表皮干细胞、脂肪组织来源的间质血管细胞（SVF）、骨髓间质中存在的多能分化细胞（MC）等。移植的途径主要有以下几种：经外周静脉注射，经冠状动脉注射，心内膜注射以及心外膜直视注射等。干细胞移植可以促进干细胞向心肌细胞和内皮细胞分化，增强心肌细胞灌注，改善心功能，抑制心室重构，另一方面通过旁分泌效应募集血管形成因子、生长因子等诱导血管新生，促进内源性心肌干细胞的增殖，抑制心肌细胞的凋亡，增强心肌细胞的活力，最终诱导心脏再生和血管新生，达到治疗目的。

目前干细胞移植已用于急性心肌梗死、心力衰竭以及慢性缺血性心肌病的临床治疗。例如采用骨髓细胞来源的干细胞移植治疗急性心肌梗死，相继有 BOOST、Leuven AMI、REPAIR-AMI、ASTAMI、FINCELL 等临床试验，治疗缺血性心力衰竭有 MAGIC、TOPCARE-CHD 等临床试验，慢性缺血性心肌病有 PROJECT-CAD 试验，部分临床试验表明干细胞移植治疗可以明显改善心肌灌注，提高心脏功能，但是多中心临床试验表明，干细胞移植治疗的临床评价并不完全一致，这主要是由于缺乏标准化的治疗方案、细胞分选和移植方案造成的。

3. **干细胞移植治疗心脏疾病存在的问题**

（1）技术方法的规范性：目前还没有关于干细胞移植治疗心脏疾病的规范性操作指南和适用于临床患者的具体治疗方案，包括干细胞移植途径、治疗时间和病例选择等。

（2）安全性问题：有研究报道采用骨骼肌干细胞移植治疗心脏疾病后，患者出现了恶性心律失常；另外也有冠状动脉成形术后干细胞移植造成血管再狭窄的病例报道。干细胞移植治疗心脏疾病的研究才刚起步，对其安全性的评价还有待深入。

（3）使用的种子细胞和细胞数量的选择：心脏不同部位的损伤需要移植的细胞种类不同，所移植的细胞数也不尽相同。因此选用不同来源的干细胞对移植疗效有一定影响。移植干细胞的归巢、滞留以及定居是选择干细胞的种类和移植途径所要考虑的，目前已采用 PPAR-γ、eNOs 增强剂、整联蛋白激动剂和 Statin 用于改善干细胞迁移，提高分化能力。

（4）增强干细胞移植效率：目前的临床试验表明，干细胞移植后迁移和定位至缺血受损心肌部位的能力还有待进一步加强，在今后的干细胞移植治疗中将会考虑采用一些化学趋化因子如 SDF-1（stromal cell-derived factor 1）、HMGB-1（high-mobility group box 1）增强干细胞的迁移能力，此外联合采用 Matrigel、抑制细胞凋亡的 Caspase 抑制剂以及活化细胞增殖的 EVAD-fink 创造有利于干细胞存活的微环境，延长移植细胞的存活时间，也是今后干细胞移植治疗心脏疾病的尝试（干细胞治疗研究的应用前景见图 18-11）。

六、干细胞治疗研究具有广阔的应用前景

（一）干细胞为器官移植和组织工程提供了重要的细胞来源

理论上讲，胚胎干细胞能够分化为组成个体的所有成熟细胞类型，因此可以用于疾病的细胞替代治疗和组织器官损伤修复治疗。人类胚胎干细

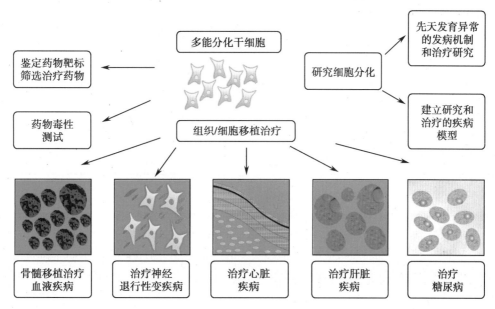

图 18-11　干细胞治疗研究的应用前景

胞系的成功建立，有望在体外获得大量的胚胎干细胞，提供用于细胞移植所需的种子细胞，或者采用组织工程技术制作人造组织和器官，用于器官移植治疗。但胚胎干细胞研究，首先要解决好可能引发的伦理道德争论。

体细胞核移植（SCNT）技术是将来源于患者自身的体细胞核导入供体去核的卵母细胞形成克隆胚泡，建立胚胎干细胞系，并在体外进一步诱导分化为自体组织细胞，用于疾病治疗。但目前 SCNT 在哺乳类动物的研究仍然处于初期阶段，该项技术的发展受到一定的限制。

最近发展的诱导多能干细胞（iPS）技术绕过了卵细胞进行细胞重编程，是干细胞研究领域的一项重大突破性技术。目前已经建立了与疾病相关的人 iPS 细胞系，包括神经退行性疾病、糖尿病等，然而常规 iPS 技术中采用的病毒载体仍然会带来潜在的安全性问题。iPS 导入载体的改进和发展，以及小分子化合物与转录因子联合诱导技术的开发，较好地解决了潜在的致癌性风险问题。但是 iPS 细胞的安全性还有待进一步评价，而且真正用于应用研究还需要解决许多技术难题。

（二）干细胞研究有助于筛选新药及建立新的模型系统

今后可以在多能干细胞模型上进行新药安全性实验，此项工作的开展将使药物开发的流程更加完整和规范。经过干细胞模型验证药物的安全性和有效性之后，将有助于指导新药的动物和人体试验。除了评价药物的安全性和疗效以外，干细胞的研究成果有望用于阐明疾病和环境因素之间的复杂关系，并为药物的潜在作用机制，例如对胚胎发育的影响提供新的评价模型。

（三）干细胞的研究有望确定疾病病因并为疾病治疗提供新的手段

对干细胞分化调控机制研究的深入，将进一步阐明胚胎发育和干细胞定向分化的关键环节，有助于阐明细胞分化异常所造成的先天遗传性疾病的病因。同时，基于干细胞强大的增殖能力和多向分化潜能，组织干细胞为治疗某些疾病，例如自身免疫性疾病、糖尿病、心血管疾病、恶性肿瘤、骨质疏松、帕金森病、阿尔茨海默病、脊髓损伤等疾病提供了新的手段。

（唐　霓　何通川）

参 考 文 献

1. Alberts B，Johnson A，Lewis J，et al. Molecular biology of the cell. 5th ed. New York：Garland Science，2008

2. Lanza R，Gearhart J，Hogan B，et al. Essentials of stem cell biology. London：Elsevier Academic Press，2006

3. Sell S. Stem cell handbook. Totowa：Humana Press Inc，2004

4. Jaenisch R, Young R. Stem Cells, the molecular circuitry of pluripotency and nuclear reprogramming. Cell, 2008, 132: 567-582

5. Costa Y, Ding J, Theunissen TW, et al. NANOG-dependent function of TET1 and TET2 in establishment of pluripotency. Nature, 2013, 495: 370-374

6. Tousoulis D, Briasoulis A, Antoniades C, et al. Heart regeneration: what cells to use and how? Curr Opin Pharmacol, 2008, 8: 211-218

7. Shukla V, Vaissière T, Herceg Z. Histone acetylation and chromatin signature in stem cell identity and cancer. Mutat Res, 2008, 637: 1-15

8. Robinton DA, Daley GQ. The promise of induced pluripotent stem cells in research and therapy. Nature, 2012, 48: 295-305

9. Ding Q, Regan SN, Xia Y, et al. Enhanced efficiency of human pluripotent stem cell genome editing through replacing TALENs with CRISPRs. Cell Stem Cell, 2013, 12: 393-394

10. Kirwan M, Dokal I. Dyskeratosis congenita, stem cells and telomeres. Biochim Biophys Acta, 2009, 1792: 371-379

11. Kim C, Wong J, Wen J, et al. Studying arrhythmogenic right ventricular dysplasia with patient-specific iPSCs. Nature, 2013, 494: 105-110

12. Shackleton M. Normal stem cells and cancer stem cells: similar and different. Semin Cancer Biol, 2010, 20: 85-92

13. O'Brien CA, Kreso A, Jamieson CH. Cancer stem cells and self-renewal. Clin Cancer Res, 2010, 16: 3113-3120

14. Burness ML, Sipkins DA. The stem cell niche in health and malignancy. Semin Cancer Biol, 2010, 20: 107-115

15. Theocharatos S, Kenny SE. Hirschsprung's disease: current management and prospects for transplantation of enteric nervous system progenitor cells. Early Hum Dev, 2008, 84: 801-804

16. Castellanos A, Vicente-Dueñas C, Campos-Sánchez E, et al. Cancer as a reprogramming-like disease: implications in tumor development and treatment. Semin Cancer Biol, 2010, 20: 93-97

17. Alexander JM, Bruneau BG. Lessons for cardiac regeneration and repair through development. Trends Mol Med, 2010, 16: 426-434

18. Walker MB, Trainor PA. Craniofacial malformations: intrinsic vs extrinsic neural crest cell defects in Treacher Collins and 22q11 deletion syndromes. Clin Genet, 2006, 69: 471-479

19. Rohle D, Popovici-Muller J, Palaskas N, et al. An inhibitor of mutant IDH1 delays growth and promotes differentiation of glioma cells. Science, 2013, 340: 626-630

20. Tan SS, Uyl-de Groot CA, Huijgens PC, et al. Stem cell transplantation in Europe: trends and prospects. Eur J Cancer, 2007, 43: 2359-2365

21. English K, French A, Wood KJ. Mesenchymal stromal cells: facilitators of successful transplantation? Cell Stem Cell, 2010, 7: 431-442

22. Barry ER, Camargo FD. The Hippo superhighway: signaling crossroads converging on the Hippo/Yap pathway in stem cells and development. Curr Opion Cell Biol, 2013, 25: 247-253

第十九章 神经元和神经网络的细胞生物学基础

提 要

神经元是高度特化的细胞，主要功能是接受、整合和传递信息。突触是神经元之间负责信息传递的特化结构，神经信号通过突触的介导完成电信号 - 化学信号 - 电信号的转换，将神经信息传递到下一级神经元。神经元之间的相互联系以及信息在神经元之间的传递和整合构成神经网络的基础，神经元所处微环境直接影响神经网络的结构和功能。本章主要介绍神经元的结构、突触信号传递、神经信号的整合以及突触功能的调控等研究现状和进展。

第一节 神经元的基本结构和功能

一、神经元是高度特化的细胞

神经元（neuron）是组成神经系统的重要细胞类型，也是神经系统的基本结构和功能单元。

典型的神经元由细胞体（cell body，soma）及由胞体发出的突起（neurite）构成，其中突起又包括长而光滑的轴突（axon）和若干分支状的树突（dendrite）（图 19-1）。根据突起的数目，神经元可分为单极神经元（unipolar neuron）、双极神经元（bipolar neuron）、假单极神经元（pseudounipolar cell）和多极神经元（multipolar neuron）。根据突起的长短，神经元也可分为具有长突起的投射神经元（projecting neuron）及仅有短突起或者无突起的中间神经元（interneuron）。神经元的胞体、轴突和树突虽相互延续，但相隔较远，在亚细胞水平有构筑差异，膜蛋白质的组成及细胞器分布均有不同，这种结构上的高度极性化（polarization）与其对信号的接受、整合以及进一步传导的能力密切相关。

（一）神经元的细胞膜是可兴奋膜

神经元的胞体及突起由连续膜结构包围。神经元的细胞膜为脂质双分子层结构，膜蛋白种类众多，包括神经递质的受体、转运体（transporter）、离子通道，以及镶嵌在细胞膜内外表面的黏附分子及细胞骨架蛋白等，胞体膜上的蛋白质组成与轴突、树突膜的蛋白质组成不尽相同。

神经元膜具有可兴奋性。当细胞膜上的受体与特异的神经递质结合时，膜电位发生短暂变化，产生神经元电信号。神经元内的长程信息传递以电信号为主要载体。通常，神经元的树突膜接受突触前神经元的信号传入，经神经元胞体整合后，再由轴突膜将神经冲动传导到下一级神经元，构成神经元内的信息流，这也是经典观念中的神经元单向信息流。近来，这一观念已得到修订，有研究发现，神经元动作电位除直接传向轴突末梢外，还同时逆向经胞体再回传向树突顶端，提示树突在神经元信号整合中的重要作用。

（二）神经元的胞体是代谢和功能活动中心

神经元的胞体负责整合树突接受的信息，是神经元信息处理中心，也是代谢和功能活动中心，神经元代谢所需的物质绝大多数在胞体合成。

神经元含丰富的粗面内质网，应用尼氏染色（Nissl stain）后在光镜下可见的尼氏小体（Nissl body）即是由粗面内质网、游离核糖体和多聚核糖体组成，通常分布在胞体和树突，轴突内无此分布。神经元也含有丰富的线粒体，近来研究发现，线粒体功能障碍参与帕金森病、阿尔茨海默病等多种神经退行性变的病理过程。

神经元的细胞骨架主要有微管（microtubule）、神经丝（neurofilament）和微丝（microfilament），Cajal 染色后可见的神经原纤维即是由微管和神经丝等组成。细胞骨架不仅维持神经元特有的形态，也参与神经元的物质运输、蛋白质定位、细胞器分布、神经发育、神经可塑性变化等活动。微管是神

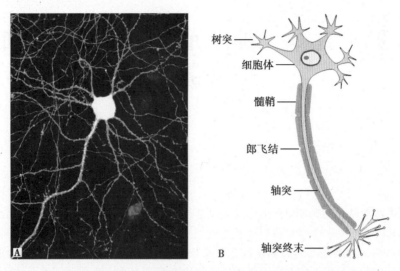

图 19-1 典型神经元的形态及结构模式

A. 激光共聚焦扫描显微镜显示的神经元。可见长而直的轴突以及若干分支状的树突。
B. 神经元模式图。轴突自胞体发出,可见轴丘、轴突起始段、髓鞘、郎飞结等,轴突末梢与另一个神经元的树突形成突触结构

经元内的主要结构蛋白,既维持神经元的形态,也可作为物质转运的轨道,在神经突起生长和神经元迁移中起作用。神经丝是神经元中最丰富的细胞骨架成分,是神经元内特化的中间丝。神经丝的功能主要是维持轴突的口径大小,在神经退行性变中常可见神经丝排列紊乱。微丝遍布神经元内,在神经突起中尤其多。微丝是由肌动蛋白单体组成的螺旋形多聚体,神经元中通常含有 β-肌动蛋白和 γ-肌动蛋白。肌动蛋白微丝参与神经元的生长锥形成等过程,在突触囊泡的胞吐(exocytosis)以及内吞(endocytosis)过程中也有重要作用。

(三)树突是接受神经信号的主要部位

树突是神经元特有结构。神经元可有多个树突,自胞体延伸后反复分支,逐渐变细,形成树状结构。树突的基本结构与胞体相似,电镜下可见粗面内质网、线粒体和丰富的核糖体。树突中细胞骨架以微管和微丝为主,其微管相关蛋白(microtubule associated proteins,MAPs)主要是 MAP2。

树突是接受神经元信号的主要部位,其主干及分支可与其他神经元的轴突终末形成突触(synapse)结构,广泛接受信号的传入。树突分支上有许多棘状小突起,称为树突棘(dendritic spine),是树突上形成突触的主要部位(图 19-2),每个棘都可作为突触后结构与 1~2 个轴突终末形成突触。树突棘在电镜下表现出如细杆状(thin)、粗棒状(stubby)、蘑菇状(mushroom)及细长伪足状(filopodia)等多种形态,在生理和病理情况下,树突棘的形态和数量

随突触活动不断变化。研究发现,树突棘可塑性变化与大脑的学习记忆功能密切相关,在海马长时程增强时,树突棘数量增多,形态也显著增大。

树突棘中有棘器(spine apparatus)结构,由滑面内质网层叠堆积而成。电镜下还可见树突棘下有丰富核糖体分布,也有溶酶体存在,提示树突棘处可局部合成蛋白质,也可以发生局部蛋白质分解。

(四)轴突是传出神经信号的主要部位

轴突也是神经元特有结构,由胞体或者大的树突发出。一般神经元都有一根细长而均匀平滑的轴突,短至数微米,长至 1 米以上。有的轴突会形成直角分支,称为轴突侧支(axon collateral)。

轴突的细胞质(轴质)内有大量细胞骨架,微管和神经丝贯穿轴突,沿轴突长轴平行排列。轴突中主要的微管相关蛋白为 tau 蛋白,阿尔茨海默病(Alzheimer's disease)患者脑内,tau 蛋白发生异常磷酸化修饰,与微管结合能力减弱,导致微管系统失去稳定性,细胞骨架破坏,轴突退行性变,神经元内正常的信息流动发生障碍。

轴突分为轴丘(axon hillock)、起始段(axon initial segment)、中间段和轴突终末(axon terminal)。轴丘是细胞体发出轴突部位的锥形隆起,粗面内质网较少,与胞体明显不同。轴突自轴丘出发,逐渐变细,到出现髓鞘包裹,这之间的节段为轴突起始段,长约 15~25μm。起始段含高密度的电压门控 Na⁺ 通道,轴膜的兴奋阈最低,为神经元发生神经冲动的起始部位。起始段胞质有大量的细胞骨架,微管和

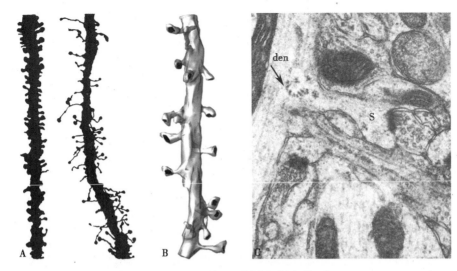

图 19-2　神经元树突及树突棘

图示神经元的树突及树突棘的形态及超微结构。A. 正常 6 月龄婴儿大脑皮质锥体细胞的树突棘（左）及出现智力障碍的 10 个月婴儿大脑皮质锥体细胞的树突棘（右）；B. 新生大鼠海马锥体神经元三维重建的树突棘；C. 电镜下大鼠海马颗粒细胞树突棘，箭头示多聚核糖体，成簇分布在树突棘的颈部（spine neck）与树突干（dendritic shaft）交接处。S：树突棘头部，den：树突

微丝蛋白聚集成束，相邻的微管通过横桥相连，限制了轴突与胞体或者树突间膜蛋白的相互扩散。轴突起始段的细胞膜和胞质上有大量蛋白质与细胞骨架形成"分子筛"，选择性滤过不同分子量和不同转运效能的蛋白质，允许轴突膜蛋白进入，而阻止树突膜蛋白进入轴突，以维持神经元蛋白的极性分布。轴突中间段为轴突主干，大部分有髓鞘包裹，髓鞘之间的郎飞结及结旁区域，特异分布有 Na^+、K^+ 等通道，利于神经冲动沿轴突的传递。轴突终末（axon terminal）是轴突的末端膨起，可与树突或者胞体形成突触，传递信息，轴突在此处特化为突触前结构，其细胞质内含大量的突触囊泡及线粒体。

二、神经元突起可进行蛋白质的局部合成

神经元间的信息传递、整合及调控依赖于各种结构蛋白和功能蛋白的共同作用。神经元胞体有完整的蛋白合成及修饰系统，是合成蛋白的主要场所。近年来越来越多证据表明，树突和轴突中也有局部合成特定蛋白质的能力。

（一）树突可招募并翻译 mRNA

传统观念认为，神经元内的蛋白质都是在胞体内合成，再转运到神经元的各个部位。20 世纪 80 年代，O Steward（1982，1983）等人观察到树突棘下有大量多聚核糖体和 mRNA 的存在（图 19-2C），并将之命名为突触相关的多聚核糖体颗粒（synapse-associated polyribosome complexes，SPRCs）。随后的研究表明，在突触后膜附近存在蛋白质合成及修饰所需的细胞器，树突棘下的 SPRCs 多数附着在粗面内质网上，在棘器中也发现了高尔基体特异性蛋白的存在。

树突可以局部招募特定 mRNA 到其末端，再翻译成蛋白质，由此定位合成的树突蛋白参与突触可塑性、神经元极性、学习记忆等重要活动过程。现已发现数百种存在于树突中的 mRNA 类型，包括 MAP2、β- 肌动蛋白、α- 钙调蛋白依赖性激酶Ⅱ（CaMKⅡα）、IP3 受体、谷氨酸受体、甘氨酸受体等蛋白的 mRNA，这些靶向定位于树突的 mRNA 随神经元的发育及活动状态而改变，在树突发育的不同阶段，甚至在不同的刺激条件下，树突中所招募的 mRNA 种类也有变化。

新近研究表明，树突中 mRNA 的招募是一个主动的分选过程，mRNA 上的树突靶向序列（dendritic-target element，DTE）在其中起着重要作用。CaMKⅡα、MAP2 和 β-actin 的 mRNA 的 3′ 端非翻译区（3′-UTR）即存在这样的树突靶向调控序列。S Miller（2002）等人的研究发现，缺失 3′-UTR 的 CaMKⅡα mRNA 只分布在胞体，不能正确定位到树突上，突变体小鼠突触后致密带（postsynaptic density）中原本高密度表达的 CaMKⅡ蛋白显著下降，且小鼠的晚期长时程增强减小，空间记忆能力和物体识别能力下降。若将这段 3′-UTR 与外源 RNA 构建在一

起，则外源 RNA 可被引导到树突末端表达，可见 CaMKⅡα 的 3′-UTR 在 mRNA 的树突靶向定位中起关键作用。

树突募集 mRNA 的过程需要 RNA 结合蛋白的参与，神经元中已发现的 RNA 结合蛋白有：脆性 X 智力低下蛋白（Fragile X Mental Retardation protein, FMRPs）、staufen 2、nucleolin、CPEB 1 等，这些结合蛋白结合 mRNA 后，作为翻译抑制因子负性调控 mRNA 的翻译过程（图 19-3）。一般认为，在 mRNA 向树突运输过程中，其翻译活动受到 RNA 结合蛋白的抑制，处于不进行蛋白质翻译的休眠状态。例如，S Hüttelmaier 等（2005）发现，β_2 肌动蛋白的 mRNA 与 RNA 结合蛋白 ZBP1（zipcode-binding protein 1）结合后，其翻译能力受抑，当运输到达正确部位后，ZBP 1 被 Src 依赖性激酶磷酸化，mRNA 的翻译抑制方被解除。脆性 X 综合征患者由于 FMRP 蛋白的缺失或是结合 RNA 的区域突变，导致某些与神经系统发育相关的蛋白表达异常，从而影响了树突棘的发育，引发学习记忆障碍。近期研究也发现，FMRP 蛋白磷酸化可以调节某些 mRNA 分子向树突的运输过程。

树突的局部蛋白质合成受到神经元活动的调节，具有活动依赖性（activity dependent）的特点，也有突触特异性：只有受到刺激的树突才能特异性招募 mRNA，而未受刺激的邻近树突不能募集，这种突触特异的蛋白质合成可能在突触的长时程增强（long-term potentiation，LTP）及长时程抑制（long-term depression，LTD）中发挥作用。新近研究表明，在 mGluR 介导的海马 CA1 区锥体细胞 LTD 过程中，树突中新合成的 Arc 蛋白可能介导了 AMPA 受体（AMPAR）的持续内吞活动。

（二）轴突也有局部合成蛋白质的能力

传统观念认为，轴突蛋白质都在神经元胞体中合成，通过轴质转运机制运送到轴突的特定部位。自 20 世纪 90 年代以来，随着高分辨率电镜技术的改进，在神经元的轴突中也发现存在核糖体颗粒，并有 RNA 分子及若干翻译起始因子（如 eIF2α、eIF4e、eIF5）在轴质边缘部位局部定位，提示轴突也可能局部合成蛋白质。

轴突中现已发现数百种 mRNA，多数编码细胞骨架蛋白，如 β- 肌动蛋白、β- 微管蛋白，也有编码热休克蛋白、马达蛋白及其他与代谢或神经退行性疾病相关的蛋白分子。轴突 mRNA 在发育中的神经元以及受损神经元中多见，随神经元的发育成熟而逐渐减少。目前认为，轴突局部蛋白合成的能力与轴突发育或者轴突再生过程中生长锥的活动紧密联系，在神经元的生长发育和突触可塑性等方面有重要作用。研究发现，轴突损伤后在 20 分钟内即可形成新的生长锥，对于长轴突而言，这种快速的蛋白质补充显然不是缓慢的轴质转运所能完成。在非洲爪蟾神经元轴突生长锥中已观察到 β- 肌动蛋白在轴突中的运输及局部合成受到脑源性神经营养因子 BDNF 的上调，而蛋白合成抑制剂放线酮则显著降低轴突生长锥的再生能力。

mRNA 在轴突的运输同样依赖 RNA 结合蛋白与 RNA 上特定序列的结合。与树突中的 RNA 结合蛋白作用相似，轴突中与 RNA 结合的蛋白一方面帮助 RNA 到达轴突，另一方面抑制运输时的 RNA 翻译过程。研究较多的轴突 RNA 结合蛋白是 ZBP（zipcode-binding protein）蛋白，结合 β- 肌动蛋白 mRNA 上的 3′-UTR，带动 β- 肌动蛋白 mRNA 沿微管移动，并抑制 β- 肌动蛋白的翻译。在外源性 BDNF 的诱导下，Src 激酶磷酸化 ZBP 1，使之与 β- 肌动蛋白 mRNA 解聚，β- 肌动蛋白的 mRNA 开始翻译，β- 肌动蛋白的含量在轴突中升高。

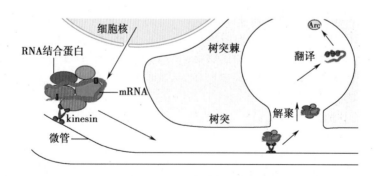

图 19-3　树突 mRNA 转运模式图

图示 mRNA 与 RNA 结合蛋白结合形成核糖核蛋白颗粒（ribonucleoprotein particles，RNPs），依靠马达蛋白沿微管转运到树突棘，参加局部蛋白合成

三、神经元有极性化的物质运输机制

如前述，神经元是高度极性的细胞，其细胞器和蛋白质在神经元胞体和突起中分布并不一致，这些细胞器和蛋白质的靶向定位依靠神经元内的极性化物质运输机制。

（一）胞体与轴突间有双向运输

蛋白质或细胞器结构可在神经元胞体和轴突之间进行运输，即轴质运输（axonal transport）。轴质运输是双向的，通过荧光显微镜可以实时观察带荧光蛋白标签的蛋白质或细胞器在轴浆中的运输过程。

根据轴浆流动速度，轴质运输可分为快速轴质运输（fast axonal transport）和慢速轴质运输（slow axonal transport）。快速轴质运输的速度高达每天数百毫米，主要将高尔基体来源的膜性细胞器运输到轴突末梢，溶酶体或内吞小体则通过快速逆向运输回到胞体，进入溶酶体降解，或进细胞核内调控基因表达。慢速轴质运输以每天 2~8mm 或者更慢的速度运输可溶性胞质蛋白质及细胞骨架蛋白，其主要功能是更新轴突中大部分的蛋白质，如细胞骨架等。新近研究证据表明，慢速轴质运输中可观察到细胞骨架以多聚体形式沿微管快速滑行，但这种快速运动被运输过程中长时间的暂停或反向运动所稀释，表现出总体的慢速运动。

快速轴质运输由马达蛋白负载，马达蛋白的头端为 ATPase 区域，可水解 ATP 产生能量，驱动其在微管上的滑行，尾端则通过与运载囊泡上的穿膜蛋白直接或者间接的联系，携带运载囊泡共同移动（图 19-4）。参与快速顺向轴质运输的马达蛋白是驱动蛋白（kinesin），参与快速逆向轴质运输的马达蛋白是动力蛋白（dynein）。

慢速轴质运输的分子机制尚不明确，近来实验表明，参与慢速轴质运输的马达蛋白可能与快速轴质运输的马达蛋白相同或相近，神经丝可能在动力蛋白和驱动蛋白的驱动下沿微管双向运输。

（二）胞体与树突间也存在物质运输

细胞骨架蛋白、膜性细胞器、树突特异性膜蛋白如神经递质受体、离子通道等可通过树质运输机制转运到树突，树突特异的 mRNA 及合成蛋白所需的核糖体等也必须依赖树质运输。目前对树质运输的分子机制还知之甚少，kinesin、dynein、myosin 等马达蛋白可能参与了树突 mRNA 及 RNA 结合蛋白的转运过程。

（三）马达蛋白选择性运输物质到轴突或者树突

马达蛋白能选择性运送货物到轴突或者树突，这种选择性与马达蛋白与货物之间的相互作用有关。驱动蛋白超家族成员（KIFs）参与不同物质转运（图 19-4），如 KIFA 和 KIF1Bβ 可转运突触囊泡前体蛋白（synaptophysin、synaptotagmin）等，KIF5 负责转运 VSVG、APP 和 GAP43 等轴突膜蛋白，KIF5 和 KIF1Bα 可转运线粒体等。

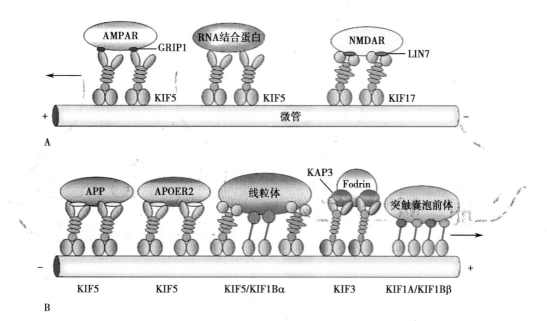

图 19-4　KIFs 参与轴突和树突的物质转运

图示不同的 KIFs 通过结合不同的衔接蛋白或者支架蛋白选择性转运特定的细胞器或者蛋白质分子到达树突（A）或者轴突（B）

Kinesin 与运载货物间可直接联系也可通过连接蛋白间接联系，连接蛋白可影响马达蛋白对运载货物的分选，例如，KIF5 主要转运轴突蛋白，在轴突的分布高于树突，但当 KIF5 与连接蛋白 GRIP 1（GluR2 interacting protein）连接后，也参与转运 AMPA 型谷氨酸受体（AMPAR）的 GluR2 亚基到树突。研究甚至发现 GRIP1 的异常分布也可影响 kinesin 的分布改变。KIF17 是树突特异性马达蛋白，通过与 LIN 复合物的相互作用，转运 NMDA 型谷氨酸受体（NMDAR）的 NR2B 亚基到树突，当去掉其尾部序列后，KIF17 也在轴突中出现，转运轴突特异性蛋白。Kinesin 也参与树突 mRNA 的转运和靶向定位，近来研究发现含有特定 mRNA 的 RNP 颗粒与 KIF5 的 C 端结合，并由 KIF5 携带沿着微管运输到树突中。指导 mRNA 极性化运输的 RNP 组分和 kinesin 亚基间的相互作用方式有待进一步确定。

负责逆向轴质运输的马达蛋白主要是动力蛋白（dynein）。dynein 是多亚基复合物，除与微管通过马达蛋白活性区域相互作用外，还能与 dynactin 复合物相互作用，从而间接与所运载货物相互联系。dynein 逆行转运膜包被的细胞器返回到胞体，也可将神经营养因子从轴突末梢摄取并转运到胞体。

阿尔茨海默病的发病可能与轴质运输功能障碍有关。淀粉样前体蛋白（amyloid precursor protein，APP）作为 kinesin 1 的受体参与了顺向转运过程；tau 蛋白通过阻止 kinesin 1 与微管的作用抑制顺向快速轴突转运，还可以通过糖原合成酶激酶 3（glycogen synthase kinase 3，GSK 3）使 kinesin 1 磷酸化，引起 kinesin 1 与 APP 运载囊泡的解离，从而造成 APP 的局部堆积。

第二节　神经元的突触信号传递

一、神经信号通过突触进行传递

突触（synapse）是神经元细胞膜的特化结构，神经元间的信息传递是依赖突触活动完成的。突触活动决定了神经元的信息传递，也影响了一群神经元间的信息环路（neural circuit），是神经网络的功能基础。

神经信号可通过电突触（electrical synapse）或者化学突触（chemical synapse）进行传递。哺乳动物神经元中以化学突触为主，电突触的含量较少。

电突触是进化上较古老的突触形式，其结构基础是缝隙连接（gap junction）。在电突触部位，突触前膜和突触后膜的间隙仅有 2～3nm，一系列缝隙连接形成的通道成对排列在两侧的膜上，当动作电位到达突触前神经元的电突触部位时，离子通过缝隙连接的通道形成电流，从而改变突触后神经元的膜电位（图 19-5）。除离子通透外，电突触的缝隙连接通道还允许小分子如 cAMP、IP$_3$ 等通过。由于电突触部位两侧的细胞质内部不存在突触囊泡，因此电突触的传导不需要神经递质的参与。

电突触传递速度极快，具有双向性，动作电位几乎在相邻神经元间同步产生，不存在信号的延迟

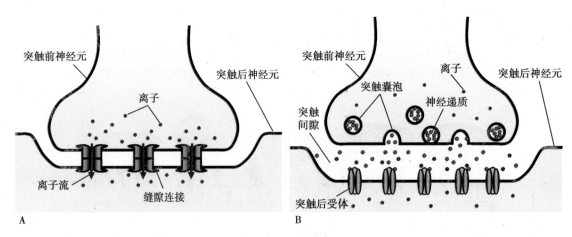

图 19-5　电突触及化学突触的结构模式

图示电突触及化学突触的不同特点。A. 电突触由突触前后神经元膜上的连接小体形成细胞间的封闭通道（即缝隙连接通道），小分子和离子在两个神经元间直接流动，因此电突触传递具有双向性。B. 化学突触在突触前后有狭窄的突触间隙，动作电位引起突触前囊泡内的神经递质释放，经过突触间隙作用于突触后膜受体，引起突触后效应。突触前后两个神经元不直接相连，化学突触传递从突触前到突触后单向传递

和调制。电突触存在的部位，其正常的生理功能往往依赖于相邻神经元的高度同步化活动。目前发现，电突触在未成熟脑内有较多分布，在成年哺乳动物的大脑皮层、丘脑、纹状体、海马、嗅球的僧帽细胞、视网膜的水平细胞、小脑的抑制性神经元中也广泛存在。在低等无脊椎动物中，电突触普遍存在于逃避反射通路的神经元之间。

化学突触是神经系统信息传递的主要形式（图19-5），其突触间隙（synaptic cleft）较电突触的更宽，约10～50nm，突触两侧相对应的细胞膜增厚，突触前后神经元间没有直接的细胞质物质交换，信息传递需经过电信号-化学信号-电信号的二次转换过程，存在信号的延迟和调控。

化学突触的突触前轴突终末中存在大量突触囊泡（synaptic vesicle），囊泡内含神经递质（neuro-transmitters），当神经冲动到来时，囊泡释放神经递质到突触间隙，以电脉冲形式沿轴突传导的信息在此处转变为以神经递质为载体的化学信号，并传递到突触间隙。突触后神经元通过其胞体和突起的质膜表面上神经递质受体，接受突触前不同神经元的信息输入，触发突触后神经元膜电位及胞内第二信使的变化，神经递质负载的化学信号就此转化为突触后神经元的胞内信号。突触后神经元接受来自成百上千个上游神经元的信息传入，在胞体对信号整合后产生一个综合电信号，发放动作电位并沿轴突下传到轴突终末，促使终末释放神经递质，使神经信息进一步传递。

简言之，化学突触的信息传递过程包括两次信号转换：来自上一级神经元的电信号在轴突终末转化为神经递质代表的化学信号，下一级神经元又将突触后受体接受的化学信号再次转换为电信号，这样的电信号-化学信号-电信号的转换方式构成化学突触传递的主要特征。化学突触的信息传递过程涉及突触前后的多因素调控，构成突触传递可塑性的物质基础。

二、化学突触是主要的突触形式

化学突触由一个神经元的轴突终末膨大与其附着的另一个神经元的胞体或树突部分细胞膜构成，分为突触前、突触间隙和突触后三部分（图19-5），其中，树突表面的树突棘是形成突触的主要突触后部位。

（一）突触前的活性区是神经递质释放的部位

突触前膜（presynaptic membrane）是特化增厚的轴突膜，厚约6～7nm，前膜内侧面有规则排列

成网格状的神经骨架，突触囊泡有序聚集于此，在电镜下该结构呈现电子致密区，称为活性区（active zone）。活性区是突触前神经递质释放的部位，突触囊泡在此与突触前膜发生停靠（docking）、激活（priming）、融合（fusion）、释放等一系列变化。一个突触结构可以有一至数个活性区。

突触前膜活性区含三大类特殊蛋白质，第一类是SNARE（可溶性NSF附着蛋白受体，soluble NSF attachment proteins receptors，SNAREs）蛋白复合体，参与囊泡的停靠和融合。该复合体主要由突触融合蛋白（syntaxin）、突触小体相关蛋白（synaptosomal associated protein，SNAP25）及位于突触囊泡膜上的小突触囊泡蛋白（synaptobrevin，也称为vesicle-associated membrane protein，VAMP）组成。第二类蛋白质可以与SNAREs蛋白复合体结合，调节囊泡的停靠和融合过程。这类蛋白包括Munc18/Unc18、Munc13/Unc13和synaptotagmin。第三类蛋白质参与形成活性区的细胞质结构，可与上述两类蛋白相互作用，构架囊泡募集以及胞吞胞吐的作用场所，包括Piccolo、Bassoon、Rab3-interacting molecules（RIMs/Unc10）、Liprin/synapse defective-2（SYD-2）、突触前活性区细胞基质相关结构蛋白（CAST/ERC）、Velis（vertebrate LIN-7 homolog）和Mints（Munc18结合蛋白）等。活性区的这些蛋白质相互作用和影响，高度有序，共同调控突触前的递质释放活动。

突触前膜还分布有电压门控的Ca^{2+}通道，尤其是N型和P/Q型Ca^{2+}通道。动作电位到来时，突触前膜去极化导致电压门控的Ca^{2+}通道开放，Ca^{2+}内流进入突触前末梢，促使囊泡内的神经递质释放。

（二）突触后致密带聚集有神经递质受体

突触后膜（postsynaptic membrane）是特化增厚的胞体膜或者树突膜，厚约20～50nm，膜蛋白包括神经递质受体、离子通道、信号转导蛋白等，在电镜下呈现电子致密结构，称为突触后致密带（postsynaptic density，PSD），与突触前活性区相对应。PSD蛋白将突触前神经递质负载的化学信号转化为突触后细胞的胞内电信号或者化学信号，是神经信号突触传递的重要中介。一个神经元上可同时存在有兴奋性突触及抑制性突触，其PSD的分子组成相异。

一般认为兴奋性突触是不对称突触（asymmetric synapse，Gray I型突触），突触后膜比前膜厚。谷氨酸受体是兴奋性突触PSD的核心成分。其中，离

子型受体（如 NMDA 受体及 AMPA 受体）集中在正对递质释放的部位，而代谢型受体（mGluRs）则较低密度分布在旁侧，这种特殊的受体定位方式依赖于 PSD 中其他特殊蛋白的参与。在兴奋性突触中，除谷氨酸受体外的成分主要包括：PSD95、GKAP、CaMKⅡ、Homer 和 Shank 等。PSD95 与 NMDA 受体的 NR2 亚基的结合决定了 NMDA 受体在 PSD 的定位，而多聚体的 Homer 可连接 mGluRs 与 IP3 受体。

PSD95 蛋白属于 MAGUK 超家族，N 端有三个 PDZ 结构域、一个 SH3（Src homology 3）结构域，C 端则拥有一个鸟苷酸激酶样（GK）结构域。其 PDZ 结构域可与 NR2 亚基 C 端的 ESDV 或 ESEV 基序结合，并募集细胞内的信号通路蛋白，如通过 PDZ-PDZ 结构域相互作用结合一氧化氮合酶（neuronal nitric oxide synthase，nNOS），通过 PDZ-SH2 结构域相互作用结合 Src 家族酪氨酸蛋白激酶（Src family of protein tyrosine kinases，SrcPTKs）等。KA 受体亚基 GluR6、Ras-GTP 酶活化蛋白（SynGAP）等的 C 端也可与 PSD95 的 PDZ 结构域结合。PSD95 的 SH3 结构域可识别并结合 KA 受体亚基 KA2 等分子中富含脯氨酸的结构域，其 GK 结构域还可结合 GKAP 蛋白，GKAP 蛋白的 C 端则可与 Shank 蛋白的 PDZ 结构域结合。Shank 蛋白与 Homer 蛋白有特异结合，而 Homer 蛋白不仅结合 mGluR，也与 IP$_3$ 受体有结合，并且通过 Shank 蛋白等依次连接到 NMDAR，这样，谷氨酸能受体通过与 PSD 复合体中的其他蛋白的相互作用，形成复杂的蛋白网络，共同支持受体的突触后功能（图 19-6）。

抑制性突触是对称性突触（symmetric synapse，GrayⅡ型突触），其 PSD 较薄，前后膜厚度相似。抑制性突触的 PSD 中主要是抑制性受体（GABA 受体或甘氨酸受体），对 PSD 中其他组分的研究尚未形成明确观点，有资料表明，抑制性受体可通过微管结合蛋白与微管相连。已发现的微管结合蛋白中，gephyrin 可与抑制性受体结合，将其与微管相连并定位在突触后膜（图 19-6）；而微管相关蛋白 MAP1B 可与 GABA$_C$ 受体结合，参与该受体在突触后膜的定位。一种小分子多肽 GABARAP（GABA 受体相关蛋白）则与微管相关蛋白 MAP1A、MAP1B 有部分同源性，可与 GABA$_A$ 受体结合，将 GABA$_A$ 受体连接到细胞骨架。

（三）突触间隙充满细胞外基质蛋白和黏附分子

突触间隙约 20nm 宽，含大量细胞外基质成分、细胞黏附分子以及参与信号转导的神经递质和突触后膜受体胞外段等。细胞外基质蛋白在神经元之间形成复杂的网架结构，也将突触前、后膜紧密连在一起。新发现的一种细胞外基质蛋白 SCI（extracellular matrix associated sparc-like 1，SC1/SPARCL1）主要表达在中枢神经系统，被认为在突触形成和重建中发挥重要作用。

细胞黏附分子（cell-adhesion molecules，CAMs）在突触结构的维持中起重要作用，目前在中枢神经系统中研究较多的黏附分子是整联蛋白（integrin）、钙依赖黏附蛋白（cadherin）、免疫球蛋白超家族（immunoglobulin superfamily）及 neurexins/neuroligins。黏附分子在突触结构中的定位各异，如 neuroligins、SynCAMs 和 β1 integrin 多聚集在突触结构的中间部位，而钙黏素簇（Cadherins）则主要位于突触结

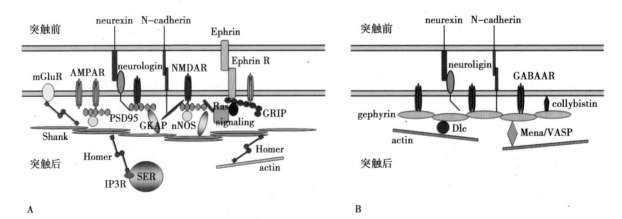

图 19-6　兴奋性突触及抑制性突触 PSD 的分子组成模式

A. 兴奋性突触，突触后膜上分布有 NMDA、AMPA 受体及 mGlu 受体，PSD95、Homer 等分子通过 GKAP、Shank 等的相互作用将膜受体与细胞骨架蛋白相连。突触前后通过细胞黏附分子连接。B. 抑制性突触，突触后膜上有 GABA$_A$ 受体，与 gephyrin 相连，DIc 和 Mena/VASP 为细胞骨架相关蛋白

构的旁侧。

Cadherins 以单体或顺式二聚体形式出现在突触前、后膜上，其胞内段与 β-catenin 结合。突触结构中也有多种含 Ig 结构域的黏附分子，如神经细胞黏附分子（NCAM）、SynCAM 等，研究发现，SynCAM 在神经元的过表达可增强突触前释放。Neurexins 是突触前的细胞黏附分子，neurexin-1β 和 neuroligins 分别作为突触前和突触后的细胞黏附分子在突触发生和突触的特化作用中发挥关键作用，其相互作用亦可促进 GABA 能和谷氨酸能的突触发生。Neuroligins 可与多种 PSD 蛋白结合，参与突触后蛋白的锚定，如 neuroligin 2 引起 PSD95 和 gephrin 的聚集，neuroligin 1、3、4 只引起 PSD95 的聚集。

三、突触传递受复杂的细胞和分子机制调控

神经递质是介导神经信息突触传递的重要化学物质，目前已发现百余种神经递质，包括乙酰胆碱、氨基酸类等小分子经典神经递质，及神经肽类（如阿片肽类、胆囊收缩素等）、气体信号分子（如一氧化氮、一氧化碳等）等广义上的神经递质。多种神经递质可共存于一个神经末梢，储存于不同囊泡，如神经肽类常储存在致密大囊泡中，而小分子的递质常储存在小囊泡中。

（一）神经递质的代谢循环是突触传递的保证

1. 神经递质的合成与储存　经典神经递质由特异的合成酶在神经元末梢催化合成，然后被突触囊泡膜上特异的转运体摄取储存囊泡内。神经肽类的合成则首先合成多肽前体，然后在内质网中切去信号肽，再至高尔基体包装到囊泡中，经酶切、修饰后形成有功能的神经肽（neuropeptides）。

2. 神经递质的释放　当动作电位抵达突触前轴突终末时，囊泡中的神经递质同步释放到突触间隙。神经递质的释放是以囊泡为基本单位的量子释放（quantal release），一次神经冲动所引发的递质释放的总量取决于参与释放的囊泡数目。在神经元处于静息状态时，突触前膜的囊泡有自发释放，一般为数个囊泡/秒；当神经冲动来临时，神经递质释放的速率急剧升高到上千个囊泡/秒，之后又很快恢复至静息期的释放频率。

神经递质的量子释放依赖于突触前 Ca^{2+} 浓度。当动作电位到达轴突终末时，突触前末梢去极化，突触前膜活性区附近的电压门控 Ca^{2+} 通道开放，Ca^{2+} 进入胞内。研究表明，神经冲动可使活性区附近的 Ca^{2+} 浓度在数百微秒内升高约 1000 倍（由静息期的 100nmol/L 左右升高至 100μmol/L 左右）。高浓度的 Ca^{2+} 进一步触发了神经递质的释放。

3. 神经递质的清除　释放到突触间隙的神经递质作用于突触后膜受体的浓度和持续时间受到精确调控，递质与受体作用后，突触间隙的神经递质在数毫秒内很快被清除，以保证突触传递的灵活性。

神经递质的清除主要有酶促降解和重摄取（reuptake）两种机制，也有少部分可通过扩散离开突触。

（二）神经递质的胞吐释放是突触传递的关键

神经递质包裹在囊泡中，通过胞吐作用释放到突触间隙，其释放过程包括：①释放前阶段：囊泡的聚集、停靠和预融合；②释放阶段：囊泡膜与突触前膜融合、形成融合孔、神经递质通过融合孔释放到突触间隙；③释放后阶段：囊泡的再循环，递质释放后的部分细胞膜通过内吞作用重新形成新的囊泡并回到胞质中被再循环利用。囊泡的运动循环涉及众多蛋白的相互作用和共同调控，已发现多种蛋白质和脂质分子参与其中，但仍有许多未明晰处待进一步的深入研究。

1. 突触囊泡与突触前膜的融合　神经元中介导膜融合的蛋白主要是 SNARE 蛋白和 SNARE 相关蛋白。

如前述，SNARE 蛋白包括囊泡上的 synaptobrevin/VAMP（v-SNARE）及突触前膜的 t-SNAREs（syntaxin 和 SNAP25），它们在 Ca^{2+} 内流的触发下形成 SNARE 核心复合体（SNARE core complex），促使突触囊泡膜和突触前膜靠拢。SNARE 相关蛋白有 Munc18、Munc13、α-SNAP、NSF、complexin、Rab3、snapin 等，可与 SNARE 蛋白相互作用，调节 SNARE 聚合体的形成。

SNARE 核心复合体的形成是囊泡膜与突触前膜靠拢的关键步骤。目前公认的"拉链模式"（zipper model）可能是形成复合体的分子机制：囊泡蛋白 Synaptobrevin 游离在胞质中的肽链形成一股 α- 螺旋，突触前膜蛋白 Syntaxin 游离在胞质中的部分也形成一股 α- 螺旋，而另一种前膜蛋白 SNAP25 游离的肽链则形成两股 α- 螺旋，这三种蛋白的 α- 螺旋平行聚合，并以拉链闭合的形式收紧，促使囊泡膜与突触前膜靠拢，最终融合。

SNARE 蛋白与相关蛋白的相互作用促成了膜融合的完成。在囊泡停靠到突触前膜活性区的过程中，Rab3A、synaptophisin、Munc18 等与 SNARE 蛋白的结合，促使囊泡有效定位；synaptobrevin 和

SNAP25 在此过程中亦有结构重排。在囊泡的预激活中，SNARE 复合物通过 α- 螺旋的收紧将突触前膜与囊泡膜靠近，脂质分子形成膜连接体。当神经冲动导致大量 Ca^{2+} 内流时，SNARE 复合物的螺旋束完全聚合，形成紧密复合体，膜融合孔打开，释放递质。此阶段中，Munc13、RIM（Rab3-interacting molecule）和 Munc18 等分子可能参与了 SNARE 紧密复合体的形成，但其具体的分子机制有待进一步阐明。有研究表明，Munc18 可与 syntaxin 的 N 端结合，使 syntaxin 处于闭合态，无法与 synaptobrevin 和 SNAP25 形成 SNAREs 复合体，然而新近研究也发现 Munc18-1 可以直接与 SNARE 复合体形成 Munc18-1/SNARE 复合体，提示 Munc18 与 SNARE 复合体的关系有待深入探讨。Munc13 可与 syntaxin 作用，置换掉 Munc18，为紧密而稳定的 SNARE 复合体的形成提供了保证。目前认为 Munc13 蛋白在囊泡预融合中是必须的，它的突变可完全抑制递质的释放。RIM 蛋白能与 Munc13 作用，促进囊泡预融合。

一些神经毒素能特异性剪切 SNARE 复合体，从而抑制神经递质的释放。例如，肉毒杆菌毒素（botulinum toxin, BoNT）在三种 SNARE 蛋白上都有作用位点，破伤风毒素（tetanus toxin, TeNT）可特异水解 synaptobrevin，当这些神经毒素被神经末梢摄取后，突触囊泡的胞吐作用被完全抑制。

一次递质释放完成后，在 NSF（N-ethylmaleimide-sensitive factor）及 α/β-SNAPs（soluble NSF-attachment proteins）的帮助下，SNARE 复合体解聚，SNARE 蛋白再次成为融合前游离状态，同时突触囊泡也被内吞回收。

2. **突触囊泡上的钙离子感受器** Ca^{2+} 内流是神经递质释放的起始因素，突触囊泡上存在 Ca^{2+} 感受器（Ca^{2+} sensor），能感受突触前神经元末梢 Ca^{2+} 浓度的变化。Synaptotagmin 即是囊泡膜上重要的 Ca^{2+} 感受器，可结合 Ca^{2+}，并对 Ca^{2+} 的变化极其敏感。

Synaptotagmin 是跨囊泡膜的蛋白，N 端在囊泡腔内，C 端游离于胞质中，与 Ca^{2+} 结合的结构域在 C 端的两个 C2 结构域（C2A 可结合 3 个 Ca^{2+}，C2B 可结合 2 个 Ca^{2+}）。当活性区局部 Ca^{2+} 浓度升高时，synaptotagmin 可 Ca^{2+} 依赖地插入突触前膜，从而将囊泡膜拉近突触前膜，促进递质释放（最近研究表明，Ca^{2+} 与 C2A 的结合抑制神经递质的非同步释放，而与 C2B 的结合则介导递质的同步释放）。C2 结构域也可和突触前膜的 t-SNAREs 蛋白相互作用，甚至可与其他同源或异源的 synaptotagmin 蛋白结合，形成同源或异源多聚体。这些分子间相互作用和影响，共同调控神经递质释放。

目前已发现近 16 种 synaptotagmin 的亚型，其中 synaptotagmin 1 主要在神经元中表达，有研究表明，synaptotagmin 1 与 SNARE 蛋白结合后促进融合孔的扩张，Ca^{2+} 可加速这一过程，若 synaptotagmin 1 与 t-SNARE 蛋白的结合受阻，则囊泡膜与突触前膜的融合过程无法完成。然而也有体外实验表明，在 synaptotagmin 1 存在时，Ca^{2+} 反而抑制了囊泡膜与突触前膜的融合，因此，synaptotagmin 在膜融合过程中的作用有待新的证据。

3. **突触囊泡的内吞** 突触囊泡释放出神经递质后，主要通过突触前膜内吞以循环利用，这是神经信号突触传递必不可少的一环。

囊泡内吞的途径主要有两种模式：其一为网格蛋白（clathrin）依赖型内吞，突触囊泡胞吐后，囊泡膜合并入突触前膜，然后被网格蛋白包被回收进入胞质，经过内涵体阶段形成新的囊泡，酸化并装填神经递质后参与到新一轮的递质释放。该模式自 JE Heuser（1973）提出后获得广泛认同，被认为是神经突触在持续刺激下进行囊泡循环的主要途径。另一种为"kiss-and-run"型内吞，此模式下，胞吐后的囊泡膜继续维持其固有的蛋白构成，不与突触前膜完全融合即重新封闭融合孔，然后通过快速内吞作用离开突触前膜，返回胞质后的囊泡重新填入神经递质，再次参与递质释放过程。部分囊泡在释放递质后甚至不离开突触前膜，在融合孔关闭后即直接充填神经递质形成新的囊泡，以"kiss-and-stay"模式参与突触囊泡的再生循环。"kiss-and-run"模式是囊泡的快速循环方式，在循环效率上优于网格蛋白依赖型内吞，且囊泡回收后直接再次利用，也较为经济。这种快速循环方式自 B Ceccareli（1973）等人提出以来争议不断，主要原因在于此种快速囊泡循环难以获得形态学上确切的证据。直到 20 世纪 90 年代中期，G Matthews（1994）等人首次应用膜电容技术直接监测到快约 2 秒的囊泡回收事件，随后越来越多的实验通过膜电容或者苯乙烯染料 FM 1-43 等的荧光成像技术观察到神经元上的快速囊泡回收过程，"kiss-and-run"内吞途径才日益被接受。目前研究的焦点集中于关注不同内吞途径是否对应于不同的情况，以及经不同途径内吞的囊泡是否参与不同的囊泡运动过程。

突触囊泡的内吞以 clathrin 依赖的内吞途径为主。电镜下可见突触前膜内陷处有许多网格包被的致密结构，其主要成分是 clathrin 及与之作用的衔接体蛋白（adaptor protein，AP）。Clathrin 由含三条重链和三条轻链的亚单位构成，又称三脚蛋白（triskelion），其三条重链构成网格的基本骨架，三条轻链参与网格形成和解聚的调控。Clathrin 通过 AP 蛋白与细胞膜结合，现已发现至少 4 种 AP 蛋白，其中 AP2 主要在质膜分布，由 α、β_2、μ_2 和 σ_2 亚基组成，其 α 和 β_2 的 C 端构成耳形区域，可与 AP180、amphiphysin 及其他内吞蛋白相互作用，并将 AP2 靶向定位到质膜上。AP180/CALM 在神经元突触囊泡的 clathrin 依赖型内吞中起重要作用，其 N 端的 ANTH 结构域结合质膜的磷脂酰肌醇 -4, 5- 二磷酸，C 端结合 clathrin，并将其募集到质膜内陷处。AP180 的 C 端还可结合 AP2 的 α、β_2 亚基，离体实验表明，AP2 与 AP180 形成的复合体协同促进 clathrin 的组装。在 AP180 敲除果蝇中，无论是囊泡的数目还是递质释放都有下降。

Synaptotagmin 也参与了突触囊泡的内吞，在 synaptotagmin 1 缺陷型果蝇中，囊泡内吞被阻断，提示 synaptotagmin 1 也是突触囊泡内吞的必需蛋白。研究发现 synaptotagmin 1 可结合 AP2，将其募集到胞吞区域，同时也募集质膜上的磷脂酰肌醇 -4, 5- 二磷酸到即将胞吞的区域，促进 AP2 与磷脂酰肌醇 -4, 5- 二磷酸的结合。

突触囊泡内吞过程中另一种重要蛋白是发动蛋白（dynamin）。研究发现，发动蛋白不仅参与 clathrin 依赖型内吞过程，也参与其他囊泡内吞形式。Dynamin 具有 GTP 酶活性，在将 GTP 水解成为 GDP 的同时，该蛋白构象改变，产生收缩牵拉的力量使衔接处断裂。Dynamin 基因缺陷型果蝇丧失结合 GTP 的能力，内陷小泡无法脱离突触前膜，电子显微镜下可见神经末梢上有大量的囊泡附着，且在附着的颈部有环状物的包被。

（三）神经递质通过突触后受体完成信息在神经元间的传递

1. 离子型谷氨酸受体介导兴奋性突触后电流　兴奋性突触中，谷氨酸的离子型受体（ionotropic glutamate receptors，iGluRs）为配体门控离子通道，受体激活后则离子通道开放，产生兴奋性突触后电流（excitatory postsynaptic current，EPSC）。其中，AMPAR 激活后形成的净内向电流是快速而短暂的 EPSC，而 NMDAR 的激活在 AMPAR 之后，介导相对缓慢而持久的 EPSC，因此 NMDA 受体具备信号整合能力，在神经系统发育及学习记忆中有重要作用。

2. GABA 受体和甘氨酸受体介导抑制性突触后电流　$GABA_A$ 受体及甘氨酸受体通道开放后允许 Cl^- 跨膜流动，在绝大多数成熟神经元中，细胞外的 Cl^- 浓度高于胞内，受体通道开放后 Cl^- 内流，产生抑制性突触后电流（inhibitory postsynaptic current，IPSC）。

需要注意的是，在未成熟的神经元上，由于转运 Cl^- 出细胞的 K^+/Cl^- 同向转运蛋白 KCC2 表达较少，细胞外 Cl^- 浓度低于胞内，$GABA_A$ 受体及甘氨酸受体激活后均引起细胞内 Cl^- 外流，导致突触后膜去极化，产生兴奋效应。

3. 代谢型受体介导慢突触传递　与离子型受体不同，代谢型受体（metabotropic receptor）激活后不直接影响离子的跨细胞膜流动，而是通过 G 蛋白的介导调节胞内第二信使水平，继而产生一系列反应来间接调节突触后离子通道的开放或者关闭，由此引起离子跨膜流动改变。此时膜电位的变化涉及细胞内的一系列生化反应，需要较长时间才能完成，属于慢突触传递。mGluR、$GABA_B$ 受体、多巴胺受体等均通过 G 蛋白介导慢突触传递，慢突触传递在调节神经元兴奋性及突触传递效能上具有重要的作用。

四、突触形成是神经元信息传递的基础

神经元通过突触进行信息传递，因此，突触的形成（synaptogenesis）是神经网络功能的基础，也是神经系统发育及可塑性调节的重要环节。突触形成可以在神经元的不同部位发生，如轴突 - 树突间、轴突 - 胞体间和轴突 - 轴突间，也可以在神经元与其他细胞之间发生，如神经 - 肌肉接头就是在运动神经元的轴突与骨骼肌纤维之间形成的特化的突触结构。中枢神经系统中，突触形成的正确调控直接影响神经系统的生理及病理过程。

（一）突触形成是相当复杂的细胞生物学过程

中枢神经系统的突触形成是一个复杂的过程，现阶段研究认为，突触形成的过程大致包括以下几个环节（图 19-7）：①起始接触阶段：即轴突与树突的寻路过程，树突通过丝足感知周围信号，轴突导向分子引导轴突至特定的靶神经元，在经典细胞黏附分子参与下，轴突与树突生长锥之间形成稳定连接。②诱导与分化阶段：数百个突触前和突触后蛋白在诱导因子的作用下被快速而有序地招募和装配，在随后的 1～2 小时内，黏附分子进一步诱导突触前与突触后结构的特化，突触初步具备基本功能。③突触成熟阶段：突触囊泡聚集到突触前

末梢，出现明显的囊泡池，突触后膜成分聚集形成PSD，最终发育成为树突棘，突触进入结构和功能的成熟期，这一阶段一般持续数小时到数天。④突触维持阶段：突触结构进入动态维持期，突触前的递质释放也可能诱导突触的可塑性变化。

突触的形成虽只是发生在两个细胞间的事件，却有众多的突触形成分子参与其间，在轴突寻路、轴树接触、突触结构特化及成熟的过程中，大量的分子信号在两个细胞间发生交流，大量的蛋白被募集到特定的部位，这是一个相当复杂的过程，迄今的研究受到突触状态、类型等诸多因素的制约，尚无法全面清晰阐明其具体的细胞分子机制。

轴树接触是突触形成过程的起始阶段，并不是所有的轴树接触最终都能特化成突触结构，近来的研究表明，新生皮层神经元的突触前终末仅在轴突的某些特定部位形成，一些PSD蛋白（neuroligin、PSD-95、GKAP和Shank）形成的稳定复合物能诱导突触前终末的形成，提示神经元的突起中可能存在有内在的突触形成位点。

（二）突触形成过程有突触蛋白的主动转运

如前述，突触前膜活性区与突触后膜PSD区有大量的特异性蛋白分布，在突触形成过程中，这些蛋白将被运输到特定的部位按序装配。近来研究发现，多数的突触蛋白会以转运包裹（transport

packet）的形式被快速招募到轴突 - 树突的连接部位。

突触前结构中的蛋白多以囊泡方式被运送到突触末梢。在新形成的突触前终末中可以观察到不同形状小泡的成簇分布，包括小的清亮核心囊泡、致密核心囊泡及管状囊泡结构。清亮核心囊泡又被称为STVs（synaptic vesicle protein transport vesicles），主要携带突触囊泡蛋白，以 $0.1\sim1\mu m/s$ 的速度在幼稚神经元的轴突中移动。致密核心囊泡直径约 80nm，携带大量突触前活性区蛋白，如piccolo、bassoon、Munc 18、syntaxin 等，也被称为PTVs（piccolo transport vesicles），在新生神经元的轴突中，有研究发现，PTVs 可以大于 $0.35\mu m/s$ 的速度快速移动。

突触前蛋白的主动转运主要由驱动蛋白 kinesin 负责，迄今已发现至少三种 kinesin 蛋白（kinesin-1、KIF1a、KIF1Bβ2）参与突触囊泡蛋白的运输，STVs 的逆向运输则依赖于 dynein 复合体。STVs 在突触形成过程中的运输和循环与其在成熟突触中的并不一致，提示两类突触的物质运输调控机制存在差异。

目前对突触后蛋白转运机制的了解要少于突触前，现有的数据多来源于对兴奋性突触的研究。在谷氨酸能突触形成之前，谷氨酸受体及支架蛋白已在树突中存在，轴树的早期接触发生后，PSD

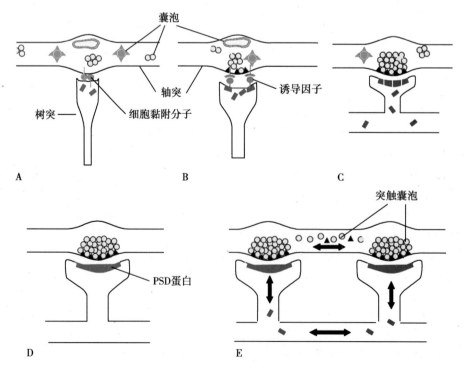

图19-7 中枢神经系统的突触形成

图示中枢神经系统中突触形成的一般过程。A. 起始接触；B. 诱导；C. 分化；D. 成熟；E. 维持蛋白被快速募集到突触形成的部位。有研究表明，PSD 蛋白的募集并不同步，PSD95 的被募集要早于 NMDARs 和 AMPARs，而 AMPARs 及其相关的支架蛋白则属于较晚募集的 PSD 蛋白，在突触成熟的后期参与突触形成过程，以稳定新生的突触并介导突触可塑性。

PSD 蛋白的募集方式也不相同，如逆向示踪染色显示，NMDARs 可与 SAP-102、Sec 8、AMPARs 等蛋白共同运输，却不与 PSD95 共同转运。有研究发现，NMDARs 的转运包裹可被 KIF17 运载，但也有研究显示，KIF17 在新生神经元中的运输速度快于 NMDARs 的运输速度，提示可能别的马达蛋白也参与了 NMDARs 的主动转运。

（三）突触形成需大量突触形成分子的参与

已有大量的分子被发现在突触形成过程中发挥作用，其中大多数的分子被称为突触形成分子（synaptogenic molecules），细胞黏附分子即是一类重要的突触形成分子，包括 cadherins、integrins、Ig 超家族、NCAM、nectins、neuroligins、SynCAMs、SALMs、neuronal pentraxins、ephrins 等的黏附分子，无论在轴树接触阶段还是在突触的成熟阶段都发挥重要的作用。

经典黏附分子 cadherins 通过与 α-/β-catenin 的结合而间接调节细胞骨架的变化，在突触形成起始阶段，cadherins 可能介导特定轴突与树突间的选择性黏附，有助于轴树间建立稳定连接。研究显示，cadherins 可能还参与了募集突触蛋白的诱导阶段，破坏 β-catenin 可影响突触囊泡蛋白的聚集，提示 cadherin/β-catenin 信号通路对于突触囊泡聚集到新突触的起始招募非常重要。

Neuroligins/neurexins 这对复合体在突触前及突触后的分化中有非常重要的作用，突触后的 neuroligins 可跨突触间隙结合到突触前细胞膜上的 β-neurexin 上。研究发现，neuroligins 在不同类型的突触上有差异表达，neuroligin-1 主要分布在谷氨酸能突触的突触，而 neuroligin-2 则特异性位于 GABA 能突触，提示 neurexins 可能通过募集不同的 neuroligin 异构体来调节突触后分化。Neurexins/neuroligins 的多样性是决定兴奋性或抑制性突触形成的关键点。

轴突导向分子 ephrin 也会影响突触后的分化过程。Ephrin-B 敲除后可显著降低海马中兴奋性突触的数目，EphB 受体的聚集则可导致 NMDARs 的聚簇。EphA 家族也被发现在突触的形成或维持中发挥作用，对其信号通路的破坏可以降低海马若

干区域的突触密度。

SALMs 是新发现的一类细胞黏附分子家族，特异性位于兴奋性突触，影响突触后的分化过程。SALM1 选择性与 NMDAR 作用，过表达 SALM1 可以增强突触后 NMDAR 和 PSD95 的聚集。SALM2 则与 PSD95 相互作用，影响和诱导 AMPAR 的突触定位，其过表达则增加兴奋性突触和树突棘的数量。

来自相邻胶质细胞分泌的因子也在谷氨酸能的突触形成中发挥作用，近来研究发现细胞外基质蛋白 thrombospondins（TSPs）即为其一，可促进兴奋性突触的形成。

第三节 突触可塑性的细胞生物学基础

一、突触和微环路的信号整合是神经网络调控的基础

（一）神经信号在突触水平发生整合

中枢神经系统中，神经元处在复杂而有序的神经网络中，同时与成千上万个神经元形成突触联系，接受来自不同神经元的信息输入。这些突触有兴奋性的也有抑制性的，神经元必须将每瞬间所接受的所有信号整合，再决定是否转换成一个动作电位的简单神经信号输出，突触后神经元的兴奋或者抑制是所有突触信号经过整合后的共同效应，这就是突触整合（synaptic integration）。突触水平的整合作用是神经元间通信的基础。

突触信号整合有两种形式（图 19-8）：时间总和（temporal summation）与空间总和（spatial summation）。以兴奋性突触后电位 EPSP 的整合为例，单个突触囊泡释放兴奋性递质后只能引起兴奋性微小突触后电位（miniature excitatory postsynaptic potential, mEPSP），不能达到阈值产生动作电位，只有多个同步诱发的 EPSP 叠加才能使突触后神经元细胞膜去极化而触发动作电位。树突上相邻部位几个突触同步活动产生的 EPSP 进行的融合叠加为空间总和，空间总和的强度由神经元的空间常数 λ 决定，λ 越大，EPSP 的衰减越小，越易发生空间总和。当神经元上某一个或某几个突触持续激活，前一个 EPSP 尚未消失，第二个 EPSP 又发生，相继产生的 EPSP 随时间发生融合叠加效应，即为时间总和。时间总和的持续程度取决于神经元膜时间常数 τ，τ 越长越易发生时间总和。

突触整合中，树突上突触电位的传播和整合具

有重要意义。首先，树突接受突触的信号输入，并将信号扩散到达轴突起始段。树突膜上非电压依赖性的离子通道影响突触信号在树突上的扩布，使其幅度逐渐衰减，具有相同幅度和时序特性的突触输入由于空间分布的不同，到达胞体附近的整合部位时，呈现高度的变异，其对神经元信号整合的影响依赖于树突所在的位置。除了被动接受信号输入外，越来越多的研究证实树突还具有主动输出信号的特性，在皮层神经元、海马神经元和小脑浦肯野（Purkinje）细胞的树突上均记录到了动作电位。研究表明，树突上存在许多电压依赖的离子通道，如黑质的多巴胺能神经元树突上存在高密度的 Na^+ 通道，允许胞体动作电位的有效回馈，当 EPSP 在树突上扩布时，树突膜局部去极化可能导致电压依赖性离子通道的开放，促进 Na^+ 内流，进一步放大了 EPSP 的幅度，诱导长时程增强的产生。电压门控离子通道在树突上的存在部分抵消了树突的被动滤波作用，从而使树突上神经元的信号整合不依赖于突触输入的位置。

兴奋性突触主要分布在树突，而抑制性突触则在树突及神经元胞体都有较高密度分布，这源于受体通道分布的差异性。抑制性突触产生的 IPSP 使膜电位超极化，EPSP 在扩布的过程中必须经过抑制性突触的滤过作用，胞体处的抑制性突触可调控动作电位的发放，树突上的抑制性突触则减小EPSP 的幅度。EPSP 和 IPSP 总和的相对强度直接决定动作电位是否发放（图 19-8）。

（二）神经信号通过微环路发生整合

由一个或者多个神经元相互作用并且整合信息，构成局部的信息处理单位和调制环路，即微环路（microcircuits）。微环路的信号处理方式是神经网络调控模式的基石。

微环路的信号处理建立在神经元的相互联系基础上。中枢神经元之间的联系方式主要有辐散联系（divergent connection）、聚合联系（convergent connection）、链式联系（chain connection）和反馈联系（recurrent connection）。辐散联系中，一个神经元通过其轴突末梢分支与多个神经元形成突触联系，从而使与之相联系的许多神经元同时兴奋或抑制。聚合联系中，一个神经元可与多个神经元的轴突末梢建立突触联系，来源于不同神经元的兴奋和抑制在同一神经元上发生整合。在链式和反馈联系中则同时存在辐散与聚合式联系。

与神经元联系方式相应的，突触微环路的调节方式也有不同形式。轴突是神经信号传出的主要部位。当突触前成分是轴突时，微环路信号的调节方式主要有：①突触性分散（synaptic divergence），即一个轴突终末与不同的树突形成多个突触，突触前的兴奋分散传递到多个树突，使信号在传递过程中得到扩增。这种突触连接方式在中枢神经系统中较为常见。②突触性会聚（synaptic convergence），即多个轴突终末与同一树突形成多个突触，来自不同轴突的信号会聚到同一树突，并在树突上整合。③突触前抑制（presynaptic inhibition），即来自轴突

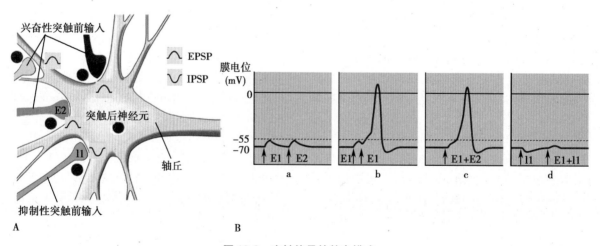

图 19-8 突触信号的整合模式

A. 一个神经元接受来自不同神经元的突触前传入。B. 突触后神经信号整合模式。a. 突触后神经元在不同时间分别接受来自 E1 和 E2 突触的兴奋性突触前传入，单个 EPSP 均未达到发放动作电位的阈值。b. 突触后神经元连续接受来自 E1 的兴奋性突触前传入，发生时间总和，触发动作电位。c. 突触后神经元同时接受来自 E1 和 E2 的兴奋性突触前传入，发生空间总和，触发动作电位。d. 突触后神经元接受来自 E1 的兴奋性突触前传入和 I1 的抑制性突触前传入，发生空间总和后未达到阈值，不发放动作电位

的信号通过轴 - 轴突触抑制或者取消了突触后的轴突对再下一级神经元的兴奋作用。

树突不仅接受信号传入，也具有传出信号的能力。树突上可以产生锋电位，可释放递质。当突触前成分是树突时，突触微环路的信号调节方式有：①前馈抑制(feed forward inhibition)，来自前一神经元 a 的 EPSP 通过轴 - 树突触将兴奋传给两个树突(树突 1 和树突 2)，这两个树突之间通过抑制性树 - 树突触相连，树突 1 被 a 兴奋后即通过抑制性突触抑制了 a 对树突 2 的兴奋，这种调节即为前馈抑制。②返回抑制(recurrent inhibition)，当抑制性中间神经元的树突接受到来自前一神经元的 EPSP 时，该中间神经元被兴奋，并通过树突向前一神经元返回 IPSP，使原先发动兴奋的树突很快受到交互性突触联系的反馈抑制。这种调节形式在嗅球、丘脑与视网膜都存在，如嗅球僧帽细胞的树突即受到颗粒细胞树突的返回抑制。

小脑的微环路具有强大的信息整合能力，其传入纤维总数超过传出纤维的 40 倍以上。小脑皮层具有典型的感觉运动功能环路结构，其环路组成及活动具有高度规律性。从结构特点来看，整个小脑皮层都是由整齐有序分布的组件式结构(modular organization)纵向重复组装而成，不同来源和部位

的神经信号在小脑均有类似的整合加工和处理过程。小脑主要接受来自苔状纤维(mossy fiber)和爬行纤维(climbing fiber)的信号传入，通过浦肯野细胞传出信号到小脑深层核团和前庭核(图 19-9)。20 世纪 70 年代左右，D Marr(1969)和 JS Albus(1971)先后提出了小脑神经元网络的数学模型，认为爬行纤维传入可长时程改变平行纤维 - 浦肯野细胞的突触功能。支持该理论的典型例子是小脑的前庭 - 动眼反射活动(vestibulo-ocular reflex, VOR)。近来研究认为，小脑在该反射活动的运动学习(motor learning)中发挥了重要作用：动眼动作进行时出现的"视觉误差"信息由爬行纤维传入小脑，并在平行纤维 - 浦肯野细胞突触上诱发长时程抑制作用，从而减弱浦肯野细胞对参与执行错误动作的苔状纤维传入的反应，由其发出的抑制性信号输出减弱，经过小脑皮层核团而使动作的适应性增强。近来围绕小脑神经环路的另一热点是研究其与经典式条件反射的关系，利用瞬膜 / 眨眼条件反射模型，研究人员认为在此条件反射建立的过程中主要涉及的是小脑脑区，条件刺激的输入信号经爬行纤维传入，在浦肯野细胞上与经苔状纤维传入的非条件刺激信号整合，对平行纤维 - 浦肯野细胞突触诱发长时程抑制，导致小脑皮层下核神经元的兴奋性

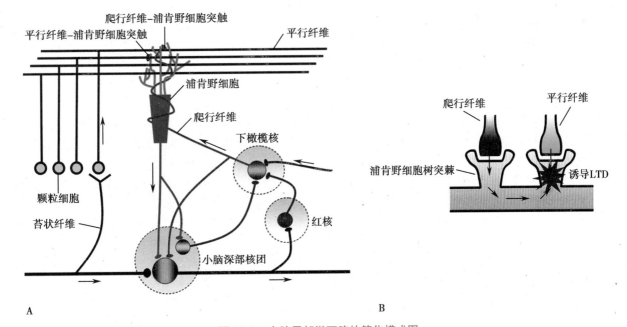

图 19-9 小脑局部微环路的简化模式图

A. 来自苔状纤维的传入信号辐散到多个小脑颗粒细胞，而颗粒细胞发出的轴突形成平行纤维，与浦肯野细胞之间形成突触联系，浦肯野细胞同时还接受来自爬行纤维的信号输入。浦肯野细胞整合来自平行纤维和爬行纤维的输入信号后，输出信号到小脑的深部核团。(此示意图简化省略了其他中间神经元的投射联系)。B. 爬行纤维传入信号诱导了平行纤维 - 浦肯野细胞突触的长时程抑制

增高，这样，条件刺激信号仅通过爬行纤维投射到小脑深部核团的侧支即可引起这些深部核团神经元的兴奋，引起眨眼反射。然而近来许多实验表明，条件反射的形成机制可能更为复杂，小脑可能并不是脑内参与条件反射建立和维持的唯一结构，不同类型的经典条件反射可能涉及多个不同脑区的神经环路和信号转导系统。

二、突触可塑性表现为突触传递效能的增强或者减弱

神经系统对于神经活动能做出精细的应答反应，表现在从神经元到神经环路都可能在结构和功能上发生适应性变化，这种可塑性变化，宏观上呈现出脑功能以及行为和精神活动的改变，微观上则在突触水平上呈现突触可塑性（synaptic plasticity），即通过突触形态和功能的改变引起突触传递效能的增强或者减弱。突触可塑性表现在突触的不同层面，既可以是突触前递质含量及释放强度的变化，也可以是突触后膜受体密度甚至树突棘形态的改变，这种变化可能是在数毫秒或者数分钟内出现的短时程变化（如对感觉传入的短时程适应），也可能是延续数天或者更长时间的长时程改变（如大脑的学习和长期记忆）。突触可塑性活动伴随神经发育、成熟、衰老整个周期。

（一）突触前神经递质释放的改变引起突触传递的短时程调节

短时程的突触可塑性包括突触易化（facilitation）、强化（augmentation）、强直后增强（post-tetanic potentiation）及短时程抑制（short-term depression）等，主要由短串的突触前动作电位引起突触前神经递质释放的改变而产生。神经递质释放过程受到突触前 Ca^{2+} 浓度以及囊泡动力学因素的调控，突触前膜钙通道开放程度、突触前膜兴奋性强弱、囊泡循环或者与突触前膜融合过程中的各类相关蛋白的多寡或者活性变化等都影响了递质释放。突触周围的胶质细胞对于突触前递质的释放也有重要的调节作用。

突触前受体是调控递质释放的重要元件，可以介导突触前抑制或易化。例如兴奋性突触末梢存在的 $GABA_B$ 受体可以结合由抑制性神经元释放的 GABA，使突触前神经元的兴奋性下降，产生突触前抑制。$GABA_B$ 受体还可作为 GABA 能神经元的自身受体，抑制 GABA 的释放。5-羟色胺（5-HT）作用于突触前的 5-HT 受体，促进突触前递质释放。在海兔的感觉-运动神经元突触部位，5-HT 通过

PKA 和 PKC 通路参与突触前易化作用：一方面，PKA 和 PKC 磷酸化钾离子通道，导致通道关闭，突触前动作电位延长，或者开放 L-型钙通道，使得突触前 Ca^{2+} 内流增加，促进钙依赖的递质释放；另一方面，PKA 和 PKC 直接作用于递质释放环节，加强囊泡运动，促进囊泡向突触前膜的移动。这种突触前易化作用是海兔缩腮反应致敏行为的神经生物学基础。

PKA 和 PKC 在突触前调控中发挥重要作用。近来研究发现，SNAP25 可被 PKA 和 PKC 磷酸化，PKA 磷酸化的 SNAP25 可能调节囊泡的释放概率，其非磷酸化突变体（T138A）可以大幅度降低快速释放囊泡池中的囊泡数量；PKC 磷酸化的 SNAP25（S187D 或者 S187E）可以加速囊泡释放后的重填充过程。Mucn18 也可被 PKC 磷酸化，从而降低与 syntaxin 的结合，促进 SNARE 复合物的形成。

突触前 Ca^{2+} 浓度的改变直接影响递质释放，神经元内钙调蛋白直接感受 Ca^{2+} 浓度变化，而钙/钙调蛋白依赖性蛋白激酶 CaMKⅡ对突触前递质的释放也有重要调控作用。研究发现，CaMKⅡ在突触前和突触后都有表达，突触前的 CaMKⅡ可以磷酸化 synapsinⅠ，促进囊泡锚定在细胞骨架上，提高突触前递质释放水平。

（二）突触后结构的变化引起突触传递的长时程调节

在中枢神经系统中，重复电刺激能引起突触效能的长时程改变，从而导致突触功能的持久变化。长时程突触后可塑性包括长时程增强（long-time potentiation，LTP）和长时程抑制（long-time depression，LTD）等多种形式，其中最经典的模型是海马 CA1 区锥体神经元兴奋性突触的 LTP 以及 LTD。突触效能的长时程变化与突触后结构的改变息息相关。

1. LTP 与突触后谷氨酸受体的变化 海马的 LTP 现象是较早由 TV Bliss（1973）等人在中枢神经系统中发现的一种突触可塑性改变，研究也最为深入（图 19-10）：短暂高频电流刺激通向海马的兴奋性通路可以长时程地增加突触效应的强度，表现出群体锋电位、群体 EPSP 的振幅增大，以及群体锋电位的潜伏期缩短，此易化现象可持续长达数周。研究发现，海马的 LTP 主要可在三条通路上被诱发：海马的齿状回神经元接受来自内嗅皮层前穿质通路（perforant path）的轴突输入，同时又通过苔状纤维发出轴突与海马 CA3 细胞形成兴奋性突触联系，CA3 区海马神经元的轴突再通过 Schaffer

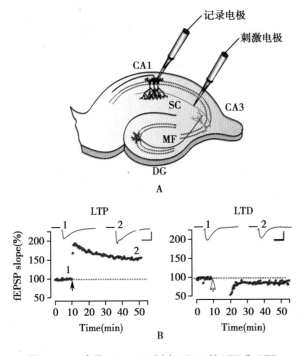

图 19-10 海马 Schaffer 侧支 -CA1 的 LTP 和 LTD
A. 啮齿类海马脑片示意图，刺激海马 CA3 区的 Schaffer 侧支（SC），记录电极放在 CA1 区锥体细胞。MF：苔状纤维。DG：齿状回。B. 在海马 CA1 区记录到的 LTP 和 LTD。左栏表示高频强直刺激（100Hz/s，黑色箭头）引起 LTP，右栏表示低频长串刺激（5Hz/3min，间隔 3min，空箭头）引起 LTD（引自：Citri A, Malenka RC, 2008）

侧支与海马 CA1 区的神经元形成兴奋性突触。除此之外，在皮层、丘脑、新纹状体、小脑等其他脑区的兴奋性突触上也可观察到 LTP 现象。

AMPAR 和 NMDAR 在 LTP 的诱导、表达和维持中起关键作用。兴奋性突触的突触后膜上同时存在 AMPA 和 NMDA 受体，谷氨酸激活 AMPAR 引起 Na^+ 内流，细胞膜去极化，当细胞膜去极化到一定程度，阻断 NMDAR 通道的 Mg^{2+} 解离，Ca^{2+} 内流进入突触后神经元内。细胞内短暂而快速升高的 Ca^{2+} 水平是诱导 LTP 的充要条件（图 19-11），研究表明，Ca^{2+} 在树突棘中仅仅数秒的升高即可诱导 LTP 的生成，钙离子螯合剂可阻碍 LTP 形成。

在 NMDAR 依赖的 LTP 中，突触后膜 AMPAR 密度增加被认为是 LTP 表达的主要机制之一，这一推断在对静息突触（silent synapse）的研究中得到证实。静息突触几乎不含 AMPAR，突触前谷氨酸的释放不能引起突触反应。未成熟的突触是静息突触，在向功能性突触转化的过程中，AMPAR 被大量转运并插入突触后膜。AMPAR 的"上膜"机制并不明晰，有学者认为 CaMKⅡ 可能起了重要作用。细胞内 CaMKⅡ 被内流的 Ca^{2+} 激活后，磷酸化突触后膜上的 AMPAR。海马 CA1 区锥体细胞的 AMPAR 主要由 GluR1/GluR2 或者 GluR2/GluR3 亚

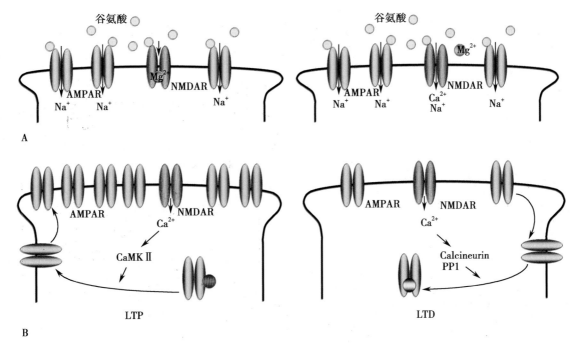

图 19-11 AMPAR 及 NMDAR 参与 LTP 及 LTD
A. 突触前释放的谷氨酸同时与 AMPAR 和 NMDAR 结合，AMPAR 通道开放，Na^+ 内流。当突触后膜去极化到一定程度时，Mg^{2+} 离开，NMDAR 通道开放，Ca^{2+} 也内流进入突触后。B. LTP 时，Ca^{2+} 激活 CaMKⅡ，在 Rab11a 参与下促进 AMPAR 的胞吐过程，突触后膜 AMPAR 增多。LTD 时，钙依赖的突触内吞过程加强，此过程中有 calcineurin 和 PP1 的参与

基组成异聚体,CaMKⅡ可以磷酸化 GluR1 亚基的 Ser^{831} 位点,增加通道的通透性,从而增大 AMPAR 的突触后电流。研究发现在 LTP 的过程中有该位点磷酸化水平的增强,应用 CaMKⅡ抑制剂或者敲除 CaMKⅡ则阻止 LTP 的生成。也有研究表明,CaMKⅡ可以激活 Ras-MAPK 信号通路,促进更多的 AMPAR 嵌入突触后 PSD 中,从而增强信号传递效能。应用 GFP 标记可以直接观察到 AMPAR 的 GluR1 亚基在 LTP 时或者过表达 CaMKⅡ后被快速而持续地募集到突触后 PSD,插入细胞膜。AMPAR 的转运上膜受到 PSD 中多种支架蛋白的影响,在培养的海马神经元中过表达 SAP97 可以显著增加细胞膜上 AMPAR 水平,过表达 PSD95 也可以促进 AMPAR 在膜上的表达。

近来研究还发现,突触后树突棘的形态也受到 LTP 的影响,在 LTP 被诱导后 30 分钟即出现一系列突触后的形态改变,包括树突棘宽度增加,出现分叉,继而形成新的突触,而当阻断 NMDAR 后,这些变化也随之消失,提示树突棘的变化与突触活动相关。

在海马齿状回颗粒细胞通过苔状纤维发出轴突与海马 CA3 区的锥体细胞形成的兴奋性突触中,给予 NMDAR 拮抗剂仍能诱导出 LTP,目前较一致的观点认为,这种非 NMDAR 依赖的 LTP 主要来自于突触前钙离子浓度升高的介导,在此过程中,cAMP/PKA 通路可能起了重要作用。PKA 对神经递质释放的多个环节都有调节,synapsin、snapin、α-SNAP、RIM 等蛋白都可被 PKA 磷酸化,近来发现在小脑平行纤维产生的 LTP 中,PKA 磷酸化的 RIM 是关键因素之一。

2. LTD 与突触后谷氨酸受体的变化　神经网络中同时存在突触传递效能的增强和减弱,脑的发育过程伴随着 LTP 和 LTD 的精确调控和修饰,缺一不可。

最早发现的 LTD 现象存在于小脑的平行纤维-浦肯野细胞突触中,随后在海马 Schaffer 侧支-CA1 区锥体细胞突触也发现 LTD 的生成(图 19-10)。目前认为,中枢神经系统中几乎所有的突触都有 LTP 和 LTD 这两种长时程调控形式,以海马 Schaffer 侧支-CA1 区锥体细胞突触为例,对 Schaffer 侧支的短暂高频电刺激可以在 CA1 区记录到 LTP,若以低频的长串电脉冲刺激 Schaffer 侧支,在 CA1 区能诱导出 LTD。

海马 CA1 区的 LTD 有两种形式,即 NMDAR 依赖性 LTD(NMDA-LTD)和 mGluR 依赖性 LTD（mGluR-LTD）。NMDA-LTD 的机制与 LTP 有一定相似:① Ca^{2+} 内流诱导产生 LTD。NMDAR 被激活后若引起突触后缓慢而少量的 Ca^{2+} 内流,则诱导产生 LTD;而高频刺激会在突触后产生快速大量的 Ca^{2+} 内流,由此诱导产生 LTP。② LTD 表达的维持和调节同样依赖多种蛋白酶的作用。研究表明,蛋白磷酸酶 PP1 及蛋白磷酸酶 2B(PP2B)、PKA 等可能共同参与了 LTD 的产生过程。低频长串电刺激可使 GluR1 亚基的 Ser^{831} 位点去磷酸化,从而减小 AMPAR 的电流强度。③在 NMDA-LTD 中,也存在 AMPAR 在突触后膜的重新分布现象,LTD 促进 AMPAR 内吞,降低突触后膜上 AMPAR 数目,从而减小突触传递的强度(图 19-11)。

海马 CA1 区的 mGluR-LTD 不需要 NMDAR 的激活,mGluR1 的激动剂 DHPG 即可诱导 LTD 的形成。研究发现,mGluR-LTD 的形成也需要 AMPAR 的内吞,突触后给予 D15 干扰 dynamin 与 amphipysin 的相互作用,AMPAR 内吞受到影响,mGluR-LTD 也被阻断。在此过程中也发现树突棘中有快速的蛋白质合成过程,近来研究表明,抑制突触后的蛋白质合成可以阻断 mGluR-LTD,树突中新合成的蛋白质如 Arc 等,可能介导了 mGluR-LTD 中 AMPAR 的内吞活动(图 19-12)。

小脑具有强大的运动学习能力,其学习机制可能在于爬行纤维的兴奋传入可以长时程地减弱

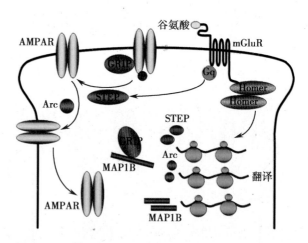

图 19-12　树突中新合成的蛋白质介导 LTD 中 AMPAR 内吞

在 mGluR-LTD 时,突触后 mGluR1/5 的短暂激活引起 AMPAR 的快速内吞,其可能机制在于:mGluR1/5 激活后促进了树突棘中相关蛋白(如 Arc、酪氨酸磷酸酶 STEP、MAP1B)的合成,新合成的 STEP 可能使 AMPA 受体 GluR2 亚基的酪氨酸去磷酸化,继而引起 AMPAR 的内吞,而 MAP1B、Arc 也参与了此过程

浦肯野神经元对平行纤维兴奋传入的反应，表现出较长时间的 LTD。小脑皮层的浦肯野神经元末梢释放 GABA，为抑制性神经元，对小脑深核神经元形成抑制，浦肯野神经元本身还接受两种主要的信号传入，即来自爬行纤维和平行纤维的兴奋性传入（图 19-9）。研究发现，当长串低频电脉冲同时刺激爬行纤维和平行纤维时，在平行纤维 - 浦肯野神经元突触上记录的场电位表现出减小的幅度和斜率，即出现了 LTD。小脑 LTD 过程中，浦肯野神经元树突中可观察到大量 Ca^{2+} 的聚集，钙离子螯合剂可以阻断 LTD 的产生。mGluR1 受体被认为参与了小脑 LTD 的形成，AMPAR 的下调也起了重要作用。AMPAR 的下调有磷酸化水平的改变，也有膜上受体分布数量的改变。有实验发现，若上调 AMPAR 失敏程度，可以促进 LTD 的表达。阻断 clathrin 依赖的内吞作用，则小脑浦肯野细胞上无法诱导出 LTD。

突触后树突棘的形态也受到 LTD 的影响，T Bonhoeffer（2004）和 MM Poo（2004）等的研究都表明，LTD 产生后树突棘的头部缩小，密度下降，随后的实验证实，在 Aβ 诱导的 LTD 中，突触膜上 AMPAR 的减少导致了树突棘密度的下调。突触可塑性中突触结构的改变机制也是近来研究的热点之一。

3. PSD 蛋白参与突触可塑性调节　以兴奋性突触为例，在突触形成的过程中，PSD95 有非常活跃的动态变化：其最早在树突的丝状伪足中聚集并不断向前延伸直至形成成熟的树突棘。在成熟的突触中，也发现有肌动蛋白等的活跃运动。PSD 蛋白的活动在突触后受体的正确定位中具有重要作用，例如过表达 PSD95 不仅促进树突的成熟，而且促进了 AMPAR 的膜上表达；SAP97 通过和 GluR1 的相互作用，促进 AMPAR 在膜上的表达等。已有研究证明，PSD95 的突变可以易化 NMDAR 依赖的 LTP 的诱导和表达。

三、突触所处微环境的变化影响突触可塑性

中枢神经系统中，神经元并非孤立存在，而是处在胶质细胞、细胞外基质及毛细血管的包绕之中，因此，神经元的突触活动也受到其所处微环境的影响。

（一）神经胶质细胞的活动可反馈影响神经元的突触传递

近来研究表明，胶质细胞在突触传递的短时程调节中也发挥作用：胶质细胞可以清除突触间隙的神经递质，从而影响递质与突触后受体的作用强度，也可释放 ATP 以及谷氨酸等神经递质，调节神经突触的传递。通过胶质传递（glio-transmission）作用，胶质细胞影响相邻的神经元活动，发挥整合突触信号的调节作用。有实验表明，海马脑片的突触活动中，中间神经元释放的 GABA 通过 GABA$_B$ 受体激活周围星形胶质细胞，引起胶质细胞的 Ca^{2+} 升高，促进胶质细胞释放谷氨酸，而胶质细胞来源的谷氨酸又反馈性增强了神经元的 GABA 能抑制性突触传递，形成了胶质细胞 - 中间神经元的微环路调节。

（二）细胞黏附分子参与神经元突触自稳态可塑性的调节

近来研究发现，除 LTP 和 LTD 外，还有其他突触可塑性的变化形式，研究表明，中枢神经系统呈现 LTP 和 LTD 的能力本身也是可塑性的，也即除了单个突触的可塑性，突触可塑性本身也是可塑的，突触的早期活动决定了突触当前的可塑性能力，这种高层次的可塑性被称为 metaplasticity（再可塑性或者突触可塑性重塑），该名词最早由 WC Abraham 和 MF Bear（1996）提出，目前其机制研究已成为认知科学领域的关注热点。此外，突触可塑性的自身调节作用近年来也受到极大重视，突触自身稳态可塑性（homeostatic plasticity）调节在维持神经元和神经网络的稳定性中发挥重要作用。研究表明，神经网络的持久活动可调节所有突触传递的强度变化：通过被称为 synaptic scaling 的形式，神经网络活动的减少导致兴奋性突触效能的整体加强，而神经活动的增多则整体降低了兴奋性突触的效能，通过这种自身稳态调节，神经环路的活性可被自动调整到某一正常范围之内，这在神经环路的发育过程中尤为重要。

目前研究表明，突触前活动的改变或者突触后 AMPAR、NMDAR 数量的改变可能都与 synaptic scaling 相关。一些细胞黏附分子（cadherin、EphA4、β$_3$integrin 等）可能通过影响突触后受体而调节 synaptic scaling。例如，N-cadherin 能结合 AMPAR 的 GluA2 亚基，而 N-cadherin/β-catenin 复合体也能与骨架蛋白结合，从而调控 AMPAR 的转运及树突棘的形态。阻断 N-cadherin 的黏附可以阻断 LTP 及相应的树突棘的增大，而在培养的海马神经元中取消突触后的 β-catenin 也引起突触中 AMPAR 的下降，同时 synaptic scaling 也消失。

（郭景春）

参 考 文 献

1. 韩济生. 神经科学. 北京：北京大学医学出版社，2009

2. 孙凤艳. 医学神经生物学. 上海：上海科学技术出版社，2008

3. 盛祖杭，陆佩华. 神经元突触传递的细胞和分子生物学. 上海：上海科学技术出版社，2008

4. Kandel ER, Schwartz JW, Jessell TM. Principles of neural science. 4th ed. New York: McGraw-Hill, 2000

5. Nikonenko I, Boda B, Steen S, et al. PSD-95 promotes synaptogenesis and multiinnervated spine formation through nitric oxide signaling. J Cell Biol, 2008, 183: 1115-1127

6. Costa-Mattioli M, Sossin WS, Klann E, et al. Translational control of long-lasting synaptic plasticity and memory. Neuron, 2009, 61: 10-26

7. Waung MW, Pfeiffer BE, Nosyreva ED, et al. Rapid translation of Arc/Arg3.1 selectively mediates mGluR-dependent LTD through persistent increases in AMPAR endocytosis rate. Neuron, 2008, 59: 84-97

8. Hirokawa N, Takemura R. Molecular motors and mechanisms of directional transport in neurons. Nat Rev Neurosci, 2005, 6: 201-214

9. Feng W, Zhang M. Organization and dynamics of PDZ-domain-related supramodules in the postsynaptic density. Nat Rev Neurosci, 2009, 10: 87-99

10. Ziv NE, Garner CC. Cellular and molecular mechanisms of presynaptic assembly. Nat Rev Neurosci, 2004, 5: 385-399

11. Nakada C, Ritchie K, Oba Y, et al. Accumulation of anchored proteins forms membrane diffusion barriers during neuronal polarization. Nat Cell Biol, 2003, 5: 626-632

12. Citri A, Malenka RC. Synaptic plasticity: Multiple forms, functions, and mechanisms. Neuropsychopharmcology, 2008, 33: 18-41

13. Waung MW, Huber KM. Protein translation in synaptic plasticity: mGluR-LTD, Fragile X. Curr Opin Neurobiol, 2009, 19: 319-326

14. Dean P, Porrill J, Ekerot CF, et al. The cerebellar microcircuit as an adaptive filter: experimental and computational evidence. Nat Rev Neurosci, 2010, 11: 30-43

15. Lee H, Dean C, Isacoff E. Alternative splicing of neuroligin regulates the rate of presynaptic differentiation. J. Neurosci, 2010, 30: 11435-11446

16. Wright KM, Lyon K, Leung H, et al. Dystroglycan organizes axon guidance cue localization and axonal pathfinding. Neuron, 2012, 76: 931-944

17. Risher WC, Eroglu C. Thrombospondins as key regulators of synaptogenesis in the central nervous system. Matrix Biology, 2012, 31: 170-177

18. Czöndör K, Garcia M, Argento A, et al. Micropatterned substrates coated with neuronal adhesion molecules for high-content study of synapse formation. Nat Commun, 2013, 4: 2252

19. Giagtzoglou N, Ly CV, Bellen HJ. Cell adhesion, the backbone of the synapse: "vertebrate" and "Invertebrate" perspectives. Cold Spring Harb Perspect Biol, 2009, 1: a003079

20. Thalhammer A, Cingolani LA. Cell adhesion and homeostatic synaptic plasticity. Neuropharmacology, 2013, 28. pii: S0028-3908

第二十章 免疫应答的细胞生物学基础

提 要

免疫系统具有独立的器官、组织、细胞和效应分子，担负免疫防御、免疫稳定和免疫监视三大功能，在抵御外来病原微生物侵入的同时，参与维持机体内环境稳定的功能。免疫应答始于免疫细胞对病原体的识别，决定了免疫应答的方式、参与的免疫细胞和效应分子。免疫突触形成是免疫细胞信号传递的结构基础，信号受体和黏附分子共同参与了突触形成。MHC 分子（HLA）是人类自我身份的标示，MHC 限制性是 T 细胞识别抗原的重要特征。双信号的刺激导致 T 细胞完全活化。第一信号来自于 APC 表面的 MHC- 抗原肽复合物与 TCR（包括 CD4 和 CD8）的相互作用和结合，该信号确保免疫应答的特异性；第二信号由 APC 表面的协同刺激分子与 T 细胞表面相应配体的相互作用和结合，该信号确保免疫应答在需要的条件下才能得以发生。当抗原为效应细胞所清除后，T 细胞应答水平下降至静息的自身稳定状态，其主要机制是大量抗原活化的 T 细胞死于细胞凋亡，免疫调节贯穿应答的始终。

免疫（immunity）一词来源于拉丁文，原意指免除赋税，被借用引申为免除瘟疫，即机体抵御传染病的能力，人类对机体免疫系统的认识也是始于抗感染免疫的研究过程。17 世纪中叶，荷兰眼镜制造技术的进步推动了显微镜的发明。人们借助显微镜的帮助观察到了微观生物，科学家得以将自然界中存在的众多微生物与人类疾病联系在一起。微生物如何侵入机体，机体怎样抵御病原微生物的入侵和消灭已经侵入的病原微生物的科学研究催生了免疫学科的建立和发展。

免疫学（Immunology）是研究免疫系统的结构与功能的科学，涉及免疫识别、免疫应答、免疫耐受和免疫调节。1880 年法国科学家巴斯德教授发现获得性免疫现象确立了免疫学科的科学地位，随后 100 多年的相关研究使人们逐渐了解了免疫系统的组成、功能和功能调节。人们对免疫系统功能的认识也由单纯抗感染的免疫防御，发展成为今天的免疫防御（Immunologic defence）、免疫稳定（Immunologic homeostasis）和免疫监视（Immunologic surveillance）三大功能。免疫系统在抵御外来病原微生物侵入的同时，还担负维持机体内环境稳定的功能。

免疫系统（Immune system）具有独立的器官、组织、细胞和效应分子。免疫器官由中枢免疫器官和外周免疫器官组成。中枢免疫器官包括骨髓和胸腺，骨髓是重要的造血部位，所有免疫细胞均来源于骨髓的多能造血干细胞；胸腺是 T 淋巴细胞分化、成熟的场所。外周免疫器官包括淋巴结、脾脏和黏膜相关淋巴组织，是抗原提呈和免疫应答的主要场所。免疫细胞按照功能分为固有免疫应答的细胞和适应性免疫应答细胞，多能造血干细胞在造血微环境中不同细胞因子的作用下，定向分化成为不同的免疫细胞，表达不同的功能分子，参与不同类型的免疫应答。

根据免疫系统的种系发育、参与免疫应答的组分和免疫应答机制的不同特征，人为的将免疫应答分为固有免疫（innate immunity）和适应性免疫（adaptive immunity）。固有免疫是种系进化过程中形成的非特异性防御机制，在病原体侵入早期发挥作用。参与固有免疫应答的免疫细胞主要有中性粒细胞、吞噬细胞和 NK 细胞；重要的效应分子有补体、细胞因子和趋化因子。参与固有免疫应答的免疫活性细胞不经历克隆扩增，不产生免疫记忆。适应性免疫是淋巴细胞受抗原刺激活化后产生的针对病原体抗原的特异性免疫应答，由活化的 T 淋巴细胞、B 淋巴细胞和淋巴细胞产生的细胞因子、抗体等效应分子构成，具有特异性、多样性、记忆性、特化作用、自我限制和自我耐受性的特征。适应性免疫应答进一步分为体液免疫应答（humoral immunity）和细胞免疫应答（cell-mediated immunity）。体液免疫应答是由抗原活化的 B 细胞产生的抗体介导，针对细胞外感染的病原微生物，通过中和作用、调理作用、激活补体和抗体依赖性细胞介导的细胞毒作用发挥抗感染作用。细胞免疫应答是由抗原活化的 T 细胞和 T 细胞产生的细胞因子介导的，针对细胞内感染的病原微生物和突变的自身细胞发挥的抗感染和免疫监视作用。

免疫学研究的众多焦点问题中，自我和非我（self and non-self）的识别始终是贯穿免疫应答全过程的核心问题。免疫系统如何识别自我和非我，对非我产生应答，对自我诱导耐受的机制研究不断推动人们对免疫系统功能的了解和知识更新。最初的克隆选择学说（clone selection hypothesis）将对自我和非我的识别定位在淋巴细胞，提出 B 淋巴细胞（或 T 淋巴细胞）克隆性表达抗原特异性受体，当抗原与特异性受体结合后，启动 B 淋巴细胞活化的信号传导通路。在个体胚胎发育时期删除针对自身抗原特异性淋巴细胞克隆的机制，保证了成熟的淋巴细胞都是针对非己抗原的。随后的双信号学说（two-signal hypothesis）引入了抗原提呈细胞（antigen presenting cell, APC）和共刺激信号（co-stimulatory signal），提出 APC 吞噬处理抗原，向 T 淋巴细胞提供特异性抗原刺激信号（第一信号）和种系非特异性的共刺激信号（第二信号），激活 T 淋巴细胞；如果只有第一信号刺激，没有第二信号刺激，将导致 T 细胞的免疫耐受。最新的危险信号模式理论（danger signal model），再次将对自我和非我识别的细胞定位前移，提出组织损伤后产生的危险信号对免疫应答的激活作用，对现有的自我和非我识别提出了挑战。

淋巴细胞受体多样性的研究揭示了淋巴细胞受体基因与其他真核细胞基因完全不同的基因表达程序。免疫球蛋白（Ig）基因以基因群的形式存在，内含的 V（variable）、D（diversity）、J（joining）、C（constant）基因片段在 B 细胞发育过程中按照某种规则发生重排；TCR 的基因结构和重排方式与 Ig 基因相似，这种有限的基因片段重排组合编码产生了数量巨大的淋巴细胞受体库（TCR repertoire）。

免疫系统的应答调节的相关研究是关注的焦点之一。机体的各种细胞按照特定结构组成器官和系统，在神经系统的调控下，完成不同的生理功能，构成了人体这一复杂的高级生命形式。免疫系统具有完备的组织结构和精细的系统内功能调节机制，加之中枢神经系统与免疫系统之间的解剖学屏障结构的存在，经典的免疫学理论局限性的强调免疫系统内的调节过程，认为免疫系统是完全独立的执行自身的生理功能，不接受神经系统的调控。神经 - 内分泌 - 免疫调节网络学说的建立改变了传统的免疫应答调节理论，目前的研究已经证明：①神经元、内分泌细胞和免疫细胞均表达神经介质、神经肽、激素和细胞因子；②神经元、内分泌细胞和免疫细胞均表达神经介质、神经肽、激素和细胞因子的受体；③神经系统、内分泌系统通过神经介质、神经肽、激素调节免疫系统功能；④免疫系统通过细胞因子调节神经系统和内分泌系统的功能。神经系统、内分泌系统和免疫系统组成生理功能调节网络，共同担负抵御外来微生物的侵入，监视自身组织的变异，维持机体内环境的稳定的任务。随着研究的深入，人类高级情感活动的"精神因素"对神经 - 内分泌 - 免疫调节网络的影响也在逐步被揭示。

免疫系统承担的特定的生理功能赋予了免疫功能相关的免疫活性细胞许多特殊的生物学特征，但免疫系统功能精准、高效地实现是系统各组分功能的有序组织、密切协作的集体行为。本章中将按照免疫应答的一般规律，重点讨论淋巴细胞、抗原识别与提呈、免疫应答、免疫调节和免疫耐受相关内容。

第一节　免疫活性细胞

免疫应答是一个复杂的连续过程，参与的细胞众多，主要包括单核细胞、巨噬细胞、中性粒细胞、嗜酸性粒细胞、嗜碱性粒细胞、NK 细胞、淋巴细胞等多种细胞，统称为免疫细胞。全部免疫细胞均来源于造血干细胞，在骨髓和胸腺微环境中发育、定向分化、成熟，具有不同的细胞形态、表面标志和生物学特征，在免疫应答过程中担负不同的角色，在免疫系统的精准调节下有序工作，共同完成免疫系统功能（图 20-1）。

免疫活性细胞特指免疫细胞中功能最重要、最活跃的淋巴细胞，其在特异性免疫应答中的核心作用通过下面的动物实验证明的。正常小鼠注射免疫抗原后，可以针对免疫抗原产生特异性免疫应答；用放射性核素照射杀灭实验鼠的免疫细胞后再注射抗原，就不能对抗原产生有效的免疫应答。根

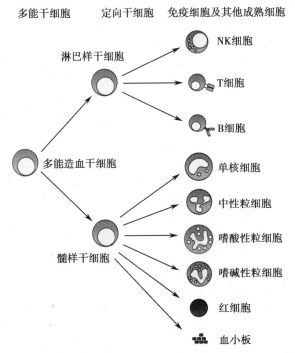

图 20-1 全部免疫细胞来源于造血干细胞

造血干细胞可以分化为髓样干细胞和淋巴样干细胞,髓样干细胞最终分化称为单核细胞、中性粒细胞、嗜酸性粒细胞、嗜碱性粒细胞、红细胞和血小板;淋巴液干细胞可分化为 NK 细胞、T 细胞、B 细胞

据这一原理,实验采用正常小鼠做阳性对照组,用放射性核素照射小鼠做阴性对照组。实验组是对放射性核素照射小鼠分别补充不同的免疫细胞组分后注射免疫抗原,观察实验小鼠对特异性抗原的免疫应答反应的情况变化。结果显示补充淋巴细胞后,可以重建实验小鼠的特异性免疫功能;补充其他免疫细胞组分不能使实验小鼠受损的免疫功能重建。

一、淋巴细胞主要包括 T 和 B 两个亚群

人体内约有 2×10^{12} 个淋巴细胞,分布在血液、淋巴液、淋巴组织和免疫应答局部。淋巴细胞是不均一的细胞群体,主要包括 T 细胞和 B 细胞两个功能亚群,介导不同类型的免疫应答。T 细胞在胸腺中发育、成熟,受抗原刺激活化后活化、增殖、分化,介导细胞免疫应答;鸟类的 B 细胞在腔上囊(bursa of Fabricius)中发育、分化、成熟,哺乳类动物 B 细胞在骨髓中发育、分化、成熟,受抗原刺激后成为浆细胞,分泌产生抗体,介导体液免疫应答。

实验证明,切除新生动物的胸腺,细胞免疫应答和体液免疫应答均受损。切除新孵化小鸡的腔上囊后,小鸡的体液免疫应答受损,细胞免疫应答

影响不大。对人类免疫缺陷性疾病的研究发现新生儿 B 细胞功能受损主要导致抗体生成障碍,但细胞免疫功能正常;重症联合免疫缺陷患者的胸腺功能缺陷,临床表现为细胞免疫和体液免疫应答同时受损。这一现象的解释是 T 细胞包括 T 辅助细胞(helper T cell, Th)和细胞毒 T 细胞(cytotoxic T cell, CTL)等多个不同功能亚群。Th 细胞具有重要的免疫调节功能,在活化 CTL 细胞介导细胞免疫的同时,还能够增强 B 细胞和其他免疫细胞的功能。而初次免疫应答中,B 细胞对促进 T 细胞活化功能的作用不明确。

二、淋巴细胞发育与应答的场所不同

淋巴细胞是在中枢免疫器官中发育、分化,在外周淋巴组织与抗原发生免疫应答。骨髓是重要的造血器官和 B 淋巴细胞成熟的场所,位于骨髓腔内,分为红骨髓和黄骨髓。血液中的所有细胞(淋巴细胞、单核/巨噬细胞、粒细胞、NK 细胞、红细胞和巨核细胞)均来源于造血干细胞。骨髓的淋巴样干细胞分化成为前体 T 细胞后经血流运输进入胸腺;人类 B 细胞的发育过程在骨髓中完成。然而,鸟类的前体 B 细胞在骨髓生成后经血流进入腔上囊,完成最后的成熟过程。

在胸腺和骨髓的造血微环境的作用下,中枢淋巴器官发育的淋巴细胞绝大多数发生凋亡,仅有 5% 的淋巴细胞成熟后经血流进入外周淋巴组织,在脾脏、淋巴结和旁氏淋巴组织的生发中心中与外来抗原反应。因为大多数淋巴细胞在发育早期迁出中枢淋巴组织,成年动物切除胸腺后对免疫功能影响不大,致使人们长期未能发现胸腺对维持免疫系统功能的作用。哺乳类动物的骨髓同时担负造血和 B 细胞发育功能,终身持续再生包括 B 细胞在内的全部血细胞,实验显示小鼠每天可产生 5×10^7 个 B 细胞。

三、淋巴细胞的表面标志是特定的识别信号

未激活(resting)T 细胞与 B 细胞非常相似,应用光学显微镜不能区别普通组织化学染色的 T 细胞与 B 细胞的形态学差异。活化的 B 细胞分化、发育成为终末抗体分泌细胞——浆细胞,电子显微镜下可见浆细胞含有大量的粗面内质网;活化 T 细胞含有较少的粗面内质网,不能分泌抗体,但可表达各种免疫调质(如淋巴因子、白细胞介素、细胞因子)。研究 T、B 淋巴细胞的形态和功能的最可

靠方法是应用免疫组织化学标记技术或免疫细胞化学标记技术特异性地标记淋巴细胞表面受体和信号分子,根据相关信号的表达情况分析淋巴细胞的数量和(或)功能。

淋巴细胞的表面膜分子是 T 细胞、B 细胞与其他细胞相互识别和作用的物质基础,主要有传导抗原活化第一信号的 T 细胞受体,如 CD3 复合物、膜结合 Ig-CD79α/CD79β3 构成的 B 细胞抗原受体(BCR),T 细胞亚类标志物 CD4、CD8、CD45 分子,协同刺激分子 CD28、CD152、CD40L、CD40、CD19/CD21/CD81,以及各种黏附分子和细胞因子受体。

TCR-CD3 复合物是 T 细胞特有的重要标志,由 T 细胞的抗原识别受体(T cell receptor, TCR)和 CD3 分子以非共价键结合的方式形成的复合物,参与 T 细胞的抗原识别和活化信号的传递。TCR 分子属于免疫球蛋白超家族成员,其分子结构与 Ig 分子有高度的同源性。TCR 由 α 链和 β 链,或 γ 链和 δ 链通过二硫键连接而成的异二聚体,根据 TCR 组成可将 T 细胞分为 αβ T 细胞和 γδ T 细胞。α 链和 β 链均为穿膜蛋白,由胞外区、穿膜区及胞质区组成,胞外区包含一可变区(V 区)和一恒定区(C 区),其中 V 区是 TCR 识别结合抗原肽-MHC 复合物的功能区。穿膜区含有带正电荷的氨基酸残基(如赖氨酸和精氨酸),通过盐桥与 CD3 分子穿膜区连接形成 TCR-CD3 复合物。TCR 的胞质区很短,没有传导活化信号的功能。TCR 识别结合抗原所产生的活化信号是由 CD3 分子传导到 T 细胞内的。CD3 分子是由五种不同的膜结合蛋白组成的六聚体,多以 γε、δε 和 ζζ 三种二聚体组合的方式存在。CD3 亚基之间以及 CD3 分子与 TCR 间通过非共价键连接,TCR 通过 CD3 分子的免疫受体酪氨酸活化基序(结构域)向 T 细胞胞内传递活化信号。免疫受体酪氨酸活化基序(immunoreceptor tyrosine-based activation motif, ITAM)是由 18 个氨基酸残基组成,其中包括两个酪氨酸-X-X-亮氨酸(X 为任意氨基酸)样的保守序列,位于 CD3 分子六条肽链的胞内区。该结构中的酪氨酸残基被 T 细胞内的酪氨酸蛋白激酶 p56[Lck] 磷酸化后,就能与其他具有 SH2 结构域的酪氨酸蛋白激酶(如 ZAP-70 等)结合,并通过这些蛋白激酶产生活化级联反应,将活化信号传递给下游其他分子。

CD4 和 CD8 分子是 T 淋巴细胞亚类标记,属于 Ig 超家族穿膜糖蛋白分子,不具有多样性。成熟 T 细胞为 CD4 或 CD8 单阳性。CD4 分子以单体形式存在,胞外区由四个 Ig 超家族样功能区组成,

其中近氨基端的两个功能区能和 MHC II 类分子的 β2 结构域结合,辅助 TCR 识别结合 Ag-MHC 复合物。CD8 分子是由 α 链和 β 链通过二硫键组成的异二聚体穿膜蛋白,胞外区各有一个 IgSF 样功能区,通过该区与 MHC I 类分子的 α3 功能区结合,主要功能是辅助 TCR 识别结合抗原和参与 T 细胞活化信号的转导,参与 T 细胞在胸腺内的分化发育及成熟过程。

CD28 和 CTLA-4 是一对 T 细胞表达的协同刺激分子,同属 IgSF 成员,两分子之间具有高度的同源性,通过竞争结合抗原提呈细胞表达的 CD80、CD86 分子,调控 T 细胞活化状态的。CD28 广泛表达在 Th 细胞表面,随时为 Th 细胞的活化提供辅助信号;CTLA-4 分子的胞质区带有称为免疫受体酪氨酸抑制基序(immunoreceptor tyrosine-based inhibition motif, ITIM)的 I/VXYXXL 基序。ITIM 中的酪氨酸残基被磷酸化后,可与蛋白酪氨酸磷酸酶(SHP-1)和肌醇 5-磷酸酶(SHIP)结合,向活化的 T 细胞内传递抑制信号。CTLA-4 在未活化 Th 表面呈远端表达,受抗原刺激活化后逐步向免疫突触内移行,进入突触后竞争 CD28 结合的 CD80 和 CD86,向活化的 T 细胞传导抑制信号,避免 T 细胞的过度激活,这是机体调控免疫应答强度的一个重要的反馈机制。

表 20-1　T 淋巴细胞主要表面分子

名称	生化特点	配体	黏附功能	信号传导
TCR	αβ 或 γδ 异二聚体	抗原肽-MHC 复合物	+	+
CD3	五聚体	−	−	+
CD4	单体分子	MHC II 分子	+	+
CD8	二聚体分子	MHC I 分子	+	+
CD28	二聚体分子	CD80、CD86	+	+
CTLA-4	二聚体分子	CD80、CD86	+	+
CD2	单体分子	CD58	+	+
LFA-1	αβ 异二聚体分子	ICAM-1、ICAM-2 等	+	
CD45	单体分子	?	?	+
CD40L	三聚体	CD40	+	+

四、B 细胞生成抗体的主要学说是克隆选择理论

克隆选择理论对免疫应答的特异性(specificity)和多样性(diversity)产生机制的解释认为抗体作为

淋巴细胞抗原结合受体存在于淋巴细胞表面，能够选择性地结合抗原。免疫活性细胞是随机生成的多样性细胞克隆，每一个细胞克隆表达针对某一特定抗原的特异性受体。每一克隆的细胞数量很少，受抗原刺激的情况下，淋巴细胞克隆表面的抗原受体与抗原特异性结合，诱导该细胞克隆增殖，扩增获得的大量后代细胞均产生针对同一抗原特异性的抗体。不同抗原选择性活化不同淋巴细胞克隆，诱导产生不同抗原特异性抗体。免疫耐受是由于具有该种抗原特异性受体的淋巴细胞克隆流产所致，如与自身抗原结合的免疫活性细胞克隆在胚胎期前体细胞发育阶段发生流产。

克隆选择学说的直接实验证明是制备单克隆抗体的杂交瘤技术。应用某一抗原免疫的脾细胞与骨髓瘤细胞杂交后生成的杂交瘤细胞克隆株可以稳定表达该抗原特异性抗体。同一克隆扩增获得的细胞株产生的抗体特异性相同，不同克隆扩增获得的细胞株产生的抗体特异性不同。另一个间接实验证据是正常小鼠淋巴细胞包括针对多种抗原（A、B、C、D）的细胞克隆，将多克隆细胞群与某一抗原-放射性核素结合物混合孵育，杀灭该抗原特异性淋巴细胞克隆或经过抗原-琼脂糖结合物亲和层析柱选择去除该抗原特异性淋巴细胞克隆后，回输到放射性照射杀灭免疫细胞的同系实验小鼠体内，实验小鼠对该抗原刺激不再产生特异性免疫应答。

五、多数抗原可以刺激产生不同淋巴细胞克隆

病原微生物的蛋白和多糖等许多大分子组分具有良好的抗原活性。抗原与抗体或淋巴细胞受体结合的部分称为抗原决定簇（antigenic determinants）或表位（epitopes）。大多数抗原具有不同的抗原决定簇，能够刺激免疫系统产生抗体或效应 T 细胞；多价性（polyvalency）抗原有多个抗原决定簇，可以诱导产生针对多个抗原的特异性抗体。

克隆选择理论认为一般情况下，一个简单的抗原能够激活许多淋巴细胞克隆，每一个克隆产生具有独特的抗原结合位点特征的抗体。如使用二硝基酚（dinitrophenol，DNP）免疫动物可以产生几百种不同的抗-DNP 抗体，它们来自不同的 B 细胞克隆。这种抗体被称为多克隆抗体。当只有来自少数克隆的抗体，称为寡克隆抗体。如果只来自一个细胞克隆，称为单克隆抗体。

一个抗原活化的众多淋巴细胞仅仅是机体淋巴细胞总数的微少部分，淋巴细胞是在外周淋巴组织中接受专职抗原提呈细胞提呈的抗原。抗原通过皮肤、黏膜进入机体，被抗原提呈细胞捕获，经血流和淋巴液运至外周淋巴组织。

六、多数淋巴细胞能够持续再循环

T、B 淋巴细胞在血液和淋巴系统之间持续再循环。淋巴细胞随血液循环进入淋巴结深层皮质区，穿过高内皮微静脉（HEV）进入相关区域定居，随后移向髓窦，经输出淋巴管汇入胸导管，最终经左锁骨下静脉返回血液循环。血液中许多细胞可以接触内皮细胞，但只有淋巴细胞能够与之黏附后移出血流。淋巴细胞再循环依赖淋巴细胞表面和外周免疫组织小静脉高内皮细胞的表面受体，不同亚类淋巴细胞趋向不同的淋巴组织。

淋巴细胞定向趋化移动由淋巴细胞表面归巢受体（lymphocyte homing receptors，LHR）和内皮细胞表面称为血管地址素（vascular addressin）的配体指导。初始 T 淋巴细胞的 L-选择素（L-selectin）与高内皮细胞的淋巴结地址素（Gly-CAM 和 CD34）结合，介导最初的黏附，此时细胞间黏附较弱，淋巴细胞沿血管减慢滚动；血管内皮细胞表达的趋化因子（IL-8）刺激初始淋巴细胞，使淋巴细胞表达的淋巴细胞功能相关抗原-1（LFA-1）活化；活化的 LFA-1 与内皮细胞表达的另一类较强的黏附受体细胞间黏附分子-1（ICAM-1）结合，淋巴细胞滚动停止，移出血液进入淋巴结。

初始 T 淋巴细胞在淋巴结与抗原接触活化后，丧失原有的归巢受体，表达新的归巢受体。新的归巢受体改变了淋巴细胞定向移动方向，引导淋巴细胞从淋巴结进入感染局部。应用抗归巢受体抗体或抗血管地址素抗体，能够抑制淋巴细胞与内皮细胞结合，阻断淋巴细胞定向移动进入再循环的能力。

淋巴细胞再循环有效的调控淋巴细胞的分布，精确的指导淋巴细胞的定向移动。在正常生理状态下，使淋巴组织中的淋巴细胞不断得到来自血液的淋巴细胞的补充；在病理状态下，增加初始淋巴细胞和记忆淋巴细胞与抗原的接触，促进活化的淋巴细胞到达炎症局部。

七、克隆选择学说对免疫记忆的合理解释

免疫系统具有记忆功能可以解释感染某些病毒疾病或预防接种后，能够长期获得对该病毒的免疫保护。获得性免疫现象在实验动物中也能够观

察到，如果给动物注射抗原 A，抗原特异性免疫应答（体液和细胞免疫）经历 7～10 天的潜伏期后，迅速升高，发挥作用，然后下降恢复到基础水平，这一应答特征称为初次免疫应答，发生在动物第一次接触抗原。如果几周、几月甚至几年以后，再次注射抗原 A，产生不同于初次免疫应答的应答行为称为再次免疫应答。表现为潜伏期很短，反应强，这些表明动物对初次免疫有记忆。如果在二次注射时给予不同抗原（抗原 B），免疫反应的特征表现为与初次免疫相同，而不是再次免疫，表明再次免疫应答具有对抗原 A 的特异性记忆。

克隆选择理论可以提供证据有助于理解免疫记忆的细胞基础。成年动物外周淋巴组织中的淋巴细胞有三种组分，包括初始淋巴细胞、记忆淋巴细胞和活化淋巴细胞。初始淋巴细胞首次接触抗原后，活化、增殖，成为活化淋巴细胞，可以通过检测细胞的功能证明这些细胞参与了免疫应答（活化 T 细胞参与细胞介导免疫，活化 B 细胞分泌抗体）。在初次免疫应答过程中，部分活化的初始淋巴细胞进入记忆细胞，这些记忆细胞自身不继续参与应答；但再次接触相同抗原后，记忆细胞能够迅速诱导成为活化淋巴细胞。初始淋巴细胞和记忆淋巴细胞可以存活数月甚至数年，活化淋巴细胞在几天内通过凋亡方式死亡。记忆淋巴细胞对抗原的反应比初始淋巴细胞迅速的原因之一是记忆 B 细胞表面受体对抗原有较高的亲和力。记忆 T 细胞不是受体亲和力高，而是黏附性高，可以更有效的传导信号。

此外，抗原能够在淋巴组织中存在很长时间，持续接触微量抗原是长期维持免疫记忆的重要原因。

第二节 免疫球蛋白

免疫球蛋白（immuoglobulin, Ig）是一类非常重要的免疫分子，包括分泌型和穿膜型两种形式，穿膜型 Ig（membrane Ig, mIg）即 B 细胞抗原受体（BCR）和 T 细胞抗原受体（TCR），相关特征和功能已有较多讨论；分泌型 Ig（secreted Ig, sIg）又称抗体（antibody），是血液中最丰富的蛋白组分，由抗原刺激活化的 B 细胞生成，参与体液免疫应答，本节仅讨论 sIg。

一、B 细胞生成抗体的体外实验研究主要使用两种方法

B 细胞受抗原刺激后进一步分化成为具有抗体分泌功能的浆细胞，产生抗体参与体液免疫应答。浆细胞存在于外周淋巴器官的生发中心中，外周血中很难发现。在 20 世纪 60 年代，根据已有的研究结果发展了两种 B 细胞体外研究技术，一种是溶血空斑实验，能够确定、计数分泌特异性抗体的活化 B 细胞；另一种是用细胞培养方法，通过细胞与细胞接触的方式研究抗原诱导 B 细胞产生抗体过程中的细胞联系。

溶血空斑实验中的淋巴细胞取至羊红细胞免疫的动物脾脏，将淋巴细胞与含有新鲜羊红细胞（SRBC）的琼脂培养基混合制成血碟，加入新鲜补体后，置 37℃温箱中孵育。在这种实验条件中的细胞成分不能移动，但可溶性抗体能够扩散移动。B 细胞如果能够分泌抗 SRBC 抗体，可以与 SRBC 特异性结合，在补体参与下 SRBC 溶血，出现透明斑，观察和计数空斑的数量，就能得出分泌特异性抗体的 B 细胞数量。

细胞培养法是在细胞培养皿中建立培养体系，加入 B 细胞和抗原后，分别加入 T 细胞、DC 细胞等不同免疫细胞或不同免疫细胞组合，观察特异性抗体生成情况。相关研究结果显示这种实验体系中，大多数抗原刺激 B 细胞生成抗体需要 Th 和抗原提呈细胞参与。

二、抗体由两条轻链和两条重链构成

抗体是一类分子量较大、性质极不均一的蛋白，英国科学家 R Porter 用木瓜蛋白酶和胃蛋白酶将抗体裂解成不同大小的功能片段，美国科学家 Gerald Edelman 用浓尿素还原法打开了抗体内的二硫键，成功的解析了抗体的分子结构。

抗体分子的单体是由两条相同的轻链（light chains, L）和两条相同的重链（heavy chains, H）组成。轻链分子量为 25kDa，大约含有 220 个氨基酸；重链分子量为 50kDa，大约含有 440～550 个氨基酸。轻链与重链之间、重链与重链之间通过二硫键连接组成 Y 字型四肽链结构。

根据重链的结构和抗原特异性的不同，Ig 可分为五种类型：IgM、IgD、IgG、IgA 和 IgE，相对应的重链分别用小写希腊字母 μ、δ、γ、α 和 ε 表示。IgD、IgE 和 IgG 只有单体形式，IgA 和 IgM 有多聚体。Ig 的轻链有两种，称为 λ 链和 κ 链。λ 链和 κ 链可与各种重链搭配组成完整的 Ig，不同种属动物 λ 链和 κ 链的比例不同，人类约为 2:1。

血液中的 IgA 主要为单体，黏液表面的 IgA 则以二聚体形式存在。IgM 主要为五聚体，偶尔有六

聚体。多聚体 IgA 和多聚体 IgM 由相同的单体组成，通过 C 端半胱氨酸与一个 15kDa 大小的 J 链（J chain）连接形成多聚体。多聚体 IgA 和 IgM 与黏膜上皮的 poly-Ig 受体（pIgR）结合，通过转运小体运至黏膜细胞表面。pIgR 降解后有部分与分泌 IgA、IgM 结合，称为分泌片（secretory component），可以保护 IgA 和 IgM 不受黏膜表面的酶降解。

Ig 的氨基酸序列分析显示轻链近 N 端 1/2 和重链 1/4 的氨基酸序列变化较大，称作可变区（variable region，V），是识别和结合抗原的部位；而其他部分结构域的氨基酸序列在同一类型的 Ig 间相对保守，称作恒定区（constant region，C），用以启动下游效应信号链。抗体多肽链可以折叠为大小相似的结构单元——结构域（domain），每个结构域具有相应的功能。轻链有 VL 和 CL 两个结构域；IgG、IgA、IgD 重链有 VH、CH1、CH2、CH3 四个结构域；IgM 和 IgE 的重链多出一个 CH4 结构域

（图 20-2，图 20-3）。

重链和轻链可变区共同形成抗原结合位点，每个抗体有两个独立的抗原结合位点，位于 Y 字顶端。抗体通过与多价抗原结合，能够成为较大的晶格，迅速被吞噬细胞吞噬。可变区的多样性是抗体特异性识别抗原的结构基础，机体为识别可能遇到的所有抗原物质准备了足够多的抗体库（Ig repertoire）。

三、抗体以多价形式结合抗原

抗体的可变区有三段氨基酸变化较大，称为高变区（hypervariable region，HV）。轻链在可变区 28～35、49～59、92～103 位置，重链在可变区 29～31、49～58、95～102 位置，分别为 HV1、HV2 和 HV3。高变区之间区域的氨基酸序列变化较小的部分称为骨架区（framework region），轻链和重链各有 4 个骨架区，分别为 FR1、FR2、FR3 和 FR4。

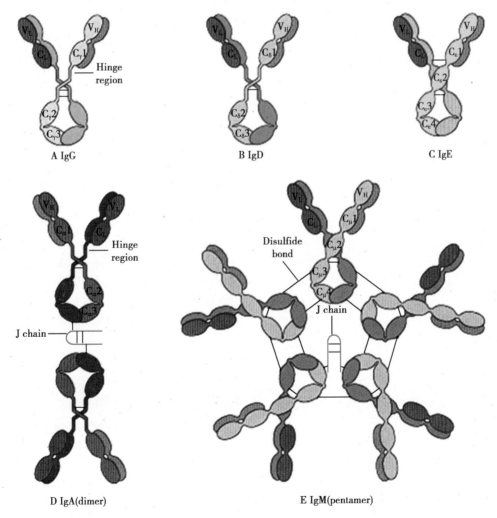

图 20-2 各种免疫球蛋白结构图

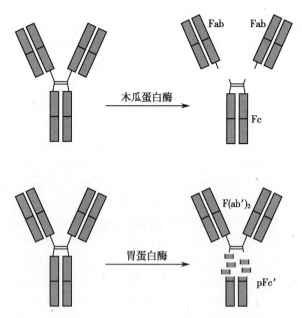

图 20-3 胃蛋白酶和木瓜蛋白酶对 IgG 的裂解
胃蛋白酶将 Ig 在铰链区二硫键的羧基一侧将 IgG 裂解成 F(ab')2 片段和 Fc 碎片；木瓜蛋白酶在铰链区二硫键氨基一侧将 IgG 裂解成为二个 Fab 片段和一个 Fc 段

高变区成环状在抗体分子表面组成抗原结合部位（antigen-binding site）或 Ig 结合部位（antibody-combining site），以表面互补的方式来结合抗原，又将这些高变环称为互补决定区（complementary-determining region，CDR）。各高变环分别称为 CDR1、CDR2 和 CDR3。

抗体是以非共价键形式与抗原相互作用，参与的非共价作用力包括静电吸引、范德华力、疏水键、氢键等，疏水力和范德华力仅在非常近的距离起作用，使两个具有互补形状的表面结合，带电荷的侧链上的静电吸引和使氧/氮原子桥连的氢键强化了这些相互作用。抗体和抗原之间作用力的大小可以用抗体的亲和常数量化。

抗体的亲和力（affinity）指抗体的一个抗原结合部位与抗原表位以非共价键相互作用的强度。对只提供一个抗原决定簇抗原与单价抗体的反应可以用以下方程式表示：

$$Ag + Ab \underset{k_{-1}}{\overset{k_1}{\rightleftharpoons}} AgAb$$

其中抗原用 Ag 表示，抗体用 Ab 表示，抗原抗体复合物用 AgAb 表示。k_1 是结合速率常数，k_{-1} 是解离速率常数。k_1/k_{-1} 的比率即为该抗原抗体反应的亲和常数 K_a（affinity constant）。它为反应平衡时抗原抗体复合物的浓度与游离抗原和游离抗体

浓度积的比值，单位为 L/mol。即：

$$Ka = \frac{k_1}{k_{-1}} = \frac{[AbAg]}{[Ag][Ab]}$$

亲和常数的倒数（$1/K_a$）即为该反应的解离常数 K_d（dissociation constant）。一般认为 $K_a < 10^5 mol/L$ 为低亲和力抗体，$10^7 \sim 10^8 mol/L$ 为中等亲和力抗体，$K_a > 10^8 mol/L$ 为高亲和力抗体。

抗体以多价形式结合抗原时的结合力称为亲合力（avidity），比单价抗体对某个抗原的结合强度高很多。亲合力与单价抗体的亲和力、抗体的价数，抗原决定簇的数目以及空间位阻均有关。

四、抗体具有多重生物学效应

抗体作为体液免疫应答的重要效应分子，参与抗原微生物的杀灭和清除过程。抗体的功能与结构密切相关，在与其他免疫细胞和免疫分子协同时，要求抗体分子的完整性。中和作用、调理作用、激活补体和抗体依赖的细胞介导的细胞毒作用是抗体主要的生物学效应。

病毒、细菌和细菌分泌的细菌毒素需要与靶细胞表面的特定分子结合，进入细胞发挥作用。抗体可以识别、封闭病原体上与宿主细胞相互作用的位点，使得病原体不能与宿主细胞结合，阻断病原体感染靶细胞，这种能够封闭病原体与受体的结合位点使病原体不再感染细胞的效应称为中和作用（neutralization），产生中和作用的抗体称为中和抗体（neutralizing antibody）。人们通过注射疫苗（vaccine）使机体预先产生许多特异性的中和抗体，当机体被病原体感染时，就会有中和抗体发挥作用。

补体（complement）是一组具有酶活性的血浆蛋白，激活后具有广泛免疫防御和免疫调节作用，可直接导致靶细胞裂解。补体可以被很多物质激活，其中非常重要的一类物质是抗体。抗体与抗原结合后发生构象变化，暴露出抗体 Fc 片段上能与补体 C1q 的结合位点，C1q 与抗体结合后启动补体经典途径。并非所有的抗体都能激活补体，只有 IgG 和 IgM 具有 C1q 的结合位点。

调理作用（opsonization）是指抗体通过 Fab 端结合抗原，通过 Fc 端与吞噬细胞表面 FcR 结合，增强吞噬细胞对抗原的吞噬作用，抗体是一类重要的调理素（opsonin）。抗体-抗原复合物还可以结合补体，通过吞噬细胞表面的补体受体介导对病原体的吞噬作用。表达 Fc 受体的效应细胞主要包括

单核巨噬细胞、中性粒细胞、嗜酸性细胞、嗜碱性粒细胞、NK 细胞、肥大细胞等。

抗体依赖的细胞介导的细胞毒作用（antibody-dependent cell-mediated cytotoxicity，ADCC）是指抗体 Fab 端结合病毒感染的靶细胞表面抗原，通过 Fc 端与 NK 细胞表面 FcR 结合，介导 NK 细胞对靶细胞的杀伤作用。

不同种类的 Ig 可具有相同的可变区，识别相同的抗原，但具有不同的恒定区，诱导效应的不同（表 20-2）。在不同部位的 Ig 各司其职，在同一部位不同种类的 Ig 协同发挥作用，最终将病原体清除。

第三节 免疫应答过程中的抗原识别与提呈

免疫系统担负的免疫防御、免疫监视和免疫稳定功能赋予了系统强大的吞噬杀伤功能和精细地自我与非我识别能力，在高效地清除病原微生物、感染、死亡和突变的自身细胞的同时，保持对自身正常组织的稳定耐受。免疫应答方式和强度取决于病原微生物的种类和数量。免疫功能的实现是免疫系统的集体行为，各种免疫器官、免疫细胞、免疫分子分工明确、各司其职，又组织有序、密切合作。

一、免疫细胞对"非我"抗原的识别机制

免疫应答是由不同的免疫细胞协同完成的系统功能，为了应对各种外来病原微生物的入侵和自身组织的变异，免疫系统准备了不同的应答方式，活化不同的免疫细胞、生成不同的调节和效应分子，充分体现了生物进化过程普遍遵守的经济、高效的基本原则。经典的抗感染免疫应答始于单核/巨噬细胞和树突状细胞等具有吞噬功能的天然免疫细胞对突破皮肤和黏膜屏障侵入机体的病原微生物的识别和吞噬。细胞动力学研究证明病原微生物侵入后 0.5～2 小时，就可以在局部的吞噬细胞内观察到明确的细胞吞噬现象。吞噬细胞对病原微生物的吞噬不是随机发生的，而是通过模式识别受体（pattern recognition receptor，PRR）直接识别病原微生物的某些共有的高度保守的特定分子结构。

免疫应答过程中的特化分工从 PRR 的非我识别开始。目前已经发现的 PRR 有 Toll 样受体家族（Toll-like receptors，TLRs）、识别 RNA 受体家族、识别 DNA 受体家族、识别肽聚糖的核苷酸结合寡聚化结构域受体家族（NLRs）、C 型凝集素受体家族以及一些固有免疫特异性 PRR 等六种类型，主要表达于固有免疫细胞的细胞表面、内体、溶酶体

表 20-2 各种人免疫球蛋白的理化和生物学特征

	IgG1	IgG2	IgG3	IgG4	IgA1	IgA2	IgM	IgE	IgD
分子量（kDa）	146	146	165	146	160（单体）	160（单体）	970	188	184
重链	γ1	γ2	γ3	γ4	α1	α2	μ	ε	δ
正常成人血清浓度（mg/ml）	9	3	1	0.5	3	0.5	1.5	5×10^{-5}	0.03
血清中半衰期（天）	21	20	7	21	6	6	10	2	3
跨胎盘转运	+++	+	++	±	−	−	−	−	−
跨黏膜上皮转运	−	−	−	−	+++（二聚体）	+++（二聚体）	+	−	−
扩散至血管外	+++	+++	+++	+++	++（单体）	++（单体）	±	+	−
结合肥大细胞和嗜碱性粒细胞	−	−	−	−	−	−	−	+++	−
结合巨噬细胞和其他吞噬细胞	+	−	+	−	+	+	−	+	−
激活补体经典途径	++	+	+++	−	−	−	+++	−	−
激活补体旁路途径	−	−	−	−	+	−	−	−	−
中和作用	++	++	++	++	++	++	+	+	−
调理作用	+++	++	++	+	+	+	−	−	−
	（亚群）								

或细胞质中，通过选择性的特定信号传导通路诱导相关的信号基因表达，进而启动、调控针对不同病原微生物的免疫应答。

"危险理论"认为吞噬细胞 PRR 识别的疾病相关的靶分子包括病原相关的分子模式（Pathogen-associated molecular pattern，PAMP）和损伤相关的分子模式（damage associated molecular pattern，DAMP）两部分。PAMP 是病原体相关的外源性危险信号，为某些特定病原微生物共有的非特异性、高度保守的分子结构，对病原体生存和致病性必要的，但不存在于人类。包括革兰阴性菌的脂多糖（lipopolysaccharide，LPS）、革兰阳性菌的脂磷壁酸（lipoteichoi cacid，LTA）、分枝杆菌的脂阿拉伯甘露聚糖（Lipoarabinomannan，LAM）、肽聚糖（peptidoglyca，PGN）、细菌 DNA、双链 RNA（dsRNA）、真菌多糖、葡聚糖等各种细菌的细胞成分；DAMP 是机体受损或坏死的组织和激活的免疫细胞快速释放的内源性危险信号，主要有高迁移率组蛋白 B（high mobility group protein B1，NMGB1）、热休克蛋白（heatshock protein，HSP）、尿酸结晶、肝癌来源的生长因子（hepatoma derived growth factor，HDGF）、抗菌肽/防御素、氧自由基、胞外基质降解产物和神经介质等。PRR 与 PAMP 和 DAMP 间不同受体与特异配体的选择性结合，决定了免疫应答的方式，极大地提高了吞噬细胞的吞噬病原微生物的效率，更高层面上提高了免疫系统功能的整体效率。

二、Toll 样受体家族可按位置与功能分别分类

TLRs 是进化上高度保守的胚系编码的Ⅰ型穿膜蛋白，由胞外区、穿膜区和胞内区组成。1996 年人们首次发现 Toll 基因突变的果蝇易受真菌感染至今，已经在哺乳动物中发现了 13 种 TLRs 家族成员，其中 TLR1～TLR9 较为保守，在人和小鼠体内均有表达；TLR10 仅存在于人类，TLR11～13 则只存在于小鼠体内。根据 TLRs 在细胞内的定位不同分为两类：一类表达于细胞表面（TLR1、TLR2、TLR4、TLR5、TLR6、TLR10 和 TLR11），识别病原体的膜成分；另一类位于细胞内的内体溶酶体（TLR3、TLR7、TLR8 和 TLR9），主要识别病毒核酸成分。根据识别的病原相关分子模式（pathogen-associated molecular patterns，PAMP）的种类可以将 TLRs 分为三类：一类主要识别脂类 PAMP，包括 TLR1、TLR2、TLR4 和 TLR6；另一类主要识别蛋白类 PAMP，包括 TLR5；第三类主要识别核酸类 PAMP，包括 TLR3、TLR7、TLR8、TLR9（表 20-3）。不同种类 TLR 的细胞内信号转导途径也不同。TLR 主要经 MYD88 依赖型和 TRIF 依赖型信号通路活化核转录因子 AP-1 和 NF-κB，启动靶基因的表达，介导炎性细胞因子和Ⅰ型干扰素的产生。TLR 的主要生物学功能是增强吞噬细胞的吞噬及杀伤能力、上调炎症相关的信号分子表达，启动特异性免疫应答。

三、免疫应答过程中的"自我"识别机制

免疫应答是由免疫细胞协同完成的连续过程，在吞噬细胞与病原体接触的第一时间，要求清晰的"非我"识别机制，决定免疫应答的启动和应答参与的方式；免疫应答启动后，各种活性相关细胞传导抗原信号的过程需要精准的自我识别机制，以保证信号的真实性和应答的必要性。T 淋巴细胞活化过程的主要组织相容性复合体（major histocompatibility complex，MHC）限制性学说恰当地描述了 MHC 在免疫细胞识别自我中的关键作用。抗原提呈细胞吞噬、处理抗原后，将抗原信号以抗原肽-MHC 分子复合物的形式提呈给 Th 细胞的 TCR，TCR 识别抗原信息的同时，要求识别抗原提呈细胞的 MHC 分子限制性，只有自身抗原提呈细胞的 MHC 分子提呈的抗原信息才能被 Th 识别，激活后续的应答过程。CTL 对病毒感染、突变的自身细胞的杀伤过程也受到 MHC 分子限制性的规范。

人类的 MHC 基因称为 HLA 复合体（human leukocyte antigen，HLA），基因群位于第 6 对染色体的短臂 q21.31-q21.32 之间上，长约 3600kb。整个复合体上有近 60 个基因座，包含有 450 个基因，根据编码分子的特性不同，可将整个复合体的基因分成三类：HLAⅠ、HLAⅡ和 HLAⅢ基因（图 20-4）。

HLAⅠ类分子是由非共价键连接的两条肽链组成的糖蛋白，属 Ig 超家族。重链（α链）由 HLA-A、B 或 C 等位基因编码的，分子量为 45kDa，膜外区肽段形成 α1、α2 和 α3 三个功能区，α1 和 α2 区的氨基酸顺序变化较大，是决定 HLAⅠ类分子多态性的部位，α3 区结构域较为保守，是与 CD8 分子结合的部位；轻链（β2m）由位于第 15 号染色体上的 β2 微球蛋白基因编码，以非共价形式附着于 α3 的功能区上，β2m 不直接参与Ⅰ类分子的抗原递呈，但是它能促进内质网中新合成的 HLAⅠ类分子向细胞表面运输，并对 HLAⅠ类分子的结构稳定和在

表 20-3 TLR 的主要分布和所识别的 PAMPs

受体	主要表达细胞	细胞定位	识别的 PAMPs	配体来源
TLR1	Mφ、DC、PMN、肥大细胞	细胞膜	三酰基脂多肽	细菌、分枝杆菌 寄生虫
TLR2	Mφ、DC、PMN、肥大细胞	细胞膜	肽聚糖、LTA	G⁺ 细菌
			细菌脂蛋白	分枝杆菌
			酵母多糖	真菌
			磷酸酰甘露聚脂糖	
			GPI 连接蛋白	锥虫
			病毒某些蛋白成分	病毒
TLR3	Mφ、DC、NK、EC、上皮细胞	细胞内体 溶酶体	ds RNA	病毒
			poly（I∶C）	人工合成
TLR4	Mφ、DC、PMN、肥大细胞、嗜酸性粒细胞	细胞膜	LPS	G⁻ 细菌
			LTA	G⁺ 细菌
			甘露糖、酸性多糖	真菌
			融合蛋白	RSV
			HSP60、SHP70	宿主
TLR5	Mo、DC、TC、NK、肠道上皮细胞	细胞膜	鞭毛蛋白	细菌
TLR6	Mo、Mφ、PMN、BC、NK	细胞膜	二酰基脂多肽	支原体
			酵母多糖	真菌
			LAT	G⁺ 菌
TLR7	pDC、PMN、BC、嗜酸性粒细胞	细胞内体 溶酶体	ssRNA	病毒
			咪唑喹啉类分子	人工合成
TLR8	Mo、Mφ、PMN、DC、NK	细胞内体 溶酶体	ssRNA	病毒
TLR9	pDC、NK、PMN、BC、嗜酸性粒细胞	细胞内体 溶酶体	非甲基化 CpG DNA	细菌、病毒
			疟原虫色素	疟原虫
			染色质 IgG 复合物	宿主
TLR10	pDC、B 细胞	细胞膜	未知	未知

注：PMN：中性粒细胞；DC：树突状细胞；Mφ：巨噬细胞；Mo：单核细胞；EC：内皮细胞；TC：T 细胞；BC：B 细胞；LTA：磷脂壁酸；poly（I∶C）：聚肌胞苷酸；dsRNA：双链 RNA；ssRNA：单链 RNA；RSV：呼吸道合胞病毒；LPS：脂多糖；HSP：热休克蛋白

细胞表面的表达具有辅助作用。CD8⁺ T 细胞在胸腺发育过程的阳性选择，赋予了 T 细胞识别抗原的 MHC 限制性。经典的 HLA I 类分子分布于几乎所有有核细胞表面，但不同组织细胞的表达水平差异很大，肿瘤细胞可通过下调 HLA I 类抗原逃逸免疫监视（图 20-5）。

HLA II 类分子由 HLA-DR、DP 和 DQ 基因编码的二条以非共价键连接的多肽链，属 Ig 超家族，α 链的分子量约 34kDa，β 链约 29kDa，二条多肽链的基本结构和 I 类分子的 α 链相似。分子 X 射线晶体衍射图显示 II 类分子的抗原结合凹槽由 α1 和 β1 功能区共同形成，不同于 I 类分子抗原结合

凹槽的封闭性，II 类分子肽结合凹槽的两端呈开放状，能够容纳较长（10～30 个氨基酸残基）的肽段，但是抗原肽和 HLA II 类分子结合较多部位也只有 8～9 个氨基酸残基，被称为"核心结合序列"。HLA II 类分子的多态性主要由 α1 和 β1 结构域体现出来。HLA II 类分子主要表达于 B 细胞、单核 - 巨噬细胞和树突状细胞等专职抗原递呈细胞上，内皮细胞等非专职抗原递呈细胞在炎症因子的作用下，可以诱导表达 II 类分子，并表现出抗原递呈作用。HLA II 类分子主要参与外源性抗原的递呈，被视为细胞具有抗原递呈能力的标志。

HLA III 类基因区介于 HLA I 类基因和 HLA II

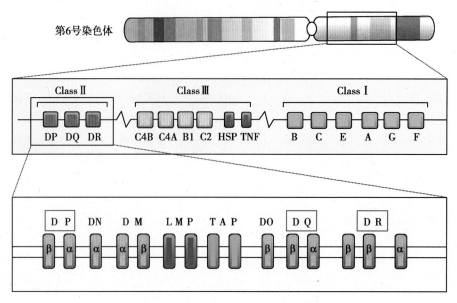

图 20-4　人类 MHC 基因结构示意图

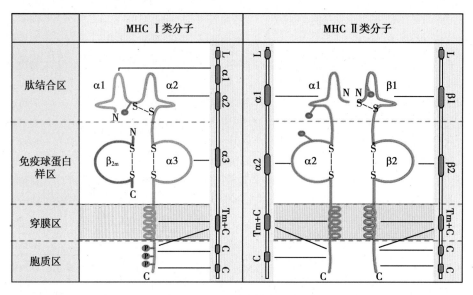

图 20-5　HLA 分子结构示意图

类基因之间,是基因分布密度最为集中的一个区域,所编码的已知功能蛋白大部分属于分泌蛋白,主要包括补体成分 C2、C4、B 因子、肿瘤坏死因子(TNF)、热休克蛋白 70(HSP70)和 21 羟化酶的基因(CYP21A 和 CYP21B),主要参与免疫应答的效应和调节功能。

HLA 复合体是人体最复杂的基因系统,具有高度的多态性。大多数有功能的 HLA 经典基因位点为复等位基因,其中等位基因数量最多的可达 1500 多个(HLA-B 位点),尽管每个个体中每个等位基因的种类只能是一种,但是不同的 HLA 基因座位上存在的等位基因的不同组合构成了人群中数量极其庞大的 HLA 复合体的组合方式,决定了同一等位基因位点上出现相同等位基因的概率非常小,每个个体的 HLA 等位基因的组成成为这一个体的生物学"标签"。

四、抗原提呈细胞是抗原信息处理和提呈的专职细胞

抗原提呈细胞(antigen-presenting cell,APC)是指能摄取、加工处理抗原,将抗原信息提呈给 T 淋巴细胞的细胞。专职性 APC(professional APC)

包括树突状细胞（dendritic cells，DC）、巨噬细胞（macrophage，Mφ）、B淋巴细胞三种，共同特点是组成性表达MHCⅡ类分子和诱导T细胞活化的共刺激分子，能主动摄取、加工处和提呈抗原信息给T淋巴细胞。

DC是唯一能够激活初始T细胞（naive T cells），启动初次免疫应答的APC。DC都起源于骨髓中的多能造血干细胞，根据体内分布部位不同将DC分为三类，一是淋巴样组织中的DC，主要包括并指状DC（interdigitating cell，IDC）、边缘区DC、滤泡DC（follicular DC，FDC）；另一类是非淋巴样组织中的DC，包括间质性DC、朗格汉斯细胞（Langerhans cell，LC）等；第三类是体液中的DC，包括隐蔽细胞（veiled cell）和血液中的DC。正常情况下的多数DC是未成熟（immature）DC，只表达低水平MHCⅡ类分子、共刺激分子和黏附分子，但高表达FcR和PRRs，具有极强的摄取和加工处理抗原的能力。受抗原刺激后开始分化成熟，上调MHCⅡ类分子，共刺激分子和黏附分子的表达，不表达FcR和PRRs。成熟（mature）DC表现为摄取加工抗原的能力降低，获得迁移（migration）能力，由感染局部组织通过淋巴管和（或）血液循环进入外周淋巴器官，在淋巴结的皮髓质交界区将抗原信息提呈给Th细胞，启动特异性免疫应答。

DC分泌IL-1、IL-6、IL-12、TNF-α、IFN-α等多种细胞因子和趋化因子，参与机体的免疫调节。DC参与胸腺内CD4$^+$CD8$^+$双阳性胸腺细胞的阳性选择，生成MHC限制性的单阳性T细胞；获得MHC限制性的单阳性T细胞进一步经历阴性选择，去除自身反应性T细胞，形成T细胞的中枢耐受。DC在胸腺中诱导T细胞中枢免疫耐受时，自身抗原可通过血液循环到达胸腺，由胸腺DC提呈；外周血DC也可能携带外来抗原进入胸腺并在胸腺中实现对某些外来抗原的中枢致耐受作用。某些携带自身抗原的DC亚群不表达共刺激分子，进入外周淋巴组织后不能激活T细胞，反而诱导T细胞无能，引起自身外周耐受。DC还能参与Treg的产生和诱导过程，形成和维持免疫耐受。DC介导的外周耐受具有可逆性。另外，外周免疫器官T细胞区中的极少量长寿DC可能与记忆T细胞的形成和维持有关。外周免疫器官中的FDC不但参与记忆B细胞的形成和维持，而且其表面滞留的抗原可诱导活化B细胞发生体细胞突变和亲和力成熟。

Mφ高表达PRRs（FcR、补体受体、甘露糖受体、清道夫受体、TLR等），具有非常强的抗原摄取能力，能通过吞噬作用、胞饮作用和受体介导的胞吞作用摄取抗原。Mφ组成性表达MHCⅠ、MHCⅡ类分子和CD80、CD86、CD40等共刺激分子，能将加工处理后的外源性抗原以抗原肽/MHCⅡ类分子复合物的形式提呈给Th细胞。目前的研究认为Mφ不能向初始Th细胞提呈抗原，只能刺激已活化的效应T细胞或记忆性T细胞。

B淋巴细胞可以通过mIgs捕获特异性抗原，尤其是结合低浓度、可溶性抗原的效率远大于DC和Mφ。B淋巴细胞将捕获的抗原内化或经胞饮作用吞入细胞内，在细胞内加工处理后将抗原信息以抗原肽/MHCⅡ类分子的形式提呈给T细胞。B淋巴细胞组成性高表达MHCⅡ类分子，但共刺激分子的表达是活化应答方式。因此，只有活化的B淋巴细胞才具有抗原提呈功能。

五、抗原提呈细胞与Th淋巴细胞形成免疫突触

免疫突触是指免疫应答过程中两个功能活动相关的细胞为了交换信号和交换信号的私密性的需要，形成的一种细胞间的短暂性紧密连接。二个细胞的细胞膜脂质双层被黏附分子拉近融合形成新的脂质双层，包围着信号交换相关的受体和配体。抗原提呈细胞与Th淋巴细胞形成的免疫突触中包括：① DC细胞提呈的抗原肽-MHCⅡ分子复合物与Th细胞的TCR-CD3分子复合物结合，传导T细胞活化的抗原信号（第一信号）；② Th表达的CD4分子与MHC分子的α3区结合，加强抗原肽-MHC与TCR的稳定性，同时CD4分子通过活化胞内Lck，促进CD3分子连接的ITAM活化，介导增强第一信号；③ DC细胞表达的CD80和CD86与Th细胞表达的CD28结合，提供Th活化的协同刺激信号（第二信号）；④突触内还有细胞间黏附分子（ICAM）与淋巴细胞功能相关抗原-1（LFA-1）、CD2与LFA-3等黏附分子（图20-6）。

Th细胞接受DC细胞提呈的抗原信息的过程的同时，要求识别MHC分子限制性，Th细胞只接受自身MHC分子提呈的抗原信息。协同刺激分子提供的Th细胞活化的第二信号是不可缺少的，如果只有第一信号没有第二信号，Th细胞表现为免疫耐受而不是功能活化。Th细胞接受第一信号和第二信号后开始活化过程，表达IL-2和IL-2R，Th细胞表达的IL-2与IL-2R结合后，Th细胞的活化过程就会不可逆的发展。

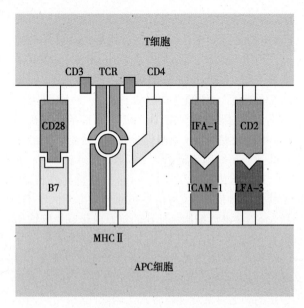

图 20-6 抗原提呈细胞与 T 淋巴细胞形成的免疫突触

六、CTL 细胞与靶细胞形成免疫突触

活化 CTL 是细胞免疫应答的效应细胞，直接杀伤病毒感染和突变的自身靶细胞。CTL 与靶细胞形成的杀伤性免疫突触中包括：①靶细胞表达的抗原肽 -MHC I 分子复合物与 Th 细胞的 TCR-CD3 分子复合物结合，传导 T 细胞活化杀伤的抗原信号；② CTL 细胞表达的 CD8 分子与 MHC I 分子结合，增强抗原识别活化信号转导，加强抗原肽 -MHC 与 TCR 结合的稳定性；③ CTL 细胞表达的 FasL 和靶细胞表达的 Fas，介导 FasL/Fas 杀伤机制的信号传导；④突触内还有 ICAM 与 LFA-1、CD2 与 LFA-3 等黏附分子和其他功能相关受体。

活化 CTL 杀伤靶细胞主要通过颗粒酶 / 穿孔素和 Fas/FasL 两条途径。CTL 与靶细胞编码 MHC I - 抗原肽复合物结合后，导致 CTL 内亚微结构极化，细胞骨架系统、高尔基复合体及胞质颗粒均向 CTL- 靶细胞接触部位定向集中，向突触内释放穿孔素（perforin）和颗粒酶（granzyme）。穿孔素是一个孔形成蛋白，以单体形式存在。当穿孔素插入靶细胞膜时，在高浓度钙离子（1～2mmol/L）存在的条件下，可形成内径约为 16nm 的孔道，使细胞外体液流入细胞内，导致细胞裂解。颗粒酶属于丝氨酸蛋白酶，循穿孔素所致的孔道入胞，剪切、破坏靶细胞的细胞核结构。活化 CTL 另外一个杀伤机制是通过 CTL 表达 FasL 与靶细胞膜 Fas 结合，启动 Caspase 信号转导途径，诱导细胞凋亡。

七、Th 细胞与 B 淋巴细胞形成免疫突触

Th 细胞与 B 细胞间形成的免疫突触有两种形式，二者的组成和生物学功能完全不同。一是 B 淋巴细胞作为抗原提呈细胞，活化 Th 细胞功能所形成的免疫突触，已经在前面讨论过了；另一个活化 Th 细胞参与 B 淋巴细胞功能活化过程形成的免疫突触。

B 淋巴细胞对 T 细胞依赖抗原的应答需要活化 Th2 细胞的辅助。与 Th 细胞识别抗原的方式不同，B 细胞可以通过 BCR（mIgs）直接与抗原特异性结合，通过胞饮作用内化，加工处理后以抗原肽 /MHC 分子复合物的形式提呈给活化 Th2 细胞，Th2 细胞识别的抗原肽是 B 细胞识别的抗原的一部分。协同刺激分子是活化 Th2 细胞表达的 CD40L 与 B 淋巴细胞表达的 CD40 结合。参与 B 细胞活化的细胞因子是 IL-4（图 20-7）。

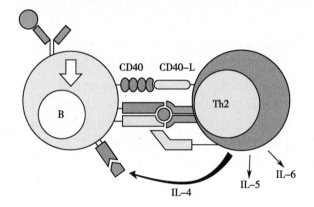

图 20-7 Th 细胞辅助 B 细胞活化过程的信号联系

第四节 免疫应答的调节

免疫应答始于抗原提呈细胞对病原体的识别。吞噬细胞表面的 PRRs 高效的识别、吞噬、处理入侵的非己抗原，将抗原信息传给 Th 细胞，启动特异性免疫应答，生成各种免疫调节、免疫效应细胞和效应分子共同发挥作用，消除非己抗原物质，维持机体正常的生理状态。免疫应答是多种免疫细胞共同参与的系统协作行为，免疫调节作用发生的免疫应答的全过程。

一、活化免疫细胞具有自身调控功能

免疫系统遵守生物学进化中经济、高效的基本原则。在正常生理状态下，针对某一抗原特异性的淋巴细胞克隆的细胞数很少。遇抗原刺激活化后，迅速增殖、分化，发挥免疫效应。清除病原相关抗

原后，活化的 T 细胞通过被动死亡和活化诱导的细胞死亡（AICD）方式发生凋亡（apoptosis），进而使免疫应答及时终止。

AICD 是一种程序性主动死亡，由 Fas 和 FasL 信号通路介导。Fas 组成性表达在所有有核细胞表面，FasL 表达在具有杀伤功能的细胞表面，抗原活化的 CTL 高表达 FasL，免疫应答过程中活化 T 细胞表面 Fas 和 FasL 的表达同时上调。活化的 CTL 完成应答后，通过其表面高密度表达的 Fas 与自身表达的 FasL 结合诱导顺式自杀（suicide in cis）；也可以与其他活化的 T 细胞表达的 FasL（或其脱落的 FasL）结合诱导反式自杀（suicide in trans）。B 细胞接受抗原刺激后进行增殖、活化和分化后，Fas 表达亦增加，完成免疫效应后，可与活化的 T 细胞表达的 FasL 结合，诱导 AICD。

二、Th1 和 Th2 细胞亚群之间存在精细平衡

Th0 细胞受抗原刺激活化，在细胞因子 IL-2、IL-12、IFNγ 作用下定向分化成为 Th1 细胞，活化细胞免疫应答；或在细胞因子 IL-4、IL-5、IL-10 作用下定向分化成为 Th2 细胞，参与体液免疫应答。促进 Th1 细胞分化的细胞因子 IL-2、IL-12、IFNγ，抑制 Th2 细胞分化；促进 Th2 细胞分化的细胞因子

IL-10，抑制 Th1 细胞分化。

Th1 和 Th2 分化过程中的细胞因子相互抑制也是经济、高效原则的具体体现。Th1 细胞活化诱导针对病毒和细胞内感染的细胞免疫应答，Th2 细胞活化诱导的是针对细菌感染的体液免疫应答，二者的应答方式、参与的细胞组分、效应细胞和效应分子以及针对的病原体不同，同一个体需要同时启动细胞免疫应答和体液免疫应答的情况并不多见。促进某一应答形式的同时，适度的抑制对应的另一种免疫应答方式是经济的（图 20-8）。

三、调节性 T 细胞对免疫应答的调节具有重要作用

调节性 T 细胞（regulatory T cell，Treg）是一群以 CD4$^+$CD25$^+$Foxp3$^+$ 为主要标记，能抑制其他免疫细胞活化、增殖的 T 细胞亚群，在维持自身稳定、防止自身免疫性疾病和抑制排斥反应发生中发挥重要作用。分为天然存在的调节性 T 细胞（Naturally occurring Treg，nTreg），它们在胸腺产生，约占 CD4$^+$ T 细胞的 5%～10%；另一类为诱导性调节性 T 细胞（induced regulatory T cells，iTreg），在抗原和 TGF-β 等因素存在条件下，在体内或在体外从普通的 CD4$^+$ T 转化而来。

Treg 的活化过程要求抗原特异性，但效应过

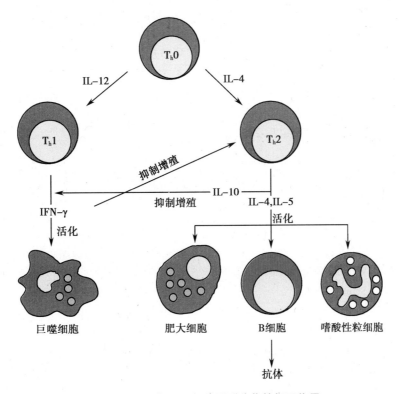

图 20-8　Th1 与 Th2 细胞亚群分化的相互作用

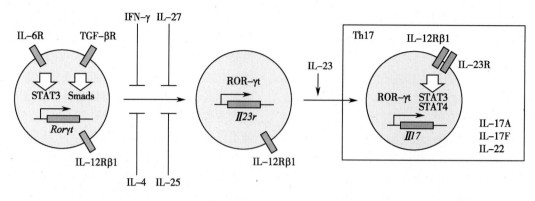

图 20-9 Th17 细胞的分化微环境

程不具有抗原特异性。抗原提呈细胞提呈抗原信息活化 Treg,可以抑制具有相同抗原特异性的活化 Th、CTL,也能够抑制其他抗原特异性的 Th 和 CTL 功能。Treg 可以通过接触依赖或释放抑制性细胞因子(IL-10,TGF-β)抑制效应性免疫细胞的活化和增殖,在维持机体自身稳定中发挥重要的负调控作用。

四、Th17 细胞在自身免疫应答过程中的作用

免疫系统各种免疫器官、免疫细胞、免疫分子间的分工合作是以功能任务为核心,以病原体抗原类型、应答时间和应答效果为主线发展的,免疫微环境决定免疫细胞分化方向。"Th1/Th2 平衡"理论科学地概括了 T 细胞分化环境,抗感染免疫应答中细胞免疫与体液免疫的协作关系。类风湿关节炎(RA)机制研究显示,Th1/Th2 的变化不能解释自身免疫疾病过程中的组织损伤与免疫功能变化的相关性,由此发现了 IL-17 的来源细胞 Th17。

Th17 细胞分化过程需要 IL-1、IL-6、IL-23、TGFβ 和 TNF 等多种细胞因子参与。IL-6 和 TGFβ 与 Th0 细胞膜表面受体结合激活 STAT3 和 Smad 信号进入细胞核,上调转录因子 ROR-γt 表达,转录 IL-17 基因。在体内研究中 IL-1 和 TNF 不能使初始 T 细胞分化为 Th17,需要 IL-6、IL-1 和 TNF 同时存在;在体外还需要 TGFβ 与 IL-6、IL-1 和 TNF 同时存在。TH17 初始分化阶段不需要 IL-23 参与,IL-23 通过 STAT3 和 STAT4 信号通路参与 Th17 细胞扩增,在维持 Th17 细胞功能活性中具有重要作用(图 20-9)。

T 细胞介导的自身免疫疾病研究证明,缺乏参与 Th1 细胞分化增殖的细胞因子或阻断相关细胞因子受体信号通路,不能降低发病率和疾病严重程度,Th17 细胞的存在,IL-17 表达增高与疾病程度密切相关。Th17 细胞不是在自身免疫应答的启动环节发生作用,而是自身免疫应答的信号分子激活了 Th17 细胞的分化、增殖过程,Th17 细胞分泌的炎症介质 IL-17 进一步促进炎症反应的发生,加剧自身免疫疾病的组织损伤。

(高 扬)

参 考 文 献

1. Paul WE. Fundamental Immunology. 6th ed. Philadelphia: Lippincott Williams &Wilins,2008

2. Murphy K,Travers P,Walport M. Immunobiology. 8th ed. New York: Garland Science,2011

3. Male D,Brostoff J,Roth DB,et al. Immunology. 7th ed. London: Mosby,2006

4. Abul KA,Andrew HL. Cellular and molecular immunology. 4th ed. Philadelphia: saunder,2000

5. Darnell J,Lodish H,Baltimore D. Molecular biology of the cell. 5rd ed. New York: Garland Publishing,2008

6. 何维. 医学免疫学. 第 2 版. 北京:人民卫生出版社,2010

7. Yagi R,Zhu J,Paul WE. An updated view on transcription factor GATA3-mediated regulation of Th1 and Th2 cell differentiation. Int Immunol,2011,23:415-420

8. Sallusto F,Zielinski CE,Lanzavecchia A. Human Th17 subsets. Eur J Immunol,2012,42:2215-2220

第二十一章　癌症的细胞生物学基础

提　要

癌症的基本单元是癌细胞（cancer cell），研究癌症必须探讨癌细胞的细胞生物学性质。同样医学细胞生物学也必须研究这类不同于正常细胞行为的特殊细胞，方可揭示癌细胞的本质及其异常行为，从而找出预防和治疗癌症的途径与手段。

癌症（cancer）是一类多发病和常见病，据世界卫生组织（WHO）资料，2000 年全球癌症死亡人数达 700 万，占发展中国家总死亡人数的 9%，占发达国家总死亡人数的 21%，在中国则为 19%。预期到 2020 年，全球新发生的癌症病例高达 2000 万，死亡人数将超过 1200 万，到 2030 年，全球将出现 2700 万个新增病例，总计癌症患者将突破 7500 万，其中死亡人数将高达 1700 万。癌症是继心脑血管病之后的人类第二大杀手，甚至可能成为第一杀手。癌症研究是当代细胞生物学研究的重点领域。

第一节　肿瘤的基本细胞生物学性质

一、肿瘤分类的常用方式是组织来源与细胞生物学行为叠联

肿瘤（tumour）是机体在各种致瘤因子作用下，局部组织的细胞增生所形成的新生物（neogrowth），因为这种新生物多呈占位性块状突起，也常称为赘生物（neoplasm）。根据新生物的细胞生物学特性及其对机体的危害性程度不同，可将肿瘤分为良性（benign）肿瘤和恶性（malignant）肿瘤。癌症（cancer）即是恶性肿瘤的总称。良性肿瘤一般生长较缓慢，不具有侵袭性（invasion），更不会发生转移（metastasis），因此只要将它们局部切除或是摧毁，它们通常不再复发而彻底治愈。与良性肿瘤显著不同的特点之一，在于癌细胞获得了侵袭周围组织的能力，即它们具有了侵袭力（invasiveness），并且由于它们之间失去了正常细胞间的黏附性，较易

游离出来，进入血液或淋巴管，到达机体的其他部位，并形成继发性肿瘤，此过程即称之为转移。

按照来源的组织和细胞的不同，癌症可分为不同的类型：起源于上皮细胞，也就是来源于最初的外胚层或内胚层者，称为癌（carcinomas），是人类最常见的一类恶性肿瘤，大约占恶性肿瘤中的 80%；起源于结缔组织或肌细胞，也就是来源于最初的中胚层者称为肉瘤（sarcomas）。为了区别良性肿瘤与恶性肿瘤，常将组织来源与细胞的生物学行为叠联使用来命名，即将词尾 -oma（- 瘤）加于一种组织名字的后面，则为该种特殊组织的良性肿瘤，例如纤维瘤（fibroma）就是纤维组织的良性肿瘤，软骨瘤（chondroma）是软骨的良性肿瘤，而腺瘤（adenoma）则是任何腺体上皮的良性肿瘤。若为中胚层间叶来源的恶性肿瘤，则在其来源组织之后加上词根 -sarc（意为肉样），再加上后缀 -oma。因此纤维肉瘤（fibrosarcoma）就是纤维组织的恶性肿瘤，而软骨肉瘤（chondrosarcoma）则为软骨组织的恶性肿瘤。相似地，若组织来源之后加上词根 -carcino（意思为螃蟹样的），再加上后缀 -oma，则表示某种上皮组织来源的恶性肿瘤，如 adenocarcinoma（腺癌）表示来自腺上皮的恶性肿瘤（图 21-1）。将癌与肉瘤加以区分除了表明它们组织来源不同之外，更主要的理由是癌细胞具有先通过淋巴播散的倾向，而肉瘤则通过血管播散，这种区分具有临床意义。

上述命名法也有少数例外。母细胞瘤（blastoma）是一种古老的名称，现多称为成细胞瘤，意指它们的组织是与胚胎组织相似的高度恶性肿瘤，因此神经母细胞瘤（neuroblastoma），即成神经细胞瘤，

是一种由相似于成神经细胞（neuroblast）组成的高度恶性肿瘤。又如黑色素瘤（melanoma）是一种色素合成细胞的恶性肿瘤，更恰当地应称之为黑色素癌（melanocarcinoma）。同样肝瘤（hepatoma）常指的是肝癌（hepatocarcinoma）。此外，一种属浆细胞恶性肿瘤的骨髓瘤（myeloma）指的是骨髓肉瘤（myelosarcoma）。白血病（leukemia）在字义上只是指白血（white blood），是一种白细胞的恶性生长，因在周围的血流中出现大量的这种肿瘤性白细胞，以致血液呈现乳糜样颜色的特征，但白血病此名称未能反映出它的癌细胞生物学的分类特征。

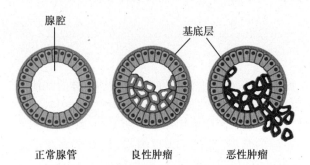

图 21-1　某些良性肿瘤与恶性肿瘤的比较
良性肿瘤与恶性肿瘤的比较，例如良性腺瘤保留有基底层，而恶性腺癌可突破基底层，破坏腺导管的完整性（引自：Alberts，2008）

二、肿瘤细胞有不同的来源

即使癌症已转移，通常也可以追溯至其最初特异器官的单个原发肿瘤（primary tumour）。迄今认为原发肿瘤是经历某些遗传改变的单个细胞经细胞分裂所形成的，之后该细胞子代又累积了更多的遗传改变，于是比起相邻细胞它们生长更快，分裂更多。通常当首次被确诊时，它们已存在许多年，并且已有大约 1×10^{10} 癌细胞，甚至更多（图 21-2）。

慢性髓细胞白血病（chronic myelogenous leukemia，CML）最能说明癌细胞的克隆来源。因为在这些细胞中都恒定的存在有一种称之为费城染色体（Philadelphia chromosome），该染色体是 9 号与 22 号染色体长臂间易位所产生的（图 21-3）。

如果说肿瘤是单个细胞来源的，那么它无疑要发生遗传性状的改变，即基因结构改变引起的可遗传的变异，这就是突变（mutation）。据估计正常人的一生有 10^{16} 次细胞分裂，而每次细胞进行细胞分裂时每个基因的突变频率为 10^{-6}，因此在一个典型的生命过程中，人类细胞中每个基因都可能经受 10^{10} 突变。然而，与基因突变频率相比，癌症不是

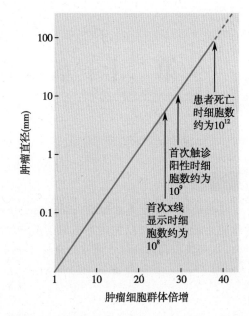

图 21-2　恶性肿瘤的生长时间和细胞数目的关系
一个恶性肿瘤，例如乳腺癌，生长速率很快，它的倍增时间大约为 100 天

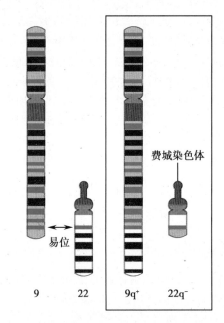

图 21-3　肿瘤细胞的染色体易位
当 9 号染色体与 22 号染色体发生易位时，可产生一个较短的染色体（22q$^-$），此即为费城染色体。它们通常易位、转录剪接和翻译产生 Bcr/Abl 融合蛋白（引自：Alberts，2008）

如此频发，这是因为癌症的最终发生在细胞中需要多个突变，年龄与癌症的流行病学佐证了这一观点（图 21-4），因为大多数癌症的发生率随年龄而增长，这提示细胞中的随机突变是逐渐累积起来的。

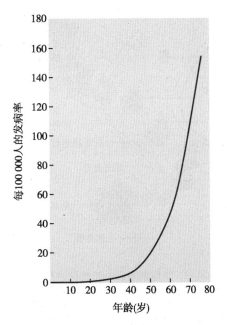

图 21-4 年龄与癌症发病率的相关性
年龄与癌症发病率的相关，即随年龄增长，发生率增高，呈现为年龄的函数

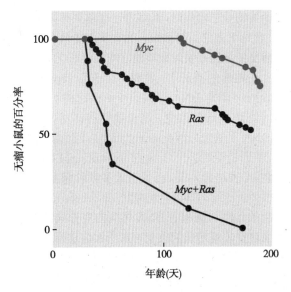

图 21-5 肿瘤发生可能涉及多个基因的突变
myc＋ras 更易诱发肿瘤的形成

肿瘤发生与突变有关的最明显的证据是从癌细胞基因组中检测出突变的基因，而且往往有多个基因的突变。譬如，在一种只携带有单个致癌突变的基因工程小鼠中，需有数个月的停滞期，方可有少数细胞亚系中发展成癌。这意味着癌的最终形成还需要另外的遗传学事件。事实证明，与只有单个突变的小鼠相比，携带多个致癌基因的基因工程小鼠，会更早地发生癌症，这提示单个细胞中多起遗传事件可以相互协同作用，促使细胞的生长并最终促使癌症的形成（图 21-5）。现在认为癌症的最终发生至少要涉及 5 个不同基因的突变，其中包括癌基因和抑癌基因，方可使得细胞生物学行为从开始略有异常逐渐发展为充分恶性的癌细胞。

就目前认识，细胞群体中产生突变是随机的，一再产生突变的细胞也只是少数，因此在同一个肿瘤中的所有细胞它们表型是不全相同的，这便是肿瘤的异质性（heterogeneity），主要表现在细胞群体中的不同亚系的生长速度、增殖能力、侵袭能力、对激素的反应性、对药物和放射的敏感性，它们的抗原性和免疫原性等方面都存在差异。现在认为肿瘤的异质性来源肿瘤干细胞（cancer stem cell），它们也像正常干细胞那样具有自我更新（self-renewal）以及多潜能性。但正常的干细胞的增殖是高度有序的，受许多细胞内细胞周期调节因子所调控，而肿瘤干细胞不再受细胞周期调节因子的调控。正因

为如此，肿瘤干细胞在决定肿瘤的最终形成，对化疗、放射的敏感性以及复发都起着最为重要的作用。

那么，肿瘤干细胞又从何而来呢，目前认为它们或是由正常组织干细胞累积了与癌相关的突变和表观遗传所导致，或者它们来自短暂扩增细胞（transit amplifying cells），一旦它们积累了突变和表观遗传改变，它们也就获得了不受正常调控的恶性特征，成为了肿瘤干细胞。迄今已证明在人急性髓细胞白血病（acute myeloid leukemia，AML）、肺癌、乳腺癌、卵巢癌、多发性骨髓瘤、肝癌、大肠癌等多种恶性肿瘤中均有肿瘤干细胞的存在。

三、肿瘤的进展过程是渐进性的

现在认为肿瘤的发生是一个渐进性的过程，通常需要在特殊的外部致癌因子作用下，经较长时期才能形成。例如，肺癌多在吸烟后 20 年左右才发生。又如广岛和长崎的白血病的发病率也在原子弹爆炸后 5 年才显著升高。此外，职业暴露于化学致癌物 2- 萘胺（2-naphthylamine）的工人，通常也要在 10 年，20 年或需更长时间才发生膀胱肿瘤，值此阶段中，靶细胞要历经连续的遗传和表观遗传的改变，此现象被称作肿瘤演进（tumour progression）。这在子宫颈上皮细胞癌中是十分明显的，在正常的子宫颈复层鳞状上皮中，细胞分裂仅见于基底层。到了上皮轻度增生时，则上皮层的下 1/3 均可见到分裂的细胞，但表层细胞仍呈扁平状，显示某些分化特征，但其分化已不完全。到了重度增生时，则整个上皮层均见有细胞增殖，而且分化很差，当恶

性新生物业已形成时，其细胞已穿越并破坏了基底层，直达下方的结缔组织。通常从上皮组织的增生发展至侵袭性癌要经数年的时间。

在肿瘤的演进中，表观遗传改变（epigenetic changes）即非 DNA 序列改变所引起的可遗传的基因表达模式的改变，起着重要的作用，其中包括 DNA 甲基化（DNA methylation）、染色质修饰异常、基因组印记丢失（loss of imprinting, LOI）以及 miRNA 表达异常等，而且在大多数肿瘤发生中这些改变所导致的基因表观缄默（epigenetic silencing）所起的作用与细胞中 DNA 序列的突变同样重要，因为这些表观遗传的改变可赋予细胞选择性优势。更有意义的是，在某些类型肿瘤中表观遗传改变还可与基因突变同时发生，加速肿瘤的形成与发展，例如，人们在小鼠 B 淋巴细胞中观察到 mir-17 miRNA 表达与 myc 协同作用促进了该肿瘤的最终发生。

肿瘤的继续生长要求有更多的营养与氧的供应，因此必须建立起自身的血管供应系统。现已观察到并证实，肿瘤发展到一定大小，它们即能诱导本身的血管形成（angiogenesis），因此当一个肿瘤增大至直径为 1～2mm 时会遭遇到低氧状态（hypoxia），于是癌细胞可以分泌血管形成信号（angiogenic signals）来吸引血管建立起自己的血管网络，其机制是低氧可以激活血管生成开关（angiogenic switch），使得基因调节蛋白乏氧诱导因子 1α（hypoxia inducible factor-1α, HIF-1α）增加，然后它又激活前血管因子（pro-angiogenic factor），诸如血管内皮因子（vascular endothelial growth factor, VEGF）基因转录。这些蛋白可以吸引内皮细胞以及刺激新生血管的生长。如此不仅为肿瘤生长提供更充足的营养和氧，而且还为癌细胞的转移提供了捷径。

从单个肿瘤的生长历程来说，转移或许是它的最终表现，也是恶性肿瘤最凶险的特征，90% 患者最后死于转移，但转移本身也是一个多阶段的过程，主要包括如下几个步骤：①癌细胞侵袭所在局部组织和血管；②进入血液循环；③离开血管；④在远处部位建立新的集落，即继发肿瘤或转移瘤（图 21-6）。

既然转移是一个多步骤的过程，也并非每一个肿瘤细胞都具有这种能力，因此无疑涉及诸多的转移能否成功的因素，其中有癌基因、抑癌基因、肿瘤转移相关基因、肿瘤转移抑制相关基因的参与，其中包括 *Ras*、*myc*、*erb-B2*、*DCC* 等癌基因与肿瘤

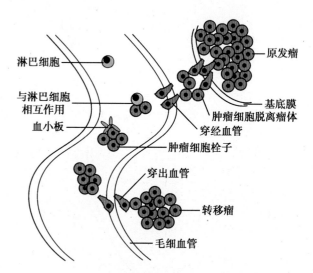

图 21-6 肿瘤细胞经血管转移的基本过程
（引自：李恩民，王海杰，2009）

转移相关基因，以及 *mtsl*、*Rhoc* 等肿瘤转移相关基因以及 *nm23*、*Ela* 等肿瘤转移抑制基因。

此外，肿瘤转移是否成功与机体的免疫状态也有很大的关系。机体的免疫系统包括细胞免疫与体液免疫，均有歼灭癌细胞与阻止转移的能力。只有癌细胞一再突变，具备了逃逸机体的免疫监视，转移方可成功。

第二节　肿瘤的病因

癌形成通常需要多个步骤，每个步骤也由多种因素所控制，在这些因素中，某些取决于个体的遗传构成，另一些则取决于个体的生活环境和生活方式。不幸的是，人群中总有一些基础的发病率，这是因为在人体细胞中 DNA 复制和修复过程中难免出现差错，因此也就不可避免地会发生诸多突变。如果一个个体生存期很长，那么他体内众多细胞中至少会有一个细胞最终积累有足够发展成为癌细胞的一系列突变。

此外，也有证据表明，人类的某些环境因素，其中包括饮食习惯，可加速癌症的发生，这可以从不同国家癌发生率的比较清楚地看出。例如，在有的国家某种癌症发病率可以很高，而在另一个国家则可以很低，但是在那些移民群体中的癌症发生率却倾向于与所移居国家的人群发病率相近，从这一发现可以估计人类的 80%～90% 的癌症是可以避免的，或者至少可以推后发生的（图 21-7）。

不幸的是，不同的癌症有不同的环境风险因子（environmental risk factor），所以当一个人群不受某

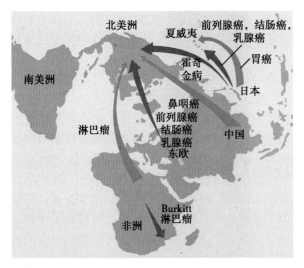

图 21-7　癌症发病率与环境影响因素相关
癌症发病率与环境影响因素相关。此世界地图显示，当一个特殊的人群从一个地区移居另一个地区，癌发病率可以增高（红箭头）可以降低（蓝箭头）。这些观察提示，环境因素，其中包括饮食，与癌的发生是十分相关的（引自：Alberts，2008）

一种风险因子的影响，则可能暴露于另一种风险因子中（表 21-1）。然而，这并非一定不能避免。有些民族的生活方式使得他们在一定的范围内总体癌症死亡率很低。例如在美国和欧洲，差不多每 5 个人中有 1 例死于癌症，而某些民族的总体癌发生率

表 21-1　环境和生活方式与癌的发生

环境和生活方式	癌	发病率（%）
职业暴露	不同种类	1～2
吸烟	肺、肾、膀胱	24
食物：低植物性、高食盐、高硝酸盐	胃、食管	5
食物：高脂肪、低纤维素、油炸和烧烤食物	大肠、胰、前列腺、乳腺	37
吸烟和饮酒	口腔、喉、食管	2

只有其二分之一。然而，尽管已经知道例如吸烟与癌症关系密切，但是识别特殊的环境风险因子以及阐明它们作用机制至今仍还有相当的困难。

一、致癌因子可导致 DNA 损伤

可以引起癌症的物质称为致癌物（carcinogen），其种类很多，最易理解的是那些可以引起 DNA 损伤并导致突变的物质，包括化学物质，以及各种形式的辐射（如阳光中的紫外线以及电离辐射，如放射性衰变所产生的 γ 射线和 α 粒子等）。

许多化学致癌物在化学性质上互相并不相同，但将它们喂食实验动物或反复涂抹其皮肤均可致癌，其中包括芳香烃（aromatic hydrocarbons）以及衍化物（如芳香胺，aromatic amine）、亚硝胺、烷化剂（如芥子气）等。虽然这些化学致癌物具有不同的结构，但它们有一个共同的生物学特征，即均可引起细胞突变。

有些致癌物可直接作用于 DNA，但是一般来说，作用较强的致癌物在化学性质上相对地具有惰性，它们只有在机体肝脏细胞中被细胞色素 p450 氧化酶（cytochrome p450 oxidase）系列酶催化并经代谢后方可成为较活泼的反应形式，即最终致癌物（ultimate carcinogen），此时才具有了对 DNA 的损伤作用。这类酶在正常情况下的作用是将摄入体内的毒素转变成无毒的，并且易被排出的物质。不幸的是，对于某些化学物质，该酶则将它们变成为具有高度致突变的化合物。这些物质中包括黄曲霉毒素 B1（aflatoxin B1），以及存在于焦油和烟草烟雾中的苯并芘（benzo［a］pyrene）。例如 3，4- 苯并芘须经微粒体单加氧酶（microsomal mono-oxygenase）作用形成 7，8- 环氧化物，再经微粒体的环氧化物水化酶（microsomal epoxide hydrase）生成苯并芘 -7，8- 二氢二醇，最后再由微粒体的单加氧酶的作用形成为最终致癌物 7，8- 二醇 9，10- 环氧苯并芘（7，8-diol-9，10-epoxyB（a）P）（图 21-8）。

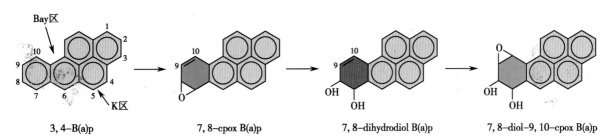

图 21-8　3，4- 苯并芘代谢生成终致癌物的过程
3，4- 苯并芘须经微粒体酶的作用成为最终致癌物

二、癌症可起因于肿瘤起始剂和肿瘤促进剂的协同作用

早在 1915 年，日本学者山极（Katsusaburo Yamagiwa）和市川（K Ichikawa）用煤焦油涂抹 137 只兔子耳朵，150 天后存活的 22 只兔子中大多数产生了肿瘤，360 天后，其中的 7 只转变为癌，还有 2 例发生淋巴结转移，诱导出皮肤癌。1940 年英国学者证明煤油中含有苯并芘类物质，人们用苯并芘或是相似化合物二甲基苯并蒽（dimethylbenz[a] anthracene，DMBA）反复涂抹小鼠皮肤也可诱发皮肤癌。然而，若以这些致突变物单次涂抹并不会引起肿瘤或其他明显的病变，提示这些物质可以引起潜伏的遗传学损伤。当机体细胞或是继续暴露于此致癌物，或是暴露于某些十分不同的致癌物时，则癌症发生率可以大大增加。因此将这种可以引起潜在发生肿瘤的致癌物称为肿瘤起始剂（tumor initiator）。

此外还有一种称为肿瘤促进剂（tumor promoters）的物质，虽然它们本身并非致突变剂，但是若反复暴露数个月，则它们也可以使得原先暴露于肿瘤起始剂的皮肤发生癌症。迄今被广泛研究的一类肿瘤促进剂称为佛波酯（phorbol esters），包括十四烷基佛波乙酸酯（tetradecanoyl phorbol acetate，TPA），它们是蛋白激酶 C（protein kinase，PKC）的激活剂，作用于磷脂酰肌醇（phosphatidylinositol）细胞内信号途径。只有当细胞受到致突变的起始剂作用之后应用此类物质方可共同促成高频发生癌症。

肿瘤促进剂的直接作用是引发明显的炎症反应，导致局部环境分泌生长因子和蛋白水解酶。这些物质又可直接或间接地作用于细胞并刺激它们分裂。在先前暴露于起始剂的局部皮肤，其细胞开始增殖并形成许多称之为乳头瘤（papilloma）的良性疣样的肿瘤。

然而，若起始剂的初始用量愈大，则形成的乳头瘤愈多，这可能提示每一个乳头瘤中新包含的克隆是由一个受到起始剂作用而发生突变细胞衍发来的。此外，由于遗传物质受到损伤，因此由肿瘤起始剂新产生的细胞改变是不可逆的。正因为如此，即使经过相当长时间之后，若再以肿瘤促进剂处理，它们仍能萌生出瘤来。

迄今对肿瘤促进剂的作用机制仍不十分清楚，此外，不同的肿瘤促进剂的作用途径也可能互不相同。有一种可能性是它们仅仅激发增殖诱导基因（proliferation-inducing genes）的表达，诚然，这些基因在应用促进剂前，是已经突变了的，但是没有表达，也就是说，使得基因产物呈高度活性的突变在基因表达之前不发挥作用。只有在肿瘤促进剂作用下一个突变了的细胞才可能挣脱对它的约束以及可能产生某种增殖所需的辅助因子（cofactor），于是开始生长和分裂，并产生一个大的细胞族群。

一个典型的乳头瘤可能会有 10^5 个细胞，此时若不再暴露于肿瘤促进剂，乳头瘤往往会消退，受累皮肤仍可保持大体上正常的形态。然而，也会有极少数的乳头瘤即使不再予以肿瘤促进剂，也可能发生进一步的改变，使得细胞不受控制地生长和分裂。这种改变可能起源于自发突变（spontaneous mutation）的单个乳头瘤细胞，于是乳头瘤中一小部分细胞群体便可演进成为癌。总之，肿瘤促进剂通过促使已有起始突变细胞的增殖而明显地使乳头瘤向癌发展，起始突变细胞愈多，细胞分裂也愈多。再次发生突变或是发生表观遗传改变的机会也愈多，因此也愈有可能进一步地使细胞恶变。

虽然自然发生的癌症不一定都必须经历如上所述那样明确区分的起始和促进阶段，但它们的发展必然也会遵循这一相似的原则。它们的最终发生也必然需取决于遗传或表观遗传改变以及影响它们存活、生长、繁殖以及播散的局部环境的作用。

三、病毒和其他感染可能导致癌症发生

最早证明病毒致癌作用的是 Reyton Rous，他证明鸡的一种肉瘤是由病毒引起的（图 21-9），后来这种肉瘤便称为 Rous 肉瘤，该病毒称为 Rous 肉瘤

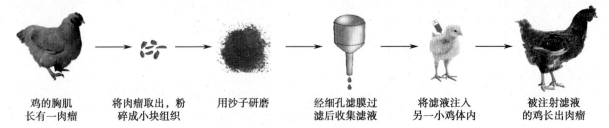

| 鸡的胸肌长有一肉瘤 | 将肉瘤取出，粉碎成小块组织 | 用沙子研磨 | 经细孔滤膜过滤后收集滤液 | 将滤液注入另一小鸡体内 | 被注射滤液的鸡长出肉瘤 |

图21-9 诱导产生鸡肉瘤的程序

病毒（Rous Sarcoma Virus，RSV）。

目前认为人类 15% 的癌症是由病毒、细菌或其他寄生生物所引起。但是最主要的元凶是 DNA 病毒，其证据部分来自从癌症患者中分离得到病毒，部分证据则来自流行病学的调查。例如肝癌在非洲和东南亚较为普遍，该地区乙型肝炎感染比较常见，更重要的是在这些地区的癌症几乎无一例外地发生于显示有过乙型肝炎感染的人群。迄今全球慢性感染乙型肝炎病毒的人已达到 1.7×10^9，他们无疑是肝癌的高发人群。

肿瘤相关病毒的真实作用有时很难解释，因为由起初的病毒感染到癌形成常常要有数年的后滞过程。此外，病毒也只是在癌发生过程中某一个步骤发挥作用，参与的其他因素还有环境因子和遗传事件。然而，可以肯定的是，DNA 病毒经常携带有扰乱宿主细胞的细胞分裂调控基因，导致细胞增殖失控。这类 DNA 病毒包括人乳头状瘤病毒（human papilloma virus，HPV），它可以引起良性疣，若感染人子宫颈，其 DNA 可整合至宿主细胞基因组内，并导致子宫颈癌的发生。正因为发现 HPV 的致癌作用，人类才第一次十分明确地制备出有效的子宫颈癌预防疫苗，而 Harald Zur Hausen 因为发现 HPV 的致子宫颈癌作用，荣获 2008 年生理学或医学诺贝尔奖。

在另一些癌症发生中，病毒还可能有其他的间接促癌作用。例如乙肝和丙肝病毒，它们的主要作用是引起慢性炎症（肝炎），刺激肝细胞的分裂，有利于肝癌的发生。在 AIDS 中，人免疫缺陷病毒（HIV）的作用在于破坏人体的免疫系统，使得遭受具有直接致癌作用的人疱疹病毒（HHV-8）的继发感染，并最终导致一种较为罕见的 Kaposi 肉瘤发生，此外，AIDS 患者也易发生淋巴瘤。寄生虫和细菌的慢性感染也可促进某些癌症的发生，例如，胃溃疡的幽门螺旋杆菌（Helicobacter pylori）慢性感染可能是胃癌的主要原因。又如某些地区的膀胱癌是与埃及血吸虫（Schistosoma haematobium）慢性感染有关。中国的日本血吸虫病（Schistosoma japonicum）感染也可诱发肝癌或结肠癌的发生。

第三节　肿瘤相关基因在肿瘤发生发展过程中的作用

一如上述，一个典型癌症的发生要取决于一系列的突变和表观遗传改变。甚至每个患者肿瘤中的细胞事件都会有不同。如果只将这一系列相关基因中的一个引入正常细胞，多不足以引起细胞的恶性变化。此外，这些基因的协作也使得很难揭示单个基因遗传改变的意义。更令事情复杂的是，在癌细胞中也包括含有大量的体细胞突变（somatic mutations），这些突变只是遗传不稳定性的偶然性副产品，但是很难将这些无意义的改变和那些可引起恶性的改变区分开来。然而，尽管有这样那样的困难，那些在人类癌症中反复有改变的基因还是被人们鉴别了出来。这样的基因已有数百个，并被称之为肿瘤关键基因（cancer critical genes），意思是它们的改变常为癌症发生的原因。

一、功能获得突变与功能丧失突变有助于癌症发生

按照癌症是否由于某些基因产物的活性太高或是太低，可将肿瘤关键基因分为两大类。第一类称为原癌基因（proto-oncogene），它们的功能获得性突变（gain-of-function mutation）使得细胞发生癌变，它们的过分活跃或过分表达的形式则成为癌基因（oncogene）。第二类称为肿瘤抑制基因（tumor suppressor gene），若它们发生功能丧失突变也有助于癌症的发生。至于第三类是指它们的突变可引起基因组不稳定性（genomic instability），因此它们在癌症发生中起着间接的作用，人们将这一类基因称之为 DNA 维持基因（DNA maintenance genes）。

由上可以看出，无论癌基因或肿瘤抑制基因的突变对于细胞的存活、增殖以及肿瘤的发展都起着相似的促进作用。因此，从癌细胞的角度来看，癌基因或是抑癌基因，以及影响它们功能的突变，均如同一硬币正反面，它们可以起着截然不同的效应。

原癌基因单拷贝的突变对于细胞具有显性的生长促进作用。因此，可以根据其作用识别出癌基因，例如，用 DNA 转染技术（DNA transfection）或是通过病毒载体，将该基因整合至合适的受试细胞的基因组内等方法，但在肿瘤抑制基因的情况里，致癌性等位基因通常是隐性的，也就是说在一个二倍体体细胞中，只有正常基因的两份拷贝均须失去或失活方起作用。因此需用不同的方法，方可将癌细胞中丢失的基因寻找出来。

在某些情况下，可发现特异的较大范围的染色体异常，甚至可在显微镜下观察到，并且往往与某一种特殊的癌症相关。这便可以提供癌基因所处位置的线索。它们也可因染色体重排（chromosomal rearrangement）而激活。例如在慢性髓性白血病中

的染色体易位（chromosomal translocation）。此外，染色体中若有可见的缺失也可以有助于揭示出丢失的肿瘤抑制基因。下面讨论几个常见的与癌发生、发展密切相关的基因。

1. Ras 基因 研究人员常用体外培养的小鼠成纤维细胞作为受试细胞来寻找癌基因，其原因是这种细胞系已经有了某些遗传学的改变并逐渐趋向恶性变，因此只需插入单个癌基因即可产生明显的效应。为此，可从肿瘤细胞中提取 DNA，将它断裂成片段，然后将它们导入培养的细胞内，如果某一片段含有癌基因，那么就可能出现小的不正常增殖的集落，因为形成这种集落的细胞已呈现出癌细胞的特征。这种细胞称为转化了的细胞（transformed cells），细胞的这种改变过程称为转化（transformation）。转化细胞从未转化的细胞中外长出来，并且由于它们过度增殖，可以重叠起来。

1982 年，Weinberg 等在人膀胱组织中分离出的第一个癌基因是原癌基因 Ras 的突变体，即激活的 H-Ras 癌基因，之后人们对它进行测序。现已知 Ras 是一个在真核生物中高度保守的多基因家族，包括 H-ras、K-ras 以及 N-ras，人 ras 编码 21kDa 的蛋白质，含 189 个氨基酸残基。此外发现在 1/5 的人类癌症中存在 Ras 基因突变。在此之前，人们已发现反转录病毒中的 Ras 基因可以引起啮齿类动物的肉瘤。正是由于 20 世纪 80 年代在人肿瘤细胞中与动物病毒中发现了同一个基因，使得人们相信癌症是由于少数癌症关键基因发生突变所导致的。

正常的 Ras 蛋白是一类单体的 GTP 酶，它们将细胞表面受体上的信号传递至细胞内部，并导致一系列内部改变。从人肿瘤中分离得到的 Ras 癌基因含有点突变（point mutations），所产生的蛋白为高活性的 Ras 蛋白（p21ras），其作用呈显性。由于 Ras 基因在众多的人类癌症中均有突变，所以是肿瘤关键基因中最具重要性的一员，它在肿瘤细胞增殖与血管生成过程的信号传导中均起着一定的调控作用。

正是通过上述导入 DNA 的方法以及其他途径，迄今已知数百个原癌基因，这些基因可以因激活突变而转变为癌基因，促使癌发生（表 21-2）。

2. Rb 基因 人类的第一个肿瘤抑制基因是从研究一种罕见的儿童成视网膜神经细胞瘤或称为视网膜母细胞瘤（retinoblastoma）发现的，该肿瘤起源于视网膜，或者可以说更早地起源于原始神经嵴细胞（neural crest cell）。它由未成熟视网膜中的前体细胞即原始神经母细胞，即成神经细

表 21-2 常见的人类癌基因

基因名称	肿瘤类型	激活机型
ab1	慢性髓细胞白血病、急性淋巴细胞白血病	易位
akt	乳腺癌、卵巢癌和胰腺癌	扩增
bcl-2	滤泡性 B 细胞淋巴瘤	易位
CCND1	甲状旁腺癌、B 细胞淋巴癌	易位
CCND1	鳞状上皮细胞癌、膀胱癌、乳腺癌、食管癌、肝癌、肺癌	扩增
cdk4	黑色素瘤	点突变
erbB	胶质瘤、多种上皮细胞癌	扩增
erbB	肺癌	点突变
erbB-2	乳腺癌、卵巢癌	扩增
gil	成胶质细胞瘤	扩增
kit	胃肠基质细胞瘤	点突变
m-myc	Burkitt 淋巴瘤	易位
m-myc	乳腺癌、肺癌	扩增
L-myc	肺癌	扩增
N-myc	成神经细胞癌、肺癌	扩增
PDGFR	慢性髓细胞单核细胞白血病	易位
PDGFR	胃肠基质细胞瘤	点突变
P13K	乳腺癌	点突变
P13K	卵巢癌、胃癌、肺癌	扩增
PML/RARα	急性早幼粒细胞白血病	易位
B-raf	黑色素瘤、结肠癌	点突变
rasH	甲状腺癌	点突变
rasK	结肠癌、肺癌、胰腺癌、甲状腺癌	点突变
rasN	急性髓性和淋巴细胞白血病、甲状腺癌	点突变
ret	多发性内分泌肿瘤 2A 和 2B 型	点突变
ret	甲状腺癌	DNA 重排
SMO	基底细胞癌	点突变

胞（neuroblast）发展而来，大约每 2 万个儿童中有 1 例，占儿童期恶性肿瘤的 8%～10%，死亡率的 15%。其中的一种是遗传性，占 1%～2%，另一种是散发的。在遗传型中，通常双眼发生多发性肿瘤，非遗传性发生单个肿瘤只是单眼受累。少数遗传型肿瘤患者可呈现可察觉的异常染色体核型，13 号染色体有特定区带的缺失。在非遗传型的患者中也可发现同一区带的缺失，表明 13q14 是关键基因所在。但也有研究提示 16p12-13 为易感基因区。

利用染色体缺失的部位，可以克隆 Rb 基因并

进行测序，于是人们发现那些患有视网膜母细胞瘤患者的体细胞中有一份 *Rb* 基因的缺失，或是有丧失功能的突变（loss-of-function mutation）。这些细胞有发生癌变的倾向性。但是，只要它们保留有另一份正常的拷贝，就不会发生肿瘤。癌变的视网膜细胞则 *Rb* 基因的 2 个拷贝均有缺陷，表明曾经是正常的那一份拷贝也发生了体细胞突变，从而使得其功能也最终丧失（图 21-10）。

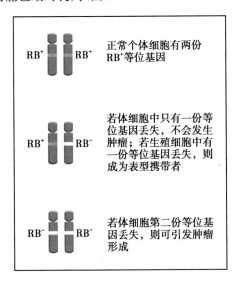

RB⁺　RB⁺　正常个体细胞有两份 RB⁺ 等位基因

RB⁺　RB⁻　若体细胞中只有一份等位基因丢失，不会发生肿瘤；若生殖细胞中有一份等位基因丢失，则成为表型携带者

RB⁻　RB⁻　若体细胞第二份等位基因丢失，则可引发肿瘤形成

图 21-10　视网膜母细胞瘤与 *Rb* 基因
视网膜母细胞瘤多由 13q14 区 *Rb* 基因双拷贝缺失引起。在遗传型中一条染色体上有该区域的丢失，若个体由于体细胞突变又丢失另一个拷贝，则形成该肿瘤，在散发型中两份拷贝皆有丢失

相反地，在非遗传型的患者中，正常细胞的两份 *Rb* 均没有缺陷，但癌细胞中则 2 个拷贝均有缺陷。但非遗传型的视网膜母细胞瘤是十分罕见的，因为其细胞需要发生两次相互独立的事件并使得单个视网膜细胞谱系（retinal cell lineage）两个染色体上的同一基因均失活。在几种常见的其他类型的散发癌症中，也可见到 *Rb* 基因的丢失，其中包括肺癌、乳腺癌和膀胱癌。诚然，比起视网膜母细胞瘤来，这些常见肿瘤的发生有更多、更复杂的遗传学改变，此外，这些肿瘤一般都发生于年龄较长的人群。然而，不论是视网膜母细胞瘤或是这些肿瘤，*Rb* 基因功能的丧失是细胞走向恶性变常发生的关键一步。

Rb 基因编码 Rb 蛋白，该蛋白是机体所有细胞细胞周期的调控因子之一。起着细胞分裂周期行进中的刹车作用。Rb 蛋白的缺失则细胞周期运行发生异常。除了 *Rb* 基因之外，迄今已鉴别出数十个其他肿瘤抑制基因（表 21-3）。

表 21-3　常见的肿瘤抑制基因

基因名称	肿瘤类型
APC	结肠 / 直肠癌
BRCA1	乳腺和卵巢癌
BRCA2	乳腺癌
JNK4	黑色素瘤、肺癌、脑瘤、白血病、淋巴瘤
NF1	神经纤维肉瘤
NF2	脑膜瘤
p53	脑瘤、乳腺癌、结肠 / 直肠癌、食管癌、肝癌、肺癌、肉瘤、白血病、淋巴瘤
Rb	视网膜母细胞瘤、肉瘤、膀胱癌、乳腺癌、肺癌
Smad2	结肠 / 直肠癌
Smad4	结肠 / 直肠癌、胰腺癌
TβRII	结肠 / 直肠癌、胃癌
VHL	肾细胞癌
WT1	Wilms 瘤

3. *p53* 基因　细胞数量的控制取决于细胞增殖和细胞死亡之间的平衡。例如在淋巴结生发中心，B 细胞增殖很快，但其大多数的后代细胞通过细胞凋亡而消失。因此，细胞凋亡的正确调节对于进行细胞更新组织中细胞产生与死亡的正常平衡是十分必需的。此外，细胞凋亡在消除受损细胞或应激细胞（stressed cell）中也起着至关重要的作用。例如，当 DNA 受到严重损伤而不能修复，或是它们不能收到细胞外存活信号时，便会通过细胞凋亡而自杀。然而，癌细胞对于细胞凋亡有抗拒性，它们不但不该存活下去，而且照样增殖。

细胞凋亡控制基因的突变与癌细胞对凋亡的抵抗有关，一种称为 Bcl-2 的蛋白在正常情况下是抑制细胞凋亡的，它是从 B 细胞淋巴瘤中发现的，由于发生了染色体易位它们表达被激活。这样使得在正常情况下，原本应死亡的 B 淋巴细胞不但存活下来，而且数量剧增，最终导致 B 细胞恶性肿瘤的发生。

与细胞凋亡调控有关的一个重要基因是肿瘤抑制基因 *p53*，它定位于 17p13.1，长约 20kb，含 11 个外显子，其名来源于它的蛋白产物的分子质量，它编码的蛋白控制着细胞对 DNA 损伤，各种不同的细胞应激，其中包括低氧（hypoxia）和生长因子的缺乏的反应，因此是人类最重要的防止肿瘤发生的基因，然而几乎在所有人类的癌症中，该基因或是 p53 通路中的其他元件都发生了突变。为什么 *p53* 起着如此关键的作用呢？其原因在于它调控细胞周期，它通过细胞从 G₁ 期进入 S 期来抑制细胞的过度增殖，此外在细胞凋亡以及在维持遗传稳定性诸方面都起着防止细胞损伤可能引起肿瘤发生的多方面的作用。

与 Rb 相反，在正常情况下，大多数体细胞所含的 p53 蛋白极少。虽然细胞可以合成 p53 蛋白，但很快被降解。而且，p53 对于正常发育并非必需。两份基因拷贝均缺失的或是典型失活的小鼠在各个方面均表现正常，但是它们会在 10 个月龄之前发生癌症。这一观察表明，p53 只是在特殊情况下显示出它的功能。事实上，当正常细胞被剥夺氧气或是暴露于紫外光、γ 射线等引起 DNA 损伤情况下，p53 蛋白降解可被阻断，浓度迅速升高。此外，当 Ras 和 Myc 等癌基因过分活跃，刺激异常分裂的细胞中，也可见到 p53 蛋白的积累。在所有这些情况里，p53 可使损伤的细胞或是异常增殖细胞通过细胞凋亡而自杀，或者在细胞损伤修复之前启动阻止细胞分裂的机制，不让细胞增殖。相似地，若端粒变得太短，p53 则活化抑制细胞进一步地分裂，使得发生复制细胞老化现象。p53 所提供的保护作用可以部分解释为什么激活诸如 Ras 和 Myc 这样的癌基因并不一定就会产生肿瘤。

由上也不难预见 p53 活性的丧失通常十分危险的，它会促使肿瘤的发生，其理由有下述几个不同的方面：首先，它会让 DNA 有损伤的细胞继续其细胞周期的运行；第二，它使得细胞逃脱凋亡；第三，由于允许染色体有损伤的细胞进行分裂，致使产生遗传不稳定性，于是随着细胞分裂，使得肿瘤促进性突变进一步地积累；第四，在某些类型的肿瘤中产生对抗癌药物和放射治疗的抵抗性；第五，失去了 p53 对先天性免疫基因反应（innate immune gene responses）的修饰作用。许多其他基因突变一般只造成上述几个方面某一方面的异常改变，而 p53 突变对上述几个方面均有影响。一种因 p53 基因突变而造成的 Li-Fraumeni 综合征患者常发生多个器官与多种组织的恶性肿瘤，而人类70% 以上的癌症其中包括肺癌、乳腺癌、结肠 / 直肠癌、胃癌、肝癌、食管癌、膀胱癌以及卵巢癌等患者都可检测到 p53 的突变或缺失。

二、联合使用多种新技术搜寻肿瘤关键基因

人类基因组测序为全面寻找肿瘤关键基因开辟了新途径。其中包括肺癌、乳腺癌、结肠直肠癌、胃癌、肝癌、食管癌、膀胱癌以及卵巢癌等，从理论上说，现已可能检测每个癌细胞系或是肿瘤组织中大约 25 000 个人类基因中的每一个基因，找出潜在有意义的异常，并最终鉴别出所有人类癌症中常见有改变的基因。譬如现在已发现 Raf 蛋白激酶的高活性形成，它广泛存在于黑色素瘤中，而在其他癌症中极少，因此可以确认 Raf 为黑色素瘤发生的关键基因。除了直接的 DNA 测序之外，还有下列有效的新途径：

1. **比较基因组杂交**　比较基因组杂交（comparative genomic hybridization，CGH）系从正常细胞和从癌细胞中提取 DNA 片段，用荧光标记来识别在特定癌细胞中扩增或缺失的区域。具体的做法是以不同的荧光分子标记上述两种片段，然后让标记的片段在 DNA 微阵列（DNA microarray）杂交，微阵列上每一个点均相应有一个正常基因组的已知位置。按照与它们结合的正常的和肿瘤的标记比率，每个点显出不同的颜色的荧光。用这种方法可以定位出癌细胞基因组中扩增的或是缺失的区域，然后再在这些区域内进一步筛找那些与肿瘤发生有关的候选基因。

2. **细胞 DNA 微阵列**　DNA 微阵列也可用来揭示癌细胞中基因表达的特异性改变。此时不用染色体 DNA 而是用细胞的 mRNA 制备探针进行杂交。

3. **RNA 干扰（RNAi）**　以 RNA 干扰（RNAi）技术为基础，进行大规模的遗传筛查也为识别肿瘤抑制基因提供了新的途径。小分子干扰 RNAs（siRNA）在细胞中的表达可以通过破坏相应的 mRNA 或是抑制它的翻译而灭活基因的两个拷贝。从原理上说，该技术可以识别受试动物或细胞系中任何肿瘤抑制基因。

除了上述方法之外，还可以用转基因小鼠（transgenic mice）或是基因敲除小鼠（knockout mice）技术，前者候选的癌基因过分表达，而后者则丢失候选肿瘤抑制基因。

第四节　肿瘤学基本实验

为了探索肿瘤发生、发展的奥秘及防治方法，早在 19 世纪人们便开展了肿瘤的实验研究。1834年 Leidy J 首次将人类肿瘤组织植入于蛙的皮下，观察到移植物中有血管的形成。虽然肿瘤本身未见进行性生长，然而它毕竟开创了肿瘤实验研究的先河，到了 20 世纪初 Yamagiwa 和 Ichikawa 将煤焦油反复涂抹兔耳皮肤观察到肿瘤形成，自此开始了

真正意义上的实验肿瘤学研究。随着免疫学、实验动物学以及细胞生物学和分子生物学等学科的迅速发展，实验肿瘤学也已得到长足的进步，可以在分子与细胞水平上揭示出众多的肿瘤发生、发展规律及防治途径。

一、利用细胞体外转化实验研究细胞的永久性表型改变

细胞转化（cell transformation）是指由于 DNA 或基因表达改变所导致的自发性或诱发引起的永久性表型改变。诱导性转化的诱导者可以是病毒（如多瘤病毒、SV40 等）、化学致癌物（如 N- 甲基 -N'- 硝基 -N- 亚硝基胍、MNNG）、辐射等。如用突变的基因（如 Ras 等）直接导入细胞引起的转化则该过程通常称为基因转染。转化细胞通常生长速率加快，获得永生性（immortalization），但转化的细胞系不一定具有致瘤性，只有进一步演进方可获得致瘤能力，该过程称为恶性转化（malignant transformation）。

用于转化研究的靶细胞，应以实验目的而定，但一般而言胚胎细胞比成体细胞更易转化，成纤维细胞比上皮细胞更易转化。根据累积的实验认为 $10^6 \sim 10^7$ 个细胞中才有一个细胞可发生转化并获得永生性。下面以 MNNG 诱发金仓鼠乳鼠肺细胞转化为例，示一般过程及相关分析技术。

首先，需取得一定量的金仓鼠乳鼠肺细胞，常用它的次代培养作为靶细胞。当传代后的细胞达亚汇合（subconfluence），即未达完全汇合，尚有基质未被全部覆盖时，加入化学致癌物如 MNNG，观察细胞的改变。诚然，致癌物的终浓度是必须谨慎选择的。浓度太高势必对细胞有很大的毒性，因此

在有参考浓度下，可选择数个浓度进行实验，通常化学致癌物的暴露时间为 24 小时，但也可以用较长的处理时间。如若在化学致癌物的作用下有细胞转化发生，则在尔后的细胞传代（subculture）中，转化细胞的生长会超过未转化的细胞，并形成很明显的转化灶（transformation focus）。

通过连续传代的方法，或是只将转化灶细胞消化并传代的方案均可获得稳定的转化细胞系。比起亲本细胞来转化细胞具有如下的主要明显改变：

1. **丧失贴壁依赖性生长** 在一般情况下，成纤维细胞或上皮细胞不能悬浮增殖，只有铺展于固体基质后方能开始增殖，称为贴壁依赖性（anchorage dependence）生长。转化细胞可获得悬浮状态下形成群落的能力，用半固体培养基（如软琼脂或甲基纤维素培养基）培养方法可以鉴定这种性状。

2. **血清依赖性降低** 正常细胞只有在含有较高血清浓度的培养基中才能生长。转化细胞则在较低的血清浓度甚至在没有血清的培养条件下即可生长与增殖。

3. **获得无限增殖期** 正常的原代细胞在体外经过数代就逐渐停止增殖，即走向衰老。而转化细胞却有永生性（immortality），获得了无限增殖能力，成为永生细胞系。

4. **生长密度依赖性降低** 正常细胞增殖速度随细胞群体高密度增加而降低，但转化细胞在高密度下仍具有增殖能力，因此可见接触抑制（contact inhibition）丧失并且呈现细胞的重叠生长（图21-11）。

5. **致瘤性** 如果细胞发生了恶性转化，则它们获得了致瘤能力（oncogenicity），此时若将它们植入有免疫缺陷的动物，譬如裸鼠（nude mice），则它们可以在动物体内形成肿瘤。

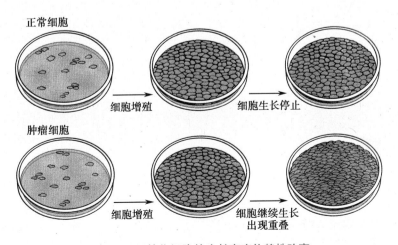

图 21-11　转化细胞的生长密度依赖性改变

6. 细胞侵袭性 侵袭性（invasiveness）是恶性细胞最主要的特性之一。常用来测定恶性细胞侵袭性的技术有鸡胚尿囊绒膜（chick chorioallantoic membrane，CAM）实验（图21-12）。鸡胚心脏与肿瘤细胞球体共培养实验，以及滤膜孔（filter wells）实验（图21-13）。在这些实验里都可以发现恶性细胞具有穿越正常组织的侵袭能力。除了上述主要特征之外，转化细胞的其余特性可以参阅表21-4。

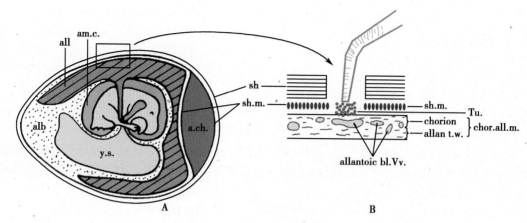

图21-12 尿囊绒膜培养示意图

A. 9天鸡胚（宿主）及开窗位置；B. 以Spemann吸管经过蛋壳上的窗户进行肿瘤移植；a.ch：气室；all：尿囊；allan t.w：尿囊壁；allantoic bl.Vu：尿囊绒膜血管；am.c：羊膜腔；chor.all.m：尿囊绒膜；sh：蛋壳；sh.m：壳膜；Ta：肿瘤细胞；y.s：卵黄囊

表21-4 转化细胞的其他特性

特性	测定方法	正常细胞	转化细胞	
			一般转化	恶性转化
细胞形态	显微镜下观察	伸展良好，折光较弱，核质比小，核仁小而少	伸展性良好，微有折光性	伸展性较差，折光性强，核质比增大，核仁大而多，有时可以见多核巨细胞
超微结构	扫描电镜观察	细胞表面微绒毛少，细胞质中微管排列规则	细胞表面微绒毛一般，细胞质中微管排列基本规则	细胞表面微绒毛较多，细胞质中微管排列紊乱
贴壁率	在有限血清中克隆	较低	稍高	较高
倍增时间	生长曲线	较长	稍短	较短
细胞结构	免疫染色	正常	肌动蛋白细胞骨架改变，细胞表面相关纤维连接蛋白丢失，细胞外基质改变，细胞黏附分子表达改变，细胞极性破坏	
核型	核型分析	二倍体	异倍体	
自发突变率	姐妹染色单体互换	低	高	
癌基因	Southern印迹	正常表达	过表达或突变	
抑癌基因	FISH，免疫染色，微阵列	正常表达	缺失或突变	
植物凝集素凝集	凝集实验	弱	弱	较强
蛋白水解酶的分泌	纤维蛋白酶原激活剂测定	—	—	促进蛋白水解酶的分泌
血管形成	CAM测定，滤孔实验，VEGF的产生	—	—	促进血管形成

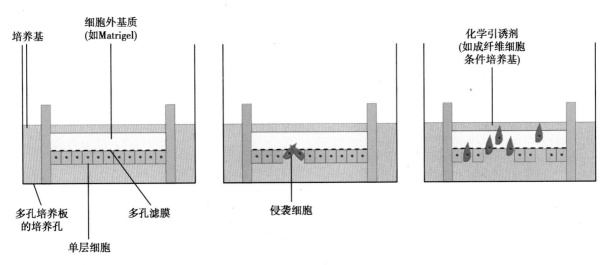

图 21-13　滤膜皿侵袭实验

位于滤膜下面的细胞穿过滤膜迁移到生长因子缺乏的 Martrigel 中，在滤膜孔中加入化学引诱剂（如成纤维细胞条件培养基）可促进细胞到达 Martrigel 上面

二、细胞分化实验用于研究肿瘤细胞被诱导分化的可能性

细胞分化（cell differentiation）原指胚胎细胞随着机体发育产生结构与功能差异，从而获得合成特异性蛋白质和特化性质的过程。现已证明在某些因子作用下，肿瘤细胞也可被诱导分化成正常细胞或是恶性较低的细胞。这些因子被称为分化诱导剂，其中有些为生理性的，如某些维生素及其前体、神经生长因子、氢化可的松和某些矿物质，如钙以及环磷酸腺苷（cAMP）等。有些为非生理性的，如三氧化二砷、丁酸钠、甲氨蝶呤、丝裂霉素 C 等。最能说明的例子是用二甲基亚砜（DMSO）处理小鼠红白血病细胞，则可以观察到细胞开始合成血红蛋白。同样，以 DMSO 处理小鼠黑色素瘤细胞 B16，除了观察到细胞形态发生改变之外，还可以促使黑色素的合成以及酪氨酸的活力，这些均表明恶性细胞已向正常细胞方向分化。此外，在以它处理人白血病 HL-60 细胞则可观察到有分叶杆状核的形成。此外，可以观察到细胞生长变缓，最主要的是将它们植入敏感动物体内它们不再产生肿瘤。在临床上，用全反式维甲酸诱导急性早幼粒白血病分化，证明可以取得一定的疗效。

三、药物杀伤实验用于抗癌药物的筛选

不少抗癌药物的筛选是从细胞生物学效应为先导的，常用的技术则是观察培养中的肿瘤细胞对所筛选的细胞毒素或药物的敏感性。即用被选的细胞毒素或药物处理培养的肿瘤细胞，观察它们的形态、生长与分裂、代谢、基因表达以及存活等方面的改变，其中存活曲线是初步确定药物敏感性最基础的分析方法（图 21-14）。在找出敏感药物后，再可进一步深入药物的机制分析，如该药物对细胞周期的影响，对蛋白质及核酸代谢的影响以及基因表达的影响等。

除了药物对细胞作用之外，这些实验思路也适用于辐射、高热等作用因子对肿瘤细胞作用的研究。此外，鉴于对细胞的杀伤作用可包括直接导致细胞坏死（necrosis）以及诱发细胞凋亡（apoptosis），

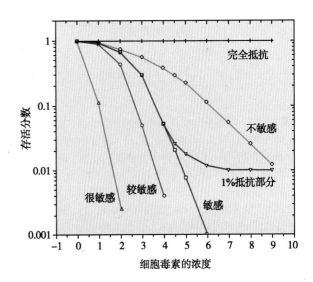

图 21-14　细胞存活实验

存活细胞对细胞毒素药物浓度的半对数曲线图，其斜率随敏感性的增加而增加，随其降低而降低，当完全有抗性时，整个曲线变平坦。部分有抗性可由抵抗分数来表示，在曲线上表现为曲线低端的平坦处

因此可以进一步分析这种药物的作用机制及作用方式。

四、用实验性转移模型研究癌细胞转移规律

要模拟癌细胞的转移特性及过程，首先要建立实验性转移模型，通常的过程是将所研究的肿瘤细胞制成悬液，直接注入血管腔内或淋巴管腔内，肿瘤细胞随血流或淋巴液进入靶组织或器官内，在那里形成瘤栓进而穿出管腔形成转移灶。由于上皮性恶性肿瘤多于淋巴管道转移，而来自中胚叶的恶性肿瘤细胞多以血道转移，因此在进行转移灶观察时要充分认识到这一点。但是，在实验性转移实验里，转移可以较广泛。例如在小鼠尾静脉内接种艾氏腹水癌细胞（Ehrlich's ascites carcinoma），癌细胞可以是全身广泛的转移（图21-15）。

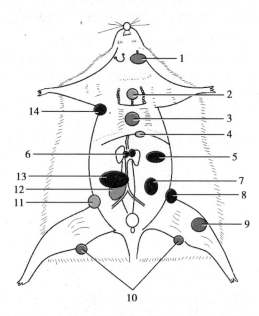

图21-15　小鼠接种艾氏腹水癌细胞后全身广泛转移
1. 颌下淋巴结；2. 纵隔淋巴结；3. 胸骨柄内转移瘤；4. 幽门淋巴结；5. 胰腺周围转移瘤；6. 肾门淋巴结；7. 卵巢周围转移瘤；8. 左侧腹股沟淋巴结；9. 后肢大腿部转移瘤；10. 腘窝淋巴结；11. 右侧腹股沟淋巴结；12. 髂动脉旁淋巴结；13. 腹腔内转移瘤；14. 腋窝淋巴结（肺内转移未显示）

肿瘤转移的实验可以帮助更多地了解恶性细胞的特性，转移规律以及选择出不同转移能力的细胞，以及参与转移的有关分子生物学机制，尤其是转移基因与转移抑制基因，从而为最后阻止转移发生找出有效的途径。

五、肿瘤血管形成模型用于研究肿瘤血管形成的机制

随着肿瘤逐渐长大，直径达到1～2mm时，会产生低氧状态（hypoxia），此时它们必须建立起自身的血液供应系统，以保障得到足够的氧气和营养。现已证明肿瘤细胞可以产生血管形成信号（angiogenic signal），如低氧诱导因子1α（hypoxia inducible factor-1α，HIF-1α）来激活血管内皮生长因子（vascular endothelial growth factor，VEGF）、血管生成素（angiogenin）和FGF-2等的基因转录，VEGF则可以吸引内皮细胞并形成血管。

为了更深入研究它们形成的机制以及寻找阻止肿瘤血管系统的形成，常需要建立肿瘤血管形成的模型。这些模型应当便于制作，易于观察以及进行干预实验。常用的技术有鸡胚尿囊绒膜（CAM）（图21-12）。通常孵育9天或10天左右的种蛋已有发育完善的尿囊绒膜血管，此时将肿瘤细胞悬液或是肿瘤组织块（如Rous肉瘤）接种于主要血管主叉处，并继续孵育常常可以观察到肿瘤血管形成过程。

然而，鸡胚尿囊绒膜技术不易进行定量测定，Transwell滤膜培养技术一定程度上可进行定量分析，即通过观察对细胞迁移的刺激作用，血管内皮因子的产生以及形态指标等可反应出血管形成的过程及状态（图21-13）。

第五节　肿瘤研究的现状及未来

无论中外的古典医籍早有肿瘤这一名词的记载。例如在公元前16世纪，殷墟甲骨文中已有"瘤"这一病名。然后，尽管数千年来人们对于肿瘤的观察、治疗不断有所深入，但基本上还停留在观望、甚至无奈的状态。至于对其病因及发病机制更如不见庐山真面目，未能窥察到肿瘤形成的本质。1875年英国医生P Pott报道伦敦烟囱筒清扫工的阴囊皮肤癌发病率特别高，认为烟囱的油垢是引起皮肤癌的病因，1915年，日本学者山极和市川用焦油涂抹兔子耳朵，成功诱发兔皮肤乳头状瘤，其中有些瘤最终发展成为转移性癌，从此肿瘤研究进入实验性探索高潮。随着研究的不断深入，人们逐渐认识到肿瘤的基本生物学性质，肿瘤的病因，并且到了20世纪人们已在分子水平上揭示肿瘤发生的机制。癌基因抑癌基因的发现、细胞凋亡、细胞周期、端粒酶、病毒感染与某些细菌（如幽门螺旋杆

菌）与肿瘤发生关系的研究都为人类最终彻底认识并能预防和治愈奠定基础。

一、肿瘤基础研究将深入到组学综合研究阶段

1986 年，病毒肿瘤学家，诺贝尔生理或医学奖获得者 Renato Dulbecco 在《Science》上发表了题为《肿瘤研究的转折点：人类基因组测序》，这就是人类基因组计划（human genome project, HGP），主张解读人类基因组中所有的基因，为此，要将人类基因组的全部基因和 DNA 序列作遗传图（genetic map）、物理图（physical map）和转录图（transcription map）以及完成 3×10^9 bp 的测序。正是在 HGP 的带动下，问世了各种组学（omics），构成了组学革命（omics revolution），其中尤以基因组学（genomics）、转录组学（transcriptomics）、蛋白质组学（proteomics）、细胞组学（cytomics）以及表观遗传学（epigenetics）等对肿瘤学研究的推动作用最为巨大。

癌基因组学（cancer genomics）是基因组学派生的一个分支领域，主要内容为研究与癌症发生、发展、侵袭以及转移过程的相关基因表达和变化规律以及与环境的相互关系。它除了要阐明癌症发生的总体规律之外，还要阐明个体间基因表达差异，以便根据个体遗传学背景设计出个体化治疗方法，取得最好的治疗效果（参见第二节）。事实上，通过 DNA 测序迄今已在多种对人类危害最大的恶性肿瘤，包括肺癌、胃癌、大肠癌、胰腺癌、乳腺癌、卵巢癌、神经胶质瘤、黑色素瘤、急性白血病中揭示出存在有突变的基因，其中包括缺失、插入或是点突变等，如此可为肿瘤的早期诊断提供依据，更可能为个体化治疗提供药物的准确靶子。

比较蛋白质组学（comparative proteomics）也称差异蛋白质组学（differential proteomics），以比较健康与患者个体组织或细胞中蛋白质组的改变及探索这种改变的意义为主要目的。其主要内容为蛋白质的鉴定、蛋白质的修饰，其中包括乙酰化、磷酸化和糖基化、蛋白质功能的确定等。迄今比较蛋白质组学及其技术在肿瘤学研究中已得到广泛应用，并且也对肿瘤学的发展起着一定的推动作用，尤其在筛查肿瘤风险人群、早期诊断、跟踪病程发展、治疗效果以及复发监测的应用等方面有十分重要的地位，随着蛋白质组学技术进一步完善，并在更广泛的肿瘤谱上开展的工作，肿瘤学研究必将能更快发展。

除了基因组学、蛋白质组学在当前肿瘤研究中起着重要作用之外，端粒（telomere）与端粒酶（telomerase）的研究也一直与肿瘤研究息息相关。端粒是一种广泛存在于真核细胞染色体末端的如帽子一样的特化结构，由富含 G 的短的串联重复 DNA 组成，并伸展到染色体末 3′ 端。正常哺乳动物细胞端粒序列长度在 2～20kb，在分裂过程中端粒会逐渐缩短。但永生性细胞（immortal cells）尤其是癌细胞具有端粒 - 端粒酶系统，可使得端粒保持其长度和结构的稳定，也就是不因细胞分裂而缩短与改变。实验证明，若将端粒酶导入人成体纤维细胞，则即使细胞分裂，其端粒也不再缩短，细胞复制寿命可以增加 5 倍。相反地，若抑制端粒酶活性，会使细胞走向衰老，诱导癌细胞死亡。研究表明许多肿瘤细胞端粒酶呈阳性，尤其那些具有转移活性的癌细胞，端粒酶活性也较高，例如资料表明在各种恶性肿瘤的阳性检测率都是很高的，胰腺癌 95%、口腔鳞癌 80%～90%、食管癌 87%、胃癌 85%、乳腺癌 85%、肝癌 85%、肺癌 85%、肾癌 71% 等。无疑，对端粒酶的深入研究或许可以找到抑制癌细胞分裂并最终用于癌症治疗的途径。

二、肿瘤治疗研究的重点将置于联合治疗和个体化治疗

当前肿瘤治疗仍以手术切除、化学药物治疗及放射治疗为主要手段。但这些治疗方法仍很难歼灭所有的癌细胞，因为在癌细胞灶中会存在一小部分分裂很慢的肿瘤干细胞，它们对化学药物及放射治疗不敏感，一旦治疗停止，它们仍可增殖起来引起复发。此外，除非是十分早期的肿瘤，不然手术也不易将每一个转移灶切除。未来肿瘤治疗的研究方向应将重点置于以下几个方面。

1. 分子水平靶标　在分子水平上找出特异肿瘤的特异改变，并以此作为药物的靶点，寻找抑制癌基因蛋白质的药物，其中包括特异性单克隆抗体。在慢性髓性白血病（chronic myelogenous leukemia, CML）的细胞中常有费城染色体出现，这是由于染色体断裂并在两个特殊基因，即 Abl 和 Bcr 处重新连接所致。这两个基因的连接产生了一个杂交基因及其产物，即称之为 Bcr-Abl 的嵌合蛋白，它包含了 Bcr 的 N 端片段，并且与 Bbl 的 C 端部分融合，Abl 是一种酪氨酸激酶，参与细胞信号传导，当 Bcr 片段替代了 Abl 的正常 N 端时，则 Abl 高度活化，使得含有 Abl 的造血前体细胞过分增殖，同时防止了本应凋亡的细胞不再死亡，其结果血细胞大

量在血液中累积导致 CML 形成。

这种嵌合 Bcr-Abl 蛋白，无疑它应成为治疗的靶子，若能找出某种药物分子，它可以抑制酪氨酸激酶的活性，即可阻断 Bcr-Abl 的活性，伊马替尼（imatinib，商品名格列卫，Gleevec）即为此类药物，使 CML 治愈率达 80% 以上。然而 Gleevec 对于髓性白血病急性期，即所谓的母细胞危象（blast crisis）效果较差。此时的白血病细胞有更大的遗传不稳定性，而且进展很快。由于它们在 Bcr-Abl 基因产生了第二次突变，使得 Gleevec 不能与 Bcr-Abl 激酶结合，于是对 Gleevec 有了抵抗性。因此，今后应发展多种药物的鸡尾疗法，协同地阻断 Bcr-Abl 的作用，防止产生对单一药物有抗性的细胞产生。用小分子物质抑制癌基因蛋白激酶第二个例子即是 EGF 受体抑制剂，已证明对某些类型的肺癌也颇为有效，迄今已有许多癌基因靶向药物，或在临床试用，或者已经批准应用（表 21-5）。同样，陈竺、陈赛娟等发现 As$_2$O$_3$ 通过降解 PML-RARα 融合蛋白可以提高对 APL 的治疗效果，而且与 Gleevec 联合应用则效果更佳。

2. **肿瘤血管生成的阻抑**　另一种破坏肿瘤的途径不直接针对癌细胞，而是针对所依赖的供应血管的生成，这种以血管形成作为靶子的治疗途径被称作肿瘤的血管生成性预防作用（angioprevention）。由于这些血管的生长需要血管生成信号，诸如 VEGF、FGF、PDGF 和 EGF 等。在动物模型中已证明阻断血管形成信号可以防止肿瘤进一步生长。此外，在新血管的生成过程中，内皮细胞要表达不同的细胞表面标志，这也可以提供阻止血管生成的机会，并且这样做还不至于伤及正常组织的血管。目前正在进行各种血管生成信号抑制剂的临床实

验，现已有某些药物，如 VEGF 受体抑制剂已批准用于肾癌的治疗。同样的，抗 VEGF 的单克隆抗体也已批准与其他化疗药物联合应用治疗结肠癌，并且也收到一些疗效。因他莫西芬（tamoxifen）作用于 VEGF 及血管生成素（angiogenin），正进行乳腺癌临床 III 期试验治疗。

3. **联合化疗**　医师们早已熟知，某些肿瘤在予以化疗药物治疗后，会明显地缩小，但是数月或是 1～2 年后会以另一种形式重新出现，并且对原先疗效很好的药物产生抵抗性。主要的原因是癌细胞的高突变性。原先的药物对于肿瘤细胞群体中的一小部分细胞不再起作用，现认为这些细胞即属于肿瘤干细胞（cancer stem cells），它们仍可增殖，并最终产生新的肿瘤。

因此，在某些病例中，可以同时用两种或更多种药物治疗来防止这种抵抗性，其原理与用三种不同蛋白水解酶抑制剂治疗 HIV-AIDS 相似。即使在最早的肿瘤细胞群体中存在某些细胞，它们对某一种药物有抵抗性，但不会对其他两种完全不同的药物有抵抗性。相反地，序贯给药可以使得对第一种药物有抵抗的少数细胞大量增殖起来，也因此有可能产生双重抵抗性。鉴于现在的药物种类不断增加，因此有效的多种药物的联合应用可收到良好的疗效。威罗菲尼（vemurafenib）与易普利姆玛（ipilmumab）的联合应用治疗黑色素瘤也让人们看到一线曙光。

4. **个体化治疗**　基因表达谱有助于将癌症划分为有临床意义的亚群。现在已有可能在分子水平上对每一个具体肿瘤进行详细的特征分析。例如 DNA 微阵列技术（microarray technology）可以同时测定肿瘤样品中数千个基因的表达模式，并且

表 21-5　用于临床的癌基因靶向治疗药物

药物名称	癌基因	肿瘤类型
维 A 酸（retinoic acid）	*PML/RARα*	急性早幼粒细胞白血病（APL）
曲妥珠单抗（herceptin）	*erbB-2*	乳腺癌
西妥昔单抗（erbitux）	*erbB*	结肠直肠癌
伊马替尼（imatinib）	*abl*	慢性髓细胞白血病（CML）
	Kit	胃肠基质细胞瘤
	PDGFR	胃肠基质细胞瘤、慢性骨髓单核细胞 白血病、嗜伊红细胞增多综合征、隆突性皮肤纤维肉瘤
吉非替尼（gefitinib）	*erbB*	肺癌
厄洛替尼（erlotinib）	*erbB*	肺癌
索拉菲尼（sorafenib）	*raf*	肾癌
维摩拉菲尼（vemurafenid）	*BRAF*	黑色素瘤

可以与其相应正常组织中相同基因表达模式作对比。一定类型的肿瘤，如乳腺癌，都会有它自己的基因表达谱，但是对多个患者的表达谱进行比较时发现，这些肿瘤又可以进行更细的分类，属于小分类的肿瘤还共同具有相同的基因表达谱，例如有 BRACA1 或 BRACA2 表达者，有雌激素受体阳性/阴性者，所以乳腺癌至少可分为 10 个亚型。

这种分子图谱分析为何有一定的用处呢？其原因在于临床医学的进展很大程度取决于准确地诊断。如果不正确地鉴别肿瘤，便不能知道它们发生的原因，预见它们的结果以及选择出一个最适合该患者的个体化治疗方案。目前已知，肿瘤是一类高度异质性的疾病，以往的标准分类主要依赖于组织学的分析，但现在认识到这会将那些行为很不一样的癌症归为一类。因此基因表达谱分析不仅有助于正确诊断，并且可以更准确地进行分类，这对于肿瘤的治疗是极为重要的。例如，对弥漫性大 B 细胞淋巴瘤（diffuse large B-cell lymphomas）的研究表明，在基因表达谱分析的基础上，可将它们分别分为两个不同的亚类，这在组织学水平是不能区分的。以前发现其中的一类预后良好，另一类预后很差，这一点以往常令医生们感到迷惑，现在可以得到正确的解释与正确的治疗。例如，虽然同样接受联合化疗，表达 Bcl-2 蛋白的水平在 2 年内无进展的患者，其生存率为 50%，而不表达 Bcl-2 蛋白的患者 2 年无进展生存率为 82%。若联合治疗结合特异性利妥昔单抗治疗（rituximab），则表达 Bcl-2 蛋白的患者 2 年无进展生存率为 88%，而不表达 Bcl-2 蛋白的患者 2 年无进展生存率较低。

鉴于基因表达谱的优越性，现已逐渐扩展到其他肿瘤的分析与应用。它在指导肿瘤治疗方面将展现出光明前景，但须指出的是虽然大量肿瘤关键基因的发现为认识肿瘤提供了分子基础，基因表达图谱为肿瘤更细的分类及个体化治疗提供了有利的工具。但是人们对肿瘤的许多特异的行为及其本质，其中对肿瘤干细胞的干性的分子基础尚了解不够，因为只有认知清楚它们的分子基础方能将它们杀灭，不至于复发，最终导致治疗失败。

5. 细胞自噬调控　从细胞生物学角度，细胞凋亡和细胞自噬也将成为一个研究与开发的方向。自噬调控性抗癌药物（autophagy-modulating anticancer drugs）以及细胞凋亡的调控基因与信号通路的更深入地探索，可能为癌症的治疗展现新的前景。

总之，随着对肿瘤细胞生物学认识的不断增长，比起以往来，已找到了一些较为有效的肿瘤预防、诊断和治疗的方法。研究者可以通过正常的与恶性的细胞性质的比较，其中包括癌细胞对癌蛋白的依赖性、DNA 修复机制、细胞周期检测点机制以及细胞凋亡调控途径的缺陷等将正常细胞与肿瘤细胞加以区别，从而设计只破坏与杀灭肿瘤细胞的治疗方案。此外，还可以设计针对其血管供应的药物来控制它们的营养与增殖，还可以阻断它们与周围间质细胞的联系来控制它们的生长。现在已有证据表明，通过对正常细胞控制机制的了解以及在肿瘤中调控机制如何发生了改变，便可通过针对癌细胞生长与存活所必需的特殊分子来设计药物，从而将它们杀灭。此外，随着人们能更明确地知道在某一特殊肿瘤中哪些基因发生的改变，便可以采取更加个体化的多靶点的治疗方案。

（章静波）

参 考 文 献

1. 马文丽. 医学分子生物学. 北京，高等教育出版社，2008

2. 刘玉琴. 细胞培养手册. 北京：人民军医出版社，2009

3. 陈晔光，张传茂，陈佺. 分子细胞生物学. 第 2 版. 北京：清华大学出版社，2010

4. 柳惠图，王永潮，桑建利. 分子细胞生物学. 北京：高等教育出版社，2012

5. 杨恬. 细胞生物学. 第 2 版. 北京：人民卫生出版社，2010

6. 高进，章静波. 癌的侵袭与转移——基础与临床. 北京：科学出版社，2003

7. 董子明. 细胞培养在细胞分化研究中的应用 // 章静波. 组织和细胞培养技术. 北京：人民卫生出版社，2002

8. 章静波. 肿瘤治疗的未来——分子细胞学的观点. 癌症进展，2011，9：119-131

9. Alberts B, Johnson A, Lewis J, et al. Molecular biology of the cell. 5th ed. New York: Garland Science, 2008

10. Cooper GM, Hausman RE. The cell-A molecular approach. 5th ed. Washington DC: ASM press Sinauer Associates Inc, 2009

11. Freshney RI. Culture of animal cells-A manual of basic technique. 6th ed. New York: Wiley-Liss, 2010

12. Stephens FO, Aigner KR. Basics of oncology. New York: Springer, 2009

13. Weinberg RA. The biology of cancer. New York: Garland Science, 2007

14. Adriana A, Francesca T, Vincent W, et al. Cancer prevention by targeting angiogenesis. Nat Clin Oncol, 2012, 9: 498-509

15. Menendez D, Shatz M, Resnick MA. Interaction between the tumor suppressor p53 and immune responses. Curr Opin Oncol, 2013, 25: 85-92

第二十二章 血液细胞的细胞生物学基础概念和应用前景

提　要

　　造血干细胞(HSC)在特定的造血微环境中，通过不同的生长因子，调控造血细胞的增殖、分化、成熟等过程，最后生成各系成熟的血细胞。胚胎期造血分为卵黄囊、胎肝和骨髓三个造血期及原始造血和永久造血期。永久造血期HSC的起源尚存在争议。长期以来认为HSC首先分化为共同的髓系祖和淋系祖细胞，但此模式正在经受挑战。血细胞生物学特性的研究成为临床应用的基础，使其在血液学领域具有广泛的应用前景。

第一节　血细胞的分化、发育与成熟规律

一、胚胎期造血经历了从卵黄囊、胎肝到骨髓的迁移

　　造血干细胞(HSC)分化为多能祖细胞，再不断增殖并逐渐分化为适当数量及比例的各系祖细胞、前体细胞，最后发育成为各系的成熟细胞，成熟的细胞释放进入血液循环，此全过程称为造血，即血细胞生成。造血过程贯穿于生命的全程，胚胎期造血起源于卵黄囊，根据造血部位的迁移将造血分为三期。

(一)卵黄囊造血期是第一代造血

　　人胚发育到第2周末时，开始了卵黄囊造血期。在人妊娠40天后，卵黄囊造血衰退，而肝脏进入活跃的造血期。人胚胎第10周，卵黄囊停止造血。

　　卵黄囊造血以生成原始红细胞为主，而且是红细胞生成素(EPO)非依赖性的，红细胞没有脱核现象，体积较大，巨幼样外观，胞质内只含有胎儿血红蛋白(HbF)。最近的研究表明，原始造血时也生成巨核细胞和巨噬细胞。

　　1. 原始造血和永久造血　因研究人类胚胎造血发育较困难，而小鼠胚胎期的造血过程与人类相似，因此对胚胎期造血的研究多数是通过小鼠进行的。根据造血开始的时间和生成的细胞不同，又将小鼠胚胎期的造血分为原始造血和永久造血。

　　(1)原始造血：在小鼠胚胎第7.0天(E7.0)起，以卵黄囊血岛内生成第一个原始红细胞为起点称为原始造血(primitive hematopoiesis)，也被称为造血第一波。原始红细胞的特点与人类相似，胞质的血红蛋白为胚胎珠蛋白和成人型血红蛋白。长期以来，一直认为原始造血的特征性标志是红细胞在进入循环时具有细胞核。然而，近几年的研究证明在鼠E12.5～E16.5期间原始红细胞在胎肝进行脱核，并伴随成人型血红蛋白β链基因的上调。在人类一直不清楚是否也出现原始红细胞的脱核现象？然而，最近的研究显示，在人类妊娠的前3个月，胎盘长茸毛处存在原始红细胞的终端分化和脱核现象。另外，文献报道原始造血时也生成巨核细胞和巨噬细胞，但原始造血期的起始细胞不具备形成淋巴细胞的潜能，因此属于造血祖细胞(hematopoietic progenitor cells，HPC)，而不是HSC，这些HPC低表达CD41。原始造血期是短暂的，在E9.0就已经探测不到原始红细胞的生成，由称为"永久造血"的成体类型的造血快速取代。

　　(2)永久造血：在E8.25卵黄囊出现高增殖潜能、混合系列的髓系、红系的HPC，开始了永久造血(definitive hematopoiesis)期。这种HPC也被称为短暂永久祖细胞(transient definitive progenitors)，表达CD41和c-KIT，由其产生的红细胞体积较小，只含有成人型血红蛋白，在进入循环时已经脱核，此期也称为造血第二波。随后(E10.0)祖细胞迁移入肝脏并生成永久红系和髓系细胞，这些红细胞成为由肝脏释放的首批成熟血细胞。

继出现 HPC 以后，在 E9.0 的卵黄囊和主动脉旁脏壁中胚层（para-aortic splanchnopleura, PSP 或 PAS）出现只能在新生小鼠体内重建多系造血的 HSC，在 E10.5 以后的主动脉 - 性腺 - 中肾（aorta-gonad-mesonephros, AGM）区生成能在成年小鼠体内重建造血的 HSC。HSC 是由此部位的血源性内皮细胞产生。PAS/AGM 区位于小鼠胚胎的躯干腹侧。在胚胎早期，此区含有脏壁中胚层、一对背主动脉的内皮细胞、脐肠系膜动脉和肠内胚层时称为 PAS。E9.0 后，随着血管的形成，在与背主动脉相邻的部位出现形态可辨认的泌尿生殖系统，如前 / 中肾、生殖嵴 / 腺等，称 AGM 区（图 22-1）。HSC 的出现开始了造血第三波。

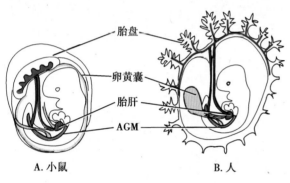

A. 小鼠　　　　　　　　　　**B. 人**

图 22-1　人和小鼠胚胎期的造血器官

2. 永久造血起源　原始造血起于卵黄囊血岛已被普遍认可，但永久造血起源于何处争论颇多。

经典的观点认为卵黄囊是体内永久造血的唯一来源，卵黄囊产生的 HSC 经血液循环迁移到肝脏、脾脏及骨髓，提供永久造血。但近些年的一系列研究表明 HSC 首先起源于胚内 AGM 区，并理论上推测 HSC 有可能由此迁移到卵黄囊。但最近的研究表明，在没有循环的 Ncxl$^{-/-}$ 小鼠胚胎中，E10.0 前所有的造血祖细胞都由卵黄囊生成，来自卵黄囊的造血祖细胞可能通过循环迁移到胚胎各处。是否由于 Ncxl$^{-/-}$ 孕体没有心跳和血液循环，使 PAS 中不生成能够诱导髓系细胞发生的信号，目前还不清楚。此外，D Metcalf（2008）的鸟胚胎嵌合体实验对造血发育领域提出了挑战：具有永久造血功能的成体 HSC 在孕体中生成，它的生成不依赖于短暂的造血祖细胞。因此，胚体中造血祖细胞缺乏并不表明 HSC 也缺乏，而小鼠 AGM 区生成 HSC，也可能是卵黄囊造血祖细胞的"最后加工厂"，即在 AGM 区促进祖细胞衍变成 HSC。目前，对胎儿循环建立之前卵黄囊的 HSC 为什么不能在

成年小鼠体内重建多系造血，它们与 AGM 区随后产生的成年型 HSC 之间的关系，目前仍不清楚。这些结果说明对永久造血的起源仍未得出明确的结论。

值得一提的是，在研究造血发生时，越来越多的研究采用斑马鱼胚胎模型。因斑马鱼的血细胞和基因表达与哺乳动物相似，且其胚胎是透明的，体外受精后发育快速，是研究基因表达调控的有效工具。利用荧光报告转基因、共聚焦时间推移显微镜 2010 年 Bertrand 证明斑马鱼的 HSC 是从背主动脉腹侧壁产生的，并利用永久性系列示踪方法证明由此产生的 HSC 就是成年造血系统直接的启动者。图 22-2 显示了斑马鱼造血的整体示意图。

（二）胎肝造血期是第二代造血

继卵黄囊之后即开始胎肝造血期。一般认为胎肝造血开始于妊娠的第 5 周。在 15 周之前有造血上升（增加）期，15～23 周为旺盛时期，24 周以后造血衰退，直至出生时停止。胎肝造血的规律为：①造血细胞分布在肝窦和肝细胞索之间；②肝脏造血以幼稚红系细胞为主，巨核细胞常伴随红系在一起；③胎肝造血细胞的密集程度随妊娠日期不同而变化，有造血上升期、旺盛期及衰退期。

（三）骨髓造血期是第三代造血

从胚胎 3 个月开始，至出生后骨髓成为人体的主要造血器官，一直延续至终身。骨髓造血以髓系为主，成年人骨髓造血主要分布在胸骨、椎骨、肋骨、骨盆、长骨的近端及头颅等部位。

在骨髓造血的同时，胸腺、脾脏及淋巴结也参与造血，以产生淋巴细胞为主。但实验证明胚胎期的胸腺还可有其他系的造血，如红系、粒系和巨核细胞等。

造血组织主要是指骨髓、脾、淋巴结及胸腺。在正常情况下，出生后的肝脏不再承担造血任务，故一般不称肝脏为造血器官。近几年的研究发现，胎盘是从 AGM 区到胎肝阶段生成造血细胞的部位。KE Rhodes（2008）等培养没有循环的 Ncxl$^{-/-}$ 小鼠胚胎，发现 E10.5～E11.0 的胎盘中含有可以向髓系、红系和淋巴系分化的造血细胞，和 AGM 区的 HSC 几乎在同一时间出现，因此认为 AGM 区、胎盘和卵黄囊这三个部位都可能独立生成 HSC，并提出了胚胎发育期间造血的三波模型，并提出 HSC 的形成、发生在大动脉，而且不只局限于 AGM 区，还可能发生在脐动脉、卵黄动脉、胎盘和卵黄囊中。胎盘中 HSC 的数量远远大于 AGM 区，并认为胎盘是妊娠早期 HSC 的储存部位。

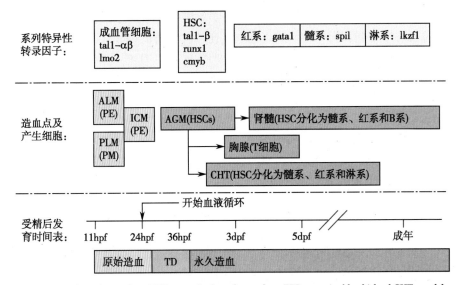

ALM: anterior lateral mesoderm,PLM: posterior lateral mesoderm,PBI: posterior blood island,CHT: caudal hematopoietic tissue,PM: primitive emacrophages,PE: primitive erythrocytes,hpf: hours postfertilization, dpf: days postfertilization,TD: transient definitive wave.

图 22-2　斑马鱼造血的整体示意图

斑马鱼造血的整体示意图：包括造血点的移动，产生的血细胞及涉及的基因。原始造血开始于 11hpf 的 ALM 和 PLM 分别产生 PE 和 PM，在 24hpf 融合成 ICM。永久造血的 HSC 产生于 AGM 区域，并移行到 CHT，胸腺和肾髓支持成人造血

二、血细胞的发育是一个连续的过程

血细胞的发育是连续的，由多能造血干细胞发育变为具有特定功能的终末细胞，要经过几个阶段或者说要经过几个池，在这几个细胞池中要进行一系列增殖、分化、成熟及释放的过程。"增殖"是细胞通过次或者 2、3 次有丝分裂进行复制及 DNA 合成增加各系祖细胞的数量。"分化"是细胞发育过程中失去某些潜力同时又获得新的功能的过程。在细胞内部结构可能有相应的变化，细胞获得定向发育的潜力，在适宜条件下能继续发育为终末细胞，此阶段细胞内虽然发生了某些生理生化变化，但在形态学上尚不能识别。"成熟"是包含在整个细胞发育过程中，细胞的每一次有丝分裂和分化都伴有细胞的成熟。"释放"是终末细胞通过骨髓屏障进入血液循环的过程。骨髓是血管外造血，静脉窦又被一种特殊的内皮细胞覆盖，使未成熟的幼稚细胞不能随意进入血液循环。这些内皮细胞属于间质细胞的一种，还能产生生长因子，促进局部造血细胞的增殖和分化。

（一）造血干细胞具有高度的自我更新与多向分化潜能

1. 造血干细胞的概念　造血干细胞（HSC）是一类具有高度自我更新与分化为多向祖细胞能力的特殊造血细胞。自我更新是指在无数次有丝分裂中，干细胞既不断分化为祖细胞，以补充每时每刻祖细胞大量分化为前体细胞的需要，却又能保持干细胞自身数量与特征不变。这种能力可一直持续到正常机体全部生命过程的终结。

目前，有关 HSC 自我更新与多向分化的机制尚无定论。主要有两种学说：①随机模式：该学说是 1961 年由 JE Till 和 EA MuCulloch 等根据他们所做的 CFU-S 实验结果而提出的；②决定论模式：1990 年代初提出此决定论模式或诱导假说，认为 HSC 及造血祖细胞的分化选择是由造血因子和造血因子类型决定的，即造血微环境所决定。此外，还有将上述两种学说加以融合互补的第三种学说。但哪种学说是正确的，还需要证实。

2. 不对称有丝分裂　出生后 HSC 的数量很少，约占骨髓有核细胞的 0.05%～0.5%。多数 HSC 处于静止期（G_0），而机体维持稳定期造血，每天每小时要生成 1×10^9～5×10^9 红细胞和白细胞。HSC 在出生后通过何种方式使自身的特性及数量保持不变，而又不断产生很多祖细胞？不对称性有丝分裂模型（asymmetrical mitosis）较好地解释了此问题。目前认为不对称分裂主要包括两种方式：

（1）单细胞的不对称分裂：干细胞在有丝分裂产生两个子细胞时，只有一个子细胞分化为早期

的祖细胞，另一个子细胞仍然保持干细胞的全部特性不变。此种现象已在单细胞和无脊椎动物上得到确认，但机制尚不清楚。可能与下列因素有关：①命运决定因子的特殊分离机制；②不同的环境因素影响；③机构蛋白，即细胞的骨架成分可能在细胞命运的决定中至关重要。

（2）群体细胞的不对称分裂：在哺乳动物细胞中，不是每一个细胞的每一次分裂都遵循不对称规律，自我复制和细胞分化的平衡是建立在细胞群而不是以单个细胞为基础的，即 HSC 可选择全部分化形成两个造血祖细胞，也可选择全部自我复制生成两个 HSC，或选择半数分化形成一个 HSC 和一个造血祖细胞。这种群体性不对称分裂有助于对各种生理需求做出反应，如损伤后血细胞生成的增加和表皮细胞的修复。

干细胞一旦分化为早期的祖细胞，不对称性的分裂能力立即丧失，转为对称性有丝分裂，进而有效、大量地扩增祖细胞，并逐渐增殖分化，细胞数量按 2^n 递增（n 为有丝分裂次数）。有研究显示，在不同来源的 $CD34^+CD38^-$ 细胞中能够进行不对称有丝分裂的细胞数不同，胎肝 > 脐带血（或成人骨髓）；但不同来源 $CD34^+CD38^-$ 细胞及存在不同生长因子连续培养过程中，不对称有丝分裂与总分裂数比例（非对称有丝分裂指数 ADI）保持不变，约占 40%。

3. HSC 的实验研究 1909 年 M Alexandar 首次提出了 HSC 这个名词，并认为 HSC 有淋巴细胞样的形态，能够扩增及分化为各系列细胞。然而，从 HSC 到祖细胞，形态学上是无法识别的。但通过密度梯度离心方法、抗体和染料标记、流式细胞仪（FCM）和免疫磁珠分选等可以得到较高纯度的 HSC，并通过一些体内或体外实验证实 HSC 的存在。

（1）HSC 表型：目前对人的 HSC 免疫表型的普遍认识为：各个系列分化抗原（lin）阴性（lin 包括 CD20、CD14、CD16、CD3、CD56、Glycophorin A 等分化抗原）及 CD38、HLA-DR 等亦为阴性的细胞，可能表达 CD34、KDR、CD133、CD90（Thy-1）、SCF 受体（c-kit）、CD123（IL-3Rα 链）和 CD135（FLK2/FLT-3）等。

CD34 是目前应用最多的一个标志，它是 1980 年代中期发现的一种细胞表面黏附分子，表达在骨髓（BM）和外周血（PB）的造血干或祖（干 / 祖）细胞及具有造血潜能的各种集落形成细胞上，包括多能及定向造血祖细胞，另外也表达于骨髓基质细胞、大部分内皮细胞、胚胎成纤维细胞和脑细胞。$CD34^+$ 细胞在正常骨髓中约占 1%。动物体内及人

类临床实践均证明输入一定数量的 $CD34^+$ 细胞，可在体内长期重建造血，说明 $CD34^+$ 细胞具有 HSC 的特征，或 $CD34^+$ 细胞中含有 HSC。

但 1996 年后的实验证明 $CD34^-$ 细胞可以分化为 $CD34^+$。$CD34^-$ 细胞可能比 $CD34^+$ 更原始。$CD34^-lin^-$ 细胞具有造血重建及自我更新的能力。

另外，罗丹明（rhodamine 123）低吸收率及 DNA 结合荧光染料 Hoechst33342 低吸收的细胞也具有长期造血重建能力，称为侧群细胞（side population，SP），SP 细胞中富含 HSC。

（2）HSC 的检测实验：1961 年 JE Till 和 EA MuCulloch 发现将正常小鼠的骨髓细胞输注给致死剂量 X 射线照射后的小鼠，经 8～10 天后受体脾脏上生成肉眼可见的脾结节，称为脾集落形成单位（coloning forming unit-spleen，CFU-S）。脾结节多数由髓细胞组成，也有红系、粒系、巨核系细胞或三系组成的脾结节。应用染色体显带技术及单个脾结节移植技术证明每个脾结节形成细胞都是由一个细胞增生和分化而来，因此，生成脾结节的细胞就是一类最早被认识的造血干 / 祖细胞。

目前，主要通过检测 HSC 的自我更新能力来检测 HSC，包括：①小鼠脾集落再植法；②骨髓连续移植法；③体内造血重建能力检测；④体外液体长期培养；⑤次级集落培养方法。

对 HSC 多系分化能力及长期重建造血能力的检测主要通过动物体内的实验证明，使用的动物主要为重症联合免疫缺陷小鼠（SCID）或 NOD/SCID 鼠及致死剂量放射线照射后小鼠。SCID 小鼠缺乏 T、B 细胞免疫系统，但保留 NK 细胞活性。NOD/SCID 鼠同时存在 T、B、NK 细胞功能缺陷，使异种移植物更易在其体内移植成功。而非免疫缺陷的小鼠在致死剂量放射线照射后，体内的免疫系统已被破坏，所以不易发生移植排斥反应。

研究 T 细胞的生成能力需利用特殊的小鼠模型，如将人胚胸腺、肝脏种植于 SCID 小鼠肾被膜下，产生局部嵌合的淋巴样组织，此种小鼠为 SCID-hu Thy/Liv。在体外培养体系中加入胎鼠的胸腺叶，称为胎儿胸腺器官培养（fetal-thymus organ culture，FTOC）。现在可以利用 OP9 基质细胞在体外培养 T 细胞，OP9 基质细胞来源于新生 OP/OP 小鼠骨髓，缺乏产生 M-CSF（macrophage colony-stimulating factor）生长因子的能力。OP9 和其他基质细胞表达 Notch 配体：Jag1、Dll1 或 Dll4，可以有效支持未分化的干细胞向 T 系分化并诱导定向 T 系祖细胞的增殖。

另一种异种移植动物模型为胎羊,当胎羊在母体子宫内及免疫系统未建立时,将人的细胞注射到子宫内的胎羊体内。该模型的特点是可鉴定长期的造血重建,羊的寿命可达数年,而小鼠观察时间多为数月。胎羊移植实验还可进行第2代、第3代系列移植,以反映HSC的自我更新及长期重建造血的能力。

(二) HSC分化为不同系列的造血祖细胞

干细胞第一步分化时,产生第一代祖细胞,祖细胞开始对称性有丝分裂,自我更新能力随之减弱。祖细胞进入细胞增殖周期,不断增殖分化,同时失去了干细胞的特性。早期祖细胞具有淋巴及髓系多向分化能力,多系祖细胞再分化为双向或单向祖细胞。而髓系祖细胞也存在由多向髓系祖细胞向单向髓系祖细胞分化发展。单向祖细胞又称为定向祖细胞,是晚期祖细胞。晚期祖细胞再进行若干次有丝分裂后出现形态学可识别的各系前体细胞。红系的前体细胞自原幼、早幼、中幼再进行3~5次有丝分裂,成为晚幼细胞就停止增殖,逐渐分化成熟。自1965年至1970年代末,利用一系列集落形成实验证明存在几种定向分化的祖细胞,近十年来体外集落形成实验得到进一步的发展,可以检测更早期的造血祖细胞。

(1) 多能祖细胞:多能祖细胞(multilineage progenitors, MLP)在含胎儿胸腺叶和支持髓系生长的混合培养体系中可培养出6种T、B、髓系的多能造血祖细胞(P-TBM),包括P-MTB、P-MB、P-MT、P-T、P-B、P-M,但未培养出P-TB。

(2) 粒-淋系启始细胞:粒-淋系启始细胞(myeloid-lymphoid initiating cells, ML-IC)在含有鼠胎肝细胞系和生长因子的条件下,经大约15周培养后,生成髓系和B淋巴细胞,但无T细胞。

(3) 多能髓系祖细胞:在体外半固体培养体系中可以生成由粒系、红系、单核、巨核细胞组成的集落,称为CFU-GEMM(colony forming unit-granulocyte erythrocyte macrophage megakaryocyte),为髓系定向祖细胞,在髓系发展中,处于较早期。

(4) 粒-单系祖细胞:在琼脂及甲基纤维素培养体系中生成只由粒系、单核-巨噬细胞或两者混合组成的集落,称为粒-巨噬细胞集落形成单位(colony forming unit-granulocyte macrophage, CFU-GM)。集落起源于单一细胞,称为集落形成细胞。在CFU-GM即粒-巨噬系祖细胞,该细胞可进一步分化为粒系、单核-巨噬系祖细胞,而粒系、巨噬系祖细胞可分别形成CFU-G及CFU-M。

在体外半固体培养条件下,加入适当的生长因子作用,可生成由嗜酸、嗜碱性粒细胞组成的集落,它们分别起源于嗜酸、嗜碱性粒系祖细胞。

(5) 红系祖细胞:造血干细胞在向红系方向分化的过程中,经历了一个受爆裂型红细胞集落启动因子(BPF)与红细胞生成素(EPO)作用的阶段,分别产生红系的爆裂型集落形成单位(burst forming unit-erythrocyte, BFU-E)和集落形成单位(CFU-erythrocyte, CFU-E)。这个阶段中的细胞称为红系祖细胞,在分化过程中BFU-E早于CFU-E。EPO可以影响这些细胞的增生活动,刺激血红蛋白的合成,并推进向红系细胞分化。

(6) 巨核系祖细胞:在淋巴细胞条件培养液刺激下可以生成由巨核细胞组成的集落生成单位(CFU-Meg)。

(7) 其他:体外培养中还证实存在长期培养起始细胞(long term culture-initiating cell, LTC-IC)及扩展的(expend E)-LTC-IC和高增生潜能集落形成细胞(high proliferative potential-CFU, HPP-CFU)。LTC-IC及E-LTC-IC由较早期的造血干/祖细胞组成。HPP-CFU为一群异质性细胞,由早期的造血干细胞到较成熟的祖细胞组成,因此HPP-CFU不代表某一个发育阶段的祖细胞。不同体外培养实验中检测的造血起始细胞在造血分化过程中所代表的阶段性见图22-3。

(三) 经典的造血细胞分化二分模式面临着挑战

HSC分化为髓系和淋系共同造血祖细胞的二分模式已提出了30年,并被引入教科书中(图22-4),但在体外的培养体系中难以培养出髓(M)、T、B系同时生长的克隆。多能祖细胞是否分化为共同的淋系祖细胞,一直难以证明。T Akashi(1999)在小鼠BM内鉴定了一群克隆性的共同淋系祖细胞(common lymphoid progenitor, CLP),为lin⁻IL-7R⁺Sca-1^{lo}c-kit^{lo}Thy-1.1⁻。A Galy(1995)报道人BM内候选CLP的表型为lin⁻CD34⁺Thy-1⁺c-kit⁻CD10⁺CD45RA⁺,此细胞可产生T、B、NK和淋巴样的树突细胞(DC),不产生髓细胞。但从2001年起Y Katsura及同事利用一系列体外实验,证明T祖细胞(pro-T)具有髓系分化能力,可以产生T、DC、髓系细胞;并证明CLP细胞在体外的基质细胞培养中可以产生髓细胞。其结果是对传统的二分模式和CLP存在的挑战,并在此基础上提出了基于髓系的分化模式(myeloid-based model)(图22-5)。该模式认为髓系的分化潜能一直伴随着各个分化阶段的祖细胞。S Doulatov(2010)研究了人的脐

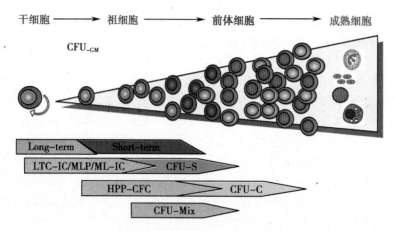

图 22-3 体外培养起始细胞与造血分化阶段的关系示意图

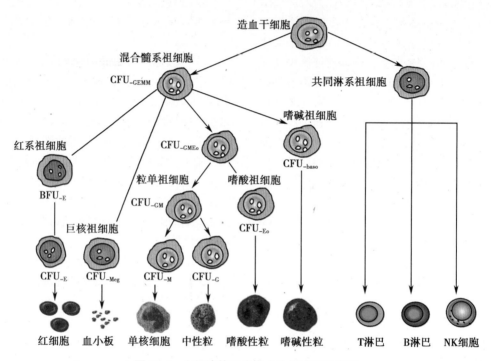

图 22-4 血细胞的二分模式分化过程示意图

带血和成人骨髓中 Thy-1^{neg-lo}CD45RA$^+$CD34$^+$CD38$^-$多潜能的淋系祖细胞，该细胞除可以产生所有淋巴细胞外，还生成单核细胞、巨噬细胞和树突细胞。这些结果与鼠的研究结果相似，也提示人类造血并未遵循严格意义的淋 - 髓系二分模式。但最近也有报道，采用遗传学方法标记暂时或永久表达白细胞介素 -7 受体（IL-7R）细胞的命运绘图（Fate mapping）的方法（该方法可反映体内生理条件下细胞的命运），再次提供了二分模式的证据。该实验证明，体内胸腺内的 T 细胞和髓细胞来源于不同的祖细胞，T 祖细胞缺乏显著的髓细胞分化潜能。产生这些不同的实验结果，有可能是因为在体外高度

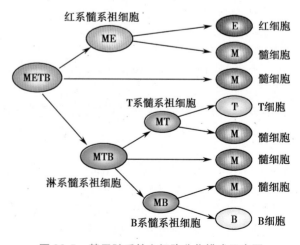

图 22-5 基于髓系的血细胞分化模式示意图

敏感的实验条件下诱导出非生理条件下的分化潜能。因为在生理条件下，CLP 和 pro-T 细胞均不产生明显的髓细胞。总之，目前关于体内造血分化模式和 T 细胞的起源出现了不同的观点，可能还需要更多的实验研究证明。

第二节　造血调控

血细胞的生成是一个极其复杂、精细的动态调控过程，涉及 HSC、造血祖细胞、造血微环境、造血生长因子、转录因子及黏附分子等之间的相互作用与相互制约，反映了机体对各种竞争性刺激、增殖和抑制因子反应的平衡性结果，体现了造血细胞生存、分化、成熟与程序化死亡的全过程。

一、造血微环境是造血细胞赖以生存、增殖与分化的场所

造血微环境是造血细胞赖以生存、增殖与分化的场所，由骨髓基质细胞、造血因子和细胞外基质组成（图 22-6）。

（一）骨髓基质细胞为血细胞的生成构筑了良好的空间环境

骨髓基质细胞是一种复杂的异质细胞群，骨髓腔中所有固定的非造血细胞均属于基质细胞，包括成纤维细胞（网状细胞）、内皮细胞、脂肪细胞和单核巨噬细胞。成纤维细胞是分泌造血生长因子的主要基质细胞。

基质细胞为造血细胞的增殖、分化与成熟构筑了良好的空间环境，通过与造血细胞密切接触发挥近距离调控作用，同时骨髓基质细胞分泌多种正性和负性造血调控因子参与造血过程。实验证实基质细胞存在异质性，不同来源地基质细胞上清液中含有不同种类的造血生长因子和其他的活性物质。

（二）细胞外基质是造血细胞传递和接受信息的物质基础

ECM 由基质细胞产生，主要包括黏附性蛋白和蛋白多糖类组成，是造血细胞赖以传递与接受信息的物质基础。ECM 是造血微环境的主要组成成分之一，主要的蛋白包括胶原蛋白类、大分子糖蛋白类、蛋白多糖类、葡聚糖类及少量其他蛋白。纤连蛋白（fibronectin，FN）、血黏素（hemonnectin）、血小板反应素（thrombospondin）、层黏连蛋白（laminin）是 ECM 的重要组成成分，在血细胞的成熟、分化和释放中发挥重要作用。

（三）黏附分子介导了造血细胞、细胞因子与基质细胞的相互作用

黏附分子（CAMs）是血细胞、内皮细胞和其他细胞产生的糖蛋白，位于膜上或释放到细胞外基质（ECM）中。主要包括：①整合素家族（integrin family，IF），包括 α4β1、α4β7、CD11a/CD18、CD11b/CD18、CD11c/CD18 等；②选择素家族（selectin family，SF）：包括 E-、P-、L- 选择素；③免疫球蛋白基因超家族（immunoglobulin gene super family，IgSF）；包括 ICAM-1、2、3 及 VCAM-1、PE-CAM-1、MAdCAM-1；④钙依赖性黏附素家族（cadherin family，CF）；包括 E-、P-、N-cadherin；⑤其他，如

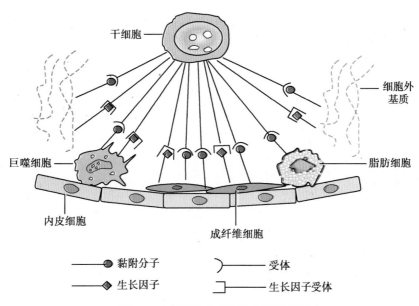

图 22-6　骨髓造血微环境组成示意图

CD44 等尚未分类的黏附分子。黏附分子的功能相当复杂，如对细胞的活化、增殖、分化、细胞游走与定位、炎症反应、免疫应答、肿瘤细胞转移、动脉粥样硬化形成、神经修复等方面都有重要意义。

造血干/祖细胞、细胞因子与基质细胞的相互作用是造血调控的重要机制，而介导这些成分相互作用的关键是黏附分子及其配体间的相互识别和黏附。黏附分子能与造血细胞表面的配体结合，造血细胞表面也有黏附分子与骨髓基质细胞或 ECM 结合，如血细胞表面存在多种黏附分子可结合基质细胞、透明质酸和其他 ECM。基质细胞与造血细胞的直接接触是通过基质细胞与造血细胞表面的黏附分子实现的。如髓系祖细胞是通过 VLA-4-VCAM-1 黏附与基质细胞；淋巴细胞通过 VLA-4 和 VLA-5-CD9、VLA-4-VCAM-1、VLA-5-FN 等连接于基质细胞。硫酸乙酸肝素和一些黏附分子能通过黏附细胞因子将局部形成和外来的可溶性细胞因子如 IL-3、GM-CSF 浓缩于 ECM 表面，构成各种细胞因子的高浓度分布区。众多的黏附分子调节造血干祖细胞的归巢定位，以 VLA-4 和 VLA-5 为代表的 β1 整合素起着关键的作用。造血细胞主要通过 β1 整合素，尤其是 VLA-4（CD49d/CD29）和 VLA-5（CD49e/CD29）与 FN 结合。ICAM-1 可与 FN 结合，该黏附分子与其受体之一的 VLA-4（CD49d/CD29）是参与造血干/祖细胞和骨髓基质细胞间黏附的重要黏附分子。黏附分子的功能缺陷会影响造血干/祖细胞的正常功能。实验证明，分别采用抗 α4β1 和 VCAM-1 单抗可显著抑制造血干/祖细胞和骨髓基质细胞的黏附。Ph⁺ 慢性粒细胞白血病（CML）患者其 β1 整合素介导的黏附功能缺陷，导致基质细胞或 ECM 对造血细胞的抑制性出现障碍，是 CML 的重要发病原因之一。

（四）干细胞微环境维持造血细胞的动态平衡

近些年对造血调控的研究发现，造血干细胞特性的维持、造血细胞的分化途径或细胞分化方向的抉择等与造血微环境有着密切的关系，这种微环境也被称为龛（niche）。干细胞龛是体内容纳干细胞、调控其行为的细胞微环境。干细胞通过与龛内其他细胞和细胞因子等的相互作用，进行自我更新和定向分化，从而维持造血细胞的动态平衡。

在哺乳动物骨髓中，一部分 HSC 位于骨小梁的骨内膜区域，紧靠着成骨细胞；另一部分 HSC 与血窦周围的血管内皮细胞相连，分别构成了 HSC 龛中的成骨龛和血管龛（图 22-7）。目前的研究显示成骨龛维持 HSC 的静态，而血管龛调控 HSC 的增殖、分化和动员等行为。然而，关于 HSC 龛的精确定位和细胞的组成并不完全清楚，而研究的主要热点是其调控 HSC 的自我更新和分化的机制。

稳定期造血依赖于紧密地调节 HSC 及其子细胞自我更新、增殖和分化之间的平衡。最近的研究显示血管龛中的内皮细胞通过 mTOR（mammalian target of rapamycin）途径激活 Akt，而上调特异性的血管分泌因子（angiocrine factor），支持具有长期造血重建能力的 CD34⁻Flt3⁻cKit⁺Lineage⁻Sca1⁺（KLS）造血干/祖细胞（HSPC）的扩增。相反，通过 p42/44MAPK（mitogen-activated protein kinases）共同激活 Akt 刺激的内皮细胞则使其作用转向维持和分化 HSPC。选择性激活成年鼠内皮细胞中的 Akt1，则增加了脾脏中 CFU 数量和骨髓中 CD34⁻Flt3⁻KLS HSPC 数量，从而增加了造血恢复速度。说明，内皮细胞通过不同的分子途径调节 HSC 的

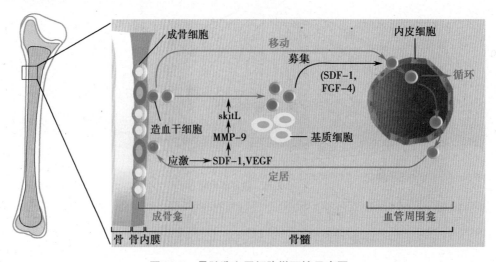

图 22-7　骨髓造血干细胞微环境示意图

自我更新和分化。目前报道的参与龛-HSC间相互作用的信号分子主要包括：

1. HSC与龛相互作用的信号分子

（1）血管生成素-1/Tie2：成骨细胞表达血管生成素-1（angiopoietin 1，Ang-1），HSC和内皮细胞表达血管生成素受体Tie2（tyrosine kinase with Ig and EGF homology domain 2）。Ang-1能使HSC维持静止的状态，并通过Tie2介导其与成骨细胞的黏附。

（2）BMP-Tgf通路：骨形态发生蛋白4（bone morphogenetic protein 4，BMP4）在成骨细胞表达，BMP4不仅涉及胚胎干细胞分化为HSC，而且涉及基质细胞调节胚胎期永久性HSC和体内成人HSC。但是HSC上BMP的受体分子表达还不清楚。一个可能的候选者是BMPR1，表达于成骨细胞，其缺陷使植活的HSC数量减少。

（3）SDF1和其受体CXCR4：基质细胞衍生因子1（stromal derived factor 1，SDF1或CXCL12）由龛中的基质细胞产生，CXCR4在早期的HSC强表达。SDF1是一个趋化因子，调节循环中HSC的数量。主要通过Mmp9和kit依赖的蛋白水解酶的释放来调节HSC与龛的黏附。通过释放表达CXCR4的细胞，不仅使HSC的流动受阻，而且改变细胞周期活性，因此提示CXCR4涉及维持HSC的静止。① Hedgehog（Hh）通路：由smoothened（Smo）控制。但在Smo缺陷的鼠中，hedgehog信号并不涉及HSC的维持。② Notch信号：过度表达活性胞内Notch1片段增加LSK（lineage⁻ SCA1p⁺ c-KIT⁺）细胞的自我更新。Notch配体Jagged1与Notch1相互作用影响体内和体外HSC的分化。相似的，基质细胞异位性表达Dll4，则增加体外祖细胞的维持。已经证明HSC表达Notch1。而成骨细胞表达Notch1、Notch3和其配体Jagged1和Dll1。提示Notch介导HSC-龛的交叉联系。但在条件性敲出Jagged1或Notch1鼠的模型或者Notch缺陷的鼠中，显示Notch1与其配体信号不是维持稳定期造血所必须的。说明Notch1信号或者其受体在造血微环境中调节HSC的作用仍然不清。目前清楚的是在造血过程中Notch信号与其他信号通路，特别是与Wnt信号间相互合作。③ Wnt信号：Wnt家族在造血中的作用被广泛研究，其中的一些成员在HSC自我更新中发挥作用，包括经典通路和非经典通路，而经典与非经典通路的平衡机制并不清楚，β-catenin可能是调节的靶点。但研究显示β和γ连环蛋白不是支持造血所必需的，提示可能以外

源性方式发挥作用。尽管如此，β-catenin（Ctnnb1）和其他Wnt通路分子在白血病患者中经常过度表达。而Ctnnb1的上游激酶Gsk3b的错误连接突变（miss splice mutations）和下游分子Lef1的过度表达引起骨髓增殖性疾病。而Bcr-Abl1阳性的白血病需要Ctnnb1的表达，可能为成熟粒单祖细胞（GMP）提供了自我更新能力。这些研究提示尽管Ctnnb1和其他连环蛋白不是维持正常造血所必需的，却是白血病HSC行为所必需的。

2. 龛失调与血液疾病

长期以来一直认为骨髓增殖性疾病主要由于造血细胞本身异常所致。然而，近两年才认识到造血微环境（龛）的变化也可以引起骨髓增殖性疾病。例如丢掉NF-κB信号的中间介质Nfkbia（Ikbα）、条件性敲出微环境Notch通路的介质Mib1（mindbomb homolog 1）以抑制微环境中Notch的激活和细胞周期调节分子Rb和Rarg缺陷，均可导致基质依赖的骨髓增殖性疾病。另外，缺乏端粒成分Terc的小鼠显示基质细胞表达G-CSF增加，导致表达Gr1的单核细胞增加，说明龛决定着髓细胞的命运。更有意思的是，龛似乎决定着骨髓增殖性疾病的表型。在MLL-AF9阳性的白血病细胞，由于微环境表达不同的生长因子而表现为淋-粒混合白血病或髓系白血病。

这些研究显示，微环境（龛）中某些基因表达的失调不仅可以导致骨髓增殖性疾病，而且决定着HSC分化的系列和白血病细胞的表型。

二、多种细胞因子和受体参与造血调控

（一）细胞因子具有三种作用方式和多种生物学特性

1. 细胞因子　包括一切源自细胞而又以不同方式作用于细胞的活性物质，例如淋巴因子、单核因子、生长因子等。它们可以调控细胞的各种功能，如增殖、分化、凋亡、识别、防卫、生物合成和恶变等。

骨髓基质中存在三类细胞因子：一类是由骨髓基质细胞产生，称近程因子，如白细胞介素-3（IL-3）、粒-巨噬细胞集落刺激因子（GM-CSF）等；一类是由内分泌器官产生，经血液循环到达骨髓基质，称远程因子，如红细胞生成素（EPO）由肾脏生成，血小板生成素（TPO）主要在肝脏生成；还有一类为自分泌因子，主要由单核细胞和淋巴细胞等产生，作用于自身。骨髓基质细胞是分泌细胞因子的主要来源，如粒系集落刺激因子（G-CSF）、巨噬细胞集落刺激因子（M-CSF）、GM-CSF、白细胞介素（如

IL-1、IL-6、IL-11)、碱性成纤维细胞因子(bFGF)、干细胞因子(SCF)等。

基质细胞生成的造血因子主要通过两种方式调控造血：①因子处于游离状态，直接与靶细胞表面的受体结合发挥作用；②某些因子如 GM-CSF 不直接释放到细胞外，而是与细胞膜或细胞外基质中糖链结合，再与靶细胞受体作用。微环境中也存在着抑制因子，如转化生长因子(TGF-β)、巨噬细胞炎性蛋白(MIP-Ia)和白血病抑制因子(LIF)，他们参与生成局部的造血微环境，有利于对造血细胞的发育进行调节。

2. 细胞因子的生物学特性

(1) 高度的生物活性：通常情况下，体循环或组织中细胞因子的水平相当低，但仍能维持正常的造血调控，而在贫血、感染或抗原刺激时水平可迅速增加，细胞因子的有效浓度为 10^{-12}～10^{-10}mol/L 时，即可刺激细胞的增殖。

(2) 细胞因子间具有相互协同、联合和拮抗作用：在刺激细胞增殖、分化时往往有两种或更多细胞因子参与。例如 IL-4 能协同 G-CSF、M-CSF 或 EPO 的集落生成刺激作用。IL-6 对粒系、巨噬系的集落生成有加强作用，并与 IL-3 有明显的协同作用。SCF 单独不具备集落刺激能力，但可增加 IL-3、G-SCF、GM-CSF 和 EPO 所刺激的集落大小和数量。另外，GM-CSF 和 M-CSF 联合作用于小鼠造血细胞与单独由 M-CSF 诱发的效应相比，某些巨噬细胞的形成明显减少。

(3) 细胞因子及生成细胞的多样性：同一类或一个细胞可生成多种细胞因子，以 T 细胞、单核巨噬细胞和成纤维细胞等尤为突出，T 细胞可生成近 20 种细胞因子。同一个细胞因子可具有多种功能，例如 IL-3 对干细胞及早期、晚期祖细胞、粒细胞、红细胞、巨噬细胞及各系均有明显的促进作用，对 T 淋巴细胞、B 淋巴细胞、嗜酸性粒细胞、嗜碱性粒细胞和单核 - 巨噬细胞的功能有调节作用。几乎所有的细胞因子均有多种功能及多种靶细胞，如 IL-1 的靶细胞除巨噬细胞、T 细胞、B 细胞外，还有成纤维细胞、角质细胞、骨膜及软骨等多种组织细胞。TNF 和 TGF 还兼有正、负双向调控作用，TNF 在体外抑制 G-CSF 的促白血病祖细胞生长，但协同增强 GM-CSF 或 IL-3 对同一种白血病祖细胞的刺激生长作用。TGFβ 可协同表皮生长因子(EGF)抑制成纤维细胞的生长，也协同血小板生长因子促进成纤维细胞生长，表明 TGFβ 对同一种靶细胞具有正、负相反的两种调控作用。

(4) 作用的交叉性：同一种细胞因子有多种生物活性，而多种细胞因子又可有共同的生物活性。例如 IL-3 为多潜能集落刺激因子，对多种造血细胞的分化成熟具有促进作用，其靶向细胞包括多种多能造血干细胞、CFU-GM、BFU-E、CFU-Meg 和 CFU-Mix。IL-3 与 GM-CSF 具有一些重叠的生物活性，如刺激粒细胞、巨噬细胞、巨核细胞分化成熟。但 IL-3 具有更广泛的靶细胞。另外 IL-6、IL-11、M-CSF 均可刺激巨核细胞的生长。

(5) 相互诱发作用：当一种细胞因子作用于某种细胞时，可能刺激其他细胞因子和细胞因子受体的产生，例如局部存在的 IL-1 和 TNFα 可诱导成纤维细胞和内皮细胞生成 GM-CSF、G-CSF、IL-6。GM-CSF 能使单核细胞分泌 M-CSF，使中性粒细胞生成 G-CSF、M-CSF。

(6) 相互调节受体的表达：粒系和单核 - 巨噬细胞系可同时表达一种以上的 CSF 受体，一种 CSF 结合到细胞膜上相应的专一受体可导致膜上其他 CSF 的可利用受体减少，称之为下向调节。例如：IL-3 能下调 GM-CSF、G-CSF 和 M-CSF 的受体表达，GM-CSF 能下调 G-CSF 和 M-CSF 的受体表达。骨髓细胞这种受体下向调节成阶梯式并且是浓度依赖的，可能是靶细胞群内维持精确应答的一种方式。

造血细胞因子的种类繁多，而且随着现代分子生物学方法和技术的不断发展，其队伍在不断扩大。造血细胞因子的功能复杂，其在体内的真正作用比目前通过体外实验所发现的作用要复杂得多。目前发表的文章综述较多，在此不做一一介绍了。

(二) 每种细胞因子均有专一的受体

造血干 / 祖细胞膜表面有与细胞因子结合的受体，特异的造血作用依赖于配体、受体相互作用的特异性和受体在细胞上的分布。

1. 受体分类和分子结构

(1) 受体酪氨酸激酶家族：受体酪氨酸激酶家族(tyrosine kinase family，TK)包括 M-CSF 受体和 SCF 受体。M-CSF 由原癌基因 *c-fms* 编码，SCF 受体是 *c-kit* 原癌基因的产物。TK 受体都是由一个配体特异性结合的胞外区，一个疏水的穿膜区和一个含酪氨酸激酶序列的胞内区组成。当配体与受体结合后，激酶区被激活，不仅使受体肽链本身的酪氨酸残基磷酸化，而且使胞内其他基质磷酸化。受体的自身磷酸化具有两个作用：一是可以激活下游的信号分子，二是酪氨酸磷酸化为 SH2 提供了结合位点，这对受体的信号转导调节是必需的。

(2) 造血生长因子受体超家族：造血生长因子

受体超家族（hemopoietic growth factor receptor superfamily，HRS）包括 GM-CSF、TPO、EPO、G-CSF、LIF、IL-2~7、IL-9、IL-11、IL-12、IL-15 等的受体。该类受体本身缺乏酪氨酸激酶结构域，胞外区具有典型的结构特点，长度为 200 个残基左右，有两个同源结构域：一个位于 N 末端，包含四个保守的半胱氨酸，其残基形成两个二硫键，这对保持此结构的完整性是必要的；另一个同源区域是 WSXWS 基序（W：色氨酸，S：丝氨酸，X：任何氨基酸），紧靠穿膜区域，可能是细胞因子的结合位点（图 22-8）。另外，GM-CSF、IL-3、IL-5 受体都具有相同的 β 链（βc），由于 β 链在启动胞内信号传递中起着重要作用，此共享结构可部分地解释 CSF 功能的相似性和重叠性，如 GM-CSF、IL-3、IL-5 可刺激嗜酸性粒细胞的增殖。穿膜区是一个由 22~28 个疏水氨基酸组成的链状结构，其功能是连接受体的胞内区与胞外区，将受体锚定于细胞膜上，并依赖于其疏水性，使受体在细胞膜上运动。胞内区是与细胞内信息传导相关的区域，是各种蛋白激酶和活性蛋白的作用点。胞内区近膜部位含有两个活性框（Box-1、Box-2 结构域），Box-1/Box-2 结构域可以和 JAK 家族的酪氨酸激酶协同作用以介导细胞分裂信号的转导。

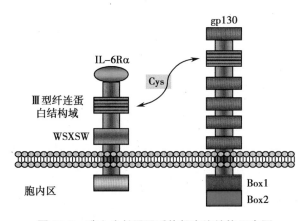

图 22-8　造血生长因子受体超家族结构示意图

2. 受体的特点

（1）造血因子受体的专一性：每一种造血因子均有专一的受体，它们之间均无交叉反应。造血细胞表面的实际受体数目较少，但其占位最低时即可转导穿膜信号而对细胞发挥很大效应。例如，EPO 效应细胞的 EPOR 密度为 600 个结合部位 / 细胞，Kd 值在 nmol/L 数量级，而应答 IL-3、GM-CSF、G-CSF 的细胞群中每个细胞约有 100~1000 个相应受体，Kd 值在 pmol/L~nmol/L 之间，上述细胞

因子在其受体占位量达 1%~10% 时即可触发细胞的生物学效应。这种高度亲和状态有赖于受体复合物的形成，Il-3R 包括一个 IL-3R 特异的 α 亚基和一个 β 亚单位，IL-3 与 IL-3Rα 的结合亲和力为 20~50nmol/L，当 β 亚单位参与作用后，IL-3 与受体复合物的亲和力达 100nmol/L。因此，β 亚单位又成为调变受体亲和力的亚单位。

（2）造血因子受体的生物学效应：每一种因子可产生多种生物学效应，每一种细胞因子受体可分布在多种细胞上，根据靶细胞类型不同和靶细胞代谢状态差异，使每一种因子产生多种生物学效应。如 IL-4 受体可分布于 T 细胞、B 细胞、巨噬细胞、肥大细胞及造血干细胞上，IL-4 与其结合，可促进 T、B 细胞的增殖和分化；促进巨噬细胞表达 MHC Ⅱ 类抗原，提高抗原呈递能力；协同 IL-3 促进肥大细胞和造血干细胞增殖。

不同的细胞因子作用于相应的受体几乎诱导出一致的生物反应，说明受体与配体的结合并不是引起细胞反应的唯一因素，可能有细胞内信号转导的共同通路。

（3）单一受体涉及多种信息传导系统：单一传导子可催化多种下游的效应子发生反应，如细胞因子受体既与酪氨酸、苏氨酸激酶关系密切，又可调动磷脂酰肌醇 3 激酶（PI3K）、磷脂酶 C（PLC）的信息转导和转录激活子（STATS）等多个信号转导系统。多种受体可以有共同的传导子、效应子以及共同的信息转导通路，如几乎所有的细胞因子的转导通路均与酪氨酸激酶有关。

造血生长因子及其受体是两大类彼此对应的、具有重要生理调节作用和广泛生物学功能的蛋白质，对其功能的结构基础和分子机制研究，有助于深入认识造血调控的精细机制。广泛地了解重要活性蛋白一级结构与高级结构形成规律的关系特点，对于设计蛋白质工程性造血因子，设计造血因子受体的激动剂、拮抗剂，以及为众多造血系统疾病（如白血病）的预防、诊断提供创新性思路、方法等均有着深远而现实的理论及应用意义。

（三）细胞因子受体亚单位的二聚化或寡聚化是发挥受体生物活性的起始条件

1. 受体的活化　细胞因子与受体的结合是实现信号转导过程的第一步。当受体与细胞因子结合后会促进受体亚单位的二聚化或寡聚化，这是发挥受体生物活性的起始条件。不同的受体系统其受体亚单位的二聚化或寡聚化过程不同，这些差异源于与细胞因子结合或参与信号转导的亚单位。

许多活化细胞因子受体属于异源二聚体或多亚单位复合体，其中不同的亚单位均具有特殊的作用，它们或者与配体结合或者转导信号。IL-6 受体由 α 链和 gp130 组成（图 22-9）。α 链以低亲和力与 IL-6 特异结合，gp130 不与 IL-6 结合，但它能促进 α 链与 IL-6 结合并提高其结合亲和力。IL-6Rα 的主要作用限于启动 IL-6 与受体的结合反应，并不参与信号转导。

另一类受体活化是通过两种不同的信号转导亚单位的异源二聚化来完成的，其中受体自身亚单位既能参与信号转导又能与配体结合，实际上它既是一个转导亚单位，又是一个结合亚单位。LIFR 自身特异性亚单位直接与 LIF 结合，然后与 pg130 结合而形成具有活性的异源二聚体。同样，IL-3R、IL-5R 与 GM-CSFR 的活化包含其各自的 α 链与共同的 β 链的异源二聚化。这些受体的 α 链参与信号转导，且其正常功能的发挥有赖于其胞质区域序列的完整性。在进行异源二聚化时，βc 链中的 Cys86 和 Cys91 这两个半胱氨酸与 α 链中的一个半胱氨酸形成二硫键，此二硫键的形成对于受体活化是必要的，至少酪氨酸磷酸化需要这种二硫键连接的受体活化过程。βc 链中的有关的半胱氨酸残基的变异将阻止配体诱导的 βc 链酪氨酸磷酸化，但这些相同的半胱氨酸残基的变异并不降低细胞因子与其受体亚单位的高亲和力，表明高亲和力与受体活化是两个独立事件。

除异源二聚体外，一些由两个完全相同的实体亚单位组成的细胞因子受体可以通过同源二聚体化而活化，例如 G-CSF 及 EPOR。另外，以 IL-2 为代表的亚家族分别以 pg130 及 γ 链为共同亚基形成各自的异源寡聚体而活化。这些受体由于不同的结构特点而决定了他们各自的聚合形式，这些不同的聚合形式很可能以相似的方式激活胞内的蛋白激酶分子，从而启动相应的信号转导通路。细胞因子与受体结合后，便可启动膜内侧的级联化学反应进行信号转导。

2. 细胞膜受体与细胞核之间的信息传递　在细胞因子诱导的细胞生物活性中，蛋白激酶、酪氨酸的磷酸化和去磷酸化在信号转导中起了很重要的作用。蛋白激酶（PK）是受体信号转导通路中一大类重要的蛋白分子，其中又以蛋白酪氨酸激酶（PTK）在各种细胞因子的信号转导中最多见。另一类蛋白激酶是丝 / 苏氨酸激酶（PSK）。蛋白激酶在 ATP 的存在下催化底物蛋白发生磷酸化反应，即磷酸根与某些氨基酸的羧基发生置换反应，这些氨基酸包括酪氨酸和丝 / 苏氨酸。蛋白质的磷酸化是蛋白质催化功能的重要表现形式，也是蛋白质发挥调节作用的常见方式。实际上，受体蛋白与配体结合后发生而二（寡）聚化，就是为了激活受体酪氨酸激酶或胞内的其他蛋白激酶分子。

PTK 受体自身具有酪氨酸激酶活性，当配体与受体结合后，激酶区被激活，不仅使受体肽链本身的酪氨酸残基磷酸化，而且使胞内其他基质磷酸化，但 HRS 的胞内不含酪氨酸激酶区域，这类受体的信号转导，需借助胞内具有酪氨酸激酶活性的蛋白质——JAK 家族和 Src 家族来完成。

三、造血分化的调控过程涉及多种转录因子

多种因素在不同阶段和不同层次对各谱系血细胞的分化过程进行调节和控制，如造血微环境通过直接与造血细胞接触或释放某些因子，影响或诱导造血细胞的分化；体内与造血相关的生长因子和细胞因子构成的控制网络可以刺激或抑制造血细胞的分化。多种体液因子和细胞间的相互作用，最终使造血细胞中的特定基因表达发生变化，以达到

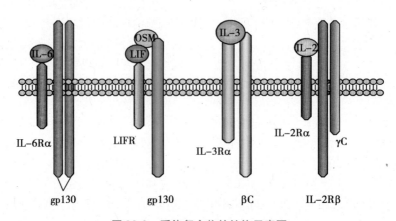

图 22-9　受体复合物的结构示意图

对造血细胞分化过程的调控。而真核基因表达调控的中心环节是转录,转录因子在影响基因表达方面起着中心作用。

(一)转录因子具有特异的结构特点

转录因子是一群能与基因特定序列(基因启动子、增强子或特定序列)专一性结合,形成具有RNA聚合酶活性的动态转录复合体,从而保证靶基因以特定的强度在特定的时间与空间表达的蛋白质分子。典型的转录因子含有DNA结合区(DNA-binding domain)、转录调控区(activation domain)、寡聚化位点(oligomerization site)以及核定位信号(nuclear localization signal)等功能区域。这些功能区域决定转录因子的功能和特性。DNA结合区带共性的结构主要有:①螺旋-转角-螺旋(HTH)和螺旋-环-螺旋结构(HLH)结构:由两段α-螺旋夹一段β-折叠构成和α-螺旋与β-折叠之间通过β-转角或成环连接。②锌指结构:由一段富含半胱氨酸的多肽链构成,每四个半胱氨酸残基或组氨酸残基螯合一分子Zn^{2+},其余约12~13个残基则呈指样突出,刚好能嵌入DNA双螺旋的大沟中而与之相结合。③亮氨酸拉链结构:多见于真核生物DNA结合蛋白的C端,与癌基因表达调控有关,由两段α-螺旋平行排列构成,其α-螺旋中存在每隔7个残基规律性排列的亮氨酸残基,亮氨酸侧链交替排列而呈拉链状,两条肽链呈钳状与DNA相结合。

(二)不同的转录因子参与血细胞系列的定向分化

表22-1列举了参与不同系列血细胞生成的转录因子。

表22-1 参与不同系列血细胞生成的转录因子

血细胞系列	转录因子
红细胞	
早期分化	SCL、LMO2、GATA-2、c-Myb、Ets家族(PU.I和Fli-1)
终末分化	GATA-1、FOG、NF-E2、KLF家族(EKLF、BKLF、FKLF)
粒细胞	
早期分化	C/EBP、PU.I、CBF(CBF2)
终末分化	C/EBP、CDP、HoxA10
单核细胞	ICSBP、PU.1、Sp1、Maf-b、c-jun、Egr-1
巨核细胞/血小板	TPO、GATA-1、FOG-1、NF-E2、Fli-1

注:SCL: stem cell leukemia, SCL;LMO2: LIM—only protin2;FOG: friend of GATA;NF-E2: nuclear factor-erythroid;KLF: kruppel-like factor;EKLF: erythroid KLF;BKLF: basic KLF;FKLF: fetal KLF;C/EBPα: CCAAT/enhancer binding protein;CBF: core binding factor;CDP: CCAAT displacement protein;TPO: Thrombopoietin;BSAP: B cell-specific activator protein

图22-10总结了重要的转录因子在造血细胞分化系列中可能的作用位置。这些转录因子多数为锌指蛋白,如:GATA2、LOM2、FOG、KLF、RAR、Egr-1、Ikaros;螺旋-环-螺旋蛋白,如SCL和E2A和碱性拉链蛋白,如NF-E2、C/EBPα、Maf-B、C-Maf,及一些其他类型的蛋白。它们均通过与特异的DNA序列结合,而行使调节基因转录,从而调控基因表达的作用。

某些转录因子的异常是白血病的发病原因。在t(8;21)(q22;q22)阳性的AML中,出现AML1

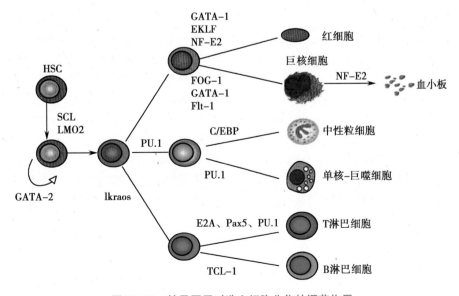

图22-10 转录因子对造血细胞分化的调节作用

（*CBFα*）/*ETO* 融合基因；CBFα2 全长 478kb，其中第 87～204 氨基酸与果蝇的 *Runt* 基因高度同源，称为 Runt 区，具有结合 DNA 的功能，可与 CBFβ 形成异源二聚体，增强 *AML1* 基因对靶序列的亲和力。*AML1* 的 C 端与 p300 结合具有激活转录的效应。AML1 蛋白通过结合靶基因的启动子而激活靶基因，如：GM-CSF、IL-3、MPO、M-CSFR。*AML1* 与 *ETO* 融合后，*AML1* 基因保留了 Runt 区，但失去了 C 端的转录激活区域，而 *ETO* 几乎保持完整。虽然 *AML1* 通过 Runt 区与靶序列结合，但 *ETO* 通过与核转录共抑制复合物结合（N-CoR）而抑制 *AML1* 的功能，使 *AML1* 不能发挥正常作用。*AML1*（*CBFα*）/*ETO* 融合基因是这类白血病的致病原因。

RAR（retinoic acid receptor）：RAR 的活性与两类核受体——维甲酸受体（RARα、RARβ、RARγ）和维甲类 X 受体（RXRα、RXRβ、RXRγ）有关，通过锌指结构域与 DNA 结合。RAR/RXR 结合的 DNA 共有序列称为维甲酸反应元件（RARE）。RAR/RXR 异源二聚体没有与配体结合时，与转录共抑制复合物 N-CoR/Sin3a/HDAC-1 结合而抑制转录活性（N-CoR：核受体共抑制物；HDAC：组蛋白去乙酰化酶）。生理剂量的维甲酸与 RAR/RXR 结合后，进而与 RARE 结合，导致受体空间构象改变，与辅助抑制因子解离，转而与辅助激活子结合形成复合物，进而激活粒系分化相关的靶基因。RARα 的显性抑制使粒系分化阻滞于早幼粒细胞阶段。这是急性早幼粒细胞白血病（APL）伴 *t*（15；17）（*q22*；*q12*）的致病原因。其融合基因产物 PML-RARα 可促进 RARα 与共抑制复合物的结合，抑制 RARα 所调节的靶基因，抑制了早幼粒细胞的分化成熟并使其增殖引起 APL。在治疗剂量下，全反式维甲酸（ATRA）可降解 PML-RARα。此外，ATRA 还可使共抑制复合物与 RARα 分离进而募集共激活（coactivators）复合物，包括 CBP/P300、P/CAF、NcoA-1/SRC-1P/CIF 等蛋白，其中 CBF/P300 和 P/CAF 有强烈的组蛋白乙酰化酶活性，使组蛋白乙酰化。组蛋白乙酰化后，转录激活靶基因的功能恢复，早幼粒细胞乃分化成熟，从而治疗 APL。

第三节 血液细胞研究的应用前景

一、血细胞生物学用于白血病/淋巴瘤诊断和疗效监测

白血病是一类异质性很大的血液系统恶性肿瘤，包括急性和慢性白血病。急性白血病又分为急性髓细胞白血病（AML）和急性淋巴细胞白血病（ALL）。AML 又根据细胞的来源不同分为急性髓细胞白血病（AML-1、AML-M2）、急性粒单细胞白血病（AML-M4）、急性单核细胞白血病（AML-M5）、急性红白血病（AML-M6）、急性巨核细胞白血病（AML-M7）。ALL 分为急性 B 淋巴细胞白血病（ALL-B）、急性 T 淋巴细胞白血病（ALL-T）。1976 年，法国、美国和英国（FAB）主要根据细胞形态特征及组织化学染色特点提出白血病分型的 FAB 方案。但形态学诊断的问题是主观性强，对相当部分形态学表现不典型的患者难以做出诊断。在 20 世纪 80 年代随着单克隆抗体技术出现，人们发现了一系列细胞抗原，利用这些抗原对正常造血细胞不同系列、不同分化阶段抗原表达规律进行了研究，发现这些抗原的表达在正常人是受基因的严格调控的。在某个分化阶段应该表达何种抗原，其表达的强度在正常人中间是非常相似的，或者说是可预见性和可重复性的。例如 CD34、CD117、HLA-DR 和脱氧核苷酸末端转移酶（TDT）、CD38 一般表达于造血细胞的早期阶段。髓细胞表达：胞内髓过氧化酶（MPO）、CD13、CD33、CD15、CD11、CD16、CD64 等；单核细胞表达：CD14、CD13、CD33、CD64；红细胞表达：血型糖蛋白 A（GlyA）；巨核细胞/血小板表达：血小板糖蛋白 CD41、CD61、CD42 等；B 细胞表达：CD19、CD22、CD20、CD79a 等；T 细胞表达：CD7、CD2、CD3、CD4、CD8、CD5 等。利用这些抗原，可以对不同类型的白血病做出免疫分型诊断，其最大特点是客观和可重复性，提高了白血病诊断的准确性。

治疗后通过追踪检测白血病细胞水平，可以反映白血病细胞对治疗的敏感性和患者的疗效，从而指导进一步治疗和监测复发。但形态学检测的敏感性只有 10^{-2}，白血病低于此水平时通过形态学不能判定。临床的实践证明诱导缓解时多数患者体内还可能存在低于 10^{-2} 白血病细胞。此时如果停止治疗，多数患者会复发，只有少数患者对化疗药很敏感，诱导缓解时白血病水平较低，这两类患者预后是完全不同的。因此，可根据患者对治疗的敏感性不同，做出对预后的评估，而相应地调整化疗强度或方案。这些均需要对白血病细胞的生物学特性进行研究，而利用免疫标志对治疗后微量残留白血病进行监测是个性化治疗的重要依据之一，也是细胞生物学在临床血液学中应用的重要方面之一。

二、血细胞生物学应用于造血干细胞移植

骨髓是重要的造血器官，如果骨髓遭受致命损伤后，通过植入 HSC 可以重建其造血功能。早在 1949 年即发现如果预先屏障脾脏，经全身放射后的小鼠可成活，提示脾脏内的 HSC 可以重建造血。但是，如果给放射小鼠植入不同种系的 HSC 将导致严重的移植物抗宿主病（graft-versus-host disease, GVHD），该并发症曾一度是 HSC 移植（HSCT）用于人类的主要障碍，直到 20 世纪 60 年代，组织配型的应用才得到改善。这一时期，用同胞间骨髓移植，成功治疗了免疫缺陷疾病和再生障碍性贫血。1977 年 ED Thomas 等用含有放、化疗预处理方案的异基因骨髓移植技术治疗了 100 例急性白血病，形成了现代 HSCT 的雏形。其预处理和 GVHD 的防治方法，成为经典沿用至今。此后，骨髓干细胞移植在世界范围内迅速发展，到 20 世纪 90 年代，外周血干细胞移植兴起，逐渐成为干细胞移植的主流。

HSCT 有广泛的临床应用价值：①在化、放疗后支持造血功能以治疗血液肿瘤或实体肿瘤；②建立移植物抗白血病或抗肿瘤效应；③替代异常的造血或免疫组织；④以 HSC 为靶细胞的基因治疗。

HSCT 的根本目的是将体外的 HSC 植入人体，重建其造血和免疫功能。基本过程是，首先大剂量化疗，或加上全身放射（TBI）处理，使受者骨髓造血细胞全部或部分清除，免疫功能严重抑制，再由静脉输入预先采集的 HSC，通过归巢效应使干细胞植入受者骨髓以重建造血和免疫功能。其间，需要严格的保护措施、强有力的支持治疗和谨慎的防止各种并发症。

按照干细胞的来源不同将 HSCT 分为骨髓移植（BMT）、外周血干细胞移植（PBHSC）、脐带血移植（CBT）；按照供者来源不同，分为自体干细胞移植、同基因 HSCT 和异基因 HSCT。选择干细胞来源主要基于移植计划的可行性和患者所患疾病本身。对多数疾病，异基因 HSCT 的总体疗效更好，但干细胞来源一直是主要问题，除去同胞供者外，只有 30%～40% 的患者能够从骨髓库中找的 HLA 相合的供体，寻找时间往往需要 3～4 个月，对病情不允许等待的患者则无法实施，而目前，国内多数家庭只有一个孩子，使同胞 HLA- 相合移植难以进行。最近国内在 HLA- 不合的血缘供者（HLA-mismatched family donors, MMFD）异基因 -HSCT（MMFD-HSCT）方面取得了较大进展，HLA- 不合移植的最大问题是 GVHD 和移植成功率低，但最大优势是供者来源广泛，包括父母、子女、同胞和表亲，寻找方便、快速。近年来，临床研究显示常规的 MMFD-HSCT 方法不能克服 HLA 一个位点以上不合的免疫屏障，体外去除 T 细胞虽然能降低部分相合 HSCT 后 GVHD 发生率及严重程度，但明显提高了移植后排斥率的发生，而且排斥率与 HLA 不合程度成正比，同时，使移植后白血病复发率上升，说明不论常规方式或采用去除 T 细胞或其他改良方式，仅部分克服 HLA 不合免疫屏障。

近几年，国内对 G-CSF 应用于供者体内诱导免疫耐受进行了系统研究，并应用 G-CSF 动员的骨髓和外周血混合移植物用于 HLA 不相合 HSCT，临床研究证实混合移植物可保证异体的快速植入，移植物 GVHD 又不太重，甚至减轻。因此采用 G-CSF 体内诱导供者免疫耐受，同时使用强免疫抑制剂包括 ATG 诱导受者免疫耐受，应用骨髓和外周血混合移植物成功完成几百例 HLA1～3 个位点不合 HSCT，取得了较好的疗效。此方案说明 T 细胞功能的改变以及体内去除 T 细胞作用可能在减轻 GVHD、诱导免疫耐受方面起重要作用，而且 GVHD 与 HLA 位点不合程度无关，表明这与传统体外去除 T 细胞的不合体系不同，证明它可能已跨越了 HLA 不合的免疫屏障，标志着造血干细胞移植已告别了供者来源缺乏的时代。

三、血细胞生物学应用于白血病的靶向治疗

目前临床的抗白血病化疗药物虽然具有很强的抗肿瘤作用，但由于其不是针对特定的靶分子蛋白，缺乏特异性，在杀伤肿瘤细胞的同时也杀伤正常骨髓细胞，造成严重的骨髓抑制。此外，白血病细胞对化疗药物的耐药，使多数患者最终复发。随着对白血病细胞生物学标志的认识，开发针对白血病细胞特异靶点的新药，有选择的去除白血病细胞，克服耐药，提高患者的生存率，成为目前治疗白血病的新方向，近几年，在此方面取得了一些进展，在此简要介绍。

（一）针对白血病细胞的单克隆抗体用于靶向治疗

造血细胞表达系列特异的抗原，成为单克隆抗体治疗白血病的理想靶点，由于单抗的特异性强，本身具有细胞毒作用，又可携带药物、免疫毒素和放射性核素，成为靶向治疗的主要方向之一。基因

工程技术的发展，为降低单抗的免疫源性，加强单抗对白血病细胞的杀伤作用提供了有力的手段，在临床治疗中取得了较好的疗效。例如：

1. 利妥昔单抗（Rituximab，商品名美罗华）是一种非结合型人鼠嵌合型抗 CD20 单抗，因 CD20 表达于前 B 和成熟 B 细胞，用于治疗 CD20 阳性的 B 细胞型非霍奇金淋巴瘤或白血病。

2. Campath-IH　是一种人源化的 IgG1K 型单抗，作用靶点是 CD52 抗原。CD52 广泛表达于正常 B 和 T 淋巴细胞，而红细胞、血小板和干细胞不表达。由于 Campath-IH 能有效地清除正常淋巴细胞，因此，越来越多的应用于异基因 HSCT 前的预处理和 GVHD 的预防和自体骨髓净化。

3. Gemtuzumab Ozogamicin（GO，Mylotarg CMA676）　由人源化抗 CD33 单抗（HuMl95）与具有强大抗肿瘤作用的抗生素——刺孢霉素（calicheamicin）相结合而组成。当刺孢霉素释放进入 AML 细胞后可导致 DNA 断裂和随后的细胞凋亡。CD33 表达于骨髓粒系和单核细胞表面。由于 CD33 几乎普遍存在于所有的 AML 原始细胞上（大于 90%），而在非造血组织中几乎不表达或很少表达，所以 CD33 的抗体被开发治疗 AML 患者。

4. VEGF 单抗　人源化 VEGF 单抗 Bevacizumab 主要中和循环中的 VEGF，是抗血管新生的靶向药物，其在 AML、骨髓增生异常综合征（MDS）和淋巴瘤的临床实验研究正在进行。

（二）针对酪氨酸激酶信号转导通路的抑制剂用于靶向治疗

1. 酪氨酸激酶抑制剂（PTI）　Ph 阳性（Ph$^+$）白血病［包括 Ph$^+$ 慢性粒细胞白血病（CML）、ALL、少数 AML］的发病与 Ph 染色体所导致的 *BCR/ABL* 融合基因编码的 BCR-ABL 融合蛋白有关。BCR-ABL 融合蛋白具有增强的酪氨酸激酶活性，干扰细胞增殖、黏附、凋亡信号的传导。伊马替尼（imatinib，Gleevec）是酪氨酸激酶的选择性抑制剂，能有效阻断 ATP 与 BCR-ABL 酪氨酸激酶结合，阻止酪氨酸激酶的活化，产生抗白血病效果。临床的实验证明伊马替尼治疗 Ph$^+$ 白血病，尤其是对 CML 具有非常好的疗效。

2. 受体酪氨酸激酶（RTK）抑制剂　RTK 信号通路在 AML 发生中起着十分重要的作用，目前开展针对 FLTs、KIT 等酪氨酸激酶活性的分子靶向治疗，以及信号转导通路中的磷脂酸肌醇 3-激酶（P13K）和有丝分裂原激活蛋白激酶（MAPK）通路的信号分子的靶向治疗。

（三）针对表观遗传学异常的抑制剂用于靶向治疗

DNA 甲基化状态与基因表达调控有着密切的联系，DNA 异常甲基化使得基因表达异常从而参与白血病的发生。抑制组蛋白去乙酰化酶（HDAC）的活性是治疗恶性肿瘤包括白血病的另一项策略。目前多种 HDAC 抑制剂被一一开发，例如，丙戊酸和 vorinostat。

（四）反义核酸用于白血病的靶向治疗

反义核酸是指能与特定 mRNA 精确互补、特异阻断其翻译的 RNA 或 DNA 分子；利用反义核酸特异地封闭某些基因表达，使之低表达或不表达。Oblemersen 是人工合成的 Bcl-2 反义寡合苷酸，它可以下调 Bcl-2 的 mRNA 水平，降低其蛋白表达水平，诱导 CLL 细胞凋亡。在治疗 AML 的临床实验中，反义核酸不论与细胞毒性药物联合应用或与单克隆抗体复合物 GO 联合应用的初步结果均显示出一定效果，但是其具体疗效有待进一步论证。

通过对白血病细胞生物学和分子遗传学特点的研究，越来越多的异常基因和异常的信号转导通路被发现，故针对这些异常基因和异常信号通路的靶向治疗进入研究者的视线，并逐步走向临床研究。

四、血细胞生物学应用于造血干细胞的基因治疗

随着 HSC 鉴定、分离、纯化及移植技术的成熟，以 HSC 为靶细胞的基因治疗成为目前生命科学领域中的一大热点。目前 HSC 基因治疗的研究及应用范围主要包括：①单基因缺陷遗传病，如重症联合免疫缺陷症（SCID）、Fanconi 贫血、Gaucher 病等；②移植与肿瘤治疗中基因标记、自杀基因或耐药基因的导入；③ DNA/RNA 疫苗；④ AIDS 的治疗，如 HIV 基因抑制物等。HSC 基因治疗的基本过程是首先动员、分离、纯化 HSC，在体外通过载体转染治疗基因，然后做转基因的 HSCT，使其在体内继续增殖、分化、形成各系终末血细胞，并持久、稳定的表达治疗基因，达到治疗目的。

自从基因治疗出现以来，HSC 一直被认为是最理想、最有发展前景的靶细胞。其优势在于：① HSC 具有自我更新能力和分化成各种血细胞的潜能，有利于导入的目的基因持续稳定地表达，使患者终生受益，减少或消除不断给予基因治疗的需要；②多遗传病、恶性肿瘤、严重免疫缺陷及感染性疾病等与 HSC 有关，传统的治疗方法也是依赖

于 HSCT 或输血，因而 HSC 自然成为基因治疗的靶细胞；③HSC 可以从动员的外周血、骨髓或脐带血中获得，采集方便，也容易体外培养，而且转入目的基因后，可以方便地通过静脉回输给患者，特别是随着 HSC 分离纯化技术、体外培养技术以及移植技术日趋成熟，为 HSC 基因治疗提供了技术保证；④HSC 回输后，无论在骨髓还是外周血中，目的基因表达产物都可以通过血液循环到达靶器官，同时 HSC 可以分化成各种成熟血细胞，如 T 淋巴细胞、B 淋巴细胞、自然杀伤细胞、树突状细胞、粒细胞、巨核细胞和红细胞等，可随血液循环分布于全身，有利于携带的目的基因发挥治疗作用。

尽管 HSC 作为基因治疗的靶细胞存在很多优势，但也有诸多缺陷：①大多数 HSC 都处于静止期，而对于诸如反转录病毒等载体，只能转染分裂期细胞，从而严重影响了目的基因的转染效率。而在体外细胞因子刺激下，HSC 进入细胞周期，但同时也会增加其分化，又容易使一部分转入基因关闭或失活，也会减损其长期植入能力；②基因转染多数是通过 HSC 表面的载体受体介导的，但人的此类表面受体水平很低，导致转染效果不理想，而且目的基因往往不能有效地长期表达。此外，还有安全性问题。目前 HSC 基因治疗的临床实验都是应用反转录病毒载体。

靶向 HSC 的基因治疗虽然已取得一定的临床效果，但还有一些问题有待解决：如生物安全性问题，已经发现由于随机整合引起插入突变，进而出现白血病；还有转染效率低，外源基因不能长期稳定地表达或"沉默"现象，影响临床应用。不过，随着对 HSC 生物学特性的深入研究，以及生物技术手段的不断创新，特别是慢病毒载体以其较高的效价和转基因表达，得到更快的发展，使 HSC 基因治疗成为前景广阔的治疗手段。

五、白血病起源于白血病干细胞

T Lapidot 等在 1994 年从白血病患者的血液中分离到一小群与正常 HSC 一样具有 CD34$^+$CD38$^-$ 表型的白血病细胞亚群，将此亚群细胞移植给 NOD/SCID 小鼠后，发现该群细胞具有自我更新和增殖的能力，CD34$^+$CD38$^+$ 和 CD34$^-$ 的白血病细胞却没有这些特性。D Bonnet（1997）等将人 CD34$^+$CD38$^-$ 白血病细胞亚群移植给 NOD/SCID 小鼠，结果导致小鼠发生人类 AML。至此，人们开始认识到白血病患者体内存在一群特殊的细胞群，即白血病干细胞（leukemia stem cells，LSC）。这些细胞通常对化疗

药物不敏感，是导致白血病复发的根源。近年来，随着人们对 LSC 生物学特性研究地不断深入，对 LSC 已经有了更深的认识。

（一）LSC 的来源有多种假说

DG Gilliland（2002）等认为在正常细胞发展为恶性细胞过程中，有两个分子事件不可或缺，一是细胞分化受阻，二是细胞获得自我更新能力。目前对 LSC 的起源有三种不同假说。

1. LSC 来源于 HSC　由 HSC 变成 LSC 需要突变的积累，HSC 本身具有自我更新和无限增殖的能力再加上足够积累突变的存活时间，为转化为 LSC 提供了可能。当处于某一分化阶段 HSC 受到致突变因子作用后，发生突变所产生的 LSC 的特性就与该分化阶段 HSC 的特性类似。HSC 突变成 LSC 后，虽说其分化功能受到明显阻滞，但 LSC 并未完全丧失分化能力，而具有不同程度的分化潜能。

2. LSC 可来源于部分分化的祖细胞　祖细胞通过基因突变获得自我更新能力后，便成为 LSC。这种理论被以下实验结果所证实：用纯化的人共同髓系祖细胞（CMP）或粒系 - 巨噬细胞系祖细胞（GMP）通过反转录病毒载体转染编码 MLL-ENL 的易位基因，将转染了这种基因的祖细胞接种入小鼠体内即产生了 AML。有研究者把人源性 $t(9；11)$$(p22；q23)$ 编码的 MLL-AF9 融合蛋白导入正常人粒 - 单核定向祖细胞，将这些细胞接种入 NOD/SCID 小鼠体内，结果接种小鼠发生了 AML，并从中分离出了 LSC，研究发现这些 LSC 细胞中与白血病自我更新相关的信号被激活。

3. LSC 可能来源于相对成熟的白血病细胞　这些相对成熟的白血病细胞可以通过逆向分化重新获得 LSC 的性质。有关这一假设目前尚无实验结果支持。

（二）白血病干细胞具有多种表面标记

1. AML LSC 表面标记　LSC 是在正常 HSC 发育过程中经基因突变产生的，因此具有一些与正常 HSC 相同的表型，如 CD34$^+$、CD38$^-$、HLA-DR$^-$、CD71$^-$，同时 LSC 和 HSC 表型上也有部分差异，如存在于 HSC 表面的 CD117、CD90 和 CD116（GM-CSFRα）在 LSC 表面却没有表达。CT Jordan（2002）等对 AML LSC 研究时发现，CD123 仅存在于 LSC 的表面，而在正常 HSC 表面没有表达。CD33 也曾被认为是 LSC 的标记，抗 CD33 的临床治疗已显示显著疗效。但 DC Taussig（2005）的实验得出了不同的结果，他们发现，脐带血中大部分 CD34$^+$CD38$^-$ 细胞表达 CD123，正常人骨髓

中此群细胞中 CD123 阳性比例比脐血低，但也并非不表达 CD123，而 AML 患者 CD34+CD38- 亚群中 CD123 比例最高。动物实验证明，正常骨髓中大部分 SCID 鼠造血重建细胞（SRC）表达 CD33，而 CD13 和 CD123 也在部分 SRC 中表达，而 AML 中能成功移植 NOD/SCID 小鼠的细胞大部分表达 CD123、CD13 和 CD33。这些结果说明 LSC 高表达 CD123。

另外的研究显示 CD96、CLL-1 有可能作为 LSC 的标志。利用活化的抗 CD44 的单克隆抗体 Mab（H90），可以消除 NOD/SCID 小鼠体内 AML LSC，这些抗体可否作为 LSC 的一个表面标记，还有待于进一步研究。

2. 淋巴细胞性白血病干细胞标记　目前对淋巴细胞型 LSC 的研究不多。学者发现能在 NOD/SCID 小鼠体内后长期增殖并形成 B 系 ALL 的是 CD34+CD19- 或 CD34+CD20- 细胞，而能在体外长期增殖的 CD34+CD4- 或 CD34+CD7- 也是唯一能在 NOD/SCID 小鼠体内形成 T 系 ALL 的细胞群，并且在第二和第三受体小鼠内能保留这些细胞的免疫表型和基因特点。

（三）LSC 中发现一些转录因子的异常

研究发现，在 AML-LSC 内的转录因子 NF-κB 持续激活，而在正常造血干细胞中未见其表达，转录因子 NF-κB 是一种与抗凋亡作用相关的核因子，与 HSC 相比，LSC 具有 NF-κB 持续活化的特性。因此 NF-κB 对于维持 LSC 生存具有重要意义，可以通过抑制 NF-κB 相关的生长和生存通路信号传递，选择性地清除 LSC，为 AML 的特异性治疗提供了有价值的靶点。

近年来通过对转录因子基因功能部分性缺失突变的小鼠模型研究，证实在 AML 中 LSC 的形成是直接由转录因子活性下降超过临界阈值引起

的，如转录因子 PU.1、C/EBPα、AML-1、GATA-1、c-myb 和 SCL/Tal-1。尽管这些转录因子在人类 AML 中经常发生突变，但不同的是这些突变大多不是双等位基因的无效突变所导致的转录因子功能完全丧失，而是基因功能部分性缺失突变，因此还具有残留的转录因子的表达和保留一些功能。

（四）LSC 的研究结果用于靶向性杀伤白血病干细胞

针对 LSC 的表面分子及 LSC 生存所必需的微环境，有研究应用抗 CD123、CD33 和 CD44 的单抗治疗白血病，其中 CD33 单抗在白血病的治疗中取得了较好的效果，但这些抗体是否可同时特异地清除 LSC 还有待证明。另外，针对特异的分子调控途径的靶向治疗，例如采用 FLT3 的抑制剂、核因子 NF-κB 的蛋白酶抑制剂（MG2132）都可以通过分子调控途径诱导 LSC 凋亡，而对正常的 HSC 却没有影响。另外，异基因 HSC 移植和移植后的移植物抗白血病作用被认为是针对 LSC 的细胞靶向治疗之一。D Bonnet（1999）等应用细胞毒性 T 淋巴细胞（cytotoxic T lymphocyte，CTL）克隆特异性针对次要组织相容性抗原，抑制了人 AML 细胞在 NOD/SCID 小鼠体内的植入，并证实该抑制作用是由 CTL 介导的直接针对 LSC。

LSC 具有正常 HSC 的某些特征，又有其自身独特的细胞和分子生物学特点。LSC 在白血病发生和发展中有着重要的作用，通过对 LSC 生物学特性的研究有助于了解正常造血细胞发生恶性转化和增殖形成白血病的发病机制，可以开发针对 LSC 的靶向治疗，对克服白血病耐药、复发和清除微小残留病灶有着重要作用。随着对 LSC 认识的不断深入，LSC 学说的不断完善和发展，可使临床治疗白血病进入一个更高的水平。

（刘艳荣　黄晓军）

参 考 文 献

1. Lux CT, Yoshimoto M, McGrath K, et al. All primitive and definitive hematopoietic progenitor cells emerging before E10 in the mouse embryo are products of the yolk sac. Blood, 2008, 111: 3435-3538

2. Metcalf D. AGM: matemity ward or finishing schooI? Blood, 2008, 111: 3305-3306

3. Rhodes KE, Gekas C, Wana Y, et al. The emergence of hematopoietic stem ceIIs is initiated in the placentaI

vasculature in the absence of circulation. Cell Stem Cell, 2008, 2: 252-263

4. Akashi K, Traver D, Kondo M, et al. Lymphoid development from hematopoietic stem cells. Int J Hematol, 1999, 69: 217-226

5. Galy A, Travis M, Cen D, et al. Human T, B, nature killer, and dendritic cells arise from a common bone marrow progenitor cell subset. Immunity, 1995, 3: 459-473

6. Kawamoto H, Wada H, Katsura Y. A revised scheme for developmental pathways of hematopoietic cells: the myeloid-based model. Int Immunol, 2010, 22: 65-70

7. Doulatov S, Notta F, Eppert K, et al. Revised map of the human progenitor hierarchy shows the origin of macrophages and dendritic cells in early lymphoid development. Nat Immunol, 2010, 11: 585-593

8. Schlenner SM, Madan V, Busch K, et al. Fate·mapping reveals separate origins of T cells and myeloid lineages in the thymus. Immunity, 2010, 32: 426-436

9. Kobayashi H, Butler JM, O'Donnell R, et al. Angiocrine factors from Akt-activated endothelial cells balance self-renewal and differentiation of haematopoietic stem cells. Nat Cell Biol, 2010, 12: 1046-1056

10. Taussig DC, Pearce DJ, Simpson C, et al. Hematopoietic stem cells express multiple myeloid markers: implications for the origin and targeted therapy of acute myeloid leukemia. Blood, 2005, 106: 4086-4092

11. Guzman ML, Swider ski CF, Howard DS, et al. Preferential induction of apoptosis for primary human leukemic stem cells. PNAS USA, 2002, 99: 16220-16225

12. Cox CV, Evely RS, Oakhill A, et al. Characterization of acute lymphoblastic leukemia progenit or cells. Blood, 2004, 104: 2919-2925

13. Cox CV, Martin HM, Kesrns PR, et al. Char acterization of progenitor cell population in childhood T-ALL acute lymphoblastic leukemia. Blood, 2007, 109: 674-682

14. Bonnet D, War ren EH, Greenberg PD, et al. CD8(+) minor histocompatibility antigen-specific cytotoxic T lymphocyte clones eliminate human acute myeloid leukemia stem cells. PNAS U S A, 1999, 96: 8639-8644

15. Gilliland DG, Tallman MS. Focus on acute leukemias. Cancer Cell, 2002, 1: 417-420

16. Sood R, Liu P. Novel insights into the genetic controls of primitiveand definitive hematopoiesis from zebrafish models. Adv Hematol, 2012, 2012: 830703

17. Yoshimoto M, Porayette P, Glosson NL, et al. Autonomous murine T-cell progenitor production in the extra-embryonic yolk sac before HSC emergence. Blood, 2012, 119: 5706-5714

18. Wareing S, Eliades A, Lacaud G, et al. ETV2 expression marks blood and endothelium precursors, including hemogenic endothelium, at the onset of blood development. Dev Dyn, 2012, 241: 1454-1464

19. Boros K, Lacaud G, Kouskoff V. The transcription factor Mxd4 controls the proliferation of the first blood precursors at the onset of hematopoietic development in vitro. Exp Hematol, 2011, 39: 1090-1100

20. Kataoka H, Hayashi M, Kobayashi K, et al. Region-specific Etv2 ablation revealed the critical origin of hemogenic capacity from Hox6-positive caudal-lateral primitive mesoderm. Exp Hematol, 2013, 41: 567-581

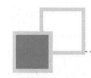

第二十三章 再生生物学与再生医学的基础概念

提要

　　再生医学是一个具有巨大潜力的新兴医学领域。人类的再生能力有限,但自然界中许多动物的再生能够给人类以启示。本章讨论了再生医学研究中的三个关键问题:第一,如何获取干细胞,介绍了包括胚胎干细胞、组织干细胞和发展前景良好的诱导多能干细胞的获得途径,以及若干组织细胞重编程的成功范例。第二,如何将干细胞转化为组织和器官,这首先需要了解干细胞分化以及形态发生的机制。本章以羽毛的形态发生为模型,引入了干细胞拓扑生物学的概念以及干细胞微环境调控塑造器官形态的机制。第三,如何将干细胞及其转化产物置于患者体内,本章以鼠毛生长周期波为例,阐明了宏观环境因素如何调控干细胞的活性,最后,分析了在器官发生中干细胞的自组织对于新生毛发组织工程的重要意义。本章的许多原则不仅限于皮肤,同时也适用于其他体内器官。通过对生物再生的过程的基础研究,可以受到生物再生之道的启发,逐渐理解组织修复及再生的机制,并提高分子和细胞水平上的干细胞操作技术,有望在不久的将来将干细胞研究成果应用到临床医学上。

第一节　从生物再生到再生医学

一、再生医学的研究和应用主要面临三个议题

　　目前再生医学研究主要面临三个议题:第一,如何获取干细胞(obtaining stem cells)并维持其干细胞状态即干性(stemness);第二,如何诱导干细胞定向分化并形成所需要的各种组织器官(differentiation and organization of stem cells);第三,如何将干细胞产物安全地植入患者体内并使其整合成为机体的一部分(delivery of stem cell products to the host)。本章将以皮肤毛发再生为例,结合细胞生物学基础知识和其他器官再生研究的最新进展,阐述当前医学再生领域的研究现状,并探讨未来的发展趋势。

　　从临床应用的角度看,组织干细胞(specific-tissue stem cell, TSC)及其产物处于不同的地位,具有不同的作用和需求。例如,骨髓干细胞并不依赖于特殊的生物构筑及组态(biological tissue architecture and pattern),它们进入血液后能够自行回到骨髓中去发挥功能,因此一般不需要进一步的组织工程手段,目前已经在临床上得到较为广泛的应用。有些疾病治疗需要使用干细胞分化形成的腺体的某些分泌因子,例如帕金森病中的多巴胺(dopamine)和糖尿病中的胰岛素(insulin),由于内分泌腺的功能并不严格受控于其组织构筑,因此,获取这些分泌因子比较容易,治疗的重点是如何将因子控制在适当的范围内。但是,某些组织和器官需由干细胞构成特定的结构形式才能正确行使功能,例如皮肤、毛发或骨骼,甚至需要形成功能性的网络组织,例如心脏或神经系统。在这些情况下,研究者面对的挑战是需要引导干细胞分化并获得正确的器官形态,并使这些固定的结构与宿主机体建立稳定的功能联系。

　　从上面讨论的再生医学的主要科学问题可以看出,在再生医学中干细胞的应用有良好的前景,但也面临巨大的挑战,其中包括一些重要的,人类目前所知甚少的科学议题。因此,研究者希望通过向大自然学习再生的道理,因为自然界中的许多生物在面对严苛的环境时,即使个体受到伤害,仍然能够在没有外界帮助下,依靠自身的修复与再生能力,使个体存活并使种族延续。这些生物再生的原

470

则是亿万年进化中经过锤炼形成的精华，能够给人类以启迪。

二、自然界中动物的不同再生策略给人类以重要启示

在观察和研究自然界中各种不同的生物再生现象时，要涉及到若干基本的概念：首先，修复（repair）和再生（regeneration）是两个不同的过程。修复或修补仅是将受创的组织与结缔组织和表皮联系恢复起来，再生则是能够完全重建原有的功能性的组织或器官。简单的例子是，如果哺乳类失去肢体或指趾，在创伤愈合和修复后仅能保留残肢（指）；但在若干两栖类动物中，可以完全再生出与丢失前一样的具有完整功能的肢体。

第二，再生包括生理性再生及创伤后的再生。生理性再生是正常生命过程的一部分，典型的例子是鸟类和哺乳类的毛发再生过程。

第三，再生过程能够中是否发生细胞增殖。大多数动物的再生过程都伴有细胞增殖，重新形成器官；但是在水螅等低等动物，其再生仅仅是利用原有细胞重新编程，并不需要增殖形成新的细胞，此现象被称为形态重组（morphallaxis）。

第四，如果细胞增殖，形成原基（primordia），再进一步形成器官，此过程中的细胞从何而来？一种方式是驱使体内已有的干细胞（residential stem cell）进入分化和增殖进程，这在造血细胞和毛发的再生中可以见到。另一种方式是，该组织器官内没有干细胞，在受伤的时候，将有部分细胞进入去分化（dedifferentiation）的自我重编程（self-reprogramming）过程，生成原基细胞，再形成再生器官，例子是两栖类肢体的再生。

（一）无脊椎动物具有较强的再生能力

无脊椎动物属于比较低等的动物，它们一般具有较强的再生能力。例如海绵，它们并没有特别的组织结构和体轴（body axis），只是一群细胞聚成的多细胞生物。因此，如果一个海绵被切成多块，它们可以各自形成独立的个体。这说明，海绵的体细胞和干细胞之间并无明显的分界。再如腔肠动物的水螅、扁形动物的涡虫、棘皮动物的海参和海星，它们都有很强的再生能力（图23-1A）。JP Brocker 和 A Kumar 在 2008 年对无脊椎动物的再生有精辟的描述。

水螅的再生现象很早就引起人类的兴趣，在古代西方神话中被演化成杀不死的多头怪龙。水螅再生的科学研究从 17 世纪就已开始，现在人们已

经清楚知道其基本构造，水螅有体轴，身体可以分为头部、体部和尾部三个部分，头部有分成口下区（hypostome）和触角；体部为圆柱状，只包含两个胚层，即外胚层与内胚层，并没有真正的中胚层；尾部具有底盘结构，有助于使其固定于生活环境。研究者很早就已发现，如果将水螅从中间切断，则出现尾部生头，头部生尾的现象（图23-1B）。

研究发现，水螅平时以无性生殖方式增加其个体数量，虽然它也具有有性生殖的能力，但通常是在环境恶劣的时候才启动。水螅的无性生殖是在体部中间偏下处先长出一个小的头部，然后继续生长成为小水螅，等小水螅长到一定程度的时候，则脱落母体，独立生存。对于新水螅头的小芽会出现在体部中段偏下，而不长在头部附近的原因进行了进一步的研究，发现头部组织能分泌两种因子，即头部活化素（activator）和头部抑制素（inhibitor）。实验显示，若将头部移植到身体的其他部分，它可以诱导出一个新体轴。相反，在已有头部的附近，则不能产生第二个头部，据此推断该区存在头部抑制素。但是离开原有头部越远，则再生的概率越大，显示这些因子形成了一个分子梯度。在正常的情况下，新芽从体部中部偏下长出，即是因为该抑制素浓度已经随着距离渐远而下降或消失。更进一步的研究发现，水螅的足部也有类似的足部活化素和抑制素，因此，体部的中段刚好可以避免来自头尾两端的抑制而生出水螅芽。Meinhardt H 提出了一个数学模型来解释这有趣的现象，研究者们正在寻找这些数学参数的分子基础。

H Bode（2002）汇总了水螅再生的分子信号研究的进展，他指出，水螅头部有明显的 Wnt 信号表达，该 Wnt 能够活化 β-catenin 而抑制 GSK3，行经经典 Wnt 信号路径。如果抑制 *Gsk3* 基因，则在水螅的体表到处都能够生成异位的小头。这些研究提示，水螅体内有高比例的干细胞，这使它具有很强的再生能力，但同时也使它不能进一步特化。这些干细胞具有形成头部、体部或尾部组织的潜力，而且，通过感受并分析其周围的活化素和抑制素的分子浓度，干细胞能够获得自己在水螅体内的位置信息并适时形成新的器官。

（二）鱼类的心脏和多个器官可以再生

一般来说，低等脊椎动物的再生能力较强，例如鱼类，其牙齿、视网膜和鱼鳍等都可以再生。

1. 鱼类心脏的再生　鱼类的心脏再生比较特殊，当其心脏下半部被切除时，心脏能够迅速自己止血，并继续跳动。在切除后的 10 天左右，该受伤

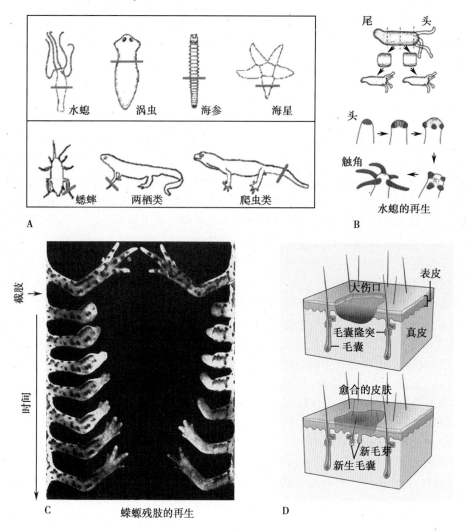

图 23-1 具有多种不同外胚层及内胚层器官的生物

的鱼心脏可以继续再生心肌细胞、冠状动脉以及心外膜（epicardium），并形成新的心室。

研究者一直感到好奇的是，鱼类心脏的再生是利用本来就存在于心脏中的干细胞还是已有的心肌细胞去分化然后再形成心室及心外膜？最近，JC Izpisua-Belmonte 的实验室使用斑马鱼为研究模型，以心肌原有的启动子去驱动 GFP，观察到已经有荧光的心肌细胞出现了去分化，并重新分裂及分化，再形成再生部分的心肌组织。此实验证实去分化在鱼心脏再生中扮演重要的角色，但尚无法排除心脏中原存在的干细胞也参与了再生过程。E Lien 的实验室研究发现，在心外膜的再生及为心脏提供营养的重要的冠状动脉再生过程中，PDGF 在心外膜细胞活化中具有重要地位，能够让原有的表皮细胞变成间质细胞，然后再进一步形成血管。目前研究者在斑马鱼心脏再生的启发下，正试图将这些原

则运用到小鼠心脏再生研究中，希望这些相关因子及其工作模式能够在小鼠甚至人类心脏启动类似的再生过程。

2. 鱼类牙齿的再生 较低等的脊椎动物，例如蛇蜥类或者鱼类，都有牙齿再生的能力，但其牙齿再生后并不形成哺乳类牙齿那样的特化，即没有牙根深入牙槽骨。斑马鱼的咽喉牙下面，也有一片未分化的继承性牙板（successive dental lamina）。A Huysseune 的研究显示，当咽喉牙磨损之后，继承性牙板可以形成新的下一代的咽喉牙取代其功能。在软骨鱼一类的鲨鱼，牙齿的取代则更为快速而频繁，这是因为它们的牙齿并没有形成根深蒂固的结构，只是由结缔组织连在一起，被称作皮齿（dermal teeth）。这些小而尖锐的牙齿形成整排，不时发生替换。W Reif 的研究显示，一些鲨鱼在十年的生活史中可以产生数千枚更替牙齿。

（三）蝾螈断肢的再生是两栖类再生的一个典型例子

1. 蝾螈四肢的再生　图 23-1C 显示了蝾螈截肢后如何在数周内快速再生肢体的过程。当蝾螈被截肢后的 6～12 小时内，表皮细胞就向伤口附近迁移并覆盖伤口表面。但是，与哺乳类的创伤修复过程不一样，两栖类的创面并不出现真皮组织的炎症和瘢痕形成，相反，其结缔组织的间质细胞逐渐形成再生胚芽（regeneration blastema），同时伤口表皮也逐渐形成"顶端上皮帽"（apical epidermal cap）。这两种组织相互作用，类似于肢体发育时外胚层顶嵴（apical ectodermal ridge）与增殖区域（progress zone）的相互作用。此时可以观察到一些肌细胞和其他结缔组织的已分化的细胞，并且若干分化的分子标志物逐渐消失，重新形成各结缔组织的祖细胞（progenitor cells）。研究者还可以发现这些细胞的异染色质（heterochromatin）逐渐松散，形成常染色质（euchromatin），此提示这些再生的胚芽细胞是经由去分化过程所形成的。以前曾认为所有这些再生胚芽组织组织是通用的，它们会像发育中的肢芽（limb bud）一样形成间质组织共用的干细胞，再逐渐形成骨、肌肉和韧带等。但是，最近 E Tanaka 的研究显示，再生胚芽所形成的各种组织，例如软骨、肌、真皮和神经胶质等，是通过各自的去分化过程，各类细胞各自重新编程，并没有跨越其谱系（lineage）。这一结论来自于带有 GFP 的转基因动物的移植实验。

蝾螈肢体再生过程中另一个令人惊讶的现象是，这些再生的胚芽能够保留对原来位置的记忆，因此能够再生出与原始位置一致的骨骼结构。更有趣的是，这一位置记忆可以被重新设定。M Maden 的实验显示，如果用 Vitamin A 对再生中蝾螈肢体进行处理，会发生比较接近于近端的表现，例如，从踝部切断的截肢一般再生出踝部及掌部的骨骼，但经 Vitamin A 处理后，它们会再生出肱骨、尺骨和桡骨等完整构造，重复这些骨骼的近 - 远轴向分布。

但是，再生过程除了需要顶端上皮帽（apical epidermal cap）和再生胚芽的相互作用以外，还需要神经的参与。D Gardiner 和 S Bryant 的研究显示，如果将神经切除，则再生不能顺利进行。继后的研究发现，神经能够分泌出一种称为 Newt anterior protein（Nap）的因子，Nap 对再生胚芽的细胞分裂具有重要意义，如果将 Nap 基因表达到这些再生胚芽的组织中，再生过程则可以在缺乏神经的情况下完成。

在肢芽（limb bud）的发育过程中，前后轴向（anterior-posterior axis）由 Hox-D 基因决定；近远轴向（proximal-distal axis）由 Hox-A 基因决定。在两栖类再生时，Hox-A 会被重新诱导出现。S Bryant 和 D Gardiner 的实验室发现 Msx1 基因在这个过程中也扮演重要的角色，它可以诱导 Hox-A 的表达。在经过视黄酸（retinoic acid）处理后，Hox-A 的表达会变得比较接近于近端肢体的表达特性。进一步的研究显示，Meis 和 Prod1 基因作用于视黄酸的下游，如果将这些分子去除，则近端形态无法正常形成。一般而言，视黄酸促进近端骨骼表形的形成，顶端上皮帽所产生的 FGF，则有助于远端的形成。这些分子梯度相互作用，共同协助细胞判定它们所在的位置。有研究表明，视黄酸可重新设定这个分子环境的记忆。

2. 两栖类尾的再生　蝾螈及非洲爪蟾的蝌蚪的尾可以形成相当完整的脊髓、脊索及背根神经结（dorsal root ganglion）。E Tanaka（2009）指出，中枢神经形态的再生可以分为几个层次，比较完整的再生包括新的神经元及神经胶质细胞的产生，以及神经网络（neural circuit）的重新建立。神经网络的重新建立需要比神经祖细胞（neural progenitor）更原始的干细胞参与，这一过程称为神经发生（neurogenesis）。至于轴突发生（axonogenesis）中，并没有新的神经元生成，而是以原有的神经元重新长出轴突（axon）和树突（dendrite），并在有限程度上能够重新连接到本来的网络。

借助于对有高度神经再生能力动物的研究，人们可以分析轴突发生和神经元再生所需的微环境以及染色体形貌（chromatin landscape）。如果研究者能够阐明蝾螈尾、脊椎及脊髓完整再生的奥秘，也许将来可以应用这些原理帮助人类神经的再生。

（四）爬虫类的再生

1. 蜥蜴尾的再生　人们很早就注意到蜥蜴断尾求生的现象：蜥蜴在遇到危险的时候，它的尾巴能自动断掉，并且继续跳跃以吸引猎食者追逐，蜥蜴自身则得以逃脱，将来还可以再长出新的尾。但并不是所有的蜥蜴都有这个能力，"断尾再生"只存在于小型蜥蜴，大型蜥蜴没有这个必要。此一机制非常有趣，因为它并不一定需要尾巴被猎食者抓住及撕裂才能断裂及再生。研究者发现，在这些蜥蜴的尾椎存在若干断裂平面，在紧急的时候，肌肉收缩，远端尾会自动脱落，这个现象称作自割（autotomy）。自割的机制是脊椎从中断裂，而断裂处会逐渐形成再生原基,然后长出新的远端的尾。

但是,爬虫类尾的再生能力有限,不如两栖类尾再生完整,它们的尾再生后,虽然也能恢复到原来的长度,但是再生的软骨不能分节,只是一种圆柱形的软骨柱。相比之下,蝾螈尾再生后仍然能够生成各节尾椎。此外,即使爬虫类的尾再生后也包括新的神经组织的形成,能再生室管膜管(ependymal tube),也能够再生上若干新的神经元和神经胶质细胞,但并不能够如蝾螈成功地形成脊髓及新的神经网络。

2. 鳄鱼牙齿的替换 许多爬虫类的牙齿有周而复始的再生现象,其中以鳄鱼牙齿的再生最令人惊奇。B Westergard 和 MW Ferguson(1990)的研究发现,鳄鱼牙齿能够再生是由于存在着一层可以持续一生的牙板(dental lamina)细胞。一个鳄鱼的牙齿由三种构件组成:在最靠近口颊侧,是较为成熟的功能牙(functional teeth);在舌侧与其紧邻的继承牙(succession teeth)是一个形成中的牙胚;在其舌侧,则是牙板(dental lamina),其中含有牙干细胞。当外侧的牙齿受伤脱落时,继承牙会加速生长取代受损的功能牙,而牙板则形成新的继承牙,因此,鳄鱼一生可以有多达四五十次的牙齿替换再生。鳄鱼牙之所以能生生不息,是因为牙胚在发育时一分为三,形成牙族(tooth family),三种构件各自停留在不同的阶段(heterochrony),它们轮番发育,但永远保存部分牙干细胞作为下一轮再生的种子。进一步研究发现此分子机制包括 β-catenin 和 Sfrp 的周期性调控。

不同的动物,牙齿的再生能力有很大的区别,人类乳牙将脱落,在此之前的发育过程中也曾有过牙板,但当恒牙发生脱落后,则不能再生。所以人类只有一次牙齿再生的机会。在鼠类,已存牙齿能够持续生长,但却完全不能重新再生一个新的牙齿。I Thesleff 发现,鼠门牙基部有牙干细胞,这种干细胞从门牙的近端(proximal end)不断提供新的造牙细胞,使啮齿类的门牙一生继续成长,所以这些动物需要不断磨牙以保持其一定的长度及锐利,但如果门牙脱落,则无法再生新的门牙。根据对于各种脊椎动物牙齿再生的比较,M Smith(2009)年指出,牙板内含有干细胞,但是这些干细胞在分子层面如何调控,以及其如何适应各种不同复杂程度的牙齿而达到再生更新的阶段,则属未知。从进化角度考虑,鳄鱼的牙齿与哺乳类牙齿比较接近,研究这些生物牙齿再生的过程和机制,可能有助于人类齿科再生医学的发展。

(五)鸟类最明显的再生发生在羽毛

1. 鸟类羽毛的再生 鸟类最明显的再生过程发生在羽毛。每只鸟类身上的数十万根羽毛都有很强的生理性再生的能力。鸟类在不同的季节、不同的生理状况和不同的身体区域都能再生出种类各异的羽毛,或为保暖,或为飞翔,或为吸引异性(详见第三节)。

2. 鸟类生殖腺的再生 鸟类的生殖腺的再生能力也非常惊人,例如鸟睾丸在不同生理状况下能够缩小或重生,以适应不同的状况和迁徙的需求。这涉及到有关生殖干细胞再生的调控问题,尤其是与内分泌因素有关,但对其分子机制目前了解不多。

3. 鸟类神经的再生 鸟类另外一个特殊的再生发生在鸟类脑中的歌唱中心。雄性的文鸟在每年的春天就会引吭高歌以吸引异性,但是它们每一年的歌唱可以有不同的曲调。研究者发现,鸟类在更换新歌的时候,也同时产生新的神经元并建立新的神经网络。这一新的歌唱中心还须与控制咽喉部位运动的神经元建立新的联系。有人以此为模式来研究人类在脑血管卒中后的神经再生过程。

(六)哺乳类的再生能力较弱

哺乳类的再生能力一般较弱,相对较强的再生发生在皮肤和毛发。在很多哺乳动物,毛发再生与其生存能力密切相关,因为在不同的季节和不同的身体部位,它们需要再造不同的毛发,以达到保暖、感觉和吸引异性的功能(详见第五节)。

1. 哺乳类肝脏的再生 ES Higgins(1931)对鼠类肝脏再生的研究发现,鼠肝被部分切除以后,剩余的肝叶可以生长并回复到原来肝脏的大小,这一过程的发生并不依赖于肝脏芽胚细胞,而是利用已经分化的肝实质细胞、胆管细胞、Kuffer 细胞和贮脂细胞各自增殖,再组合为肝脏。所以这是已分化细胞的一种补偿性生长,并非由肝脏胚细胞的重新形成。但是,当上述肝脏细胞的生长不足以应对需求时,有研究者也观察到,所谓的卵圆细胞(oval cell)可成为肝干细胞,它们能分裂分化而协助再生。

鼠类肝脏再生的发生非常迅速,仅需一周左右,当肝脏生长至原来大小时,再生即停止,不会长成巨大的肝脏。肝在开始和终止其信号如何传递?早期的共生实验(parabiosis)显示了有趣的结果,将两只大鼠的血管通联,对其中一只大鼠的鼠肝进行肝切除,结果发现,未经肝切除的大鼠的肝细胞也发生细胞增殖。显然,受试大鼠产生了一些活性物质并被释放入血,刺激了血管连通的另一只未手术大鼠肝脏细胞的增殖。目前的研究显示,IL-6 和

TNF-α 在此过程中担任重要的角色，进一步的研究发现，肝脏生长因子（hepatic growth factor，HGF）及其受体 c-met，以及 TGF-β 均为重要的活性因子。如果将 c-met 剔除，则肝脏不能正常再生。

2. **哺乳类指（趾）的再生** 新生鼠的脚趾在伤后表现出一定的再生能力。研究显示，蝾螈断肢再生时表达 Msx1 基因，K Muneoka 对幼鼠的实验研究发现，如果 Msx1 基因缺乏会导致新生鼠丧失断趾再生的能力，他还发现，BMP 在此再生中也非常重要。但是这种再生能力在成鼠中就丢失了。这与人类的情况类似，据报道，新生婴儿如果在意外中损失远端的指尖，可以发生再生，但当人类进入成年，很快就丧失了这种能力。最新的研究显示，小鼠指甲干细胞和其指尖的再生能力有密切的关系。指甲干细胞的 Wnt 活性有助于神经生长，共同促进指尖再生胚芽的形成。

3. **哺乳类心脏的再生** 此领域的研究最近有了新的突破。Sadek H（2011）的工作表明，在新生小鼠心室心尖部区域的心脏在实验性创伤后能够再生，受损部分由心肌细胞而不是纤维组织取代，继后的测试时其心脏功能良好。这些替代的细胞似乎来自原有的心肌细胞。但是，研究者也注意到，这种心脏的再生能力有限，仅维持一周即迅速失去。由此看来，哺乳动物的再生能力，可能与婴儿指尖的再生相似，只能发生在某些胎儿期和新生儿期，至成体期此能力即已经丧失。如何解开这个再生机制的奥秘，提升成人类似的再生潜力将是未来重要的研究课题。

4. **鹿角的再生** 哺乳类有一个比较特殊的再生现象是鹿角的再生。鹿角的构造为内部是骨头，外面覆盖皮肤。在每年的交配季节过后，鹿角都会脱落，在头部形成相当大的创面。但当春天来临，从伤口又能再生新的鹿角。鹿角再生时有类似肢体发生的生长点，外膜也被覆一层皮肤，此皮肤上有毛发。因为鹿角的生长点在鹿角区的正中央，所以当鹿角长长时，其上的鹿茸也因此由远端至近端处于生长周期的不同阶段。在鹿角远端的毛囊形成较晚而为早期，在鹿角近端的毛囊则较早形成而比较成熟。当鹿角成长之后，这层皮肤发生退化，而鹿会将其磨损脱落，变成一般所见的鹿角。

5. **哺乳类毛发毛囊的再生** 这里所介绍的再生是生成完整的毛囊（hair follicle），在第五节将要讨论在已存毛囊中的毛干（hair shaft）的生理性再生。人们曾经认为严重烧伤患者的皮肤愈合后没有能力长出新的毛发或腺体，但是最近 M Ito 和 G

Cotsarelis（2007）发现，在鼠类较大面积创伤（直径大于 1cm）的愈合中，创口中央部位可以再生出毛发。这一新发现修正了人们的旧有观念。现在的理解是，创伤后的修复和再生是一个互相竞争的过程：伤口的边缘产生大量有利于修复的分子以促进伤口愈合，但是在伤口的中央区域，即离开创口边缘约 300μm 处，修复促进因子可能难以扩散进去，伤口反而有机会进行再生，而不是修复，这样毛发再生机制启动，新毛发长出（图 23-1D）。

这是一个令人惊讶的发现，因为此整个过程是在没有施加任何外部因素的情况下自然发生的。这说明了机体内存在内源性重编程。这项工作激发了研究者们在组织工程和器官再生研究中的新思维，他们正在努力寻找细胞重编程以利再生的分子机制。最近有研究发现，类似的有趣的实验现象竟然存在于自然界中的非洲刺毛鼠（Acomys）身上。这种鼠皮肤异常松弛，当它们被掠食动物抓住的瞬间，其皮肤大片脱落，其身体则借机迅速逃逸，此方式犹如蜥蜴的断尾求生。令人惊奇的是，脱逃后的刺毛鼠表现出巨大的再生能力。在丢失一半皮肤的情况下，刺毛鼠可以在 1 个月之内使机体的皮肤（包括毛发等衍生物）全部恢复正常。研究发现，该类刺毛鼠皮中含有大量胶原蛋白 III。此非同寻常的再生的细胞和分子水平的机制，正在积极研究之中。

第二节 获取干细胞并维持其干性

一、干细胞的获取是再生医学研究和应用的关键

要利用干细胞从事再生医学的研究和临床应用，首先必须解决稳定的干细胞的来源问题，这包括三个方面：胚胎干细胞是指取自于人、鼠或其他动物早期胚胎的原始细胞；组织干细胞（specific-tissue stem cell）即成体干细胞，一般来自晚期胚胎、新生儿或成人，也具有多向分化的潜能，包括胎盘干细胞、骨髓干细胞（bone marrow stromal stem cell）、骨髓间质细胞（mesenchymal stem cell）等（图 23-2）；经过重编程及组织培养获得的干细胞，其中最著名的是 S Yamanaka 将体细胞（somatic cell）转化形成的类似胚胎干细胞的诱导性多能干细胞（iPS）。此突破性研究成果，让这位日本科学家与英国的 John Gordon 共享 2012 诺贝尔奖，也彰显干细胞研究的重大意义。本章重点讨论获取研

究原则及 iPS 的重编程相关的问题。

S Yamanaka 的细胞重编程的路径：

（1）利用发育生物学的知识，找出参与拟研究的器官发生过程中的各种转录因子，再利用生物信息学（bioinformatics）的方法对各种生理和病理现象的文献进行分析，找出最有可能的分子网络。

（2）建立一个细胞培养株，使其能够表达一个报告信息（reporter）的分子，此报告信息必须能够代表拟形成器官的主要分子，还需要寻找合适的细胞株来进行筛选。

（3）分析（1）中所找到的候选分子并以（2）中建立的细胞株来进行筛选，希望发现特殊的分子组合，能够使细胞重新编程，改变其分化态势和命运。

（4）开始筛选出的分子组合通常包括相当多的候选分子，此时再将各候选分子逐一筛选，进一步精选在功能上必需的分子。

（5）将这些功能上必需的分子再度重组，寻找和发现能够达到重编程目的最少的分子组合（minimal combination）。

但是，在以上的研究过程中，一定要注意不能够仅仅观察或依赖分子标志物的表现，被改变命运重编程的细胞必须经过功能上的确认，以证明其分化潜能极为接近体内该型细胞的性质。体内的检测（*in vivo* verification）也是必需的，尤其是将这些细胞用于疾病治疗前，需用疾病的动物模型做进一步的精细的研究。重编程研究为人类展开了一个全新的重要的领域，一方面，它有助于人们认识染色体内分子运作的逻辑原则和过程，另一方面，有助于协助研究者搜寻发现能够达到此种重编程目的的小分子，从而用于达到再生医学的最终目标。

虽然诱导性多能干细胞（iPS）能够让人类免除伦理上的困扰，但如果要将其付诸临床应用，仍然有很长的路要走。最近的研究显示，iPS 细胞与胚胎干细胞不能画上等号，因为不同组织来源的 iPS 细胞分化为不同组织的能力不同，从血液中来的 iPS 细胞较易转化为血液而不容易成为肌组织。而且，iPS 细胞形成后，虽然它们的功能表现相似，但其表观遗传学的染色体甲基化形貌（genome-wide methylation landscape）并不相同。如果其表观遗传学性质不同，应用于各种疾病后，对于药物的反应也可能会有差别。这些问题都必需进行更深入的研究。

二、细胞诱导分化的最新研究显示体细胞重编程的巨大可能性

实验生物学研究中，研究者常常注意到一些转分化现象，可以观察到机体异位组织的发生，例如皮肤上生出牙齿或者牙龈上长出头发，这些现象表示，如果分化过程出现异常，有可能将 A 组织细胞变成 B 组织细胞。相反，如果人们了解这种异常的机制，也可以利用此原则将某种细胞转变成人们需要的细胞（图 23-2）。在过去的实验生物学

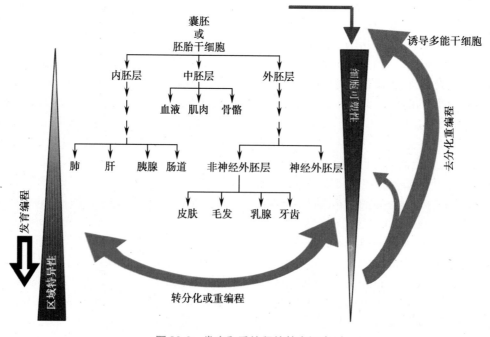

图 23-2　发育和重编程的基本概念

研究中，研究者在探索组织决定中做了大量的实验，以内胚层器官为模型进行的系列实验得到了类似的结论。S Yasugi 和 T Mizuno 总结提到，如果将内胚层胃肠的原基取出，将其表皮与间充质（mesenchyme）交替后继续培养，结果发现，表皮的分化表型（phenotype）会依据表皮下间充质的来源而决定，例如，肠的黏膜下间充质能够诱导原来应该形成胃黏膜的表皮改形成肠细胞的表型。

在外胚层器官，研究者也曾尝试寻找能够诱导这些作用的化学物质，D Dhouailly 和 M Hardy 的早期实验显示，能够用视黄酸（retinoic acid）诱导鳞片长出羽毛，或者将毛发转变为腺体。Chuong CM 的实验室将羽毛的皮下间充质与发育中鸡口腔黏膜结合，成功地诱导口腔黏膜长出类似牙齿的囊状结构。他们也用 β-catenin 诱导羽毛长成鳞片。F Miller 工作显示，真皮中有特殊的细胞可以转分化为神经胶质细胞或神经元，C Jahoda 则将真皮乳头（dermal papillae）和毛囊真皮鞘转分化为脂肪组织、血管以及神经元。这些实验显示，组织分化的特异性可能取决于表皮的应答能力及具有诱导作用的间充质的能力和特异性。

这些实验虽然令人深思，但毕竟不够精确。近年来，S Yamanaka 以 4 个分子（Oct3/4、Sox2、Myc 以及 Klf4）诱导出类似胚胎干细胞的 iPS，震惊学界。这使人们认识到，用少数的因子去改变细胞的命运原则确是可行的。关于诱导 iPS 的技术细节此处不赘述，此原则的成功显示出细胞重编程的巨大可能性。这提示人们不一定需要去诱导出类似胚胎干细胞的 iPS，而可以应用重编程的原理去生产各种不同种类的细胞以供再生医学的需要。下面介绍 3 个成功的实例。

1. 从胰岛外分泌腺到胰岛 β 细胞　研究者希望利用重编程原则来生产糖尿病患者急需的胰岛细胞，Q Zhou 和 D Melton（2008）取得了突破性进展。他们开始设想先以发育生物学上谱系（lineage）较为接近的细胞来进行此种转换，会比较容易成功。首先，他们研究胰岛素 β 细胞的胚胎来源，发现这些细胞是先由消化道芽生形成胰脏的原基，这个过程与 Pdx1 关系密切。当这个原基继续成长，再分出胰脏的外分泌腺和分泌胰岛素的内分泌腺细胞，在这一器官发生中有许多转录因子先后表达并发挥功能。经过生物信息学分析，他们初选出 1100 个候选分子，进一步锁定 30 个可能性更大的分子，他们比较了这些分子在人类及鼠类的各种生理和病理情况下的表达和必需性，包括在胰岛肿瘤中该组分子的表现，最终聚焦在 9 个最重要的分子上。随后，这些研究者以改造过的腺病毒为载体，将这 9 个基因同时异位表达到鼠胰脏外分泌细胞之内，这 9 个分子组合能够成功地将外分泌腺细胞转变为内分泌的胰岛 β 细胞。进一步的分析和研究发现，即使只有 3 个分子（Neurog3、Pdx1 和 Mafa）也可以达到同样的转化目的。接下来在动物的实验性糖尿病中，研究者将层层筛选出来的这 3 个基因组合表达到鼠外分泌腺中，发现有超过 20% 的细胞转变为能够分泌胰岛素的 β 细胞。

2. 从成纤维细胞到心肌细胞　以前的基础研究已经证明，可以用 helix-loop-helix 转录因子，例如 MyoD 将成纤维细胞（fibroblast）转变为肌细胞。在心肌梗死的患者，一个严重的问题就是受损心肌细胞被成纤维细胞替代，形成瘢痕，使心脏的正常搏动功能下降，心脏本身也留下一个结构上的弱点。如果能使这些细胞继续保持原细胞表型，不转变为成纤维细胞，对治疗心肌梗死及后遗症必然大有裨益。

D Srivastava 实验室沿着这个思路，试图寻找出能够将成纤维细胞转化为心肌细胞的分子，当然，他们对于候选分子的考虑主要来自于对心脏发育过程的研究结果。2010 年他们找到了在形成心肌细胞时的关键分子，然后通过类似于上面的步步筛选进程，从 9 个候选基因中聚焦到 3 个基因（Gata4、Mef2c 和 Tbx5），此 3 个基因的产物能够将成纤维细胞转变为心肌细胞。接下来的心电图分析证明，被这 3 个分子诱导重编程的细胞的确有助于心脏维持正常的功能。考虑到实际应用中取得心脏成纤维细胞的难度，这些研究者使用了鼠尾成纤维细胞表达这组分子，并证实它们也能将成纤维细胞转变为心肌细胞。

3. 从成纤维细胞到神经元　上面的研究都是同一谱系内细胞的转变，难度更大的工作是跨越谱系的研究。M Wernig 的实验室在 2010 年利用生物信息学方法寻找了各种可能跟神经元形成有关的基因，发现了 19 个候选者，并将它们放到改造过的慢病毒中。他们使用 TauEGFP 作为成纤维细胞的报告基因，Tau 是与神经元形成有关的基因，因此，如果转换中的细胞开始表达 Tau 基因的时候，就可能提示它们已经变成神经元。在对 19 个候选基因再进一步研究发现，有 3 个基因（Ascl1、Brn2、Mytl1）已经足以将成纤维细胞转成神经元。但是，仅仅能够表达 Tau 基因的重编程细胞并不一定就的确是神经元，再经过细胞生理性质的测试后发现，这些细胞能够表达动作电位并能形成突触（synapse），并且能够对各种神经介质或神经毒素发生应答，显示它们能表达正常的受体和通道蛋白（channel protein）。

当然，这些诱导获得神经元如何与宿主有机整合还需要更深入的研究，但如前所述，如果获得的神经元为神经元早期祖细胞，它们可以整合入宿主的神经系统，形成新的有功能的神经网络，如果获得的是晚期的神经元，它们则很难与周围的神经系统良好整合。这些是将来需要努力研究的方向。

第三节　引导干细胞形成各种组织器官

一、皮毛之道：以表皮器官为研究模型探讨再生的规律

此节中将以动物的体表器官再生作为研究的模型，原因如下：第一，体表器官直接与外界接触，容易发生损伤，常常需要修复，因此进化过程中获得了很强的再生能力；第二，若干体表器官在正常情况下也能发生再生，这是一类生理性过程；第三，因为需要更新，这些体表器官可以依据生理阶段和外界环境的影响而出现不同的器官表型。例如，鸟类在春天要换上漂亮的羽毛，冬天则需要换为保暖且不显眼的羽毛。因此这里会有很多的干细胞调控机制值得研究者学习；最后，体表器官位置表浅，又非生存必需脏器，实验动物易于存活，操作也比较容易。

这里显示了一个虚拟的概念生物以显示各种不同类型的外胚层来源的器官（图23-3A）。这些器官均由外胚层上皮和间充质相互作用生成。外胚层器官主要包括汗腺、羽毛、毛发、牙齿、唾液腺、乳腺及鳞爪等。这些器官在外观上差别很大，然而，从进化及发育的角度看，它们有着相同的起源，只是由于处于身体的不同部位发挥不同的功能因此分化为不同的外胚层器官，以利该生物适应不同环境。同样的概念也适应于内胚层器官，可以经此了解内胚层如何在不同的区域形成胃、小肠、大肠以及肺、肝、胰腺等。

在任何一种外胚层器官的发生过程中，有四个阶段是共同的。实际上，这四个阶段并没有明确

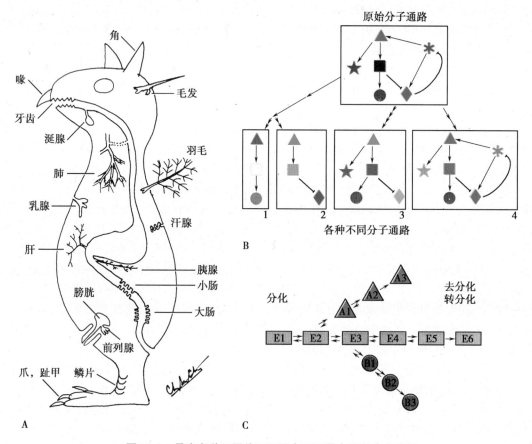

图23-3　具有多种不同外胚层及内胚层器官的观念生物

界限，但是将它们分开有助于理解整个过程。①诱导期（Inductive phase）：此期中上皮的某一区域被引导分化成为具有特殊命运的某外胚层器官，新器官原基的位置和数量就在本期内决定。②形态发生期（Morphogenesis phase）：在此期中，器官原基产生出细胞，塑形为具有特定大小和形态的器官。③分化期（differentiation phase）：细胞分化，同时表达组织特异的成分，如毛囊表达毛囊角蛋白或牙齿表达牙釉质蛋白，或者分泌若干产物，如乳腺分泌乳汁或唾液腺分泌消化酶等。第②和第③阶段经常同时进行。④再生期（regenerative phase）：此阶段只在部分外胚层器官中发生。再生行为可以有不同的模式，包括持续不断的更新或者阶段式的再生。在以上四个阶段中，每一个阶段都有许多特殊分子通路（molecular pathway）参与其中。在表皮-间充质界面上打破分子通路机制的平衡，则可能导致多种形式的器官异常（图23-3B），异常的形式取决于干扰时间发生于发育中哪一个阶段。

通过干扰分子通路的平衡，可以诱导多种外胚层器官的发生：M Plikus（2004）研究 K14-Noggin 转基因鼠，发现 Noggin（Bmp 的抑制物）在发育中的外胚层被过度表达。如果这种干扰发生在器官发生早期，毛发数目增多；干扰发生在形态发生期时，器官大小出现异常，例如外生殖器增大；当这种干扰发生在分化期，唾液腺和睑板腺可以转化成为毛发，甚至乳头部分也长出了毛发。

另一个例子也可以证明不同的外胚层器官拥有共同的分子通路机制：在外胚层发育不良遗传性疾病（ectodermal dysplasia）中，单一基因的突变可以导致多种外胚层器官发育异常，例如 Eda 通路中一种分子的缺陷就可导致毛发、唾液腺、指甲、牙齿等多种异常。

二、微观环境对干细胞的静息与活化具有调控作用

在皮肤中，细胞增殖主要发生在表皮基底层。这些细胞将会产生位于基底层上方的已分化细胞，形成基底上层（supra-basal layer）。基底层有大量所谓的"短暂扩增细胞"（transit amplifying cell, TAC）以及表皮干细胞（图23-4A）。

皮肤表皮通过连续性更新模式来达到更替的目的，而毛囊则通过阶段性的再生来达到同样的目的。在正常生理状况下，毛囊器官（例如毛发及羽毛）是通过周期性的丢失和再生来替换整个器官。每一个毛囊都会经历脱毛和再生的周期性过程。

毛囊周期包括生长期（anagen）、退化期（catagen）、静止期（telogen）（图23-4B，C）。在生长期中，毛囊隆突部（hair bulge）干细胞仍然存在，当合适的分子信号提供给处于静止期的毛囊时，它们就会重新进入生长期。在生长期的开始，位于毛乳头的干细胞被激活，然后刺激静止的毛囊隆突部干细胞，使之也激活。毛芽细胞（hair germ cell）产生短暂扩增细胞，使新毛囊的基质（matrix）增殖，形成生长期的毛干。在退化期后，毛干黏附于静止期毛囊直至脱落期（exogen）才脱落。

毛囊周期各期依序循环，在一生中反复地进行。在个体一生中，可能因其生理状况不同而需要不同的体表器官。微观环境因子（micro-environmental factor）和宏观环境因子（macro-environmental factor）共同调控皮肤附属器官的干细胞，从而调节毛囊再生周期以及在不同时期的不同表型。

遗传学和实验研究发现，在分子水平，调控新生毛囊发育的机制与毛囊周期循环再生的机制非常相似。事实上，外胚层器官的发育中很多机制都是通用的。目前，对出生后毛囊循环再生的全部分子机制还未彻底了解，不过已经陆续确认了若干调控分子，包括 Wnt 家族成员、Hedgehog、TGF-β、BMP、FGF、Notch、EGF、TNF 等。

干细胞通常可通过其慢周期性的特征来识别。G Cotsarelis、TT Sun 和 RM Lavker（1990）用 ^{3}H-thymidine 标记动物，然后在数周至数月期间，连续追踪观察慢周期细胞，将它们作为干细胞的可能的候选者。此期中短暂扩增细胞（TA cell）在迅速增殖的同时，胞内 ^{3}H-thymidine 标志物的浓度逐渐降低，而已分化的细胞不会摄入此标志物，因此，只有具有慢周期特性的细胞在被标记后的相当长的一段时间内维持被标记的状态。有一种比较特殊的情况是，DNA 可以进行不对称的复制，因此被标记的一股 DNA 可能持续地被保留在某些非慢周期的细胞中，但是这种"持久单链"的概念还有待进一步证实。总体上说，慢周期细胞是可能的干细胞，但是需要子代细胞跟踪实验以及进一步的功能实验去验证。

目前已经证实，毛囊隆突部（hair bulge）的细胞确实是毛囊上皮干细胞。研究者可利用 K15-GFP 或慢周期若丹明组蛋白（slow cycling rhodamine histone）以荧光细胞分选仪（fluorescent activated cell sorter）将可能的毛囊干细胞分选出来，然后确认这些细胞在培养环境下具有自我更新的能力，并且移植到宿主鼠体内后，仍保有多项潜能，例如可

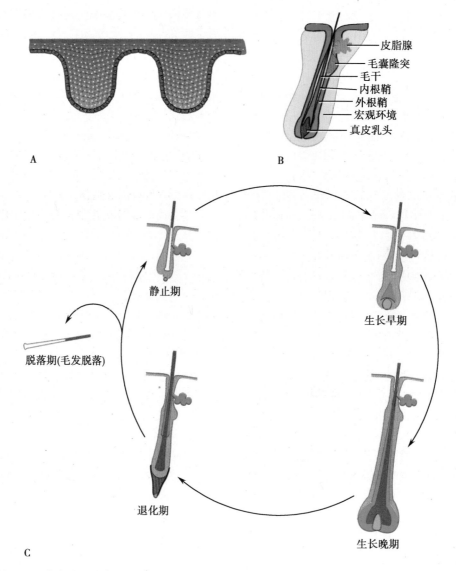

A

B
皮脂腺
毛囊隆突
毛干
内根鞘
外根鞘
宏观环境
真皮乳头

静止期
生长早期
脱落期(毛发脱落)
退化期
生长晚期

C

图 23-4 在表皮及毛囊中的干细胞和 TA 细胞，毛发周期以及在皮肤巨大伤口中央的新生毛囊

以形成表皮或者毛囊等。基因芯片分析技术有助于研究者全面了解了干细胞、短暂扩增细胞以及已分化细胞的基因表达特性。同时，在更多的分子生物学及转基因鼠的研究工作中，人们逐渐了解到微观环境对调控毛囊隆突部干细胞的重要性，也发现了参与调控的更多的分子通路。在过去的 10 年中，毛囊生物学研究进展迅速，E Fuchs、F Watt 等实验室发现，β-catenin 可以激活干细胞，并且决定了外胚层器官的命运。BMP 的水平可以调控干细胞的静息状态。最近研究发现，Dicer 酶和 miRNA 也参与了干细胞稳态的维持机制。干细胞的形成中还需要 Lhx2、Sox9 以及 Lgr5 等分子的参与，这些研究结果逐渐成为了共识。

许多组织中都包括了慢周期干细胞、短暂扩增细胞及分化细胞，但大多数器官并没有像毛囊隆突那样形成一个特殊的干细胞聚集栖息地。有些器官的干细胞是随机散在分布的，也有一些器官是以通过去分化机制将已分化的细胞逆转为干细胞，来更替丢失或损坏的细胞。无论采用什么机制，重要的是不同细胞种群的动态平衡的调控。

三、微观环境对器官形状生成具有调控功能

同一套鸟的基因组可以生成短羽或长羽，可以生成辐射对称的羽枝，也可以生成两侧对称或者两侧不对称的羽枝；而且，羽毛的颜色还可以形成梯度。因为基因都是相同的，因此这些差异是建立在对相关基因在不同时空表达的调控，以及表观遗传

学（epigenetics）上的不同。所以鸟羽是研究形态发生（morphogenesis）很好的实验模型，从这里可以学习到生物如何将 DNA 上所记录的一维空间信息转换为三维空间形态的原则。

　　羽毛包括主干（rachis）、次干（barb）以及羽小枝（barbules）。羽枝排列可以是辐射对称或者两侧对称（图 23-5B）。羽毛干细胞位于毛囊的底部，形成一干细胞环（图 23-5A）。ZC Yue 在 CM Chuong 实验室（2005）工作时发现，在辐射对称的羽毛中，干细胞环位于同一个水平面上；但是在两侧对称的羽毛中，干细胞环向主干倾斜。干细胞生产出短暂增殖细胞（TA cell），TA 细胞分裂并且向上移动，到达羽枝成形区后就会进一步分化（图 23-5C）。在绒羽的形成过程中，因为干细胞环保持水平，所有到达羽枝成形区的细胞都是平等的，因此每一个羽枝分叉都是平等的，这样就造成了辐射对称的羽毛。在飞羽中（flight feather），因为干细胞环处于倾斜位置，细胞到达这里会比较成熟，这样就打破了辐射对称，形成了两侧对称的羽毛。那么干细胞环是如何倾斜的？他们发现，羽毛毛囊内有一由前至后的 Wnt3a 梯度，因此假设该梯度与决定不对称有关。

　　为了证实这种假设的机制，ZC Yue 和 CM Chuong（2006）进一步以毛囊基因表达技术来测试。他们通过过表达 DKK（Wnt 抑制分子）或者过表达 Wnt3a，使得毛囊内 Wnt3a 梯度整体提高，或者整体压低，结果发现，两种实验的结果非常类似：飞羽都由两侧对称变为辐射对称的羽毛。2012 年，他们进一步发现，沿羽毛主轴的近端（proximity-distal）的不同形态受 Sprouty 基因不同活性影响而决定。基于此，研究者们认识到，各种羽毛形态的差异并非直接来自特定的遗传学信息，而是间接地以修饰干细胞、短暂增殖细胞群以及分化细胞的相对位置的方式来产生复杂的形态。像这样以改变分子信号中心或细胞间相对位置来产生联合（combinational）信息，以达到形态发生的机制，被称为拓扑生物学（topobiology）。形象地说，干细胞能与其微观环境相互作用形成不同羽毛的形态，就像不同河流流域是由河水与大地相互作用形成的景观（图 23-5D）。

　　接下来的问题是，干细胞环的位置是如何决定的？因为羽毛毛囊很大，易于进行实验操作，于是，CM Chuong 等将羽毛的毛乳头（dermal papillae），即信号中心分离下来，再将翅膀上的羽毛和身体上的羽毛的毛乳头交换使其与表皮干细胞相互作用。实验结果发现这种杂交的羽毛形态取决于毛乳头

的来源。因此，研究者们得到结论，表皮干细胞是没有被预先决定命运的，在不同情况下，它们可以根据毛乳头提供的微观环境被引导形成各种各样的羽毛。

　　再接下来的问题是，毛乳头的命运是如何决定的？目前尚不知道答案。但既然基因组是相同的，那么最大的可能是由表观遗传学（epigenetics）中的差异来决定。这种差异对于人们理解区域特征的

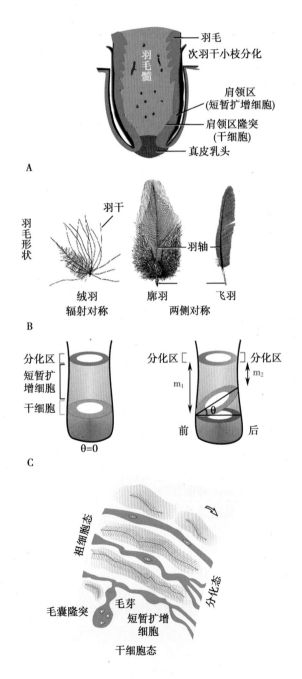

图 23-5　羽毛复杂形态及不同羽毛毛囊中微观环境对干细胞的调控

差异是关键的，回答这个问题是干细胞未来研究的重要方向之一。

第四节 将干细胞的产物植入患者并整合成其机体的一部分

一、目前干细胞治疗中需要考虑的若干基础问题

将干细胞应用到再生医学是生命科学家与医学工作者的共同希望，但此过程中可能产生若干负面效应，科学家在进行研究的时候，需要特别注意到这些可能性。

首先，由于使干细胞活化的许多分子也能够活化癌细胞，因此，干细胞有可能被转化为癌细胞，即使在非常低的百分比的情况下。此外，能够使干细胞静息的分子也常常与细胞与机体的衰老相关联。目前认为，干细胞的活化与静息之间的平衡调控非常精细。干细胞活化是一柄双刃剑，一方面激发了干细胞的活性，另一方面又可能失控使干细胞向癌细胞转化或老化。

第二，将干细胞导入宿主体内以后有时候会不知所终。例如，将干细胞注入小鼠体内，在某种百分比情况下，小鼠的症状似乎发生改善，但此时无法找到原本给予的干细胞。这在间充质干细胞研究中常常见到。有研究者将此归因于干细胞的非自主性作用（non-autonomous action），意即这些干细胞进入宿主体内后分泌一些物质帮助宿主自身的细胞进行修复重建，当组织修复完成以后，这些干细胞就失去功能并消失了。此假说尚未得到直接的有说服力的证据支持，还需要更多的研究。有些医疗机构将自脂肪组织中分离的间充质干细胞注入患者体内并报告产生了某些疗效，但在美国，此类疗法尚未得到食品药品管理局（FDA）的正式认可。相关信息可以进一步浏览国际干细胞学会网站（http://www.isscr.org/）。

第三，导入的干细胞有可能转化为其他的"非原计划的细胞"。例如，应用的目的是希望获得胰腺细胞，但植入的干细胞在体内转化为了肝细胞。因此，对细胞表型的控制需要进一步的研究，使导入后的转化是定向的和稳定的。

第四，组织结构的丧失。以前非常有名的"组织工程鼠耳"仅是将软骨细胞按支架形状培养成为耳廓的形状，并将其植入宿主耳区，但该支架及形状仅能维持数周时间。毛发的应用研究也需要注意，有时移入的毛囊干细胞在体内能够朝向毛发方向分化，但最后却形成异常的毛发囊肿（hair cyst），有如畸胎瘤，并没有毛发的组织结构和功能。

第五，免疫排斥问题。研究者已经观察到，移入的干细胞引起的免疫排斥的可能性较低，一些研究显示间充质干细胞可能调控机体的免疫功能，但相关的研究还不足。这些都是在干细胞应用于再生医学中需要更深入研究的问题。

二、干细胞的活动受到宏观环境的调控

生理性的毛发再生是指毛枝（hair filament；即毛干，hair shaft）在已经存在的毛囊中依毛囊周期周而复始的运行，这不同于全层皮肤损伤后整个毛囊（hair follicle）的再生。研究者通常只关注单一毛囊的再生，但实际上，如果每一个小鼠有30万个毛囊，它们就相当于30万个小钟，可以不同步的、各自为阵地独立运行，或者可以同步，也可能通过某种协调机制形成生长周期波，轮流再生。

实验动物毛发生长的研究中，毛发生长周期的判断常常这样进行：先在紧贴皮肤处细心剃除（shave）某一区域的毛发，注意，不是拔除（plucking），然后仔细观察该处皮肤的颜色变化。M Plikus（2008）使用这种方法，对小鼠的毛发周期进行了一年的观察，发现鼠毛的生长存在周期性波动。每一个周期波形成一个有边界的毛发周期域，周期域边界（boundary）的形成是因为有不应区的存在，使周期波不能通过。经过分析毛发生长的动态以及拔除后再生的时间，他们发现毛囊静止期可以再分为两个阶段：不应期（refractory phase）和能应期（competent phase）；生长期也可以再分为两个阶段：传播期（propagating phase）和自主期（autonomous phase）（图23-6A）。在成年鼠（>2个月），毛囊静止期的不应期持续约28天，接下来开始进入能应期，能应期中不仅可以接受扩展的生长波信号，而且毛囊本身可以随机地（stochastically）进入生长期模式。在生长期中，第一阶段之所以叫做传播期，是因为这些毛囊可以向毛囊外传播信号，让那些处于能应期的毛囊进入生长期；而在第二阶段自主期中却没有传播这种信号。

在这些不同功能的阶段的背后，存在什么样的分子机制呢？M Plikus进一步使用原位杂交及报告基因活性技术进行研究，发现在毛囊中Wnt信号表现为规律性的变化，该Wnt活化周期与毛囊再生周期完全同步。研究还发现到真皮中还存在Bmp信号的规律性变化，但该信号的周期则与毛

囊周期并不同步。这两种节律的交错和互动导致了上述的静止期中的不应期和能应期，以及生长期中的传播期和自主期（图23-6A）。不同转基因小鼠或相同动物，因其Bmp及Wnt相对活性及毛囊干细胞构成的差异，产生不同的再生波形，其中以兔的再生波形最为复杂。

研究中还发现毛囊以外的BMP2表达于皮下脂肪层中，这显然令人惊讶。因为皮下脂肪主要功能是保暖，而毛发进化初期的目的也是保暖，所以这两个起到保暖作用的器官可能存在相互作用和相互调控，这也是干细胞活性受到外界季节性环境变化的调控的表现的重要证据。进一步的研究显示毛发再生周期可受昼夜光照周期的影响。

不仅如此，母鼠怀孕期中，其毛发生长波全部都归零复位（reset），停止在静止期，待母鼠哺乳期结束之后才又开始波动。这些事实证明毛发干细胞的再生受到个体全身生理状况的影响。

在生物个体的整个生命过程中，毛囊干细胞受到微观环境和宏观环境两方面多因素的联合调节，使毛发再生周期性运行。微观环境因素是指毛囊内部的环境（例如毛囊隆突部短暂增殖细胞群及毛乳头）；宏观环境因素是指单根毛囊以外的环境（包括周围的真皮层、邻近的毛囊、全身生理激素水平以及外部季节等环境）（图23-6B）。

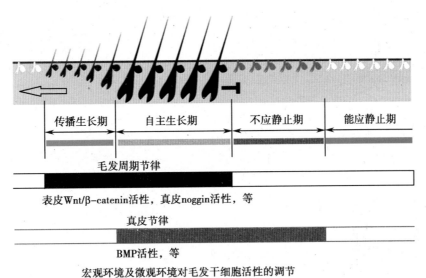

图23-6　毛发生长周期循环的宏观环境调控

类似的宏观环境对干细胞的调控也见于其他组织和器官，例如造血干细胞（hematopoietic stem cell）。经周围血对造血干细胞进行的定量研究显示，人类造血干细胞的数量在上午9时最高，但鼠类表现为正午最高。考虑到老鼠是夜行动物，这里或许可以大胆推测，因为动物需要更多的能量来产生干细胞，因此利用休息时间来产生干细胞。因此，干细胞的活动不仅受微观环境的调控，也受到宏观环境的调控。

总体来说，在不同的外胚层器官，他们的干细胞稳态（homeostasis）状况不一样。干细胞就像河流在一片广袤土地上流过，有可能形成浩瀚江河，也有可能形成急流、瀑布或湖泊。形成的产物取决于对代谢率的需求或者创伤的状况，干细胞能针对不同的状况进行调整（图23-5D）。通过调控干细胞的稳态，可以生成不同大小长短的皮肤附属器官，通过对形貌（landscape）的调控，干细胞可被塑造成不同形态的器官。

从实际应用的角度看，上述理论对于研究各种不同器官中干细胞的行为的调控非常重要。例如，当需要移植干细胞到宿主体内时，需要准备有适当反应能力（competence）的干细胞，研究者也需要确定宏观环境正处于最佳的状态。这就像若欲移植一支开花植物的球茎到土壤中，人们需要注意要在适当的时间，选取适当的球茎植入适合生长的土壤，这才能让鲜花灿烂绽放。

三、形态发生和组织工程的研究两者相辅相成

前面已经讨论过如何获取干细胞以及如何诱导干细胞在培养皿中定向分化成某特定命运的细胞类型，研究者对此已有相当的认识。但是如何将干细胞排列成为特定形状的组织和器官，人们目前了解很少。如果缺乏组织排列的正常机制，诱导出的已分化的细胞也许可以继续分化，但是很可能出现杂乱无章的排列，这将毫无功能意义，甚至有害于人体。

形态构筑和组态的形成在干细胞应用中非常重要。例如，如果研究者拥有一千万个可以形成毛囊的皮肤干细胞，让它们生成10个较大的毛囊对于秃发患者来说很有意义，但对烧伤患者，或者做成1000个小毛囊更有价值。因此，再生研究中需要进一步学习动物发育过程中干细胞组织排列的机制。

在羽毛原基发育早期，皮肤上可以观察到类似六边形排列结构。这种精美整齐的格局是如何

形成的？曾经有人认为这些细胞的位置是预先由DNA分子编码决定的。但TX Jiang和CM Chuong的实验证明，这种排列组态其实是细胞自我组织排列的结果，其中的机制是反应-播散机制（reaction-diffusion mechanism）以及竞争性平衡（competitive equilibrium）（图23-7A）。在此过程中，每一个干细胞在初始时全部都有同样的机会去成为羽毛芽的一部分，或成为皮肤的一部分。但最后，有的分化成为羽毛芽，有的则成为平滑的皮肤。进一步说，在一片将产生羽毛芽的区域中，羽毛芽的数量和大小是由干细胞的微环境调节决定的，在该区中促进剂和抑制剂的相对活性对于形态组成的最后结果有重大决定权。

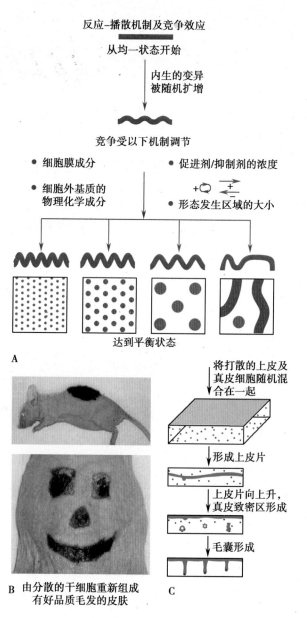

图23-7 皮肤重建及干细胞形成不同生物组态的调控

现在人们理解此过程受物理化学原则的调控，这也是一个表观遗传学的现象。如何才能调控多潜能的皮肤干细胞变成毛囊？即使研究者已经拥有了大量可以形成皮肤和毛囊的多潜能皮肤干细胞，如何将它们转变成为具有正确形状以及正确的拓扑生物学位置和方向的毛囊？有研究者把具有多潜能的新生老鼠的表皮与真皮细胞混合在一起，放在适当的组织支架（scaffold）中，然后移植到裸鼠的背上，观察能否形成带有毛发的皮肤。经过对实验过程的若干改进以后，一块漂亮的长着毛发的重组皮肤诞生了（图23-7B）。

在组织的形态发生过程中，最理想的方式就是能够启动自我组建（self-organizing，即自组织）的机制，使多细胞聚合体能自行生成平面、管状，或是其他特定的形状；也就是提供一个模拟发育环境，让细胞相互作用，重新经历其发育中的过程。但是，目前人类对组织和器官的形态形成的机制缺乏了解，组织工程的做法是以人设计的支架为底，让细胞附着并在上面生长。但是这样的复合结构并不稳定。最近的一个研究成果是由Y Sasai（2013）将胚胎干细胞诱导为神经元后，给以适当的三维环境及培养基，这些细胞能够自动形成眼杯，接着在正确位置分化出视网膜及色素层细胞。这个过程显然包括一些物理原则的启动，虽然其机制尚待进一步研究，但因其可能具有巨大的应用价值，包括应用于iPS细胞，因此激起了研究者们高度的兴趣。

通过对自然界动物发育和再生机制的研究，研究者逐渐掌握了形态发生和再生中的一些原理与原则，并试图模仿机体中细胞自组织排列的过程，推动组织工程的快速发展。

人类可以向大自然学习，可以从自然界万千动物的再生中得到启迪，希望能尽快阐明这些再生过程在细胞和分子层面上的调控机制，找到重要的调控分子，并经过科学的实验与检测，再应用于再生医学。

（钟正明）

参 考 文 献

1. Blanpain C, Fuchs E. Epidermal homeostasis: a balancing act of stem cells in the skin. Nat Rev Mol Cell Biol, 2009, 10: 207-217

2. Brockes JP, Kumar A. Comparative aspects of animal regeneration. Annu Rev Cell Dev Biol, 2008, 24: 525-549

3. Chuong CM, Richardson MK. Pattern formation. Int J Dev Biol, 2009, 53: 653-658

4. Ito M, Yang Z, Andl T, et al. Wnt-dependent de novo hair follicle regeneration in adult mouse skin after wounding. Nature, 2007, 447: 316-320

5. Ieda M, Fu JD, Delgado-Olguin P, et al. Direct reprogramming of fibroblasts into functional cardiomyocytes by defined factors. Cell, 2010, 142: 375-386

6. Plikus MV, Mayer JA, de la Cruz D, et al. Cyclic dermal BMP signaling regulates stem cell activation during hair regeneration. Nature, 2008, 451: 340-344

7. Plikus MV, Baker RE, Chen CC, et al. Self-organizing and stochastic behaviors during the regeneration of hair stem cells. Science, 2011, 29; 332: 586-589

8. Sasai Y. Cytosystems dynamics in self-organization of tissue architecture. Nature, 2013, 493: 318-326

9. Seifert AW, Kiama SG, Seifert MG, et al. Skin shedding and tissue regeneration in African spiny mice（Acomys）. Nature, 2011, 489: 561-565

10. Tanaka EM, Ferretti P. Considering the evolution of regeneration in the central nervous system. Nat Rev Neurosci, 2009, 10: 713-723

11. Takeo M, Chou WC, Sun Q, et al. Wnt activation in nail epithelium couples nail growth to digit regeneration. Nature, 2013, 499: 228-232

12. Wu P, Wu X, Jiang TX, et al. Specialized stem cell niche enables repetitive renewal of alligator teeth. PNAS, 2013, 110: E2009-2018

13. Yamanaka S, Blau HM. Nuclear reprogramming to a pluripotent state by three approaches. Nature, 2010, 465: 704-712

14. Yue Z, Jiang TX, Widelitz RB, et al. Mapping stem cell activities in the feather follicle. Nature, 2005, 438: 1026-1029